Meiner lieben Frau

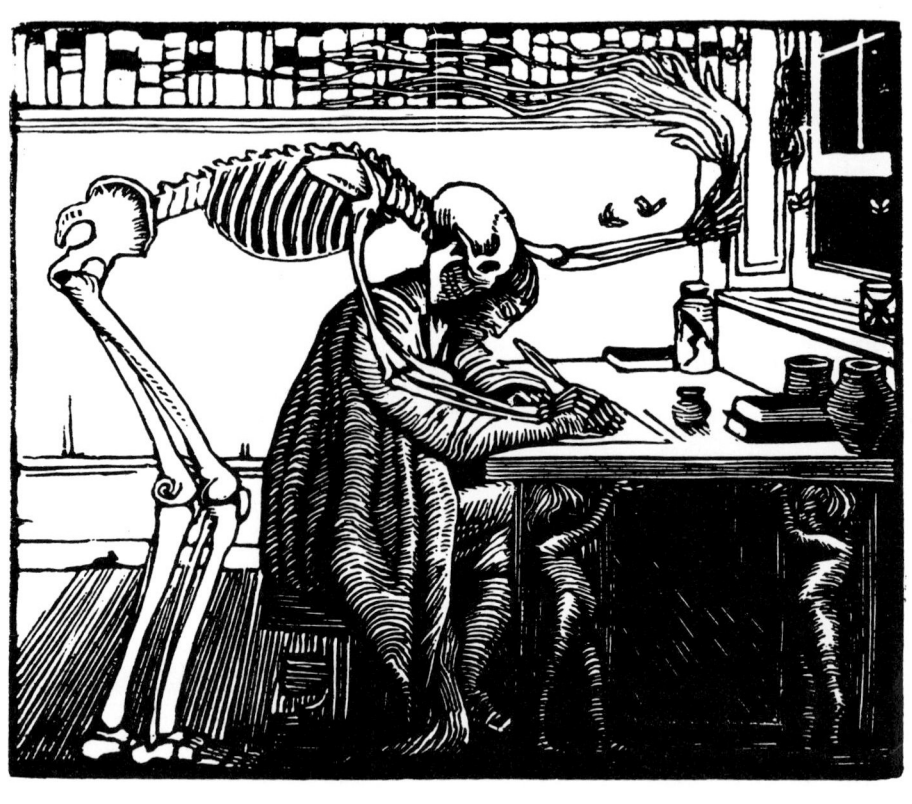

Gwen Raverat (1885–1951), Holzschnitt für den Chirurgen Sir Geoffrey Keynes (Robin Garton, London)

Hans Helmut Jansen (Hrsg.)

DER TOD
IN DICHTUNG
PHILOSOPHIE
UND KUNST

Zweite, neu bearbeitete und erweiterte Auflage

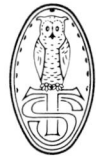

Steinkopff Verlag Darmstadt

Prof. Dr. med. H. H. Jansen
Direktor des Pathologischen Instituts
der Städt. Kliniken Darmstadt
Grafenstraße 9
6100 Darmstadt

CIP-Titelaufnahme der Deutschen Bibliothek

Der Tod in Dichtung, Philosophie und Kunst/Hans Helmut Jansen (Hrsg.). – 2., neu bearb.
u. erw. Aufl. – Darmstadt: Steinkopff, 1989
   ISBN 3-7985-0773-2
NE: Jansen, Hans Helmut [Hrsg.]

Copyright © 1989 by Dietrich Steinkopff Verlag, GmbH & Co. KG, Darmstadt
Verlagsredaktion: Juliane K. Weller – Herstellung: Heinz J. Schäfer

Umschlaggestaltung: James Willis, Erich Kirchner

Printed in Germany

Gesamtherstellung: Brühlsche Universitätsdruckerei, Gießen

Geleitwort zur zweiten Auflage

Vor drei Jahren regte der Verleger eine erweiterte Neuauflage des „Todesbuches" an, da die erste Auflage fast vergriffen war und eine freundliche Aufnahme gefunden hatte. Bei der neuen Auflage wurde der ärztliche Akzent zurückgenommen und der interdisziplinäre Charakter stärker betont. Die meisten Autoren der ersten Auflage unterzogen ihre Aufsätze einer aktualisierenden Überarbeitung. Mit Hilfe neuer und junger Autoren wurde der Umfang des Buches um mehr als ein Drittel vermehrt und angereichert. Die Bedeutung des Todes im Werk von Heinrich Heine, Gottfried Benn, Paul Celan und Thomas Bernhard wurde in Originalarbeiten abgehandelt. Kunst, Dichtung und Philosopie der Gegenwart wurden stärker berücksichtigt und ein Beitrag über das Ende des Lebens aus juristischer Sicht aufgenommen. Der Bogen der Todesthematik reicht in einer Mischung von Übersichtsreferaten und Kasuistik von der Antike bis zur Jetztzeit. Wesentlich vermehrt wurde die Zahl der großformatigen Zwischenbilder, die mehr oder minder einen Bezug zu dem jeweiligen vorausgehenden Aufsatz haben. Eine besondere Würdigung erfuhr der Wiener Künstler Hans Fronius (1903–1988), ein bedeutender Maler des Todes von europäischem Rang.

Herrn Professor Dr. med. Dres. h.c. Wilhelm Doerr (Heidelberg), meinem verehrten akademischen Lehrer, verdanke ich manche Anregung zum Thema Tod. Da ich als Arzt nicht die Szene der Germanisten, Kunsthistoriker und Künstler übersehen kann, habe ich dankbar sachkundigen Rat von den Herren Professoren Dr. phil. Siegfried Grosse (Bochum) und Bruno Müller-Linow (Darmstadt) angenommen. In dankenswerter Weise hat Herr Bernhard Lewerich, Verlagsleiter, dem Werk seine besondere Fürsorge angedeihen lassen und die gediegene Ausstattung ermöglicht. Für die umsichtige Betreuung des Werkes habe ich Frau Juliane K. Weller und Frau Sabine Müller zu danken. Mein besonderer Dank gilt meiner lieben Frau. Sie hat durch unermüdliche und geduldige Mitarbeit ein Buch über den Tod gefördert, welches helfen soll, „Die letzten Dinge" (Guardini) zu überdenken und zu vertiefen.

Darmstadt, im November 1988   Hans Helmut Jansen

Vorwort zur ersten Auflage (Auszug)

Der Tod steht am Kreuzweg,
wo sich der Tote vom Leichnam trennt.
Der Tote aber ist der Lebende.
              Ernst Jünger, Mantras

Die Begegnung mit der Kunstsammlung „Mensch und Tod" war die Veranlassung für die Thematik dieses Buches. Der Hannoveraner Chirurg Prof. Dr. med. Werner Block hatte schon als junger Arzt Bilder des Todes gesammelt und es zu einer einzigartigen Sammlung auf diesem Gebiete gebracht. Diese im Schloß Ettlingen während der Karlsruher Therapie-Woche im Jahre 1977 ausgestellte Dokumentation hat mich als Pathologischen Anatomen und „Arzt der Toten" mit ihren grafischen Meisterwerken und der Vielfalt der inhaltlichen Bezüge tief beeindruckt und den Gedanken geweckt, dieses Leitmotiv des Todes auch auf die Gebiete der Philosophie, Dichtung und Musik auszudehnen.

Wir dürfen meinem Fachkollegen Prof. med. Dr. med. h.c. Hubert Meessen (Düsseldorf) dankbar sein, daß mit der Hilfe des Medizinhistorikers Prof. Dr. med. Hans Schadewaldt nach dem Tode Blocks im Jahre 1976 seine Sammlung dank großzügiger Spenden und Stiftungen heute im Besitze der Universität Düsseldorf ist. Ihr Betreuer Prof. Dr. Schadewaldt ist auf die Totentänze dieser Sammlung aus medizinhistorischer Sicht (S. 87), Dr. phil. Margarete Bartels aus kunsthistorischer Sicht eingegangen (S. 105).

„Mensch und Tod" ist das große allgegenwärtige Thema für Philosophen, Theologen, Dichter und Künstler. Ärzte, Philosophen, Theologen, Kunsthistoriker, Künstler und Germanisten interpretieren in dieser Folge von Aufsätzen die Entwicklung und die Veränderungen der Einstellung zu diesem großen Motiv unseres Lebens. Philosophie, Kunst und Dichtung sind eigene Schöpfungen des Menschen. Er allein unter allen Lebewesen weiß um seinen Tod, weiß, daß er sterben muß. In seinem „Tagebuch 1946–1949" schrieb Max Frisch: „Das Bewußtsein unserer Sterblichkeit ist ein köstliches Geschenk, nicht die Sterblichkeit allein, die wir mit den Molchen teilen, sondern unser Bewußtsein davon; das macht unser Dasein erst menschlich, macht es zum Abenteuer …"

Es ist leider nicht möglich, die großartigen Dokumentationen und zugleich Interpretationen des Todesbegriffes der Sammlung „Tod und Mensch" der Universität Düsseldorf an dieser Stelle zu belegen und alle Aufsätze bildnerisch zu umspielen. Einige Bildbeispiele aus mir bekannten anderen Sammlun-

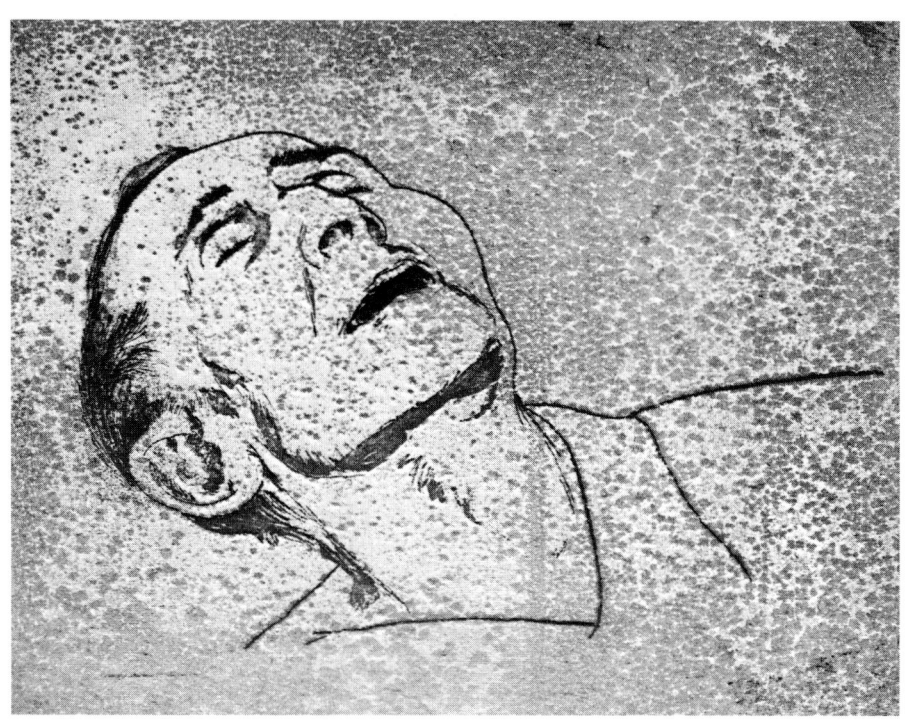

Abb. 1. Eberhard Schlotter, „Mein Vater auf dem Totenbett", 1964 (Nr. 588 des Werkverzeichnisses der Radierungen von 1936–1968)

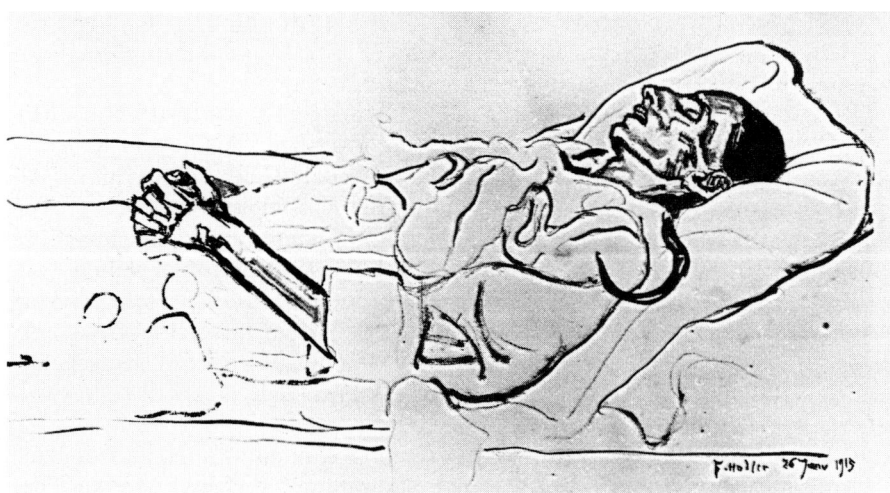

Abb. 2. Ferdinand Hodler, „Die tote Valentine Godé Darel", 26. Januar 1915, Bleistift, Öl auf Papier, Basel, Kunstmuseum

VIII

gen stehen hier für viele Möglichkeiten, den Text durch Bilder zu bereichern. So wollen die ausgewählten Bilder keinen Katalog des Themas Tod für die Kunst der Gegenwart darstellen. HAP Grieshaber hat in seinem „Totentanz von Basel" (1966) die altertümliche Art der Totentänze beibehalten und mit Attributen des heutigen Lebens versehen (Cosacchi). Tiefe Zonen der Todesthematik besitzt das Werk von Eberhard Schlotter (Abb. 1), dessen „End-Zeit-Thematik" Maass interpretiert hat. Aus dem den Tod so oft einbeziehenden Werk Ferdinand Hodlers belegt die Zeichnung der toten Valentine (Abb. 2) in ihrem besonderen künstlerischen Rang die Last und Würde der letzten Stunden unseres Daseins (Brüschweiler). Die literarischen Beiträge von Hans-Jürgen Imiela (S. 371) und Bruno Müller-Linow (S. 525) wandeln das Thema ab in den zwischen Realismus und Romantik angesiedelten Visionen Alfred Rethels und der persönlichen Aussage in der Beobachtung des „letzten Tages" (Müller-Linow). Wie verschieden sich Künstler „im Angesicht des Todes" (Holsten) in Selbstbildnissen mit dem Tode gesehen haben, kommt in dem Beitrag von Hans-Martin Schmidt zum Ausdruck (S. 381). Es wird auch geschildert, wie ein Einzelschicksal bestimmend für die Todesauffassung eines Dichters sein kann. Für Klopstocks Einstellung zum Tode spielt der frühe qualvolle Tod seiner von ihm innig geliebten Frau Meta bei der Geburt ihres Kindes eine große Rolle (Höpker-Herberg, S. 249–265): „Neben der Liebe steht der Tod. Das ist der Sinn und Widersinn der Liebe" (Maurina).

In der Dichtung ist Walther Rehm in seiner im Jahre 1928 erschienenen Habilitationsschrift dem „Todesgedanken vom Mittelalter bis zur Romantik" in durchgehender Linie nachgegangen. Auf einen Nachdruck der Einleitung zu diesem klassischen Werk der Germanistik wollte der Herausgeber nicht verzichten (S. 231).

In der Lyrik von Nelly Sachs („Wohnungen des Todes, 1947) und Paul Celan wird das uralte Motiv des Todes aus der Zeit des Schreckens herausgeschält, bei Nelly Sachs in Klageliedern über Sterben und Tod von großer Gefühlstiefe:

> *An die Erde das lauschende Ohr,*
> *Und ihr werdet hören, durch den Schlaf hindurch*
> *Werdet ihr hören*
> *Wie im Tode*
> *Das Leben beginnt.*

Bei Nelly Sachs ist die Lyrik ausgerichtet auf den Tod: „Der Tod war mein Lehrmeister", schrieb sie an eine Studentin (Kamber). Eine lyrische Parallele zur Malerei des Todes von Zoran Music ist die „Todesfuge" von Paul Celan. Paul Celan gehört zu den tödlich Verzweifelten in der deutschen Dichtung, ein Nachfahr von Heinrich v. Kleist und Georg Trakl. Die „Todesfuge" von Paul Celan ist ein Versuch, mit rein lyrischen Mitteln – Farb- und Klangassoziationen auf dem schmalen Grat zwischen Harmonie und Dissonanz – den äußersten Schrecken der Zeit, den Tod im Konzentrationslager zu gestalten (Just). Sie erschien im Jahre 1952 in dem Lyrikband „Mohn und Gedächtnis", wobei Mohn ein Symbol für den Tod und die Toten bedeutet. Das Sprachgitter wird mit dem Begriff der Fuge aus der Musik verbunden:

„Schwarze Milch der Frühe wir trinken sie abends ..."

Wie die Musik vom Tode kündet, hat Karl Marguerre besonders am Werke Mozarts aufgezeigt (S. 79). Der nicht auf einen eindeutigen Begriff zu bringende Charakter der „Zauberflöte" spricht dafür, daß in dieser Oper eine Wahrnehmung des nahenden eigenen Todes mitschwingt (Rexroth). Die Todessehnsucht Paminas in der Verschmelzung von Trauer und Verzweiflung konnte Mozart unauslotbar treffend gestalten. Wie sehr Mozart den Tod in sein Leben hineingenommen hat, zeigt ein Brief, den er am 4. April 1787 seinem Vater schrieb: „Da der Tod (genau zu nehmen) der wahre Endzweck unseres Lebens ist, so habe ich mich seit ein paar Jahren mit diesem wahren, besten Freunde des Menschen so bekannt gemacht, daß sein Bild nicht alleine nichts Schrekkendes für mich hat, sondern recht viel Beruhigendes und Tröstendes. Und ich danke meinem Gott, daß er mir das Glück gegönnt hat, mir die Gelegenheit (Sie verstehen mich) zu verschaffen, ihn als den Schlüssel zu unserer wahren Glückseligkeit kennenzulernen."

Auf jeden Menschen, sagt Jean Paul, wird im Augenblick der Geburt ein Pfeil abgeschossen; er fliegt und fliegt und erreicht ihn in der Todesminute. Wie – fragt C. Fr. v. Weizsäcker – wenn ich das Schwirren des Pfeiles höre? Gemeint ist die Todesangst, z. B. das Wissen um eine tödliche Krankheit. Wie im Hintergrund einer Krankheit die Todesangst lauert, hat der Hamburger Dermatologe Prof. Dr. Theodor Nasemann in seinem Gedicht „Melanom" geschildert:

Es ist ein Mal nur, kaum erhaben,
Schwärzlich-braun, fast rund – und wuchert still.
Erkennen ist Qual, sekundenschnell ...
Du spürst vom Schicksal, wohin es will.

Augen prüfen Dich, dunkel vor Angst,
Lassen Dir Zeit noch für die Pose,
Vom Geist erzwungen, nicht für das Herz –
Zum Glanz und Elend der Diagnose.

Bei aller Anerkennung von Schilderungen über Sterben und Tod in Romanen heutiger Schriftsteller wird der hohe dichterische Rang der Erzählung „Der Tod des Iwan Iljitsch" (1886) von Leo Tolstoi mit der erschütternden Geschichte vom Sterben eines hohen Gerichtsbeamten in seiner Todesangst, -qual und Einsamkeit von Autoren der Neuzeit nicht erreicht. Dieses Werk mit der tiefen allgemein menschlichen Problematik der Todesangst ist mehr als Prosa des 19. Jahrhunderts, vielmehr ein Werk der Weltliteratur, welches u. a.

Heidegger beeinflußt hat. Leo Tolstoi konnte wohl darum die Todesangst so ergreifend schildern, weil er selbst Zeit seines Lebens von Todesangst gepeinigt war. Er fürchtete den Tod so, daß – wie er im Mai 1898 schrieb – „ich List mir selbst gegenüber anwende, um den Selbstmord zu vermeiden".

Die Todesangst als eine Grunderfahrung des Menschen wird in dem Beitrag von Fränzi Maierhöfer (S. 453) anhand des dramatischen Werkes von Eugène Ionesco vertieft. Welche Antwort gibt Ionesco, der „Prophet des Untergangs", der große, alte Dichter des Todes und der Todesangst? Soll man in Angst versinken? Ionesco sagt: „Und trotz allem, jenseits meiner Angst, solange ich da bin, mache ich weiter, beginne ich jeden Morgen von Neuem und tue, was ich für meine Pflicht halte."

Darmstadt, 1978   H. H. Jansen

Inhaltsverzeichnis

Autorenverzeichnis

Dr. phil Margarete Bartels
Kaiser-Wilhelm-Ring 23
4000 Düsseldorf 11

Dr. phil. Hans-Kurt Boehlke
Direktor der Stiftung
Zentralinstitut und Museum für
Sepulkralkultur der
Arbeitsgemeinschaft
Friedhof und Denkmal e.V.
Ständeplatz 13
3500 Kassel

Professor Dr. Dres. h.c.
Wilhelm Doerr
em. Direktor des Pathologischen
Instituts der Universität Heidelberg
Im Neuenheimer Feld 220–221
6900 Heidelberg 1

Alfred Gahlmann
Oberstudiendirektor
Landwehrstraße 10
6100 Darmstadt

Dr. phil. Petra Giloy-Hirtz
Akademische Rätin am Lehrstuhl
für Ältere Germanistik der
Universität Düsseldorf
Gebäude 2321,
Universitätsstraße 1
4000 Düsseldorf 1

Professor Dr. phil. Jörn Göres
Goethe-Museum
Schloß Jägerhof
Jacobistraße 2
4000 Düsseldorf 1

Professor Dr. phil. Dr. theol. h.c.
Alois M. Haas
Deutsches Seminar der
Universität Zürich
Rämi-Straße 74/76
CH-8001 Zürich

Professor Dr. phil. Gerhard Hahn
Institut für Germanistik der
Universität Regensburg
Universitätsstraße 31
8400 Regensburg

Professor Dr. theol.
Willi Henkel OMI
Leiter der Päpstlichen Missions-
bibliothek d.S.C. f.d. Evangelisierung
der Völker und Leiter der
Universitätsbibliothek d. Urbaniana
Casa generalizia C.P. 9061
290 Via Aurelia
I-100 Roma-Aurelia, Italia

Dr. phil. Elisabeth Höpker-Herberg
Staats- und Universitätsbibliothek
„Carl von Ossietzky"
von-Melle-Park 3
2000 Hamburg 13

Professor Dr. phil.
Hans-Jürgen Imiela
Akademischer Direktor am Kunst-
geschichtlichen Institut der
Universität Mainz
Binger Straße 26
6500 Mainz

Dr. jur. Christoph Jansen
Rechtsanwalt
Verband der leitenden
Krankenhausärzte Deutschlands
Tersteegenstraße 9
4000 Düsseldorf 30

Professor Dr. med.
Hans Helmut Jansen
Direktor des Pathologischen Instituts
der Städtischen Kliniken Darmstadt
Grafenstraße 9
6100 Darmstadt

Dr. med. Rosemarie Jansen
Brüder-Knauß-Straße 82
6100 Darmstadt

Dr. phil. Friedrich-Wilhelm Kasten
Mannheimer Kunstverein
Augusta-Anlage 58
6800 Mannheim

Dr. phil. Gunther Kleefeld
Unteres Breitle 12
7800 Freiburg-Munzingen

Dr. phil. h.c. Karl Krolow
Park Rosenhöhe 5
6100 Darmstadt

Professor Dr. phil.
Wilhelm Kühlmann
Germanistisches Seminar der
Universität Heidelberg
Hauptstraße 207–209
6900 Heidelberg 1

Dr. phil., Cand. habil. phil.
Rolf Kühn
Lehrbeauftragter Fachbereich
Philosophie Universität Konstanz
Widerholdstraße 14
7700 Singen

Professor Dr. theol.
Johannes B. Lotz SJ
Kaulbachstraße 31 a
8000 München 22

Fränzi Maierhöfer
Muggenhofer Straße 92
8500 Nürnberg

Professor Dr. phil. Klaus Manger
Germanistisches Seminar der
Universität Heidelberg
Hauptstraße 207–209
6900 Heidelberg

Renate Marguerre für
Professor Dr. Ing. Karl Marguerre†
Rehkopfweg 7
6100 Darmstadt

Professor Dr. phil. Magda Motté
II. Rote-Haag-Weg 2
5100 Aachen

Professor Bruno Müller-Linow
Ludwigshöhstraße 3
6100 Darmstadt

Dr. phil. Wolfgang Rehm für
Professor Dr. phil. Walther Rehm†
Fuchsweg 11 a
A-5400 Hallein-Rif

Professor Dr. phil. Dr. theol
Friedo Ricken SJ
Hochschule für Philosophie
Kaulbachstraße 33
8000 München 22

Professor Dr. phil.
Hellmut Rosenfeld
Sollner Straße 73
8000 München 71

XVI

Professor Dr. med. Hans Schadewaldt
Direktor des Instituts für Geschichte
der Medizin der Universität
Düsseldorf
Universitätsstraße 1
Gebäude 23, 12
Ebene 04
4000 Düsseldorf 1

Professor Dr. phil. Georg Scherer
Universität Gesamthochschule Essen
Fachbereich I Philosophie,
Religions- und Sozialwissenschaften
Universitätsstraße 12
4300 Essen 1

Professor Dr. med. Dr. phil.
Dr. h.c. Heinrich Schipperges
em. Direktor des Instituts für
Geschichte der Medizin der
Universität Heidelberg
Im Neuenheimer Feld 305
6900 Heidelberg 1

Dr. phil. Hans M. Schmidt
Rheinisches Landesmuseum Bonn
Colmantstraße 14–16
5300 Bonn 1

Professor Dr. phil.
Hellmut Sichtermann
Via Vitellia 31
I-00152 Roma

Professor Dr. med.
Wilhelm Theopold
em. Direktor der Kinderklinik des
Städtischen Krankenhauses
Frankfurt-Höchst
Herrnwaldstraße 1
6240 Königstein/Taunus

Professor Dr. phil. Dr. jur. h.c.
Friedrich Wilhelm Wentzlaff-
Eggebert
Hauptstraße 40
8992 Wasserburg/Bodensee

Dr. phil. Klaus Wolbert
Mathildenhöhe
Europaplatz 1
6100 Darmstadt

Arzt und Tod *

Wilhelm Doerr, Heidelberg **

Die Bitte des Herausgebers dieses Buches, Professor Dr. Hans Helmut Jansen, meines langjährigen Freundes, verstehe ich so, daß ich mich als Pathologe, d. h. als „Arzt mit besonderem
Auftrag", zu einem Thema äußern soll, das uns beide in vielen Gesprächen beschäftigt hat.
Der Leser möge von mir keine klinischen Daten oder gar Angaben zu einer wie auch immer
verstandenen Sterbehilfe erwarten. Pathologen sind vorwiegend Morphologen, sie dienen
dem „anatomischen Gedanken" (Virchow, 37) – freilich sind sie auch neugierig bewegt,
gleichwohl einseitig vertieft. Morphologie ist historische Ereignislehre (Braus, 3).

Der Arzt hat die Pflicht zu helfen; sein Auftrag ist es, jedwede Form menschlichen Leidens zu mindern. Der Arzt erkennt und beseitigt Störungen, er för-
dert den „störungsfreien" Ablauf des Lebens. Indem der verantwortungsbe-
wußte Arzt dem Kranken hilft, erfährt er einiges von den „Wesenszügen" der
Natur; dieser Arzt wird gleichsam „Sachverständiger" und insofern „Naturforscher".

Das Leben der Philosophen besteht nach Sokrates in unablässigem Nachdenken über den Tod, und die wahrhaften Philosophen arbeiten nach Platon
nur daran, sich auf den Tod vorzubereiten (Ernst, 11). Platon und Aristoteles
beginnen nicht mit der Existenzfrage als solcher. Ihr philosophisches „Staunen" richtet sich nicht auf die Schöpfung, sondern auf das „Wunderbare des
Seienden" – insofern dieses schon ist, potentiell oder aktuell (Löwith, 21). Nur
vor diesem Hintergrunde ist es verständlich, daß schon die Alten sagen konnten: Omnia mutantur, nihil interit. Es ist kein absoluter Tod in der Welt, es
gibt nur ein Hinwegeilen dessen, was so nicht bleiben kann. Nach der homerischen Idee ist der Tod der Bruder des Schlafes: Im Tempel der Juno zu Elis
ruhten sie beide, als Knaben dargestellt, auf einer Kiste aus Ebenholz und in
den Armen der Nacht. Der eine war weiß, der andere schwarz; jener schlief,
dieser schien zu schlafen. Beide hatten die Füße übereinander geschlagen. Dieses Gleichnis, d. h. die ungezwungene und überaus ansprechende Darstellung,
will besagen: Dem Totsein eignet nichts Schreckliches; und insofern Sterben
nichts als den Schritt zum Tod darstellt, eignet auch ihm nichts Unerhörtes.

Gotthold Ephraim Lessing läßt den römischen Dichter Publius Statius
(1.sc.p.C.n.) sprechen: Mille modis leti miseros mors una fatigat. – Auf tausend Arten zu sterben plagt der *eine* Tod die Elenden. Tod und Sterben sind

---

* Herrn Professor Dr. Dr. h.c. Adalbert Bohle, Tübingen, zur Vollendung des 65. Lebens-
jahres freundschaftlich zugeeignet
** Em.o. Professor der Allgemeinen Pathologie und pathologischen Anatomie der Universität Heidelberg, Dr. med., Dr. med. vet. h.c., Dr. med. h.c. mult., Dr. E. h.

also zweierlei. Nach der Vorstellung der alten Ärzte nahm der Tod während der Vorgänge des Sterbens seinen Einzug in den Körper des Moriturus durch vier Atrien: Hirn, Herz, Lunge, Blut.

Woran stirbt man heute in der Bundesrepublik? Die Mehrzahl unserer Mitbürger stirbt an Erkrankungen der Herz-Kreislauforgane; es folgen die Todesfälle durch bösartige Geschwülste; an dritter Stelle steht der Tod durch mittelbare oder unmittelbare äußere Einwirkungen. Man spricht dann vom Tod aus nichtnatürlicher Ursache. Ihm eignet etwas Gewaltsames. Art und Umfang der Gewalteinwirkung können verschieden sein: Es kann sich um mechanische Kräfte (Stoß, Stich, Schuß, Schlag), um ein stumpfkantiges Trauma (Unfall im Straßenverkehr), um Hitzschlag, Sonnenstich, Unterkühlung, Verbrennung, um die Einwirkung elektrischer Energie oder durch den Zerfall von Atomkernen freigesetzter, also strahlender Energie, und es kann sich natürlich um chemische Einwirkungen im weitesten Sinne handeln. Noch im letzten Kriege erlebten wir Fälle hochdramatischer bakterieller Allgemeininfektion, eine septische Gaumenmandelentzündung, einen hämorrhagischen Unterleibstyphus mit Endotoxinschock, aber auch jetzt begegnet uns gelegentlich ein Gasbrand, welcher im Verlauf von zwei bis drei Tagen zum Tode führt. Die schwerste Form einer eigenartigen Darminfektion, vor allem in den Jahren nach 1945 im Raume Hamburg–Kiel–Lübeck, der Darmbrand, die sogenannte Enteritis necroticans gravis, hervorgerufen durch einen von Zeissler (42) in Hamburg nach einigen Mühen identifizierten Bazillus, ist uns lebhaft in Erinnerung. Derartige Eingriffe in die menschliche Existenz besitzen natürlich etwas Unheimliches, ob sie aber im eigentlichen Sinne „unnatürlich" sind, ist eine Frage der methodischen Haltung, – hängen sie doch letzten Endes mit unserer Umwelt zusammen, die wir, wenn auch nicht geschaffen, so doch wesentlich mitbestimmt haben.

Ich suche auf zweifache Weise Zugang zu dem mir gestellten Thema: durch Einsatz anthropologischer, aber auch gestaltphilosophischer Mittel. Soviel ist sicher: Die Sehnsucht nach einem ewigen Leben ist wie der Traum von einem goldenen Zeitalter.

Die Anthropologie als Ganzes ruht auf zwei Säulen, einer dualistischen und einer existentiellen Richtung. Erstere umfaßt die somatische Medizin und medizinische Psychologie, letztere das phänomenale Wesensverständnis für alles Abartige und Kranke, gleich welcher Form und Bindung. Die Arbeitsweise beider Richtungen ist verschieden: Die dualistische Richtung ist der naturwissenschaftlichen, die existentielle der hermeneutischen Methode verpflichtet. Somatische Medizin und medizinische Psychologie umgreifen das Feld der psychosomatischen Medizin. Die phänomenologische Anthropologie ist eine Denkform; sie ist auf sich allein gestellt hilflos und bedarf der Anlehnung entweder an die klinische Medizin oder an die pathologische Anatomie.

Es gibt eine Anthropologie im konventionellen und eine solche im aktuellen Sinne. Erstere geht auf Blumenbach (1752–1840) zurück. Virchow war Anthropologe des Blumenbach-„Systems". Diese akademisch institutionalisierte Anthropologie trägt vielfach ethnologische Züge. Die aktuelle, d. h. neue Anthropologie ist viel älter. Sie fußt auf der spätmittelalterlichen Doctrina geminae naturae humanae (Christian, 4), der Lehre von der Zwillingsnatur des Menschen, der als ein geistbegabtes Wesen zu sich selbst und zu seiner Umwelt Stellung nehmen kann und muß. Er gilt als „création de soi par soi". Landmann (18) drückt das so aus: „Der Mensch ist ein Tier und noch etwas dazu!" Aber er fügt auch hinzu: Es besteht eine reziproke kreative Beziehung zwischen dem somatischen und dem extrasomatischen Fortschritt.

Über den Tod aus der Sicht einer ärztlichen Anthropologie kann man nur sprechen, wenn man einen Begriff von dem besitzt, was Hans Petersen (23) die „Eigenwelt des Menschen" nannte. Ihr Spezifikum ist eben die Doctrina geminae naturae humanae. Diese arbeitet nach dem Grundsatz des methodischen Indeterminismus, und jener ist schwierig zu verstehen. Viktor v. Weizsäcker (39) fand dafür folgendes Bild: Er verglich Geist und Seele eines Menschen einerseits und dessen Körper andererseits mit zwei Schachspielern. Wenn man der eine Spieler ist, kann man unter echten Spielbedingungen nicht gleichzeitig der andere sein. Wäre dies der Fall, kennte man im voraus Zug und Gegenzug, und es gäbe kein Spiel. Auf diesen Punkt des methodischen Indeterminismus zielen die Arbeitsweisen 1. der naturwissenschaftlich-experimentellen, 2. der phänomenologisch-empirischen und 3. der philosophisch-erkenntniskritischen Aspekte. Wir finden also Zugang zur „Eigenwelt" durch alternierenden Einsatz dieser drei Arbeitsweisen. Was heißt dies?

Die medizinische Anthropologie beschäftigt sich mit dem betont Menschlichen in der Sicht des Kranken. Die Persönlichkeit des Kranken erhielt nur zögernd Bürgerrecht in der Medizin als Wissenschaft (Krehl, 16). Der „Subjektivismus" (bezogen auf das Subjekt des Kranken) oder „Personalismus" (bezogen auf die Persönlichkeit des Kranken) bedeutet die Wiederentdeckung der Geisteswissenschaft als zweite Säule neben den Naturwissenschaften im Verband der wissenschaftlichen Heilkunde. Auf diese situationskritisch bedeutsame Entwicklung kann nicht genug hingewiesen werden.

Die medizinische Anthropologie hat zwei spezifische Inhaltselemente: Konstitutionslehre und Individualpathologie, und sie hat zwei tragende Themen: die natürliche Ungleichheit der Menschen sowie deren Krankheit und Alterung. Krankheit, Alterung und Tod hängen mit der natürlichen Ungleichheit zusammen und können oft nur aus dieser verstanden werden.

Max Scheler (30) hatte dargelegt, was man sich – als gebildeter Laie – bei der Frage nach der „Stellung des Menschen im Kosmos" denken würde. Im Duktus bestimmter Assoziationen träten drei Gedankenkreise auf: Einmal der Gedankenkreis der jüdisch-christlichen Tradition, also der Schöpfungsgedanke; zweitens der griechisch-antike Gedankenkreis, in dem sich das Selbstbewußtsein des Menschen zu dem Begriff einer Sonderstellung erhob. Der dritte Gedankenkreis sei der der modernen Naturwissenschaft: der Mensch als ein spätes Ergebnis der Entwicklung des Erdplaneten, das sich von der Tierwelt nur durch den Komplikationsgrad der Mischungen von Energien und Fähigkeiten unterscheidet.

Wie spät – bezogen auf die Erdentwicklung – trat das Genus homo eigentlich auf? Die Evolution unseres Planeten von Anbeginn bis heute wird auf mehrere Milliarden Jahre geschätzt. Leben gibt es auf der Erde seit 2 750 Millionen Jahren. Die frühesten Vorstufen menschenähnlicher Lebewesen haben vor 3,6 Millionen Jahren, die des Homo sapiens vor 90 000 Jahren gelebt. Edgar Dacqué (5) hatte ein Gleichnis vorgeschlagen, das noch immer geeignet ist, einen Begriff von der Entwicklungsgeschwindigkeit des Menschen zu vermitteln: Man stelle sich die Entwicklungszeit der Erde projiziert auf das Kalenderbild eines einzigen Jahres vor. Die Entstehung der Erde, der Urknall, fällt auf die Stunde 0.00 zu Beginn des gedachten ersten Januar. Die Wirbeltiere, und zwar zuerst die Fische, treten frühestens Anfang Oktober, die Säugetiere in den letzten 10 Tagen des hypothetischen Jahres, die Eiszeitmenschen in den letzten 2½ Stunden, die heutigen Menschen (Homo sapiens sapiens) in der letzten halben Stunde (= weniger als 90 000 Jahre) auf. In unserem gedachten Kalender würden also 90 000 Jahre Erdgeschichte einer fiktiven halben Stunde entsprechen. Für die bekannte historische Zeit blieben eineinhalb Minuten des zu Ende gehenden Jahres.

Zeit ist nach Kant (15) die formale Bedingung a priori aller Erscheinungen überhaupt. Gleichwohl erscheint Zeit als ein relativer Begriff, und die Entwicklung des Menschengeschlechtes ist schnell verlaufen. Diese schnelle Entwicklung wurde biotechnisch durch Erbmutation und Selektion ermöglicht. Dabei dürfte die Entfaltung der Sprache, später besonders die durch die Entwicklung der Schrift ermöglichte Nachrichtenübermittlung für die Weitergabe aller Erfahrungen entscheidend gewesen sein. Das Evolutionsdenken ist die wissenschaftlich legitime Weise des Verstehens von Naturzusammenhängen (Portmann, 25). Die Überschreitung der Grenzen, d. h. der Übergang vom Tier zum Menschen, ist nicht nur logisch zu fordern, sondern in vollem Ernst anzunehmen.

Der schwedische Anatom Gaston Backman (1) hat die uralte, von Schopenhauer treffend formulierte Erfahrung, „alte Menschen leben schneller", mathematisch definiert. Offenbar ist es so, daß an unseren Strukturen im Nacheinander der Zeit eine Veränderung der stofflichen Zusammensetzung erfolgt. Die Fähigkeit, Reize aufzunehmen und zu verarbeiten, ist im Kindesalter sehr viel intensiver ausgebildet als im Greisenalter.

Der Mensch ist ein „Gehirntier". Schon während der letzten Eiszeit dürfte er ein Gehirn besessen haben, das dem heutigen in nichts nachstand: Hirngewicht und Anzahl der Nervenzellen dürften damals wie heute einigermaßen gleich gewesen sein. Allein die Inbetriebnahme war noch nicht an allen Stellen erfolgt. Die zerebrale Leistungspotenz war größer als die effektive Leistungsentfaltung. Hieraus geht hervor, daß man die technische Entwicklung vom

4

Steinzeitwerkzeug bis zum Raumfahrerschiff dem Gehirn des Menschen nicht ansehen kann. Alles, was in den letzten Jahren geleistet wurde, konnte also mit den Mitteln, die man schon seit etwa 20 000 Jahren (Cromagnon-Mensch) besessen hatte, realisiert werden. Wenn dies so ist, drängt sich die Frage auf, was eigentlich das Besondere des Lebens ausmacht. Leben ist „Geschehen in der Zeit", gebunden an ein „variables materielles Ordnungsgefüge". Räumlich und zeitlich bestimmte, charakterisierbare Zuordnungen und Ereignisabfolgen sind die äußeren Kennzeichen des Lebens – genau genommen und besonders in gestaltphilosophischer Formulierung.

Der Zeitplan der Erdentwicklung entspricht einem Umwandlungsprozeß, der nicht umkehrbar ist. Das hängt mit dem 2. Hauptsatz der Wärmelehre zusammen. Die Evolution unseres Planeten brachte zwei Hauptergebnisse: 1. eine materiell-stoffliche Kongregation, welche die Fähigkeit hat, sich selbst zu steuern und zu erhalten – ich meine die identische Reduplikation; 2. für organismische Strukturen außerdem das Vermögen, bestimmte Insulte als stoffliche „Ereignisse" zu speichern.

Das erste Hauptergebnis garantiert die Erhaltung des Lebens schlechthin. Das zweite verleiht dem Leben einen gewissen Inhalt: Immunität, Überempfindlichkeit, Allergie, aber auch Gedächtnis und immaterielle Organisationsprinzipien (Wahrheit, Gewissen, Moral, Gesetz, Kausalität) werden durch die Vorgänge des Psychometabolismus gespeichert und auch weitergegeben. Die Unterscheidung von Geist und Materie verschwindet heute als philosophisches Problem; man darf ruhig sagen, sie ist überholt (Landmann, 17).

Auch die lebendige Masse unterliegt natürlich der Entropieregel. Das bedeutet, daß es eine absolute Umkehr von Naturvorgängen nicht gibt. Es laufen nur solche Vorgänge ab, die zu einer Zunahme der Entropie führen können, d. h. zu einem Zustand mit der größeren Wahrscheinlichkeit in bezug auf Bewegung und Anordnung der Moleküle. Die Entropie ist der Logarithmus der Wahrscheinlichkeit (Eucken, 12); sie ist ein Maß für die atomare und molekulare Unordnung (Römpp, 26). Unser Leben ist materiell an bestimmte chemische Körpergruppen, die Zellkernsäuren, gebunden, die man seit 1869 kennt. Daß eine davon, zusammengesetzt aus vier Bausteinen, räumlich in einer spiralisierten Molekülform angeordnet, die Verknüpfung von zwanzig Aminosäuren steuert und deren spezifische Sequenz determiniert, weiß man seit 1962. Diese Lebensspirale, ihre Zusammensetzung und ihr Zusammenspiel mit den 20 Aminosäuren, macht den feinen Unterschied zwischen den Milliarden von Menschen aus, die auf der Erde leben. Die Biotechnik der Arbeitsweise der Lebensspirale ist wunderbar, auch die natürliche Ungleichheit der Menschen hängt mit ihr zusammen. Die Gesamtheit unserer individuellen körperlichen und natürlich auch geistig-seelischen Eigenschaften, die wir von den Vorfahren ererbt haben, nennen wir „somatisches Fatum".

Die Gegebenheiten der Entropie sind die Ursachen dafür, daß uns weder ein ewiges, noch ein auf die Dauer störungsfreies Leben beschieden sein kann. Aus dem gleichen Grunde darf man sagen, daß Krankheit der wahrscheinlichere, Gesundheit aber der weniger wahrscheinliche Fall ist. Leben in Gesundheit bedeutet Leben in physiko-chemischem Ungleichgewicht, indessen und natürlich mit dem Ziele der Erhaltung organismischer Strukturen. Krankheit kann nur eine Störung dieser Strukturen im Sinne von Heterochronie, Heterotopie und Heterometrie, das Ganze mit dem Charakter der Gefahr, bedeuten. Mit letzterem hängen Plurimorbidität und Polypathie hochbetagter Menschen (Linzbach, 19) zusammen. Auch diejenigen Alterungsvorgänge, deren Gesamtheit zum „reinen Alterungstod" (Rössle, 29) hinführt, unterliegen den gleichen physikalischen Voraussetzungen. Im Sinne unserer Betrachtung gibt es keinen durchgreifenden Unterschied zwischen Krankheit und Alterung. Es ist, als ob die Atomlehre des Demokrit einen neuen Inhalt gewonnen hätte: Alles geschieht mit mechanischer Notwendigkeit!

Freilich: Die Atomlehre der Alten war eigentümlich „beseelt". Diesen Status können wir heute nicht beibehalten. Seitdem wir begriffen haben, daß das menschliche Gehirn Computer nicht darum technisch übertrifft, weil es mit anderen als kybernetischen Mitteln arbeitet, sondern weil es noch „viel kybernetischer" ist als die beste Maschine (Staehelin et al., 35), – seitdem gibt es eine gereinigte Form eines „Neomaterialismus", die mit Areligiosität nicht das Geringste zu tun hat.

In den Tagen der Gesundheit befindet sich unser Organismus in einem instabilen Gleichgewicht, stoffliche Ein- und Ausfuhr halten einander die Waage: Die Bilanz stimmt. Eine einmal aufgebaute Struktur wird durch das ständige Kommen und Gehen kleinster Bausteineinheiten in ihrer räumlichen Anordnung garantiert. Die Strukturen lebender Gewebe befinden sich in einem „fließenden Gleichgewicht". Die „Besonderheit" unseres Lebens beruht nicht auf einem chemischen Mysterium, sondern auf Organisiertheit. Das Gefüge des Lebens ist eine Frage der Ordnung im molekularen Bereich. Wir nennen derlei eine „Raumgestalt". Alles Leben ist an eine Gestalt gebunden. Solche Gestalten „sind" nicht, sie „geschehen". Sie werden ständig vollzogen, in Kleinigkeiten verändert, neu aufgebaut, befestigt und wiederum variiert.

Unter „Gestalt" im gegebenen Zusammenhang möge nicht eine figürliche Stoffagglomeration verstanden werden, es handelt sich vielmehr um ein erkenntnistheoretisch bewährtes Prinzip der sogenannten Gestaltphilosophie. Christian v. Ehrenfels (10) hatte schon 1890 nachgewiesen, daß die charakteristischen Eigenschaften einer Gestalt aus der Summe der Eigenschaften der sie zusammensetzenden Einzelteile *nicht* erklärbar sind. Ein Ganzes ist also mehr als die Summe seiner Teile.

Dieser Gedanke sei anhand einer wahren historischen Begebenheit erklärt: Die lebenslange Freundschaft zwischen Liebig und Wöhler ist bekannt. Der leidenschaftliche und streitbare Liebig und der maßvolle, vornehme Wöhler ergänzten einander vortrefflich. Am Anfang ihrer Freundesbeziehung stand eine Kontroverse. Liebig hatte in mehreren Jugendarbeiten knallsaures Silber

6

bearbeitet und schließlich die Summenformel für Silberfulminat, einem Salz der Knallsäure, angegeben. Wöhler hatte aber bereits ein Jahr zuvor die gleiche Formel für Silberzyanat gefunden. Das konnte, wie Liebig zunächst annahm, unmöglich stimmen. Allein, die sorgfältigste Prüfung ergab, daß beide recht hatten. Heute ist allgemein bekannt, daß verschiedene isomere Körper die gleiche Summenformel haben. Liebig fand, gleichsam im Vorgriff auf die Gestaltlehre, die plausible Erklärung: Die „Dome" seien weder mit der „Mode" noch dem „Odem" verwandt, wenn auch Anzahl und Art der Buchstaben der drei Worte übereinstimmten. Die Abfolge der Vokale in diesen drei Worten macht das aus, was man „Tongestalt" im Sinne der Gestaltphilosophie nennen kann.

Was hat das mit unserem Thema zu tun? Von der Gestaltlehre ist es nur ein winziger Schritt zur Typenlehre Goethes und zu der Frage: Ist die Idee eines Typus mit der Ideenlehre des Platon in Einklang zu bringen? Goethes morphologische Forschung und Schillers ästhetische Spekulation sind der Anfang der typologischen Betrachtungsweise. Goethes Bemühungen waren darauf gerichtet, die „Idee in der Erfahrung" zu suchen. Diese Methode besteht darin, die Grundzüge eines gestaltlichen Phänomens so herauszuheben, daß ein ideelles Schema entsteht. Es ist eine erregende Tatsache, daß im Altertum alle Themen angesprochen wurden, die später in der wissenschaftlichen Morphologie eine Rolle gespielt haben. Denn der Typus im Goetheschen Sinne ist ohne die Ideenlehre des Platon unverständlich. Jene aber wurde durch die Begriffsbildung der Vorsokratiker ermöglicht. Auf dieser ruht das ganze Gebäude der griechischen Philosophie (Theodorakopoulos, 36). Nach Platon sind die Ideen die „Gesichter des Seins". Wie der Mensch durch sein Antlitz wirkt, so das Sein durch die Ideen. Ohne die Ideenlehre des Platon keine Lehre von den „Gestalten", ohne die „Gestalten" keine wissenschaftliche Morphologie, ohne die platonischen Gestalten keine aktuelle Gestaltphilosophie und ohne diese kein Verständnis für die Zusammenhänge: Gestalten als Idee, Idee als Goethescher Typus, Typus als Element des Konstitutionsbegriffes und ohne diesen keine Individualpathologie. Diese Art der Naturbetrachtung macht das Kernstück einer Theoretischen Pathologie aus. Gegen die Sequenz unserer Schlüsse ist nichts einzuwenden, solange man sich an die Gesetze der mathematischen Logik hält. Diese kennt die Begriffe des demonstrativen und plausiblen Schließens (Polya, 24); letzterem steht die Intuition nahe, die Schopenhauer als die „unmittelbare Erfassung der Wirklichkeit in ihrer ganzen Sinnenhaftigkeit" bezeichnet. Ohne Intuition gibt es keine diagnostische Situationspräsenz des erfolgreichen Arztes.

Der Mensch ist ein Produkt von Anlage und Umwelt. Matsumoto (22) macht auf die Formulierung des Konfuzius aufmerksam: „Von Natur stehen die Menschen einander nahe, durch Übung entfernen sie sich voneinander. Die höchststehenden Weisen und die tiefststehenden Narren sind unveränderlich."

Matsumoto betont, daß Konfutse ausdrücklich von „einander nahe" gesprochen und daher keinesfalls „Gleichheit" (der Menschen) gemeint habe.

In den Tagen der Krankheit fällt die im labilen Gleichgewicht gewesene innere Ordnung um. Auch eine Konstitution kann verändert werden. Der Badische Staatspräsident der Weimarer Zeit, Willy Hellpach, sprach bei den verschiedensten Gelegenheiten von „Transstitution". Krisenhafte Störungen stellen die Fortdauer des Lebens in Frage. Anfang und Ende unseres Lebens sind in Dunkel gehüllt. Unser Leben bewegt sich auf einer Straße zwischen zwei Toren. Beide haben wir zu durchschreiten. Könnte es nicht doch gelingen, die Fesseln unserer gestaltlichen Bindungen zu sprengen? Es ist in hohem Maße verwunderlich, bei einem so klaren Denker wie Robert Rössle, dem die Pathologie Grundsätzliches verdankt, zu lesen: Es gibt „Ästheten, die das Sterben für einen Unfug", und es gibt ganz ernstzunehmende Wissenschaftler, die eine sehr viel größere Lebenserwartung für möglich halten (Doerr, 6). Wir nannten eingangs einige „Todesursachen", nämlich mehrere Bedingungskomplexe, welche nach aller Erfahrung in der Mehrzahl der Fälle unser Leben fordern. Der Gefahrenwert, den sie gegenüber den organismischen Strukturen besitzen, ist zu groß, die Kompensationsmöglichkeiten reichen nicht aus. Medizinisch wird der örtliche Tod (Nekrose, Nekrobiose), infolge einer umschriebenen Leistungsminderung der betroffenen Zellen, Gewebe oder Systeme vom allgemeinen Tod eines Individuums unterschieden.

Wie wir früher bereits mehrfach auseinandergesetzt haben, trat der Tod mit der Schaffung des Individuums in die Welt. Alle als Individuum zu begreifenden organismischen Strukturen haben als sterblich zu gelten, mit Sicherheit im materiellen Sinne. Ein grundsätzliches Entrinnen erscheint unmöglich, einerlei welche Form der Substantiation des Lebens vorliegt. Aber auch die nichtbelebte Natur zeigt Veränderungen, Desintegrationen bestimmter, oft kristalliner Gefüge, so daß Wilhelm Simon (34) aus der Sicht des Geologen und Paläontologen vom „Sterben der Steine" spricht. Dies alles hängt wiederum mit der Entropieregel zusammen. Der Tod muß hingenommen werden als irreversibles Phänomen, das in ärztlicher Sicht mit dem Leben unlösbar verbunden ist. Leben und Tod sind wie das Ein- und Ausatmen, beide sind ohne einander nicht denkbar.

Einzellige Lebewesen, welche sich durch ihre stets rechtzeitig erfolgte Teilung dem Tode scheinbar entziehen, opfern durch eben diese Teilung ihre individuelle Existenz. Abgesehen davon, daß auch diesen „offenen Zellsystemen" bestimmte Grenzen ihrer Teilungsfähigkeit gezogen sind, könnte man von „Tod ohne Leiche" sprechen. Bei niederen Tieren (Regenwurm) kann man den Individualtod hinausschieben durch stets zeitgerecht durchgeführte große Amputationen. Man kann auf diese Weise den Tod eine Zeitlang vermeiden, müßte freilich das „verworfene Amputat" als „Partialleiche" gelten lassen. Ähnliches kann mit niederen Wirbeltieren, durch Abtragung von Schwanz oder Bein etwa beim Salamander, praktiziert werden. Solange eine künstlich gesetzte „Wunde in Permanenz" besteht, solange die Regeneration „läuft", so lange wird, sorgfältiges Experimentieren vorausgesetzt, das Versuchstier am Leben bleiben. Denkt man die Summe dieser experimentellen Erfahrungen zu Ende, muß man einräumen, daß durch Transplantation lebenswichtiger Organe zum Zwecke der Substitution erheblich gestörter autochthoner Äquivalente eine nicht unbedeutende Verlängerung der Lebenserwartung prinzipiell möglich erscheint. Eine dauernde Errettung vor dem Individualtod gibt es aber nicht!

Über die Frage des „reinen Alterstodes" – ob am Ende eines erfüllten Lebens die Vitalität einfach erlischt und wie man sich diesen Ablauf vorstellen soll – ist viel geschrieben worden. Nach Rössle (29) ist der „reine" Alterstod „der einzig natürliche". Sein Schüler A. J. Linzbach (19) hält ihn jedoch für extrem selten, die Greise würden vielmehr das Opfer einer gesteigerten Pathibilität. Im logischen Sachbezug muß man Rössle zustimmen. Daß es den „reinen" Tod durch Verbrauch (Alterung) der Organe gibt, ist unstreitig: Solche Menschen sterben gar nicht, sie hören nur auf zu leben!

Ärztlich sollte man die Vorgänge einer harmonischen und einer disharmonischen Alterung trennen. Harmonische Alterung bedeutet den gleichmäßigen Befall aller Organe durch 1. mangelhafte Gewebereinigung, 2. Membranüberdichtung und 3. Vernetzung der Skleroproteine. Menschen, die das Glück haben, „harmonische" Organveränderungen zu erleiden, welche nach Ausmaß und Geschwindigkeit koordiniert sind, dürfen mit Recht auf ein langes Leben in relativer Gesundheit hoffen. Menschen mit diskordanten Organveränderungen altern disharmonisch. Sie werden klinisch krank (senile Demenz, Altersherz, Skelettumbauten); höchste Altersstufen sind ihnen im allgemeinen nicht zugänglich. Das Sterben, biologisch betrachtet ein bloßes „Verenden", ist existential verstanden ein freies „Sein zum Ende" (Heidegger). Zum „Heilsein des Menschen" in einem höheren Sinne gehört die Fähigkeit, eine Krankheit anzunehmen und „im persönlichen Sterben als vollendetes Ende den Tod zu überschreiten" (Volk, 38).

Die Familie ist beim Einritt des Todes eines Menschen heute nur noch selten zugegen; der Sterbende weiß meistens nicht, daß er stirbt (Doerr, 7). Die Feststellung des Todes kann für einen jungen Arzt – ohne Hilfsmittel – schwierig sein. Wer hätte nicht als Anfänger den vermeintlichen Herzschlag des verstorbenen Patienten, um den man sich lange, schließlich aber doch erfolglos bemüht hatte, auch bei mehrfacher Kontrolle mit dem Hörrohr zu vernehmen geglaubt? Wer hätte noch nicht das Rauschen der eigenen Pulse mißdeutet und für finale Lebensäußerungen des Sterbenden gehalten? Elektrische Hirn- und Herzstromkurven geben zuverlässige Auskunft, adäquate apparative Ausrüstung vorausgesetzt, doch Vorsicht und mehrfache Kontrollen sind geboten. Auch nach der zuverlässigen Todesfeststellung überleben sehr viele Zellen und

Zellverbände; Fermentreaktionen können noch nach Tagen positiv ausfallen. Eine Autopsie wird daher nicht vor Ablauf von mehreren Stunden nach Eintritt des Todes vorgenommen.

Was uns beim Tod eines uns nahestehenden Menschen im Tagewerk beklommen einhalten läßt, ist die Konfrontation mit der Unerbittlichkeit des erzwungenen Abschieds. Was uns hier anrührt, ist das Gefühl der Ehrfurcht. Sie wird geboren aus den Unbegreiflichkeiten dieser Welt, vor denen unser an kausale Betrachtungen gewöhntes Denken haltmacht. Zu den wichtigsten Stufen geistiger Entwicklung gehört der Erwerb einer klaren Erkenntnis über die Stellung des Menschen im Kreis der belebten Natur. So verstanden erscheint jede Bitternis über die Vergänglichkeit des materiellen Seins als Ausdruck einer nicht voll erreichten geistigen Reife. Die unablässige gedankliche Durchdringung dieses Sachverhaltes gibt dem Menschen, der es gewohnt ist, sein Leben kritisch zu sehen, eine starke innere Freiheit. Liebig drückte das so aus: „Meine Bekanntschaft mit der Natur und ihren Gesetzen hat uns die Überzeugung eingeflößt, daß man sich über den Tod und seine eigene Zukunft keine Sorgen machen solle; alles ist so unendlich weise geordnet, daß die Angst, was nach dem Tode aus uns wird, in der Seele des Naturforschers nicht Platz greifen kann" (Hafner, 14). Und der Christenmensch würde hinzufügen: Wir legen Leib und Seele dankbar in die Hand dessen zurück, aus der wir sie einst ohne das geringste eigene Verdienst empfangen haben (Doerr, 8). Die Ehrfurcht vor dem Leben ist das Fundament aller Sittlichkeit (Schweitzer, 33). Das Reich Gottes der christlichen Heilslehre ist in diesem Sinne, eben als ein ethisches, schon jetzt unter uns (Schweitzer, 32). Des Menschen Leben erschöpft sich nicht in die bloße Zeit, ist es ein geistiges, steht es schon jetzt in der Ewigkeit (Eucken, 13).

Die Sinnerschließung des Sterbens ist gleichbedeutend mit der Suche nach der Wahrheit, die auf größere Zusammenhänge hinauszeigt. Der Kampf der Glaubensgewißheit mit dem philosophischen Skeptizismus ist ein dauerndes Thema der europäischen Geistesgeschichte (Löwith, 21). Die Beschäftigung mit dem Tod erfordert eine geistige Distanzierung des Suchenden. Sie ist dem nicht möglich, der durch ein akutes Krankheitsereignis okkupiert und dessen Kraft durch längeres Siechtum erschöpft ist. Der sterbende Mensch ist seiner Entscheidungsfreiheit verlustig gegangen. Der Verlust des Ich kann bei chronischen Erkrankungen dem Tode lange vorausgehen.

Der anthropologisch arbeitende Pathologe weiß, daß alles, was im menschlichen Körper geschieht, sich der Mittel und Möglichkeiten naturwissenschaftlich bekannter Elementarmechanismen bedient. Er weiß aber auch, daß die großartige Ordnung im Zusammenspiel aller Kräfte nicht Resultat eines statistischen Zufalls sein kann. Wenn dies aber so ist, so würde der verstorbene Heidelberger Philosoph Karl Löwith gesagt haben: Die Weisheit dieser Welt ist eine Torheit vor Gott!

Literatur

1. Backman, G., Wachstum und organische Zeit. Leipzig 1943
2. Blumenbach, J.F., Handb. vergl. Anatomie, Göttingen 1815
3. Braus, H., Experimentelle Beiträge zur Morphologie. Bd. I. Die Morphologie als historische Wissenschaft. Leipzig 1913, S 1
4. Christian, P., Medizinische und Philosophische Anthropologie. Handb Allg Path Bd. I. Berlin, Heidelberg, New York 1969, S 232
5. Dacqué, E., Die Erdzeitalter. München 1930
6. Doerr, W., Harmonisches und nicht-harmonisches Altern. Heidelberger Jahrbücher Bd. IX, 1965, S 54–64
7. Doerr, W., Vom Sterben. In: Was ist der Tod? München 1969, S 55
8. Doerr, W., Hat das Menschengeschlecht eine biologische Zukunft? Sitzungsbericht Heidelberger Akademie der Wissenschaften, Mathematisch-naturwissenschaftliche Klasse, 1. Abhandlung, Jahrgang 1986
9. Doerr, W., Altern – Schicksal oder Krankheit? Sitzungsbericht Heidelberger Akademie der Wissenschaften, Mathematisch-naturwissenschaftliche Klasse, 4. Abhandlung, Jahrgang 1983
10. Ehrenfels, Chr. v., Über Gestaltqualifitäten. Vjschr wissenschaftl Philosophie 14, 1980, S 249
11. Ernst, P., Tod und Nekrose. Handb Allg Path Bd. III, 2. Abteilg. Leipzig 1921, S 1
12. Eucken, A., Grundriß der physikalischen Chemie. 4. Aufl, Leipzig 1934
13. Eucken, R., Der Sinn und Wert des Lebens. 6. Aufl, Leipzig 1918
14. Hafner, K., Justus von Liebig zum Gedächtnis. 29. Sonderheft Zeitschrift für Landwirtschaftliche Forschung. Frankfurt a.M. 1973
15. Kant, I., Die drei Kriterien. Stuttgart 1952, S 124
16. Krehl, L. v., Krankheitsform und Persönlichkeit. Leipzig 1929
17. Landmann, M., Philosophische Anthropologie. In: Der Mensch zwischen Geist und Materie? Herausgegeben von B. Staehelin, S. Jenny, St. Geroulanos. Zürich 1978, S 169
18. Lessing, G. E., Gesammelte Werke. Bd. II, München 1959
19. Linzbach, A. J., Das Altern des menschlichen Herzens. Handb Allg Path, Bd. VI, Teil 4, Berlin, Heidelberg, New York 1972
20. Löwith, K., Heidegger. Denker in dürftiger Zeit. Frankfurt a.M. 1953
21. Löwith, K., Wissen, Glaube und Skepsis. Göttingen 1956
22. Matsumoto, T., Brief vom 29. Dez. 1977
23. Petersen, H., Die Eigenwelt des Menschen. Bios. Abhandlungen zur theoretischen Biologie, Bd. VIII. Leipzig 1937
24. Polya, G., Mathematik und plausibles Schließen. Bd. 1. Induktion und Analogie in der Mathematik. Basel, Stuttgart 1962
25. Portmann, A., Die Evolution des Menschen im Werk von Teilhard de Chardin. In: Der Übermensch. Herausgegeben von E. Benz. Zürich, Stuttgart, 1961, S 385
26. Römpp, H., Chemie-Lexikon, Bd. I, 6. Aufl. 1966
27. Rössle, R., Über das Altern. Naturwissenschaftliche Wochenschrift N.F. 16 1917, S 241
28. Rössle, R., Warum sterben so wenig Menschen eines natürlichen Todes? Experientia IV/8, 1948, S 295
29. Rössle, R., Natürliches und krankhaftes Altern bei Mensch und Tier. 6. internationaler Kongreß für vergleichende Pathologie. Madrid, 4.–11. Mai 1952
30. Scheler, M., Die Stellung des Menschen im Kosmos. München 1947
31. Schmitt, L., Justus von Liebigs großes Geschenk an die Menschheit. 29. Sonderheft der Zeitschrift für Landwirtschaftliche Forschung. Frankfurt a.M. 1973, S 28
32. Schweitzer, A., Reich Gottes und Christentum. Tübingen 1967

33. Schweitzer, A., Was sollen wir tun? Heidelberg 1974
34. Simon, W., Persönliche Mitteilung vom 28. Juni 1978
35. Staehelin, B., Jenny, S., Geroulanos, St. (Hrsg), Der Mensch zwischen Geist und Materie? Zürich 1978
36. Theodorakopoulos, J., Die Hauptprobleme der Platonischen Philosophie. Den Haag 1972
37. Virchow, R., Morgagni und der anatomische Gedanke. Berliner klinische Wochenschrift 31 1894, S 345
38. Volk, G., In: Streß – Unser Schicksal? Herausgegeben von A. W. v. Eiff. Stuttgart, New York 1978, S 116
39. Weizsäcker, V. v., Individualität und Subjektivität. In: Individualpathologie. Herausgegeben von C. Adam und F. Curtius. Jena 1939, S 51
40. Winderlich, R., Justus Liebig und Friedrich Wöhler. In: Die Großen Deutschen. Berlin 1936, S 499
41. Wurster, C., Justus v. Liebig. In: Die Großen Deutschen. Bd. III, 1956, S 313
42. Zeissler, J., Raßfeld-Sternberg, L., Enteritis necroticans due to chlostridium welchii type F. Brit med J I, 1949, S 267
43. Zimmer, H., Arthur Schopenhauer. In: Die Großen Deutschen. Berlin 1936, S 236

12

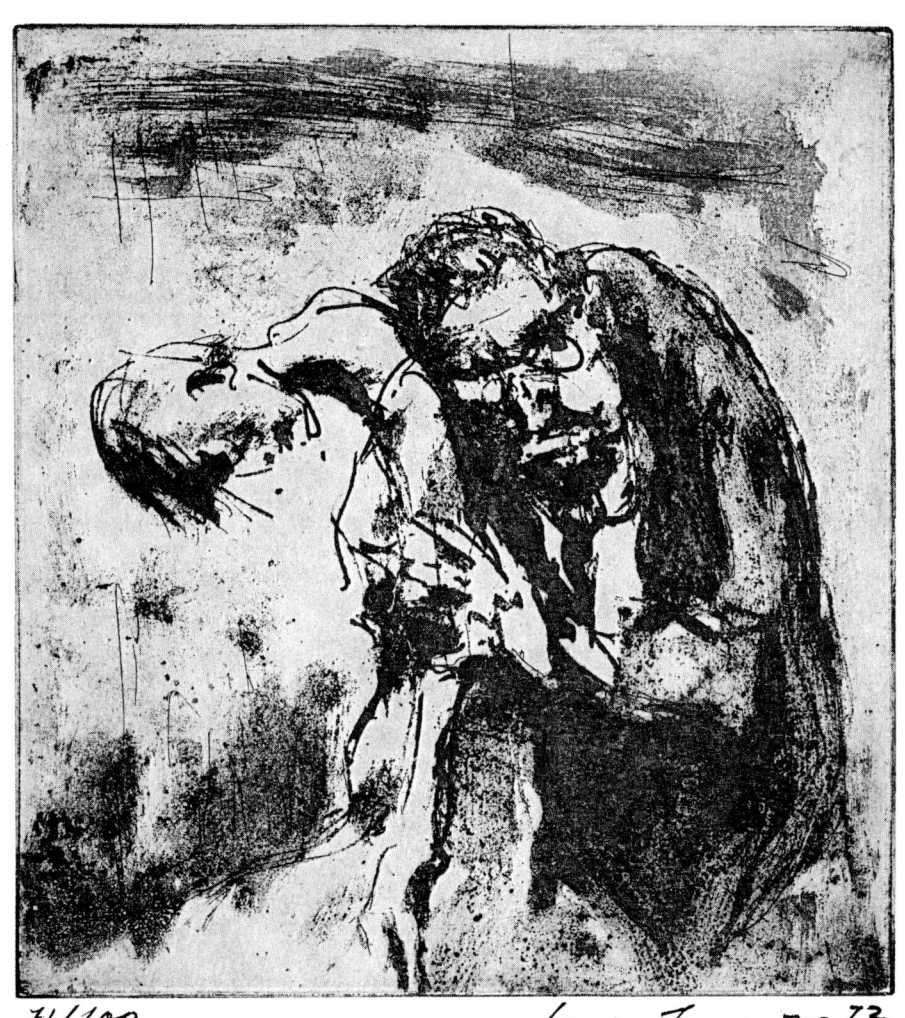

71/100   Hans Fronius 72

Mein Vater war Arzt!

Hans Fronius „Der Arzt", 1972, Radierung (Aussprengtechnik)

Das Phänomen Tod

Heinrich Schipperges, Heidelberg

Das Phänomen Tod ist noch keinem Menschen jemals wirklich zu Bewußtsein gekommen –; es kann einfach nicht in Erscheinung treten und ist doch da: als ein Wissen, als ein Wesen, als eine Wirklichkeit –: „eine Unmöglichkeit, die plötzlich zur Wirklichkeit wird", wie Goethe dieses so unglaubliche Phänomen umschrieben hat. Wir haben vom Tod keinerlei unmittelbare Erfahrung und erfahren ihn doch alle – zu allen Zeiten und in allen Kulturen – als das äußerste, das wichtigste Ereignis des Lebens.

Die Metaphysik des Todes ergeht sich denn auch naturgemäß in Extreme, erschöpft sich in Ekzessen. Da ist die Rede vom großen Nichts und vom Tor zum Leben, vom Tod als dem Richter und Erlöser, vom undurchsichtigen Dunkel. Wir kennen nur zu gut die unheimliche Kluft zwischen Leben und Tod, aber auch das unabwendbare Schicksal des Sterbens. Wir sprechen vom Sterben als vom „Aus-der-Welt-Gehen"; wir möchten „das Zeitliche segnen", wenn wir „den Weg alles Irdischen gehen". Vergeblich suchen wir nach einem Sinn: Die einfachen Dinge dieser Welt – das Brot, das Licht, die Wahrheit, die Liebe –, sie alle sind in sich sinnvoll, wie Romano Guardini (1952) schreibt, – „der Tod des Menschen nicht".

Aus all diesem ergibt sich bereits einführend: Der Tod ist nie und nimmer ein Phänomen an und für sich! Tod gehört zwar wesentlich dem Leben an, einem Lebendigsein freilich, das ohne Sterbenkönnen gar nicht zu verstehen wäre. Tod und Leben repräsentieren einander, spiegeln sich, sind ein Nicht-Ohne-Verhältnis. Das Leben ist, wie Nietzsche sarkastisch bemerkt hat, nur ein Ausnahmezustand des Todes, und zwar ein sehr seltener.

Wir werden daher das Phänomen Tod nur von weither umkreisen können, immer wieder in neuen Ansätzen, um das Atmosphärische zu gewahren, das ihm, dem Tode, so eigen ist. Denn der Tod ist ein „Wesen der Grenze" und zugleich das „Mitten im Leben"; er ist das Letzte aller der Dinge und zugleich die innerste Gewißheit; er ist „principium vitae" und „ultima linea rerum"; er ist unser wie wir seiner sind. „Die Phänomenologie des Todes enthält", wie dies Käthe Hamburger (1929) formuliert hat, „die gewaltige Paradoxie, daß wir nur als Lebende und Erlebende vom Tode wissen können, daß aber, wenn wir Tote sind, wir keine Lebenden und Erlebenden mehr sind. Der Tod kann niemals Erlebnis für uns werden".

Angesichts der Weite und Dichte, der Tiefe und Undurchdringlichkeit dieser Phänomene sollten wir uns bei unserer kurzen Skizze auf das äußerste be-

15

schränken. Wir gehen aus von einem knappen Einblick in die biologischen Aspekte von Leben und Tod, folgen dann dem historischen Wandel der Todesvorstellungen und kommen hierbei aus bei einer metaphysischen Perspektive, in der wir wiederum das Phänomen offen zu lassen haben.

Tod im biologischen Aspekt

Der Tod steht nicht mehr im Horizont der modernen Medizin. In der Ausbildung zum Arzt spielt die Thanatologie, die doch notwendig der Biologie, der Physiologie und Pathologie folgen müßte, keine Rolle mehr. Zwar wird dem jungen Mediziner die so eigentümliche Lebenskurve des Menschen immer wieder vor Augen gestellt, jenes gesunde und erkrankende Leben, das mit einer fast explosionsartigen Entfaltung an Vitalität beginnt, mit einem Optimum an Lebenskraft und einer uns unheimlich erscheinenden Verschleuderung an Lebensenergien. Aber diese spontane Vitalität verlagert sich bereits beim reifenden Kind; immer mehr muß der wachsende Mensch bei zunehmendem Verschleiß an seinen Reserven zehren. Der Kältetod wächst bereits mit dem jungen Menschen; der Elan wird bereits in der Blüte der Jugend langsamer und verebbt schließlich.

Der erwachsene Mensch merkt das kaum noch, weil er ein ökonomisches Umgehen mit der Lebensenergie rechtzeitig erlernt hat und so allen Substanzverlust wieder wettmacht. Aber dann spürt man doch nach und nach die Grenzen, sein Maß, die Lebensmitte und damit auch schon das Ende. Der Mensch arrangiert sich mit den zunehmenden Erstarrungserscheinungen, die unerbittlich fortschreiten. Der Arzt steht gleichsam dabei, wenn bei seinem Patienten die so ungemein elastische, plastische und belastbare Körperstruktur immer brüchiger und starrer wird und immer mehr an Anpassungsfähigkeit verliert. Zuletzt zerbricht dann der Mensch wie ein Stück Kreide.

Auch im seelischen Bereich lassen sich analoge Verwandlungen feststellen. Die Sprache weist deutlich genug darauf hin. Wir sehen, wie der Mensch immer unbiegsamer wird, seine Schmiegsamkeit verliert, immer hartnäckiger sich selbst zu behaupten sucht. Das Dasein der alten Leute kommt uns irgendwie verholzt vor und unlebendig starr. Wir erleben aber auch an uns selber am klarsten, wie der biologischen Lebenskurve, die die vermessende Physiologie beschreiben kann, noch eine andere, eine innere Daseinskurve beigegeben ist, die bei allen äußerlichen Analogien ihre eigenen Gesetze der Entfaltung und Lebensreife hat. Angesichts einer solchen Innenseite wird sich gerade der Arzt bemühen müssen, sich selbst wie auch seine Patienten mit dem lebenslänglichen Tod vertraut zu machen.

Selbstverständlich wissen wir alle, daß der Tod das sicherste und verbindlichste Ereignis unseres Lebens ist, ein Ereignis, das uns treffen wird und jederzeit und überall treffen kann. Gleichwohl bleibt dieses Faktum ein blinder

16

Fleck in unserem Bewußtsein. Wir umgehen diesen Tatbestand. Wir fürchten das Dilemma des Sterbens: Ist der Tod nämlich sinnlos, dann ist es auch das Leben, dieser flüchtige Augenblick davor; hat er aber einen Sinn, dann muß von dieser Grenze auch das Leben selbst gedeutet werden.

Die alten Ärzte kannten sie noch, die biologischen Eintrittspforten des Todes: Das Gehirn wird leer, das Herz steht still, man tut den letzten Atemzug. In der naturwissenschaftlich orientierten Medizin jedoch verkümmert das Phänomen Tod mehr und mehr und wird schließlich zu einer bloßen Tatsache, die es – mit mechanistischen Erklärungen etwa des Eintretens des Todes – zu erforschen gilt. Man begegnet nicht mehr dem Tode in lebenslanger persönlicher Auseinandersetzung; man „rechnet" nur noch mit ihm als einem unausweichlichen „factum brutum", das man optimal hinauszuschieben versucht.

Selbstverständlich vermag eine erfolgreiche Medizin durch immer kühnere Eingriffe die Vorstadien des Sterbens zu bremsen, ohne damit dem Tod gewachsen zu sein. An den Tod wird der Arzt noch jeden Patienten verlieren. Was in biologischer Sicht letztlich vom Menschen bleibt, ist die Leiche, „jener riesige Haufen Abfall", wie der Physiologe Hans Schaefer (1969) einmal gesagt hat, „dessen sich die unsterbliche Kette des Lebens entledigt". Das ist gut so und sicherlich sehr sinnvoll. Denn: Ein Leben in – wenngleich nur idealer – Unsterblichkeit, ein Leben von endlosen Möglichkeiten, das sich ins Unendliche weiterschleppen würde, ein solches „Leben" wäre ein Nonsens, wäre nicht zu denken, würde uns wahnsinnig machen.

Wandel der Todesvorstellungen

Zu allen Zeiten der Geschichte hat es Phasen der Erhellung oder Verdunkelung eines Wissens vom Tode gegeben, Phasen auch der Verdrängung, kaum aber eine Zeit des völligen Fehlens im Gesamtbewußtsein einer Kultur. Der Mensch ist immer das Lebewesen gewesen, das nicht bloß stirbt, sondern weiß, daß es stirbt. Erst in unseren Tagen scheint es – und das ist symptomatisch genug –, als wäre der Tod für unsere Gesellschaft tabu geworden, so daß wir vor diesem Phänomen nicht nur ratlos geworden sind, sondern geradezu sprachlos. Vor diesem Tod, dem Sterben, unsrem eigenen und aller Tod, gilt genau das, was Hölderlin „ein Zeichen" genannt hat: „Ein Zeichen sind wir, deutungslos, schmerzlos sind wir und haben fast die Sprache in der Fremde verloren."

Die Wahrheit des Todes – als des Horizontes unseres Lebens und Erlebens – können wir nicht direkt erkennen. Wir schauen das Wahre nur im Abglanz – wie Goethe sagte –: „im Beispiel, im Symbol, in einzelnen und verwandten Erscheinungen". Der Erscheinungen aber, der Beispiele und Symbole, gibt es mehr als genug, wie ein auch noch so kurzer Überblick über den Wandel der Todesvorstellungen zu zeigen vermag.

In den archaischen Hochkulturen treten Tod und Leben als ein elementares Mysterium auf, das uns auch heute noch faszinieren kann und erschüttern muß. Der Lebensweg des hinfälligen Menschen führt über den Tod hinaus in ein anderes, ein Gegenland. Der Mensch begibt sich lebend zur Ruhe, ruht in den Gräbern als den „Häusern der Ewigkeit". So im alten Ägypten mit seinen gigantischen Nekropolen – Totenstädten auch für die Tierwelt –, die uns bis zum heutigen Tage ein Rätsel geblieben sind.

Der reflektierte Umgang mit dem Tod als ein Moment der Lebensführung begegnet uns unmittelbar mit der jonischen Naturphilosophie. Hier ist es Pythagoras, für den das Dasein eine möglichst rein zu stilisierende Lebens-Linie darstellt, die in esoterischen Gemeinschaften gepflegt wird und über das Sterben hinaus zu einer höheren Existenzentfaltung führt. Sein Widerpart ist Heraklit, für den Leben und Tod geradezu identisch werden: ein spannungsreiches Spiel in der Kette eines antagonistischen Lebensprozesses, ein Spiel, das weiterläuft in der ewigen Wiederkehr des Gleichen, ineins gespannt wie bei Bogen und Leier.

Beide Positionen aber lassen die „ars moriendi" immer noch als integrierendes Glied einer „ars vivendi" erscheinen, so konträr und paradox auch die Positionen scheinen mögen. Dies gilt noch einmal gesteigert – und die Kultur von Jahrtausenden befruchtend wie belastend – für die Philosophie des Platon. Das Wesen der Psyche ist unauflöslich Leben, weshalb die Seele auch niemals aufhören kann, sich zu bewegen und zu leben. Eine Reaktion auf diesen platonischen Dualismus trat in der Antike mit der Stoa auf, am eindeutigsten wohl bei Epikur (341–270), für den der Kosmos vom blanken Zufall regiert wird. Der Tod geht uns schlechterdings nichts an. „Denn solange wir existieren, ist der Tod nicht da, und wenn der Tod da ist, sind wir nicht mehr."

Gleichwohl erhält gerade in den stoischen Systemen das Wissen um den Tod eine besondere Rolle für die Lebensgestaltung. Niemand als Seneca (gest. 65) hat dies klarer formulieren können, etwa in seinem brillanten Dialog „Über die Kürze des Lebens". Nur deshalb scheint es so kurz, weil die Menschen es so führen, als könnten sie ewig leben. „Nur die ihre Zeit der Weisheit schenken, die allein leben."

Wesentlich komplizierter wird dies Spiel um Tod und Leben, wenn wir uns dem christlichen Abendland zuwenden. Aus dem Alten Testament ist immer noch der Spruch des Jesaja lebendig: „Er wird den Tod verschlingen ewiglich." Daß die Toten auferstehen werden, mit Leib und Seele, ist der Glaube des ersten christlichen Jahrtausends. Dennoch ist es niemals gelungen, die platonische Psyche und das paulinische Pneuma zu einer glaubwürdigen Konkordanz zu bringen. Noch das IV. Lateranische Konzil von 1215 betont ganz klar: „Alle Menschen werden mit ihren Körpern, die sie jetzt mit sich herumtragen, auferstehen." Und in der Heilkunde (Causae et curae) der Hildegard von Bingen heißt es lapidar: Der Mensch als ganzes wird leibhaftig auferstehen – „in integritate membrorum et cum sexu"!

Großartig in seiner geschlossenen Dramaturgie zeigt sich im hohen Mittelalter noch einmal der Tod im Mittelpunkt einer „ars vivendi", und zwar bei Petrus Hispanus, dem einzigen Mediziner, der den Purpur trug und 1276 als Johannes XXI. den päpstlichen Thron bestieg. Von seiner biologischen Substanz her repräsentiert hier der Mensch in seiner vollen Leiblichkeit die Natur und bildet damit die Norm für alle Lebewesen; er ist die „regula omnium viventium"! Unter dem Kriterium seiner Geschichtlichkeit aber ragt dieser Mensch auch heraus aus der Naturordnung und sieht sich der Zeit ausgesetzt und damit dem Tode entgegengeworfen. Tod wird definiert als „privatio actus primi", als die letzte Regression der lebendigen Komposition. Der Tod ist nichts als „privatio, dissipatio, destructio, ruptio, dissolutio, regressio, corruptio, consumptio, extinctio". Tod hat kein Sein, wie auch Krankheit kein Prozeß ist, sondern ein Unterbleiben und Unterlassen, ein ontologisches Manko, ein „modus deficiens".

Und so reiben sich alle Dinge im natürlichen Gefälle von Blüte und Verfall in sich selber auf. Leben zeitigt den Tod; die Zeit selber bildet den Grund des Verfallens (tempus est causa corruptionis). Durch dieses Wissen allein ist der Mensch zum „homo patiens" geworden: ein labiles, vulnerables, das pathische Wesen! In seinem fragilen Gehäuse ist der desintegrierte Mensch aber allein auch auf Rehabilitation aus, auf ein „regimen sanitatis", eine „ars vivendi", jene immer wieder neu zu kultivierende Lebens-Kunst, die auf Ganzheit drängt, auf Heil, auf nichts als Heil und auf ewiges Heil!

Zweifellos haben wir aber auch mit diesem 13. Jahrhundert (in dem ein Thomas von Aquin noch emphatisch argumentieren konnte, warum der ganze Mensch auferstehen werde) bereits auch den Bruch zu sehen, der dem häretischen Dualismus – der im Christentum immer latenten Gnosis! – zum Durchbruch verhalf, bis hin zu Descartes und den damit wiederum notwendig verknüpften Kompensierungsversuchen einer modernen Tiefenpsychologie. Dieser Bruch hat sich als umso folgenschwerer erwiesen, als damit auch die Verkümmerung des christlichen Glaubens auf eine lediglich rational strukturierte Theologie einhergeht, eine so merkwürdig dünn gewordene Theologie, der man kaum noch ansieht, was das Christentum eigentlich und im Grunde war und ist, nämlich Inkarnationslehre und eine Auferstehungstheorie!

Mit Beginn der Neuzeit erst erscheinen sie, all diese künstlichen Gegenbilder des Todes: der Sensenmann, das Knochengerüst, die Parze, die den Lebensfaden abschneidet, der ungebetene Gast auf der Schaubühne des Lebens. Im Herbst des Mittelalters erst tritt der Tod mit seinem vollen Pathos auf die Bühne der Welt, als der Ritter Tod, der Schnitter Tod, der Jäger und Spielmann und Tänzer im Totentanz, als der apokalyptische Reiter, das Skelett mit Sense und Sanduhr, die Megäre mit Fledermausflügeln, das Gespenst der Friedhöfe. Aus der Lebenskunst wird jetzt erst eine Todeskunst mit ihrer barocken Stilistik des Sterbens, die „ars moriendi".

Die Gründe und Motive für einen solch fundamentalen Strukturwandel in der europäischen Geistesgeschichte sind oft angedeutet und paraphrasiert, nie aber systematisch analysiert worden. Sie liegen in erster Linie im Einbruch des arabisierten Aristoteles in das christliche Denken und in der damit verbundenen Assimilation griechisch-orientalischer Gnosis. Die ganze Renaissance mit ihrer humanisierenden Todesphilosophie ist nur das äußerliche Symptom dieses abendländischen Panoramawandels, der auch die alte Heilkultur ihres Gleichgewichts von Theorie und Praxis beraubt hat und sie einseitig verkümmern ließ in eine lediglich pragmatisch instruierte Heiltechnik.

Ein letztes Mal noch erscheint alle „ars moriendi" eingebettet und eingeborgen in die „ars vivendi", bei Theophrastus von Hohenheim nämlich, der sich später Paracelsus nannte. Der Mensch erkennt im Tod sein natürliches Ziel, und dieser Tod ist geradezu „der Schnitter der Ernte des Menschen, er ist sein Winzer im Weingarten, ist seines Obstes Abklauber". Die gesamte Physiologie und Pathologie des Paracelsus (1493–1541) ist getragen von einer systematischen Thanatologie. Das ist nicht anders möglich bei einem Wesen, das „zum Umfallen geboren" ist.

Zwar läßt sich der Tod von der Arznei eines geschickten Arztes hinwegtreiben, zumal er selber „die Stund und Minut unsers Ends" nicht kennt; er gibt damit dem Menschen Gelegenheit, seinen Leib neu zu ordnen und den Kampf wider den Tod aufzunehmen. Am Ende aber siegt er, der Tod, da dem Menschen der Tag gesetzt ist, an dem er seinen Leib der Erde zurückgeben muß. Auf diese Stunde wartet der „Nachbar Tod", um dann mit seiner ganzen Geschicklichkeit einzufallen, „bis er je einen Teil nach dem anderen überwindet und je eine Substanz der andern nach überherrschet und am letzten sich gar selber eintreibt; denn dann ist niemand mehr, der ihn vertreibt."

Der Arzt soll daher in erster Linie ein Wissen haben vom Tod des Menschen. „Der Tod aber des Menschen ist gewißlich nichts anders als ein End des Tagwerks, eine Hinnehmung der Luft, ein Verschwinden des Balsams und eine Ablöschung des natürlichen Lichts und eine große Separation der drei Substanzen, Leib, Seele und Geist, und eine Hingehung wiederum in seiner Mutter Leib." In den Leib seiner Mutter Erde aber muß der Mensch wieder eingehen, damit er „am Jüngsten Tag in einem neuen himmlischen und klarifizierten Fleisch zum anderen Male geboren werde, wie Christus zu Nikodemus sagte, da er zu ihm kam bei der Nacht".

Ein solches Wissen um den Tod scheint kaum möglich ohne eine lange Erfahrung mit Sterbenden. „Aber auch bei Sterbenden muß man gewesen sein, muß bei Toten gesessen haben ..." So Rilke in seinem „Malte Laurids Brigge", und an anderer Stelle heißt es, daß es immer nur die Liebenden sind, denen der Tod nichts schadet: „denn sie sind voller Tod, indem sie voller Leben sind". Der Tod kommt und geht ja letzten Endes immer nur aus jenem Leben, in dem wir Liebe haben, Sinn und Not.

Wir spüren freilich das Atmosphärische dieser selbstverständlichen Anwesenheit nicht mehr; wir haben einen Tod vergessen, der so unendlich aller unmittelbaren Erfahrung vorausliegt, mehr noch: Wir haben ihn verdrängt. „Wir laufen sorglos in den Abgrund" – wie Pascal in seinen „Pensées" bemerkt hat –, „nachdem wir etwas vor uns hingestellt haben, das uns hindert, ihn zu sehen." Tod und Bestattung entschwinden mehr und mehr dem öffentlichen Bewußtsein. Das Sterben ist der Institution, das Einsargen einer Berufsgruppe, das Grab dem Gärtner überlassen. Öffentliche Bekundung von Trauer ist verpönt; Todesriten verlieren an Ansehen. Wo ist er geblieben, klagt Rilke, der jemeinige, der eigene Tod? „Eine Weile noch, und er wird ebenso selten sein wie ein eigenes Leben"!

Sigmund Freud hat erstmals wieder von einem „Todestrieb" gesprochen, der „stumm im Innern des Lebewesens an dessen Auflösung arbeitet." Mit diesem Tod fällt aber auch – und darin liegt letztlich das „Unbehagen in der Kultur" – alles Organische ins Amorphe zurück: Alle menschliche Kultur ist von vornherein dem Untergange verfallen. Über die skeptische Kälte dieses Todestriebes hinaus hat schließlich Viktor von Weizsäcker wieder an die Eingebundenheit des Todes in die Ordnungen der Welt und damit an die Eingeborenheit von Kranksein und Sterben in den Lebensprozeß erinnern können. Für Weizsäcker ist der Tod wieder eine Wirklichkeit innerhalb der Gegenseitigkeit des Lebens geworden. Mit Leben und Liebe zusammen soll der Tod „die Grundregel sein, nach der wir Ordnungen aussprechen können".

Tod in metaphysischer Perspektive

Der Arzt weiß nur wenig von jenem alles entscheidenden „Moment des Todes", der den Philosophen allein interessiert. Arthur Schopenhauer hat immer wieder von dem ungeheuerlichen Erlebnis gesprochen, den Tod, seinen Tod, vor Augen zu haben: „den Tod, in schrecklichster Gestalt, nebst der Ewigkeit dahinter". Religion und Philosophie sind aber auch – so Schopenhauer – nicht nur Gegengifte der Gewißheit des Todes; der Tod seinerseits ist allein Anlaß überhaupt des Philosophierens. „Hierauf beruht der hochernste, wichtige, feierliche und furchtbare Charakter der Todesstunde. Sie ist eine Krisis, im stärksten Sinne des Wortes, – ein Weltgericht" (Parerga I, 245). Schopenhauer hat daher den Tod geradezu als den „Musageten der Philosophie" bezeichnet, als den „eigentlichen inspirierenden Genius der Philosophie".

Für Max Scheler ist das Todesproblem ebenfalls der beständigste und einschneidenste Anlaß gewesen, den „metaphysischen Leichtsinn" zu überwinden. Scheler geht bei seiner fundamentalen Betrachtung der Todesproblematik zu unserer Überraschung zunächst vom Leben aus, von einem zwischen Zukunft und Vergangenheit im unmittelbaren Gegenwärtigsein kontinuierlichen Lebensprozeß. In diesem Prozeß nimmt mit dem Altern die Möglichkeitsfülle zukünftigen Lebens ab, der Vergangenheitsdruck hingegen wächst; der Tod wird dabei zu jenem Grenzpunkt, dem der Lebende alternd entgegengeht. Mein Wissen vom Tod entstammt somit dem Innewerden meines eigenen Lebens; es ist das Moment der Wesensforschung meiner eigenen Daseinsstruktur. Der Tod ist meinem Leben evident, und dennoch fehlt uns aber auch jeder Maßstab, sein „Wesen" zu erkennen oder gar zu verstehen. Und so narrt der Tod nicht nur alle phänomenologische Theorie, sondern er bleibt auch das „enfant terrible" des Denkens überhaupt (Ströker, 1975).

Der Tod gehört zu unserem Leben, hat Karl Jaspers betont, so wie das Geschlecht zu unserem Dasein gehört: „Beide bleiben Geheimnis im Ursprung unseres Daseins". Während wir aber das Geschlecht fruchtbar und sinnvoll zu machen vermögen, verbleibt uns vor dem Tod nur die Angst vor dem, was nach ihm kommt. Von der Angst vor diesem Tod – sagt Jaspers – „kann keine ärztliche Therapie befreien, sondern nur das Philosophieren".

In jedem einzelnen Daseinsakt west somit von jeher der Tod. Der Tod ist – wie Martin Heidegger dies in „Sein und Zeit" exemplarisch ausgeführt hat – eine Grundbeschaffenheit des lebendigen Daseins. Der Tod ist eine Weise zu sein, die das Dasein übernimmt, sobald es ist. Wir sind mit unserer ganzen Existenz geradezu hineingestellt in den Tod, hineingehalten in das Sterben, geworfen zum End hin. Wir tragen den Tod aus in unserem leiblichen Schoße –, und dies so sehr, daß wohl jemand für einen anderen „in den Tod gehen" kann, keiner aber dem anderen sein Sterben abzunehmen vermag.

Ungemein lebendig ist der Tod bereits drin in all unseren Lebensakten, so hat es Martin Heidegger formuliert. Seine Existenzphilosophie ist total vom Tod aus informiert. Steht unser Dasein doch ganz im Horizont der Zeit: ein ablaufendes Sein, ein Sein zum End hin, ein sich immer schon vorweg seiendes Sein! Wohin vorweg? Natürlich wieder auf das End hin. Von daher stammt die Angst, die untergründig bleibt und von der vordergründigen Sorge verdeckt wird. Der Mensch verstellt sich sein Ziel durch dieses Besorgen, er hat zu tun, hat keine Zeit – Zeit nämlich, an sein Ende zu denken, was doch einzig sinnvoll wäre.

Unser Leben in der Zeit ist – wie auch Karl Barth in seiner „Dogmatik" (1948) formuliert hat – „faktisch ein besorgliches und besorgtes Leben", ein Leben, vom Tode beschattet. „Hin geht die Zeit, her kommt der Tod", wie es ein alter Spruch besagt. Mit dieser Weisheit aber geht der Theologe Barth alsdann entschieden über den Philosophen hinaus, wenn er den Tod die letzte abschließende Folge jenes Wahns nennt, „in welchem der Mensch zugleich Schöpfer und Geschöpf sein möchte". Der Tod zeigt uns die alles entscheidende Grenze, die „Schranke unseres Seins in der Zeit", vor der wir uns bereits entschieden haben werden, indem wir das Sterben „zu einem vertrauten Element schon unseres Lebens" machen.

Der Tod ist – nach der tiefsinnigen Deutung des ungarischen Philosophen und Theologen Ladislaus Boros – der Ort der letzten Entscheidung des Men-

22

schen und damit der endgültige Akt seiner Existenz. Damit wird das „mysterium mortis" in unvorstellbarer Weise erhöht zu einenem „sacramentum mortis". Wir alle, die wir auf Christus getauft sind, sind getauft auf seinen Tod –:
Mit Ihm sind wir begraben worden, um mit Ihm auferweckt zu werden zu einem neuen Stande des Lebens (Röm 6, 3–4).

In einer nochmals gesteigerten Weise des Wunderns wird somit der religiöse
Mensch von der Erscheinung des Todes getroffen. Während die biologischen
Lebensenergien nach ihrer explosionsartigen Entfaltung nach und nach spär-
licher fließen und schließlich verkümmern, beginnt im inneren Menschen eine
entgegengesetzte Daseinskurve zu steigen, die schließlich im Moment des Todes den Menschen in sein vergeistigtes Seinszentrum bringt. Dasein weitet sich
aus zur Welt. Der Tod als totale Selbstbegegnung entspricht dem Tode als einer totalen Weltpräsenz. Der Akt des Todes verkörpert das endgültige Hinun-
tersteigen zu der wurzelhaften Einheit der Welt –, so wie es bei Matthaeus 12,
40 geheißen hatte, daß Christi Tod ein Eingehen in das „Herz der Erde" bedeute (en tē kardia tēs gēs). Die Welt im ganzen ist mit dem Tode des Erlösers in
jenen kosmischen Frühling eingetreten, der dem Universum von Anbeginn an
verheißen ist. So bleibt der Tod das letzte Wagnis auf eine große Verheißung
zu. In allem Sterben ist das Sterben Christi vorhanden, wie Romano Guardini
seinen Traktat über den Tod (1952) schließt: „– das aber ist die uns zugewen-
dete Seite jenes Ganzen, dessen andere Seite Auferstehung heißt".

Mit all ihrer Weisheit haben uns letzten Endes die Philosophen dennoch im
Stich gelassen, wenn es um die gültige Erklärung dieses Phänomens ging. „So
wie der Tod das Allerletzte ist, so soll dies das Letzte sein, das über ihn gesagt
wird: er ist unerklärlich." So Sören Kierkegaard in seinen „Erbaulichen Reden" (1844/45), die dann aber bei aller Unerklärlichkeit doch die Erbauung
bieten: „Die Unerklärlichkeit ist die Grenze, und die Bedeutung dieser Aussage ist allein, dem Gedanken des Todes rückwirkende Kraft zu geben, ihn zu
einem Ansporn im Leben zu machen, weil mit der Entscheidung des Todes es
vorüber ist, und weil die Ungewißheit des Todes jeden Augenblick nach-
sieht."

Die Unerklärlichkeit ist für den Philosophen daher keineswegs eine Aufforderung, rein theoretisch Rätsel zu raten; sie ist und bleibt vielmehr des Todes
ernste Mahnung an den Lebenden: „Ich habe keine Erklärung nötig, du aber
bedenke, daß mit dieser Entscheidung es vorüber ist, und daß sie jeglichen Augenblick zur Stelle sein kann. Siehe –: das ist für dich doch wohl des Bedenkens
wert!"

Literatur

1. Bally, G., Todeserwartung, Sterben und Trauer heute. In: Was weiß man von der Seele?
   Herausgegeben von H. J. Schulz. Stuttgart, Berlin 1968
2. Barbarin, G., Der Tod als Freund. Stuttgart, Berlin 1938

3. Barth, K., Dogmatik, Bd. II. Zollikon, Zürich 1948
4. Block, W., Der Arzt und der Tod. Stuttgart 1966
5. Boros, L., Mysterium mortis. Der Mensch in der letzten Entscheidung. Freiburg i. Br. 1962
6. Choron, J., Der Tod im abendländischen Denken. Stuttgart 1967
7. Guardini, R., Die letzten Dinge. Würzburg 1952
8. Hahn, A., Einstellungen zum Tod und ihre soziale Bedingtheit. Stuttgart 1968
9. Hahn, G., Vom Sinn des Todes. Texte aus drei Jahrtausenden. Zürich 1975
10. Hamburger, K., Das Todesproblem bei Jean Paul. Dtsch Vjschr 7, 1929, S 448
11. Heidegger, M., Sein und Zeit. 7. Aufl., Tübingen 1953
12. Jaspers, K., Kleine Schule des philosophischen Denkens. München 1965
13. Kierkegaard, S., Erbauliche Reden 1844–1845. Übersetzt von E. Hirsch. Düsseldorf, Köln 1952
14. Kress, H. v., Das Problem des Todes. In: Handbuch der Allgemeinen Pathologie, Bd. 1. Berlin, Heidelberg, New York 1969, S 205–231
15. Lehmann, K., Der Tod bei Heidegger und bei Jaspers. Heidelberg 1938
16. Nissen, R., Leben – Tod. Basel 1965
17. Oehme, C., Über Altern und Tod. Heidelberg 1944
18. Rahner, K., Zur Theologie des Todes. In: Quaestiones Disputatae 2. Freiburg i. Br. 1959, S 53–61
19. Rilke, R. M., Die Aufzeichnungen des Malte Laurids Brigge. Leipzig 1931
20. Schaefer, H., Was ist der Tod? München 1969
21. Scheler, M., Tod und Fortleben. In: Schriften aus dem Nachlaß I. Bern 1957, S 9–64
22. Schipperges, H., Der Tod. Seine Antiquiertheit und Aktualität. Med Monatsspiegel 1971, S 100–105
23. Ströker, E., Der Tod im Denken Max Schelers. In: Max Scheler im Gegenwartsgeschehen der Philosophie. Herausgegeben von P. Good. Bern, München 1975, S 199–213
24. Thomas, L. V., Anthropologie de la mort. Paris 1975
25. Wasmuth, E., Vom Sinn des Todes. Heidelberg 1959
26. Wittkowski, J., Tod und Sterben. Ergebnisse der Thanatopsychologie. Heidelberg 1978

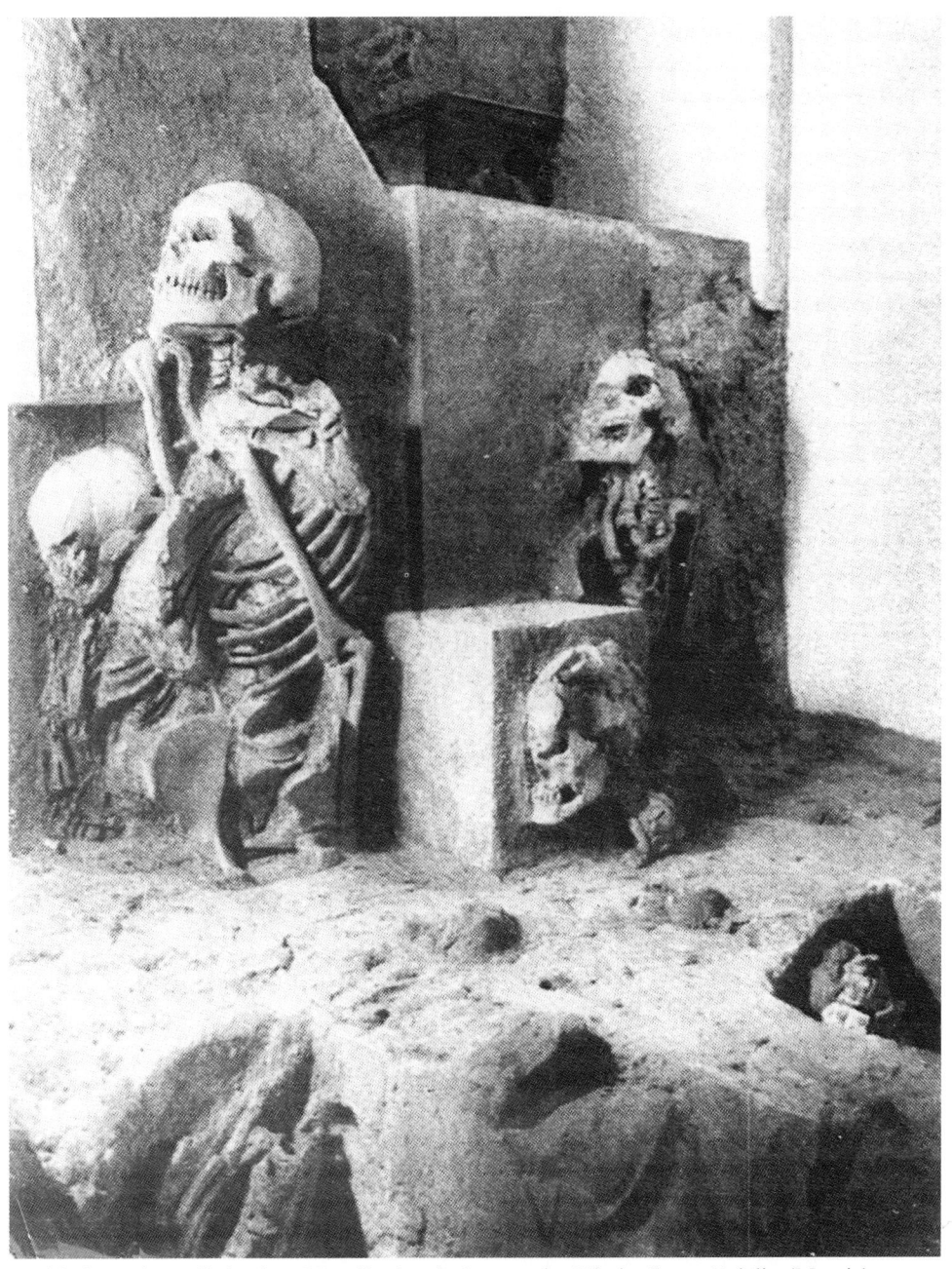

Arabische Nekropolis in der „Moralla Aarabe" unter der Kirche Santa Eulalia (Murcia).
Die toten Moslems tragen alle das Haupt gegen Mekka und harren der Auferstehung

Gerechtigkeit Eros Freiheit – Platon über das Verhältnis des Menschen zum Tod

Friedo Ricken SJ, München

Wir können den Tod unter verschiedenen Aspekten betrachten: als biologischen Vorgang, als Schicksal des anderen, an dem wir mitleidend Anteil nehmen, als Abschied von einem uns vertrauten und von uns geliebten Menschen. Diese verschiedenen Perspektiven klingen bei Platon an, entscheidend für ihn ist jedoch die des Menschen, der selbst vom Tod betroffen wird. Was der Tod im letzten bedeutet, kann nur ich selbst erfahren. Er ist das unausweichliche Ereignis schlechthin, auf das ich hinlebe. Wie ich lebe, ist immer schon davon bestimmt, wie ich, in unterschiedlicher Bewußtheit, zur Tatsache meines eigenen Todes stehe. In diesem Sinn ist für Platon die Frage nach dem Tod dieselbe wie die nach dem richtigen Leben. Sie findet für ihn eine Antwort im Leben und Sterben des Sokrates, dessen Tod Anstoß und Mitte der Philosophie Platons ist.

I.

Die „Apologie" schildert den Prozeß des Sokrates. Er ist angeklagt, die Jugend zu verderben und nicht an die Götter zu glauben, welche die Stadt verehrt, sondern an neue dämonische Wesen (Apol. 24 bc). Sokrates hat die Wahl zwischen Leben und Tod. Seine Ankläger haben die Todesstrafe beantragt, er könnte ihr jedoch entgehen, wenn er bereit wäre, in die Verbannung zu gehen.

Die Entscheidung, vor der Sokrates steht, läßt zwei Existenzweisen des Menschen deutlich werden. Er muß zwischen seiner physischen und seiner moralischen Existenz wählen. Entscheidet er sich für das Leben und geht in die Verbannung, so wird er seiner als göttlichen Auftrag aufgefaßten Lebensaufgabe, Menschen zu prüfen, untreu. Mit diesem Konflikt ist notwendigerweise die Frage nach dem Wesen des Todes gestellt. Die „Apologie" beläßt es bei einigen Andeutungen, wobei im Vordergrund eine negative Antwort steht. Sokrates beruft sich auf sein Nichtwissen. Die Furcht vor dem Tod ist ein scheinbares Wissen: Man glaubt zu wissen, der Tod sei das größte Übel, obwohl niemand den Tod aus eigener Erfahrung kennt und kein Mensch wissen kann, ob er nicht vielleicht das größte Gut ist. Dieser Unwissenheit stellt Sokrates das sichere Wissen entgegen, daß es schlecht ist, Unrecht zu tun (Apol. 29 ab). In der Bewertung des Todes sieht er sich bestätigt von seinem Daimonion, einer inneren göttlichen Stimme, auf die er sich verschiedentlich beruft und die ihn immer warnt, wenn er im Begriff steht, etwas Falsches zu tun. Während des Prozesses schwieg es, und dafür hat Sokrates nur eine Deutung: „Was mir hier geschehen ist, muß offenbar gut sein, und wir täuschen uns sicher, wenn wir glauben, daß das Sterben etwas Schlimmes sei" (Apol. 40 b). Wer diesen Satz liest, darf nicht übersehen, daß Sokrates in der „Apologie" nicht über den Tod als solchen, sondern über seine persönliche Todeserwartung spricht. Ob der Tod ein Gut oder ein Übel ist, kann in dieser Allgemeinheit nicht entschieden werden. Der Tod ist für Platon immer der Tod eines verantwortlichen Menschen, der gerecht oder ungerecht gelebt hat; er ist kein von der sittlichen Existenz des Einzelnen ablösbares Ereignis, das als solches ein Gut oder ein Übel wäre. Die Überzeugung, in der Sokrates sein Todesurteil entgegennimmt, ist, „daß es für einen *guten* Menschen kein Übel gibt, weder im Leben noch im Tod" (Apol. 41 cd). Diesen Gedanken drückt der Mythos vom Totengericht aus, den Platon von Homer (vgl. Odyssee 11,568 ff.) übernimmt. Er klingt in der „Apologie" (41 a) nur kurz an, um im „Gorgias" entfaltet zu werden.

„Der Tod ist offenbar nichts anderes als die Trennung zweier Dinge voneinander, der Seele und des Leibes" (Gorg. 524 b). Diese Definition Platons hat auf die Geschichte der Philosophie und Theologie einen kaum groß genug zu schätzenden Einfluß ausgeübt. Sie hat Platon den Vorwurf eingetragen, ein Dualist zu sein, der Leib und Seele als zwei voneinander verschiedene und voneinander trennbare Substanzen ansieht und der den vergänglichen Leib gegenüber der unvergänglichen Seele abwertet. Platons Definition steht ihrerseits in einer Tradition. Sie ist vorbereitet durch die Lehre von der Seelenwanderung und Reinkarnation, die sich bei Empedokles (5. Jh.) findet und für Pythagoras im 6. Jahrhundert bezeugt ist, der sie von den Ägyptern übernommen haben soll. Welches Todesverständnis die Definition des „Gorgias" ausdrückt, wird erst deutlich, wenn wir ihren Zusammenhang mit der Vorstellung vom Tod als Gericht betrachten.

Auch im „Gorgias" setzt Platon sich mit der Verurteilung des Sokrates durch die Athener Richter auseinander. Der Schlußteil stellt drei Gerichtsverfahren einander gegenüber. Der Prozeß gegen Sokrates wird verglichen mit einem Verfahren, in dem Kinder über einen Arzt zu Gericht sitzen und ein Koch Ankläger ist (Gorg. 521 e–522 a). Der Koch verklagt den Arzt, daß er die Kinder mit Operationen, bitteren Medikamenten und Fasten quält, während er selbst sie mit den wohlschmeckendsten Speisen verwöhnt. In einer solchen Situation wäre der Arzt völlig hilflos; er könnte sich vor den Kindern nicht verteidigen. Der Vergleich will den Unterschied zwischen dem Angenehmen und dem Guten oder, allgemeiner, zwischen Schein und Sein deutlich machen. Der einzige Gesichtspunkt, nach dem die Kinder urteilen können, ist, ob etwas angenehm ist. Die Frage nach dem in Wahrheit Guten können sie nicht stellen.

Damit wird den Athener Richtern vorgeworfen, daß sie, ohne zu wissen, was in Wahrheit gerecht ist, nach dem Schein urteilen. Solchen Richtern gegenüber ist Sokrates ebenso hilflos wie ein Arzt gegenüber Kindern.

Die Deutung des Todes als Gericht vollzieht sich in zwei Schritten. Mit Berufung auf Homer erinnert Platon an ein Gesetz, nach dem die Gerechten nach ihrem Tod auf die Inseln der Seligen, die Ungerechten dagegen an den Ort der Strafe, den Tartaros, kommen. Die Richter, die darüber entscheiden, waren zunächst lebende Menschen; sie urteilten über den noch Lebenden am Tage seines Todes. Die Entscheidungen, die so gefällt wurden, waren nicht gerecht. Die Richter ließen sich von der Schönheit, der sozialen Stellung, dem Reichtum und den vielen Zeugen, die zugunsten des Sterbenden sprachen, beeinflussen, und ihre Erkenntnisfähigkeit war beschränkt, weil sie selbst lebende, auf ihre Sinne angewiesene Menschen waren. Deshalb ordnet Zeus eine neue Verfahrensweise an: Die Menschen sollen nicht mehr wie bisher den Tag ihres Todes im voraus wissen. Außerdem sollen sie von allem entblößt sein, was Einfluß auf das Urteil nehmen kann; das ist nur möglich, wenn sie nicht als noch Lebende, sondern erst unmittelbar nach dem Tod gerichtet werden. Auch der Richter muß bereits aus dem Leben geschieden sein, damit er ohne Behinderung durch die Sinne mit bloßer Seele die von allem entblößte Seele des zu Richtenden schauen kann (Gorg. 523 a–524 a).

Der Tod ist nach dem Mythos des „Gorgias" der Ort des Gerichts. Weil der Tod unausweichlich ist, kann der Mensch sich der Verantwortung für sein Leben nicht entziehen. Daß ein Gericht sein muß, ergibt sich für Platon aus dem Ideal der Gerechtigkeit. Die beiden im Mythos beschriebenen Gerichtsverfahren sollen zeigen, daß Gerechtigkeit in dieser Welt nicht verwirklicht werden kann. Ein Richter, der ein vollkommenes Wissen von Gerecht und Ungerecht hat, wird sich in diesem Leben nicht finden, oder er wird, wie Sokrates, ohne Einfluß in der Öffentlichkeit sein. Der Mensch hat vielfache Möglichkeiten, sich vor sich selbst und vor den anderen zu verbergen. Das Ideal der Gerechtigkeit fordert eine Situation, in welcher der Mensch von einer gerecht urteilenden und ihn durchschauenden Instanz als der erkannt wird, der er in Wahrheit ist. Sich der unausweichlichen Tatsache des Todes zu stellen oder sie zu verdrängen bedeutet für Platon, die Verantwortung für das eigene Leben zu übernehmen oder zu versuchen, sich ihr zu entziehen. Der Dualismus von Leib und Seele in der Definition des Todes ergibt sich aus dem Gegensatz von Schein und Sein. Er kann als sittlicher Imperativ zu einem lauteren, aufrichtigen und wahrhaftigen Leben gedeutet werden.

II.

Die „Apologie" und der „Gorgias" thematisieren den möglichen Konflikt zwischen der physischen und der moralischen Existenz des Menschen. Das „Symposion" betrachtet den Tod aus einer gegenüber dieser moralischen Sicht weiteren Perspektive: als biologisches Ereignis, von dem nicht nur der Mensch, sondern auch die untermenschlichen Formen des Lebens betroffen sind. Die Sonderstellung des Todes ist insofern eingeschränkt, als er nur eine Weise der Vergänglichkeit ist, die wesentlich zum Leben gehört. Die Erfahrung der Vergänglichkeit weckt das Verlangen nach Unvergänglichkeit; das Bewußtsein des Todes provoziert die Äußerungen des Lebens.

Platon unterscheidet im „Symposion" (207 c–208 b) zwei Seinsweisen. Das Göttliche ist das in jeder Hinsicht immer sich selbst Gleichbleibende; es erleidet keinerlei Veränderung. Das Sterbliche ist einem dauernden Prozeß des Entstehens und Vergehens unterworfen. Das Individuum kann nur sein, indem es sich fortwährend erneuert. Diese Notwendigkeit gilt nicht nur für den Körper, dessen stoffliche Bestandteile beständig durch neue ersetzt werden, sondern ebenso für die Seele: Charakter, Meinungen, Bedürfnisse, Emotionen und selbst das Wissen wechseln, verändern sich, veralten. Das göttliche und das vergängliche Seiende stehen jedoch nicht unvermittelt nebeneinander, denn das Vergängliche kann seine Selbsterhaltung als Individuum und Art nur deswegen leisten, weil es dazu durch das Göttliche motiviert wird. Die Kraft, die nach Platon die Lebensvollzüge des Sterblichen leitet, ist das Verlangen nach Unsterblichkeit, der Eros. Das Vergängliche möchte sein wie das Unvergängliche, Unveränderliche, Göttliche. Alle Triebkräfte des Lebendigen, seien sie bewußt oder vorbewußt, sind unterschiedliche Entfaltungen dieser einen Urkraft. Jedes vernunftgeleitete Streben, jeder sinnliche Trieb und jede vorbewußte Lebenskraft richten sich in der jeweils ihnen eigenen Weise auf das Gute. Wenn ein Wesen nach dem Guten strebt, möchte es aber das Gute für immer besitzen. Deshalb ist der Eros in seinen verschiedenen Formen Streben nach Unsterblichkeit (Symp. 206 a, 207 a).

Eros ist „ein Mittleres zwischen Sterblichem und Unsterblichem" (Symp. 202 d). Die verschiedenen Äußerungen oder Vollzüge des Lebens können nur vor dem Hintergrund seiner Vergänglichkeit und des Todes verstanden werden; sie sind Anstrengungen der Lebewesen, den Tod in der ihnen möglichen Weise zu überwinden. Zeugung und Tod gehören zusammen. Weil das Individuum sterben muß, zeugt es ein ihm Artgleiches, um wenigstens in ihm weiterzuleben. Auch alles Kulturschaffen des Menschen ist durch das Bewußtsein des Todes motiviert. Die großen Leistungen in Kunst und Politik entspringen dem Verlangen, in einem unsterblichen Namen weiterzuleben. Um dieses Fortlebens in einem Namen oder in den Nachkommen willen ist das Individuum in extremen Umständen sogar bereit, auf das eigene Leben zu verzichten. Das zeigt sich bei Tieren, die bereit sind, für ihre Nachkommen zu sterben, und bei Menschen, die ihr Leben für andere einsetzen.

III.

Weder im „Gorgias" noch im „Symposion" stehen Tod und Unsterblichkeit im Mittelpunkt. Das Gespräch kommt auf sie, weil die vollkommene Gerechtigkeit ohne Unsterblichkeit nicht gedacht und das Phänomen des Eros ohne sie nicht erklärt werden kann. Der Gedankengang des „Gorgias" verlangt die Unsterblichkeit des sittlich verantwortlichen Individuums; wie diese möglich ist, wird nicht untersucht. Im „Phaidon" dagegen sind Tod und Unsterblichkeit einziges Thema und Gegenstand des Logos, d. h. der argumentativen Auseinandersetzung. Sokrates setzt sich dabei mit Einwänden seitens der Naturwissenschaft auseinander. Seinen Platz in der Geschichte der Philosophie verdankt dieser Dialog vor allem den „Unsterblichkeitsbeweisen", an welche die neuplatonische und scholastische Tradition anknüpfen. Es kann im folgenden nicht um eine detaillierte Rekonstruktion, Analyse und Kritik dieser Argumente gehen (Vgl. Ricken, 5). Gegen ein rationalistisches Mißverständnis hat Platon sich durch den Hinweis auf den hypothetischen Charakter der „Beweise" abgesichert: Sie gingen von Voraussetzungen aus, die ihrerseits der Prüfung bedürften (Phd. 107 b). Interesse verdient vor allem die Methode, mit der Platon an das Problem herangeht. Der „Phaidon" gebraucht verschiedene Sprachen, und er geht von unterschiedlichen lebensweltlichen Phänomenen aus.

Phaidon berichtet der Gemeinde der Pythagoreer in Phleius im Nordosten der Peleponnes über das Gespräch, das Sokrates am Tag seiner Hinrichtung mit seinen Schülern im Gefängnis geführt hat. Mit dieser Lokalisierung des Rahmengesprächs weist Platon auf die philosophische Tradition hin, in der die Seelenlehre seines Dialogs steht. Auf die religiösen Wurzeln des sokratischen Unsterblichkeitsglaubens verweist vor allem die Gestalt des Apollon. In der „Apologie" (20 e–21 e) berichtet Sokrates, daß Apollon von Delphi ihn mit seiner Lebensaufgabe betraut habe. Der Spruch der Pythia, niemand sei weiser als Sokrates, veranlaßt ihn, Menschen zu prüfen, um das Orakel des Gottes zu widerlegen. Auch der Tod des Sokrates steht unter dem Zeichen des Apollon. Am Tag vor seinem Prozeß war eine kultische Gesandtschaft zum Heiligtum des Gottes in Delos ausgeschickt worden, und vor ihrer Rückkehr durfte in Athen kein Todesurteil vollstreckt werden, weil dadurch die Stadt unrein würde (Phd. 58 a–c). Apollon ist der Gott der Sühne und der kultischen Reinheit, und er ist der Gott der Seher. Ihm verdankt Sokrates die visionäre Zuversicht, mit der er dem Tod entgegensieht: Er vergleicht sich mit den Schwänen, die dem Apollon heilig sind und die, weil sie um das Gute in der Unterwelt wissen, am Tag ihres Todes voll Freude singen (Phd. 84 e–85 b). Apollon ist der Gott der Musik. Einer wiederholten Aufforderung im Traum gehorchend, beginnt Sokrates, im Gefängnis zu dichten (Phd. 60 c–61 b). Wo es um Tod und Unsterblichkeit geht, reicht die argumentative Rede nicht aus. Der Dialog schließt mit einem Mythos, welcher, von den neuesten Ergebnissen der Geographie ausgehend, die Strafe der ungerechten und den Lohn der gerechten Seele im Jenseits ausmalt. Damit Überzeugungen wirksam werden, ist der Mensch auf die suggestive Kraft der Bilder angewiesen (Phd. 114 d). Phaidon berichtet, daß Sokrates im Angesicht des Todes ein tiefes Glück ausstrahlte (Phd. 58 e). Das Vertrauen auf die Fürsorge und Vorsehung der Götter hat das Leben des Sokrates getragen, und er ist fest davon überzeugt, daß er nach dem Tod zu diesen Göttern kommen wird (Phd. 63 c). Das philosophische Gespräch über Tod und Unsterblichkeit setzt nicht an einem abstrakten archimedischen Punkt an. Es versteht sich als Rechenschaft für einen gelebten, in der religiösen Tradition verwurzelten persönlichen Glauben.

Sokrates bedient sich in seiner „Apologie" (Phd. 69 e) zunächst einer Sprache, in der religiöse und philosophische Vorstellungen ineinander übergehen (Phd. 64 a–69 e). Im Tod findet das Streben des Philosophen nach Erkenntnis seine Vollendung. Zu philosophieren bedeutet, sterben zu lernen. Das Leben des Philosophen ist von Todessehnsucht erfüllt. Durch die Sinne, die ungenau und unzuverlässig sind, und durch seine Bedürfnisse, die dem Menschen die innere Ruhe nehmen, ist der Leib Hindernis der Erkenntnis, und die Trennung der Seele vom Leib durch den Tod wird als Erlösung und Befreiung gesehen. Leitmotive dieses Abschnittes sind Reinheit und Reinigung. Der Tod ist Reinigung der Seele vom Leib. Reinheitsvorschriften und Reinigungen spielen in der homerischen Religion, in den Mysterien, bei den Orphikern, Pythagoreern und bei Empedokles eine wichtige Rolle. Platon gebraucht den religiösen Begriff der Reinigung im Zusammenhang mit der Erkenntnis, die nur dem Reinen möglich ist. Der kultische Reinheitsbegriff wird in ein moralisch-aszetisches Ideal umgedeutet; der Philosoph strebt danach, sich schon in diesem Leben nach Möglichkeit von der Herrschaft des Leibes und seiner Bedürfnisse zu befreien. Erkenntnis der Wahrheit ist die höchste Verwirklichung des Menschen. Sie ist Begegnung mit dem Göttlichen und deshalb erst durch die Reinigung des Todes möglich.

Die Ausführungen des Sokrates setzen voraus, daß die Seele nach dem Tod weiter existiert und erkennen kann. Gegen diese Prämisse richten sich die verschiedenen materialistischen Einwände, die im Verlauf des Gesprächs von den Partnern des Sokrates vorgebracht werden. Kebes führt als erstes die archaische, volkstümliche Vorstellung von der Seele als dem Lebenshauch an; es sei zu befürchten, daß sie im Augenblick des Todes in alle Winde zerstreut werde. Dieser Einwand wird zunächst mit einem ebenso archaischen Argument beantwortet: Tod und Leben sind als zyklischer Prozeß zu verstehen. Nicht nur wird aus Lebendem Totes, sondern auch aus Totem Lebendes. Würde das Tote nicht wieder lebendig, so wäre schließlich alles tot, was für alle Gesprächsteilnehmer jedoch unannehmbar ist (Phd. 69 e–72 e). Als weitere Erwiderung bringt der Dialog eine erkenntnistheoretische Überlegung. Sie setzt voraus, daß es eine apriorische Erkenntnis gibt, für die vor allem mathematische Begriffe und moralische Wertbegriffe stehen. Da das apriorische Wissen nicht in diesem Leben erworben worden sein kann, muß es durch eine vorgeburtliche Schau erklärt werden, und daraus folgt, daß die Seele vor der Geburt existiert und erkennt (Phd. 72 e–77 a). Aber auch das erkenntnistheoretische Argument kommt gegen die volkstümliche Vorstellung von der Seele als Lebensodem nicht an. Selbst wenn eine vorgeburtliche Existenz bewiesen ist, bleibt die Frage offen, ob die Seele nach dem Tod weiterbesteht. Und auch wenn das gezeigt wäre, könnte man nochmals einwenden, die Seele sei zwar stärker und dauerhafter als der Leib und verbrauche viele Leiber, so wie der Mensch im Lauf seines Lebens viele Kleidungsstücke aufträgt; dennoch gehe auch sie eines Tages zugrunde (Phd. 86 d–88 b). Sokrates muß deshalb auf einer grundsätzlicheren Ebene ansetzen und nach der Seinsweise der Seele fragen.

Wer annimmt, die Seele könne sich wie der Leib auflösen, macht bestimmte ontologische Voraussetzungen, die zunächst als solche herauszustellen sind (Phd. 78 b–79 a). Auflösen kann sich nur das Zusammengesetzte, und Kriterium dafür, daß etwas zusammengesetzt ist, ist die Veränderlichkeit. Die veränderlichen Dinge nehmen wir mit den Sinnen wahr. Aber das Seiende erschöpft sich nicht im Veränderlichen und Wahrnehmbaren. Auch Begriffe und Zahlen sind, obwohl sie sich nicht verändern und nicht mit den Sinnen wahrgenommen werden können. Für die Vergänglichkeit der Seele kann man deshalb nicht mit dem Satz argumentieren, alles Seiende sei veränderlich und könne sich deshalb auflösen. Wer das behauptet, geht von einem verengten Seinsbegriff aus. Platon weist auf die erkenntnistheoretischen Voraussetzungen hin, die zu einer solchen materialistischen Ontologie führen (Phd. 99 d–100 a): Man hält die Sinneswahrnehmung für den einzig legitimen Zugang zur Wirklichkeit. Dadurch wird man jedoch blind und dogmatisch. Wer die Wirklichkeit in ihrer ganzen Vielfalt erfassen will, darf sich nicht an den Sinnen orientieren, sondern er muß darauf schauen, wie wir über die Wirklichkeit sprechen. Der Materialismus ist nach Platon nicht einmal imstande, ein so elementares Phänomen wie die menschliche Handlung zu erklären (Phd. 98 b–99 d). Wenn wir handeln, verfolgen wir eine Absicht, die wiederum darauf beruht, daß wir etwas für gut halten. Diese Sachverhalte lassen sich aber nicht in ausschließlich der Wahrnehmung entnommenen, materialistischen Kategorien beschreiben. Daß der Leib des Sokrates aus Knochen, Sehnen und Gelenken besteht und daß Sokrates seine Glieder bewegen kann, erklärt nicht, weshalb er jetzt im Gefängnis sitzt und nicht vielmehr mit Hilfe seiner Freunde geflohen ist.

Mit der Unterscheidung zwischen dem wahrnehmbaren veränderlichen, zusammengesetzten Seienden und dem nur durch das Denken zu erfassenden unveränderlichen Seienden ist noch nicht die Frage geklärt, welche dieser beiden Seinsweisen der Seele zukommt. Wichtig ist die negative Antwort Platons: Die Seele kann nicht dem Bereich des Wahrnehmbaren und Zusammengesetzten angehören. Das materialistische Verständnis, das sich in den Einwänden formulierte, ist unhaltbar. Von den Überlegungen, die das zeigen sollen, sei nur eine herausgegriffen, die später auch für Kants Metaphysik wesentlich sein wird. Platon zeigt, daß die Seele frei ist und deshalb von der Materie unabhängig sein muß. Dem Menschen kommt, wie Kant es formuliert, in seinen Entscheidungen und Handlungen unbedingte Spontaneität zu; er ist imstande, einen durch kein vorhergehendes Ereignis bedingten und in diesem Sinn absoluten Anfang zu setzen. Deshalb gehört der menschliche Wille einer erfahrungsjenseitigen, der noumenalen Ordnung an. Denselben Sachverhalt hat Platon (Phd. 79 e–80 b, 94 b–95 a) im Auge, wenn er schreibt, dem Leib komme es zu, sich beherrschen zu lassen und zu dienen, der Seele dagegen, zu herrschen und zu befehlen. Sie kann den verschiedenen Bedürfnissen des Leibes widerstehen; sie wird, in der Sprache Kants, von den Neigungen affiziert, aber nicht genötigt. Das ist nur möglich, wenn ihr eine vom Leib verschiedene und diesem überlegene Seinsweise zukommt.

Damit schließt sich der Kreis von der „Apologie" und vom „Gorgias" zum „Phaidon". Die Herrschaft der Seele über den Leib zeigt sich darin, daß Sokrates um seiner Berufung willen sein Leben hingeben kann. Der Mythos vom Totengericht drückt aus, daß der Mensch für sein Handeln verantwortlich ist. Dies setzt voraus, daß er selbst entscheidet und sich selbst zum Handeln bestimmt, und das ist nach Platon nur möglich, wenn er ein Vermögen besitzt, das nicht dem sinnlich Erfahrbaren, sondern einer erfahrungsjenseitigen Wirklichkeit angehört.

Literatur

1. Alt, K., Diesseits und Jenseits in Platons Mythen von der Seele. Hermes 110, 1982, S 279–299; 111, 1983, S 15–33
2. Friedländer, P., Platon, 3 Bde. Berlin 1928, ³1964/75
3. Gadamer, H.-G., Die Unsterblichkeitsbeweise in Platons „Phaidon". In: Ders. (Hrsg) Gesammelte Werke, Bd 6. Tübingen 1985, S 187–200
4. Guardini, R., Der Tod des Sokrates. Berlin, Mainz 1943, ⁵1987
5. Ricken, F., Die Unsterblichkeitsgewißheit in Platons „Phaidon". In: Rabanus-Maurus-Akademie (Hrsg) Stichwort: Tod. Eine Anfrage. Frankfurt/M 1979, S 98–116
6. Ricken, F., Philosophie der Antike. Stuttgart 1988

Der gewaltsame Tod in der antiken Kunst [1]

Hellmut Sichtermann, Rom

Der geschundene, gequälte, ermordete Körper ist häufig Gegenstand künstlerischer Darstellung. In der Ausstellung „Das Aktfoto", die im Frühjahr 1985 in München gezeigt wurde, waren neben Tausenden von reizvollen, oft erotisch stimulierenden Photographien nur zwei Aufnahmen gewaltsam zu Tode gekommener Menschen zu sehen. Der Begleittext sprach davon, daß die Aktphotographie diesem Thema eher ausweiche; er stellte dazu die Kunst des Mittelalters in Gegensatz. Und in der Tat: Nicht nur, daß ein Mensch, der eines gewaltsamen Todes stirbt, Christus am Kreuz, deren Hauptgegenstand ist – neben ihm gibt es den „Ecce Homo", die „Vanitas", die vielen auf grausame Weise zu Tode gebrachten Märtyrer. Aber derartige Themen verschwanden nicht mit dem Mittelalter. Ich erinnere nur an Francisco Goyas 1808–1815 entstandene Folge „Desastres de la guerra", wo in 82 Radierungen die Grauen des Krieges gezeigt werden, an Edouard Monets 1867 entstandenes Gemälde „Die Erschießung Kaiser Maximilians von Mexiko", aus neuester Zeit an Otto Dix, der in den 20er Jahren unseres Jahrhunderts das Bild „Lustmörder" und den Zyklus „Der Krieg" schuf, daneben realistisch-expressionistische Darstellungen von Kriegskrüppeln. Keine dieser Darstellungen ist durch einen Strahl veredelter Schönheit gemildert, die meisten sind häßlich und abstoßend und wollen es sein.

Und nun die Antike. Wie anders faßte sie den Tod, das Sterben auf. Auch hier sehen wir einen sterbenden Menschen, ein blühendes junges Mädchen, das zu Tode getroffen zu Boden sinkt (Abb. 1). Ihr jugendlicher Körper zeigt sich unseren Augen in seiner ganzen Schönheit, nahezu unverhüllt, und wir erinnern uns des Wortes von Christoph Martin Wieland [2]: „Wenn das Mitleiden nicht ein wollüstiges Gefühl ist, warum rührt uns nichts so sehr als die leidende Schönheit?" Mit beiden Armen greift das Mädchen zum Rücken, wo der tödliche Pfeil eingedrungen ist, während ihr klagend-anklagender Blick nach oben gerichtet ist. Wen klagt sie an?

Ihre Mörder sind Götter, die in göttlichem Zorn an ihr, der Unschuldigen, rächen, was ihre Mutter gefrevelt hat: Niobe, die Gattin des thebanischen Kö-

---

[1] Nach einem Festvortrag zur Eröffnung der 64. Jahrestagung der Deutschen Gesellschaft für Rechtsmedizin am 8. 9. 1985 in Hamburg
[2] Christoph Martin Wieland. Geschichte des Agathon, 1761/62

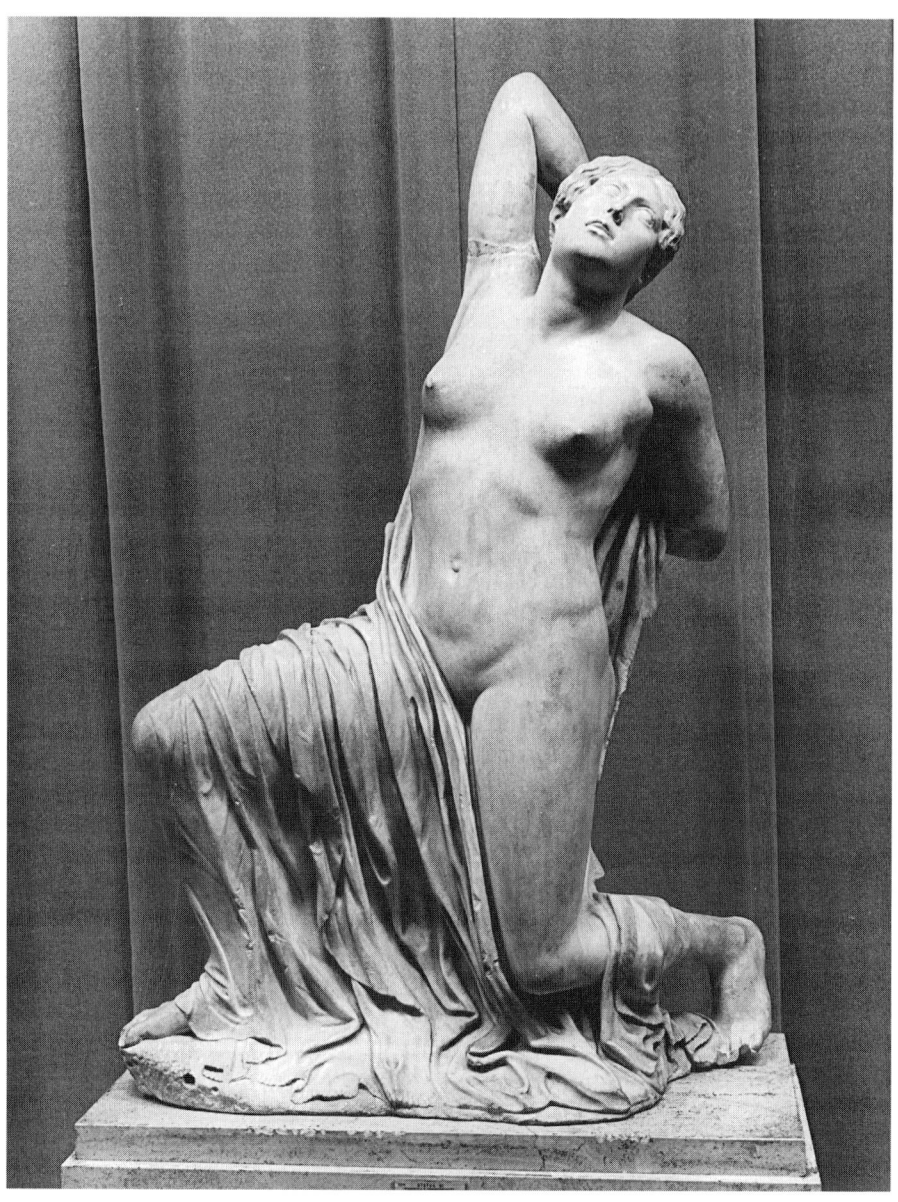

Abb. 1. Sterbende Niobide (Rom, Nat. Museum)

36

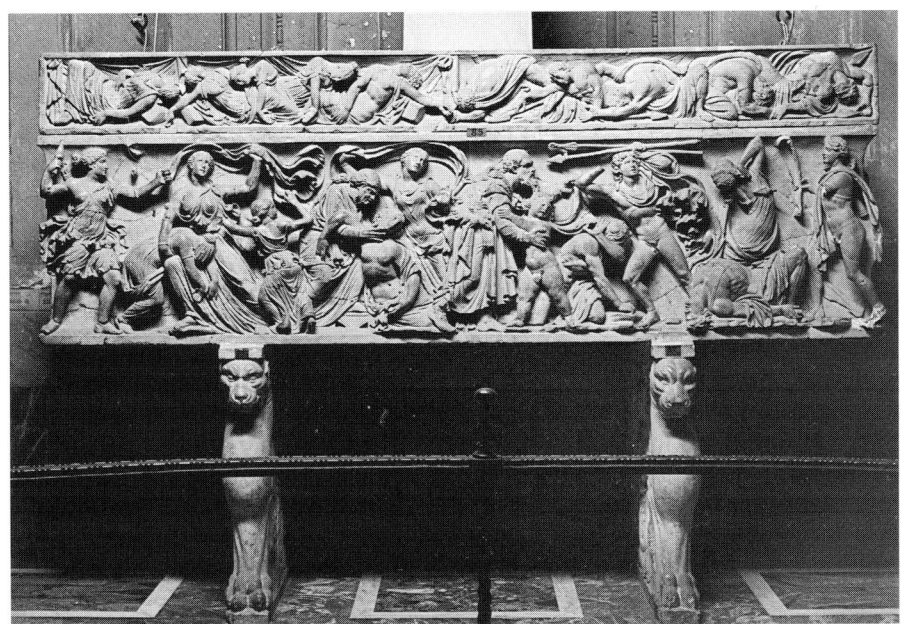

Abb. 2. Sarkophag mit der Tötung der Niobiden (Rom, Vatikan. Museen)

nigs Amphion, hatte sich der Leto gegenüber ihrer sieben Söhne und sieben
Töchter gerühmt, während Leto nur zwei Kinder besäße, Apoll und Artemis.
Die beleidigte Leto hieß daraufhin ihre beiden Kinder mit ihren Pfeilen sämtliche Kinder der hochmütigen Niobe töten. Die Sage ist oftmals dargestellt
worden, in der pompejanischen Wandmalerei und auf Sarkophagen, aber auch
in der Großplastik. Diese sterbende Niobetochter, im Thermenmuseum in
Rom befindlich, ist eine römische Kopie, Teil einer ganzen Gruppe, die alle zu
Tode getroffenen, sterbenden Kinder der Niobe mitsamt ihrer Mutter umfaßte
und mit einiger Sicherheit rekonstruierbar ist. Das gesamte grausame Geschehen ist auf mehreren römischen Sarkophagen dargestellt, wie auf dem in Abbildung 2, der sich in den vatikanischen Museen in Rom befindet. Wie die meisten Sarkophage stammt er aus dem 2. nachchristlichen Jahrhundert, der römischen Kaiserzeit, geht aber fraglos auf griechische Vorbilder zurück. Auf
dem eigentlichen Sarkophagkasten sind links Artemis, rechts Apoll mit Pfeil
und Bogen zu sehen, zwischen ihnen die Opfer, die Kinder der Niobe, die, zumeist schon getroffen, von ihren Ammen und Erziehern gehalten werden oder
– vergeblich – zu fliehen versuchen. Auf dem Deckel des Sarkophags, in nied-
rigem Relief, ist das Ergebnis des Mordens dargestellt: links die toten Töchter,
rechts die toten Söhne. Es ist in erster Linie ein Kunstwerk, das wir vor uns
haben. Goethe hat zu diesem Sarkophag gesagt: „Von allem Entsetzlichen,

aufrichtig gesagt, sehe ich hier nicht das mindeste. Wo wüten Schrecken und Tod? Hier sehe ich nur Figuren mit solcher Kunst durcheinanderbewegt, so glücklich gegeneinander gestellt oder gestreckt, daß sie, indem sie mich an ein trauriges Schicksal erinnern, mir zugleich die angenehmste Empfindung geben ... Sind die toten Töchter und Söhne der Niobe hier nicht als Zieraten geordnet? Es ist die höchste Schwelgerei der Kunst! Sie verziert nicht mehr mit Blumen und Früchten, sie verziert mit menschlichen Leichnamen, mit dem größten Elend, das einem Vater, das einer Mutter begegnen kann, eine blühende Familie auf einmal vor sich hingerafft zu sehen".[3] Aber außer der „Schwelgerei der Kunst" ist doch auch eine sehr realistische Wiedergabe toter Körper zu bemerken.

Die Kinder der Niobe sind nicht die einzigen Opfer göttlichen Zorns, von denen die griechische Sage berichtet und die in der bildenden Kunst dargestellt wurden. Das berühmteste ist wohl der troische Apollonpriester Laokoon, der den Zorn seines Gottes verursacht hatte, welcher ihn daraufhin zusammen mit seinen beiden Söhnen durch zwei Schlangen töten ließ (Abb. 3). Wissen wir bei den Niobiden den Grund des Zornes, so ist die Überlieferung bei Laokoon widersprüchlich: Einmal heißt es, er habe die Trojaner vor dem hölzernen Pferd der Griechen gewarnt, andere Quellen sagen, er habe gegen das Gebot Apolls verstoßen, unverheiratet zu bleiben. Die Sage hat die drei rhodischen Künstler Hagesandros, Athanodoros und Polydoros zu einer Marmorskulptur inspiriert, die wohl zu den bekanntesten und berühmtesten Kunstwerken aller Zeiten gehört. Ein weiteres Opfer Apolls ist Marsyas. Dieser, ein Satyr oder Silen, hatte die von Athene fortgeworfenen Flöten gefunden und erlangte bald hohe Fertigkeit bei deren Spiel. Er forderte Apoll zum musikalischen Wettstreit heraus, bei dem der Gott mit seiner Kithara siegte. Auf Geheiß Apolls wurde der Vermessene an einem Baum aufgehängt, und die Haut wurde ihm vom Körper gezogen. Dieser hängende Marsyas ist in mehreren Kopien überliefert; ebenso kennen wir den Skythen, der mit dem Schinden des Unglücklichen beauftragt wurde. Die ganze Geschichte erscheint auf einem römischen Sarkophag: Auf der rechten Seite (Abb. 4) sehen wir Marsyas beim Aufheben der Flöten, hinter ihm eine Personifikation des Baches, an welchem Athene sie fortgeworfen hatte; auf der linken Seite (Abb. 5) die thronende Göttin, vor ihr der selbstbewußte Marsyas, der sich duch die warnende Geste Athenes nicht beeindrucken läßt. Auf der Langseite (Abb. 6) ist links der Wettstreit dargestellt, Marsyas zwischen Apoll und Athene, ganz links eine Muse als Schiedsrichter, rechts eine weitere Muse oder Nymphe, sodann der als besiegt erklärte Marsyas, weiter seine Abführung durch den Skythen, an Athene vorbei, rechts die Aufhängung am Baum und das Schleifen des Messers.

Apoll ist noch in eine weitere Mordgeschichte verwickelt, die den Königssohn Orest zum Helden hat. Dessen Vater Agamemnon war von der eigenen

---

[3] Johann Wolfgang von Goethe. Der Sammler und die Seinigen, 1798/99. Sophienausgabe der Werke, Bd 47, S 102

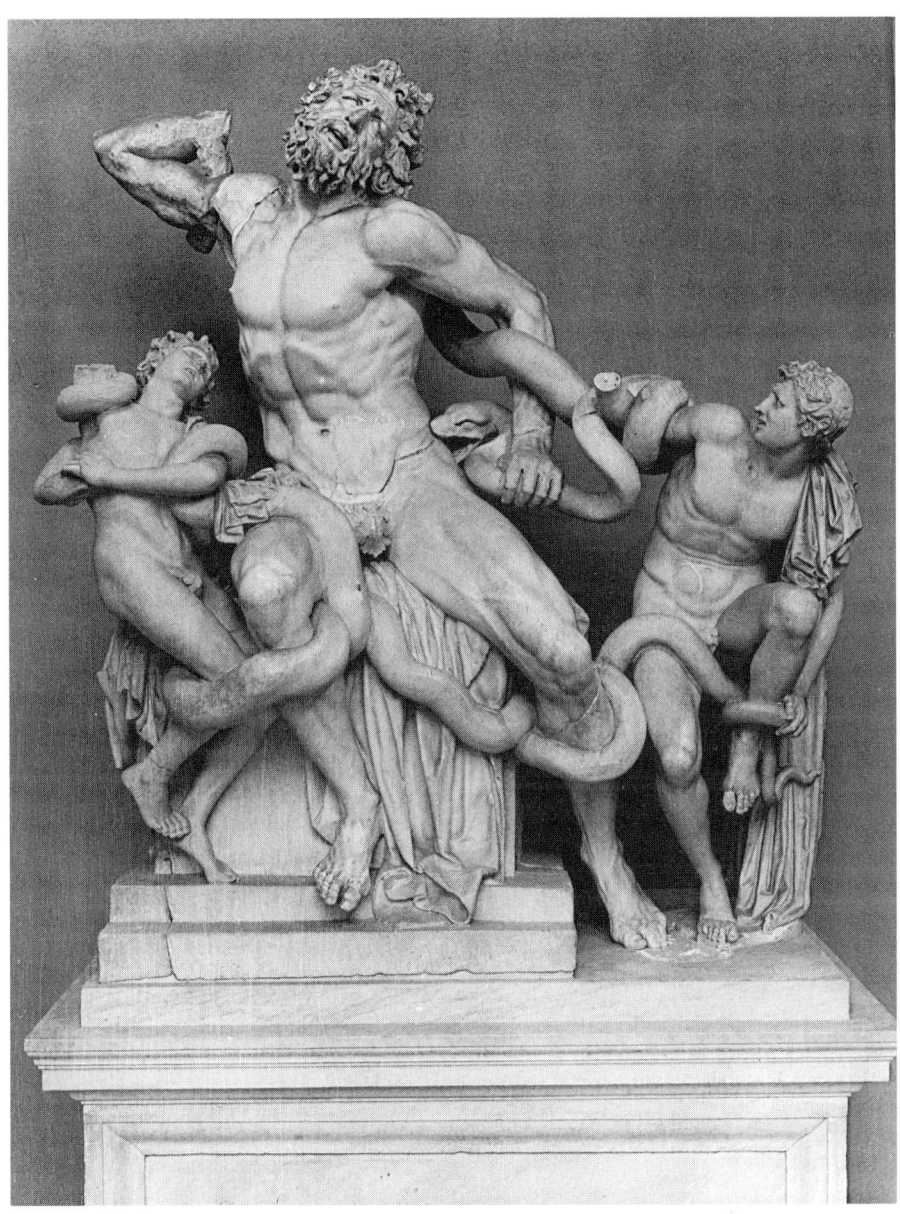

Abb. 3. Laokoon mit seinen Söhnen (Rom, Vatikan. Museen)

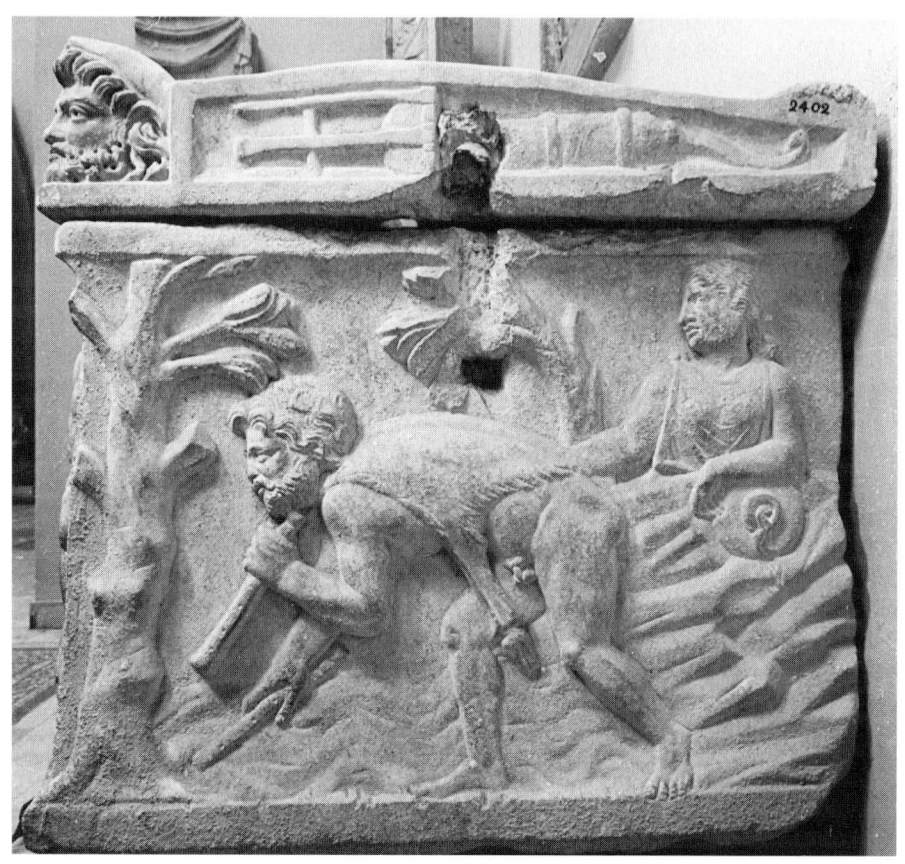

Abb. 4. Sarkophag mit Apoll und Marsyas, rechte Nebenseite (Rom, Kapitolin. Museen)

Gattin, Klytämnestra, der Mutter Orests, erschlagen worden, um ihren Geliebten Ägisth heiraten und zum König machen zu können. Auf Geheiß Apolls vollzog Orest die blutige Rache. Wieder ist es ein Sarkophag, der uns die Geschichte am eindringlichsten schildert (Abb. 7). Ganz rechts sehen wir Orest sich mit gezücktem Schwert aus Delphi, dem Heiligtum Apolls, entfernen, behutsam über eine schlafende Erinnye steigend, ganz links Orest mit seinem Freund Pylades am Grabe Agamemnons, wo dessen Geist den beiden erscheint. Unten sitzt eine schlafende Erinnye, neben sich das Beil, mit dem Klytämnestra den Gatten erschlagen hat. In der Mitte wird die blutige Vergeltung in zwei Szenen dargestellt. Auf der linken reißt Orest dem ermordeten Ägisth, der vom Thron gestürzt ist, das Königsgewand vom Leibe, während seine alte Amme sich entsetzt abwendet; in der rechten Szene steht Orest mit dem Schwert neben der Leiche seiner Mutter, hinter ihm nahen die Rachegöttin-

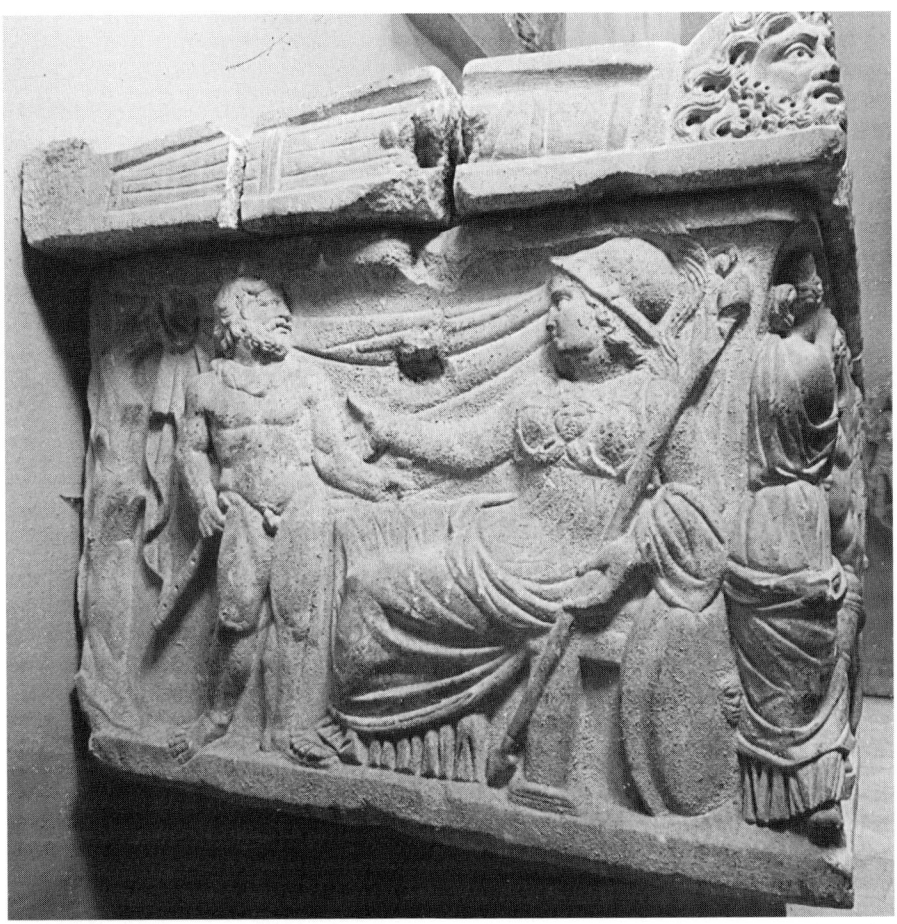

Abb. 5. Ders. Sarkophag, linke Nebenseite

nen, die Erinnyen mit Schlangen in den Händen, vor denen Orest sich voll
Furcht abwendet.

Neben dem Gatten- und dem Muttermord begegnet uns in der griechischen
Sage und Kunst auch der Kindesmord: in der Medeasage, die außerdem eine
weitere, besonders grausame Tötungsart kennt. Jason verstieß seine Frau Medea, um Kreusa, die Tochter des korinthischen Königs Kreon, zu heiraten.
Auch hier findet sich auf Sarkophagen eine bildliche Überlieferung (Abb. 8).
Links sehen wir die beiden Kinder Jasons und Medeas der neuen Braut im Bei-
sein des Brautführers die Hochzeitsgeschenke der Verstoßenen überbringen,
einen Kranz und ein Gewand. Dieses Gewand – der erste der beiden Kleinen

41

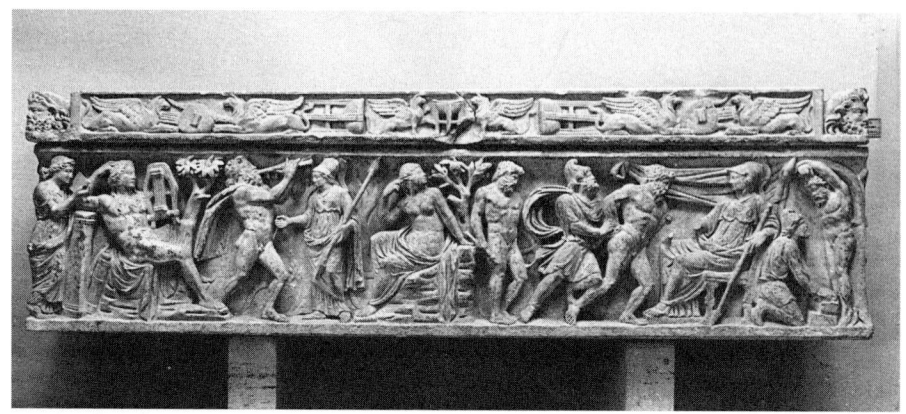

Abb. 6. Ders. Sarkophag, Langseite

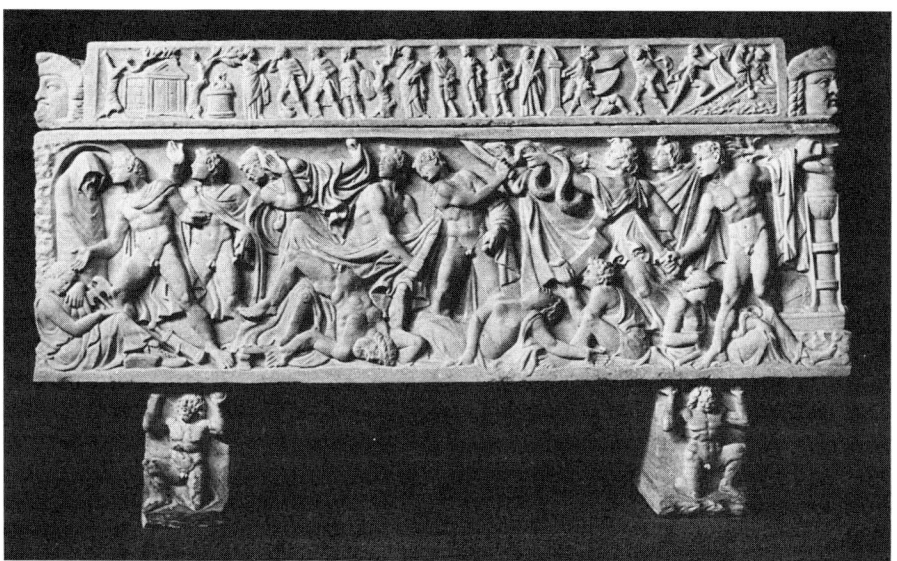

Abb. 7. Sarkophag mit der Tötung des Ägisth (Rom, Vatikan. Museen)

hält es in Händen – ist jedoch mit einem tödlich brennenden Stoff getränkt, und als Kreusa es anlegt, verbrennt sie bei lebendigem Leibe. Wir sehen sie inmitten der lodernden Flammen stehen, in wildem Schmerz sich nach hinten bäumend, ihr Vater Kreon in machtlosem Entsetzen neben ihr. Doch Medea ist das noch nicht genug, sie beschließt, auch ihre und Jasons Kinder zu töten.

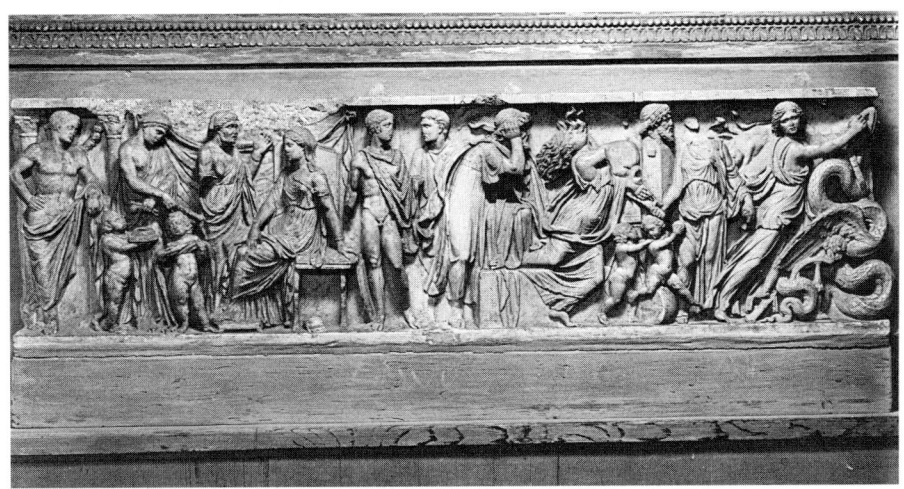

Abb. 8. Sarkophag mit der Medea-Sage (Rom, Nat. Museum)

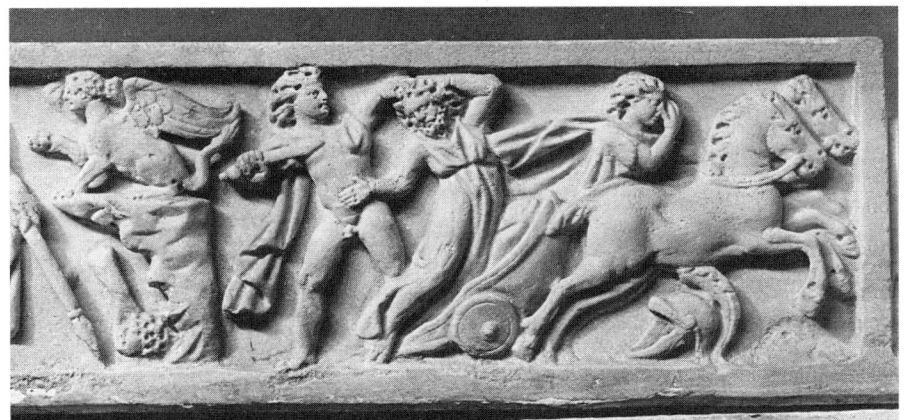

Abb. 9. Sarkophagdeckel mit der Tötung des Laios (Rom, Vatikan. Museen)

In der anschließenden Szene hat sie den Dolch schon gezückt, während die Kinder neben ihr fröhlich spielen. Nach vollendeter Tat enteilt Medea, die Leiche eines der beiden Kinder über der Schulter, auf einem von geflügelten Schlangen gezogenen Wagen, aus dem das Bein des anderen Kindes hervorschaut.

Nun noch der Blick auf einen Vatermord, der allerdings vom Mörder als solcher nicht erkannt wurde: Ödipus zerrt König Laios vom Wagen, da dieser ihm den Weg versperrt, und tötet ihn – ohne zu wissen, daß es sein eigener Vater ist (Abb. 9). Auch hier hatte Apoll seine Hand im Spiel: Er hatte Laios ver-

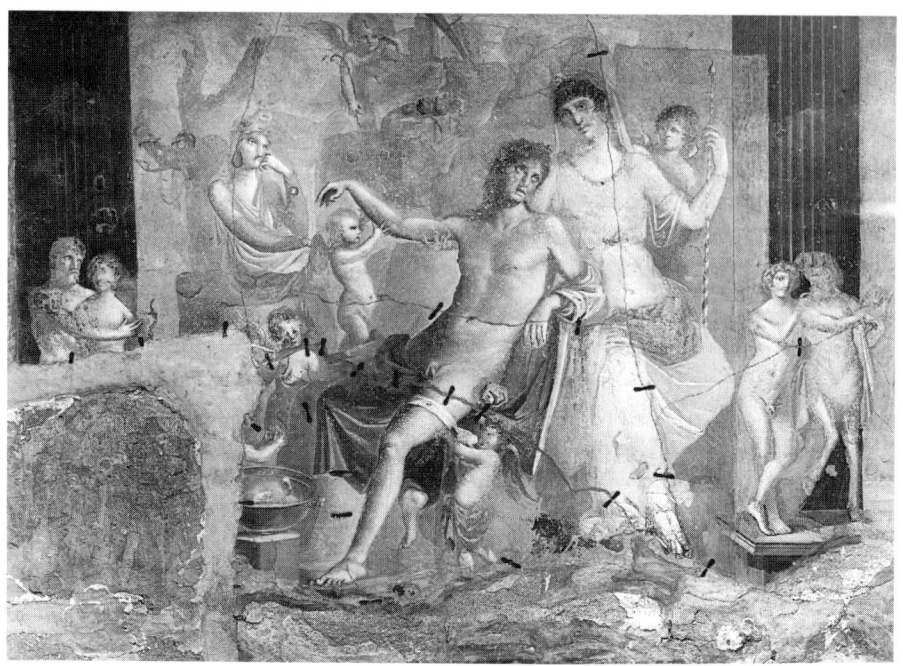

Abb. 10. Pompejanisches Gemälde mit Venus und Adonis (Neapel, Nat. Museum)

boten, Kinder zu zeugen; wenn er einen Sohn bekäme, würde er von diesem getötet werden. Als nun doch ein Sohn geboren wird, läßt der ängstliche Laios ihn aussetzen; ein Hirte zieht ihn auf. Erwachsen geworden, begibt Ödipus sich auf die Suche nach seinen Eltern. Der weitere Verlauf – Ödipus heiratet nach der Ermordung des Laios dessen Frau Jokaste, ohne zu wissen, daß er seine eigene Mutter heiratet – hat bekanntermaßen den medizinisch-psychologischen Begriff „Ödipuskomplex" geprägt: unterbewußter Vaterhaß, unterbewußte Liebe zur Mutter. Die Szene der Tötung des Laios durch Ödipus ist Teil eines längeren Reliefs auf dem Deckel eines Sarkophages, dessen Hauptseite Aphrodite und ihren Geliebten Adonis zeigt. Auch dieser starb eines gewaltsamen Todes: Er, der schöne Jüngling, zu dem die Liebesgöttin selbst in Liebe entbrannte, wurde auf der Jagd von einem Eber so schwer verwundet, daß er seinen Verletzungen erlag. Diese Geschichte findet sich auf mehreren Sarkophagen; hier soll jedoch ein pompejanisches Gemälde vorgestellt werden, das den tödlich Verwundeten in der Bildmitte in all seiner Schönheit präsentiert (Abb. 10). Aphrodite hält mit der Linken ihr Zepter, mit der Rechten faßt sie unter den rechten Oberarm ihres Geliebten, während ein kleiner Eros den Unterarm hochhebt, vergebliche Versuche, dem Verwundeten zu helfen, wie auch die Bemühungen des kleinen Eroten unten rechts, der den verletzten Oberschenkel des Adonis verbindet, und das herbeigebrachte Wasserbecken vorn links. Der Blick des Jünglings zeigt die Hoffnungslosigkeit der Situation; aber auch er stirbt in Schönheit, von der Liebesgöttin selbst umfangen, von Eroten umsorgt.

Das Bild hat durch die Tätigkeit der Eroten durchaus einen medizinischen Aspekt. Dieser läßt sich auch in zahlreichen anderen Kunstwerken finden; es ist jedoch immer die therapeutische Medizin, der wir begegnen. Ist nun aber die Tätigkeit der Rechtsmedizin hiervon so verschieden? Hat sie mit Heilen und Helfen gar nichts zu tun? – Gewiß hat sie das. Zwar hilft sie nicht mehr dem lebenden Menschen, nicht ihn heilt sie; aber indem sie sich dem toten Menschen zuwendet, ihm ihre ganze Kraft und Aufmerksamkeit schenkt, dient auch sie dem Menschen, und zwar in einer edleren und umfassenderen Bedeutung: Auch der tote, gänzlich hilflose, völlig und absolut von den anderen abhängige Mensch, der selbst nichts mehr fordern und nichts mehr erbitten kann, dessen Würde als Mensch aber gerade darum in makelloser Reinheit dasteht, dieser tote Mensch erheischt eine selbstlose, unparteiische Anteilnahme. Er kann nicht mehr seine Meinung durchsetzen, nicht mehr zustimmen und nicht mehr protestieren, nicht mehr korrigieren oder bestätigen, nicht mehr herausfordern und nicht mehr verzeihen, er kann auch nicht mehr danken. Darum aber ist das, was man an ihm tut, reinste Menschlichkeit, bedingungslose Ehrfurcht vor dem Menschen, den man auch nach dem Tode zu schützen hat, dem man auch nach dem Tode die Hilfe nicht versagen darf. Dazu sei ein Wort von Friedrich Hebbel zitiert: „Man schließt in jedem Schlaf die Augen selbst, nur nicht im letzten; da bleiben sie offen, bis ein Fremder sie zudrückt."[4]

Im griechischen Altertum wurde dem toten Menschen die größte Ehrfurcht und Achtung entgegengebracht. Die Sage berichtet, daß König Kreon verbot, die im Kampf um Theben gefallenen Feinde zu bestatten; Antigone widersetzte sich dem Gebot und bestattete ihren gefallenen Bruder Polyneikes, worauf sie lebendig in ein Felsengrab eingeschlossen wurde, wo sie sich erhängte. Theseus bekriegte daraufhin Kreon und zwang diesen, die Leichen zur Bestattung herauszugeben. Im trojanischen Krieg, der so viele Gefallene sah, bittet der greise König Priamos den Achill, die Leiche seines Sohnes Hektor zum Begräbnis freizugeben; Achill hatte die Leiche von Pferden am Boden schleifen lassen, doch Aphrodite und Apollon schützten sie, so daß der Körper seine jugendliche Schönheit behielt. Als Patroklos, der Freund Achills, gefallen war, erhielt Thetis, die göttliche Mutter Achills, mit Nektar und Ambrosia dessen Schönheit; und Zeus selbst ließ seinen Sohn Sarpedon, der ebenfalls vor Troja fiel, durch Apoll in strahlender Schönheit verharren – alles Eingriffe freilich, die der Rechtsmedizin sehr ungelegen sein müssen, da sie ja eben aus den Ver-

---

[4] Friedrich Hebbel, Viertes Tagebuch Nr. 4218, Eintragung aus dem Jahre 1851 unter der Überschrift „Schnitzel aus Agnes Bernauer". Hebbels Werke, hrsg. v. Theodor Poppe, 10. Teil. Leipzig o. J., S 175

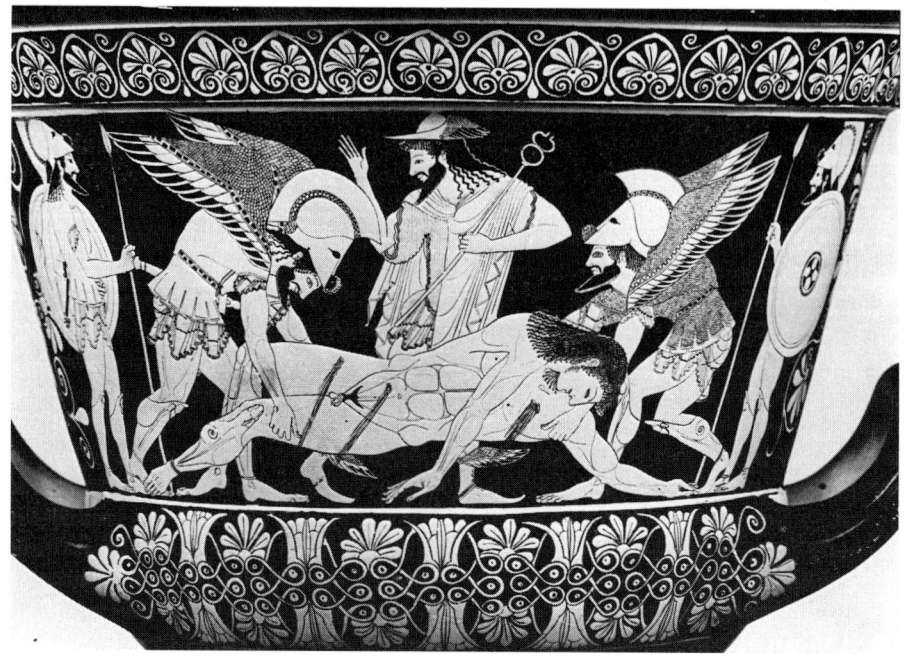

Abb. 11. Griechische Vase mit dem toten Sarpedon (New York, Metropolitan Museum)

änderungen, die ein toter Körper erfährt, ihre Schlüsse zieht. Mit welcher Liebe aber gerade die Kunst sich dieser Themen annahm, sehen wir auf einer attischen Vase aus dem Ende des 6. vorchristlichen Jahrhunderts (Abb. 11): vorn der nackte, entseelte Körper des Sarpedon mit drei blutigen Wunden, das schöne Haupt mit den feinen, langen Haaren edel geneigt, sanft getragen von den Brüdern Hypnos und Thanatos, Schlaf und Tod, die hier, auf dem Schlachtfeld, gerüstet erscheinen, doch auch mit ihren Flügeln versehen, dahinter der Totengeleiter Hermes, links Leodamas, rechts Hippolytos, Kampfgefährten auf trojanischer Seite. Der Maler dieser Szene hat sein Bild signiert; „Euphronios malte es", schrieb er oben rechts in den Hintergrund, setzte zu jeder Figur den Namen hinzu und vergaß auch den Töpfer nicht. Schließlich brachte er durch die Aufschrift „Leagros kalos" – Leagros ist schön – einem gefeierten Knaben seine Huldigung dar. Wir wissen, daß dieser Leagros später General wurde und können so das Vasenbild etwa um 515 v.Chr. datieren.

Die Götter waren also nicht nur Verursacher und Ausführer von gewaltsamen Tötungen, sie konnten auch Fürsorge und Liebe bei solchen Fällen zeigen. Beides, göttliche Milde und Unerbittlichkeit, sind in der Sage von Orpheus und Eurydike verbunden. Mit seinem Gesang und seinem Saitenspiel erweichte Orpheus sogar Hades, den Herrn der Unterwelt, so daß dieser ihm ein

46

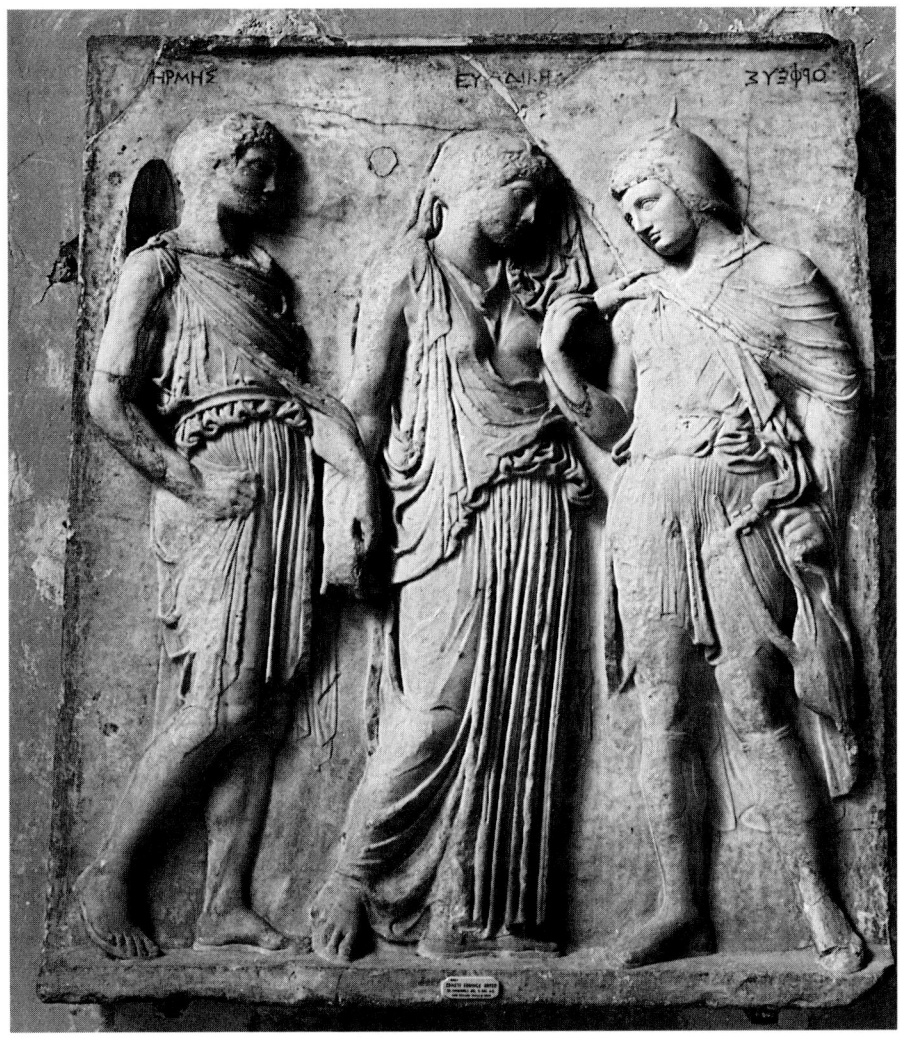

Abb. 12. Relief mit Orpheus und Eurydike (Neapel, Nat. Museum)

Zusammensein mit seiner Gattin Eurydike ermöglichte, die an einem Schlan-
genbiß jung verstorben war; Bedingung war, daß Orpheus vor seiner Rückkehr an die Oberwelt sich nicht mehr nach seiner Gattin umsehen durfte. Von
Liebe und Sehnsucht überwältigt verstieß Orpheus gegen dieses Gebot, und
Eurydike entschwand für immer seinen Augen. Diese Szene ist auf einem Relief dargestellt (Abb. 12): rechts der sich umwendende Orpheus, in der Mitte

Eurydike, beide sich leise, doch mit unendlicher Liebe berührend und anblickend, links der Totengeleiter Hermes, der nicht schroff und gewaltsam, sondern mit unaussprechlicher Sanftheit die Hand Eurydikes umfaßt, um sie für immer fortzuführen. Die Unerbittlichkeit des Todes angesichts grenzenloser Liebe – wo wäre sie sonst einfacher, stiller und doch mit so viel erschütternder Gewalt dargestellt worden?

Auch dies ist ein „gewaltsamer" Tod, nicht durch Krankheit oder Alter verursacht, sondern durch göttlichen Machtspruch, dennoch kein sinnloser, rechtloser Tod, da er nach göttlichem Recht erfolgt – ein echt griechischer Tod. Mit dem Blick auf dieses große Kunstwerk – eine römische Kopie nur, aber eine solche, die das griechische Original in Form und Gehalt treu überliefert – soll die Betrachtung schließen. Von gewaltsamem Sterben war die Rede, von mordenden Göttern, Müttern, Söhnen und Gatten, aber auch von helfenden Göttern, von Mutter-, Vater- und Kindesliebe, von Gattenliebe und Freundesliebe angesichts des Todes. Glücklich erhaltene Reste einer versunkenen Vergangenheit verdeutlichen dies, die doch nur ein Abglanz dessen sind, was dieses größte Künstlervolk der Menschheit einstmals hervorgebracht hat. Aber doch sind sie auch ein Abglanz seines Wesens. Eine aus Griechenland heimgekehrte Reisende, die Schriftstellerin Isolde Kurz, sagte zu den Griechen und ihrer Kunst: „Was du noch davon siehst, ist zerbrochene Schale. Edel zu leben und edel zu sterben war ihnen mehr." [5]

Literatur

1. Berger, E., Dreifigurenreliefs. In: Lexikon der Alten Welt, 1965, S 775
2. Bothmer, D. v., Der Euphronioskrater in New York. Archäologischer Anzeiger 1976, S 485 ff
3. Antonio Giuliano, Le Sculture I, 1. Museo Nationale Romano, Rom 1979
4. Hertl, M., Laokoon. Ausdruck des Schmerzes durch zwei Jahrtausende. München 1968
5. Koch, G., Sichtermann, H., Römische Sarkophage. München 1982
6. Servais-Soyez, B., Adonis. Lexicon Iconographicum Mythologiae Classicae, Bd. I, 1, 226, 1981, Nr. 35, Bd. I, 2, 1981, Taf. 165
7. Sichtermann, H., Laokoon. Stuttgart 1964

---

[5] Kurz, Isolde, Wandertage in Hellas. München 1913, S 243

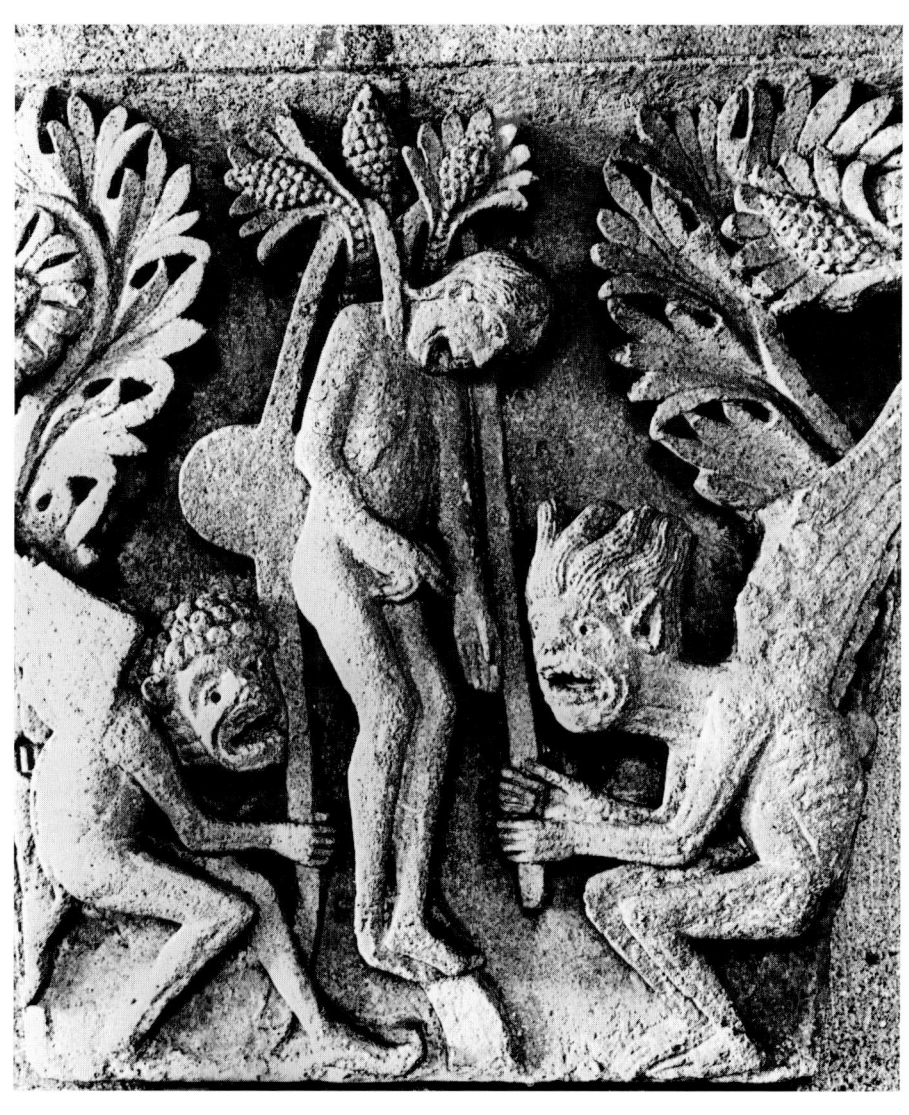

„Der gehenkte Judas", Skulptur des Meisters Giselbertus an einem Kapitell der Kirche Saint-
Lazaire in Autun (Burgund), 12. Jahrhundert

Zur Theologie des Todes

Johannes B. Lotz SJ, München

1.

In das Dunkel des Todes hat der Mensch zu allen Zeiten Licht zu bringen versucht. Dazu hat er alle Wege beschritten, die ihm einige Hilfe zu versprechen schienen. Sämtliche Religionen und Weltanschauungen sind davon geprägt, daß sie eine Antwort auf die Frage nach dem Tod enthalten. Völlige Gleichgültigkeit gegenüber dem Tod ist, abgesehen von verschwindenden Ausnahmen, nirgends zu finden, weil er alle so sehr in ihrem Lebenszentrum trifft, daß sie sich mit ihm auseinandersetzen müssen. Gerade in unseren Tagen hat sich in dieser Hinsicht ein Wandel vollzogen: Gegen das weithin vorherrschende Verdrängen des Todes bricht eine neue Bereitschaft durch, dem Tod ins Auge zu blicken. Einen entscheidenden Anlaß dafür boten die Berichte über das Erleben klinisch Toter, die, in das Leben zurückgeholt, von den meist beglückenden Erfahrungen sprachen, die ihnen in jenem Zwischenzustand zuteil geworden waren und ihnen manchmal die Rückkehr in unsern irdischen Raum gar nicht leicht machten (1, 3, 9). Freilich vermögen solche Berichte keine endgültige Klarheit zu verschaffen, weshalb das Ringen um den Tod weitergeht. Es bewegt sich zwischen den zwei Polen der Verzweiflung, die in ihm nur das Ende sieht, und der Hoffnung, die in ihm die Vollendung erwartet.

Der Philosoph Heidegger wurde zuerst im Sinne der Verzweiflung verstanden, weil er den Tod als Absturz in das Nichts kennzeichnet; insofern jedoch nach seinen späteren Aussagen uns im Nichts auf verschleierte Weise das Sein als der Grund alles Seienden und vor allem des Menschen begegnet, leuchtet bei ihm ein Schimmer der Hoffnung auf. In dieselbe Richtung deutet sein Eintrag in ein Gästebuch, den G. Picht mitteilt: „Anderes denn ein Verenden ist das Untergehen. Jeder Untergang bleibt geborgen in den Aufgang" (10).

Hier soll von der Theologie und damit von der Botschaft die Rede sein, die das Christentum bezüglich des Todes verkündet. Näherhin geht es darum, was das Wort Gottes oder die Offenbarung uns zu sagen hat. Die Schriften des Alten Testamentes sind noch von der Verzweiflung berührt: „Der Mensch bleibt nicht in seiner Pracht, er gleicht dem Vieh, das man abtut" (Ps. 48, 123); erst allmählich setzt sich in ihnen die Hoffnung durch: „Wie ein Wassertropfen aus dem Meer und wie ein Sandkorn, so wenig bedeuten die Jahre in der Zeit vor der Ewigkeit" (Sir 18, 10). Die Schriften des Neuen Testamentes hingegen sind ganz von der Hoffnung erfüllt und „lassen uns nicht im Ungewissen"; diejenigen, die auf sie hören, „trauern nicht wie die anderen, die keine Hoffnung haben" (1 Thess 4, 13). Obwohl der Tod keineswegs verharmlost, sondern in seiner wuchtenden Last ernstgenommen wird, stellt er sich letztlich doch nicht als Verhängnis, sondern als Geheimnis dar. Dabei kreist alles um Jesus, den Christus, der „gestorben und auferstanden ist" (1 Thess 4, 14) und auf den wir „unsere Hoffnung gründen" (Eph 1, 12). Er bildet als „die Fülle der Zeiten" (Eph 1, 10) die Mitte der Heilsgeschichte, die in einigen ihrer Phasen vor ihm und nach ihm aufzurollen ist, weil wir nur so die christliche Lösung des Rätsels, das uns der Tod aufgibt, ganz zu verstehen imstande sind.

2.

Vorauszuschicken ist, wie sich die christliche Sicht des Todes von jener der Griechen abhebt. Vor allem Platon legt ein eindrucksvolles Zeugnis für die Unsterblichkeit der Seele ab. Dahinter steht die Auffassung, daß die menschliche Seele von Urzeit her am überhimmlischen Orte in der Schau der ewigen Ideen verweilte; erst wegen einer vorweltlichen Schuld wurde sie in den irdischen Leib und das zeitliche Leben verbannt; dementsprechend ist der Tod das Geschehen, das sie von ihrer Verbannung befreit und in ihre eigentliche Heimat zurückkehren läßt. Hierbei erscheint der Leib fast nur als Anhängsel der Seele, wird gar als deren Grabmahl empfunden. Als Wesen des Menschen wird mehr oder weniger deutlich allein die Seele gesetzt, weshalb letztlich nicht der Mensch, sondern nur der Leib stirbt. Derartige Vorstellungen haben allzu sehr in den christlichen Raum hereingewirkt und wurden auch vom Dualismus des Descartes bis in die Gegenwart weitergetragen.

Im Gegensatz dazu lehrt das Christentum, wie auf das klarste Paulus bezeugt, die „Auferstehung der Toten" (1 Kor 15, 13 und 21). Danach geht es um den ganzen Menschen, in dem auch die heutige Sicht vor allem auf die leib-seelische Einheit hinblickt, während die Vielheit der sie aufbauenden Prinzipien Leib und Seele zurücktritt. Folglich gehört der Leib wesentlich zum Menschen oder konstituiert er mit der Seele zusammen das Wesen des Menschen, weshalb er diesen nicht mindert, sondern vollendet, und die Verleiblichung keineswegs einer Schuld entspringt; daher ist der Mensch vorgängig zu jeder Schuld „verleiblichte Person". Zugleich lebt die Seele nicht bereits vor dem Leibe; vielmehr beginnt sie erst im Leibe. Ebenso bleibt der Leib in seiner Dauer nicht hinter der Seele zurück; er lebt mit ihr fort, weshalb sie sich nie gänzlich von ihm trennt. Hieraus ergibt sich weiter: Der Mensch stirbt, nicht nur sein Leib, und der Mensch überdauert den Tod, nicht nur seine Seele. Christlich gesehen bringt also der Tod statt der Trennung der Seele vom Leibe „die Erlösung unseres Leibes" (Röm 8, 23) und damit des ganzen Menschen mit sich. Wenn daher der Mensch im Tode seinen irdischen Leib, wie die Erfahrung auf das deutlichste zeigt, ablegt und dieser der Auflösung verfällt, lebt er

52

in einem verwandelten Leib weiter, der nicht mehr dem Zerfall unterliegt. Daß der Leib zuinnerst solcher Wandlung fähig ist, darin besteht das Unerhörte der christlichen Botschaft.

3.

In diesem Lichte sind die oben erwähnten Phasen der Heilsgeschichte zu betrachten. Auf einen ersten geheimnisvollen Zustand des Menschen deuten die Worte hin: „Der Sünde Sold ist der Tod" (Röm 6, 23); wer also in den Dienst der Sünde tritt, erhält dafür als den seinem Tun angemessenen Lohn den Tod. Das gilt zwar von jeder Sünde, auf einzigartige Weise aber von der Ursünde; denn „durch einen Menschen drang die Sünde in die Welt ein und durch die Sünde der Tod" (Röm 5, 12); „durch des einen Fall kam der Tod von diesem einen her zur Herrschaft" (Röm 5, 17), „dann ging der Tod, weil alle gesündigt haben, auf alle Menschen über" (Röm 5, 12). Der eine Mensch aber, durch den und von dem her das geschehen ist, war „Adam", der erste Mensch (Röm 5, 14).

Nach dem vorstehenden Zeugnis des Apostels Paulus hat der Tod seine Wurzel in der Ursünde, in einer sittlichen Katastrophe, die sich am Beginn der Menschheitsgeschichte ereignet hat. Wenn aber erst durch die Sünde der Tod den Menschen erfaßte, war dieser von seinem ersten Ursprung her anders geplant und erschaffen. Vorgängig zu jener Katastrophe hatte der Tod keine Macht über ihn oder war er dem Tod nicht unterworfen, obwohl die Leiblichkeit von Anfang an zu ihm gehörte. Dasselbe Bild entwirft der Schöpfungsbericht; einerseits ist der Mensch aus dem Staub der Erde gebildet und daher leiblich; andererseits sollte der Tod nur dann über ihn kommen, wenn er die verbotene Frucht genießt (Gen 2, 7 und 17); für diesen seligen Zustand ist der „Garten Eden" ein Symbol (Gen 2, 15), der nicht einen Ort bezeichnet, sondern die damalige Verfassung des Menschen zum Ausdruck bringt.

Man beachte, daß hier die Schuld eine ganz andere Rolle als in der Antike spielt; sie ist der Grund nicht der Verleiblichung, sondern allein des Todes, zu dem der leibliche Mensch verurteilt wird. Damit verlor er das Privileg der Unsterblichkeit und fiel in die Sterblichkeit zurück, die an sich mit seiner Natur gegeben war und in der Welt um ihn herum herrschte. Jenes Privileg verdankte er der einmaligen Gottesnähe, die damit, daß „sich Gott beim Tagwind im Garten erging" (Gen 3, 8), angedeutet wird; so Gott als dem Lebensquell verbunden, waren die ersten Menschen über den Tod erhoben. Doch wären sie nicht immer in diesem irdischen Leben geblieben, sondern ohne Tod in das jenseitige Leben hinübergegangen. Der vergängliche Leib hätte sich ohne die ihn zerstörende Verwesung in den unvergänglichen Leib verwandelt, wie das Paulus von den letzten noch bei der Wiederkunft Christi lebenden Menschen bezeugt: Sie „werden nicht entschlafen, wohl aber verwandelt werden" (1 Kor 15, 51).

Das hier Gesagte schließt das Hervorgehen des Menschen aus der Evolution nicht aus; vielmehr läßt sich der Staub der Erde, aus dem er gebildet wird, ohne weiteres im Sinne der ihm vorausgehenden Organismen verstehen. Erforderlich ist freilich, daß sich Gottes die ganze Evolution durchwaltendes Wirken dem Menschen auf einzigartige Weise zugewandt und ihn so aus der sonstigen Vergänglichkeit herausgehoben hat.

4.

Der eben beschriebenen Phase seiner Geschichte bereitete der erste Mensch durch seine Schuld oder seinen „Ungehorsam" ein Ende (Röm 5, 19). Von der Frucht des Baumes genießend, übertrat er Gottes Gebot, empörte er sich gegen seinen Schöpfer und verstrickte sich in den Abfall von ihm, womit die zweite Phase seiner Geschichte anhebt. Von Gott als seinem Lebensquell getrennt, verfiel er dem Tod oder konnte der ihm innewohnende und nun nicht mehr zurückgehaltene Tod in ihm durchbrechen. Damit drang der Tod wahrhaft als der Sünde Sold in die Welt ein und trat seine Herrschaft über die Menschen an. Der erste Mensch konnte nämlich die Menschennatur einzig in der Verfassung an seine Nachkommen weitergeben, in die er jene gebracht hatte; so entstand die Schicksalsgemeinschaft, in der die Menschen unter dem Los der Trennung von Gott und folglich der Todverfallenheit durch ihr Leben gehen. Eingebunden in dieses Schicksal, haben „alle gesündigt" oder „stehen die vielen als Sünder da" (Röm 5, 12 und 19), weshalb ihnen auch der Tod unausweichlich bevorsteht. Davon ausgenommen sind im Sinne des oben angeführten Zeugnisses allein die letzten Menschen sowie jene, in denen sich die Sünde nicht ausgewirkt hat, nämlich Christus und seine Mutter. Doch hat Christus als unser Erlöser den Tod freiwillig auf sich genommen, worin sich ihm seine Mutter wahrscheinlich angeschlossen hat.

Die Rede vom ersten Menschen und von dem durch ihn verursachten Schicksal stößt auf Schwierigkeiten, zu deren Behebung einiges beizubringen ist. Der erste Mensch muß nicht ein Individuum gewesen sein; er kann auch als Gruppe (Population) verstanden werden, wozu das Wort „Adam" im Schöpfungsbericht die Möglichkeit bietet. Außerdem tritt nach jenem Bericht der erste Mensch in hoher geistiger Entwicklung auf, weshalb es sich wohl nicht um den ersten Menschen überhaupt, sondern vielleicht erst um den Anfang des „homo sapiens sapiens" handelt, vor dem sicher andere, primitivere Menschenrassen gelebt haben, die schon lange ausgestorben sind. Was die vom ersten Menschen her alle seine Nachkommen umfassende Schicksalsgemeinschaft angeht, so finden wir auch sonst Verkettungen, die wenigstens von ferne mit diesem Urfall vergleichbar sind; als Beispiele kann man die durch das Versagen eines Vorfahren verdorbenen Erbanlagen anführen, oder die durch Verbrechen eines Verführers veranlaßten politischen Verhältnisse. Hinzuzufügen ist, daß die Last der Ursünde durch die zahllosen persönlichen Sünden aller Zeiten vermehrt wird; dadurch nimmt nämlich das über dem Tod schwebende Dunkel zu, woraus oft eine verzweifelte Ausweglosigkeit oder ausweglose Verzweiflung wuchert, die meint, mit dem Tod sei alles aus, und in der die Hoffnung auf das jenseitige Leben erloschen ist.

Mit Recht hat man das Dasein des Menschen, wie es sich in der tagtäglichen Erfahrung darstellt, als ein „lang hingezogenes Sterben" (2), als „Krankheit zum Tode" (6) oder als „Sein-zum-Tode" (4) gekennzeichnet. Diese seine Verfassung hat er ständig vor Augen, weshalb er sich mit ihr immer von neuem auseinandersetzen muß. Dabei verleiht dem Tod besondere Bitterkeit das stets weiterklingende Wissen darum, daß er eigentlich nicht sein sollte und nur durch ein Urversagen, als dessen Folge und Strafe über den Menschen hereingebrochen ist. Die Bitterkeit des Todes steigert sich noch, insofern mit seiner unabwendbaren Gewißheit eine vielfältige Ungewißheit zusammengeht; keiner weiß, wann und wie und wo er sterben wird. Obendrein vermag einer den Tod nicht – wie bei sportlichen Wettkämpfen – durch mehrmaliges vorausnehmendes Vollziehen vor dem Ernstfall einzuüben. Selbst die mannigfachen Tode, die jeder vor dem einen, endgültigen Tod zu sterben hat, bilden dafür keinen Ersatz; denn in jenen wird dem Menschen immer nur einiges, durch diesen aber ihm alles genommen; „alles" meint das Leben schlechthin, das Dasein in der Welt mit allen Gütern, die es uns in so reicher Fülle bietet, ohne Ausnahme.

Der Ernst des Todes gipfelt in seiner Einmaligkeit; ein mißlungener Tod kann nicht wiederholt oder durch einen gelungenen Tod wiedergutgemacht werden. Der Hebräerbrief sucht eine Bestätigung dafür, daß Christus „sich nicht öfter darzubringen brauchte", sondern „ein für allemal" sein Erlösungsopfer vollendet hat (Hb 5, 25 f). Sie wird in dem Satz ausgesprochen: „Wie dem Menschen einmal zu sterben und danach gerichtet zu werden bestimmt ist, so hat sich auch Christus einmal dargebracht" (Hb 9, 17 f), wobei das Wort „einmal" offensichtlich den Sinn von „nur einmal" hat. Demnach wird die Einmaligkeit des Todes Christi durch die Einmaligkeit des menschlichen Todes bekräftigt, weshalb letztere als selbstverständlich und unangefochten vorausgesetzt wird. Zugleich wird die Einmaligkeit des Todes durch das darauf folgende Gericht verstärkt. Darin „erntet ein jeder" das, „was er sein irdisches Leben hindurch getan hat" (2 Kor 5, 10); deshalb sollen wir „unermüdlich Gutes tun", „solange wir Zeit haben", damit „wir zur rechten Zeit ernten" (Gal 6, 9 f). Diese Mahnung zielt auf das ganze Auswerten des Lebens und der Zeit, die uns jetzt gewährt sind und in denen unsere Ernte zum Abschluß kommt. Solche Aussagen hätten keinen Sinn, wenn uns ein anderes Leben und eine weitere Zeit für das Einbringen unserer Ernte zur Verfügung stünden.

Was wir aus der Schrift entwickelt haben, stimmt mit der Überzeugung aller christlichen Jahrhunderte überein. Damit ist der neuestens unternommene Versuch unvereinbar, der Seelenwanderung im christlichen Raum Geltung zu verschaffen. Im übrigen nimmt die Wiederverkörperung dem Menschenleben seinen unbedingten Ernst; wenn es ein Ungeläuterter immer wieder versuchen kann und nicht mit der Endgültigkeit seiner Lebensentscheidung zu rechnen hat, wird das Dasein zu einem Spiel ohne letzte Verantwortung verharmlost. Außerdem wird die den Menschen prägende Eigenart verwischt, indem er dem Kreislauf der nicht menschlichen Natur angeglichen wird; an die Stelle des menschlichen „ein für allemal" tritt das naturhafte „immer wieder". Schließlich ist die Rückkehr in weitere irdische Leben nach dem Urteil mancher Fachleute lediglich eine symbolische Auslegung des jenseitigen Läuterungsweges. Diesen bejaht auch der katholische Christ in der Lehre vom Fegefeuer, auf das Paulus hinweist, wenn er sagt, einer, dessen Lebenswerk nicht der Prüfung standhält, werde zwar „selbst gerettet, doch nur wie durch Feuer hindurch" (1 Kor 3, 15). In dieselbe Richtung deutet der Urteilsspruch über den unbarmherzigen Knecht, der Pein erdulden muß, „bis er die ganze Schuld bezahlt hat" (Mt 18, 34).

Das auf den Tod folgende Gericht wird gewiß von Christus vollzogen; denn der ewige Vater „hat alles Gericht dem Sohn übergeben" (Joh 5, 22). Doch wohnt diesem das Urteil inne, das ein jeder sich selbst spricht, sobald er Christus Aug in Aug gegenübertritt und in dessen unbestechlichem Licht sich selbst sieht, wie er ist. Ein Vorspiel davon ereignet sich genau im Sterben als dem Übergang vom Leben in den Tod. In jenem Augenblick werden alle noch nicht endgültigen Entscheidungen des ganzen Lebens in der letzten Gesamtentscheidung zusammengefaßt und zur Endgültigkeit geführt. Obwohl dann der Mensch nach außen hin oft bewußtlos und ohnmächtig daliegt, umspannt sein Innerstes, indem es sich von der irdischen Leibesgestalt zu lösen beginnt, mit einem einzigen Blick und in vorher nie gekannter Klarheit das ganze Leben. Damit ist jeder gegenüber Gott zu einem Ja (oder Nein) von unerhörtem Tiefgang und letzter Intensität befähigt, in dem er sich ganz aus-sagt oder alles sagt, was er zu sagen hat, oder ihm nichts mehr zu sagen bleibt. Darum ist dieses Ja (bzw. Nein) das letzte Wort eines jeden, seine endgültige und unüberbietbare Antwort an Gott, weshalb die jenseitige Läuterung allein den Sinn haben kann, diese Antwort zu ihrer Vollendung zu führen, nicht aber eine andere Antwort an deren Stelle zu setzen. Diesen Höhepunkt des menschlichen Daseins versteht jener nicht, der mit der Wiederverkörperung liebäugelt, weshalb er auch dem Tod seine Größe nimmt.

5.

In seiner Todesverfallenheit läßt Gott den Menschen nicht allein oder verläßt er ihn nicht, womit die dritte Phase seiner Geschichte anhebt. Darauf weist vielleicht schon die über dem verlorenen Paradies erklingende Gottesbotschaft hin (Gen 3, 15). Auf das Nein des Menschen zu Gott antwortet dieser mit seinem Ja zum Menschen, und zwar auf eine unübertreffbare Weise. Es ist das Ja jenes Gottes, der „Liebe ist" und seine Liebe an uns dadurch erweist, daß er „seinen einzigen Sohn in die Welt gesandt hat, damit wir durch ihn leben" (1 Joh 4, 8 f). Der Sohn Gottes nahm unsere „Knechtsgestalt" an und wurde Mensch, uns in allem „gleich" (Phil 2, 7) oder „in allem auf gleiche Weise versucht, doch ohne Sünde" (Hb 4, 15). „Er erniedrigte sich bis zum Tode, ja bis zum Kreuzestode" (Phil 2, 8); er nahm unser Todesschicksal auf sich und erlitt mit uns den Tod oder machte unseren Tod zu seinem Tod; er starb sogar den Kreuzestod, nämlich den Tod des Schuldigen, den Tod als Folge und Strafe der Sünde. Tiefer konnte er nicht herabsteigen, inniger konnte er sich nicht mit uns vereinigen; den äußersten Abgrund unserer Todverlorenheit ertragend, holte er uns daraus zurück; denn der Tod behielt ihn nicht und vermochte nicht ihn zu behalten.

Was alle ersehnen, ist an ihm geschehen: Er ist aus dem Reich des Todes zurückgekehrt; durch seine Auferstehung ist er „der Erstgeborene von den Toten" (Kol 1, 18). Daher „wissen wir, daß Christus, einmal vom Tode erweckt, nicht wieder stirbt; der Tod hat nicht mehr Gewalt über ihn"; er ist „ein für allemal gestorben und lebt sein Leben für Gott" (Röm 6, 9 f). Das Ungeheure und unsere Todesnot Wendende, das darin liegt, wollen heute so manche nicht mehr gelten lassen; einem lebensfremden und kurzsichtigen Rationalismus verfallen, blicken sie nicht mehr über das hinaus, was nach Maß, Zahl und Gewicht bestimmt werden kann. All ihren Einwänden gewachsen und überlegen ist das älteste Osterzeugnis, das Paulus im ersten Korintherbrief ablegt und „vor allem" oder als das Wichtigste mitteilt (1 Kor 15, 3). Dabei beruft er sich auf seine Übereinstimmung mit den übrigen Zeugen; er hat „weitergegeben", was er „selbst empfangen hatte" (ebd.). Sein Zeugnis lautet: „Christus ist für unsere Sünden gestorben gemäß der Schrift, ist begraben worden und am dritten Tag auferweckt worden gemäß der Schrift" (ebd. 3 f). Hier erfüllt sich auch, was die Propheten des Alten Bundes verkündet haben. Paulus erhärtet sein Zeugnis durch den Hinweis auf jene, denen sich der auferstandene Herr gezeigt hat und von denen viele zu seiner Zeit noch leben (ebd. 5/8). Außerdem arbeitet er in einer großartigen Dialektik heraus, wie ohne die Auferstehung Christi „unser Glaube nichtig", die Apostel nur „falsche Zeugen" und ihre Anhänger arme Betrogene, „erbarmungswürdiger als alle Menschen" wären (ebd. 12/19).

Das an Christus Geschehene setzt sich in uns fort; denn er ist „von den Toten auferstanden" als „der Erstling der Entschlafenen" (1 Kor 15, 20). Das verdeutlicht der Vergleich mit dem ersten Menschen; wie „durch *einen* Menschen der Tod kam, so kommt auch durch *einen* die Auferstehung der Toten; denn wie in Adam alle sterben, so werden auch alle in Christus lebendig werden" (1 Kor 15, 21 f). Der Zusammenhang zwischen Christi Auferstehung und unserer Auferweckung ist so tief und daher so notwendig, daß Paulus folgern kann: „Gäbe es keine Auferstehung der Toten, so wäre auch Christus nicht auferweckt worden" (1 Kor 15, 13). Damit wird seine erstaunte Frage an die Korinther verständlich: Nachdem „Christus von den Toten auferweckt wurde, wie können da einige unter euch meinen, es gebe keine Auferstehung von den Toten?" (ebd. 12). Hier erfüllt sich das Wort des Propheten Jesaja: „Verschlungen ist der Tod im Sieg" (Js 25, 8) und findet der Ausruf seine Berechtigung: „Tod, wo ist dein Sieg?" (1 Kor 15, 55). Ebenso steigt aus innerster Empfindung der Lobpreis empor: „Gott sei Dank, der uns den Sieg verleiht durch unsern Herrn Jesus Christus!" (ebd. 58).

Genau zu erläutern bleibt, wie uns der Auferstandene aus dem Tod in das Leben zurückführt. Da die Wurzel des Todes die Sünde ist, gilt es vor allem, diese zu überwinden. Das geschieht durch Christi heilbringenden „Gehorsam" (Röm 5, 19), den er dem Unheil stiftenden Ungehorsam des ersten Menschen entgegensetzt. Wie durch diesen sich der Mensch von Gott als Lebensquell lossagte und dem Tod auslieferte, so wird er durch jenen wieder mit seinem Lebensquell geeint und dem Tod entrissen oder dem Leben neu geschenkt. Dabei ging der Gehorsam Christi bis zum äußersten, indem „er gehorsam ward bis zum Tode, ja bis zum Kreuzestode" (Phil 2, 11). Hierin vollzieht sich eine abgründige Verwandlung des Todes; nachdem er vorher nämlich Ausdruck des Ungehorsams und des Gerichts gewesen war, prägen sich jetzt in ihm der Gehorsam und die Gnade aus.

Christus bringt sich in seinem Tode „als Sühnopfer für unsere Sünden" dar (1 Joh 4, 10), wodurch er uns die „Versöhnung" und den „Frieden" vermittelt (Kol 1, 20 f). Weil aber „die Sünde ihre herrschende Macht im Tode zeigte", ist mit dem Überwinden der Sünde die Herrschaft des Todes gebrochen und erweist unsere von Christus errungene Rückkehr zu Gott „ihre sieghafte Macht" (Röm 5, 21) durch die im Tode aufleuchtende „Hoffnung auf die Herrlichkeit" (Kol 1, 27). Damit ist die völlige Beseitigung des Todes grundgelegt und jetzt schon dem Tode sein Stachel genommen; denn „der Stachel des Todes ist die Sünde" (1 Kor 15, 56). Dementsprechend ruft Paulus aus: „Tod, wo ist dein Stachel?" (ebd. 55). War aus der Sünde der Stachel der Verzweiflung gewuchert, so hat durch Christi Auferstehung unser Tod seinen Stachel insofern verloren, als ihm jetzt die Hoffnung auf das kommende Leben innewohnt.

Das Gesagte tritt noch deutlicher hervor, wenn wir uns dem Geheimnis der Taufe zuwenden, wie es Paulus im Römerbrief herausarbeitet. Auf Christus getauft, sind wir „in seinen Tod eingetaucht" und „mit ihm in seinen Tod hinein begraben" (Röm 6, 3 f). Darin liegt eine Anspielung auf die damalige Weise des Taufens; der Täufling wurde im Wasser untergetaucht und so gleichsam in ihm begraben. Weil wir aber mit Christi Tod „zusammengewachsen" und sogar „mitgekreuzigt" sind, wirkt sich sein heilbringender Tod in uns aus, und zwar so, daß wir in Christus „der Sünde gestorben" sind; so von der Wurzel des Todes erlöst, sind wir auch vom Tod selbst befreit (ebd. 5/6 und 10), anstatt ihm ohne Hoffnung ausgeliefert zu sein. Das bestätigt die andere Seite der

Taufe, insofern wir durch sie „mit seiner (Christi) Auferstehung zusammengewachsen" und daher in ihm „vom Tode zum Leben auferstanden" sind (ebd. 5 und 11). Dementsprechend sollen wir schon jetzt „in dem neuen Leben wandeln", aus dem im Durchgang durch den Tod das ewige Leben erblühen wird; so „glauben wir auch, daß wir mit ihm leben werden" (ebd. 4 und 8). Wie unser Teilnehmen an Christi Tod uns von der Sünde befreit, so bewirkt seine auf uns überstrahlende Auferstehung unsere Auferweckung von den Toten, in der sich jene fortsetzt und vollendet.

Dieser Zusammenhang wird durch „die Gabe des Geistes" vertieft und befestigt (Röm 8, 23), durch den Heiligen Geist, den Christus in der Taufe unseren Herzen mitteilt. Das kommt in den Worten zum Ausdruck: „Wenn sein (des ewigen Vaters) Geist in euch wohnt, der Jesus vom Tode auferweckte, so wird Er ... auch euren sterblichen Leib zum Leben erwecken" (Röm 8, 11). Von hier aus lichtet sich wiederum das Dunkel des Todes; indem uns die Taufe den Geist des Vaters und des Sohnes, den Dritten in der göttlichen Dreieinigkeit, eingießt, sind wir auf den Weg zur Auferweckung gestellt und ist das ewige Leben in unserem zeitlichen Leben am Werke, die letzte Wandlung vorbereitend.

6.

Mit dieser beginnt die vierte Phase unserer Geschichte, die, sie krönend, über sie hinaus- und aus der Zeit in die Ewigkeit hineinführt. Für den hierin enthaltenen Übergang ist der oben erwähnte Entscheidungscharakter des Todes zu beachten, in dem ein jeder sein Ja oder Nein zu Gott endgültig ausprägt. Wer sich in das Nein verkrampft, verharrt in der von Adam her durch die Sünde bestimmten Schicksalsgemeinschaft des Todes. Ein solcher überdauert zwar den leiblichen Tod und kommt auch auf seine Weise zu einer leiblichen Auferstehung, und zwar auf eine schreckliche Weise. Dabei kann nämlich nicht von Leben die Rede sein, weil die Trennung von Gott als Lebensquell verewigt wird und der im leiblichen Tod vorgezeichnete und ohne Christi Erlösung auch eintretende „zweite Tod" den Unseligen verschlingt und nie mehr freigibt (Apk 20, 6). Freilich wissen wir nicht sicher, ob einer diesen grauenhaften Weg des Unheils wirklich zu Ende geht; mit der Möglichkeit muß jedoch ernstlich gerechnet werden.

Wer hingegen sein endgültiges Ja Gott liebend entgegenbringt, kann nicht mehr aus der von Christus ausgehenden Heilsgemeinschaft des Lebens herausfallen, die schon jetzt in der Todesgemeinschaft heranreift und einst unzweideutig hervortreten wird. Letztere ist bezüglich des leiblichen Todes etwas nur Vorläufiges, weil sie mit der Wiederkunft Christi oder dem Ende der Zeiten vorbei ist; denn „als letzter Feind wird der Tod vernichtet" (1 Kor 15, 26) und von da ab „wird kein Tod mehr sein", da ja „das Erste vergangen ist" (Apk

21, 4). Erstere, nämlich die Heilsgemeinschaft, ist das Endgültige; sie bereitet uns unser „ewiges Haus im Himmel", dem wir „voll Verlangen" entgegenstreben, um aus der „Fremde" in die „Heimat" zu gelangen (2 Kor 5, 9). Doch auch „fern vom Herrn", sind wir „guten Mutes" (ebd. 6/8); denn wir wachsen zuversichtlich dem kommenden Zustand entgegen, in dem „wir immerdar mit dem Herrn vereint sein werden" (1 Thess 4, 17).

In die Fremde sind wir durch „unsere irdische Zeltwohnung" gebannt (2 Kor 5, 1), also durch unsern jetzigen Leib oder (besser) verleiblichten Zustand. Er stellt uns in die sichtbare Welt als unser unmittelbares Bezugs- und Betätigungsfeld hinein, wobei wir jeweils auf eine begrenzte Raum-Zeit-Stelle beschränkt sind und Gottes große Herrlichkeit uns nur mittelbar oder in Gleichnis und Rätsel zugänglich wird. Was die christlichen Geheimnisse betrifft, so „wandeln wir im Glauben" (ebd. 7) und damit im Dunkel, indem wir wegen Versagen unserer eigenen Einsicht auf das Zeugnis vor allem Christi bauen. Im Tode lassen wir unsern jetzigen leiblichen Zustand ähnlich wie der Schmetterling seine Puppenhülle hinter uns, wodurch unser irdischer Leib, wie wir beobachten, unrettbar der Auflösung verfällt; unsere Zeltwohnung wird „abgebrochen" (ebd. 1). Dadurch wird aber nicht im griechischen Sinne die Seele völlig von allem Leiblichen getrennt; vielmehr löst sich aus der jetzigen groben Leiblichkeit die in ihr immer schon verborgene feine Leiblichkeit, die unaufhebbar zur Menschenseele gehört und sie weiter zur Welt in Beziehung setzt. Doch geht es hierbei um den völlig verwandelten oder offenen Weltbezug (12), in dem sich das Weltganze ohne die oben erwähnte Beschränkung öffnet und alles für Gottes große Herrlichkeit so durchlässig wird, daß an Gott vorbeizugehen oder ihn gar zu leugnen nicht mehr möglich ist. Außerdem ist die feine Leiblichkeit nicht der Ermüdung, der Krankheit und dem Tod unterworfen, weshalb sie auch nicht als Last empfunden, sondern als Freude erfahren wird.

Zu dem bisher Beschriebenen vermag die Philosophie vorzudringen. Darüber hinaus führt die Gottes Offenbarung entspringende Theologie. Sie lehrt, daß der Mensch im jenseitigen Leben nach dem Durchlaufen der nötigen Läuterung zum unmittelbaren „Schauen" der Herrlichkeit Gottes gelangt (ebd. 7), was mit einer für uns jetzt unbegreiflichen Gottesnähe und Lebensfülle gleichbedeutend ist. Zu deren Verdeutlichung weisen wir darauf hin, daß wir durch unsere Vereinigung mit dem auferstandenen Herrn „Miterben Christi" sind (Röm 8, 17). Das Erbe Christi als des Sohnes Gottes besteht aber in seiner an Innigkeit alles übertreffenden, schauenden Einheit mit dem ewigen Vater; indem wir daran teilnehmen, werden wir selbst in das unmittelbare Schauen hineingehoben oder mit dem schauenden Einswerden begnadet zu vom Diesseits her unvorstellbarer Seligkeit.

Zugleich lehrt die Theologie, daß die oben berührte feine Leiblichkeit wegen ihrer Unbestimmtheit unvollendet ist. Ihr wird die noch ausstehende Vollendung in der Auferweckung der Toten zuteil, indem diese einen jeden mit der ihm zukommenden bestimmten Leibesgestalt beschenkt. Die Einwände, die dagegen die heutige Naturwissenschaft erheben mag, haben die Menschen des ersten Jahrhunderts mit ihrer Frage vorausgenommen: „Wie werden die Toten auferstehen, mit was für einem Leib kommen sie?" (1 Kor 15, 35). Paulus antwortet darauf mit einigen Gegensatzpaaren; an die Stelle des vergänglichen, unansehnlichen, schwachen und sinnenhaft-irdischen Leibes tritt der unvergängliche, herrliche, kraftvolle, vergeistigt-himmlische Leib (ebd. 42/49); denn „dies Verwesliche muß die Unverweslichkeit und dies Sterbliche die Unsterblichkeit anziehen" (ebd. 53). Der Veranschaulichung dienen Vergleiche aus der Natur; wie die Gestirne an Glanz verschieden sind, so haben die Tierarten immer wieder anderes Fleisch; und beim Samen läßt das „nackte Korn" noch nicht „die künftige Gestalt" erahnen, die erst durch das Sterben des Korns entsteht (ebd. 36/41). Demnach ist der Auferstehungsleib wegen seiner völligen Andersartigkeit nicht als etwas Unmögliches abzutun.

Tieferes Eindringen gewährt die hier wieder aufgenommene Gegenüberstellung zwischen „dem ersten Menschen Adam" und „dem zweiten Menschen Christus"; haben wir von jenem unsern irdisch-vergänglichen Leib empfangen, so wird uns von diesem her unser unvergänglich-himmlischer Leib zuteil (ebd. 45/49). Beim auferstandenen Herrn ist sein Menschliches, ohne aufgelöst zu werden, ganz in sein Göttliches hineingenommen und von dessen großem Glanz durchstrahlt. Dieser leuchtete für einen Augenblick auf Tabor auf und begleitet Christus nach seiner Auferstehung als jene ständige Auszeichnung, die seinem Leib Unsterblichkeit verleiht oder ihn an der Unsterblichkeit seiner Gottheit teilnehmen läßt. Diesem Geheimnis nähern wir uns von ferne, weil wir als Kinder Gottes wahrhaft aus Gott geboren und so „der göttlichen Natur teilhaftig" sind (1 Petr 1, 4). Das uns damit geschenkte Gottesleben ist noch „mit Christus in Gott verborgen" (Kol 3, 3); sobald es aber „in Erscheinung tritt", „werden wir ihm ähnlich sein" und „ihn sehen, wie er ist" (1 Joh 3, 2). Das geschieht nach dem Tode in der seligen Gottesschau und der Auferweckung der Toten; dann werden wir dem Auferstandenen darin ähnlich sein, daß unser geringer Anteil an Gottesleben in unserem Menschlichen bis in unsere Leiblichkeit hinein zum Durchbruch kommt. Das ist mit der Vergeistigung unseres Leibes ohne dessen Verflüchtigung gleichbedeutend, womit wiederum seine Unvergänglichkeit und als Folge davon die Unsterblichkeit des Menschen gegeben ist. Mit dem hierbei gebräuchlichen Fachausdruck gesagt, erwächst aus der Verklärung Christi die Verklärung des Menschen.

Wie unsere Darlegungen zeigen, gehört der Leib wesentlich zur endgültigen Verfassung sowohl Christi als auch des Menschen überhaupt. Das hat seine Folgen für das gesamte Universum. Es ist ebenfalls „zur Auflösung bestimmt" und hat auf seine Weise einen Tod durchzumachen, wenn „die Himmel in Feuer aufgehen und die Elemente in Glut zusammenschmelzen", wenn „die Erde mit allem, was sie enthält, verbrennt" (2 Petr 3, 10/13). Doch folgt auf dieses Ende ein neuer Anfang, eine Art Auferstehung; denn „nach der Verheißung erwarten wir einen neuen Himmel und eine neue Erde, darin Gerechtigkeit wohnt" (ebd. 13). Demnach erwächst aus der Verklärung Christi die Verklärung nicht nur des Menschen, sondern auch der ganzen Schöpfung, in der wiederum Gottes Herrlichkeit durchbricht und ihr Unvergänglichkeit verleiht.

Indem das Christentum die Auferweckung der Toten, die in der Auferstehung Christi grundgelegt ist, verkündet, vollzieht es zugleich sein großartiges Ja zum Leibe und zu jeder Leiblichkeit. Seinem innersten Kern nach erhebt es sich über die leibfeindlichen Verirrungen, die es zeitweise verunstaltet haben. Im Gegensatz zu den Weltanschauungen, die eine Erlösung vom Leibe lehren, hat das Christentum alles Leibliche in die Erlösung miteinbezogen. Damit steht es zur unverkürzten, vollen Wirklichkeit von Mensch und Welt.

Literatur

1. Ford, A., Bericht vom Leben nach dem Tode. 2. Aufl., München 1972
2. Gregor der Große, Prolixitas mortis, Homilie 37 zu Luk. 14, 26–33
3. Hampe, J. C., Sterben ist doch ganz anders. 2. Aufl., Stuttgart 1975
4. Heidegger, M., Sein und Zeit, 11. Aufl., Tübingen 1967
5. Jüngel, E., Tod. 2. Aufl., Stuttgart 1972
6. Kierkegaard, S., Die Krankheit zum Tode. Düsseldorf 1957
7. Lotz, J., Tod als Vollendung. Von der Kunst und Gnade des Sterbens. Frankfurt 1976
8. Manser, J., Der Tod des Menschen. Bonn, Frankfurt 1977
9. Moody, R. A., Leben nach dem Tode. Hamburg 1977
10. Neske, G. (Hrsg.), Erinnerung an Martin Heidegger. Pfullingen 1977
11. Paus, A. (Hrsg), Grunderfahrung Tod. Verlag Styria, Salzburger Hochschulwochen, Graz 1975
12. Rahner, K., Zur Theologie des Todes. 2. Aufl., Freiburg 1959

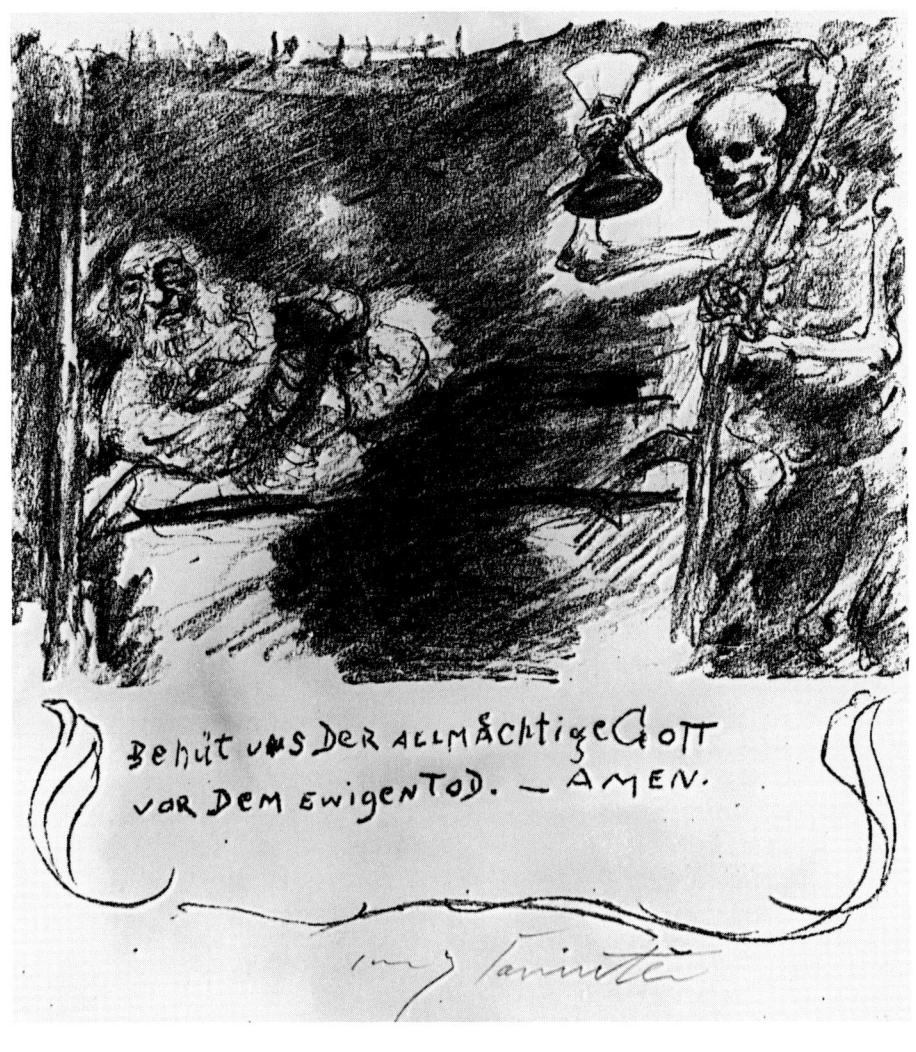

Lovis Corinth „Behüt' uns der allmächtige Gott vor dem ewigen Tod – Amen", 1920,
Lithographie (Foto Renate Gruber, Darmstadt)

Das Ende des Lebens aus juristischer Sicht

Christoph Jansen, Düsseldorf

Das Ende des menschlichen Lebens stellt sich uns zunächst als ein natürlicher Vorgang dar. Den Eintritt des Todes – vorläufig – zu hindern, den Sterbeprozeß zu lindern, ist Aufgabe der Medizin, macht diese für unser Verständnis zu der Wissenschaft, die am unmittelbarsten mit dem Tode befaßt ist. Theologie und Philosophie beschäftigen sich mit der existenziellen Dimension des Todes. Das Recht knüpft an den Sachverhalt der Beendigung des menschlichen Lebens bestimmte Rechtsfolgen, die wesentlichen Aufschluß über das Verhältnis einer Rechtsgemeinschaft zu grundsätzlichen ethischen und gesellschaftlichen Fragen geben: Das Erbrecht spiegelt wesentlich die Einstellung zum Eigentum und zur Freiheit des Individuums auch über den Tod hinaus wider, die Beurteilung der sogenannten Euthanasie wirft grundsätzliche ethische Fragestellungen auf, die Probleme der Organtransplantation und des Sektionsrechts erfordern sorgfältige Abwägungen der betroffenen Rechtsgüter. Der Jurist steht gegenüber diesen Problemen im Entscheidungsnotstand, der einzelne Rechtssuchende und die Rechtsgemeinschaft erwarten verbindliche Antworten, selbst das Schweigen oder Unterlassen einer Antwort stellt eine Beantwortung mit positiver oder negativer Wirkung auf bestehende Interessenkollisionen dar: „Leicht beieinander wohnen die Gedanken, doch hart im Raume stoßen sich die Sachen".[1]

Der vorliegende Beitrag widmet sich zunächst dem Todeszeitpunkt, d. h. dem Eintritt des Todes, im rechtlichen Sinne, wendet sich dann den sich vor Todeseintritt stellenden Fragen zu, und stellt abschließend das ius postmortale dar.

I. Tod und Todeszeitpunkt

Der Begriff des Todes und des Todeszeitpunktes im Rechtssinne ist an keiner Stelle gesetzlich definiert[2]. Als maßgeblicher Zeitpunkt wird der sogenannte

---

[1] Friedrich Schiller, Wallensteins Tod II, 2 V, S 788f.
[2] Rieger, 1984, Rdz. 1759 Lexikon des Arztrechts. Berlin, New York

Hirntod angesehen.[3] Dabei gründet sich die Diagnose des Hirntodes auf den Nachweis[4]

a) des Ausfalles der integrativen Groß- und Stammhirnfunktion und
b) der Irreversibilität dieses Ausfalles.

II. Die Sterbehilfe

Die Frage nach Berechtigung und Grenzen einer Sterbehilfe gehört zu den umstrittensten Problemen, die die wissenschaftliche Diskussion zwischen Theologen, Philosophen, Ärzten und Juristen, aber auch die öffentliche Meinung berühren. Eine fast unübersehbare Zahl von Aufsätzen, Sammelbänden und Monographien[5] belegen dies. Das Thema „Recht auf den eigenen Tod? Strafrecht im Spannungsverhältnis zwischen Lebenserhaltungspflicht und Selbstbestimmung" war Verhandlungsgegenstand der strafrechtlichen Abteilung des 56. Deutschen Juristentages 1986 in Berlin. Die Bundesärztekammer erarbeitete Richtlinien für die Sterbehilfe[6]. Eine Gruppe namhafter Ärzte und Juristen veröffentlichte einen „Alternativentwurf eines Gesetzes über die Sterbehilfe" (AE-Sterbehilfe)[7].

Da es sich um einen vom Gesetzgeber nicht detailliert geregelten Bereich handelt, kommt hier der Rechtsprechung eine wesentliche, rechtsgestaltende Aufgabe zu. Zur Frage der Sterbehilfe ergingen in jüngerer Zeit zwei richtungsweisende obergerichtliche Entscheidungen des Bundesgerichtshofes[8] und des Oberlandesgerichts München[9], die im folgenden nach einer kurzen Skizze der gesetzlichen Situation besprochen werden.

1. Die gesetzliche Lage ist bestimmt durch die Regelung über die Tötungsdelikte in §§ 211 ff des Strafgesetzbuches (StGB). In Anknüpfung an die Bestimmungen über den Mord (§ 211) und Totschlag (§ 212) enthält § 216 einen selbständigen Tatbestand[10] über die „Tötung auf Verlangen":

„Ist jemand durch das ausdrückliche und ernstliche Verlangen des Getöteten zur Tötung bestimmt worden, so ist auf Freiheitsstrafe von 6 Monaten bis zu 5 Jahren zu erkennen".

---

[3] Vgl Eser in: Schönke/Schröder, Strafgesetzbuch, 23. Aufl., München 1988, Rdz. 16 ff vor §§ 211 ff mit weiteren Nachweisen. Eingehend aus neurochirurgischer Sicht: Pia, Hirntod. Deutsches Ärzteblatt 1986, S 2153
[4] Stellungnahmen des Wissenschaftlichen Beirats der Bundesärztekammer. Deutsches Ärzteblatt 1982, S 45 ff; 1986, S 2940 ff
[5] Von einem „Labyrinth der Meinungen" spricht Ulsenheimer, Medizinrecht 1988, S 150
[6] Abgedruckt in Medizinrecht 1985, S 35 ff
[7] Alternativentwurf eines Gesetzes über Sterbehilfe, vorgelegt von J. Baumann et al., Stuttgart/New York 1986
[8] Urteil vom 4. 7. 1984 – 3 StR 96/84, publiziert in der amtlichen Sammlung BGHSt 32:367; Medizinrecht 1985, S 40 ff
[9] Beschluß vom 31. 7. 1987 – 1 Ws 23/87, publiziert in Medizinrecht 1988, S 150 ff
[10] Eser, a.a.O. (Anm. 2), Rdz. 2 zu § 216

Unsere Rechtsordnung bestraft nur die Tötung eines anderen, nicht dagegen die Selbsttötung. Eine Beteiligung an einer Tat kann erfolgen durch eine sogenannte Mittäterschaft (§ 25 Absatz 2 StGB), bei der jeder Handelnde als „Täter" der Tat anzusehen ist (Schulbeispiel: gemeinsamer Bankraub), oder als sogenannte mittelbare Täterschaft, bei der der eigentliche Täter einen anderen (z. B. einen Geisteskranken) nur als „Werkzeug" für seine eigene Tat benutzt. Abzugrenzen von der Beteiligung als Täter durch Mittäterschaft oder mittelbare Täterschaft ist die bloße Teilnahme an der rechtswidrigen Tat eines anderen durch Anstiftung (§ 26) oder Beihilfe (§ 27). Da die bloße Teilnahme z. B. durch die hier in erster Linie bedeutsame Beihilfe die rechtswidrige Tat eines anderen – des sogenannten Haupttäters – voraussetzt, der Suizid aber keine Straftat darstellt, ist die Beihilfe zum Selbstmord straffrei. Eine der wesentlichen Rechtsfragen im Zusammenhang mit der Sterbehilfe lautet daher immer wieder, ob eine strafbare Mittäterschaft bzw. mittelbare Täterschaft vorliegt oder lediglich eine straflose Beihilfe zum Freitod eines anderen gegeben ist.

Eine Straftat kann sowohl durch aktives Tun als auch durch Unterlassen begangen werden. Voraussetzung für das Begehen einer Straftat durch Unterlassen ist jedoch, daß der Unterlassende für das Nichteintreten des Taterfolges (z. B. Tod eines Menschen bei Tötungsdelikt) „einzustehen" hat (§ 13 StGB), d. h. als ein „Garant" für die Schadensabwehr anzusehen ist. In Fällen der Sterbehilfe – z. B. durch Unterlassen von Wiederbelebungsmaßnahmen – stellt sich also immer wieder die Frage nach der Garantenstellung des „Sterbehelfenden". Daneben kommt tatbestandsmäßig eine Bestrafung nach § 323c StGB wegen unterlassener Hilfeleistung in Betracht.

2. Der Bundesgerichtshof hatte in seinem Urteil vom 4. 7. 1984 [11] folgenden Fall zu entscheiden:

Angeklagt war der Hausarzt der 76jährigen Witwe Frau U., deren Ehemann („Peterle") acht Monate vor dem fraglichen Geschehen verstorben war. U. litt an hochgradiger Verkalkung der Herzkranzgefäße und an Gehbeschwerden wegen einer Hüft- und Kniearthrose. Im Hinblick auf ihre eigene schwere Erkrankung und den Tod ihres Ehemannes sah sie in ihrem Leben keinen Sinn mehr und verfaßte mehrere Schriftstücke, in denen sie bat, keinesfalls lebensverlängernde Maßnahmen durchzuführen, da sie in Würde sterben wolle. Bei einem Hausbesuch sagte ihr der angeklagte Arzt zu, sie am nächsten Tag zwischen 19.00 und 20.00 Uhr erneut aufzusuchen, um mit ihr über ihre Weigerung zu sprechen, sich in ein Krankenhaus einweisen zu lassen. Wie verabredet, klingelte der Arzt am folgenden Tag zu dieser Zeit an der Haustür. Da nicht geöffnet wurde, gelangte er mit Hilfe des Zweitschlüssels eines Nachbarn in die Wohnung, wo Frau U. bewußtlos auf der Couch lag, mit einem Zettel in den Händen, auf dem sie handschriftlich vermerkt hatte: „An meinen Arzt – bitte kein Krankenhaus – Erlösung! – 28. 11. 1981 – C. U."

---

[11] Bundesgerichtshof, a.a.O. (Anm. 8)

Anhand zahlreicher Medikamentenpackungen und des Abschiedsbriefes erkannte der Angeklagte, daß sie sich eine Überdosis Morphium beschafft hatte und in Selbsttötungsabsicht zu sich genommen hatte. Sie atmete, wie er feststellte, nur noch 6mal pro Minute, ihr Puls war nicht zu fühlen. Der Angeklagte ging davon aus, daß die Patientin, wenn überhaupt, nicht ohne schwere Dauerschäden zu retten sein werde. Das Wissen um ihren immer wieder geäußerten Selbsttötungswillen und die vorgefundene Situation veranlaßten ihn schließlich, nichts zu ihrer Rettung zu unternehmen. Er blieb in der Wohnung, bis er am nächsten Morgen gegen 7.00 Uhr den Tod feststellen konnte. Es hat sich nicht klären lassen, ob das Leben von Frau U. bei sofortiger Verbringung in die Intensivstation des Krankenhauses oder durch andere Rettungsmaßnahmen hätte verlängert oder gerettet werden können.

Das Landgericht hatte in der 1. Instanz den Angeklagten freigesprochen. Entgegen dieser Auffassung des erstinstanzlichen Landgerichts Krefeld und einer im Schrifttum[12] weit verbreiteten Ansicht entfällt die Strafbarkeit nach Meinung des Bundesgerichtshofes nicht schon deshalb, weil das Geschehenlassen eines auf freier Entschließung beruhenden Selbstmordes von § 216 StGB nicht erfaßt werden, wenn sich der Fürsorgepflichtige dem Willen des bewußtlos angetroffenen Suizidenten unterordnet.

Der Bundesgerichtshof erkennt an, daß die Rechtsprechung kein in sich geschlossenes rechtliches System entwickelt hat, nach dem die strafrechtliche Beurteilung der unterschiedlichen Fallgruppen, die sich bei aktiver oder passiver Beteiligung Dritter an den verschiedenen Stadien eines frei verantwortlich ins Werk gesetzten Selbstmordes ergeben, stets sachgerecht und in sich widerspruchsfrei vorgenommen werden kann. Bei der gegenwärtigen Gesetzeslage würden sich in Grenzfällen gewisse Wertungswidersprüche vielmehr nicht ganz vermeiden lassen. Solange aber nicht eine spezielle gesetzliche Regelung über die Sterbehilfe vorliegt, müsse die Strafbarkeit der Sterbehilfe nach den allgemeinen Grundsätzen zum Eingreifen der Tötungstatbestände beurteilt werden. Nach allgemeinen Grundsätzen macht sich wegen eines Tötungsdeliktes durch Unterlassen strafbar, wer einen Bewußtlosen in einer lebensbedrohenden Lage antrifft und diesem die erforderliche und zumutbare Hilfe zur Lebensrettung nicht leistet, obwohl ihn – zum Beispiel als Ehegatten oder behandelnden Arzt – eine Garantenpflicht für das Leben des Verunglückten trifft. An dieser Beurteilung ändert sich nichts dadurch, daß der eine Hilfeleistung erfordernde Zustand des handlungs- und willensunfähig gewordenen Opfers von diesem absichtlich herbeigeführt worden ist. Denn auch dann haben bei wertender Betrachtung der Untätigkeit des Garanten die auf Täterschaft hinweisenden Elemente das Übergewicht gegenüber den Gesichtspunkten, die lediglich für eine Beihilfe zur straflosen „Haupttat" des Opfers und damit für

---

[12] Eser, Sterbewille und ärztliche Verantwortung – zugleich Stellungnahme zum Urteil des BGH im Fall Dr. Wittig. Medizinrecht 1985, S 6ff, mit weiteren Nachweisen

Straflosigkeit sprechen könnten. Wenn nämlich der Suizident die tatsächliche Möglichkeit der Beeinflussung des Geschehens („Tatherrschaft") endgültig verloren hat, weil er infolge Bewußtlosigkeit nicht mehr von seinem Entschluß zurücktreten kann, hängt der Eintritt des Todes jetzt allein vom Verhalten des Garanten ab. In dessen Hand liegt es nunmehr, ob das Opfer, für dessen Leben er von Rechts wegen einzustehen hat, gerettet wird oder nicht. In diesem Stadium des sich – wie hier – oft über viele Stunden hinziehenden Sterbens hat dann nicht mehr der Suizident, sondern nur noch der Garant die Tatherrschaft. Ist ihm die Abhängigkeit des weiteren Verlaufs ausschließlich durch seine Entscheidung bewußt, hat er auch den Täterwillen. Daß der Garant durch sein Verhalten den früher geäußerten Wunsch des Sterbenden erfüllen will, ändert daran nichts.

Obwohl der Bundesgerichtshof folgerichtig hier eine versuchte rechtswidrige Tötung auf Verlangen annahm, verneinte er eine Schuld des Täters wegen der besonderen Umstände des Einzelfalles. In dieser außergewöhnlichen Situation stand er in einem Konflikt zwischen dem ärztlichen Auftrag, jede Chance zur Rettung des Lebens seiner Patientin zu nutzen, und dem Gebot, ihr Selbstbestimmungsrecht zu achten. Welche Verpflichtung im Kollisionsfall den Vorrang habe, unterliege pflichtgemäßer ärztlicher Entscheidung, die sich an den Maßstäben der Rechtsordnung und der Standesethik auszurichten habe.

Das Urteil ist sowohl ärztlicherseits[13] als auch von maßgeblichen Stimmen im juristischen Schrifttum[14] kritisiert worden, fand aber auch als „salomonisches Urteil" Würdigung.[15] Als wesentliche Grundsatzentscheidung wird es die künftige Rechtspraxis bestimmen. Es ist zu begrüßen, daß die Bundesärztekammer mit den Richtlinien zur Sterbehilfe zumindest Anhaltspunkte für den Arzt gegeben hat, dem hier letztlich eine schwere Entscheidung auf unsicherem juristischen Terrain aufgebürdet wird.

3. Das Oberlandesgericht München hatte in seinem Beschluß vom 31. 7. 1987[16] über die Beschwerde der Staatsanwaltschaft gegen die Nichteröffnung des Hauptverfahrens durch das Landgericht Traunstein in folgendem Fall zu entscheiden: Die 69jährige Patientin litt seit 1977 an einem schweren, bösartigen Hautkrebsleiden, das mehrere Operationen erforderlich machte, die jedoch alle erfolglos blieben. Danach traten schwerste Gesichtsneuralgien auf, die Wunden heilten nicht, die Augen tränten, und die Patientin konnte kaum noch etwas essen. Trotz hoher Dosen schmerzlindernder Mittel wurde sie immer wieder von heftigen Schmerzanfällen heimgesucht. Der Allgemein-, Ernährungs- und Kräftezustand verschlechterte sich ständig. Es bestanden ferner unerträgliche Gesichtsschmerzen und eine Mittelgesichtszerstörung mit Feh-

---

[13] Hiersche, Das Recht des Menschen auf seinen würdigen Tod. Medizinrecht 1987, S 83
[14] Eser, a.a.O. (Anm. 12); Uhlenbruck, Recht auf den eigenen Tod? Z f Rechtspolitik 1986, S 209 (211)
[15] Laufs, Arztrecht, 4. Aufl. München 1988, Rdz. 214
[16] OLG München, a.a.O. (Anm. 6)

len des Oberkiefers mit Oberlippe und unteren Nasenanteilen sowie eine starke beidseitige Unterlidsschwellung mit völligem Verschluß des rechten Auges und starkem Ektropium links. Da mit einer Besserung nicht mehr zu rechnen war, ließ sich die Patientin vom angeschuldigten Arzt, Professor H., vor ihrer Entlassung aus der Klinik das Versprechen geben, ihr zu helfen, wenn sie aus dem Leben scheiden wolle. Kurze Zeit später faßte sie diesen Entschluß und bedrängte Professor H. in zahlreichen Telefongesprächen, bis dieser schließlich bereit war, sein Versprechen einzulösen. In Absprache mit ihr und unter genauer Anweisung für die Einnahme überließ er ihr ein schnellwirkendes Gift (Kalium-Zyanid), das die Patientin nach Auflösung mit der erforderlichen Menge Wasser in einem Becher selbständig austrank. Zehn bis fünfzehn Minuten später trat der Tod ein.

Der Fall unterscheidet sich von dem dem Urteil des Bundesgerichtshofes zugrundeliegenden Sachverhalt dadurch, daß der Arzt dort zu dem bereits durch eigenes Handeln bewußtlosen Patienten kam.

Nach einer geradezu lehrbuchartigen Darstellung des Meinungstandes kam das Oberlandesgericht zu dem Ergebnis, daß im vorliegenden Fall der Arzt keine Garantenstellung mehr habe. Aus der durch das Arzt-Patienten-Verhältnis begründeten Garantenpflicht zur Erhaltung des Lebens habe die Patientin den Arzt klaren Bewußtseins in rechtswirksamer Weise entlassen: „Verweigert der freiverantwortliche, in Todesgefahr schwebende Patient in Ausübung seines Selbstbestimmungsrechtes die Einwilligung in die Vornahme dringend gebotener ärztlicher Eingriffe, so entfällt das aus dem Arzt-Patienten-Verhältnis abgeleitete Behandlungsrecht und die auf den Lebensschutz zielende Behandlungspflicht des Arztes, er wird zum Begleiter im Sterben und bleibt nur noch Garant für die Basisversorgung des Patienten" (vgl. Hiersche, Med. Recht 87, 83, 84). Das Selbstbestimmungsrecht des Patienten begrenzt damit die prinzipiell vereinbarungsabhängige Garantenschutzverantwortung des Arztes.[17]

Ähnlich wie das Oberlandesgericht München entschied das Landgericht Ravensburg[18], daß ein im Sterben liegender Mensch, der aus eigener Kraft nicht mehr weiterleben und dessen Tod nur noch mit Hilfe technischer Geräte hinausgezögert werden könne, verlangen kann, daß solche Maßnahmen unterbleiben oder abgebrochen werden. Jemand, der diesem Verlangen nachkommt, töte nicht, sondern leiste einen straflosen Beistand zum Sterben.

Die Rechtsentwicklung in diesem umstrittenen Bereich dürfte wohl noch nicht abgeschlossen sein. In den publizierten Entscheidungen wurde entweder der „Sterbehelfer" im Ergebnis freigesprochen oder die Eröffnung des Hauptverfahrens abgelehnt. Ob eine Tendenz zu dem Alternativentwurf eines Gesetzes über Sterbehilfe eines Tages folgen wird, bleibt abzuwarten.

---

[17] OLG München, a.a.O. (Anm. 6), S 153
[18] LG Ravensburg. Medizinrecht 1987, S 196

70

III. Das ius postmortale

Der Tod ist das unwiderrufliche Ende des irdischen Lebens eines Menschen. Die Rechtsordnung enthält jedoch zahlreiche Bestimmungen, die die Belange des Verstorbenen auch nach seinem Tode regeln, seinem zu Lebzeiten geäußerten Willen Geltung verschaffen und sein Andenken schützen. Dabei stehen oft die Gegensätze zwischen den Belangen einzelner Lebender oder der Allgemeinheit einerseits sowie den Belangen des Verstorbenen andererseits im Vordergrund. Im folgenden sollen einige dieser Problembereiche und ihre Lösungen in der Rechtsordnung durch Gesetz und Rechtsprechung skizziert werden.

1. Das Erbrecht

Das Erbrecht regelt die vermögensrechtlichen Folgen des Todes eines Menschen. Mit dem Tode einer Person (Erbfall) geht deren Vermögen (Erbschaft) als Ganzes auf eine oder mehrere andere Personen (Erben) über (§ 1922 des Bürgerlichen Gesetzbuches – BGB –). Das Erbrecht geht von der grundsätzlichen Freiheit des Verstorbenen zur Regelung seines Vermögens nach dem Tode aus. Der Erblasser kann durch einseitige Verfügung von Todes wegen (Testament) den oder die Erben bestimmen (§ 1937 BGB). Nur wenn keine Erbeinsetzung durch Testament vorliegt, greift die sogenannte gesetzliche Erbfolge (§§ 1924 ff BGB) ein, nach der die Rangfolge der Erben nach verschiedenen Ordnungen, angefangen von den Ehegatten und den Kindern bis hin zu den nachrangigen Verwandten der Seitenlinien, geregelt ist. Liegt zur Zeit des Erbfalles weder ein Testament vor noch sind Verwandte oder Ehegatten vorhanden, so ist der Fiskus des Bundeslandes, dem der Verstorbene zur Zeit des Todes angehört hat, gesetzlicher Erbe (§ 1936 BGB).

Der erbrechtlichen Grundsatzentscheidung für die Geltung des Willens des Verstorbenen stehen jedoch zahlreiche Einschränkungen gegenüber. Die erste und wohl gravierendste ergibt sich bereits aus dem Erbrecht selbst durch das sogenannte Pflichtteilsrecht. Danach haben ein von der Erbfolge durch Testament ausgeschlossenes Kind oder der Ehegatte des Verstorbenen einen Anspruch gegen den Erben in Höhe der Hälfte des Wertes des gesetzlichen Erbteils (§§ 2303 ff BGB). Daneben unterliegen Verfügungen von Todes wegen der Inhaltskontrolle des § 138 BGB, d. h., sie sind nichtig, wenn sie gegen die guten Sitten verstoßen. Dies nimmt die Rechtsprechung an, wenn der Partner eines außerehelichen Liebesverhältnisses des Verstorbenen unter Übergehung naher Angehöriger oder des Ehegatten als „Belohnung" bedacht worden ist [19]. Während bei den genannten Beschränkungen die Interessen einzelner Familienangehöriger gegenüber der Testierfreiheit des Erblassers Berücksichtigung finden, berührt der Staat mittelbar die Testierfreiheit durch Erhebung der Erb-

---

[19] „Hergabe für Hingabe". BGHZ 53, S 375; 77, S 59

schaftssteuer, die den Staat zu einem Mitbegünstigten des Erbfalles machen. Nach Abzug gewisser Freibeträge liegt die Erbschaftssteuer je nach der sich am Verwandtschaftsgrad orientierenden Steuerklasse und der Höhe des Erbes zwischen 3% und 70% des Erbes (§ 19 des Erbschaftssteuergesetzes). Das wirtschaftliche Ergebnis der letztwilligen Verfügung wird also wesentlich auch durch die Entscheidung des Steuergesetzgebers mitbeeinflußt.

2. Der postmortale Persönlichkeitsschutz

Neben den durch das Erbrecht geregelten vermögensrechtlichen Problemen stellt sich die Frage nach dem Schutz der geistigen Hinterlassenschaft des Verstorbenen und der Wahrung seiner grundgesetzlich geschützten Würde auch über den Tod hinaus. Hierzu bestehen einzelne, spezielle gesetzliche Regelungen. Als Strafvorschrift schützt § 189 des Strafgesetzbuches (StGB) die Verunglimpfung des Andenkens Verstorbener. Gemäß § 22 des Kunsturhebergesetzes ist die Verbreitung von Abbildungen nach dem Tode des Abgebildeten bis zum Ablauf von 10 Jahren an die Einwilligung der Angehörigen gebunden. § 361 der Strafprozeßordnung (StPO) läßt die Wiederaufnahme eines Strafverfahrens auch nach dem Tode des Verurteilten zu.

Gemäß § 83 des Urhebergesetzes können die Angehörigen eines ausübenden Künstlers nach seinem Tode Entstellungen der Werke des Verstorbenen untersagen.

In einem nicht nur juristisch, sondern auch kulturhistorisch interessanten Urteil entschied der Bundesgerichtshof, daß die Verfügungen eines Urhebers zu seinen Lebzeiten über seinen geistigen Nachlaß an einen Dritten für die Erben bindend sind. Die Erben des Urhebers können aus den sogenannten unveräußerlichen Bestandteilen des Urheberpersönlichkeitsrechtes gegen diesen Dritten nur dann Ansprüche herleiten, wenn durch die Art der Ausübung der übertragenen Befugnisse die ideellen Interessen des Urhebers an seinen Werken verletzt werden. In dem Fall ging es um die Rechte an den Tagebüchern von Cosima Wagner. Cosima Wagner hatte ihre Tagebücher über den Zeitraum ihres Zusammenlebens mit Richard Wagner ihrer Tochter Eva Chamberlain, geb. von Bülow übergeben und ihr die Obhut über diese Hinterlassenschaft anvertraut. In ihrem Testament setzte Eva Chamberlain die Stadt Bayreuth zu ihrer Erbin ein, u. a. mit der Bedingung, daß die Tagebücher dreißig Jahre lang bei der Bayerischen Staatsbank in München hinterlegt würden. Nach diesem Zeitraum dürfe „Berufenen, nach jeder Richtung vertrauenswürdigen Fortsetzern Einblick in diese Aufzeichnungen und Briefe gewährt werden, aber nur innerhalb der Richard-Wagner-Gedenkstätte".

Cosima Wagner hatte als Erben ihren Sohn Siegfried eingesetzt, der wiederum nach seinem Tode im Jahre 1930 von seiner Ehefrau beerbt wurde. Diese klagte gegen den Testamentsvollstrecker Eva Chamberlains auf Feststellung, daß das Urheberrecht an den Tagebüchern Cosima Wagners ihr zustehe und daß das letztwillige Verbot der Frau Eva Chamberlain, die Tagebücher während einer Zeit von dreißig Jahren nach ihrem Tode zu veröffentlichen, ihr gegenüber unwirksam sei. Der Bundesgerichtshof wies die Klage ab und hielt einen Anspruch der Erbin nur dann für möglich, wenn eine Verletzung der individuellen Interessen der Verfasserin gegeben wäre; zu denken wäre hier etwa an die Vermarktung durch Publikation in Illustrierten o. ä.[20]

In einer ebenfalls literarhistorisch bedeutsamen Entscheidung bestätigte das Bundesverfassungsgericht[21] im Ergebnis ein Urteil des Bundesgerichtshofes[22], in welchem die Verbreitung des Romans „Mephisto" von Klaus Mann untersagt wurde. Der Roman schildert den Aufstieg des hochbegabten Schauspielers Hendrik Höfgen, der seine politische Überzeugung verleugnet und alle menschlichen und ethischen Bindungen abstreift, um im Pakt mit den Machthabern des nationalsozialistischen Deutschlands eine künstlerische Karriere zu machen. Der Romanfigur des Hendrik Höfgen hatte der Schauspieler und Regisseur Gustav Gründgens als Vorbild gedient. Gründgens war in den 20er Jahren, als er noch in den Hamburger Kammerspielen tätig war, mit Klaus Mann befreundet und mit dessen Schwester Erika Mann verheiratet, von der er nach kurzer Zeit wieder geschieden wurde. Zahlreiche Einzelheiten der Romanfigur Hendrik Höfgen entsprechen dem äußeren Erscheinungsbild und dem Lebenslauf von Gründgens. Auch an Personen aus der damaligen Umgebung von Gründgens lehnt sich der Roman an. Die Klage gegen die Verbreitung wurde von dem Adoptivsohn und Alleinerben Gustav Gründgens' erhoben. Das Bundesverfassungsgericht entschied, daß in dem Konflikt zwischen der Kunstfreiheitsgarantie und dem verfassungsrechtlich geschützten Persönlichkeitsbereich, der sich im Schutz der Menschenwürde nach Artikel 1 Absatz 1 GG manifestiert, hier dem Schutz des Verstorbenen der Vorrang zukomme.

In einem kürzlich ergangenen Urteil des Oberlandesgerichts Karlsruhe[23] entschied das Gericht, daß die geistige Hinterlassenschaft eines Hochschullehrers als Eigentum des verstorbenen Forschers grundsätzlich an seine Erben überging und nicht an die Universität. Der Forscher sei grundsätzlich in Forschung und Lehre frei. Eine Universität sei zwar technisch Dienstherr der Hochschullehrer und gebe den „institutionellen Rahmen" für sie ab. Doch darüber hinaus seien die Hochschullehrer frei und forschten nicht „für" die Universität wie ein Angestellter für seinen Arbeitgeber arbeitet. Auch in diesem Urteil manifestiert sich eine wesentliche Tendenz der Rechtsprechung zur Wahrung der Rechte auch über den Tod hinaus.

3. Klinische Sektion und Organtransplantation

Neben dem Andenken und der geistigen Hinterlassenschaft des Verstorbenen stellen jedoch auch die Fragen einer Organtransplantation und einer klini-

---

[20] BGHZ 15,249 ff
[21] BGHZ 50,133
[22] BVerfG NJW 1971,1645
[23] OLG Karlsruhe, Urteil vom 27. 1. 1988 – 6 U 101/86

schen Sektion rechtliche Spannungsfelder zwischen den Belangen des Verstorbenen und/oder seiner Angehörigen einerseits sowie den Interessen einzelner anderer und/oder der Allgemeinheit andererseits dar.

Die sogenannte klinische Sektion ist abzugrenzen von den gesetzlich vorgeschriebenen Sektionen. Als solche sind zu nennen [24]:

a) Sogenannte gerichtliche oder staatsanwaltschaftliche Obduktionen bei Verdacht auf einen nicht natürlichen Tod gemäß §§ 87 ff Strafprozeßordnung

b) Obduktionen aus seuchenpolizeilichen Gründen zur Feststellung, ob eine infektiöse Krankheit vorgelegen hat (§ 32 Absatz 3 Bundesseuchengesetz)

c) Obduktionen für die Erteilung der Genehmigung zur Feuerbestattung (§ 3 Absatz 2 Feuerbestattungsgesetz und die diese Bestimmung ersetzenden oder ergänzenden Vorschriften in den Bestattungsgesetzen der Länder).

Eine auch gegen den erklärten Willen des Verstorbenen oder seiner Angehörigen durchgeführte klinische Sektion ist strafrechtlich nicht faßbar. Tatbestandsmäßig greift weder § 168 Strafgesetzbuch (unbefugte Wegnahme einer Leiche) noch eine Sachbeschädigung gemäß § 303 Strafgesetzbuch ein.[25]

Zivilrechtlich geht die ganz überwiegende Meinung davon aus, daß eine eigenmächtig durchgeführte Obduktion rechtswidrig ist. Als Sanktion kommt jedoch allenfalls ein Schmerzensgeld, etwa bei einem Schock eines Angehörigen, in Betracht. Im übrigen ist hier „so gut wie alles streitig".[27] Dies gilt insbesondere für die Frage, welche Voraussetzungen an eine Einwilligung zu stellen sind, ob eine positive Einwilligungserklärung vorliegen muß oder ob ein fehlender Widerspruch nach Unterschrift unter eine sogenannte Widerspruchsklausel im Krankenhaus-Aufnahmevertrag ausreichend ist.[28] Bei der Beurteilung sollte in die rechtlichen Erwägungen auch das wesentliche Interesse der Allgemeinheit an den durch die Obduktion gewonnenen medizinischen Erkenntnissen[29] Berücksichtigung finden:

„Ohne die wissenschaftlichen Aufschlüsse umfassender Sektionen kann eine qualitätsbewußte und fortschreitende Medizin nicht bestehen. Wer ihre Dien-

---

[24] Rieger, a.a.O. (Anm. 2) Rdz. 1674; Brugger/Kühn, Sektion der menschlichen Leiche. Stuttgart 1979, S 10

[25] OLG München 1976,1805 mit Anmerkung Link, NJW 1976, S 2310; Zimmermann, Gesellschaft, Tod und medizinische Erkenntnis. NJW 1979, S 569, mit weiteren Nachweisen

[26] Zimmermann, a.a.O. (Anm. 25), S 574

[27] Laufs, a.a.O. (Anm. 15), Rdz. 293, Fußnote 82

[28] Janssen, Innere Leichenschau: Juristische Probleme. Arzt und Krankenhaus 1986, S 9; Laufs, a.a.O. (Anm. 15) Rdz. 293; Rieger, a.a.O. (Anm. 2), Rdz. 1677

[29] Hierzu: Becker, V., Die klinische Obduktion. Erlangen 1986, S 33; ders., Wozu noch Obduktionen?. DMW 1986, S 1507; Dhom, Aufgaben und Bedeutung der Autopsie in der modernen Medizin. Deutsches Ärzteblatt 1980, S 669; Jansen, H.H., Tödliche Arzneimittelnebenwirkungen aus pathologisch-anatomischer Sicht. Verhandlungen der Deutschen Gesellschaft für Innere Medizin 83, 1977, S 1529

ste in Anspruch nimmt, soll darum seinerseits das Erforderliche beitragen. Diese Pflicht der Patienten rechtfertigt ein gemäßigtes Einwilligungsverfahren. Das Arztrecht hat die Freiheitsrechte des Patienten behutsam mit sozialen Erfordernissen zu vereinen."[30]

Eine vergleichbare Problematik stellt sich bei der Frage der Zustimmung des Verstorbenen oder seiner Angehörigen zu einer Organtransplantation. Hier gelten grundsätzlich die voranstehenden zum Sektionsrecht angestellten Überlegungen. Daneben gewinnt bei der Transplantation von toten Spendern der Gesichtspunkt des rechtfertigenden Notstandes (§ 34 des Strafgesetzbuches) erhebliche Bedeutung.[31] Fehlt eine Einwilligung des Verstorbenen und seiner Angehörigen, so kann der ärztliche Eingriff dennoch unter dem Gesichtspunkt des rechtfertigenden Notstandes gerechtfertigt sein. Erfolgt die Explantation zur Rettung des Lebens oder zur Abwendung schwerer gesundheitlicher Nachteile des Empfängers, kann der Operateur regelmäßig einen rechtfertigenden Notstand für sich in Anspruch nehmen, weil Leben und Gesundheit des Transplantatempfängers höher einzustufen sind als das nachwirkende Persönlichkeitsrecht des Verstorbenen oder das Totensorgerecht seiner Angehörigen. Nach überwiegender Auffassung sollte der Arzt jedoch in jedem Falle im Rahmen des Möglichen den Versuch unternehmen, das Einverständnis der nächsten Angehörigen zur Explantation einzuholen, um den Belangen des Persönlichkeitsschutzes bzw. des Totensorgerechtes Rechnung zu tragen und die etwaige Kollision der gegeneinander abzuwägenden Rechtsgüter zu vermeiden.[32]

Der nach jahrelangen Vorarbeiten 1978 von der Bundesregierung dem Bundesrat vorgelegte „Entwurf eines Gesetzes über Eingriffe an Verstorbenen zu Transplantationszwecken" (BT-Drucksache 8/2681) kam über die Erste Lesung im Bundestag und den Beginn der Beratungen im Rechtsausschuß nicht hinaus, da es zu grundsätzlichen Meinungsverschiedenheiten mit den die Mehrheit im Bundesrat tragenden politischen Kräften kam. Inwieweit es zu einem derartigen Gesetz kommen wird, bleibt abzuwarten.

Der Beitrag zum Ende des Lebens aus juristischer Sicht skizziert die Vielfältigkeit der rechtlichen Fragestellungen, die mit dem Tode des Menschen verbunden sind. Während der Gesetzgeber in manchen Bereichen klare Regelungen getroffen hat, ließ er zahlreiche Probleme ungelöst und überließ sie der Rechtsgestaltung durch Rechtsprechung und Wissenschaft. Der technische und medizinische Fortschritt – etwa auf dem Gebiet der Intensivmedizin und Transplantationsmedizin – sowie der stete Wandel der Anschauungen zu den grundsätzlichen Fragen, die der Tod stellt, werden die Rechtsentwicklung auch weiterhin beschäftigen.

---

[30] Laufs, a.a.O. (Anm. 15), Rdz. 293; ähnlich Janssen, a.a.O. (FN 29), S 10
[31] Rieger, a.a.O. (Anm. 2), Rdz. 1768
[32] Laufs, a.a.O. (Anm. 15), Rdz. 204

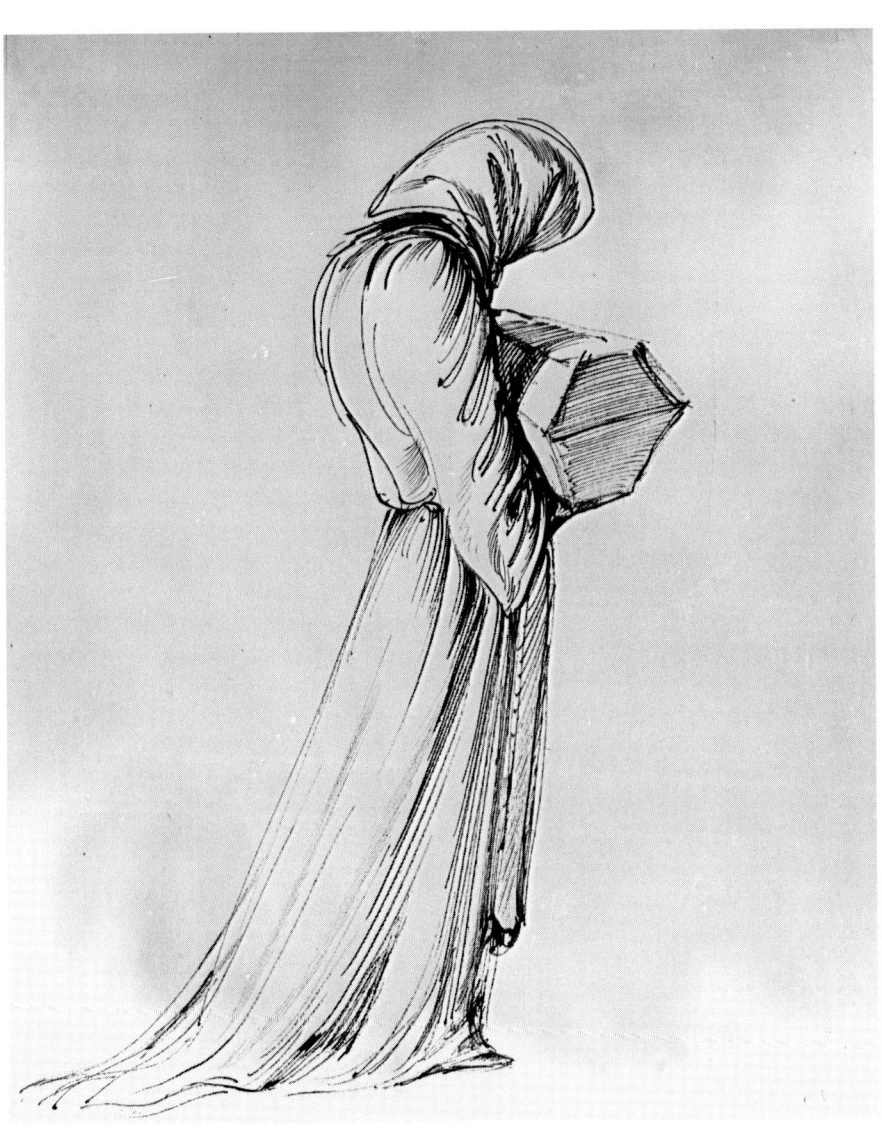

Andreas Paul Weber „Trauernde Mutter", 1952, Tuschfederzeichnung

Der Todesgedanke in der Musik

Karl Marguerre (1906–1979)

Von der anderen Welt, der Welt, in der der Tod beheimatet ist, gibt die Hohe Musik Kunde. Aber so allgemein können wir uns das Thema Musik und der Tod nicht stellen – nur ein Dichter könnte es wagen, an diese Zusammenhänge zu rühren. Wir müssen uns bescheiden, bescheiden in doppelter Weise: indem wir nur von Musik sprechen, die durch den Text oder durch die Lebensumstände des Schöpfers zum Tod ausdrücklich in Beziehung tritt, und indem wir (der Verfasser kennt nur diese Musik wirklich) eine eng begrenzte Epoche unserer abendländischen Musik betrachten. So lassen wir die Jahrhunderte vor Bach (die ja auch in ganz anderer Weise „vergangen" sind als das 18. Jahrhundert) beiseite und ebenso unser eigenes Jahrhundert, dem gegenüber wir einen bedrückenden Verdacht haben: Kann eine Epoche, deren Zeitgeist das Altern und erst recht den Tod nicht wahrhaben will, überhaupt Kunst haben im hohen Sinne? Kann es Kunst geben ohne Religion, ohne Auseinandersetzung mit der großen Realität, die da heißt Tod? Unsere Betonarchitektur, die Documenta, die musica vivorum (zu Unrecht Musica Viva genannt), das ganze zutiefst nihilistische Spiel unserer „Festivals der Moderne" ...? Aber auch zwischen den beiden Jahrhunderten, die dann noch bleiben, müssen wir wählen. Hegel hat um 1830 ausgesprochen, daß „die Kunst in der Weise ihrer höchsten Bestimmung ein Vergangenes sei". Für die Musik gilt das mit einer aufs Jahr fixierbaren Genauigkeit: Bis zu Beethoven und Schubert kündet die große Musik vom Glück und Leid der Welt, danach nur noch vom Glück und Leid des Künstlers; das ist ein Rangunterschied, von ihm lassen wir uns leiten, wenn wir auch Tristan und Isolde beiseite lassen und uns auf die großen Meister des 18. Jahrhunderts beschränken, dabei den Blick insbesondere auf die Mitte richtend, auf Mozart [1].

Ins 18. Jahrhundert ragt eine Gestalt hinein, die Leben und Tod sieht wie die Meister des Mittelalters: in Bachs Musik strebt das Leben dem Tode zu, Todesreich ist Gottes Reich. Alles Seiende ist im Hinblick auf ihn, Freude und Schmerz sind allein vor diesem Hintergrund. Das Thema der Kantaten, fast aller Kantaten, ist die Sehnsucht nach dem Tode, der uns mit Ihm, Christus, vereinigt. Im Crucifixus der h-moll-Messe symbolisiert der zwölfmalige Ostinato die Unerbittlichkeit des Todes – und dann, beim dreizehnten Mal, wird aus e-moll G-dur: der Tod ist der Tröster, der Erlöser.

---

[1] Unser Thema berührt sich vielfach mit Goerges Das Klangsymbol des Todes im dramatischen Werk Mozarts. Wolfenbüttel, 1937, Neuauflage 1969

Menschwerdung, Tod, Auferstehung ist das Zentrum des Credos im Messe-Text, auch, ja fast noch mehr, in der Messe der klassischen Zeit, die anders als die Kantatenmesse Bachs den Text davor und danach zu je einem großen Satz zusammenfaßt. Ist die Menschwerdung für Bach das eigentliche Leid, so ist sie bei Haydn (wir denken etwa an die Nelson-Messe) Anlaß zur innigsten Freude: der Erlöser ist zu uns gekommen. Der Tod dagegen, der Kreuzestod, wird als Grauen gesehen, einzig das „pro nobis" leuchtet einen Augenblick lang auf. Dasselbe Gegenüber von Freude und Schmerz begegnet uns in Schuberts großen Messen, in Beethovens Missa solemnis (das Dur des „Homo factus est"). Für Bach ist der Mensch eingebettet in Werden und Vergehen, das Verlassen dieses Jammertals ist das einzig wirkliche Glück, später – in der Sicht der Aufklärung, die ja auch den gläubigen Menschen erreichte, haben sich die Gewichte verschoben – ist zu leben der Sinn, der Tod ist der Stachel, der dunkle Schatten, der auf dem Leben liegt, „das doch so schön ist".

Der Tod als Unglück und Leid, der Tod als Strafe, der Tod als Erlöser, das sind die Themen in der Oper. In Händels „Tamerlano" ist er Leid und Erlösung zugleich: Der ottomanische Emir Bajazet ist vom Tartarenkhan besiegt und gefangen worden; er trinkt Gift, um sich zu befreien, um den Sieger zu besiegen. (Dieser freiwillige Tod erschüttert den Tyrannen so, daß er Bajazets Tochter Asteria freigibt: der „gute" Ausklang der barocken Oper). Die Sterbeszene – auf sie folgt nur noch der Versöhnungschor – ist der Höhepunkt des Dramas: Accompagnato, Arioso, Secco –, alle Mittel setzt Händel in dichter Folge ein. Zuerst Recitativ mit Orchestereinwürfen: „Ich bin der Sieger", dann Accompagnato, der Abschied von der Tochter, Streicherharmonien, die das innere Geschehen leuchten lassen (Ges-dur → e-moll), kurzes Secco, dann Arioso f-moll „Nicht weinen", dann noch einmal „die Furien" (volles Orchester); und schließlich der Tod selbst: der Atem stockt, der Text spricht noch von Rache, aber die Musik drückt Bajazet leise die Augen zu [2].

Im „Giulio Cesare" wird zwar der Tyrann Ptolemäus getötet, aber der Zweikampf spielt sich im Secco ab. Gleichwohl wird der Tod auch in dieser Oper Musik. So in Caesars großem Recitativ vor der Urne des von Ptolemäus ermordeten Pompejus: Über verminderte Septakkorde, enharmonische Verwechslung gleiten die Streicherakkorde von gis-moll nach as-moll: „Was ist das Leben – ein Hauch". Oder in Sextus' großer c-moll-Arie, wo im Es-dur-Teil l'ombra del genitore, der Schatten des Vaters beschworen wird (Es-dur ist die Tonart der ombra-Szenen in der opera seria). – Dreimal greift der Tod nach Kleopatra, der jungen Königin. In einer großartigen Arie erwartet die von Ptolomäus Gefangene ihr Ende, weinend (E-dur, 3/8), entschlossen, sich als Furie zu rächen (cis-moll, 4/4), und am mächtigsten spüren wir die Größe des Todes in ihrer fis-moll-Arie (einem der Höhepunkte aller Opernmusik), da sie fürchten muß, Caesar werde getötet. Auch der Tod als Erlöser aus seeli-

---

[2] Goerges, a.a.O., S 33, gibt den vollständigen Tonartenplan der Szene an

scher Qual wird beschworen; f-moll, das dann von As-dur abgelöst wird: Caesar kommt, sie zu befreien. Das häufigste Motiv der Todessehnsucht, verstoßene Liebe, wird im „Cesare" nicht berührt – es begegnet uns in den anderen Opern an hundert Stellen, von Händels Schöpferkraft immer wieder neu gestaltet.

Im Oratorium (etwa Samson oder Saul) kann nicht der Tod selbst, es kann nur die Todesbereitschaft und die Trauer der anderen dargestellt werden. Der berühmte Trauermarsch aus Saul (in den Samson in bereicherter Form übernommen) gibt dem Toten das Geleit: man sieht den Zug der Trauernden leibhaftig vor sich. Die Bereitschaft zu sterben und in den Tod die Feinde mitzuziehen, spricht Samsons B-dur-Arie aus. Die Wehe-Rufe der vom Tempel Erschlagenen (Samson hat ihn zum Einsturz gebracht) hört man wie hinter der Bühne, das Eigentliche sind die Klagegesänge: Manoahs E-dur-Arie, in der er das Opfer des Sohnes – unmittelbar vor der Tat – annimmt, und die beiden Chöre, die dem Ereignis folgen: f-moll vor, g-moll nach dem Marsch. Im Saul wird nur berichtet, daß der König und Jonathan, sein Sohn, in der Schlacht geblieben sind; ein großartiger Trauerchor, geheimnisvolle Harmonien (ein c-moll- und ein E-dur-Teil) antworten; der Höhepunkt des Dramas, auf den nur noch der Schlußchor, die Ausrufung Davids zum König, folgt.

Mozarts erste Opern waren opere serie. Nun sind die Grundprobleme des Daseins zu allen Zeiten – einschließlich heute – dieselben gewesen, und da sich zwischen 1740 (Händels Deidamia) und 1770 (Mozarts Mitridate) auch der Blickwinkel nicht verändert hatte, begegnen wir beim frühen Mozart denselben Szenen wie bei Händel. Eine besondere Rolle spielt der Tod in Mozarts erster Meisteroper, im „Idomeneo" (1781), der das alte Jephta-Thema behandelt: der Vater, der geschworen hatte, das erste Menschenwesen, das ihm begegnen werde, den Göttern zu opfern, soll das eigene Kind töten (was durch eine Stimme aus der anderen Welt dann verhindert wird). Wir müssen aber Idomeneo übergehen, ebenso die Entführung (Belmontes und Konstanzes Todesbereitschaft), wenn wir Raum behalten wollen für die drei größten der Opern: Figaro, Don Giovanni, Zauberflöte, sowie das Requiem und die Instrumentalmusik.

Le Nozze di Figaro ist die Oper des Lebens – weit weit entfernt ist jeder Gedanke an wirkliches Sterben. Alles was in dieser einheitlichsten, beglückendsten aller Opern mit- und gegeneinander wirkt, Anmut und Seelengröße, Liebe, Lebensbegierde, Egoismus, Verschlagenheit, all das ist wirklichen Menschen eigen, nicht typisierten wie in der Barockoper. Auf diese Fülle der Lebensbeziehungen fällt nur einmal der Schatten des Todes, in der Cavatine der Gräfin (ombra-Tonart Es-dur):

„o mi rendi il mio tesoro, o mi lascia almen morir"
(rendere – zurückgeben; almento – wenigstens)

der Ausweg Tod aus dem Kummer über den Gatten (den Liebsten – tesoro).

Wie es Mozart gelingt, in fünfzig Takten (davon nur die Hälfte Gesang) das Bild eines Menschen vor uns aufzurichten, mit seiner Hoheit und seinem Leid, wird ewig bewunderungswürdig bleiben. Und zugleich erleben wir das Besondere der Situation: der Gräfin Verzweiflung und ihre stille Hoffnung. Zunächst (T. 28 und 31) gilt der Liebe und dem Tod dieselbe sehnsüchtige Wendung, dann, wie ein Entschluß drängt das „morir" hinauf zur Septime (T. 36). Fassungslose Erregung, syllabische Sechzehntel-Motive, das schneidende Ges des Fagotts, dann wird die Bitte zur Forderung (T. 39 und 43), und noch einmal „almen morir": die Kadenzformel, (mit den geflüsterten Streicherakkorden) bekommt unter Mozarts Händen etwas Definitives – ihren durch den Gebrauch abgeschliffenen, ursprünglichen Sinn. In der Coda (T. 45–49) wird aus Liebe und Tod Hoffnung und Resignation, Aufstieg (b' g") und zweimaliger Abstieg (es" g', b' d'). Schließlich die Instrumente allein (drei Takte): Streicher und Hörner grundieren, durch den Mund von Klarinette und Fagott sprechen Liebe und Tod ihr Schlußwort.

Im Figaro ist Leben – Leben. Im Don Giovanni ist das Leben gebunden an den großen Gegenspieler, den Tod. In Cosi fan tutte wird auch der Tod einbezogen in die Parodie – tutto nel mondo e burla, wie Verdi in der Schlußfuge des Falstaff sagt – in der Zauberflöte wird der Tod, die andere Hälfte des Lebens, bejaht aus Wissen um seine Notwendigkeit.

Nicht alle Gestalten der Zauberflöte sind Wissende – Tamino zu Anfang in seiner Todesangst, Papageno in seiner Verzweiflung zum Tode (mit dem Strick), die Königin und ihre Todesschwüre, Pamina in ihrer g-moll-Arie. Pamina befindet sich in der Lage der Gräfin: verlassen, der Tod als Erlöser. Aber wie grundverschieden gestaltet Mozart „das Gleiche"! Das liegt zum kleinsten Teil an den Textabweichungen im einzelnen, zum sehr viel größeren an den Personen. Dort die Frau, die Dame, die den Gott der Liebe anfleht, ihr zu helfen, im Grunde hoffend; hier das erwachende Kind, gestoßen in eine Lage, die es nicht versteht, todesbereit aus Hoffnungslosigkeit. Daher nicht die ombra-Tonart, sondern g-moll, das weibliche Gegenstück zu Don Giovannis Sterbetonart d-moll, daher der „realistische" 6/8-Takt (wie in Händels Todesarien: stockend gehen wir auf das Unabänderliche zu), daher das Orchester ohne den warmen Hornklang, nur Streicher, Flöte, Oboe, Fagott. Wir müssen es uns versagen, die unglaubliche Kunst der melodischen und harmonischen Entwicklung (Paminas Suchen symbolisiert durch das Schweben der Harmonik) nachzuzeichnen, das wäre der Stoff für eine besondere Abhandlung [3].

Im Don Giovanni treffen wir auf den Tod als Unglücksfall (Comthur) als erhofften Rächer (Elvira), als ersehnten Tröster (Donna Anna) – aber das Besondere dieser alles auf eine Person beziehenden Oper ist das Wesen Don Giovannis, dem der Tod immanent ist, gerade weil er lebt, als gäbe es ihn nicht: sein Leben ist so intensiv, daß es nicht lange währen kann (wie Mozarts Schaf-

---

[3] Goerges, a.a.O., S 188–199

fen), und da für ihn der Tod nicht die andere Welt ist, mit der uns Angst und Hoffnung verbindet, sondern Kälte, Öde, das absolute Nichts, so muß er freveln und im tiefsten – den Tod suchen[4]. Schon Don Giovannis erstes Auftreten endigt mit Tod: Der Comthur zwingt ihn, sich zu schlagen, und natürlich siegt Don Giovanni, wie er immer siegt und Tote (zerstörte Menschenwesen) hinterläßt. Die Wechselrede zwischen dem Comthur und Don Giovanni hat, nach der Erregung der Donna-Anna-Szene, schon die Unerbittlichkeit, die das zweite Finale dann ins Absolute steigert. Vor dem Kampf die definitive – tödliche – Cadenz: tu vuoi morir. Während des Zweikampfes wird nicht gesprochen, das Orchester malt das Sausen der Hiebe, der Comthur wird getroffen. f-moll: wie in dieser kurzen Szene unter tropfenden Triolenachteln der Geigen und gleitenden Bläserharmonien drei Menschen aufeinandertreffen, Don Giovanni „er hat es gewollt", der Sterbende abgerissen flüsternd, Leporello plappernd vor Angst, das läßt uns den Atem anhalten[5]. Und das Grauen wird noch gesteigert durch das unmittelbar anschließende nackte Secco: „Leporello, wo bist du"; für Don Giovanni ist der Tod eines Gegners das Selbstverständlichste von der Welt.

Der Tod, das Jenseits, greift zum zweiten Mal in die Handlung ein in der Kirchhofsszene: die Statue spricht. Zunächst die Posaunenmahnung, Voraussage des Endes, des Jüngsten Gerichts, dann im E-dur-Duett (wo Don Giovanni den Diener zwingt, die Statue einzuladen) das entsetzliche nackte „Ja" – sogar Don Giovanni wird in Verwirrung gestürzt. Beim dritten und letzten Mal ist's das wirkliche Ende: Das Finale beginnt mit Don Giovannis Tafelfreuden (Fest-Tonart D-dur), Elvira versucht zu warnen (einzige Antwort das brutale „vivan le femine" in B-dur, der Tonart der Champagner-Arie) und dann in d-moll das Aufeinanderprallen zweier Welten, gipfelnd in Don Giovannis „no" – dem „Ja" zu seinem Leben. Schließlich der Todeskampf (Allegro), Don Giovanni versinkt in den Flammen. Dann legt sich der Sturm, die Majestät des plagalen (sakralen) D-dur ist der Sieg der Ordnung über das Chaos. Die Schlußszene (die nicht wegbleiben darf) schildert die Reaktion der anderen – wir alle sind die anderen – auf diesen Einbruch des Jenseits in unsere Welt.

Handelt der Figaro vom Leben, Don Giovanni von Leben und Tod, so das Requiem nur vom Tode. Es beginnt mit der Totenklage („Introitus": Requiem aeterna dona eis) und dem Gebet zum Herrn (Kyrie eleison), schildert das jüngste Gericht („Dies irae") mit seinen Schrecken und seiner Hoffnung, wiederholt im Offertorium das Gebet an den Herrn Jesus Christus und greift dann („Sanctus, Benedictus, Agnus") den Messetext auf, der die Heiligkeit des

---

[4] Kierkegaard, Entweder – Oder. Jena 1911, S 118. K. unterscheidet Don Giovannis „substantielle" Angst von „reflektierter" Angst: Furcht kennt Don Giovanni nicht

[5] Edwin Fischer (Beethovens Klaviersonaten) berichtet von einem Skizzenblatt, auf dem Beethoven sich diese Takte, nach cis-Moll transponiert, abgeschrieben hat: der Keim zum Ersten Satz der cis-Moll-Sonate, der danach – gegen Rellstabs sentimentale „Mondschein"deutung – eine Totenklage ist

Herrn, seines Gesandten, und des Lammes verkündet. Schließlich kehren die Worte aus dem Introitus wieder: Lux perpetua luceat eis. Die „Missa pro defunctis" ist seit der Festlegung ihres Textes durch Pius V., 1570, ungezählte Male vertont worden, im 19. Jahrhundert u. a. von Cherubini, Berlioz, Verdi. Trotzdem ist für viele Mozarts Requiem das Requiem, nicht nur als das einzige eines großen Meisters des 18. Jahrhunderts, sondern weil dieses Werk auf der Todes-Schwelle seines Schöpfers entstanden ist; wie dies schon um 1820 „ein deutscher Schriftsteller" ausdrückt [6]: „daß diese Arbeit die übermenschliche Tätigkeit eines Geistes ist, welcher bereits zur Hälfte seine Hülle durchbrochen hatte" – mehr als einmal hat Mozart geäußert: „Ich weiß, daß ich dieses Requiem (an sich eine Auftragsarbeit) für mich selber schreibe". Anders ist es nicht zu verstehen, daß ein Fragment die Hörer immer wieder in diesem Maße in seinen Bann zieht; sind doch nur die Sätze 1–6, 8, 9 im Kern (d. h. ohne Instrumentation) fertig geworden, dem Rest hat der Schüler Süßmayr – von Mozart als „Ochse am Berge" apostrophiert – aufgrund unvollständiger Anhaltspunkte die heutige Gestalt gegeben.

Die 19 Verse des mittelalterlichen Gedichtes vom Jüngsten Tag verteilt Mozart auf 6 Sätze (Bilder). Grundtonart ist Don Giovannis Todestonart d-moll. Wie ein Sturm braust Dies illa vorüber; Tuba mirum schildert die Majestät des Richters, der Schluß des Satzes (Mozarts Licht-Tonart B-dur) gibt der Hoffnung auf die Gnade Raum. Der Schrecklichkeit des Rex tremendae majestatis (g-moll) ist das Recordare gegenübergestellt (F-dur), die Hoffnung auf Jesus, die alle Ängste überwindet. Im Confutatis maledictis werden die Verdammten den Flammen überantwortet; die letzte Zeile des nächsten Verses, „gere curam mei finis", macht Mozart zum Zentrum des Werkes: rätselhafte, wahrhaft überirdische Harmonien gleiten von dem a-moll-Schluß nach F-dur, eine chromatische Modulation (technisch gesprochen nützt sie die Mehrdeutigkeit des verminderten Septakkords aus), die ganz herausfällt aus der strengen Tonalität des übrigen Werkes. „Nimm Dich meines Endes an", das ist der Tod als Realität, nicht mehr das alle treffende, in düsterer Ferne thronende Jüngste Gericht; die Modulation ist Mozarts Abwandlung des barocken Gedankens (Caesar vor der Urne): der Tod wird symbolisiert durch die Lösung von der Tonalität (technisch gesprochen von der Modulation nur durch Quint-Schritte). Auf diese schönste und zugleich furchtbarste Stelle des Werkes folgen 8 Takte Lacrimosa (d-moll), dann – nahm der Tod Mozart die Feder aus der Hand. Süßmayr hat, mehr schlecht als recht, den Satz zu Ende gebracht. Von Mozart ist noch das Offertorium, unterteilt in Domine und Hostias; an Zartheit und Tiefe ist das Hostias vergleichbar nur mit dem vom Schöpfer selbst besonders geliebten Recordare. Zu den drei letzten Sätzen hat Mozart Skizzen hinterlassen, deren Umfang nur die stilkritische Untersuchung erschließen kann – wahrscheinlich hat der Schüler sie nach der Benutzung vernichtet. Ge-

---

[6] Ulibischeff, A., Mozarts Leben und Werke. Stuttgart 1864, Bd. 2, S 104

nuin Mozartisches wechselt mit schmerzlichen Lücken; nur die ungeheure Kraft der vorangegangenen Sätze vermag uns darüber hinwegzutragen. Mit „lux perpetua" kehrt auch die Musik des Anfangs wieder. Außer in Sanctus-Benedictus ist der Tod allgegenwärtig.[7]

Wenn wir zum Schluß noch mit zwei Worten auf das Instrumentalwerk eingehen, so betreten wir damit ganz und gar subjektiven Boden. So deutlich die Musik zu unserem Gefühl spricht, so wenig lassen sich ihr Begriffe der Wortsprache zuordnen – derselbe langsame Satz eines Streichquartetts, der heute die Feier einer Hochzeit gestalten hilft, kann morgen beim Begräbnis die Leidtragenden trösten. Trotzdem: daß der Todesgedanke ins Alterswerk hineinwirkt, ist selbstverständlich, denn zu allen Zeiten (außer heute) gehörte es zum Alter, mit dem Tode die Rechnung gemacht zu haben, und insofern sind Bachs Kunst der Fuge, Haydns späte langsame Sätze, Beethovens letzte Quartette Werke an der Schwelle zum Jenseits. Und noch elementarer spüren wir den Tod im Werk der Frühvollendeten, in Schubert und Mozart. Nicht nur in der „Winterreise" aus Schuberts Todesjahr, sondern auch im Instrumentalwerk, insbesondere in den drei großen Klaviersonaten, entstanden im September 1828, zwei Monate vor dem Tode des noch nicht Zweiunddreißigjährigen. Der fis-moll-Satz (3/8) aus der A-dur-Sonate könnte auf den ersten Blick eine Bootsfahrt schildern: Dahingleiten, Sturm und Heimkehr. Aber natürlich ist ein Genrebild nicht der Sinn dieser Musik: Das Boot steht für das Leben, der Friede der Heimkehr ist der Friede des Todes; hier läßt uns die Musik in Räume blicken, die den anderen Künsten, auch in ihren höchsten Augenblicken, verschlossen sind. – Das Gegenbild: In den As-dur-Variationen aus dem Jahr 1824 ist die vorletzte più lento überschrieben; da macht die As-dur-Welt einer fahlen Unbestimmtheit zwischen f-moll, As-dur, as-moll Platz, in die wie ein gleißendes Licht C-dur hereinbricht. Wieder ist tonale Unbestimmtheit Symbol der anderen Welt, das plötzliche Dur (Fortissimopiano) – eiskalt – das ist der Tod in seiner Furchtbarkeit.

In anderer, stillerer Weise spricht der Tod aus Mozarts Spätwerk. Kraft und Fülle der Werke aus der Zeit von Figaro und Don Giovanni weichen einer Kunst des Aussparens, des Andeutens, die (besonders) Dur-Werken etwas Gläsernes gibt, etwas Schmerzhaft-tränenloses – in den beiden letzten Jahren war Mozart, der wußte, daß der Tod nach ihm griff, einsam wie nie zuvor. Man denke etwa an das B-dur-Andante aus dem letzten Quintett (Es-dur, K. 614), scheinbar spielerische Variationen, aber ein Tanz über dem Abgrund, der in schneidenden Dissonanzen (T. 79) plötzlich manifestiert wird ... Dabei ist dieser Satz eingebettet in die warmen Es-dur-Sätze, wo Mozart formal und in der Thematik an Haydn anknüpft; allerdings gerade dadurch zeigt, wie fern er Haydns Lebensbejahung gerückt ist. Auch das andere späte Quintett (D-dur, K. 593) ist von erschütternder Trostlosigkeit. D-dur, die Festtonart der

---

[7] Mozart-Jahrbuch 1962/63, S 172

frühen Serenaden, ist hier die Tonart Don Giovannis und seines Endes, besonders im Finale mit seiner schmerzhaften Chromatik[8]. Ein halbes Jahr davor hatte Mozart in K. 590 (F-dur) von seinem Quartettschaffen Abschied genommen. (Die vom preußischen König bestellten 6 Quartette sind nicht weiter gediehen als bis zu diesem dritten). Die Außensätze gehören zum Schwersten der Quartettliteratur, der Hauptsatz durch sein Aussparen, das Finale durch die „Lustigkeit", die gekoppelt ist mit einer diesem Ton radikal widersprechenden kontrapunktischen Überkunst. Zusammen mit dem (der Bauerntonart F-dur nur scheinbar angemessenen) Menuett schließen sie Mozarts Abschied ein, das Andante, 6/8, einthematisch, ein-rhythmisch, im fahlen C-dur, zerbrechlicher noch – wenn das möglich ist – als das B-dur-Andante aus dem Quintett. Bis auf die Terzrückung zu Beginn und zu Ende der Durchführung (in die Parallele der Moll-Unterdominante) nur Quintmodulationen, keine Dissonanz, ostinater Rhythmus, ein Ablauf, der schließlich einmündet in die Kadenzwendung (T. 40–43, 101–104), die so alt ist wie die klassische Musik, und die wir trotzdem – dank der Alterierungen vorher und dem Aussetzen des Pulsschlages – zum erstenmal zu hören glauben: sie ist, kindlich, fragend, wissend, wie Abschied von dieser Welt. Schmerz oder Glück? Die Coda, die die Frage beantworten sollte, endigt selbst als Frage. Das, was der Anonymus von 1820 über den Geist sagt, der „zur Hälfte seine Hülle durchbrochen hat", gilt für Mozarts gesamtes Spätwerk, auch wenn es nicht überall so schmerzlich zutage tritt wie in seinem Persönlichsten, den Streicherwerken.

„Musik und der Tod", das Thema ist ernst, beglückend und unausschöpfbar. Unsere Gedanken konnten nur ein Weniges andeuten, notwendig Subjektives. Aber vielleicht regen sie den Leser an, in seinem Erfahrungsbereich ähnlichen Gedanken nachzugehen.[9]

---

[8] Das chromatische Hauptthema hat der Verleger nach Mozarts Tod „verbessert" (Alfred Einstein wollte darin Mozarts Hand sehen [?]). Erst die Neuausgabe in der NMA 1967 (!) stellt die Fälschung noch richtig

[9] Thematisch sei auf das Werk „Zauberbergmusik, über Thomas Mann" von Eckhardt Heftrich, Frankfurt a. M. 1975, besonders hingewiesen: „Musik ist nur ein anderes Wort für das Sinngeflecht von Leben und Tod" (S 15)

Totentänze –
medizinhistorische Meditation

Hans Schadewaldt, Düsseldorf

In den ersten Dezennien des 15. Jahrhunderts tauchte in der bildenden Kunst eine neue Art der Darstellung des uralten Phänomens des Todes auf, die bald darauf mit dem globalen Namen „Totentanz" bezeichnet wurde. Dieser Terminus technicus hat sich bis zum heutigen Tage bei Künstlern und in der Öffentlichkeit gehalten, obwohl schon vom 16. Jahrhundert an bei den zahlreichen Abbildungen, die sich mit dem Thema „Mensch und Tod" auseinandersetzten, von einem eigentlichen „Tanz" nicht immer die Rede sein konnte. Die weitgehend als Fresken in Klöstern und auf Kirchhofsmauern geschaffenen Abbildungen von regelrechten Totenreigen oder Totenkettentänzen sind nämlich bald in einzelne Gruppen aufgelöst worden, wo jeweils nur ein sterblicher Mensch vom Tode im Tanzschritt aus dieser irdischen Welt begleitet wird. Darüber wird im nächsten Beitrag meine ehemalige Mitarbeiterin, die Kunsthistorikerin Frau Dr. Margarete Bartels, berichten.

Als eine der ältesten Totentanzdarstellungen wird ein Fresko in der Abteikirche La Chaise-Dieu in der Auvergne angesehen, das nach neuesten Forschungen zwischen 1390 und 1410 entstanden ist. Wenige Jahrzehnte später wurde eine im französischen Sprachraum nunmehr als „dance macabre" bezeichnete ähnliche Totentanzdarstellung an der Kirchhofmauer des Klosters Aux Innocents in Paris angebracht, so daß man eine Zeitlang geglaubt hat, die Ursprünge der Totentanzdarstellung in Frankreich zu suchen. Hellmut Rosenfeld (geb. 1907) ist allerdings der Ansicht, daß die typischen Totentanzfolgen vom deutschen Spielmannmotiv primär beeinflußt sind. Voraussetzung für diese merkwürdige künstlerische Darstellung war sicherlich der viel ältere Volksglaube, daß zur mitternächtlichen Stunde die Toten sich aus ihren Gräbern erheben und einen makabren Tanz aufführen würden, in den sie jeden Lebenden, der sich um diese Zeit dem Friedhof zu nähern wagte, ebenso einbezogen wie die erst kürzlich, plötzlich verstorbenen, d. h., noch nicht im Stande der Gnade befindlichen Personen.

Eine weitere Wurzel dürften die Totentänze in den bis zur Antike zurückzuverfolgenden Bestattungszeremonien gehabt haben, die sich dann zu sakralen Schauspielen entwickelten und die sich etwa im „Jedermann"-Spiel, erstmals als „Elckerlijk" 1495 im holländischen und als "Everyman" 1509 im englischen

Schrifttum nachweisen lassen und die schließlich auch die Passionsspiele, wie die in Oberammergau, stark beeinflußt haben.

Als direkte oder indirekte Vorläufer dürfte jedoch einmal die Legende von den drei Lebenden und den drei Toten angesehen werden, wie sie erstmalig in großartiger künstlerischer Intensität auf dem Fresko des Camposanto in Pisa erscheint. Der Legende nach waren es drei Könige oder auf der Jagd befindliche Ritter, die plötzlich vor den offenen Gräbern dreier verstorbener Vorgänger sich befanden, die in verschiedenen Verwesungsstadien, als Muskelmann, als z. T. verwester Kadaver und als Skelett ein grausiges Memento mori darstellten und ihren erschrockenen und sich, wie in Pisa, vor dem Gestank der Verwesung die Nase zuhaltenden, noch lebenden Standesgenossen ein berühmtes, bereits seit dem 11. Jahrhundert bekanntes Motto zuriefen:

> *„Quod fuimus, estis, quod sumus, eritis"*
> *(Was Ihr seid, das waren wir, was wir*
> *sind, das werdet Ihr sein).*

Das berühmte Fresko in Pisa erhielt bald den Titel „Triumph des Todes", und damit bezogen sich die Zeitgenossen vielleicht auf das zu eben jener Zeit entstandene, weit verbreitete Werk von Francesco Petrarca (1304–1374) mit dem gleichen Titel, in dem z. B die Todessymbolik eines alten Weibes mit Sense und schwarzen Flügeln erscheint.

Ein zweiter Vorläufer der Totentanzdarstellung dürften sicher die sog. Vergänglichkeitsgedichte gewesen sein, die stets mit dem Aufruf

> *„vado mori" (sterben muß auch ich)*

beginnen und in denen bereits die dann auch in den Totentanzdarstellungen vorgestellten Vertreter der verschiedenen geistlichen und weltlichen Stände erscheinen. Hier sei ein in der Literatur immer wiederkehrendes Distichon zitiert, das sich auf den in den meisten Totentanzdarstellungen erscheinenden Arzt bezieht.

> *„Vado mori, medicus, medicamine non redimendus.*
> *Quidquid agat medici potio?*
> *Vado mori"*
> *(Sterben muß auch ich, der Arzt,*
> *der durch Kräuter vom Tod sich nicht loskauft.*
> *Was nutzt des Arztes Trank?*
> *Sterben muß auch ich).*

Ein drittes Pendant zu den Totentänzen dürfte die sog. „Conflictus-Literatur", die Streitgespräche zwischen Mensch und Tod, gewesen sein, wie sie etwa im Jedermann-Dialog erschienen oder auch in den zahlreichen Spielen vom Weltgericht und in dem Streitgespräch zwischen dem Ackermann und dem Tod, das erstmals um 1400 auftaucht, zu finden sind.

Freilich, während in den Totentänzen verzweifelte Versuche unternommen werden, der Hölle zu entgehen, um wenigstens ins Fegefeuer und evtl. in einer späteren Phase der Ewigkeit ins Himmelreich zu gelangen, beziehen sich die Streitgespräche mit dem personifizierten Tod meist nur um einen Aufschub der Sterbestunde, der aber in der Regel nicht gewährt wird. An dieser Stelle muß nun darauf hingewiesen werden, daß die Totentanzdarstellungen nur verständlich werden, wenn man die etwa ab 1000 n. Chr. einsetzende Änderung im Verhältnis zum Tod im christlichen Kulturraum berücksichtigt. Man darf nicht vergessen, daß das junge Christentum nicht das Kreuz, sondern das Christusmonogramm oder den Fisch und den Anker der Treue als Symbol der jungen Religion bevorzugte und daß Christus meist als der gute Hirte betrachtet wurde, der die ihm anvertrauten Schäflein zur wahren Herde Christi zurückträgt. Hier war sicherlich noch die antike Vorstellung von Hermes lebendig, dem Begleiter der abgeschiedenen Seelen bis zum Styx oder Acharon, wo der struppige Fährmann Charon die letzte Überfahrt in den Hades bewerkstelligte. Im Frühchristentum fehlt der Skelettmann, und wenn da und dort Knochen, etwa unter dem Kreuz Christi, dargestellt werden, bedeuten sie die Reliquien von Adam und Eva und nicht den personifizierten Tod des Hochmittelalters.

So wirkte zumindest eine antike Vorstellung vom Phänomen des Todes weiter. Stets wurde in der Antike Thanatos, der Todesgott, als jugendlicher geflügelter Bruder des Schlafes, Hypnos, dargestellt. Nicht selten waren beide bei der Bergung von Verstorbenen tätig. Aber der eine zeichnete sich mit einer nach unten gesenkten ausgelöschten Fackel aus, der andere hielt die Fackel nach oben. Beide Fackelträger, die Dadophoren, arbeiteten sozusagen Hand in Hand. Das Christentum hat sich sicherlich zuerst auch auf ähnliche antike Auffassungen gestützt, wie sie etwa Cicero (106–43 v. Chr.) wiedergegeben hatte.

„Ich stimme nämlich den Philosophen nicht bei, die unlängst die Ansicht zu entwickeln anfingen, mit dem Körper gehe zugleich die Seele unter und alles werde durch den Tod vernichtet ... Die Seelen der Menschen seien göttlichen Ursprungs und ihnen stehe, wenn sie aus dem Körper hinausgegangen seien, die Rückkehr in den Himmel offen, und diese sei für die Besten und Gerechtesten am unbehindertsten.“

Diese von vielen Philosophen vertretene Ansicht von der stufenweisen Auflösung des Menschen nach dem Tode ist im übrigen in einer lateinischen Grabschrift lapidar folgendermaßen umschrieben:

„Terra tenet corpus, nomen lapis, adque animam ad aer“
(Der Körper kehrt zur Erde zurück, der Name gehört
dem Grabstein, und die Seele steigt in den Äther).

Hier war also die Lehre vom Transitus, dem Übergang in ein anderes Reich, ausgebildet, und der Tod wurde nicht als sinnloses Erlöschen der Lebensfunktion, sondern als Exagoge oder Exitus, als Ausgang in eine andere Welt, betrachtet, wie es die Buddhisten mit dem leidensfreien Nirwana und die Christen mit dem Jüngsten Gericht und dem endgültigen Verbleib in Himmel oder Hölle mit dem Übergangsreich des Fegefeuers annahmen. Die katholische Theologie hält nach wie vor an der These fest, daß der Tod der Erbsünde Sold sei. Der protestantische Theologe Sören Kierkegaard (1813–1855) bezeichnete ihn als das unausweichliche Ergebnis der Krankheit zum Tode, während andererseits der nicht mehr kirchlich gebundene Philosoph Karl Jaspers (1883–1969) den Tod als die Grenzsituation des Lebens schlechthin betrachtete und damit den Blick nicht ins Jenseits, sondern ins Diesseits zurücklenkte.

Die Ablösung des Totenreigens durch die individuellen Totentanzdarstellungen hatte aber noch eine andere wesentliche Bedeutung. Waren es ursprünglich sozusagen zufällig oder aus Neugier auf den Friedhof kommende Lebende, die sich in den Totentanzreigen einordnen mußten, und durften die Skelette im Sinne der antiken Larven als Emblemata der aus den Gräbern entstiegenen Toten angesehen werden, so wurde mit der individuellen Darstellung der Tod nunmehr personifiziert und erhielt seine bis zum heutigen Tage nachwirkende Schreckensgestalt als Kadaver, Mumie oder Knochenmann mit den zahlreichen Attributen, die durchaus auch heute noch verständlich sind – die Sense, die aus Knochen bestehenden greulichen Musikinstrumente, die den Totentanz begleiten, die Sanduhr, die als Hinweis auf das bekannte Motto

> „Mors certa, hora incerta"
> (Der Tod ist gewiß, die Stunde ungewiß)

gelten darf, aber auch für die heimtückische Exekution Pfeil und Bogen, Armbrust und das Netz, mit dem der Tod die Opfer einfängt. Es tritt bei den zahlreichen Arztdarstellungen wohl auch noch das umgekippte oder zerbrechende Harnglas hinzu.

Denn mit dem Aufkommen der individuellen Totentänze, die sicherlich zum Teil durch die Einführung der Buchdruckerkunst bedingt waren, so daß nicht mehr auf großem Raum ganze Totentanzreigen-Darstellungen als Fresken, wie in den Kirchen und auf den Friedhöfen, geschaffen werden konnten, tritt die Einzeldarstellung oder die Folge von hierarchisch geordneten Totentänzen an die Stelle der älteren Kollektivabbildungen. Sie finden sich aber nun nicht nur in den zahllosen Druckwerken des 16. und 17. Jahrhunderts, sondern auch auf den in dieser Zeit geschaffenen Fresken. Es sei in diesem Zusammenhang nur an die noch heute existierenden Totentänze auf der Luzerner Mühlenbrücke von Caspar Meglinger zwischen 1626 und 1635 und in der Füssener Friedhofskapelle aus der ersten Hälfte des 18. Jahrhunderts erinnert.

Für den Medizinhistoriker scheint jedoch eine Tatsache von großer Bedeutung. Sowohl die zahlreichen literarischen Quellen über den Triumph des Todes als auch die Totentanzdarstellungen beginnen erst nach Ausbruch der Pest in Europa. Die erste, spektakuläre Epidemie befiel Italien und kurz danach auch Deutschland im Jahre 1348. In Florenz starben in jenem Jahr am „Schwarzen Tod" von über 100 000 Einwohnern 60 000. Die furchtbare Seuche war der Anlaß, daß Giovanni Boccaccio (1313–1375) in den folgenden Jahren sein „Decamerone" schrieb. Er wurde damit nach Dante Alighieri (1265–1321) und mit Petrarca (1304–1374) der Gründer der klassischen italienischen Literatur. Auch Petrarcas „Trionfo della morte" ist in dieser Zeit entstanden, ebenso wie das schon erwähnte Fresko im Camposanto von Pisa. Es ist durchaus wahrscheinlich, daß das erschütternde Erlebnis des plötzlichen Todes vieler Freunde und Anverwandter ein ganz neues Verhältnis zum „Würger Tod" hervorgebracht hat. In diesen Epidemiezeiten konnte man kaum noch vom „Freund Hein" sprechen, wie dies später in deutscher, ironischer Übertragung geschah. Der Tod erschien vielmehr als der plötzlich auftretende, rücksichtslos Große und Kleine, Gerechte und Ungerechte, Reiche und Arme, Alte und Junge dahinraffende Dämon, dem in solchen Zeiten auch der kundige Arzt keinen nennenswerten Widerstand entgegensetzen konnte, ja der selbst oft genug vom Tode ergriffen wurde, denn, so sagt ein alter Spruch aus dem Salernitanischen Lehrgedicht:

„Contra vim mortis, nulla herba in hortis"
(Gegen den Tod ist kein Kraut gewachsen).

Dieser Topos taucht im übrigen in vielfältigen Variationen in den Legenden zu den Arzt-Tod-Darstellungen fast regelmäßig auf. Aus dieser Perspektive ist es auch verständlich, daß der Arzt außerordentlich häufig und oft an hervorragender Stelle, z. T. sogar noch innerhalb der Geistlichkeit, in den zahlreichen Totentanzdarstellungen bis in unsere Tage hinein erscheint.

Da die Universität Düsseldorf 1976 eine der größten geschlossenen Totentanzsammlungen von dem inzwischen leider verstorbenen Professor Dr. med. Werner Block (1893–1976) erwerben konnte, die dem Institut für Geschichte der Medizin zur wissenschaftlichen Auswertung übergeben wurde, ein Ankauf, der nur möglich wurde durch das großzügige Entgegenkommen einer Anzahl von Mäzenen, unter ihnen des damaligen Ministers für Wissenschaft und Forschung des Landes Nordrhein-Westfalen, Johannes Rau, haben wir uns natürlich ganz besonders mit der Ikonographie des Arztes in den Totentanzdarstellungen vom 15. bis zum 20. Jahrhundert beschäftigt. Wesentliche Hilfestellung leisteten dabei die Arbeiten von Alfred Scott Warthin (1866–1931) aus den Jahren 1929 und 1930 und vor allem die Monographie von Werner Block aus dem Jahre 1966. Auch der Arbeiten von Eugen Holländer (1867–1932), insbesondere des von ihm bearbeiteten Werkes „Des Todes Bild", sei hier gedacht. Dabei kann man feststellen, daß niemals in den einschlägigen Abbildungen der Tod als Freund des Arztes erkennbar ist, wie dies etwa in unvergleichlicher Weise Alfred Rethel (1816–1859) mit seiner 1851 entstandenen Bleistiftzeichnung „Der Tod als Freund" gelungen war. Immer ist der Tod der Widersacher des Arztes, einmal als „mors triumphans", ein ander-

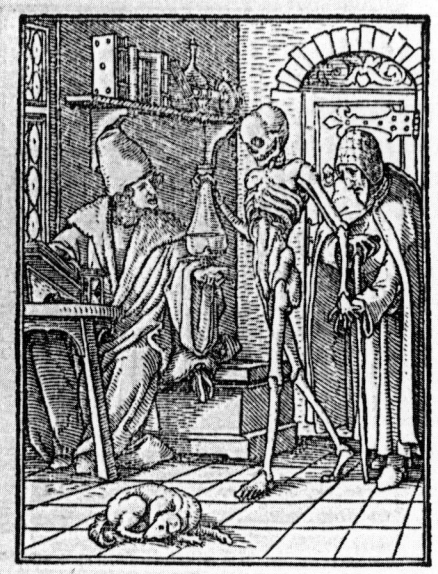

Medice, cura teipſum.

LVCAE IIII.

Abb. 1. Hans Holbein d. J.,
1497 Augsburg–1543 London,
Der Arzt, Holzschnitt, aus:
Icones Mortis, Basel 1554

mal allerdings auch als „mors devicta". Zum Dritten schließlich – allerdings
nur da und dort – als Kumpan eines Scharlatans, der nach Ansicht der betref-
fenden Künstler dem Tod durch unsachgemäße Therapiemaßnahmen zugear-
beitet hätte.

Bedeutendstes und jahrhundertelang kopiertes Beispiel für die Konfrontation des Todes mit dem Arzt ist der Holzschnitt, den Hans Holbein der Jüngere
(1497 bis 1543) für die 1538 in Lyon zum ersten Mal herausgekommenen
„Imagines mortis" geschaffen hat. In Abwendung von dem mittelalterlichen
Prinzip, nur den Arzt und Tod in direkter Konfrontation darzustellen, wobei
der erstere stets durch das akademische Gewand, den Doktorhut und nicht zuletzt das für jene Zeit typische ärztliche Instrument, die Macula, das Harnglas,
ausgezeichnet war, führte Holbein zum ersten Mal in einer dramatischen
Kleingrafik den Tod zusammen mit einem alten, sicherlich schwerkranken Patienten in die Offizin des Arztes hinein (Abb. 1). Auch hier befindet sich das
Harnglas und nicht, wie dies gelegentlich zu lesen ist, ein Arzneigefäß im Mittelpunkt des Geschehens. Der Tod, der den alten Mann in das Studierzimmer

des Arztes führt, weist dieses wichtigste diagnostische Gerät dem erstaunt blik-
kenden, aber dennoch eine einladende Gebärde vollziehenden, beim Studium
eines Folianten unterbrochenen Doktor vor. Neben der subtilen Darstellung
des Interieurs mit weiteren wertvollen Büchern und Arzneigefäßen auf einem
Wandbord ist die vor dem Arzt auf dem Studiertisch stehende Sanduhr ein
Symbol für die ablaufende Zeit. Doch der Betrachter weiß nicht, ob in dieser
dramatischen Situation der Tod auf die infauste Prognose des greisen Mannes,
den er hereinführt, oder gar des Arztes selbst hinweisen will. Holbein selbst hat
diesem hervorragenden Holzschnitt, der vielfach kopiert, aber niemals in seiner künstlerischen Brillanz erreicht wurde, das Lukaswort „Medice, cura te ipse" („Arzt, heile Dich selbst") beigegeben, das beide Deutungen offenläßt.

Auch das zweite aus der Düsseldorfer Sammlung „Mensch und Tod" stam-
mende, hier wiedergegebene Bild ist dieser Konfrontation des Todes mit dem
Arzt gewidmet. Hier schlägt das Vorbild von Holbein noch durch, hinter dem
Tod tritt soeben eine Frau herein, die auf dieser Radierung von Conrad
Meyer von 1650 in der Hand einen Urinalschutzbehälter hält, wie er auf vielen
zeitgenössischen Abbildungen zu sehen ist. Das Studierzimmer des Arztes ist

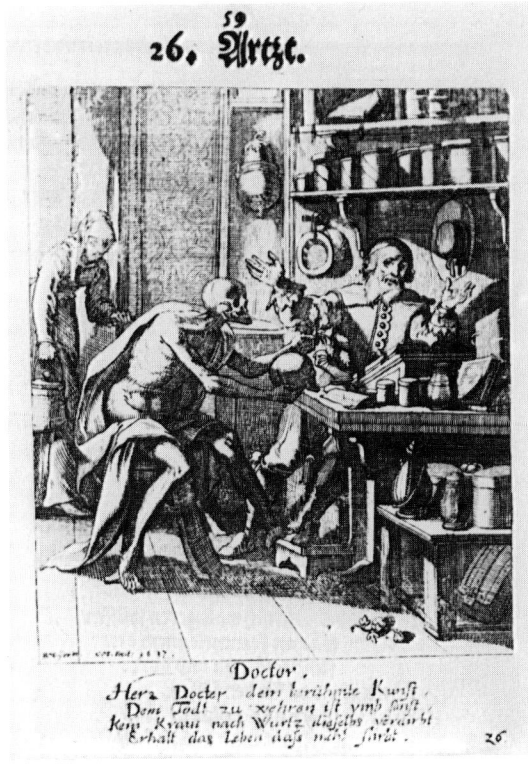

Abb. 2. Rudolf Meyer und
Conrad Meyer, 1605–1638 Zürich und 1618–1689 Zürich,
Arzt. Kupferstich, aus: Die
menschliche Sterblichkeit unter
dem Titel „Todtentanz", 1650

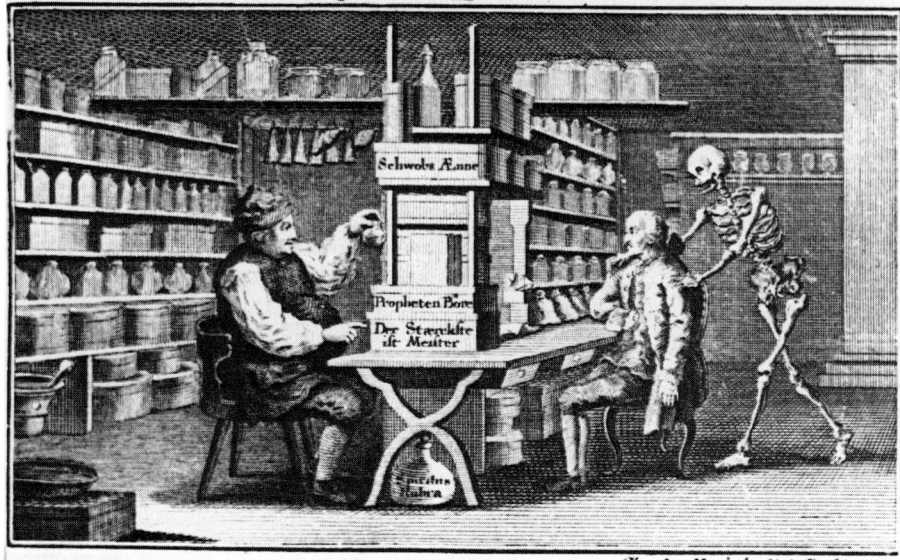

Abb. 3. Gottfried Locher (1730 Mengen–1795 Freiburg i. Br.), La Pharmacie rustique I. („Der Stärkere ist Meister"), Kupferstich von Bartholomäus Hübner, 1775

reichhaltiger ausgestattet als bei Holbein. An der Wand sieht man einen Wasserbehälter, ein Aderlaßbecken und den breiten Doktorhut. Auch dieser Kollege war gerade dabei zu studieren. Der Tod hält ihm jedoch einen Schädel vor und zitiert den nun schon bekannten Spruch

> „Herr Doktor, dein berühmte Kunst,
> dem Todt zu wehren ist umbsunst.
> Kein Kraut noch Wurtz' diesselb verdirbt,
> erhalt das Leben, das nicht stirbt". (Abb. 2)

Recht interessant ist die dritte Abbildung, die wir hier präsentieren. Sie ähnelt nämlich sehr anderen geläufigen Darstellungen eines seinerzeit sehr bekannten Schweizer Scharlatans Schüppach, der auf Grund von angeblichen Wunderkuren einen unerhörten Zulauf gehabt haben soll (Abb. 3).

Er wird zwar auf dieser Abbildung noch nicht selbst vom Tode bedroht, aber trotz seiner zahlreichen Wunderheilmittel, die sorgfältig in den Schränken aufgereiht sind, greift der Tod nach einem Patienten, der gerade bei dem Kurpfuscher Heilung erwartet, und das Motto „der Stärkere ist Meister" ist bezeichnend.

94

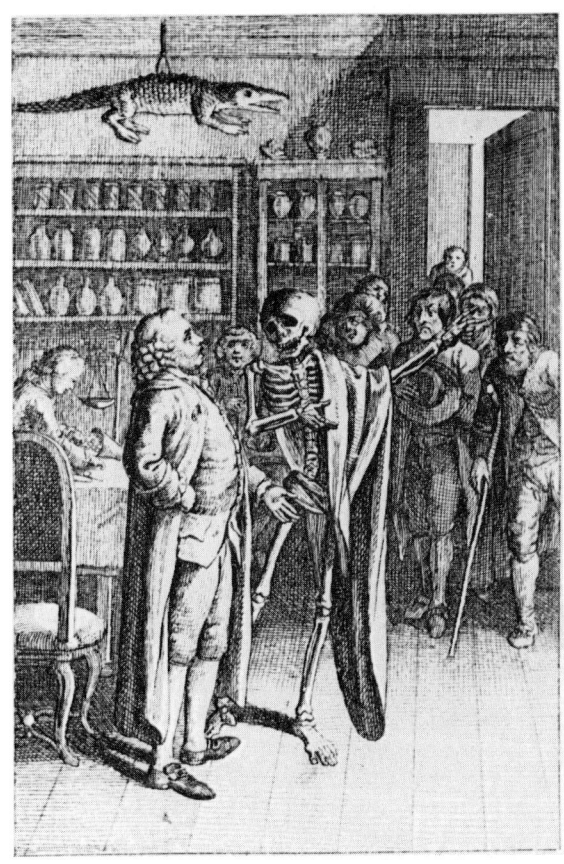

Abb. 4. Johann Rudolf Schellenberg, 1740 Basel–1806 Töß bei Winterthur, Tod beim Apotheker („Der Afterarzt"), Kupferstich, aus: Freund Heins Erscheinungen in Holbeins Manier, 1785

In ein Apothekeninterieur führt uns ein Kupferstich von Johann Rudolf Schellenberg (1740–1806) aus dem Jahre 1785 (Abb. 4). Es handelt sich hier, und dies muß im Gegensatz zu Warthin betont werden, nicht um einen Arzt, sondern um einen Apotheker, der von draußen hereinströmende Klienten zu versorgen sucht, aber dabei durch das Dazwischentreten des Todes unterbrochen wird. Auch hier ist die Dramatik unverkennbar. Die z. T. schwer gezeichneten Kranken blicken vertrauensvoll auf den Apotheker. Im Hintergrund bemüht sich sein Adlatus, Pillen abzufüllen, die offensichtlich für diese Patienten gedacht sind. Da tritt der unerbittliche Tod dazwischen und deutet dem überaus erschrockenen, wohlsituierten Apotheker sein Ende an. Der noch auf dem vorigen Bild zu sehende Urinalbehälter zur Durchführung der Uroskopie ist in der Apotheke verständlicherweise verschwunden. Statt dessen deuten zahlreiche Arzneigefäße im Hintergrund und ein ausgestopftes junges Krokodil als exotisches Firmenzeichen auf die Profession des Pharmazeuten hin.

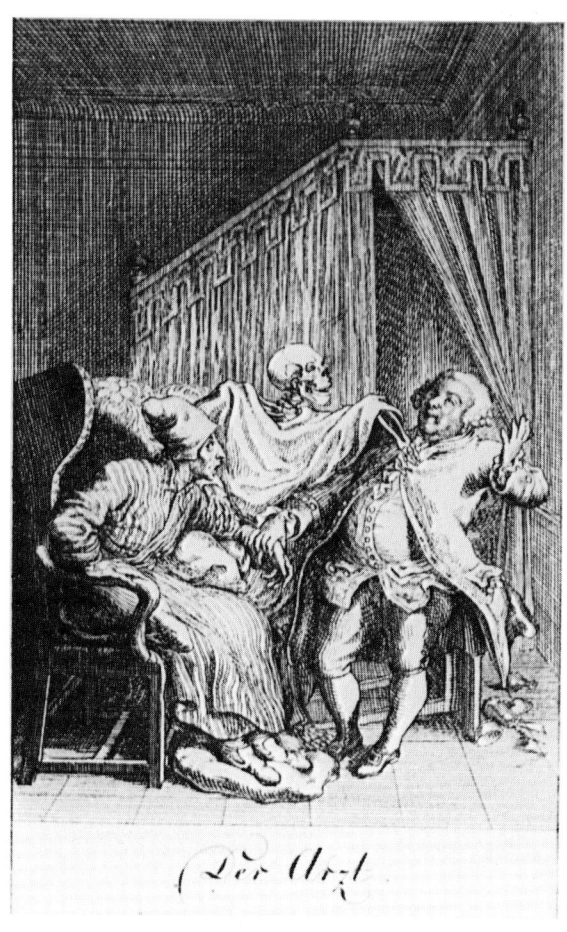

Der Arzt

Abb. 5. Daniel Chodowiecki,
1726 Danzig–1801 Berlin, Der
Arzt, Radierung, aus: Totentanz 1791

Auch noch zu der Gruppe des „Mors triumphans" gehört die Radierung
von Daniel Chodowiecki (1726–1801) aus der in Kleinformat ausgeführten
Totentanzfolge aus dem Jahre 1791 (Abb. 5). Wiederum tritt hier der Tod zwischen Arzt und Patient, und er scheint den schon seine Augen schließenden,
nach hinten zurückfallenden Medicus während des Pulsfühlens seines schwerkranken Patienten getroffen zu haben. Dafür sprechen auch die vom Tisch ge-
kippten ärztlichen Utensilien. Wieder einmal zeigt sich der Tod als „Mors
triumphans".

Auch die Karikatur des 19. Jahrhunderts nahm sich des beliebten medizinischen Themas an. Thomas Rowlandson (1756–1827) war ein außerordentlich
kritischer Künstler, der vor allem die Exzesse seiner Zeit geißelte. Er hat nicht
nur die Ärzte in der Regel als fette, arrogante Sprüchemacher karikiert, son-

96

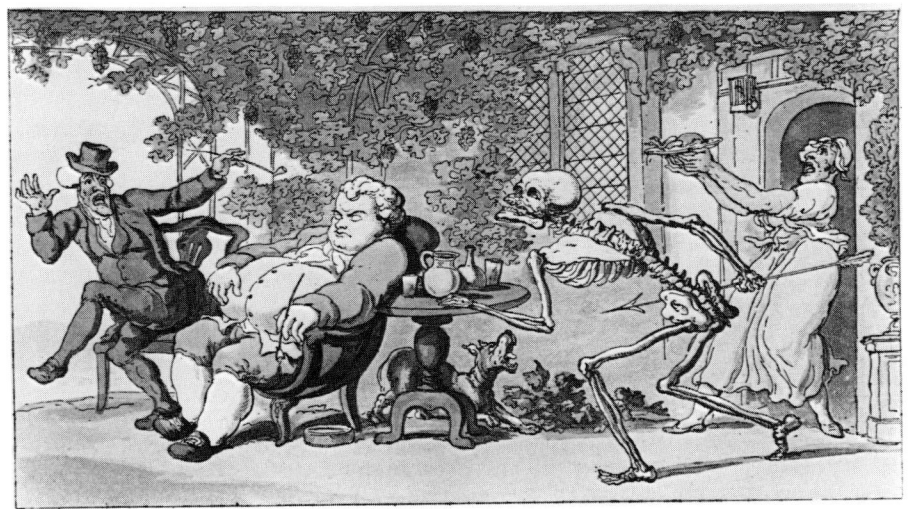

Abb. 6. Thomas Rowlandson, 1756 London–1827 London, Tod überrascht einen Prasser („Tom Higgins"), Aquatinta aus: Totentanzfolge 1814–1815

dern auch die Patienten, die infolge ihrer Prasserei frühzeitig vom Tode, vor allem dem Schlagfluß, ereilt wurden, wie dies die vorliegende Abbildung aus dem Jahre 1814 bezeugt (Abb. 6).

Doch ist es bezeichnend, daß die negative Einstellung der Künstler zu den Ärzten, die sie bei der Auseinandersetzung mit dem Tod stets als Unterlegene darzustellen sich bemühten, in der Mitte des 19. Jahrhunderts einen Wandel erfuhr. Von nun an wurde der Arzt als Bundesgenosse des bedrohten Patienten stärker herausgestellt, und es kam sogar allmählich zu z.T. sentimental überzogenen Abbildungen, in denen nicht der Tod, sondern der entschlossen für seinen Patienten kämpfende Arzt den – wenn auch temporären – Sieg davonzutragen schien. Das Thema Arzt und Tod jedoch blieb interessanterweise nach wie vor in alter Symbolik bis in unsere Tage Anregung und Vorwurf für die Künstler, die schon längst nicht mehr nur die üblichen Totentanzserien gestalteten, sondern sich häufig auf ganz bestimmte Sujets verlegten, in denen Grenzsituationen des menschlichen Lebens in ihrer Konfrontation mit dem Tode behandelt wurden. Daß dazu die Erlebnisse des I. und II. Weltkrieges sowie die folgenden kriegerischen Ereignisse in aller Welt genügend Anlässe boten, sei nur am Rande erwähnt.

Emil Noldes (1867–1956) bekannte Radierung „Kranker, Arzt, Tod und Teufel" (Abb. 7) und Andreas Paul Webers (1893–1980) faszinierende Darstellung eines modernen Totentanzreigens, in den sich neben Papst, Kaiserin, General und weiteren Mächtigen auch der Arzt im weißen Visitenmantel, aus dessen Tasche noch die ärztlichen Utensilien heraussehen, einreiht, sind weitere

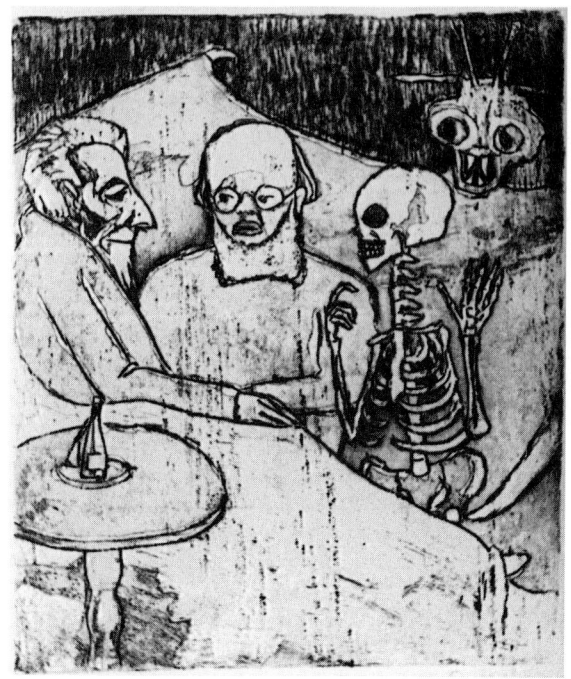

Abb. 7. Emil Nolde, 1867 Nolde–1956 Seebüll, Kranker, Arzt, Tod und Teufel, Kaltnadelradierung, Strichätzung, Tonätzung auf Kupferplatte, 1911

Hinweise, daß das Thema Arzt und Tod auch in unserer Zeit nach wie vor lebhaftes Interesse bei den Künstlern erregt (Abb. 8). Daß aber auch plötzlich auftretende, mit einer hohen Sterblichkeit einhergehende Epidemien ebenso wie im späten Mittelalter die Pest auch noch im 19. Jahrhundert zur Symboldarstellung des Totentanzes im eigentlichen Sinne führten, dafür ist das Werk des Düsseldorfer Malers Rethel ein eindrucksvolles Beispiel. Hatte er sich mit seiner 1849 herausgekommenen Totentanzfolge „Auch ein Todtentanz aus dem Jahre 1848" mit einem politischen Thema, nämlich der vergeblichen Opfer der 48er Revolution, auseinandergesetzt und in der kurz nach seiner Verlobung 1851 entstandenen Zeichnung „Der Tod als Freund", eine der wenigen friedlichen Totentanzdarstellungen geliefert, so war der von dem Düsseldorfer Dichter Heinrich Heine (1797–1856) in Paris am 19. April 1832 publizierte Bericht über das erste Auftreten der Cholera in Paris Anlaß, den Tod als Erwürger darzustellen.* Noch ein zweites Mal hat Rethel sich dieses medizinischen Vorwurfs angenommen, indem er einen livrierten Diener, der eigentlich der Tod ist, aus einer Champagnerflasche einer eleganten Gesellschaft einschenken läßt. Ein erster Gast, der Rezitator, hat bereits von dieser lebensgefährlichen Flüssigkeit getrunken, ist zusammengebrochen und sinkt zu Boden. Die

---

* Siehe auch den Beitrag von H. J. Imiela in diesem Band, S 371–379

98

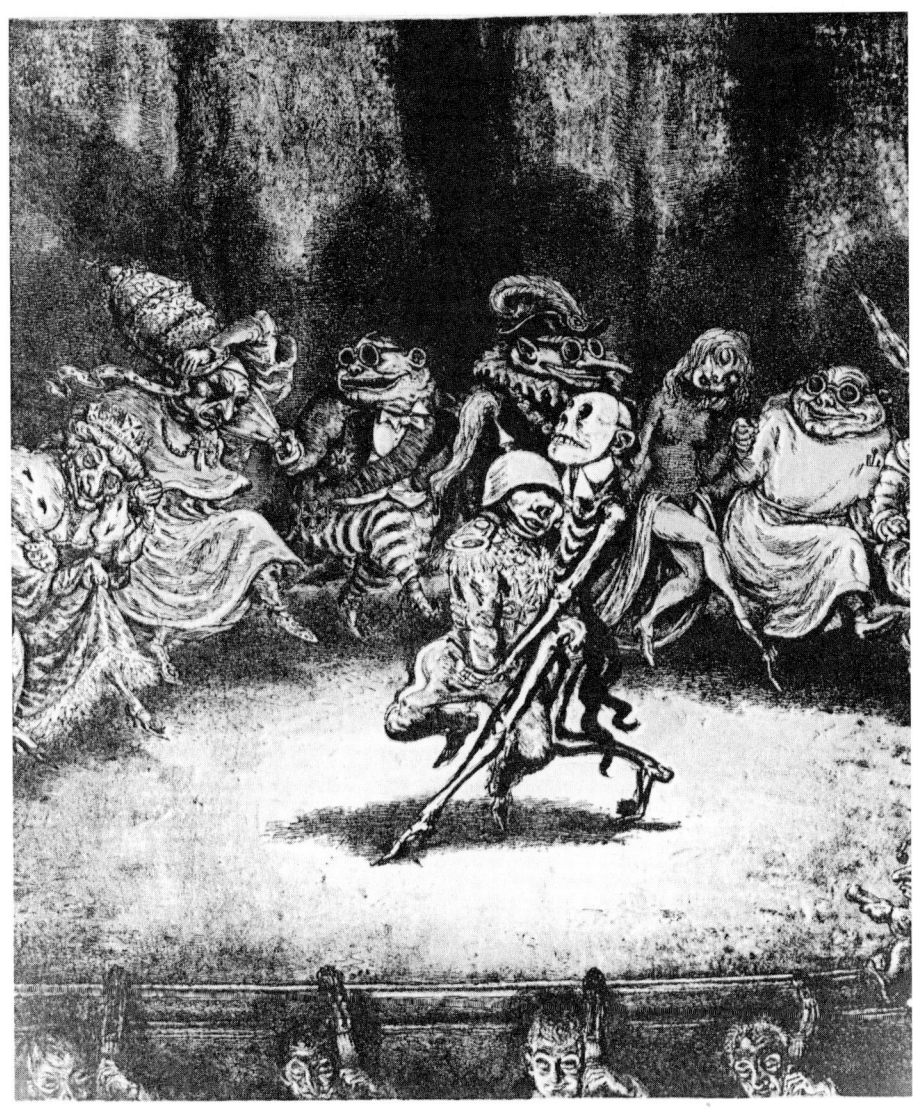

Abb. 8. A. Paul Weber, 1893 Arnstadt – 1980 Schretstaken bei Mölln, Ein Totentanz, 1970, Lithographie

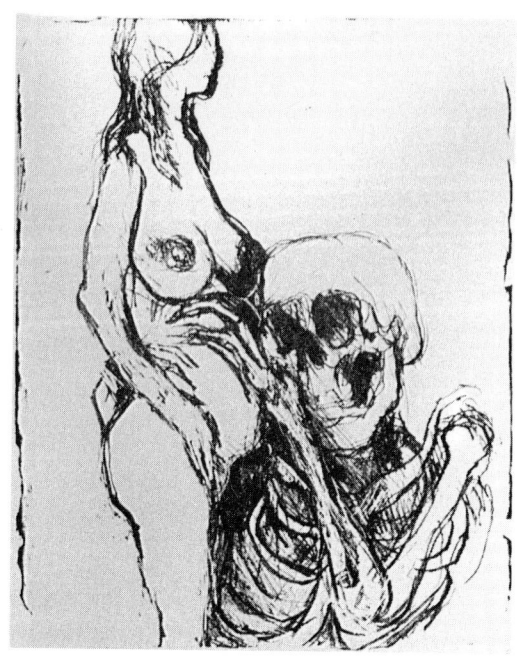

Abb. 9. Boris Fröhlich, 1947
Lohr/Main – lebt in Neuß,
Dritter Tanz – mit der Schwan-
geren, 1980 Lithographie, Blatt
14 der Folge „Totentanz"

Szene beruht auf einem persönlichen Erlebnis Rethels, der während eines geselligen Abends bei dem berühmten Arzt der Goethezeit Carl Gustav Carus
(1789–1869) Zeuge des plötzlichen Todes eines Vorlesers gewesen war. Damit
schien wieder einmal das geflügelte Wort des Horaz (65–8 v. Chr.) bestätigt zu
werden:

> „Mors ultima linea rerum"
> (Der Tod ist die letzte Grenze der Dinge).

Natürlich könnte der Medizinhistoriker in den wechselvollen Darstellungen
des Todes auch interessante Studienobjekte für die jeweiligen Kenntnisse der
Anatomie sehen. Der Einfluß des bedeutenden Werkes von Andreas Vesal
(1514–1564) „De humani corporis fabrica" aus dem Jahre 1543 z. B. wäre an
den Skelettdarstellungen zu prüfen. Dies hat 1950 Frau Maria Aschhoff in
Münster unternommen, und schon vorher hatte R. A. Peltzer auf die Abhängigkeit einer Skelettdarstellung auf dem Grabmal des Arztes Cyriacus Weber
in der Landsberger Pfarrkirche von 1575 hingewiesen.

Das aus der Sammlung von Professor Werner Block übernommene Material von über 900 Einzelstücken ist inzwischen auf über 1400 Exponate angewachsen und bietet sich für eine derartige Betrachtungsweise in besonderem
Maße an. Aber wichtiger als die detaillierten Studien zur Anatomie, zur Sozio-
logie, zur Ikonographie des Arztes als solchem dürften die allgemein mensch-

lichen Aussagen sein, die man auch heute noch aus der Betrachtung derartiger Totentänze gewinnen kann. Sie waren und bleiben in erster Linie ein „Memento mori", die auch uns erkennen lassen sollen, daß trotz aller Fortschritte der Technik, trotz einer unerhörten Entwicklung der medizinischen Wissenschaft, wodurch die allgemeine Lebensdauer ganz erheblich verlängert werden konnte, Unsterblichkeit auch der moderne Arzt nicht verleihen kann. Für ihn sind die Pforten des Todes eine unüberschreitbare Barriere. Der Arzt muß sich, ebenso wie der Seelsorger, mit diesen Problemen täglich auseinandersetzen, und er, die Schwester und der Priester, sind meist die einzigen, die den Moribunden auf seinem letzten Wege begleiten. Dabei treffen sie heute wie gestern auf den Tod. Wie sie diese Konfrontation bestehen, kann nicht im medizinischen Staatsexamen abgefragt werden. Es ist jedoch auffällig, daß die jungen Studenten und nicht wenige der jungen Künstler sich erneut dem Todesproblem und den Totentanzdarstellungen zugewandt haben. Eine Düsseldorfer Ringvorlesung über diese Fragen wurde von über 400 Studenten besucht, und eine gleiche Fülle erlebte der Verfasser dieses Beitrages, als er vor einiger Zeit in Berlin an einem Freitagabend zu dem gleichen Thema sprechen konnte.

Daß junge Künstler sich im übrigen von den Stereotypien der älteren Totentanzdarstellungen inzwischen weit entfernt haben, soll eine Lithographie des in Neuß lebenden Boris Fröhlich (geb. 1947) zeigen, der den Lebenszyklus des Menschen, darunter auch Schwangerschaft und Geburt, in der ständigen Konfrontation mit dem Tode dargestellt hat (Abb. 9). Mors triumphans, mors devicta? Diese Frage können die Totentanzdarstellungen aus 5 Jahrhunderten nicht beantworten. Diese Frage muß jeder selbst entscheiden.

Literatur

1. Aschoff, M., Die Darstellung des Todes in der Kunst und ihre Beziehung zur anatomischen Wissenschaft. Med Diss, Münster 1950
2. Block, W., Der Arzt und der Tod in Bildern aus sechs Jahrhunderten. Stuttgart 1966
3. Boase, T. S. R., Death in the Middle Ages. Mortality, Judgement and Remembrance. London 1966
4. Brossollet, J., L'influence de la peste du moyen-âge sur le thème de la danse macabre. Atti XXI Congr internaz storia med Siena, Bd 1, Siena 1968, S 265–272
5. Buchheit, G., Der Totentanz. Seine Entstehung und Entwicklung. Berlin 1926
6. Clark, J. M., The Dance of Death in the Middle Ages and the Renaissance. Glasgow 1950
7. Cosacchi, S., (id est Kozaky), Makabertanz. Der Totentanz in Kunst, Poesie und Brauchtum des Mittelalters. Meisenheim 1965
8. Deneke, J. F. V., Der Tod als medizinische Sensation der Tagespublizistik. Therapiewoche 27, 1977, S 7343–7352
9. Dolenc, A., Medizinische Fragen und Aspekte des mittelalterlichen Totentanzes. Beitr ger Med Wien 38, 1980, S 347–352
10. Fehse, W., Der Ursprung der Totentänze. Halle 1907
11. Fischer, W., Tod und Arzt in der Darstellung der Kunst, besonders in den Totentänzen. Wiss Z Friedrich-Schiller-Univ Jena 5, 1955/56, S 491–498

12. Freybe, A., Das Memento mori in deutscher Sitte, bildlicher Darstellung und Volksglauben, deutscher Sprache, Dichtung und Seelsorge. Gotha 1909
13. Häfliger, J. A., Der Apotheker im Bildertotentanz. Vorträge Hauptvers Ges Gesch Pharm, Stuttgart 1936, S 12–26
14. Hofmeier, H. K., Medizinisches in Abraham a Sancta Claras letztem Werk, der „Totenkapelle". Münch Med Wschr 102, 1960, S 2169–2172
15. Kaiser, G.(Hrsg), Der tanzende Tod. Mittelalterliche Totentänze. Frankfurt/M 1982
16. Kozaky, S., Geschichte der Totentänze. Bd 1, Budapest 1936; Bd 2, Budapest 1944 und Bd 3, Budapest 1941
17. Massmann, H. F., Literatur der Totentänze (1840). Neudruck, Hildesheim 1963
18. Nathan, H., Bingol, N., Der Tod und der Arzt in der Kunst. Med Welt NF 19, 1968, S 2845–2852
19. Peltzer, R. A., Der Kistler und Bildhauer Paul Reichel von Schongau, der Meister des „Tötlein". Schwäb Museum Z Kultur, Kunst Gesch Schwaben 6, 1930, S 184–192
20. Richter, P., Arzt und Totentanz. Med Klin 18, 1922, S 1238–1239
21. Rosenfeld, H., Der mittelalterliche Totentanz. Entstehung – Entwicklung – Bedeutung. Münster, Köln 1954, 2. Aufl. Graz 1968
22. Rosenfeld, H., Der Totentanz. Abbottempo 2, 1970, S 26–31
23. Schadewaldt, H., Tod und Liebe. Kunsthistorische Meditationen eines Medizinhistorikers. Waage 13, 1974, S 46–54
24. Schadewaldt, H., Mensch und Tod in der Kunstdarstellung. Baden-Württemberg 24, 1977, S 1–7
25. Schadewaldt, H., Mensch und Tod. Zur Eröffnung einer Ausstellung in Regensburg. Med Welt 29, 1978, S 1587–1592
26. Schadewaldt, H., Totentänze. Medizinhistorische Meditationen. Z Geront 11, 1978, S 532–546
27. Schadewaldt, H., Bilder vom Tod. Meditationen über Totentänze. In: Winau, R., Rosemeier, H. P. (Hrsg), Tod und Sterben. Berlin, New York 1884, S 77–101
28. Schumacher, J., Der Tod als Knochenmann. Med Klin 60, 1965, S 1599
29. Stammler, W., Die Totentänze. Leipzig 1922
30. Warthin, A. S., The physician of the dance of death. Ann med hist 2, N.S., 351–371, 453–469 (1930); 3, N.S., 75–109, 134–165, 697–710 (1930)
31. Weber, F. P., Des Todes Bild. Bearbeitet v. Holländer, E., Berlin 1923
32. Wentzlaff-Eggebert, F. W., Der triumphierende und der besiegte Tod in der Wort- und Bildkunst des Barock (mit ausführlichem Lit.-Verz.). Berlin, New York 1975
33. Zglinicki, F. v., Urinal und Totentanz. In: Die Uroskopie in der bildenden Kunst. Darmstadt 1982, S 77–96

102

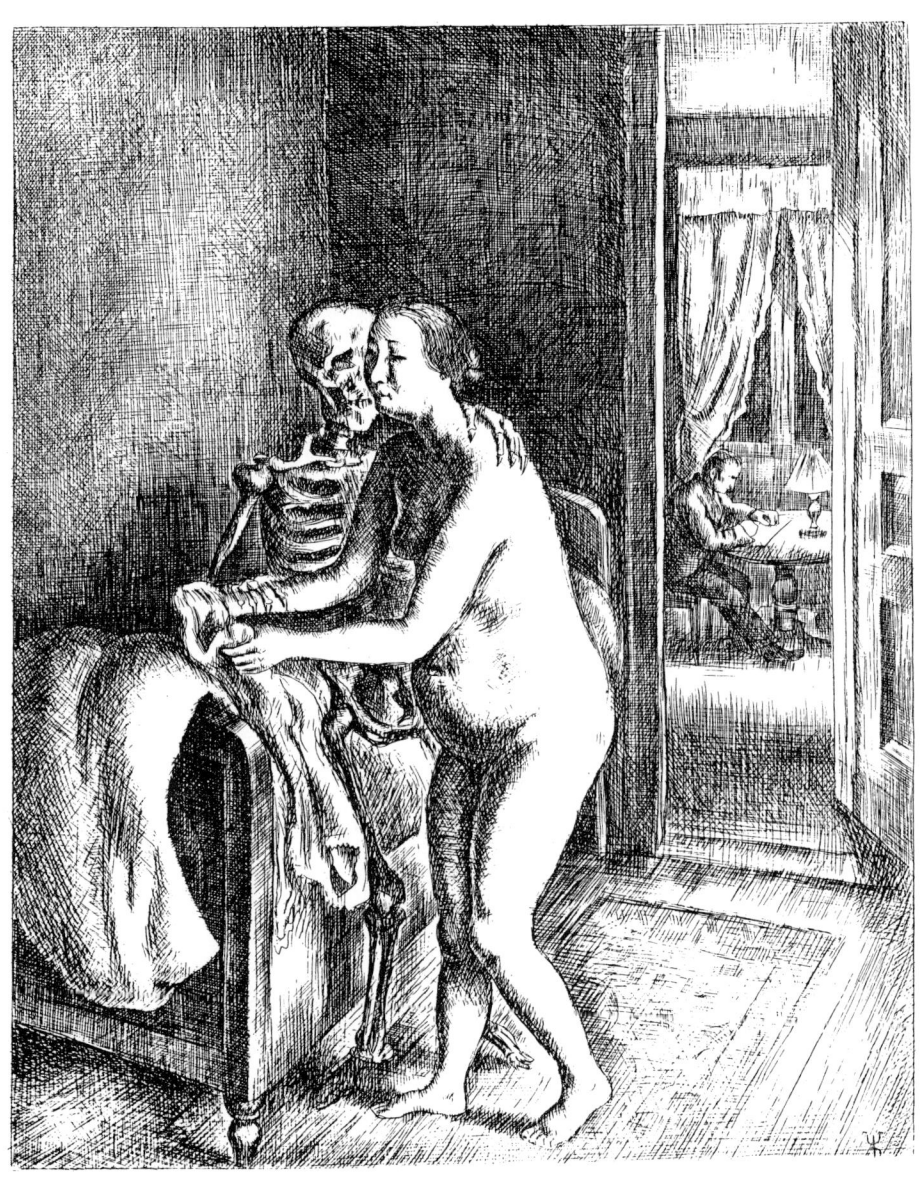

August Wilhelm Dressler „ Die Schwangere und der Tod", 1926/27, Federlithographie

Totentänze –
kunsthistorische Betrachtung

Margarete Bartels, Düsseldorf

Der Begriff „Totentanz" wird in der kunstgeschichtlichen Literatur weit gefaßt, und – mit Ausnahme des mittelalterlichen Totentanzes – nicht genau definiert. So bezeichnet man etwa seit der Renaissance sämtliche Darstellungen,
deren Bildmotiv durch das zentrale Thema Mensch und Tod bestimmt wird
als Totentänze, auch solche, auf denen der Tod gar nicht persönlich in Erscheinung tritt. J. Vogel engt in seiner Arbeit über die schwäbischen Totentänze das
Thema näher ein: er versteht unter Totentanz „jede Serie von Todesbildern,
die von Künstlern als zusammenhängende Bildfolge geschaffen worden sind",
eine Deutung, die von den meisten Autoren übernommen worden ist.

Der Totentanz im eigentlichen Sinne hingegen ist eine mittelalterliche Bil-
derfindung christlicher Kunst und stellt in seiner frühesten Form wirklich einen Tanz der Toten dar. Grundlage aller derartigen Darstellungen ist der
Glaube an die Auferstehung der Toten und das Jüngste Gericht, sowie die
volkstümliche Vorstellung vom nächtlichen Tanz der unerlösten „Armen Seelen" auf dem Friedhof, eine Vorstellung, die mit der damals üblichen Einstellung des Menschen zum Tode eng zusammenhing. Der mittelalterliche Mensch
nämlich erwartete seinen Tod; normalerweise kündigte sich dieser vorher an
und man hatte Zeit, sich mit ihm vertraut zu machen. Anders in einem Jahrhundert, das ständig von Seuchen und Epidemien heimgesucht worden ist und
in dem die Pest ganze Landstriche und Städte entvölkert hat. Jetzt handelt es
sich um den unerwarteten, den plötzlich hereinfallenden Tod und dieser ist es,
den jeder gläubige Christ, entgegen einer mittelalterlichen „Ars Moriendi", zu
fürchten hatte.

So sind denn in der Tat die auf Friedhofs- oder Klostermauern gemalten
Totentänze, als einer der ältesten Vertreter ein Fresko in der Abteikirche La
Chaise Dieu in der Auvergne (um 1400) angesehen wird, nichts anderes als ein
bildhaftes, ins Monumentale gesteigertes „Memento mori", mit anderen Worten eine Mahnung und Aufforderung zur ständigen Todesbereitschaft, denn
vor dem Tod sind alle gleich. Ob Papst, Kaiser, König oder Bettelmann, sie
alle, die unvorbereitet gestorben sind, unterliegen nun diesem zwanghaften
Tanztrieb, wobei jeweils ein Totenskelett einen Vertreter der verschiedenen
Stände, nach absteigender Rangfolge geordnet, bei der Hand hält.

Freilich war die mittelalterliche Ständerevue, die den klassischen Totentänzen das Gepräge gibt, dem damaligen Denken tief vertraut. Dies äußert sich vor allem in den, seit dem 13. Jahrhundert von Frankreich ausgehenden Vadomori Gedichten, deren reimlose lateinische Distichen jeweils mit der stereotypen Formel „ich gehe hin zu Sterben" eingeleitet werden. Die Vado-mori Verse wurden jedoch ursprünglich niemals illustriert. Erst die bildhafte Reihung von ständischen Figuren innerhalb der Totentänze erfaßte das Anliegen der Zeit: dem Betrachter wurde das Ende der Vertreter der verschiedenen Stände gleichsam als Abbild des eigenen zu erwartenden Schicksals eindringlich vor Augen geführt, sollte er unvorbereitet, mit seiner ganzen Sündenlast beladen, vom Tode überrascht werden.

Die Totentänze müssen demnach ursprünglich als einprägsame Bilderpredigten verstanden werden, darauf weist nicht nur der Bußprediger hin, der in den meisten klassischen Totentänzen in Erscheinung tritt, sondern auch das gleichzeitige Nebeneinander von Wort und Bild. Der mittelalterliche Bilderbogen diente als Vorlage für die Monumentalgemälde und sorgte für die Verbreitung des Bildmotivs.

Die weiteste Verbreitung erfährt der Vorwurf im deutschsprachigen Raum. Allerdings sind uns die berühmten Baseler Totentänze, zu Groß-Basel im Dominikanerkonvent, zu Klein-Basel im Dominikanerkloster Klingenthal (beide etwa um 1440), sowie der Totentanz in der Marienkirche zu Lübeck (1463) oder derjenige des Nikolaus Manuel Deutsch in Bern (etwa 1516–1519) heute nur noch in Nachzeichnungen oder Kopien erhalten. In Luzern schuf Jakob von Wyl 1615 für das Jesuitenkollegium einen monumentalen Totentanz; zwischen 1626 und 1632 entstand der Bilderzyklus seines Schülers Kaspar Meglinger auf der Spreuerbrücke in Luzern.

Mit Aufkommen der druckgraphischen Techniken erfährt das Thema in der Folgezeit in Handschriften, Blockbüchern oder Einblattdrucken bildliche Gestaltung. Gleichzeitig tritt eine Auflösung des ursprünglichen Gefüges des Totentanzes ein: der monotone Reigen als Symbol des kollektiven Sterbens, welcher den Künstler an die Einheit des Ortes bindet und notgedrungen ein größeres Bildformat voraussetzt, wird in einzelne Paare aufgelöst, und es ist nicht mehr der Tote, der sein williges Opfer bei der Hand ergreift, sondern es tritt der Tod selbst auf (in Gestalt des Schnitters, Jägers, Spielmanns oder Totengräbers), der nunmehr den sich oft heftig gegen sein Schicksal auflehnenden Menschen aus dem Leben reißt.

Drei Blätter der Sammlung „Mensch und Tod" der Universität Düsseldorf weisen eine Vermengung dieser Bildvorwürfe auf, darunter der kolorierte Kupferstich eines unbekannten Meisters aus dem 18. Jahrhundert (Abb. 1), der allerdings auf einer wesentlich älteren Vorlage basiert. Der Blick des Betrachters fällt sofort auf das Mittelteil des Blattes, wo die enge Beziehung des Totentanzes zur Kirchhofssage sichtbar wird. Neun Frauen, durch die Standestracht als jüngst Verstorbene gekennzeichnet, tanzen mit ebensoviel na-

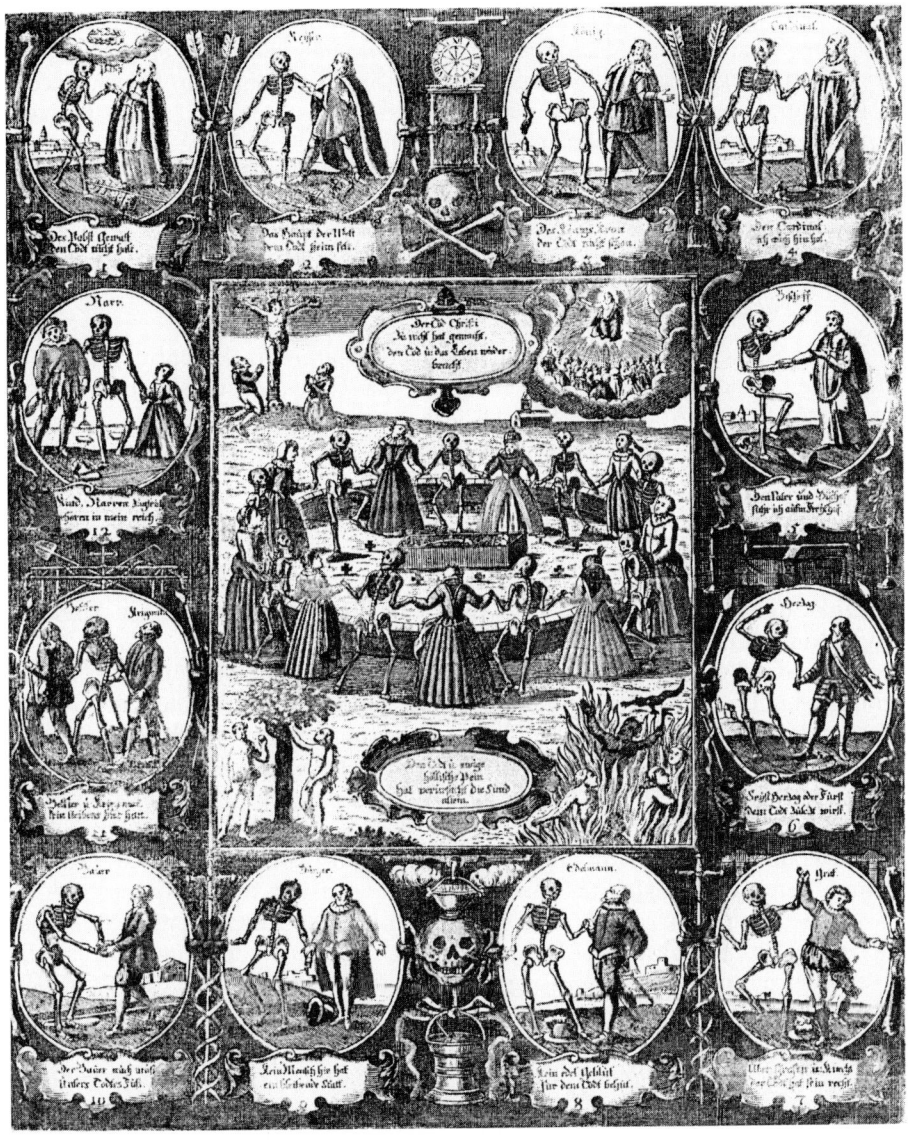

Abb. 1. Unbekannter Meister: Totentanz, aus dem Verlag J. P. Wolff seel. Erben, Nürnberg, 2. Hälfte 18. Jahrhundert

menlosen Toten auf einem Friedhof um ein offenes Grab. Ganz im Geiste der ältesten Totentänze gliedern sich die Armen Seelen, Marionetten gleich, dem feierlichen Reigen ein. Die Königin ist beispielsweise nicht mehr bewegt als die Närrin, und eben diese Monotonie der Darstellung unterstreicht den qualvollen Zwang der zum Tanz Verurteilten, der ja womöglich als eine Vorform ewiger Höllenpein aufgefaßt werden muß, wie aus der Szene in der rechten unteren Hälfte des Mittelbildes ersichtlich. Daneben, in einer Kartusche gefaßt, zusätzlich die Aufschrift:

> *„Den Todt u. ewige höllisch = Pein*
> *hat verursacht die Sünd allein"*

Dieser Spruch verweist nicht nur auf die Verdammnis der unbußfertig Gestorbenen, sondern auch auf den Ursprung des Todes als der Sünde Sold, und so sind denn auch Adam und Eva, als Urheber der Erbsünde, unter dem Baum des Paradieses zusätzlich dargestellt. Dem düsteren Aspekt des unteren Bildfeldes wird jedoch die Erlösungstat Christi in der oberen Zone entgegengesetzt:

> *„Der Tod Christi zu nicht hat gemacht*
> *den Tod u. das Leben wider bracht"*

Links und rechts der Aufschrift die Darstellungen „Christus am Kreuze" und „Aufnahme der Seeligen in den Himmel".

Die Vorstellung des Sieges Christi über den Tod geht weit über die ikonographische Tradition des frühen Totentanzschemas hinaus und darf als ein Zeichen franziskanischer Frömmigkeit gewertet werden. Auch der alles beherrschende Tod hat nun seine Zeitlichkeitsbegrenzung erfahren und seine Herrschaft über den Menschen erscheint durch den Opfertod Christi auf die Sterbestunde begrenzt.

Die Hauptszene des Kupfers hingegen wird von zwölf Einzelmedaillons umrahmt, deren Bildinhalte uns ein vortreffliches Beispiel für die szenische Auflösung des Totentanzes geben. Im Medaillon 11 und 12 klingen noch Reminiszenzen an das alte Motiv der Reigenkette an – der Knochenmann führt jeweils zwei Figuren in Standestracht zum Sterben fort –, während in den restlichen Darstellungen nunmehr ein skelettierter Geselle eine noch lebende Person in den Tod tanzt. Daß es sich bei den Knochengerippen jeweils wirklich um den personifizierten Tod handelt, der die Standesvertreter zu Tode bringt, geht sowohl aus den kurzgefaßten Bildunterschriften, wie auch aus den Aufschriften eindeutig hervor.

Den entscheidenden Schritt zur Personifikation des Todes vollzog Hans Holbein d. J. um 1525 zum ersten Mal in voller künstlerischer Konsequenz, indem er in den „Bildern des Todes" den Tod handelnd in das Geschehen seiner Zeit eingreifen läßt. Holbeins Auffassung hat sich des weiteren durchgesetzt, und seine Bilderfolge wurde Ausgangspunkt für die meisten Totentanzdarstellungen späterer Zeit.

Eine der frühesten Holbein-Nachahmungen stammt von dem deutschen Kleinmeister Heinrich Aldegrever (Abb. 2), der bereits 1541 eine Serie von Totentanzszenen unter dem Titel „Die Macht des Todes" herausgegeben hat. Auch Aldegrever übernimmt die biblische Vorstellung, daß der Tod des Menschen durch den Sündenfall in die Welt gesetzt worden ist, und der Tod tritt eben in dem Augenblick auf, als Adam und Eva aus dem Paradiese vertrieben werden. Aber er tötet nicht sofort, sondern ist Geleiter des schuldhaften Paares aus dem Garten Eden in das sterbliche Leben. Ab nun wird der Mensch auf Schritt und Tritt vom Tod begleitet: in der nächsten Szene hilft der Tod Adam beim Baumroden, wobei ersterer lediglich für den Betrachter als ein Bildzeichen für die Allgegenwärtigkeit des Todes dargestellt ist. In den anschließenden Darstellungen werden die Menschen zwar nach traditionellem Schema in Rangfolge der Stände zum Sterben fortgeführt, doch ist es nunmehr jeweils der Einzelne, der sich dem plötzlich auftretenden Tode konfrontiert sieht. Dem Bischof hat sich der Tod noch im Tanz genähert, und er hält triumphierend die Sanduhr, als Symbol der abgelaufenen Lebenszeit, hoch. Den Abt hingegen, der sich voll Angst an seinem Stuhl festhält und nicht bereit ist, freiwillig aus der Welt zu gehen, greifen gleich zwei Todesgestalten an. Die eine hat ihn sogar der Würde seines Amtes, des Abtstabes, beraubt, und auch das Stundenglas zeigt wieder deutlich, daß für den Widerstrebenden das letzte Stündlein geschlagen hat.

Aus dem ikonographischen Typus des mittelalterlichen Totentanzes haben Renaissance und Humanismus mit ihrer Idee des Individualismus neue Bildinhalte formiert, welche in der individuellen Begegnung des Einzelnen mit dem Tode kumulieren. Die Ausweitung besagter Bilderfolgen durch Darstellungen des Sündenfalls, der Vertreibung aus dem Paradiese etc. ist auch ein Charakteristikum der meisten Totentanzzyklen des Barocks. Eine interessante Bildkombination weist das Titelkupfer von Johann Weichard aus Valvasors Erbauungswerk „Theatrum mortis humanae, Salzburg 1682" (Abb. 3) auf, wo die Szenen des Sündenfalls und der Vertreibung aus dem Paradiese zu einer Gesamtdarstellung des „Triumph des Todes" erweitert worden sind. Das Thema darf jedoch nicht einseitig verstanden werden: dem Triumph des Todes wurde gleichzeitig der Glaube an ein ewiges Leben entgegengesetzt. – Der Kupferstich bedarf einer ausführlicheren Interpretation: Den größten Teil der Bildfläche nimmt eine Ruine ein, aus deren bogenförmiger Öffnung sich eine merkwürdige Prozession drängt. Adam und Eva, am Baum der Erkenntnis gefesselt, werden von berittenen Todesgestalten in die neue Sterblichkeit getrieben. Über dieser Gruppe, in Haltung des Triumphators, „König Tod" – mit den gewohnten Attributen Stundenglas und Sense ausgestattet –, der seinerseits als Herrscher Einzug in sein Reich hält. Im Vordergrund des Bildes zwei leichtgeschürzte Gestalten, die je ein Grab ausheben – eine Anspielung auf die den Menschen vorbestimmte Lebensspanne durch den Tod. Der Ruine, als Symbol der Vergänglichkeit, wurde jedoch der Obelisk, welcher die Hoffnung

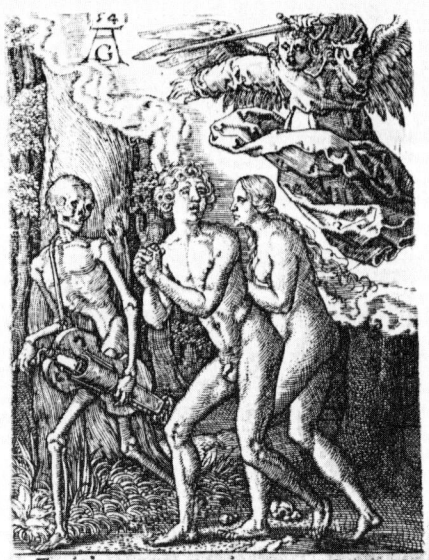

EMISIT EVM DOMINVS DEVS DE PA
RADISO VOLVPTATIS, VT OPERARE
TVR TERRAM DE QVA SVMPTVS EST
GENSIS · iii · 7

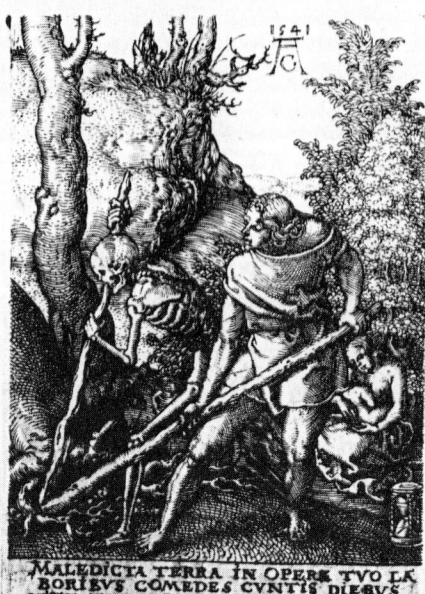

MALEDICTA TERRA IN OPERE TVO LA
BORIBVS COMEDES CVNTIS DIEBVS
VITÆ TVÆ, DONEC REVERTARIS &C.
GENESIS · III · 4

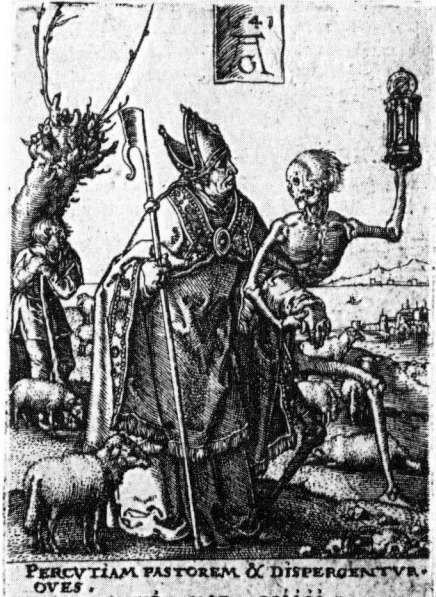

PERCVTIAM PASTOREM & DISPERGENTVR
OVES ·
· XXVI · MAR · XIIII ·
7

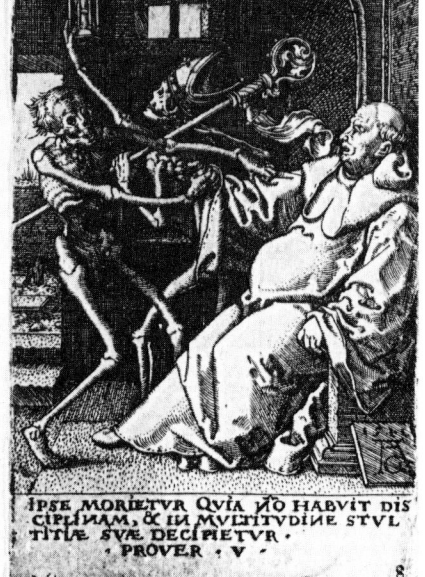

IPSE MORIETVR QVIA NO HABVIT DIS
CIPLINAM, & IN MVLTITVDINE STVL
TITIÆ SVÆ DECIPIETVR ·
· PROVER · V · 8

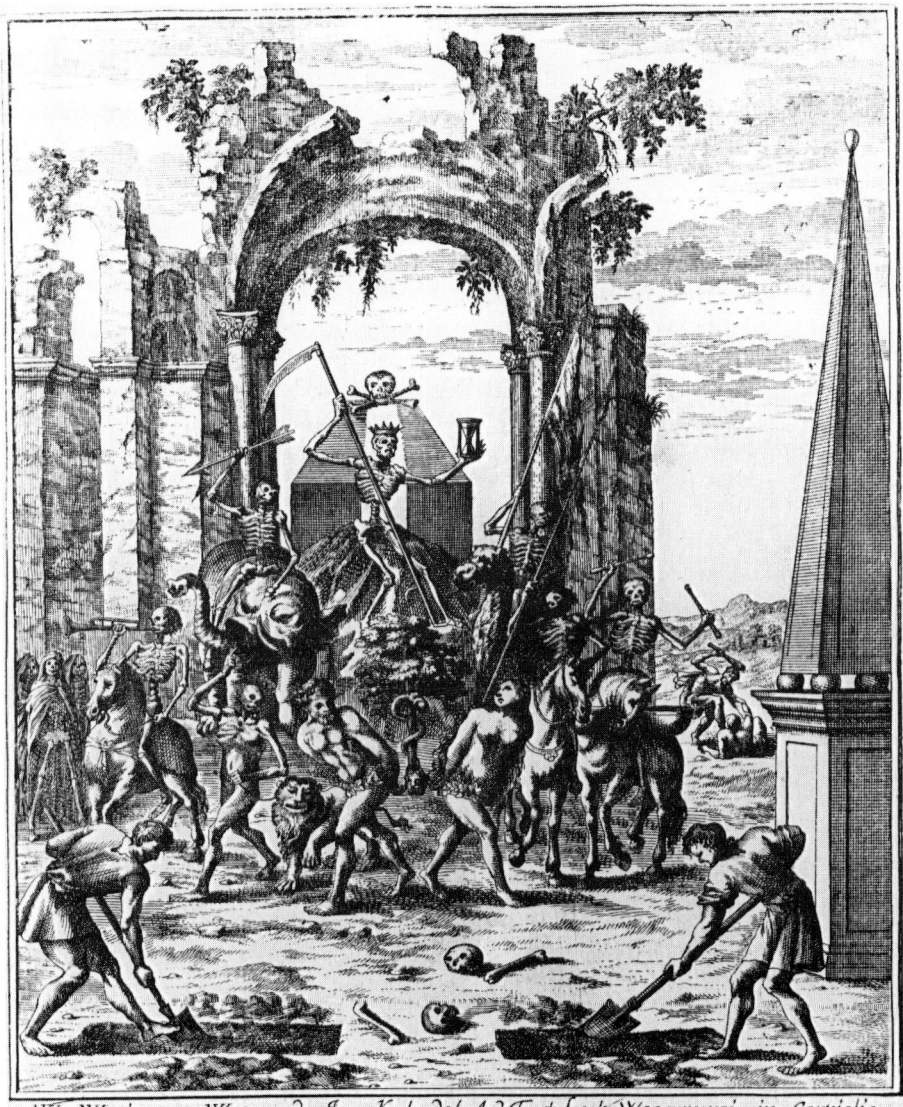

W. W. inuen W. excud. Jo: Koch del: And. Trost sculp. Wagenpurgi in Carniolia

Abb. 3. Triumph des Todes aus Valvasors Theatrum mortis humanae (1682)

Abb. 2. Heinrich Aldegrever: Die Macht des Todes: Vertreibung aus dem Paradies, Adam und Tod beim Baumroden, Tod und Bischof, Zwei Todgestalten und ein Abt (1541)

auf ein ewiges Leben ausdrückt, entgegengestellt. Durch diese Sinngebung, in der Gegenüberstellung von Ruine und Obelisk, erhält die bildliche Darstellung des gewaltigen Herrschers Tod eine umfassendere Bedeutung als in den Totentanzdarstellungen der Zeit. Auf eine weitere Szene muß noch hingewiesen werden: Im Hintergrund, zwischen Ruine und Obelisk, ist der Brudermord Kains an Abel illustriert. Damit wird nachdrücklich veranschaulicht, daß mit dem Tode auch die Gewalttätigkeit, welche in Kain, dem Sohn des ersten Menschenpaares, zum Ausbruch gelangt ist, Einzug in unsere Welt hielt.

Die Totentänze der Barockzeit zeichnen sich im allgemeinen durch eine Anhäufung und Überladung allegorischer bzw. sinnbildlicher Motive aus, wobei vor allem das Thema vom triumphierenden Tod reiche Ausmalung erfährt. In dem Kupferstich „Über die Gebeine aller Menschen" (Abb. 4) von Michael Rentz („Geistliche Todts-Gedanken bey allerhand Gemählden ..., Linz 1753) dokumentiert der Tod seine unbegrenzte Gewalt, indem er im Reich der Toten gebieterisch auf einem Sarkophage steht. Rundherum ein vielfältiges Aufgebot althergebrachter Totentanzsymbole, welche die Bedeutung des Bildinhaltes zusätzlich unterstreichen. Andere Darstellungen des Zyklus spiegeln die religiösen Tendenzen der Zeit wider, etwa wenn die Nonne in höchster Verzükkung den Tod herbeisehnt, um sich mit ihrem Bräutigam „Christus" zu vermählen, oder wenn der Mönch in seiner Klause den Tod als höchste Seligkeit betrachtet – alles Beispiele für die exaltierte Todesfreudigkeit des Barocks.

Gegen Ende des 18. Jahrhunderts zeigt der Totentanz neue, überraschende Aspekte. Die religiöse Substanz, die bedeutungsvoll sämtliche Totentanzdarstellungen vergangener Zeit durchzogen hat, schwindet immer mehr und wird mitunter sogar vollkommen eliminiert. Die Verweltlichung der Totentanzidee tritt ein. So bringt das Titelkupfer der Totentanzfolge von J. R. Schellenberg („Freund Heins Erscheinungen in Holbeins Manier, Winterthur 1785") (Abb. 5) eine Figurengruppe mit Friedrich d. Gr. und Voltaire, versunken in den Anblick eines Grabmonumentes, auf dem der Tod, mit dem Attribut der Sense, grinsend steht und das die Aufschrift „Memento mori" trägt. Andere Szenen weisen Darstellungen von größerer Aktualität auf. Der Tod an der Pforte des aufgehobenen Klosters deutet auf Joseph II. und seine Maßnahmen hin, und in der Szene „Der Aerostat", wo der Tod beim Ballonabsturz dargestellt ist, wird die Beziehung zu der Erfindung des Heißluftballons durch die Brüder Montgolfier, die in ganz Europa zu heftigsten Diskussionen Anlaß gab, offensichtlich. Das Bildmotiv „Gestöhrte Liebe" ist dagegen noch ganz der alten Totentanztradition verpflichtet. Mit sichtlicher Freude spannt der Tod ein Netz aus, in dem sich das zum Tode bestimmte Paar verfangen muß. In der nächsten Darstellung konfrontiert Schellenberg eine prachtvoll gekleidete Rokokodame mit ihrem Kavalier. Erwartungsvoll streckt sie diesem ihre

Abb. 4. Michael Rentz: Geistliche Todts-Gedanken bey allerhand Gemählden ...: Über die Gebeine aller Menschen (1753)

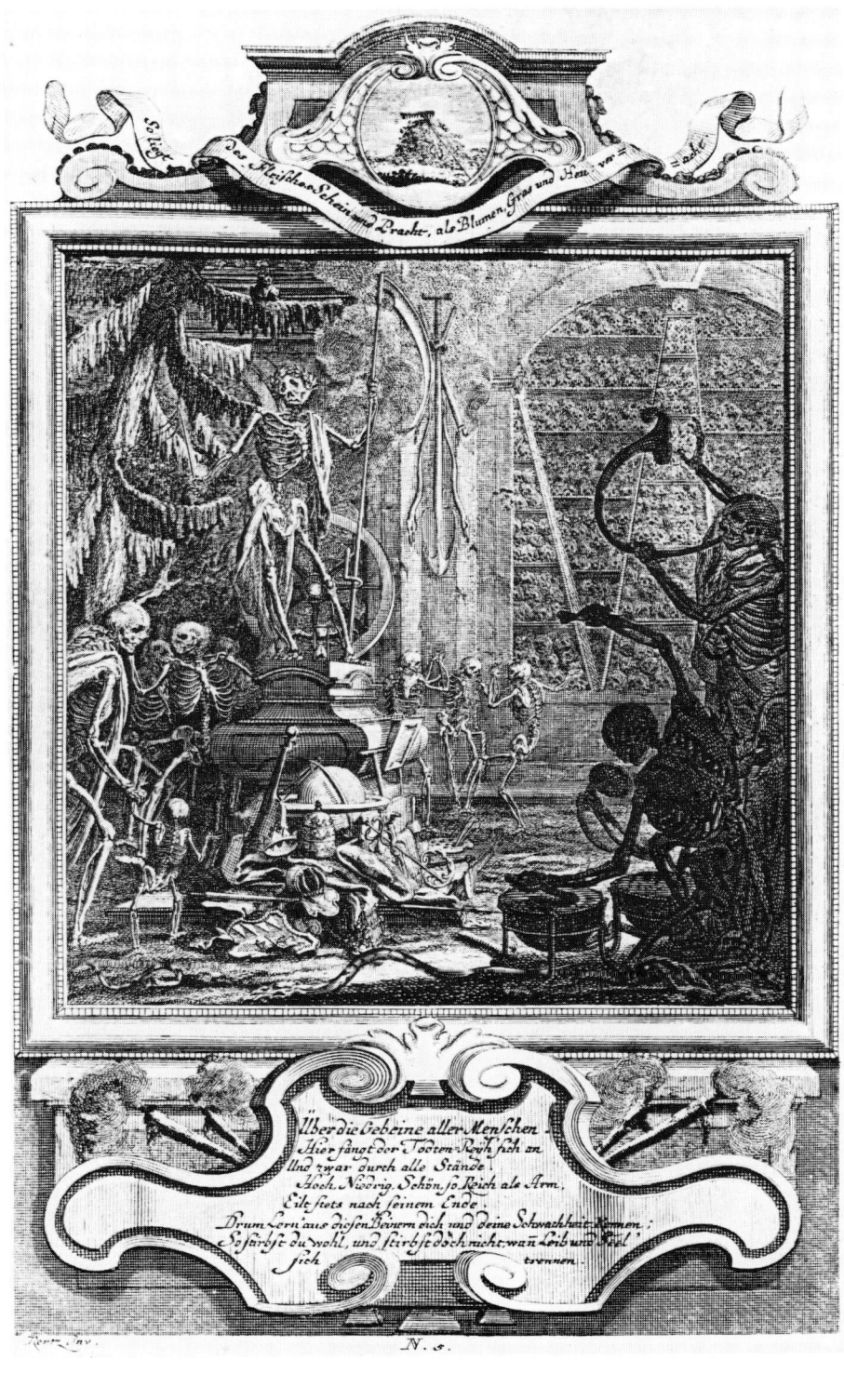

Über die Gebeine aller Menschen.
Hier fängt der Todten-Reyh sich an,
Und zwar durch alle Stände,
Hoch, Niedrig, Schön, so Reich als Arm,
Eilt stets nach seinem Ende.
Drum Lern aus diesen Beinern dich und deine Schwachheit kennen;
So stirbst du wohl, und stirbst doch nicht, wañ Leib und Seel
sich   trennen.

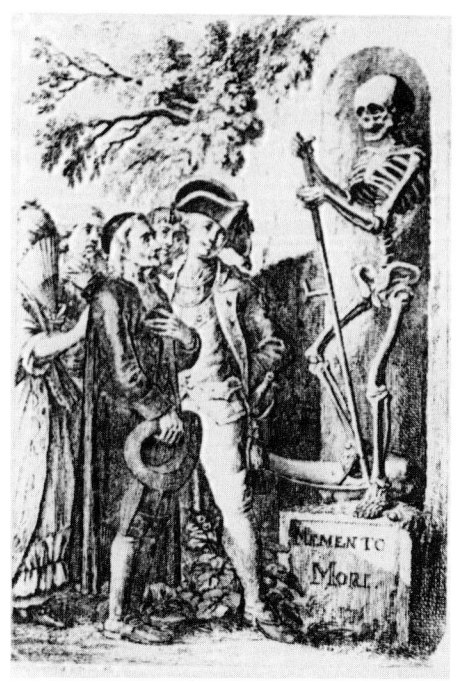 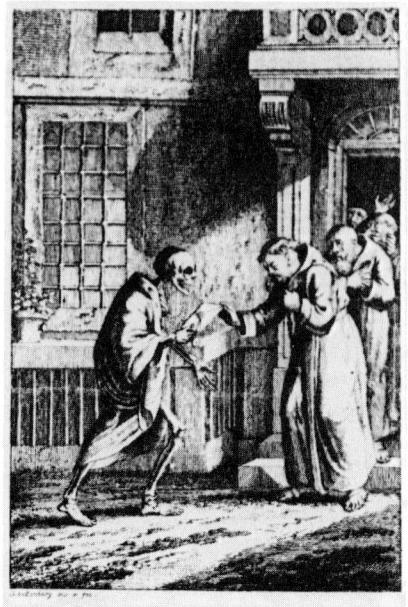

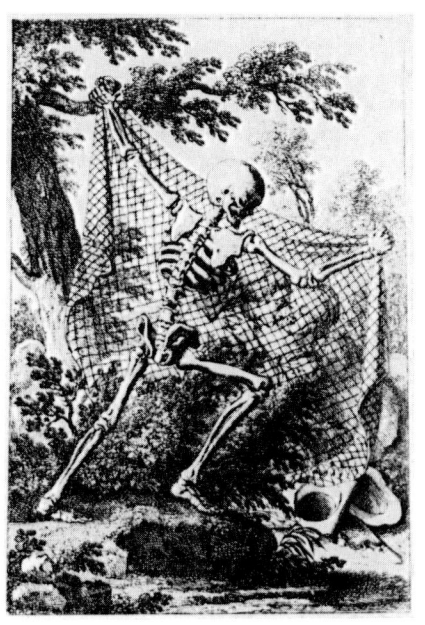 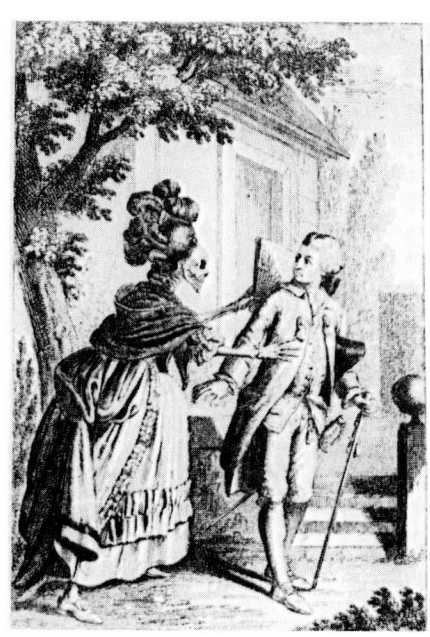

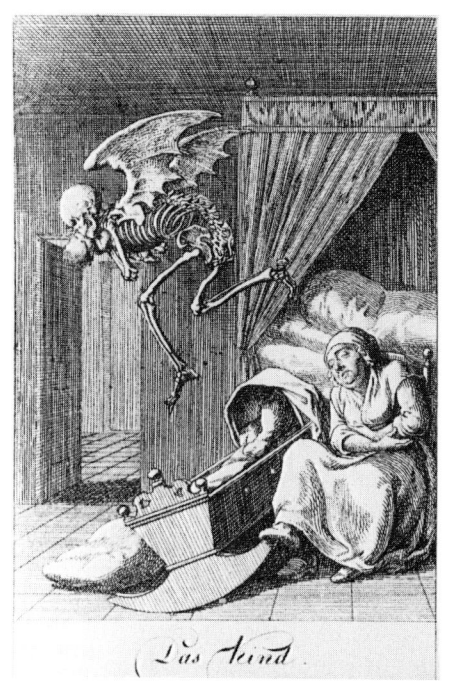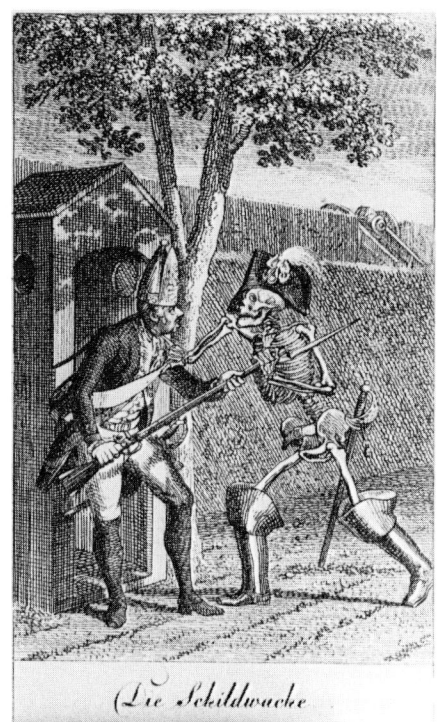

Abb. 6. Daniel Chodowiecki: Totentanz: a) Das Kind, b) Die Schildwache (1791)

Arme entgegen, aber unter der kunstvoll aufgetürmten Frisur grinst ein Totenschädel, und zu spät bemerkt der Jüngling, mit wem er sich da zu einem Ren-
dezvous verabredet hat.

Als bekannteste und vielleicht auch berühmteste Totentanzfolge des 18.
Jahrhunderts darf wohl diejenige des deutschen Künstlers Daniel Chodowiek-
ki aus dem Jahre 1791 angesehen werden. In den zwölf Einzelszenen von klein-
stem Ausmaß sind bereits Tendenzen enthalten, welche erst im 19. Jahrhundert tragend werden: Der Tod tötet nicht in jedem Fall, sondern er wird oft
in angedeuteter Beziehung zu seinen Ursachen dargestellt. In dem Bildchen
mit der Aufschrift „Das Kind" (Abb. 6 a) wurde das frühzeitige Ableben des
kleinen Erdenbürgers nicht durch den Tod persönlich verursacht, sondern
durch die Unvorsichtigkeit seiner Kinderfrau, die in Vernachlässigung ihres
Dienstes einfach eingeschlafen ist. Aber der Künstler gestaltet die Szene noch

---

Abb. 5. Johann Rudolf Schellenberg: Zu „Freund Heins Erscheinungen in Holbeins Manier":
Titelblatt, Aufhebung des Klosters, Gestöhrte Liebe, Getäuschte Erwartung (1785)

weiter aus: der Tod selbst hat Mitleid mit dem Säugling und küßt ihn, während er mit ihm entschwebt, sanft auf den Mund. Die nächste Szene, betitelt „Die Schildwache" (Abb. 6 b), entstand wohl unter dem Eindruck der napoleonischen Revolution. Vielleicht tötet auch hier der Tod nicht unmittelbar, sondern löst nur, wenn auch mit sichtlicher Gewalt, den diensthabenden Soldaten ab, um sich in der Folgezeit möglichst viele Opfer zu suchen. – Fast 60 Jahre später ließ Alfred Rethel in seiner Holzschnittfolge „Auch ein Totentanz aus dem Jahre 1848" den Tod als Volksverführer bei den Barrikadenkämpfen der Revolution auftreten, und kurz darauf vermittelt er uns in der Darstellung „Der Tod als Freund" das Bild vom schönen, harmonischen Tod*. Die versöhnliche Idee vom Tod als Freund klingt jedoch, wie wir gesehen haben, schon bei der Kinderszene von Chodowiecki an, und Schellenberg betitelt seine Totentanzfolge ausdrücklich „Freund Heins" Erscheinungen in Holbeins Manier.

Noch wird in fast allen diesen Darstellungen der Tod in Gestalt eines Skelettes wiedergegeben, jedoch flößt der skelettierte Geselle nicht mehr Angst und Schrecken ein, sondern er wird als „Freund Hein" oder als „Gevatter Tod" charakterisiert, bisweilen scheint er sogar, wie in dem Vorwurf „Getäuschte Erwartung" von Schellenberg, mit der lebendigen Standesperson fast identisch zu sein. Moritz von Schwind schließlich läßt in einem seiner Totentanzbilder den Tod in sinnbildhafter Gleichung in Gestalt eines Jünglings auftreten, der die menschliche Seele aus dem Kerker des Lebens befreit. Mit dieser Auffassung hat er sich vollkommen von der ursprünglichen Intention der Totentänze entfernt.

Die mittelalterliche Vision des Totentanzes erfährt bei Max Klinger grandiose Neugestaltung: auch Klinger geht von der Vorstellung aus, daß der Tod in wenigen Augenblicken, ganz plötzlich und unverhofft, blühendes Menschenleben hinwegraffen kann. Im Mittelalter war es die Pest, die solche Visionen eines Massensterbens heraufbeschwor, bei Klinger ist es, in der Darstellung „Auf den Schienen" (aus der Folge „Vom Tode", 1897) (Abb. 7), der moderne Tatbestand eines Eisenbahnunglückes. Durch eine gebirgige Landschaft führt ein Schienenweg. Dort, wo der Schienenstrang eine scharfe Kurve beschreibt, liegt quer über den Geleisen das Todesskelett. Mit dem Finger im Mund scheint es dem herannahenden Zug ein Signal zu geben, indessen kann das Unglück wohl kaum mehr verhindert werden, da seine skelettierte Rechte die Schiene bereits leicht verbogen hat. Über das Ausmaß der Katastrophe werden wir in der Rahmenleiste, die das Mittelbild umfaßt, symbolisch aufgeklärt: dekoratives Ornament schlangenförmig verbogener Eisenbahnschienen, fratzenhafte Gesichter, junge und alte, Männer und Frauen. – Ein Vergleich mit dem eingangs besprochenen Kupferstich aus der 2. Hälfte des 18. Jahrhunderts (Abb. 1) drängt sich auf. In der vom mittelalterlichen Formenkanon ge-

---

* Siehe Beitrag Imiela, S 371–379

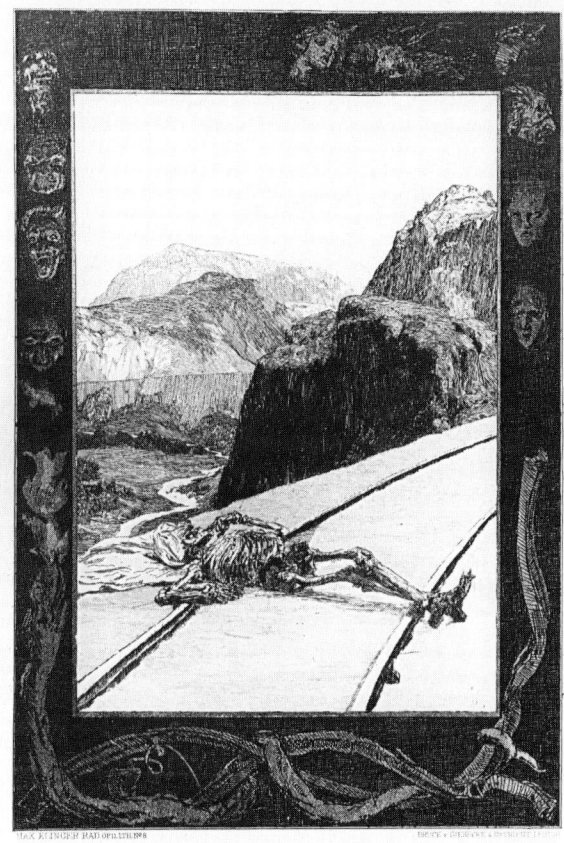

Abb. 7. Max Klinger: Vom Tode: Auf den Schienen (1897)

prägten Darstellung werden in der Rahmenleiste alle Stände zu Tode getanzt,
der Tod verschont niemanden, er ist kollektives Schicksal. Den gleichen
Grundgedanken verwendet Klinger, einhundert Jahre später, unter Zuhilfe-
nahme symbolischer Bildformeln in seinem Vorwurf vom Tod „Auf den Schienen".

Es ist in der kunstgeschichtlichen Literatur oftmals betont worden, daß das
späte 19. und frühe 20. Jahrhundert ein gesteigertes Interesse für die mittelalterliche Idee des Totentanzes gezeigt hat. Dies gilt überraschenderweise auch
für unsere Zeit, überraschend deswegen, weil gerade heute das Todesproblem
weitestgehend verdrängt zu sein scheint. In diesem Zusammenhang ist es besonders erwähnenswert, daß die Künstler unserer Jahrzehnte vor allem von
den spätmittelalterlichen Totentänzen der Vor-Holbeinischen Zeit fasziniert
worden sind. HAP Grieshaber schuf 1966 eine Holzschnittfolge in Anlehnung

117

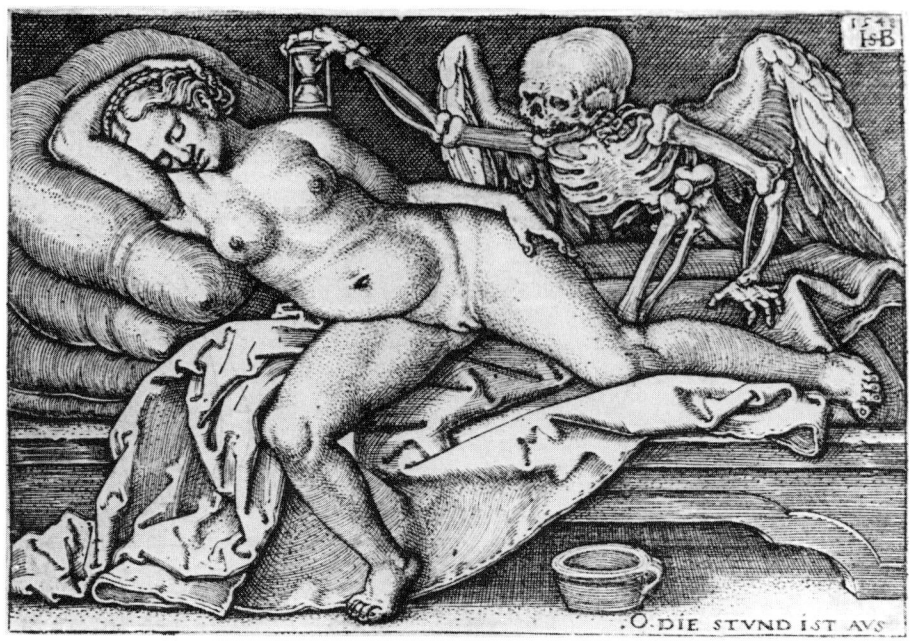

Abb. 8. Hans Sebald Beham: O, die Stund ist aus (1548)

an den Groß-Baseler Totentanz, der im Jahre 1805 als sog. „öffentliches Ärgernis" von den Einwohnern der Stadt eigenhändig abgerissen worden ist, und
gab ihr den Titel „Der Totentanz von Basel". In einem Brief an seinen Verleger
Rudolf Mayer zu Dresden bezeichnete er die Arbeit zu dieser Bildfolge als das
„größte künstlerische Vorhaben meines Lebens". Auch der Berliner Künstler
Klaus Rosanowski, um noch ein weiteres Beispiel anzuführen, schloß sich mit
seiner Linolschnittfolge „Auch ein Totentanz" (1973/74) an die mittelalterliche Ständerevue der klassischen Totentänze, die er jedoch in das Berliner Milieu transponiert hat, an.

Aber auch anderwärtig – und darauf muß abschließend noch kurz eingegangen werden – wirken die ikonographischen Motive des spätmittelalterlichen
Totentanzes weiter: seit dem 16. Jahrhundert greifen Künstler immer wieder
Themen, die in der Vergänglichkeitssymbolik der Totentänze vorgeprägt sind,
in Einzelbildern auf. Das bekannteste Motiv ist der Vorwurf „Das Mädchen
und der Tod", wobei meist ein fraulich erblühter Mädchenkörper dem plötzlich herantretenden Totengeripp gegenübergestellt wird. Das Hauptthema
dieser Bilderzählung liefert die Vanitas-Idee, welche mit dem Wortfeld Tod
aufs engste verbunden ist und soviel bedeutet wie Vergänglichkeit von Jugend
und Schönheit im Angesicht des Todes. Eine der frühesten Darstellungen die-

118

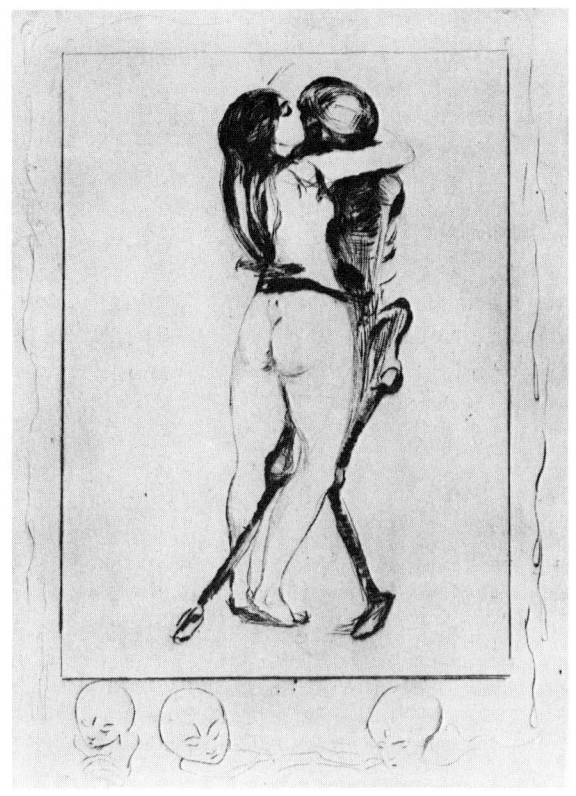

Abb. 9. Edvard Munch: Das
Mädchen und der Tod (1894)

ses Themas finden wir in dem Kupferstich „O, die Stund ist aus", 1548, des
deutschen Kleinmeisters Hans Sebald Beham (Abb. 8). Auf dem Bilde nähert
sich eine geflügelte, skelettierte Todesgestalt von rückwärts einer, in sinnlicher
Pose in ihrem Bette liegenden Frau. Noch wurde sie von der Schlafenden nicht
bemerkt, jedoch versinnbildlicht die triumphierend hochgehobene Sanduhr,
daß Jugend und Schönheit nicht ewig währen.

Dieses Sujet wurde in den folgenden Jahrhunderten ein Kardinalthema bildender Kunst. Die stark erotischen Tendenzen, welche es naturgemäß beinhaltet und die schon bei Hans Sebald Beham angeklungen sind, führen indes zu
einer Verlagerung des Sinngehalts. Nicht mehr die Vergänglichkeit alles Lebendigen, die in dem Gegensatz zwischen einem jungen Frauenkörper und
dem Knochenmann besonders eindrucksvoll dokumentiert wird, ist das
Hauptmotiv, sondern die Kombination von „Liebe und Tod".

„Thanatos und Eros", das ist das Schlagwort des 19. Jahrhunderts. In Edvard Munchs Radierung „Das Mädchen und der Tod" (Abb. 9) gibt sich das

119

junge Weib willig dem Kuß des Todes hin, der seinerseits sein dürres Knochenbein zwischen ihre Schenkel geschoben hat. Aber Munch geht tiefer und verknüpft den Augenblick des physischen Verfalls mit künftigem Sein, indem er in abstrakter Vereinfachung in der die Hauptszene umschließenden Rahmenleiste Samenfäden und embryonale Köpfe wiedergibt.

Die vorangehenden Ausführungen haben gezeigt, daß die mittelalterliche Idee des Totentanzes in Zyklen oder Einzelbildern bis in das 20. Jahrhundert fortbesteht. Auf der Grundlage des christlichen Glaubens und vor dem Hintergrund der mittelalterlichen Seuchen entwickelte sich die Vorstellung vom Tanz der Toten, der kurz nach seiner bildlichen Darstellung zum Tanz der Todgeweihten mit dem Tode erweitert worden ist, um dann im Laufe der Jahrhunderte zu einem allgemeinen „Lebenstanz" umgedeutet zu werden.

Literatur

1. Ariès, P., Studien zur Geschichte des Todes im Abendland, aus dem Französischen von Hans-Horst Henschen. München, Wien 1976
2. Buchheit, G., Der Totentanz. Seine Entstehung und Entwicklung. Leipzig 1926
3. Hofstätter, H., Symbolismus und die Kunst der Jahrhundertwende. Voraussetzungen, Erscheinungsformen, Bedeutungen. Köln 1975
4. Kozáky, P.St., Geschichte der Totentänze. Budapest 1936–1945. Hier besonders wichtig: 3. Lieferung: Der Totentanz von heute (Budapest 1941)
5. Rosenfeld, H., Der mittelalterliche Totentanz. Entstehung – Entwicklung – Bedeutung. Graz 1968
6. Rosenfeld, H., Der Totentanz als europäisches Phänomen. Arch Kulturgesch 48, 1968, S 54–83
7. Stammler, W., Der Totentanz. Entstehung und Deutung. München 1948
8. Vogel, J., Die schwäb. Totentänze. Maschinenschr, Bayer. Landesstelle f. Volkskde., Ms. 13,1, 1934

Fotonachweis

Alle Blätter aus: „Mensch und Tod", Totentanzsammlung der Universität Düsseldorf

120

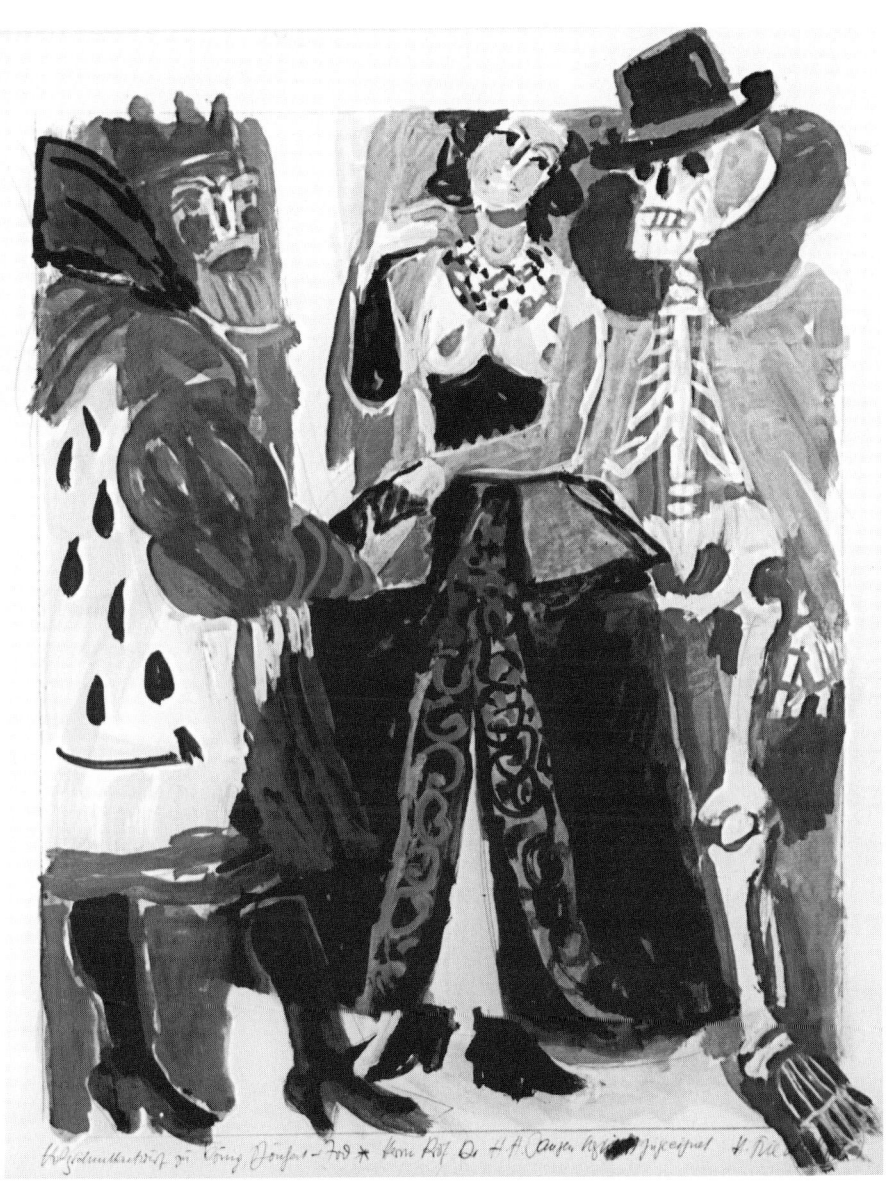

Heinz Friedrich „ König, Schönheit und Tod", 1986, nach „Das Salzburger Große Welttheater", 1922, von Hugo von Hofmannsthal. Gouache, Entwurf zu einem Farbholz-schnitt

121

Mittelalterliche Totentanz-Dichtung

Petra Giloy-Hirtz, Düsseldorf

„Keine Zeit hat mit solcher Eindringlichkeit jedermann fort und fort den Todesgedanken eingeprägt wie das fünfzehnte Jahrhundert. Unaufhörlich hallt
durch das Leben der Ruf des Memento mori", schreibt Huizinga in seinen einzigartigen Studien über Lebens- und Geistesformen des späten Mittelalters [1].
Das Thema Tod ist in jener Zeit von einer Brisanz wie kaum je zuvor. Sicher
ist der Contemptus mundi, die Reflexion über die Vergänglichkeit des irdischen Lebens, geradezu eine Konstante auch der früheren Jahrhunderte, und
die Hinfälligkeit des menschlichen Daseins und die bedrohliche Nähe des Todes sind in ihren Texten präsent. Es gibt eine Kontinuität von frühmittelalterlichen Bußaufrufen und Todesdrohungen in klösterlichem Milieu bis zu den
Volkspredigten der Bettel- und Predigerorden – der Dominikaner und Franziskaner – in den Städten, Totenlegenden und Vado-mori-Gedichte sind überliefert [2], Visionen des Todes in illustrierten Büchern und an den Portalen und
Glasfenstern der Kathedralen. Nie zuvor aber schuf die Auseinandersetzung
mit dem Tod Bilder und Gesten von solch grausiger Faszination wie im Totentanz. Lebensgroß an die Mauern von Friedhöfen und Beinhäusern, an die
Wände von Kirchen und Kreuzgängen gemalt – und eben nicht handliche Mi-
niaturen aus Stundenbüchern oder Einblattdrucken –, so erzwingen die Lebenden und Toten, die den düsteren Reigen tanzen, beklemmendes Innehalten
und schaudernde Betrachtung. Da zerrt – den gesellschaftlichen Kosmos der
Zeit umfassend – der Tod den Papst ebenso wie den Waldbruder, den Kaiser
wie den Bettler in seinen wilden Tanz, der Greis muß mit und auch das Kind.
Jene Bilder sind Illustrationen der Verse, die einfach und unmittelbar, ohne
Schmuck und ohne jede Spur von Gefälligkeit in hölzerner Didaktik Mahnung
sein wollen. So ist der Totentanz im Verständnis der Zeit Bußpredigt. Er ist
ohne Vorbild und recht eigentlich die Neuschöpfung einer tief erschütterten
Epoche. Er gehört in den Kontext des furchtbaren Massensterbens in Europa
seit Ausbruch der Pest 1348, und im Lichte jener Leid- und Schreckenserfah-

---

[1] Huizinga, J., Herbst des Mittelalters. Studien über Lebens- und Geistesformen des 14. und
15. Jahrhunderts in Frankreich und in den Niederlanden. 11. Aufl., Stuttgart 1975,
S 190
[2] Vgl. Cosacchi, St., Makabertanz. Der Totentanz in Kunst, Poesie und Brauchtum des
Mittelalters. Meisenheim am Glan 1965; Rosenfeld, H. Der mittelalterliche Totentanz.
Entstehung – Entwicklung – Bedeutung. 2. verbesserte und vermehrte Aufl., Köln, Graz
1968

rungen entfaltet er seine Bedeutung: als Abwehrritus gegen die Pest, als magisch-kultische Handlung, als Verbildlichung und damit vielleicht Bannung unfaßbar drohender Ängste. Selten ist der „Sitz im Leben" von Literatur derart offenkundig, ist das Kunstwerk in solch direkter Weise Antwort auf soziale Sachverhalte und psychische Befindlichkeiten und vermag einiges über den Gefühlshaushalt, das affektive Leben der Zeit zu verraten, über das die offiziellen Dokumente schweigen.

Die Darstellung des Totentanzes in Handbüchern und Literaturgeschichten ist insbesondere interessiert an Ursprungstheorien, an Fragen der Datierung und Verbreitung, an literarischen Stammbäumen und motivgeschichtlichen Vergleichen. Die Bemühungen gelten weniger einer Analyse der Texte, deren Priorität häufig verkannt wird. Denn sie sind keineswegs nur „Bilderläuterung", vielmehr haben sie nach mittelalterlichem Verständnis den Vorrang, und die Bilder dienen ihrer Versinnlichung. „Die Predigt ist die essentia, und die Bilder sind im selben Maße Hilfsmittel, wie sie dies etwa in den Armenbibeln sind oder in den Ausschmückungen der Kirche. Sie werden dort als Mittel der Unterweisung des Schriftunkundigen toleriert".[3]

Die poetisch-ästhetische Würde der Verse scheint aufzugehen in ihrer Funktion. Ihr Sinnangebot ist unverrätselt, und ihre Machart scheint keine größeren Probleme aufzugeben. In der Tat sind jene Verse nicht an komplizierten syntaktischen Konstruktionen und stilistischer Perfektion anderer Gattungen zu messen. Und auch darin sind sie Bußpredigt: in der Einfachheit ihrer Mittel und der Verständlichkeit ihrer Sprache. An die Stelle schulmäßiger Gelehrsamkeit und rhetorischer Finessen haben die Predigerorden die Alltagssprache gesetzt, sprichwörtliche Redensarten, plastische Bildvergleiche, unterhaltsame Exempel und Legenden und aktuelle Fragen individueller und gesellschaftlicher Ethik. Sie haben, wie beispielsweise Berthold von Regensburg, die Zuhörer aktiv in die Predigt einbezogen und sie mit dem ganzen Instrumentarium der Überzeugungskunst beschworen, gescholten, bedroht und verworfen. Wie die Bußpredigt „die Sünder zu Boden schmettert durch Furcht und Schrekken"[4], ist auch der Totentanz auf Wirkung angelegt, auf Erschütterung oder gar Schock. Wie die Bußpredigt versammelt der Totentanz die Menschen gleichsam wie in einer Gemeinde vor dem monumentalen Wandgemälde. Vielfach eröffnen und beschließen die Mahnungen einer Predigerfigur den Tanz, und die häufige Form der direkten Anrede soll den Betrachter besonders betroffen machen. Die Vorstellungen von Tod und Sterben verdichten sich zur moralischen Lehre, geraten oftmals zu Sentenzen. Sie drängen auf Applikati-

---

[3] Kaiser, G., Der tanzende Tod. Mittelalterliche Totentänze. Herausgegeben, eingeleitet und übersetzt von G. K., Frankfurt 1982, S 23

[4] Schönbach, A. E., Studien zur Geschichte der altdeutschen Predigt. Achtes Stück: Über Leben, Bildung und Persönlichkeit Bertholds von Regensburg. II. In: Sitzungsberichte der Kaiserl. Akademie der Wissenschaften in Wien. Phil. Hist. Klasse, 155. Band, 5. Abhandlung. Wien 1907, S 1–106. Hier: S 81

on, auf religiöse Nutzanwendung. Jene grandiose Inszenierung des Zusammenpralls von Leben und Tod ist Appell sich zu besinnen, solange noch Zeit ist. Die Bilder und Verse sind geschaffen für das gemeinsame Betrachten, Lesen und Erfahren, sie sind ein Spiegel, in dem jeder lesen kann, „daß er auf diese Weise tanzen muß". Und wenn der argumentative Grundbestand der Texte aus der umfangreichen moralisch-religiösen Todesdidaktik und Vergänglichkeitsbetrachtung der Bußliteratur auch vertraut sein mag, so hat der Totentanz es doch vermocht, einer konventionellen Thematik im Bild des tanzenden Todes neuen schöpferischen Ausdruck zu verschaffen.

Eine knappe Übersicht über die Totentänze des Spätmittelalters will literaturgeschichtliche Information sein und mit der Fülle der Zeugnisse die Bedeutung jenes Phänomens vor Augen führen. Auf dieser Folie sollen zwei prominente Beispiele sehr genau analysiert und gedeutet werden: der Baseler Totentanz von 1440 und der Berner Totentanz von Niklaus Manuel aus der zweiten Dekade des 16. Jahrhunderts. Dabei wird nach Wandel und Entwicklung zu fragen sein wie auch nach der genuinen Leistung gegenüber anderen Gattungen, die – dem Totentanz verwandt – Tod und Sterben inszenieren und zu Buße und Umkehr drängen.

Der Totentanz ist ein nahezu gesamteuropäisches Phänomen. Hundertfach findet er sich zwischen dem 15. und 18. Jahrhundert in Frankreich, Deutschland, Italien und Spanien, in Österreich und der Schweiz, in Böhmen, Jugoslawien, Ungarn oder Polen.

Den „wichtigsten Ausgangspunkt der europäischen Totentanztradition" [5] stellt die „Danse macabre" von 1424 auf den Arkaden des Beinhauses auf dem Friedhof des Franziskanerklosters Aux SS. Innocents in Paris dar. Im Jahr 1529 wird der Totentanz zerstört. Bild und Text sind uns jedoch in den Holzschnittbüchern des Pariser Verlegers Guyot Marchant überliefert, zuerst 1485 in unveränderter Form (diese Ausgabe ist in nur einem einzigen Exemplar auf uns gekommen, das heute in der Bibliothek von Grenoble liegt), dann nur ein Jahr später um zehn Gestalten vermehrt und in weiteren Ausgaben, gefolgt von einer „Danse macabre des femmes". Über Autor und Vorlage gibt es nur spekulative Zuschreibungsversuche.

Als frühester Beleg eines deutschen Totentanzes gilt der oberdeutsche vierzeilige Totentanz. Die uns heute vertraute „Normalfassung", nämlich Anrede und Tanzaufforderung des Todes in vier Versen und darauf in ebenfalls vier Versen dialogisch zugeordnet die Antwort des Ständevertreters, findet sich im Heidelberger Blockbuch (Cpg. 438) von 1465, im Münchner Blockbuch (Cod. xyl. mon. 39) um 1480 sowie mehrfach ohne Bilder in Handschriften aus der Mitte und zweiten Hälfte des 15. Jahrhunderts. Die älteste Handschrift – noch ohne Bilder –, zwischen 1443 und 1447 in Augsburg geschrieben und in einer Sammelhandschrift für Margarete von Savoyen überliefert (Cod. pal. germ.

---

[5] Pickering, F. P., Rez. von H. Rosenfeld. In: Euphorion 49, 1955, S 483–488. Hier: S 483

314 der Universitätsbibliothek Heidelberg), ist ein lateinisch-deutscher Mischtext: Einem lateinischen Zweizeiler folgt jeweils eine deutsche Übersetzung. Hier finden sich keine Verse des Todes, sondern nur die monologischen Verse der Ständefiguren. Offensichtlich liegt jener Handschrift eine ältere, wohl bebilderte Vorlage zugrunde, die den Baseler Totentanz anregte.

An die Friedhofsmauer des Wengenklosters in Ulm wird im Jahr 1440 ein Totentanz gemalt, der in Text und Figurenanordnung genau dem oberdeutschen Totentanz folgt.

Der Großbaseler Totentanz[6] an der Außenseite der Kirchhofsmauer des Dominikanerklosters entsteht um 1440 unter dem Eindruck der Pestkatastrophe, die Basel im Jahr zuvor heimsuchte. Er wird zu einem Wahrzeichen der Stadt und als der „liebe Tod von Basel" zur europäischen Sehenswürdigkeit. Das Gemälde – vielleicht von Konrad Witz (1395–1447) angefertigt – wird mehrfach restauriert und dabei mehr oder weniger stark verändert. Im Jahr 1805 wird die Gottesackermauer abgebrochen, der Totentanz zerstört. Die heutige Kenntnis beruht auf Berichten, späten archivalischen Quellen, Text- und Bildwiedergaben und neunzehn geretteten Bruchstücken. Insbesondere die Kupferstichausgabe, die Matthäus Merian erstmals 1621 publizierte, ist von Bedeutung (Abb. 1). Ins spätmittelalterliche Basel gehört auch ein kleinerer Totentanz, bisweilen Kleinbaseler Totentanz genannt, der um 1450 in den Kreuzgang des Dominikanerinnenklosters Klingenthal gemalt wurde und heute als mittelmäßige Kopie des großen Vorbildes im Predigerkloster gilt. So übernahm er die vom Großbaseler Totentanz gegenüber dem sogenannten Urtext, dem vierzeiligen oberdeutschen Totentanz, von 24 auf 39 erweiterten Figurenpaare. Auch dieses Gemälde hat unter Witterungseinflüssen gelitten und wurde oftmals ausgebessert – so entstand u.a. das Selbstbildnis Hans Hugo Klaubers, des Restaurators von 1568 –, und noch im 18. Jahrhundert war es sichtbar[7].

Zur gleichen Zeit erlebte die „Danse macabre" eine Expansion: 1450 wird der Totentanz zu Kermaria gemalt, 1460 der in La Chaise-Dieu, 1445 gibt Marmion im Hintergrund eines Altarbildes einen an die Wand gemalten Totentanz wieder, und 1449 ließ sich Philipp der Gute von Burgund in Brügge durch den Maler Nicaise de Cambray ein „certain jeu, histoire et mortalité sur le fait de la danse macabre" vorführen[8].

---

[6] Vgl. Maurer, F., Die Kunstdenkmäler des Kantons Basel-Stadt. Band V: Die Kirchen, Klöster und Kapellen. Basel 1966, S 290–314

[7] Es wurde von Emanuel Büchel in Text (1766) und Bild (1767) kopiert und so überliefert. Vgl. Koller, E., Totentanz. Versuch einer Textembeschreibung. Innsbruck 1980, S 528 (= Innsbrucker Beiträge zur Kulturwissenschaft. Germanistische Reihe 10)

[8] Rosenfeld, H., Totentanz. In: Reallexikon der deutschen Literaturgeschichte. Band 4, 2. Aufl., Berlin, New York 1981, S 512–522. Hier: S 517

➤

Abb. 1. Baseler Totentanz: Tod und Mutter (hier zur Malerin geworden) (M. Merian, Todten Tanz, Frankfurt 1649)

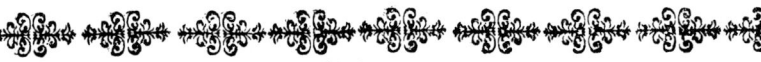

ACh Fräwlein laſſen ewer Klagen/
    Tantzen dem Kind nach mit der Wagleu:
Dann jhr möcht mir hie nicht entfließen/
    Den Gaſthut wil ich euch abziehen.

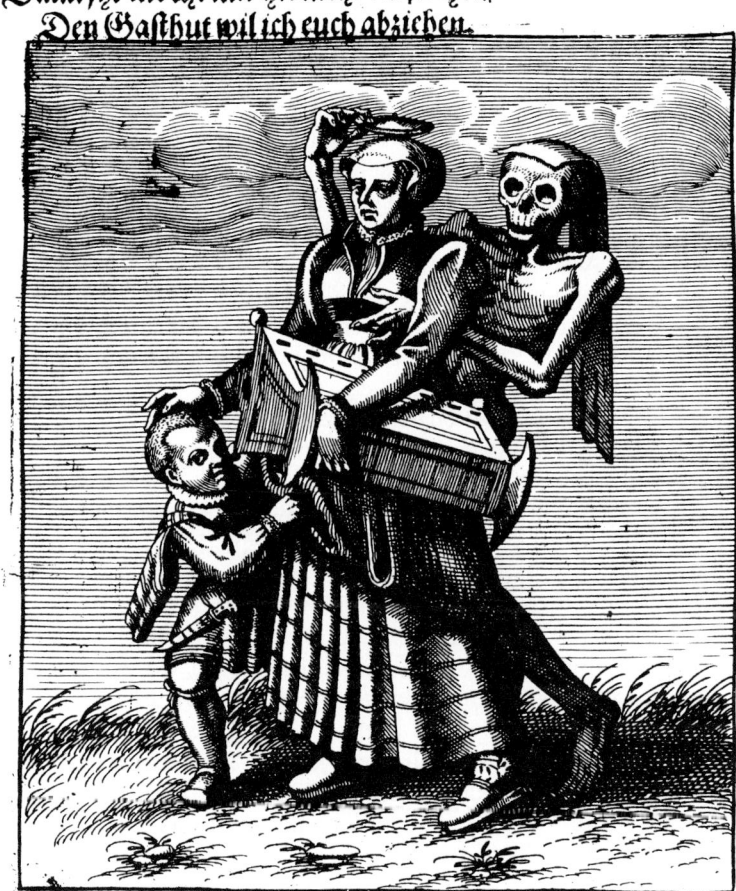

Die Maleri:
JCh hab mich allezeit ergeben
    In Todt/ hoff aber ewigs Leben:
Wiewol der Todt mich greifft hart an.
    Nimpt mich mit Kind/ vnd ſampt dem Mann.   Q ij

Das älteste bekannte niederdeutsche Zeugnis ist der Totentanz in der Beichtkapelle der Marien-Kirche in Lübeck. Man ließ ihn in angstvoller Erwartung der nahenden Pestwelle 1463 rings über dem Kirchengestühl auf eine 30 Meter lange, mit Schriftband versehene Leinwand malen, wahrscheinlich von Bert Notke. Auch hier sind Anregungen des Totentanzes von Aux SS. Innocents spürbar. Mehrfach restauriert (u. a. 1588, 1643 und 1701), war der Lübecker Totentanz bis ins 20. Jahrhundert (1944) erhalten und Vorbild für die Gemälde in Berlin, Braunschweig, Erfurt, Hamburg, Reval und Wismar.

Ein Buch-Totentanz und kein Wandgemälde ist „Der doten dantz mit figuren". Die Achtzeiligkeit der Strophen und textliche Übereinstimmungen erweisen seine Abhängigkeit von der Pariser „Danse macabre", und so dürfte seine Entstehungszeit nach 1485 gesichert sein. Wer die Bilder zeichnete und in Holz schnitt, ist unbekannt, als Drucker glaubt man zuverlässig Heinrich Knoblochtzer auszumachen, der 1486 in Heidelberg nachgewiesen ist. Es gibt auch zwei Nachdrucke: den von Jacob Meydenbach 1492 in Mainz in einfacherer Aufmachung und den in nur einem Exemplar erhaltenen Druck von H. Schobser in München nach 1500. Außerdem liegt „Der doten dantz" in einer in Kassel aufbewahrten kostbaren Pergamenthandschrift vor. Der rheinfränkische Dialekt und die Benennung des Wirtes als „her wirt von Bingen" (V. 353) sprechen für eine mittelrheinische Lokalisierung. Das Besondere dieses Totentanzes liegt vor allem darin, daß er wie kein anderer das musikalische und tänzerische Moment im Bild versinnlicht [9].

Der Berner Totentanz [10] ist der erste all dieser makabren Bildzyklen, dessen Schöpfer wir kennen: Es ist der angesehene Künstler Niklaus Manuel gen. Deutsch (ca. 1484–1530), der das Totentanzfresko in den Jahren 1516–1519 an die innere Friedhofsmauer des Dominikanerklosters malte (Abb. 2). Offensichtlich übernahm er das „Baseler Programm" in seinem Kernbestand, und auch der achtzeilige „doten dantz mit figuren" wie wohl auch die Pariser „Danse macabre" haben deutlich Impulse gegeben. Die 41 Szenen erstrecken sich über eine Länge von etwa 80 Metern. Sie wurden „um Erweiterung der Gassen willen" im Jahre 1660 „völlig weggethan". Auf uns gekommen ist eine Kopie, die der in Bern niedergelassene Maler und Kunsthändler Albrecht Kauw 1649 in Wasserfarben erstellt hat und die heute das Historische Museum in Bern in einem Prachtband verwahrt.

Der Totentanz bleibt Faszinosum auch in neuerer Zeit, und es gibt ihn weiter als Wandgemälde, damit als öffentlichen, kollektiven Besitz. Prägend für die Totentanzdarstellungen der folgenden Jahrhunderte wird jedoch ein To-

---

[9] Vgl. Wallner, B. A., Die Bilder zum achtzeiligen oberdeutschen Totentanz. In: Zeitschrift für Musikwissenschaft 6, 1923, S 65–74

[10] Eine Ausgabe und Interpretation des Berner Totentanzes liegen mit dem schönen Buch vor von Zinsli, P., Der Berner Totentanz des Niklaus Manuel. 2., durchgesehene und erweiterte Aufl., Bern 1979

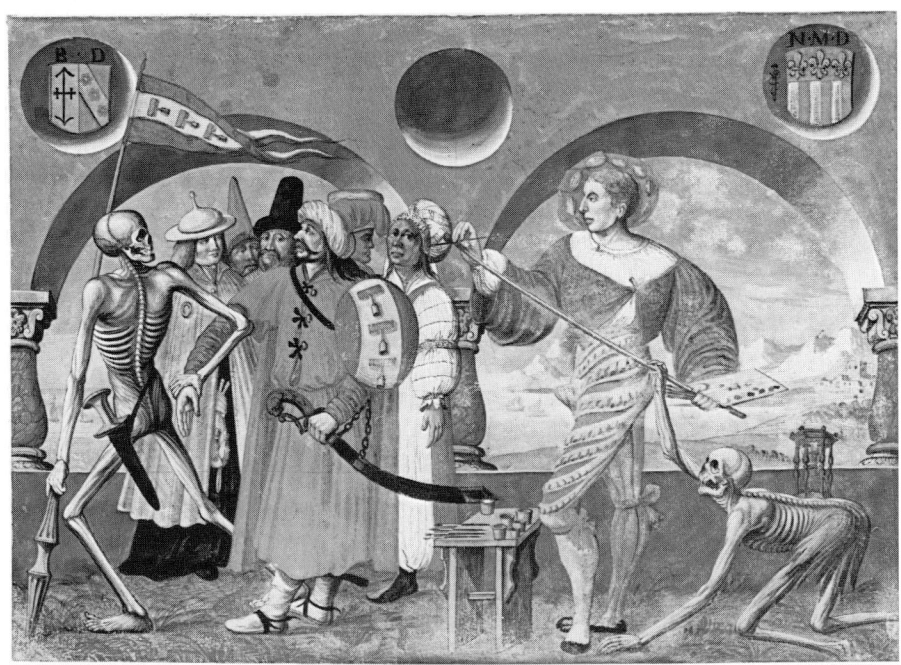

Abb. 2. Berner Totentanz: Tod und Juden / Tod und Maler (Der Berner Totentanz des Niklaus Manuel. Kopie von Albrecht Kauw 1649. Historisches Museum Bern, HMB/Inv.-Nr. 822)

tentanzbuch: der großartige Holzschnittzyklus von Hans Holbein[11]. Holbein lebte 1514–1526 in Basel, er kannte den berühmten „lieben Tod", und seine Bilder sind in vielen Gesten Anspielung auf den mittelalterlichen Totentanz, aber sie sind von dessen verpflichtender Sinngebung doch weitgehend entbunden. Nicht mehr wird das Verwesungs- und Vergänglichkeitsmotiv der Texte in Illustrationen sinnfällig, vielmehr ist der ästhetische Reiz der Bilder das Primäre. So sind es private Auftraggeber, die Gebr über Trechsel in Lyon, die sich für die Todesdichtung „Le mors de la pomme" Illustrationen wünschen, zu denen dann nachträglich bei Erasmus von Rotterdam passende moralische Bibelzitate bestellt werden. Es entsteht ein kleines Andachtsbuch (1538 in Lyon) für den einzelnen Betrachter, mehr Erbauungsschrift denn Bußpredigt. Das Grausige des ehemals tanzlustigen Todes ist dem Holbeinschen Tod abhanden gekommen. Da überwiegt die Lust am Ausmalen des prallen Lebens, da wird die leidenschaftliche Liebe zum Leben gefeiert und das Diesseits als autonomer Wert inszeniert.

---

[11] Vgl. die Übersicht der Abdrücke und Ausgaben bei Massmann, H. F., Literatur der Totentänze. Hildesheim 1963, S 5 ff (Nachdruck der Ausgabe Leipzig, 1840–1850)

Bei den alten Totentänzen ist es anders. Die Toten kommen, die „dürren Brüder", die „Mißgeburten", um die Lebenden zu holen. Halb verwest sind ihre Leiber im Baseler Totentanz, die hohlen Bäuche aufgeschlitzt mit heraushängenden Eingeweiden, zerfressen von Würmern. Sie spielen auf zum makabren Tanz mit ihren teuflischen Instrumenten, mit Pfeife, Laute, Trommel, Fidel, Leier und Sackpfeife, mit Glocken und Schellen. Gewaltsam packt der Leichnam den Lebenden beim Arm, faßt ihn bei der Hand oder zerrt ihn am Gewand mit sich fort. Er nähert sich boshaft galant, zudringlich und frech, heimtückisch-hinterhältig. Vielfach äfft er den Lebenden nach, und es sieht so aus, als begegne dieser schaudernd seinem toten Doppelgänger. So erblickt die Edelfrau im Spiegel ihr eigenes Bild. Unverkennbar hat der Tote, der den Grafen auffordert, dessen Gesichtszüge. Der grausige Geselle trägt Rüstung und Schwert des Ritters, den Hut des Kardinals, die Krücke des Bettlers, den Anzug des Narren, den Kranz der Jungfrau und die Mütze des Schultheiß. Lange Frauenhaare flattern um seinen Schädel, wo er zur Kaiserin kommt, und die Totengestalt mit den Brüsten nimmt das Schicksal der Königin vorweg. „Jetzund werd ich meinem Täntzer gleich" (Herzog). Die Lebenden erscheinen in vollem Ornat, auch ein Zeichen dafür, wie unvermutet sie aus dem Leben gerissen werden. Mitten in ihrem Alltag überrascht sie der Tod[12].

Nahezu lebensgroß, wie in einer Prozession, bewegen sich jene Paare – 39 an der Zahl – in einer Länge von knapp 60 Metern an der Kirchhofmauer des Predigerklosters in Basel entlang. Das „unermüdlich variierte und für eine verfeinerte rhythmische Gliederung und Verflechtung verwendete Spiel des Voranschreitens, Ziehens, Zögerns, Stehenbleibens, Zurückweichens, Abwendens und Rückwärtsstrebens"[13] verstärkt die Vision lebendiger Bewegung. Gleichwohl ist das Gesamtbild streng geordnet. Offenkundig ist die ständische Gliederung: Vom Höchsten, dem Papst, reicht die Skala bis zum Bauern. Auffällig ist auch der Wechsel von Geistlich und Weltlich, der jedoch nicht konsequent durchgehalten wird zugunsten des Wechsels von Männern und Frauen durch die späten Wiederhersteller. Zudem werden die verschiedenen Lebensalter sinnfällig: Die Tanzenden verjüngen sich vom greisenhaften Kaiser und seiner Gemahlin bis hin zu Jungfrau und Jüngling; den Schluß bildet das eigentümliche Paar Mutter und Kind. Nach Merian stellen die Totentanzfiguren von Papst, Kaiser und König Portraits des Papstes Felix V. (1439–1449), des Kaisers Sigismund (der 1437 schon gestorben war) und des deutschen Königs Albrecht II. (1438–1439) dar.

Die deutschen Vierzeiler, die Aufforderung des Todes am oberen und die Antwort des Sterbenden am unteren Bildrand, sind den einzelnen Figuren gleichsam in den Mund gelegt. Sie bebildern in ihrer Gesamtheit das Thema Sterben in zahlreichen Varianten. In schlichten Paarreimen und einer

---

[12] So bei Kaufmann, Wucherer, Krämer, Koch, Bauer und Maler
[13] Maurer, F. (Anm. 11), S 312

schmucklosen Sprache ersteht ein ganzes Tableau von Vorstellungen, die das Ereignis der Begegnung mit dem Tod umschreiben. Dazu gehören vor allem die Unausweichlichkeit des Todes [14], die Ungewißheit seines Zeitpunktes, der plötzliche, unerwartete Tod [15], die Gleichheit vor dem Tod [16], die Nutzlosigkeit von Macht und Reichtum, von Schönheit und Adel [17], der Schrecken der Sterbestunde [18], das Endgericht nach dem Tod [19], der Tod als Lohn und Strafe für standes- und berufsspezifische Sünden [20], der Tod als Teufel [21], aber auch der Tod als Tröster [22], das Sterben als Erlösung [23].

Ob die linke Figur ein Toter ist oder der Tod selbst, darüber trifft der Text keine eindeutige Entscheidung. Es ist jeweils der „Todt", der spricht, und er wird vom Sterbenden vielfach als personifizierter Tod begriffen: „Nun ficht mit mir der grimme Todt" (Edelmann). Daneben ist jedoch die Rede von dem „dürren Brüder-Tantz" (Tod zu König), von den „Ungeschaffenen" (Bischof), vom „Tode und seinen Knechten" (Tod zu Ritter), vom „G'sind" (Tod zu Graf). Es ist ein Reigen der Toten mit den Lebenden – „Das müßt ir an den Reyen büssen / Wol her g'lust Euch die Todt'n zu grüssen" (Tod zu Herzog) –, und dieser gemeinschaftliche Totentanz wandelt sich erst später in die Begegnung des vereinzelt Sterbenden mit dem Tod. Grabentstiegene Tote und personifizierter Tod stehen noch in der Übergangszeit des Berner Totentanzes nebeneinander und sind im Grunde nicht zu trennen, „die Toten, die die Lebenden abholen, sind auch der Tod, der ihnen entgegengekommen ist" [24].

Es sind Bilder des Sterbens: der „Täntzer" (Herzog), der „Grewling" (Herzogin), der „schwartze Todt" (Wucherer), der „Dürrling", der „grimme" (Bauer), der „bitter Todt" (Graf), er überfällt den Lebenden: „Die Zeit ist hie, ir müssen sterben" (Tod zu Kaufmann). Die individuelle Begegnung mit dem Tod wird im gemeinsamen Tanz, im Kollektiv aufgehoben: „... vous nestes pas seul", tröstet der Tod den König in der Pariser „Danse macabre".

---

[14] „Ihr mögen dem Todt nicht entfliehen." (Tod zu Bischof)
„Mein Urtheil niemand brechen kann." (Tod zu Vogt)

[15] „Gedacht wenig an den Abschied." (Jüngling)

[16] „Er nimpt ihn" (den armen Krüppel) „mit dem Reichen hin " (Bettler)

[17] „Euch hilft kein Schöne/Gold noch Gelt" (Tod zu Königin)
„Der Todt nimpt weder Gelt noch Gut" (Tod zu Kaufmann)
„Ob ihr schon sind vom Edlen Blut/ ... /Hab ich euch dennoch lieb und werth." (Tod zu Herzogin)

[18] „Mich hat erschreckt sein grewlich G'stalt/Daß mir das Hertz im Leib ist kalt." (Edelfrau)

[19] „Habt ihrs wolg'rathen/ists Euch gut" (Tod zu Ratsherr)

[20] „Sind ihr g'wesen ein guter Hirt/Hie ewer Schaff/die Ehr euch wird."

[21] „Christus hat dich das nicht gelehrt/Ein schwartzer Todt ist dein Gefehrt." (Tod zu Wucherer)

[22] „Dein Bürde wil ich dir abheben" (Tod zu Bauer)

[23] „Gott sey g'lobt/daß hie ist die Stund" (Blinder)

[24] Zinsli, P. (Anm. 10), S 43

Der Tod redet sein Opfer an, nennt es bei seinem Standesnamen: „Herr Graff", „Gnädige Frau Eptissin" … und fordert unmißverständlich auf: „kommt", „springt", „hincke her", „gebt mir das Bottenbrodt", „auff, dann es ist Zeit" … Dennoch gibt es kein Gespräch, auf die Rede keine Gegenrede im eigentlichen Sinn. Der dialogisch zugeordneten Antwort des Ständevertreters merkt man die monologische Situation der alten lateinisch-deutschen Verse noch an. Sie resultiert nicht aus einem kommunikativen Prozeß und gibt sich nicht als intellektualisierte Erkenntnis in Affinität oder Widerstand zum Tod – und steht damit in einer ganz anderen literarischen Tradition als die Streitgespräche, die im „Ackermann von Böhmen" ihren Höhepunkt finden –[25], sondern sie verrät ein schlagartiges, geradezu im Affekt sich vollziehendes Bewußtwerden der Inhalte des Lebens und der Gewißheit der Todesstunde. Dennoch korrespondieren die beiden Strophen: Zum einen zeigt es sich, daß die Vorstellungen über Leben und Tod hier wie dort übereinstimmen, zum anderen sind es die jeweils gleichen Bilder und Motive, die so unverwechselbar den abgeschlossenen Raum der einen Begegnung konstituieren. Die signifikanten Muster der Anrede werden häufig in den Versen der Sterbenden aufgenommen. Dies gilt insbesondere für das Motiv des Tanzes wie für die Merkmale der spezifischen Lebensform. Die Bilder von Ablaß (Papst) und Kampf (Edelmann), von der Nichtigkeit materieller Güter (Kaufmann, Wucherer), von exzessivem Leben (Jüngling), Sozialprestige (Herold) oder der Unausweichlichkeit des Todes (z. B. Kaiser) finden sich im Monolog der Sterbenden wieder abgebildet, wie auch die Evokation des Ortes (Klause des Waldbruders), das Motiv des Spiegels (Edelfrau) oder des Blindenhundes. Die Gegenführung von „süß Gesang" und „Pfeiffen Schal" in der Anrede wird vom Chorherrn geradezu verdoppelt. Eine solch gespenstisch echoartige Antwort steigert die dramatische Wirkung.

Der Tod bedarf keiner Legitimation wie im „Ackermann von Böhmen", wo er sich – provoziert durch die leidenschaftliche Anklage des Ackermanns – auf seine Einsetzung durch Gott beruft und zur kosmischen Ordnungsmacht und Objektivation göttlichen Willens stilisiert. Unumstößlich ist sein Richtspruch und unangefochten seine Herrschaft, die nicht der Selbstbehauptung als heilsgeschichtliches, ethisches und utilitaristisches Prinzip bedarf. Der Tod kommt ironisch-sarkastisch, hämisch-foppend, frech, herablassend, gleichgültig, höhnisch-desinteressiert, selten nur mit einem Anflug von Mitleid. Die Sterbenden ergeben sich ohne Widerstand in ihr Schicksal, da ist kein Feilschen um eine Verlängerung der Frist, kein Flehen um Schonung, höchstens die Bitte, nicht so zu eilen: „O Todt thu g'mach" (Königin). Viele konstatieren bloß ihre Abberufung, wenige in einer so ans Herz greifenden Gelassenheit und Würde wie die Mutter. Angst und Schrecken erfaßt insbesondere die Frauen, ihre Klagen zeugen davon: „Ach Angst und Noth / O weh O weh" (Herzogin); „Mich hat

---

[25] Vgl. den Beitrag von G. Hahn in diesem Band, S 193–200

erschreckt sein grewlich G'stalt / Daß mir das Hertz im Leib ist kalt" (Edelfrau). Kaum findet sich die Hinwendung zu Gott im Gebet (Herzog, Schultheiß). Im Angesicht des Todes erscheint das Leben noch einmal in einer kurzen Einstellung. Erinnerlich ist das, was das Leben offensichtlich ausmachte: die Position in der sozialen Hierarchie, die vielfach in vertrauten literarischen Mustern evoziert wird.

Ich als ein strenger Ritter gut
Hab der Welt dient mit hohem Muth. *(Ritter)*

Das Leben wird nicht polemisch entwertet, und es erscheint – zumindest bei den privilegierteren Ständen – nicht als irdisches Jammertal. Weltfreude leuchtet auf im Rückblick der Sterbenden, die nicht notwendigerweise in Widerspruch zu einem gottgefälligen Leben geraten muß. So haben ja gerade die volkssprachlichen poetischen Texte des hohen Mittelalters in Ablehnung der Leitprinzipien von Weltverachtung und Jenseitsorientierung die Möglichkeit eines harmonischen Ausgleichs göttlicher und weltlicher Ansprüche beschworen. Der Tod wird nicht mehr begriffen als glückverheißendes Tor zum wirklichen Leben. Deutlich spürbar ist die Liebe zur irdischen Existenz, und nicht selten erfaßt die Sterbenden die Wehmut über den Verlust sinnlicher Freuden. Gerade in der erotischen Konfiguration von Tod und Mädchen, die kaum einem Totentanz fehlt, spiegelt sich das Ideal des vollen Lebens. Das erotische Moment drückt sich aus im Bild, in der anmutig scheu wirkenden Haltung der Kaiserin, die die Reihe der Frauen eröffnet, und ihrem deutlich konturierten schönen Körper, wie in den Versen, in denen sie bekennt: „Viel Wollust hat mein stolzer Leib / Ich lebt alß eines Keysers Weib". Insbesondere das Beieinander von blühendem Mädchenleib und skelettiertem Liebhaber wirkt wie ein Schock, und das Verwesungsmotiv in der Drohung des Todes „Ach, Jungfraw euwer roter Mund / Wird bleich jetzund zu dieser Stund" springt den Betrachter geradezu an und läßt ein bloß ästhetisches Genießen jener Bildidee nicht zu. Gleichwohl scheint es legitim, die unverhüllte Erotik zu lesen als ein Zeichen der Liebe zum Leben.

Die Personen bekennen sich zu den Dingen dieser Welt, die sie begehrt und geliebt haben, ihre Ämter, ihr Ansehen, ihre materiellen Reichtümer, ihre Vergnügungen, „Land, Leut, Weib, Kind" (Herzog). In ihrer Antwort auf die Tanzaufforderung des Todes herrscht auch Trauer über den Abschied und das schmerzliche Bewußtsein des Scheiterns, des abgebrochenen, nicht zu Ende gelebten Lebens. So ersteht im Rückblick kein vertanes Leben, im Gegenteil, häufig klingen sehr selbstbewußte Töne an wie beim Ratsherrn:

Ich hab mich g'flissen Tag und Nacht/
Daß der Ghmein Nutz werd betracht:
Sucht Reich und Armer Nutz und Ehr/
Was mich gut dunckt/macht ich das mehr.

Und auch der Schultheiß zieht eine positive Bilanz:

Mein Ampt hab ich mit Fleiß versehen/
Hoff es sey niemand unrecht g'schehen:
Am G'richt dem reichen wie dem Armen/
O Gott du wollst dich mein erbarmen.

Ein solches Selbstbewußtsein hat seinen sozialen Ort im Bürgertum einer Handelsstadt des ausgehenden Mittelalters. Dafür spricht auch das Bedürfnis nach Vermehrung und Differenzierung des städtischen Personals. 15 Figuren werden gegenüber der Vorlage neu aufgenommen, und sie gehören ausschließlich dem städtischen Kontext an, es findet sich keine zusätzliche Figur aus Adel oder Klerus darunter. Es sind: Fürsprech, Schultheiß, Vogt, Blinder, Waldbruder, Jüngling, Wucherer, Jungfrau, Pfeifer, Herold, Narr, Begine, Jude, Heide, Heidin. Die ursprüngliche Ständereihe ist aufgelöst zugunsten der Repräsentation einer Vielfalt städtischer Lebensformen. Die neuen Figuren stehen für Rechtsprechung und Verwaltung, für zunehmende Armut und beginnenden Kapitalismus, für religiös-asketische Lebensmuster und für das Fest in der Stadt: Sie komplettieren das städtische Szenario. Gleichwohl gelten ihnen nicht nur panegyrische Strophen, und gerade sie finden manch herbe Kritik. So versteckt sich hinter den defensiven Bekundungen des Vogts der Vorwurf des Amtsmißbrauchs und in der satirischen Anrede des Todes an den Krämer „Du Groscheneyer, Du Leutbescheißer" die Anklage der unrechtmäßigen Bereicherung. Deutliche Momente von Ständekritik sind auch in der sarkastischen Anrede des Arztes:

Herr Doctor b'schawt die Anatomey
An mir/ob sie recht g'machet sey:
Dann du hast manchen auch hing'richt/
Der eben gleich/wie ich jetzt sicht.

Das macht es problematisch, von einem „spezifisch bürgerlichen" Totentanz zu sprechen und aus ihm eine Rechtfertigung des sozial und ökonomisch gegenüber der Feudalklasse erfolgreichen Bürgertums zu lesen. Zudem dominieren bei der feudalen Hierarchie trotz vereinzelter kritischer Töne eher Klage und Demonstration der Vergänglichkeit alles Irdischen überhaupt. Und auch die häufig einseitige Kritik an den Vertretern der Geistlichkeit fehlt in Basel. Wohl wird dem Papst der Ablaßhandel zum Vorwurf gemacht; Kardinal, Bischof oder Abt kommen jedoch weitgehend ungeschoren davon. Daß alle gleich sind vor dem Tod, daß alle Macht und Gewalt, alle Würde und aller Reichtum nicht bewahren können vor dem Sterben, dies wird jenseits konkreter Ständekritik vielfältig variiert.

Die Gesellschaftskritik ist da allgemein und trifft letztlich alle, wo die Ständerevue zum Kosmos Menschheit wird. Die Neigung der Totentänze, Totalität, „die ganze Welt", abzubilden und den Tanz als Tanz der Menschheit darzustellen, wird deutlich in der Erweiterung um Jude und Heide und um solche Figuren, die außerhalb der Ständekategorie stehen, wie Jüngling, Jungfrau, Narr, Blinder. Es gibt keine überwiegend antifeudale oder antiklerikale Stoßrichtung der Kritik, und man kann eben nicht von einer „revolutionären Melodie des Totentanzes" reden [26]. Der Totentanz ist nicht Illustration der berühmten Parole des Bauernkrieges: „Als Adam grub und Eva spann, wo war da wohl der Edelmann". Sein sozialer Ort „ist die alte Kritik der monastischen Askese", der Bettel- und Predigerorden der Dominikaner und Franziskaner [27]. Seine Gleichheitsidee, die die von Gott sanktionierte Hierarchie der mittelalterlichen Gesellschaft sprengt, steht in der Kontinuität spezifisch mittelalterlicher Gleichheitsforderungen.

Wie überzeugend das Sinnbild des Totentanzes war, belegt seine Wirkung auch auf andere Gattungen. Das 1494 in Basel erschienene, ungemein erfolgreiche „Narrenschiff" des Sebastian Brant etwa, das den des Lesens Unkundigen ebenfalls Illustrationen als Deutungshilfe anbot, nutzt den Totentanz als Strukturfolie seines Narrenreigens. Es läßt sich zeigen, daß der Narrentanz in Wahrheit durch den Tod bestimmt ist und sich als Totentanz entlarvt. Die Erkenntnis, daß alle sterben müssen, wird zudem in die Bildidee des Totentanzes übersetzt [28].

Der Baseler Totentanz gehört wie viele andere in den größeren Rahmen der Pestkatastrophe. Wie Merian im Vorwort seiner Kupferstichausgabe von 1649 zu berichten weiß, ist er zur Erinnerung an die große Pestepidemie von 1439 gemalt. Es war genau die Zeit, in der in Basel die große Kirchenversammlung tagte (1431–1448) und um Reformen rang, und es entspricht der Vision des Totentanzes von der Gleichheit der Menschen, daß die grauenvolle Krankheit auch ehrwürdige Mitglieder des Konzils nicht verschonte.

Pestwellen in durchschnittlichen Abständen von 10–15 Jahren überrollten seit dem ersten Ausbruch der Seuche im Jahr 1348 ganz Europa [29]. Mit unglaublicher Geschwindigkeit griff der „Schwarze Tod" um sich und raffte etwa jeden zweiten Einwohner einer betroffenen Stadt hinweg, ungefähr 30% der Bevölkerung Europas ging in den Jahren 1348–1352 an der Pest zugrunde. Aber es war nicht allein die Erfahrung des Massensterbens, die sich in das Bewußtsein der Menschen eingrub. Das deutsche Spätmittelalter war in einem umfassenden Sinn ein Zeitalter der Krise, die ein neues emotionales Klima schuf. Permanente militärische Auseinandersetzungen, der Konflikt zwischen

---

[26] So Werner, J., Im Sterben gleich. Die revolutionäre Melodie des mittelalterlichen Totentanzes. In: Das Münster 28, 1975, S 189–190

[27] Kaiser, G. (Anm. 4), S 38

[28] Sebastian Brants Narrenschiff. Herausgegeben von F. Zarncke. Leipzig 1854, 85. Kap., V., S 81 ff

[29] Vgl. Bulst, N., Der schwarze Tod. Demographische, wirtschafts- und kulturgeschichtliche Aspekte der Pestkatastrophe von 1347–1352. Bilanz der neueren Forschung. In: Saeculum 30, 1979, S 45–67

Papstkirche und Kaisertum, Frühkapitalismus, Hungerkatastrophen und Agrarkrise – um nur einige Schlagwörter zu nennen – ließen das 15. und 16. Jahrhundert in der Einschätzung der Menschen als eine Epoche tiefgreifender Strukturveränderungen erscheinen. Jenen schon länger angelegten krisenhaften Verlauf der gesellschaftlichen und mentalen Entwicklung hat die Erfahrung der Pest offensichtlich ruckartig beschleunigt und zu „plötzlichen Destabilisierungen von moralischen Überzeugungen und tradierten Erfahrungen geführt"[30]. Die zeitgenössischen Pestberichte legen ein beredtes Zeugnis über Panik und Entsetzen der Augenzeugen ab, und sie beschreiben den gesellschaftlichen Zusammenbruch und das Zerbrechen von familiären Bindungen und Freundschaften. „Die Erfahrung, daß gerade die Befolgung der Gebote der christlichen Nächstenliebe, die Einhaltung des Sitten- und Moralkodex sowie der gesellschaftlichen Verpflichtungen, also auch beruflich bedingter Tätigkeiten, wie der eines Arztes, Priesters, Notars, Totengräbers oder Leichenträgers sich unmittelbar lebensbedrohend auswirkten, führte fast überall zu Auflösungserscheinungen"[31].

Wenn auch eine detaillierte, den historischen Quellen verpflichtete Rekonstruktion der sozialen und psychischen Befindlichkeit einzelner Peststädte noch aussteht und die historische Gemütslage und psychische Verfassung der Menschen der Totentanzzeit eher allgemein erforscht worden und in die globalen Beschreibungsmuster von Kontrast, Zerrissenheit, Pessimismus, Melancholie und Exzeß gefaßt worden sind[32], so ist doch offenkundig, daß die „unheimliche Fülle des geschauten Todes"[33] das Verhalten der Lebenden gegenüber den Toten und das Denken über den Tod verändert hat. Totenklage, Totenwache, Totengottesdienst und Begräbnis – dies kam „gänzlich oder zum größeren Teile ab, und neue Gebräuche traten an die Stelle der alten"[34]. Boccaccio hat in der Vorrede zu seinem berühmten „Decameron" die Veränderungen im Umgang mit den Toten beobachtet und sie als wichtige Hinweise auf grundlegende Veränderungen der menschlichen Verhaltensweisen und Denkformen durch die Pest gedeutet. Den „gezähmten Tod", wie ihn Philippe Ariès für die Zeit bis zum 11./12. Jahrhundert beschreibt, gibt es nicht mehr: den Tod als erwartetes, normales und bekanntes, ja vertrautes Ereignis, vor dem die Menschen keinen besonderen Schrecken empfanden, den „guten Tod" als ein natürliches Ereignis, das sich mit undramatischer Zwangsläufigkeit abspielte. Er wurde vom Sterbenden, der seine letzten Verfügungen im Kreis der Familie

---

[30] Kaiser, G. (Anm. 3), S 36

[31] Bulst, N. (Anm. 29), S 57. Siehe auch den Beitrag von R. und H. H. Jansen in diesem Band, S 161–191

[32] Vgl. Saugnieux, J., Les danses macabres de France et d'Espagne et leurs prolongements littéraires. Lyon 1972. Kritisch dazu Kaiser, G. (Anm. 3), S 33 ff

[33] Rehm, W., Der Todesgedanke in der deutschen Dichtung vom Mittelalter bis zur Romantik. Halle 1928, S 76. (= Deutsche Vierteljahresschrift Buchreihe 14)

[34] Giovanni di Boccaccio, Das Dekameron. Aus dem Italienischen übersetzt von Albert Wesselski. 7. Aufl. Frankfurt 1981, S 16

traf, selbst vorbereitet, er spielte sich in der Öffentlichkeit ab, und der Sterbende bildete den Mittelpunkt einer Versammlung von Verwandten, Freunden und Nachbarn[35]. Dies ist nun vorbei: „Die Leute starben nämlich, nicht nur, ohne daß sie viel Frauen um sich gehabt hätten, sondern es waren auch gar manche, die ohne Zeugen aus diesem Leben schieden, und den wenigsten wurden die mitleidigen Klagen und die bittern Tränen ihrer Verwandten gewährt; ... vielmehr war es soweit gekommen, daß man sich um die Menschen, welche starben, nicht anders kümmerte, als man es heute bei seinen Ziegen täte"[36]. „Die Behandlung der Toten wie Dinge, die Trennung der Toten von den Lebenden, zu denen sie gehörten, sind Folgen der Pestkrisen des Spätmittelalters, die spätere endgültige Entwicklungen bereits sichtbar werden lassen"[37].

Es ist aber nicht nur die Angst vor einem solcherart grausamen Tod, der so unvermutet, so plötzlich daherkommt, keinerlei Zeit zur Buße und geistlichen Bereitung läßt und den Menschen die tröstliche Gewißheit einer noch immer möglichen Reue und Umkehr nimmt. Die Vorstellung von einem unvorbereiteten Tod ist deshalb mit panischem Schrecken besetzt, weil die Abrechnung mit Gott, die Entscheidung über ewiges Heil oder Verdammnis, nunmehr auf die letzte Phase des Lebens, die Todesstunde, fällt. Aus dem Gericht am Ende der Zeiten wird im 14. Jahrhundert das Gericht am Ende des Lebens. „Von jetzt an wird über das Schicksal der unsterblichen Seele im Augenblick des physischen Todes selbst entschieden"[38]. Welch furchterregende Vision, nicht mehr auf den gnädigen Aufschub der Zwischenphase vom Verlassen der Welt bis zum endgültigen Lebensende am Tag des Jüngsten Gerichts hoffen zu dürfen, in der die Fürbitten der Heiligen und Seligen und die Gebete frommer Menschen das Blatt noch wenden konnten.

Zu den dramatischen Gesten jener Zeit gehören auch die Judenverfolgungen, die unter anderem einen prophylaktischen Charakter zur Abwendung von Gottes Strafgericht hatten, wie auch die Geißlerbewegungen. Unterrichtet sind wir durch Fritsche Closeners „Straßburger Chronik" (1362) und Hugos von Reutlingen „Chronicon auf das Jahr 1349", die Bußübungen, Texte und Melodien überliefern. Es sind unartifizielle Verse, Leise, die an geistliches oder volkstümliches Liedgut anknüpfen und Elemente der Predigt und der Statuten der Geißler entlehnen. Jene Lieder bilden mit dem Ritual der Geißelung eine unauflösliche Einheit. Es handelt sich bei den Prozessionen der Flagellanten nicht um einen elementaren Ausbruch ekstatischer Religiosität, sondern um ein dramatisches Schauspiel, das auf öffentliche Wirkung abzielt und eine strenge Liturgie befolgt. Es ist ein ritualisiertes Handeln, eine Aktion der gemeinsamen Sündenerforschung, eine Bußzeremonie, die in ihren Gebärden die

[35] Ariès, Ph., Geschichte des Todes. München, Wien 1980, S 13–30
[36] Boccaccio (Anm. 34), S 16 f
[37] Oexle, O. G., Die Gegenwart der Toten. In: Death in the middle ages. Herausgegeben von Breat, H., Leuven 1983, S 19–77. Hier S 67 (= iaevalia aniensia 1)
[38] Ariès, Ph. (Anm. 51), S 137

Verbrechen der Teilnehmer offenlegt und wiederholt in die Bitte um Vergebung mündet. Beschwörend recken die Flagellanten die Arme, „daz got daz grosse sterben wend!". Pest und Endzeitstimmung, die Angst, als Sünder zu sterben, und der Appell zur Buße verbinden Geißlerbewegung und Totentanz. Gemeinsam ist ihnen der öffentliche, emotionalisierte, durch Schock wirkende Aufruf zur Läuterung.

Am Vorabend der Reformation malt Niklaus Manuel in Bern einen monumentalen Totentanz: 41 nahezu lebensgroße Paare bewegen sich auf ein Beinhaus zu, wo sie von inmitten aufgetürmter Schädel musizierenden Gerippen empfangen werden. Die heilsgeschichtliche Dimension des Geschehens markieren Szenen aus der Heiligen Schrift: Die Vertreibung aus dem Paradies, Moses empfängt die Gesetzestafeln, Christus am Kreuz zwischen Maria und Tod. Es ist eine im Mittelalter verbreitete Darstellung des Ursprungs und der Herrschaft des Todes: der Tod als der Sünde Sold, durch den Ungehorsam des ersten Menschenpaares als Strafe in die Welt gekommen[39]. Im Zyklus jener Einleitungsbilder steht das Beinhaus – eine loggienartige Kirchenvorhalle in Renaissanceform – für das Weltgericht. Das musikalische Ensemble mit Dudelsack, gerader Trompete, Busine, krummem Zink trägt wirklichkeitsnahe wie symbolisch-zitathafte Züge „und entspricht so dem Ineinander der verschiedenen Zeit- und Bedeutungsebenen von Tod, Tanz, Auferstehung und Gericht"[40]. Das Schlußbild zeigt die ungenannten Stände, einen Bildtyp, den es auch im Totentanzfresko von Kientzheim und bei Knoblochtzer gibt. Der Tod selbst versammelt hier die Stände; seine Opfer sind Vertreter aller Rassen und Völker. Besonders ergreifend ist das nackte Kind am Boden zwischen den gespreizten Knochenbeinen.

Der Berner Totentanz ist gebunden an die tradierten literarischen Muster wie an die vorgegebenen Bildformeln, und so sind Variationen nur innerhalb des normierten Rahmens möglich. Die Nähe zu anderen Totentänzen, insbesondere zum Baseler Totentanz, ist nur folgerichtig, solange das Medium Wandgemälde und der Kontext Bußpredigt gewahrt sind. Ähnlichkeiten der Bilder wie wörtliche oder inhaltliche Übereinstimmungen der Verse dokumentieren nicht künstlerische Abhängigkeit, sondern die gemeinsame Gattungstradition. Mehr als ein halbes Jahrhundert nach dem „lieben Tod von Basel" gibt es keinen Bruch mit der Gattung, wohl aber Modifizierungen.

Auffällig ist zunächst, daß das „Macabre" der alten Totentänze zurückgenommen ist: Weite Doppelarkaden beherrschen die Wandtafelbilder, die den Blick freigeben auf einen blauen Himmel und eine helle Landschaft mit Wiesen, Seen, Burgen und Bergen. Die Arkaden rahmen mit ihren Bögen die Paare

---

[39] Vgl. Breede, E. Studien zu den lateinischen und deutschsprachlichen Totentanztexten des 13. bis 17. Jahrhunderts. Halle 1931, S 58

[40] Hammerstein, R. Tanz und Musik des Todes. Die mittelalterlichen Totentänze und ihr Nachleben. Bern 1980, S 91

ein, gewähren ihnen zugleich aber einen wirklichen Raum, da sie hinter die Figuren gerückt sind und eine Fernsicht auf Land und Himmel eröffnen. Die leuchtenden Farben, der opernhafte Luxus der Gewänder, die malerische Lust am Dekorativen und am realistischen Detail machen den Totentanz zu einem prunkvollen Totenfest. Es ist eine prahlende Selbstdarstellung des Lebens, die nur um so stärker den Zusammenprall mit den teils hämisch-foppenden, teils aggressiv-wilden Todesgestalten vergegenwärtigt [41].

Ungehemmter und zügelloser als in früheren Totentänzen erscheinen die Todesgestalten bei Manuel, boshafter verführen, verspotten und mißhandeln sie ihre Opfer. Ihre komplizierten Verrenkungen wirken lächerlich und exzentrisch, ihre Gebärden grotesk, bisweilen obszön. Solche Vitalität und ekstatische Hingabe stehen in seltsamem Gegensatz zur statuenhaften Regungslosigkeit der Lebenden. Und gerade dies löst die Irritation, den Schock aus und ist das Geheimnis der Wirkung der gemalten Bußpredigt, daß die ursprünglich lustvolle Lebensäußerung, der Tanz, vom Tod okkupiert wird. „Daß der Tod tanzt, daß er den Inbegriff des Lebendigen, den Tanz für sich usurpiert, daß er auf diese Weise das Leben nachäfft, eine foppende Imitation des Lebens vorführt – das macht das eigentliche Grausen der Totentänze aus" [42]. Es muß zudem die Rolle und Bewertung des Tanzes im mittelalterlichen Lebenszusammenhang mit bedacht werden. Der Tanz galt „als verdächtig, ja als gefährlich, weil in ihm Urtümliches, aus den Tiefenschichten Stammendes ans Licht drängte" [43]. Der Tanz ist in seiner ausgelassenen Wildheit Paradigma für Sittenverfall und Sündhaftigkeit. Die Kirche führt einen Kampf gegen den gesprungenen Paartanz, dessen erotische Sprengkraft sie fürchtet; aber auch die gehobene Gesellschaft bemüht sich ständig „um Bändigung und Kultivierung der tänzerischen Formenwelt" [44]. In der Tat sind genügend Zeugnisse für kultisch-ekstatische Ausprägungen des Tanzes überliefert, für die Entfesselung der Triebe und kollektives Außer-sich-Sein. Von Tanzwut und Tanzepidemien seit dem 14. Jahrhundert, vor allem am Rhein und in Flandern, berichten die – meist geistlichen – Chronisten. Der Tanz ist Teufelswerk, ist die Prozession des Teufels, und sie führt nach links, das heißt zur Hölle [45]. Auch die Teufel tanzen, die Quellen haben es wiederholt und in beinahe stereotypen Mustern beschrieben: ungeordnet, sprunghaft, häßlich bis zur Groteske – eine Verkehrung des Tanzes der Engel. „Wie die Engel die Seligen tanzend in den Himmel geleiten, so schleppen die Teufel die Verdammten tanzend zur Hölle" [46]. Reinhold Hammerstein hat in seiner tanz- und musikgeschichtlichen Darstellung

[41] Vgl. Kaiser, G. (Anm. 3), S 331

[42] Ebd., S 52

[43] Muchow, H. H., Art. Tanz II. In: Die Religion in Geschichte und Gegenwart. Handwörterbuch für Theologie und Religionswissenschaft. Bd. 6., 3. Aufl., Tübingen 1962, Sp 615

[44] Ebd., Sp 615

[45] Zahlreiche Textbelege finden sich bei Hammerstein, R., Diabolus in Musica. Studien zur Ikonographie der Musik im Mittelalter. Bern 1974, S 45 ff

[46] Ebd., S 38

des Totentanzes die Verbindung zu jenem Verdammtenzug offenkundig gemacht. Er vermutet die ikonographischen Wurzeln des Totentanzes in den „alten Ideen von Gericht und Verdammnis sowie von Seelengeleit (...), wie sie in der bildenden Kunst des Mittelalters traditionell geworden sind"[47]. Die Grundmotive Verdammtenzug, Ständedifferenzierung, Zwanghaftigkeit und Teufelsinstrumente sind hier bereits vorgebildet.

Den tanzenden Tod hat auch Manuel in engem assoziativen Zusammenhang mit dem tanzenden Teufel belassen. Beleg dafür ist vor allem der satanische Charakter der Instrumente, die der Tod spielt; als Werkzeuge teuflischer oder höllischer Liturgie sind sie verfemt, und die Literatur wie die bildende Kunst der Zeit bezeugen ihren Zusammenhang mit Tod, Teufel, Sünde und Hölle. Vor allem Fistula bzw. Tibia und Tympanum sind im Mittelalter immer wieder dem Teufel und den Dämonen zugeordnet.

Auch den historischen Tanzformationen, die dem jeweiligen Totentanz zugrunde liegen, ist Hammerstein nachgegangen. Danach entspricht das choreographische Modell in Bern dem in Basel. Es ist das Grundmuster des paarweisen Aufzugs, ähnlich einem Défilé, nicht mehr die geschlossene Reigenkette, die etwa bei dem Pariser Fresko sehr unmittelbar Zwang und Unerbittlichkeit sichtbar machte. Das ruhige, gemessene Schreiten, wie es dem höfischen, oft zeremoniellen oder auch patrizischen Ambiente entsprach, erinnert tanzgeschichtlich an die Basse danse des 15. Jahrhunderts, aus der im 16. Jahrhundert die Pavane hervorging. Jener Schreitaufzug zu zweien ist viel weniger kollektiv orientiert als der Reigen und läßt mehr Raum für individuelle Gesten und Bewegungen.

Schlichter, ernsthafter wirken die älteren Verse des Baseler Totentanzes, phantasievoll und bilderreich die Manuels. Gleichwohl verschärfen sie die gesellschaftskritischen Töne der Gattung bis zur Polemik und Satire, so daß sie den Rahmen der Bußpredigt zu sprengen drohen. Umstürzlerische Motive des radikalen Flügels der Reformation klingen hier durch und rücken den Totentanz in ein aktuelles Konfliktfeld. Bereits im Dezember 1517 waren Luthers 95 Thesen in Basel als Buch erschienen. In diesem Kontext wird der Angriff auf die kirchliche Hierarchie zum Bekenntnis und der Totentanz zum Träger religiöser Agitation und zum Instrument kollektiver Meinungsbildung. Auch frühere Totentänze haben den pompösen Lebensstil des Klerus bloßgestellt und seine Habgier gegeißelt. So bezichtigt sich der Kardinal im oberdeutschen achtzeiligen Totentanz, er habe sich gleich einem Straßenräuber gierig mit den Gütern dieser Welt überfressen. Nirgends findet sich jedoch eine sozialpolitische Tendenz mit einer Satire gegen die Geistlichkeit in solcher Schärfe. Scheinheiligkeit und Omnipotenz von Papst und Kardinal werden schonungslos offengelegt. Auf die Aufforderung des Todes, der höchste Richter würde

---

[47] Hammerstein, R. (Anm. 40), S 59

von ihm wissen wollen, wie er seine Schäfchen gehütet habe, läßt Manuel den Bischof antworten:

> *Ich habs dermaszen gweydet all,*
> *Das mir keins blyben ist im Stall;*
> *Glych wie ein Wolff frasz ich die Schaff,*
> *Jetz find ich darumb grusame Straff.*

Barsch und gehässig wendet der Tod sich an den Abt:

> *Herr Apt, Jr sind gar grosz und feysz*
> *Springend mit mir an disen Kreysz!*
> *Wie schwytzend Jr so kalten Schweysz!*
> *Pfuch, pfuch, Jr lond ein groszen Scheysz!*

und dieser muß bekennen:

> *Die Schläckli hannd mir so wol gethan,*
> *Grosz Gut han ich in Henden ghan,*
> *Zu mins Lybs Wollust han ichs gwendt,*
> *Min Lyb wirt ietz von Würmen gschendt.*

In der Tat ist man erinnert an die politisch-agitatorischen Qualitäten der Flugschriftenliteratur, die zur gleichen Zeit zum wirkungsmächtigen Faktor des öffentlichen Lebens wird. Die Reformationsdialoge beispielsweise, die mit dem Erscheinen des „Karsthans" 1521 zum populären Medium kollektiver Wahrheitssuche und Meinungsbildung wurden, machen in gleicher Weise die Prunksucht des Klerus und die uneingeschränkte päpstliche Gewalt zum Thema. So hat die bissige Satire des Berner Totentanzes zu der Vermutung Anlaß gegeben, jene Sprüche seien erst nach dem Glaubensumsturz im Zuge von Überarbeitungen angebracht worden. Wie sonst auch hätten die Dominikaner das Gemälde an ihrer Kirchenmauer geduldet. Freilich, die Bettelorden haben sich dem Protest gegen kirchliche Mißstände und dem Ruf nach Reform nicht verschlossen. Zudem antizipieren die Texte keinesfalls reformatorische Ideen; eher greifen sie zurück auf tradierte literarische Bilder wie das vom „ryszend Wölff in eim Schaffskleid", und die mittelalterlichen Parodien gegen hohe Geistlichkeit und Mönchstum stehen ihnen in nichts nach. Wenn eine nachträgliche Korrektur, dann wohl von Manuel selbst: Seine antirömische Gesinnung hat er schon in früheren Bildern kundgetan und den Vorwurf des Amtsmißbrauchs und unersättlicher Geldgier in späteren reformatorischen Spielen inszeniert.

Dem entspricht die Parteinahme für den armen Mann – auch in seinem Totentanz. Wie sanft der sonst so rabiate Tod sich an den Bettler wendet – er berührt ihn nicht einmal –, viel milder auch als in Basel, wo er ihn grob herbei fordert:

> *Hincke auch her mit deiner Krucken/*
> *Der Todt wil dich jetzund hinzucken*

Bei Manuel aber sagt er:

> *Hör armer Man und gheb dich wol,*
> *Der Tod dich bald erlösen soll.*

In den Versen des Handwerkers leuchtet ein Dasein voll Arbeit und Entbehrung auf

> *Mit der Warheyt ich das sagen mag,*
> *Das ich kein Ruw hat Nacht und Tag;*
> *Mocht dennocht khum mine Kind erneeren ...*

und es sieht so aus, als wolle Manuel, indem er den Ärmsten ein solches Denkmal setzt, etwas wiedergutmachen von der erlittenen Ungleichheit auf Erden. Aber die unmittelbare Nähe zu Reformation und Bauernkrieg macht auch deutlich, daß der Gedanke von der Gleichheit der Menschen nicht dauerhaft an den Bußappell gebunden blieb, sondern sich verselbständigte und seine soziale Sprengkraft entfaltete. Folgenlos konstatierte ökonomische Ungleichheit gerät wenig später zur konkreten sozialpolitischen Forderung. Was bisher rein religiös begründet und erst für das Jenseits versprochen oder angedroht war – die Gleichheit aller –, will der dritte der „Zwölf Artikel" von 1525 mit der Forderung nach der Aufhebung der Leibeigenschaft in die Tat umsetzen.

Manuels Werk steht in der Kontinuität mittelalterlicher Denk- und Darstellungsformen und signalisiert gleichzeitig einen Wandel innerhalb des Überlieferten. Der optische Eindruck der Auflösung des Kollektivs, die Exponiertheit des einzelnen Paares, hinter der die gemeinschaftliche Erfahrung der Gleichheit im Tode zurücktritt, und das Interesse am Individuellen verraten nicht nur etwas über das Selbstverständnis des Künstlers, sondern kündigen unübersehbar eine neue Entwicklung an. Liegt über den früheren Totentänzen das Dunkel der Anonymität, so ist jetzt nicht nur der Schöpfer bekannt, sondern er stellt sich gar selbst in der Pose des Schaffenden dar. Mit Namen, Wappen und Signum ordnet der Maler sein eigenes Portrait in den Todesreigen ein und präsentiert sich in würdiger Gelassenheit und Glaubensgewißheit, den hinterhältig herankriechenden Tod erwartend. Waren die Figuren bisher Typen, Ständevertreter, so tragen sie bei Manuel individuelle Züge zeitgenössischer Persönlichkeiten. Die Wappen über den Arkaden weisen auf mehr als 40 Bürger, die wohl an der Stiftung beteiligt waren und die Manuel größtenteils portraitiert hat[48]. Es handelt sich um einflußreiche Frauen und Männer der Stadt oder um Freunde Manuels: In ihrer persönlichen Einmaligkeit sind sie eingefügt in die überlieferte Ordnung.

---

[48] Vgl. Matile, H., Zur Überlieferung des Berner Totentanzes von Niklaus Manuel. In: Jahrbuch des Bernischen historischen Museums 1971–1972, Jahrgang 51 und 52. Bern 1975, S 271–284. Hier: S 273 ff

Die Grenzziehung zwischen den Epochen Mittelalter und Neuzeit wird hier offenkundig, und in der Tat gilt das Berner Fresko als ein „Übergangswerk ... an der Zeitwende"[49]. In der Mischung von Typus und Individualität wird sinnfällig, wie sich das Neue in der Koexistenz mit dem Alten entwickelt und der Aufbruch des Individuums als kulturelle Signatur der Renaissance sich im Schoße einer „Kollektivkultur" vollzieht. Wohl sind in den Werken der mittelhochdeutschen Literatur Ansätze eines differenzierten Individualitätsbewußtseins nachgewiesen, wie auch in der bildenden Kunst, wo Skulptur und Portrait die Statik und Strenge der Romanik verlieren und beginnen, mit individuellen Zügen und Gebärden Gefühle und Pathos auszudrücken. Die Gattung Totentanz hingegen dokumentiert in ihrer weiteren Geschichte die Kluft zwischen zwei epochalen Kunstauffassungen. Die merkwürdige Ambivalenz von Separierung und Gemeinschaftszugehörigkeit bei Manuel, die Tendenz zur Individualisierung, das Selbstbewußtsein und die Zuversicht der Figuren, die Inszenierung einer schönen Welt durch das Heraustreten aus dem Bann des Reigens in die Lebenswirklichkeit und damit die Entdeckung neuer ästhetischer Dimensionen kündigen den Bruch an, der sich dann mit Holbein vollzieht. Mit dem Verzicht auf das Medium des Wandgemäldes und auf den sinngebenden Text – schon bei Manuels Zeichnung „Der Tod und das Mädchen" aus dem Jahre 1517 – ist der Totentanz aus seiner didaktischen Verpflichtung entlassen. Dem ästhetischen Reizpotential muß der einstige Sinn der Bußermahnung weichen. Der Totentanz der Neuzeit ist nicht mehr „illustrierte didaktische Dichtung", er gehört nicht weiter in den Bereich von Kult und Opfer[50]. War seine Rezeption die des Glaubens an die Heilmagie des Bildes, so wird sie nun die des ästhetischen Genusses. Der alte Totentanz war nicht autonome Kunst, sondern eingelassen in die großen Ängste des ausgehenden Mittelalters. Diese gesellschaftliche Authentizität und die eindeutige Sinnverpflichtung werden abgelöst von einer individuell künstlerischen Authentizität und einer gewissen Beliebigkeit der Ausdeutung. Überall da, wo die mittelalterliche Welt des Totentanzes bis in die jüngste Gegenwart aufersteht, kann sich jene Gattung gleichwohl ihrer Wirkung sicher sein: Sie löst nicht nur Nachdenklichkeit und Betroffenheit aus; gemäß ihrer Tradition gilt sie weiterhin als Metapher für Auflösung und Endzeit und rührt so noch heute an gemeinsame, tiefsitzende Ängste.

---

[49] Zinsli, P. (Anm. 10), S 44
[50] Vgl. Rosenfeld, H. (Anm. 2), S 293 ff

Dieser Beitrag dankt sich vielfältigen Anregungen des Totentanz-Buches von Kaiser, G., „Der tanzende Tod". Frankfurt 1982. Hier findet sich eine wegweisende Interpretation der mittelalterlichen Totentänze sowie die Reproduktion, Übersetzung und Kommentierung folgender Totentänze: „Danse macabre", „doten dantz mit figuren", Baseler Totentanz, oberdeutscher vierzeiliger Totentanz und (in Ausschnitten) Berner Totentanz.

Die Auffassung des Todes in der deutschen Literatur des Mittelalters

Alois M. Haas, Zürich

Man hat den Tod als „anwesende Abwesenheit" definiert[1]. Damit soll einerseits die Tatsache festgehalten werden, daß ich, solange ich lebe, vom Tode immer nur als von einem abwesenden, als von etwas reden kann, das ich noch nicht erfahren habe; auf der anderen Seite aber ist der Tod jedem Ich, das von ihm redet, mittelbar – im realen Sterben des Mitmenschen – gegenwärtig und erfahrbar. Der Tod ist – philosophisch gesprochen – dem Menschen, solange er lebt, immer nur als „anwesend in Abwesenheit" erfahrbar. Am Menschen und an der Zeitsituation liegt es, wie dann tatsächlich vom Tode gesprochen wird. Man kann ihn – und das ist weithin die moderne Lösung[2] – tabuisieren, ihn in die Abwesenheit verbannen, man kann ihn aber auch allenthalben präsent machen. Das ist auf weite Strecken das mittelalterliche Verhalten gegenüber dem Tod. Der Tod wird hier immer wieder genannt und in eigentlichen Akten der Beschwörung aufgerufen. Der Tod ist gegenwärtig als ein intimer Partner des Lebens:

> *Media vita*
> *in Morte sumus:*
> *Quem quaerimus adiutorem*
> *Nisi Te, Domine*
> *Qui pro peccatis nostris*
> *Iuste irasceris?*
> > *Sancte Deus,*
> > *Sancte fortis,*
> > *Sancte et misericors Salvator:*
> > *Amarae morti ne tradas nos.*[3]

---

[1] Landsberg, P. L., Die Erfahrung des Todes. Frankfurt am Main 1973, S 14, 23

[2] Vgl. Gorer, G., Die Pornographie des Todes. Der Monat 8, Mai 1956, S 58–62

[3] Spitzmuller, H., Poésie latine chrétienne du moyen âge, IIIe–XVe siècle. Paris 1971, p 1308. Die Sequenz wurde oft Notker (840–912) von St. Gallen zugesprochen. Sie stammt aber aus etwas späterer Zeit, aus dem 11. Jahrhundert

(Mitten im Leben sind wir schon im Tode: Von wem sollen wir Hilfe erbitten wenn nicht bei Dir, Herr, der Du mit Recht über unsere Sünden gezürnt hast? – Heiliger Gott, heiliger starker, heiliger und barmherziger Erretter, überantworte uns nicht einem bittern Tod!)

Der Tod hat im Mittelalter Zeichencharakter[4]: Er verweist auf die Erlösung im Jenseits, das allein wahres Leben und Befreiung vom bitteren Tod dieses in Sünde und Schuld verstrickten Lebens garantiert. Die Erlösung kommt von Jesus Christus, der in und durch seinen Tod den Tod besiegt hat:

Mors et vita duello
conflixere mirando;
dux vitae mortuus
regnat vivus.[5]

(Tod und Leben da kämpften seltsamen Zweikampf; der Fürst des Lebens, dem Tode erliegend, herrscht als König und lebt.)

Diese Verheißung der Ostersequenz gibt den Rahmen für die Todesproblematik im Mittelalter ab: Das eigentliche Leben ist nicht dieses kurze, vergängliche, sterbliche Dasein in Angst und Not auf einer nur schwer zu bearbeitenden Erde, sondern das eigentliche Leben ist das ewige Leben, das durch die Erlösungstat Christi den Menschen verheißen ist. Im Grunde wäre das Vokabular umzukehren und dieses Leben hienieden eigentlicher ein Tod zu nennen; das ist auch geschehen:

Heu, heu, vita, mors vocanda,
Odienda, non amanda!
Cum in te sint nulla bona,
Cur exspecto tua dona?[6]

(Ach, ach, Leben, das man Tod nennen muß, das man hassen und nicht lieben soll! Da es bei dir nichts Gutes gibt, warum erwarte ich doch deine Güter?)

Damit sind drei Beziehungsebenen umrissen, die auch für die weltliche Dichtung während des ganzen Mittelalters immer wieder den Rahmen für die Todesproblematik abgeben werden: 1. die Allgegenwart der bedrohlichen Macht des Todes (bei einer Lebenserwartung von 35 Jahren noch bei Anbruch des 14. Jahrhunderts eine unbestrittenermaßen deutliche Erfahrung!), 2. das Wissen um die Erlösung vom Tode und um die Rettung in das wahre Leben des Jenseits, 3. die Anfechtung durch die irdischen „Güter" in einem Leben,

---

[4] Scholz Williams, G., Der Tod als Text und Zeichen in der mittelalterlichen Literatur. In: Braet, H., Verbeke, W. (eds), Death in the Middle Ages. Leuven 1983, pp 134–149

[5] Dritte Strophe der von Wipo (ca. 990–1050) gedichteten Sequenz „In Resurrectione". Den ganzen Text siehe bei Spitzmuller, wie Anm. 3, S 380–383

[6] De vita mundana-Rhythmus, SW. 3; anonym, 12. Jhd., den ganzen Text siehe bei Spitzmuller, wie Anm. 3, S 1364–1367

das besser Tod hieße, die aber – gerade bei einem so kurzen Leben – eine besonders intensive Erfahrungsdimension besessen haben müssen. Man wird bei der Interpretation all der dichterischen Texte, in denen der Tod so oder so eine Rolle spielt, nie die schlichte Gleichung Literatur = Leben und umgekehrt machen dürfen. Weder darf bei besonders starker Entfaltung der Todesthematik in der Dichtung ohne weiteres auf eine *contemptus mundi*- und Weltfluchtstimmung noch bei fehlendem Angedenken an den Tod auf reine Diesseitigkeit geschlossen werden. Wo Menschen sind, gibt es keine einfachen Mentalitäten, sondern immer nur komplexe, in denen die *memoria mortis* oft eine seltsam undurchsichtige Amalgamierung mit der Freude am Leben eingeht. Über die Realität der Todeserfahrung im Mittelalter aber darf man wohl eines mit Gewißheit sagen: Sie war ungeheuer stark; der Tod war ein Stück erlebter Wirklichkeit und keine tabuierte Randzone des Lebens; die Toten blieben zudem in dem Bereich, dem sie schon als Lebende angehört hatten, sie blieben Angehörige der Gemeinde, und teilten kaum je das Schicksal der heutigen Toten, vergessen zu werden [7].

I

Die christliche Mission der irischen Wandermönche, die von den britischen Inseln kommend im südwestdeutschen Raum die großen klösterlichen Kulturzentren schufen, versuchte, den Germanen den Tod in christlichem Geiste nahezubringen. Das hieß, daß neben konkreter Sterbehilfe vor allem auch Informationsarbeit geleistet werden mußte. Den Germanen war zwar eine immaterielle Lebenskraft im Leibe – ahd. *ferah* genannt – bekannt, aber diese Kraft reichte nicht über die Lebenszeit hinaus. Für die Christen war aber gerade die Fortdauer der unsterblichen Seele über den Tod hinaus eine der wichtigsten Grundtatsachen ihres Glaubens. Schon früh wurde daher ein altes Jenseits-Wort der Germanen, *saiwala* (ursprünglich: „die zum See Gehörige"), christlich umgedeutet, so daß das Wort nun das Bedeutungsspektrum von ahd. *ferah* („immaterielles Lebensprinzip, das mit dem Tode dahingeht") und den Sinngehalt von lat. *anima* (= „unsterbliche, nach dem Tode weiterlebende Seele") trug. Mit großer Mühe ist sodann auch der Gehalt dieses Wortes – die Un-

---

[7] Zum Tod im Mittelalter gibt es eine inzwischen unübersichtlich reiche Literatur. Vgl. Ariès, Ph., Studien zur Geschichte des Todes im Abendland. München 1976; ders., Geschichte des Todes. München 1980; dazu die Bemerkungen von A. Borst, Zwei mittelalterliche Sterbefälle. Merkur 34, 1980, S 1084–1098 (mit berechtigter Kritik an Ariès' Bestimmung des frühmittelalterlichen Sterbens als „gezähmter Tod"). Weiterhin: Boase, T. S. R., Death in the Middle Ages. London 1972; Vovelle, M., La mort et l'occident de 1300 à nos jours. Paris 1983; Tenenti, A., La vie et la mort à travers l'art du XVe siecle; ders., Il senso della morte e l'amore della vita nel Rinascimento (Francia e Italia). Torino 1983; Chiffoleau, J., La comptabilité de l'au-delà. Les hommes, la mort et la religion dans la région d'Avignon à la fin du moyen âge. Paris 1980. Vgl. auch Anm. 18

sterblichkeit – eingedeutscht worden. Lat. *immortalis* wird ahd. durch *untôdig* und *unstirbig, immortalitas* durch *untôdîgî* wiedergegeben. Groß muß dann wohl das Interesse der Franken gewesen sein, etwas darüber zu erfahren, wie sich denn das Schicksal der befremdlicherweise unsterblichen Seele des Menschen nach dem Tode gestalte[8].

Im Spiegel des „Heliand" (um 830 entstanden) stellt sich diese Information über das Jenseits wie die machtvoll verbindliche Rede eines germanischen Fürsten dar:

> *... thar uualdand Crist*
> *an godes namon   Judeo liudeon*
> *allan langan dag   lêra sagde,*
> *gihêt im hebenrîki   endi helleo gethuing*
> *uueride mid uuordun,   hêt sie uuara godes,*
> *sinlîf sokean: thar is seolono lioht,*
> *drôm drohtines   endi dagskîmon,*
> *gôdlîcnissea godes;   thar gêst manag*
> *uunod an uuillean,   the hîr uuel thenkid,*
> *that he hîr bihalde   hebencuniges gebod.   (V. 2079 ff)* [9]

(Dort verkündete der waltende Christ im Namen Gottes dem Volk der Juden den ganzen Tag seine Lehre, verhieß ihnen das Himmelreich und sicherte sie mit seiner Botschaft vor der Bedrängnis der Hölle; er forderte sie auf, den Schutz Gottes, das ewige Leben zu suchen: dort ist Licht des Lebens, Freude des Herrn und Glanz des Tages, Herrlichkeit Gottes; dort weilt mancher Geist in Freude, der hier darauf bedacht ist, daß er auf Erden das Gebot des Himmelskönigs hält.) [9]

Vornehmlich ist es das Bemühen, das diesseitige Leben in seinen ihm selbst genügenden Zusammenhängen für ein ihm korrespondierendes Jenseits aufzubrechen, das Belohnung und Strafe für die Menschen und ihre Taten bereithält. So bildete sich allmählich das Schema von den vier letzten Dingen des Menschen (nach Ecclesiasticus 7, 40) heraus: Tod, Gericht, Himmel, Hölle. Seit dem 12. Jahrhundert als System der allgemeinen und individuellen Eschatologie durch Petrus Lombardus († 1160) kanonisch geworden, waren diese vier letzten Dinge schon in althochdeutscher Zeit sachlich durchaus gegenwärtig. Insbesondere das Gericht, dessen Hergang den Menschen so geheimnisvoll wie großartig erscheinen mußte, verlangte nach einer näheren Ausdeutung.

Die meisten größeren Denkmäler der ahd. Zeit, die sich in irgendeiner Form mit der christlichen Heilsgeschichte befassen, kommen auf das Jüngste Gericht

---

[8] Vgl. Adolf, H., Wortgeschichtliche Studien zum Leib/Seele-Problem. Mhd. lîp „Leib" und die Bezeichnungen für corpus. Wien 1937, S 30 ff; Schwarz, R., Leib und Seele in der Geistesgeschichte des Mittelalters. DVjS 16 1938, S 293–323
[9] Mettke, H. (Hrsg), Älteste deutsche Dichtung und Prosa. Leipzig 1979, S 178 f

zu sprechen [10]. Neben Otfrids „Evangelienbuch", dem „Tatian" und den „Monseer Fragmenten" ist es vor allem das rätselvolle, bis heute nicht völlig erschlossene, noch in der germanischen Kunstform des Stabreims verfaßte Gedicht „Muspilli" (Ende des 9. Jahrhunderts vielleicht in Fulda aufgezeichnet), das einen für den germanischen Menschen sinnvollen Versuch einer Schilderung des endzeitlichen Schicksals des Menschen unternimmt. Es setzt mit dem individuellen Gericht nach dem Tode des Menschen ein, eröffnet aber gleich auch überindividuelle Bezüge von Heil und Verwerfung:

> *... sin tac piqueme, daz er touuan scal.*
> *uuanta sar so sih diu sela   in den sind arheuit*
> *enti si den lihhamun   likkan lazzit,*
> *so quimit ein heri   fona himilzungalon,*
> *daz andar fona pehhe: dar pagant siu umpi.*
> *Sorgen mac diu sela,   unzi diu suona arget,*
> *za uuederemo herie   si gihalot uuerde.*
> *uuanta ipu sia daz Satanazses   kisindi kiuuinnit,*
> *daz leitit sia sar   dar iru leid uuirdit,*
> *in fuir enti in finstri: daz ist rehto uirinlih ding.*
> *Upi sia auar kihalont die,   die dar fona himile quemant,*
> *enti si dero engilo   eigan uuirdit,*
> *die pringent sia sar uf in himilo rihi:*
> *dar ist lip ano tod, lioht ano finstri,*
> *selida ano sorgun,   dar nist neoman siuh.   (1 ff)* [11]

(... kommt sein Tag, da er sterben muß. Wenn sich dann die Seele auf den Weg macht und die Leibeshülle zurückläßt, kommt eine Schar von den Sternen des Himmels, eine andere aus dem Feuer der Hölle; die werden um die Seele kämpfen. In Sorge muß die Seele ausharren, bis die Entscheidung fällt, welcher der Scharen sie als Kampfpreis zufällt. Denn wenn das Volk des Satans sie erringt, dann führt er sie unverzüglich dorthin, wo nur Leid auf sie wartet, in Feuern und in Finsternis: Das ist wahrlich ein grauenvolles Urteil. Wenn aber die, die vom Himmel her kommen, die Seele holen und sie den Engeln zuteil wird, dann geleiten die sie schnell empor ins Reich der Himmel: Dort ist Leben ohne Tod, Licht ohne Finsternis, eine Wohnung ohne Sorgen, dort leidet niemand mehr an einer Krankheit.)

---

[10] Vgl. Jessen, P., Die Darstellung des Weltgerichts bis auf Michelangelo. Eine kunsthistorische Untersuchung. Berlin 1883; Grau, G., Quellen und Verwandtschaften der älteren germanischen Darstellungen des Jüngsten Gerichts. Halle a.S. 1908; Kettler, W., Das Jüngste Gericht: Philologische Studien zu den Eschatologie-Vorstellungen in den alt- und frühmittelhochdeutschen Denkmälern. Berlin 1977
[11] Schlosser, H. D. (Hrsg), Althochdeutsche Literatur. Ausgewählte Texte mit Übertragungen. Frankfurt am Main 1970, S 200–205

Nach der Trennung von Leib und Seele kämpfen Engel und Teufel um die Seele und entscheiden deren Schicksal in der Finsternis des Höllenfeuers oder in der Herrlichkeit des Himmelreiches. Bestimmend für den Ausgang des Kampfes ist das Verhalten des Menschen in seinem Erdenleben; daher die Ermahnung des Dichters, den Willen Gottes zu erfüllen. Die Schrecknisse dessen, der in die Gewalt des Satansheeres gefallen ist, werden ausführlich geschildert. Das Jüngste Gericht präsentiert sich als ein das ganze Menschengeschlecht einbeziehendes Gericht, dem der eschatologische Kampf zwischen Elias und dem Antichrist vorausgeht. Damit liegt hier eine frühe dichterische Ausfaltung der christlichen Eschatologie vor, die sowohl von ihrer sprachlichen Ausformung als auch von ihrer inhaltlichen Differenziertheit her äußerst eindrücklich wirkt.

Gegenüber dieser schon recht entwickelten Eschatologie aus christlichem Geist erweist sich die nur äußerlich christianisierte Welt des Hildebrandsliedes (nach 800 in Fulda aufgeschrieben) als reflexlos in sich selbst gefangen und ohne Ausweg; es bleibt einzig der tragische Tod, den der Vater dem Sohne zu geben verpflichtet ist. Kein Jenseits, weder ein tröstliches noch ein erschreckendes, ist für den alten Hildebrand in Sicht, wenn er – zwar den christlichen Gott anrufend, doch ein durch und durch heidnisches Geschick beschwörend – zu seinem Sohne sagt:

> *welaga nu, waltant got, quad Hiltibrand, wewurt skihit!*
> ...
> *nu scal mih suasat chind   suertu hauwan,*
> *breton mit sinu billiu   –eddo ih imo ti banin werdan.   (V. 49, 53 f)* [12]

(O waltender Gott, fuhr Hildebrand fort, das Schicksal will seinen Lauf! So soll es nun geschehen, daß mich mein eigener Sohn mit dem Schwert erschlägt, mich mit seiner Waffe zu Boden fällt – oder daß ich ihm den Tod bringe.)

Bei dieser letztlich fatalistischen Haltung gegenüber dem Tode kann es – die genannten Vorstellungen über das Schicksal des Menschen in der Endzeit haben es schon gezeigt – nicht bleiben, weil nach christlichem Verständnis der Tod das Tor zu einem neuen Leben ist.

II

Die christliche Hoffnung auf ein Jenseits verband sich bald mit der Vorstellung einer *mors melior vita,* so daß zwei einander komplementär zugeordnete Vorstellungsbereiche – die Betrachtung des schrecklichen Teils der vier letzten Dinge, Hölle, Gericht, und die meditative Vergewisserung der Freuden des Himmels – in der frühmittelhochdeutschen Literatur (1050–1150) mit demselben Ziel, das Jenseits positiv nahezubringen, miteinander konkurrierten. Die ganze Menschheit ist letztlich in das Gericht mit seiner nachfolgenden Beseli-

---

[12] A.a.O., S 264–267

gung oder Verdammung einbezogen. Die Inständigkeit des Gedenkens an den Tod – machtvoll gefördert durch die Reformabtei Cluny, die auch den Totengedenktag Allerseelen zu Beginn des 11. Jahrhunderts einführte – bekam eine ungeahnte Dringlichkeit. Es wird über den Tod und das Jüngste Gericht gepredigt, ein Gedicht „*Von des todes gehugede*" (von einem gewissen Noker, um 1070) läßt gewaltig sein *Memento mori!* erschallen (V. 1 ff):

> *Nû denchent, wîb unde man,   war ir sulint werdan.*
> *ir minnont tisa brôdemi   unde wânint iemer hie sîn.*
> *si ne dunckt iu nie sô minnesam,   eina churza wîla sund ir si hân:*
> *ir ne lebint nie sô gerno manegiu zît,   ir muozent verwandelon disen*
> *lîb.*[13]

(Nun denket alle, Weib und Mann, was aus euch soll werden dann. Ihr liebt dieser Welt Gebrechlichkeit und wähnet, stets hienieden zu sein. Dünkt sie auch noch so liebenswert, nur kurze Frist wird euch gewährt. Lebtet ihr noch so gerne manche Zeit, ihr müßt verwandeln diesen Leib.)

Daher ist es notwendig, daß jedermann den Armen gibt, was ihnen gebührt, daß jedermann das Recht wahrt und nicht beugt, immer an das Ende denkt, die Welt verachtet – *Iâ dû vil ubeler mundus,   wie betriugist tû uns sus!* (Ja, du sehr übler Mundus, wie betrügst du uns zum Schluß!) –, damit wir so *die sêla bewarin* (die Seele bewahren) bis dahin, wenn wir einst *hinnan ... varn.* Der Tod selber ist der große Gleichmacher, der dem Reichen keinen Reichtum mehr beläßt und den Mächtigen erniedrigt; er kommt wie der Dieb in der Nacht. Das in diesem *Memento mori* angeschlagene Thema zieht sich durch das ganze Mittelalter hindurch, bis es im 15. Jahrhundert inflationär wird.

Kaum 100 Jahre später dichtet Heinrich von Melk (zwischen 1150–1160) ein *Memento mori* in polemischer Absicht gegen die Lebensweise seiner Zeit. In diesem Gedicht kommt Todesdrastik auf: Die schöne Rittersfrau wird vor den verfallenden Leib ihres eben verstorbenen Gatten geführt, der Sohn vor das wiedereröffnete Grab seines Vaters: Die Frau soll das verwesende Antlitz des Toten, seine ausfallenden Haare, seine vermodernde Zunge (die einst Liebeslieder sang), seinen einst schönen Bart, die erstarrten Arme und Hände (mit denen er sie einst umfing), die Füße und Beine, den geblähten Bauch, den Verwesungsgeruch wahrnehmen und erkennen:

> *owe, dirre chlegliche sterbe*
> *unt der wirsist aller tode*
> *der mant dich, mensc, diner broede.   (19, 40ff)* [14]

(O weh über dieses klägliche Sterben und über den schrecklichsten aller Tode: das mahnt dich, Mensch, an deine Vergänglichkeit.)

---

[13] Gernetz, H.J. (Hrsg), Kleine deutsche Gedichte des 11. und 12. Jahrhunderts. Nach der Ausgabe von A. Waag. Leipzig 1970, S 72–81

[14] Maurer, F. (Hrsg), Die religiösen Dichtungen des 11. und 12. Jahrhunderts nach ihren Formen, Bd. III. Tübingen 1970, S 339

Zu ähnlicher Einsicht wird der Jüngling vor der Leiche seines Vaters geführt.

Wesentlicher als solche Todesdrastik des 11. und 12. Jahrhunderts ist die aus monastischen Kreisen aufbrechende Positivität des himmlischen Jerusalem, das dem mit Gott Versöhnten verheißen ist. Der Tod, eine Frucht der Erbschuld (daher die Volksetymologie *mors morsus* = Biß Adams in den Apfel), ist dort, wo er heilsgeschichtlich gesehen wird, überwunden [15]. Dem Entschlafenen ist das himmlische Jerusalem, die Stadt Gottes, der Himmel, bereitet, darin er Ruhe und Freude findet. In einer österreichischen Dichtung um 1140 vom Himmlischen Jerusalem werden die zwölf Edelsteine der himmlischen Stadtmauer, fußend auf Kommentaren der Apokalypse, allegorisch ausgedeutet. Und in einem um 1180 entstandenen „Himmelreich"-Gedicht wird es als herrscherliche Residenz geschildert, in der Gott mit den Seinen Wohnung hält. Im Gedicht „Himmel und Hölle" schließlich werden die Schrecken und Qualen der Hölle kontradiktorisch gegen die Ruhe des himmlischen Jenseits gestellt, das in Begriffen und Allegorien der Mystik gedeutet wird:

Dâ ist einmuotî
aller mamminde meist
der stilliste lust
diu sichere râwa.
Da ist der gotes friundo
sundergebiuwe. [16]

(Da ist Ein-mütig alles Sanftsinns Summe, die stillste Lust, das sicherste Rasten. Da ist der Gottesfreunde Sunder-Gebäu.)

Der Tod ist in solcherart Dichtung die große Prüfung, die Entscheidung über ewiges Heil oder Unheil des Menschen, der sich niemand entziehen kann.

III

Die christliche Begründung des Todes ist auch in den Dichtungen der eigentlich mittelhochdeutschen Blütezeit (1150–1250) bezeugt.

Da gibt es zunächst den vorbildlichen Tod nach einem in christlichem Geist verbrachten Leben. Neben vielen Sterbeschilderungen in Legenden ist hier vor

---

[15] Klinck, R., Die lateinische Etymologie des Mittelalters. München 1970, S 108 ff
[16] Peters, E., Paradiesvorstellungen in der deutschen Dichtung vom 9. bis 12. Jahrhundert. Hildesheim 2. Aufl 1977; Grimm, R. R., Paradisus Coelestis – Paradisus Terrestris. Zur Auslegungsgeschichte des Paradieses im Abendland bis um 1200. München 1977; Reske, H.-F., Jerusalem caelestis – Bildformeln und Gestaltungsmuster. Darbietungsformen eines christlichen Zentralgedankens in der deutschen geistlichen Dichtung des 11. und 12. Jahrhunderts. Göppingen 1973; Martini, C. M. (Hrsg), La Gerusalemme celeste, „La dimora di Dio con gli uomini" (Ap 21,3). Immagini della Gerusalemme celeste dal III al XIV secolo. Milano 1983

allem der Tod Rolands im Rolandslied des Pfaffen Konrad (um 1130/50 oder um 1170) zu erwähnen. Ganz im Sinne der kirchlichen *militia Christi* hat Roland ein vorbildliches Leben als *gotes helede* und Kreuzritter im unerbittlichen Kampf gegen die Heiden geführt. Sein Tod ist daher folgerichtig exemplarisch und großartig in einem. Er ist von langen Reden des Sterbenden begleitet und vollzieht sich in einzelnen Phasen. Tödlich verwundet zieht er sich nach der großen Schlacht gegen die Heiden, von denen er viele zur Bekehrung zwang oder tötete, zurück:

> *Rolant cherte gegen Yspanie*
> *uerre uon den erslagenen.*
> *er gesaz zu ainem boume.*
> *da beiter uil cume.* *(6771ff)* [17]

(Roland wandte sich in Richtung Spanien, ein Stück entfernt von den Erschlagenen, setzte sich unter einen Baum und hatte da sein letztes Stündlein.)

Sein Tod ist in jeder Hinsicht monumental: An einsamem Ort hält er noch Zwiesprache mit seinem Horn Olifant und seinem Schwert Durndart; mit dem Horn erschlägt er, selbst dem Tode nahe, noch einen heimtückischen Heiden, hält sodann ausführlich Rechenschaft über seine militärischen Erfolge und erklärt schließlich:

> *ich scol uerwandelen daz leben.*
> *in sine gnade wil ich ergeben*
> *swaz ich sin uon im han.* *(6885ff)*

(Ich werde sterben. In seine gnädige Hand will ich alles zurücklegen, was ich von ihm habe.)

Er zieht den Handschuh ab, hält ihn Gott entgegen. Ein Engel nimmt ihn in Empfang. Damit hat Roland seinen Auftrag, die Heiden zu bekehren oder zu bekämpfen, zurückgegeben, und es heißt von ihm: *Rolant uiel in crucestal* (6895) – Roland fiel mit ausgebreiteten Armen zur Erde. Es folgt Rolands Gebet für seine Seele, für die Sache der Franzosen und des Kaisers und die Bitte, daß alle in Abrahams Schoß aufgenommen werden mögen. Dann heißt es:

> *er leite sich an sinen zesewin arm.*
> *daz houbet er nider naicte,*
> *di hende er uf spraite.*
> *dem alwaltigen herren*
> *dem beualch er sine sele.*
> *mit sent Michahele,*
> *sente Gabriele,*
> *sent Raphahele*
> *frout er sich imer mere.* *(6915ff)*

---

[17] Das Rolandslied des Pfaffen Konrad, hrsg. von C. Wesle; Dritte, durchgesehene Auflage besorgt von P. Wapnewski, Tübingen 1985

153

(Er legte sich auf die rechte Seite, ließ das Haupt sinken und faltete die Hände. Er befahl dem Allmächtigen seine Seele. Mit St. Michael, St. Gabriel und St. Raphael hat er die ewige Seligkeit.)

Sterben – das zeigt uns der Tod Rolands wie der Tod Vivianz' in Wolfram von Eschenbachs „Willehalm" oder der Tod Josaphats in Rudolf von Ems' Josaphat-Legende – ist im Mittelalter kein Geschehen im Verborgenen, sondern grundsätzlich öffentlich, und zwar stirbt man mit „Stil", in einer bestimmten symbolischen Repräsentation der Bedeutsamkeit des Geschehenden. Der Tod ratifiziert gewissermaßen öffentlich symbolisch, wofür der Lebende eingestanden ist. Das Publikum hat dabei die Rolle öffentlicher Zeugenschaft. Aber auch nach dem Sterben ist die Öffentlichkeit des Todes[18] noch nicht aufgehoben: Ausführliche Totenklagen betonen die Rolle des Dahingegangenen und bringen nochmals seine Qualitäten zu Gehör. Der Tod ist mittelalterlich kein Geschehen der Bewußtlosigkeit: Der Sterbende weiß um seinen bevorstehenden Tod und nimmt – sterbend – die Regie seines Sterbens in die Hand. Die ganze Haltung des mittelalterlichen Sterbenden bezeugt eine gewisse Familiarität mit dem Tod, die in einer eigentlichen *commendatio animae,* dem Übergabegebet, gipfelt. So hat mittelalterliche Thanatopraxis einen ganz bestimmten Ablauf, ein Ritual: Man stirbt grundsätzlich auf dem Boden, d. h. jener, der weiß, daß er sterben wird, läßt sich auf eine am Boden hingebreitete Decke legen – im Kloster mahnt der Sterbende die Krankenwärter selber an ihre Pflicht mit den Worten: „*Sternite mattam et pulsate tabulam*" (Breitet die Decke aus und schlagt die Tafel, um die Brüder zusammenzurufen!) –, vielfach streut er sich selbst noch Asche aufs Haupt; so hingelegt, das Gesicht zum Himmel, das Haupt nach Osten, die Hände über der Brust gekreuzt, folgt für den Sterbenden eine ganze Reihe von Gebeten: das Glaubensbekenntnis, das Sündenbekenntnis, die Bitte um Verzeihung bei den Überlebenden, das testamentarische Vermächtnis, die *commendatio animae,* und dann wird der Tod in Ruhe erwartet. Mit Abwandlungen vollzieht sich der Tod des christlichen Ritters in ähnlichen Formen.

Die eigentlich höfische Literatur des hohen Mittelalters, der höfische Roman und der Minnesang, kennt den Tod nicht mehr in solcher Unmittelbarkeit, allein schon deshalb, weil in diesen Werken mit fiktionalem Inhalt der Kampf zwischen den Rittern nicht mehr grundsätzlich bis ans Leben geht. Wird ein Ritter im Kampfe erschlagen, dann ist es eher ein Unfall als Ausdruck eines agonalen Systems. Eine neue Kategorie des Gefühls mäßigt die kämpferischen Antriebe des Ritters; man schont den überwundenen Gegner und läßt ihn am Leben. Wer es nicht tut, der begeht eine Sünde – wie Parzival,

---

[18] Vgl. Stüber, K., Commendatio animae, Sterben im Mittelalter. Bern 1976; Veit, L. A., Volksfrommes Brauchtum und Kirche im deutschen Mittelalter. Ein Durchblick. Freiburg i. Br. 1936, S 183–209

der in *tumpheit* Ither erschlägt [19] oder wie Iwein, der *âne zuht* (ohne höfischen Anstand) den Herrn der Quelle erschlägt [20]. Ist aber einmal jemand gestorben, dann wird er mit Trauerbekundung gefeiert und zu Grabe getragen. Ausführliche, fast rituelle Totenklagen [21] geben Kunde von einem neuen Sentiment dem Sterben gegenüber, das sich lieber an die Qualitäten des noch Lebenden hält als an das (ungewisse) Schicksal des Toten. Das Trauern, insbesondere als Ausdruck einer den Tod überdauernden Liebe, wird zu einer ästhetisch-existentiellen Kategorie: So trauert Enite inständig um den scheintoten Erec [22], Sigune weilt, um ihren toten Geliebten trauernd, zeitlebens in der Einsamkeit; einmal erscheint sie dem umherirrenden Parzival wie eine Pietà – als Trauernde mit dem toten Geliebten auf dem Schoß [23].

Im Rahmen von höfischem Roman und Minnesang wird das Reden vom Tod mit metaphorischen Qualitäten versehen und mit der Rede von der Liebe kombiniert. Die *minne* hat nach Morungen einen *vil tôtlîchen grunt* [24]. Die Liebe ist – wie schon das Hohelied Salominis sagt und wie es die christlichen Mystiker immer schon wußten: „Fortis ut mors est amor – stärker als der Tod [25]; sie überdauert ihn. Sigune stirbt im „Parzival" Wolframs von Eschenbach gewissermaßen in asketisch-einsiedlerischer Art einen Minnetod.

Der Minnetod, der auch ein Minneleben ist, wird zum ausschließlichen Thema von „Tristan und Isolt" Gottfrieds von Straßburg. Der Refrain dieses unerhörten Ereignisses einer gesellschaftlich unmöglichen, aber trotz aller Widerstände durchgehaltenen Liebe ist der, den Tristan für Isolt – auf französisch – erfindet:

Isot ma drue, Isot mamie,
en vus ma mort, en vus ma vie.   *(19213 f)* [26]

Leben und Tod verbinden sich in dieser Liebe zu einer mystischen Einheit, die nur der Welt der *edelen herzen* zugänglich ist, von der Gottfried sagt:

[19] Parzival 153, 21 ff (Wolfram von Eschenbach, Parzival, hrsg. von W. Spiewok, Bd. 1, Stuttgart 1981, S 262 ff)
[20] Iwein 999 ff (besonders 1056) (Hartmann von Aue, Iwein, hrsg. von Th. Cramer, Berlin 1974, S 20 ff)
[21] Vgl. Leicher, R., Die Totenklage in der deutschen Epik von der ältesten Zeit bis zur Nibelungen-Klage, 2. Aufl. Hildesheim 1977; Hengstl, M. H., Totenklage und Nachruf in der mittellateinischen Literatur seit dem Ausgang der Antike. Würzburg 1936; Korn, K., Studien über „Freude und Trûren" bei mhd. Dichtern. Leipzig 1932; Frenzen, W., Klagebilder und Klagegebärden in der deutschen Dichtung des höfischen Mittelalters. Diss. Würzburg 1936
[22] Erec 5730 ff (Hartmann von Aue, Erec, hrsg. von Th. Cramer, Frankfurt am Main 1972, S 252 ff)
[23] Parzival 435, 2 ff (a.a.O., Bd. 2, S 8 ff)
[24] Heinrich von Morungen, Lieder, Text, Übersetzung, Kommentar von H. Tervooren, Stuttgart 1978, S 116 f (XXVII, 1,3)
[25] Hl 8,6
[26] Nach Gottfried von Straßburg, Tristan, 3 Bände, hrsg. von R. Krohn, Stuttgart 1980

ein ander werlt die meine ich,
diu samet in eime herzen treit
ir süeze sur, ir liebez leit,
ir herzeliep, ir senede not,
ir liebez leben, ir leiden tot,
ir lieben tot, ir leidez leben:
dem lebene si min leben ergeben,
der werlt wil ich gewerldet wesen,
mit ir verderben oder genesen. *(58 ff)*

(Eine andere Gesellschaft meine ich, die in ein und demselben Herzen Süßes und Saures, Freude und Leid, Herzensfreude und Sehnsuchtsschmerz, ein frohes Leben, einen traurigen Tod, einen frohen Tod, ein trauriges Leben zu vereinen vermag: Diesem Leben sei mein Leben verbunden; für eine solche Gesellschaft will ich vorbereitet sein; mit ihr will ich zugrunde gehen oder davon kommen.)

Tristan sagt von seiner Liebe: *dirre tot der tuot mir wol* (12498: Dieser Tod ist mir angenehm), und polemisch gegen alle christlichen Bestimmungen des Todes setzt er hinzu, daß er gerne *umb ein ewiclichez sterben* (12502) sich bemühen möchte, so angenehm sei ihm dieser Liebestod, der ihm gleichzeitig *niuwez leben* (ein neues Leben) bedeutet. Die Paradoxie von Leben und Tod wird in diesem erstaunlichen Roman in ein verfängliches Spiel einbezogen, bei dem man nie recht weiß, ob es real oder unwirklich ist. Schließlich aber wendet sich das Ganze doch in Realität: Tristan stirbt, und mit und nach ihm Isolt.

Ganz anders wird im Heldenepos vom Tode gehandelt: Im Grunde wird hier über den Tod kaum gesprochen, es wird klaglos – im Sinne eines finsteren Geschickes – im Kampfe gestorben. Das auf germanische Vorformen zurückgehende Heldenepos kennt keine metaphysische Begründung des Kampfes, wie es das Rolandslied kannte. Motive, dem andern den Tod zu geben, sind Zorn, Haß, Neid, Rache, und das in aller Selbstverständlichkeit. Einzig was zum Tode führt, die Aristie der Helden, ist interessant, nicht deren Tod an sich. Eine gewisse verwegene Fröhlichkeit angesichts des Todes des andern bezeugt folgender Ausruf des Nibelungenlieddichters: *hey was guoter degene vor in veige gelac!* (2022, 4: Hei, wieviele wertvolle Kämpfer vor ihnen zum Tode bestimmt lagen!) [27]. Dieses Sterben im Heldenepos ist gnadenlos, ohne Aussicht auf ein Jenseits. Obwohl Siegfried als Christ stirbt, stirbt er keinen christlichen Tod.

IV

In spätmittelhochdeutscher Zeit (1250–1500) wird der Tod ein immer beherrschenderes Thema. Die deutsche Mystik nimmt ihn mitten ins Leben hinein als ein *lebendig sterben* im Sinne einer asketischen *mortificatio* (Abtötung) und

---

[27] Das Nibelungenlied, Nach der Ausgabe von K. Bartsch, hrsg. von H. de Boor, Wiesbaden ⁶1961

gleichzeitig im Sinne einer *mors mystica,* eines mystischen Ersterbens in die Gottheit hinein[28]. Daneben sind es – neben vielen einzelnen Ausgestaltungen des Todesthemas – vornehmlich drei Bereiche, in denen die Problematik des Todes literarisch fruchtbar wurde: 1. im literaturgeschichtlichen Einzelfall von Johann Tepls „Ackermann aus Böhmen", 2. in der breitgestreuten, internationalen Literatur der „*Ars moriendi*" und 3. in den Totentänzen, soweit sie literarisch ein Echo fanden. Alle drei literarischen Formen sind nicht denkbar ohne den Hintergrund der konkreten Geschichte und ohne die Begleitung der musikalischen und bildenden Künste. Das Paradox ergibt sich, daß dort, wo Kunst in asketische Lebenszusammenhänge, in den Gedanken an den Tod, einbezogen wird, mit einem Mal Kunst in breiter Front entstehen kann; man denke an die ein Gesamtkunstwerk intendierenden Totentänze, in denen in religiöser Absicht der Tod bisweilen als sozialrevolutionär aufgemachte Askese einherkommt.

Die historische Wirklichkeit des 14. Jahrhunderts bot allen Anlaß, einer pessimistischen Grundhaltung dem Leben gegenüber Bahn zu brechen. Der Beginn des 14. Jahrhunderts war durch große Hungersnöte geprägt, Seuchen wie Lepra zogen durch ganz Europa, der Einbruch der Pest von 1348 war nur ein Tiefpunkt unter anderen: Die Zahl der Opfer der verschiedenen Pestzüge war ungeheuerlich. Oft fehlte auch der Trost aus geistlicher Sicht. Der Tod wurde nicht mehr in seiner transitorischen Funktion – als Übergang zum Jenseits – trostreich erfahren, sondern in seiner widerwärtigsten Drastik, gegen die christliche Überwindung nicht mehr durchweg aufzukommen vermochte.

Problematisiert ist der Tod in seiner gewalttätigen Rolle im Streitgespräch zwischen dem Ackersmann (Stadtschreiber) und der Personenallegorie des Todes (entstanden um 1401)[29]. Zunächst noch als Rechtsstreit vorgestellt, nimmt das Gespräch immer grundsätzlichere Dimensionen an: Es geht um den Tod der Margaretha, der Gattin des Ackersmanns, der den Tod als einen gemeingefährlichen Verbrecher zu brandmarken versucht, ein Angriff, auf den der Tod mit kalten Vernunftüberlegungen über die Natürlichkeit des Todes antwortet. Sukzessive wird so der Ackersmann aus seiner Rolle des Anklägers verdrängt, so daß er schließlich nur noch Vergütung für seinen Verlust verlangt und schließlich den Tod bittet, ihm zu raten, was er in seinem Leid tun soll. Beendet wird das Streitgespräch durch einen Richtspruch Gottes, der dem Akkersmann Ehre gönnt, dem Tod dagegen den Sieg zuspricht: Der Mensch schuldet dem Tod das Leben, den Leib der Erde, Gott aber die Seele. Das

---

[28] Vgl. Haas, A. M., Sermo mysticus, Studien zu Theologie und Sprache der deutschen Mystik. Freiburg/Schweiz 1979, S 392–480; ders., Geistliches Mittelalter. Freiburg/Schweiz 1984, S 477–500

[29] Johannes von Saaz, Der Ackermann aus Böhmen, 2 Bände, hrsg. von G. Jungbluth, Heidelberg 1969, S 83
Siehe auch die Beiträge von G. Hahn, S 193–200 und H. Rosenfeld, S 201–230 in diesem Band

Werk schließt mit einem Gebet, das der Ackersmann für die Seele seiner verstorbenen Frau spricht. Auffällig ist das Fehlen theologischer Begründung des Todes, wie es Gott angemessen wäre. Es ist unbestreitbar, daß in einem solchen Ausfall theologischer Begründung einem profan-bürgerlichen Todesverständnis Vorschub geleistet wird. Es kommt ja dazu, daß nicht nur der Strafcharakter des Todes schlechterdings vernachlässigt wird, sondern auch das religiöse Scharnier, in dem jede christliche Begründung des Todes hängt, ausfällt: der Tod Christi. Der Tod wird einem weltimmanenten Ursachenkomplex zugerechnet; argumentiert wird – von seiten des Todes – mit antiker Philosophie, vornehmlich der Stoa. Es ist bis zu einem gewissen Grad sinnvoll, daß man dieses Streitgespräch als den ideologischen und formalen Anfang einer Renaissance in Deutschland verstanden hat, wenn auch auf der anderen Seite vieles noch stark mittelalterlich geprägt bleibt. Der innere Systemzusammenhang der Argumentation des Todes und des Angriffs des Ackersmannes aber läßt eine tiefe Entfremdung gegenüber Christlichem ahnen.

Die Zahl der Todesbüchlein, in denen eine eigentliche *ars moriendi* gelehrt wurde, ist Legion[30]. Wir können auf das Phänomen nur als ganzes eingehen. Die Sterbebüchlein haben einen praktischen Ursprung: „Da es den Priestern oft unmöglich war, alle Kranken zu besuchen und auf die letzte Stunde vorzubereiten, gingen sie dazu über, die Lebenden für den Tod zu disponieren." Man begann, ausführlich über den Tod zu predigen und kam schließlich dazu, ursprünglich für den Priester bestimmte Anweisungen zum Umgang mit Sterbenden herzustellen, die dann bald nicht mehr nur in die Hände der jungen Priester gelangten. Eine ganze Anzahl berühmter Theologen des 15. Jahrhunderts verfaßten solche *artes bene moriendi;* sie entstammten meist den Kreisen, die den Reformkonzilien von Konstanz und Basel nahestanden, also etwa Johannes Gerson, Johannes von Kastl, Nikolaus von Dinkelsbühl, Johannes Nider, Bernhard von Waging usf.

Der Inhalt der *ars moriendi,* die am stärksten die späteren Werke beeinflußt hat, nämlich jene von Johannes Gerson, zeigt uns nachhaltig die Ausrichtung dieser Literaturgattung auf die Praxis des Sterbens. Sie umfaßt 4 Teile. Der erste Teil enthält vier Ermahnungen:

1. Unterwerfung unter Gottes mächtige Hand, nach dessen Wille alle sterben müssen, da wir auf Erden keine bleibende Statt haben; wir kommen in die Welt, um durch ein verdienstliches Leben die ewige Glorie zu erwerben.
2. Dankbare Anerkennung der uns von Gott erwiesenen Wohltaten.
3. Geduldiges Ertragen von Leiden und Tod als Buße für unsere Sünden.
4. Vollkommene vertrauensvolle Hingabe unseres Selbst und all des Unsrigen an Gott.

---

[30] Falk, F., Die deutschen Sterbebüchlein von der ältesten Zeit des Buchdruckes bis zum Jahr 1520, 2. Aufl. Amsterdam 1969; Rudolf, R., Ars moriendi. Von der Kunst des heilsamen Lebens und Sterbens. Köln 1957

Der zweite Teil umfaßt die sechs sog. Anselmischen Fragen:

1. Ob der Kranke fest im christlichen Glauben und gehorsam als ein treuer Sohn der Kirche sterben wolle.
2. Ob er von Gott Verzeihung seiner Sünden begehre.
3. Ob er im Fall der Wiedergenesung besser leben wolle als bisher.
4. Ob er sich einer oder einiger ungebeichteten Todsünden bewußt sei und sie beichten wolle.
5. Ob er, wenn nötig und möglich, restituieren wolle.
6. Ob er allen Beleidigern gern verzeihe.

Der dritte Teil enthält Gebete zu Gott, zu Maria, den Engeln, den Heiligen (Patronen). Und im vierten Teil endlich gibt Gerson eine Reihe von Vorschriften, was den Sakramentenempfang, die Lösung vom Kirchenbann betrifft oder das Vorlesen frommer Legenden, Gebete oder des Dekalogs, soweit noch Zeit bleibt. Wenn der Sterbende nicht mehr reden kann, solle man mit Zeichen sich mit ihm verständigen und ihn an die Hinterbliebenen erinnern. Auf keinen Fall solle man ihm eine mögliche Wiedergenesung vorspiegeln, denn dann würde er die Buße nur verschieben und zöge sich die ewige Verdammung zu; vielmehr hat man Sorge zu tragen, daß er durch Reue und Beichte sein Seelenheil sichert.

Wichtig an dieser Art Literatur ist, daß hier der Tod als das zentrale Geschehen des Lebens dargestellt wird. Der Gedanke an das persönliche Heil, das sich im Sterben einstellt, ist hier das Entscheidende. Alles wurde auf das Drama der Agonie verlegt, während das eigentliche Christenleben im Grunde höchst pessimistisch den Antrieben überantwortet wurde, die als rein irdische unbezähmbar und unlenkbar galten. Der Klerus ging einen schwerwiegenden Kompromiß ein, wenn er solcherart Literatur als wesentliche promulgierte. Damit förderte die Kirche unabsichtlich die bürgerliche Profanierung eines christlichen Daseins. Denn wenn es einen solchen dem Jenseits und seinen Anforderungen reservierten Akt des Sterbens gab, erhob sich ja wirklich die Frage, warum noch das ganze Leben christlich geprägt und durchstrukturiert sein sollte.

Die Tendenz, die Abrechnung mit Gott auf das Lebensende des einzelnen zu verschieben, die im 14. und 15. Jahrhundert aufkam, zeigte sich nicht nur in der *ars moriendi,* sondern auch in einem spezifischen Sinn für das Makabre. Schon im 13. Jahrhundert gab es literarische und ikonographische Bezeugungen dieses Abscheus vor dem gräßlichen Los des menschlichen Körpers, der sich nach dem Tode zersetzte. Sie war aber einbezogen in die gesamte religiöse Sicht der Dinge und bedeutete: Schau, was dich erwartet! Wie nichtig ist doch der Körper! Im 14. Jahrhundert kommt aber etwa seit 1350 in bildender Kunst und Literatur die Personenallegorie des Todes auf: ein Tod, der wie aus eigener Initiative heraus zu handeln fähig ist, gegen den die Menschen ohnmächtig und hilflos sind. Das Makabre oder die Todesdrastik wurden nun verschärft: Der Tod wurde zur anonymen, aber omnipräsenten eklen Figur der Endlichkeit schlechthin. Hierin hat denn auch der Totentanz[31] seinen Ursprung: Er ist „eine der ersten kollektiven Äußerungen der neuen Profankultur"[32]. Ebenso international wie die Ars-moriendi-Literatur, findet er Verwirklichungen in bildlicher und literarischer Gestaltung. Man denke nur an die berühmten oberdeutschen Beispiele des Klosters Klingenthal in Klein-Basel und des Dominikanerklosters in Großbasel. In diesen Tänzen – oft aus Bild und Spruch bestehend – wird die makabre Begegnung des Menschen mit seiner unabwendbaren Endlichkeit gefeiert. „Hierarchisch abgestuft, treffen sich die Mitglieder jeglichen Standes (vom Papst und Kaiser bis zu Pfarrer und Bauern) mit einem Toten. Jedes Paar stellt einen Leichnam im Streit mit einem Lebenden dar, dessen Ebenbild man im täglichen Leben begegnen konnte."[33] Es ist keine religiös gedeutete Situation, wie hier der Tod von jedem Lebenden Besitz ergreift, sondern eine rein menschlich tragische, in der die Spitzen der Gesellschaft ebenso abgeführt werden wie die Angehörigen der Niederschicht. Das Jedermann-Motiv klingt auf:

Schonet keinerlei Person
einerlei, ob arm, ob reich,
schont nicht Mitra oder Kron,
Fürst und Bischof gilt ihm gleich.

Der Totentanz hat eine spezifische soziale Information zu geben, die oft untergeht im totalen Gedanken an die alles bestimmende Todesdrastik. Allerdings mag aus der doppelten Perspektive des eigenen Daseinsloses (Gericht über die Seele und Zersetzung der Materie) noch die Äußerung von Buße und Reue resultieren. Aber eigentlich christlich ist dies nicht mehr. Anstelle der Vorstellung von Hölle und Paradies ist die von der eigenen physischen Vernichtung getreten, des tragischen menschlichen Untergangs der eigenen Person. Hier vollzieht sich unter christlichen Vorzeichen ein Stück Säkularisation.

---

[31] Kaiser, G., Der tanzende Tod. Frankfurt am Main 1982
[32] Romano, R., Tenenti, A., Die Grundlegung der modernen Welt: Spätmittelalter, Renaissance, Reformation. Frankfurt am Main 1967, S 121
[33] A.a.O.

Der „Schwarze Tod"
in Chronik, Dichtung und Kunst

Rosemarie Jansen und Hans Helmut Jansen, Darmstadt

Die Pest hat mit ihren furchtbaren Epidemien in Europa während des 14. bis zum Anfang des 18. Jahrhunderts wie keine andere Krankheit prägend in das Leben der Menschen, in den Verlauf der Geschichte, in Kultur und Kunst eingegriffen. Im Jahre 1348 wurde die Seuche von Feodosia auf der Krim, das damals genuesischer und venezianischer Handelsstützpunkt war, mit Handelsschiffen in das Abendland eingeschleppt. Von den Häfen breitete sich die Pest über Italien aus und verheerte dann in einer furchtbaren Pandemie, „Großes Sterben" oder „Schwarzer Tod" genannt, ganz Europa. Man kannte weder den Erreger der Krankheit, der erst im Jahre 1894 von dem Westschweizer A. Yersin, einem Schüler Pasteurs, und davon unabhängig von dem Robert-Koch-Schüler Kitasato entdeckt wurde, noch wußte man, daß pestkranke Ratten die Krankheit verbreiteten und Rattenflöhe die Seuche auf den Menschen übertrugen.

In allen Berichten werden aber *Symptome und Verlauf der Pest* eindeutig beschrieben und auch differentialdiagnostisch geklärt: Die Lymphknoten der Leiste oder der Achselhöhle schwellen durch Vereiterungen zu schmerzhaften Pestbeulen bis zu Ei- oder Apfelgröße, Bubo genannt, an. Die Infektion erfolgt durch Flohstiche an Bein oder Arm, was damals allerdings nicht beachtet wurde. Durch Septikopyaemie kommt es zur tödlichen sekundären Pestpneumonie. Bei hoher Virulenz des Erregers kann auch primär die Lungenpest entstehen. Unter Schüttelfrost und steilem Fieberanstieg wird ein hellblutiges, himbeersirupartiges Sputum mühsam ausgehustet. Die Haut färbt sich durch Sauerstoffmangel und kleine Blutungen schwärzlich – darum die Bezeichnung „Schwarzer Tod". Die an Beulenpest Erkrankten starben in der Regel vor Ablauf einer Woche, die Lungenpest führte binnen weniger Tage, bisweilen binnen weniger Stunden zum Tode.

Mindestens ein Viertel der europäischen Bevölkerung (25 Millionen) soll der Pest zum Opfer gefallen sein. Andere Autoren sprechen sogar von einem Drittel, der Hälfte, gar drei Viertel der Bevölkerung Europas (Ackerknecht, 1). An berühmten Künstlern und Dichtern, die von der Pest dahingerafft wurden, seien genannt Stephan Lochner (1451), Ghirlandajo (1494), Giorgione (1511), Hans Holbein d. J. (1543 in London), Tizian (1576 in Venedig), Ottavio Salghieri (1630) und im Jahre 1635 Friedrich Spee (Nohl, 32; Rath, 37).

Gerade die Plötzlichkeit, mit der Menschen in so großer Zahl hinweggerafft wurden, ohne sich auf den Tod vorbereiten zu können und zumeist ohne geistlichen, familiären oder freundschaftlichen Beistand zu erhalten, rief unbeschreibliches Entsetzen hervor. Das „memento mori" wurde zu einem beherrschenden Gedanken. Die Totentänze geben als bleibende bildliche Darstellung davon Zeugnis.*

Das große Sterben traf alle Länder Europas, alle Menschen jeglichen Alters, Geschlechtes und Standes, Haustiere und freilebende Tiere. Es zerstörte jede gewohnte Lebensordnung und beraubte ganze Landstriche jeglichen menschlichen und tierischen Lebens. So sind auch die Dokumentationen von diesem grausigen Geschehen sehr zahlreich und vielfältig. Durch die persönliche Betroffenheit aller Menschen von der Todesfurcht verwischen sich die Grenzen zwischen sachlichen, wissenschaftlichen Berichten, persönlichen Bekenntnissen und Dichtung. In Brauchtum, Gewohnheiten und Kunst hat sich manches aus dieser Zeit Stammende erhalten, dessen eigentlichen Ursprung nur wenige Menschen beachten. Und bis heute wird die Vorstellungs- und Gestaltungskraft von Künstlern durch das damalige erschütternde Geschehen immer wieder angeregt.

Früheste Kunde von dem grauenvollen Sterben ist uns von Dichtern überkommen: Der Lyriker Francesco Petrarca (1304–1374) erlebte das Wüten der Pest in Parma und schrieb an seinen Bruder: „Was soll ich sagen? Wo soll ich beginnen? Wohin soll ich mich wenden? Überall Leid! Überall Schrecken! O wäre ich, Bruder, nie geboren oder schon gestorben! Dieses Jahr hat uns nicht nur unserer Freunde, sondern die ganze Welt ihrer Bevölkerung beraubt" (zit. nach Rath, 37). Er ruft aus: „Glückliche Nachkommenschaft, die du solch unergründliches Leid nie erfahren hast und vielleicht unser Zeugnis als Fabel anschauen wirst!" (Bulst, 6).

Die berühmteste und eindrucksvollste Beschreibung in grauenvollem Realismus gibt Giovanni Boccaccio (1313–1375) in der Einleitung zu seinem Decameron von der Seuche in Florenz, der 1348 sein Vater zum Opfer fiel. Boccaccio zeichnet ein erschütterndes Bild von Art und Verlauf der Krankheit, ihrer hohen Infektiosität und Mortalität, sowie vom Entsetzen der Menschen und der unglaublichen Demoralisation, die sie begleitete und ihr folgte. Er beklagt die Hilflosigkeit der Ärzte und das grausige Geschehen bei Transport und Bestattung so vieler Leichen. Er schreibt:

„Die Auswirkung dieser Seuche war verheerend, da sie schon durch den Umgang mit einem Kranken auf den Gesunden übersprang wie das Feuer auf trockene oder fettige Dinge, die ihm zu nahe gebracht werden". „Lassen wir es noch hingehen, daß ein Bürger den anderen floh, daß kein Nachbar sich um den Nachbarn kümmerte, und Verwandte einander selten, nie oder nur von ferne sahen. Doch der Schrecken dieser Heimsuchung hatte die Herzen der Menschen mit solcher Ge-

---

* Vergleiche die Beiträge von Bartels (S 105) und Giloy-Hirtz (S 123) in diesem Buch

walt verstört, daß auch der Bruder den Bruder verließ, der Onkel den Neffen, die Schwester den Bruder und nicht selten auch die Frau ihren Mann. Das Schrecklichste, ganz und gar Unfassliche aber war, daß Väter und Mütter sich weigerten, ihre Kinder zu besuchen und zu pflegen, als wären es nicht die eigenen." "Wie viele tapfere Männer, wie viele schöne Frauen, wie viele blühende junge Menschen, die sogar Galenus, Hippokrates und Äskalup für kerngesund gehalten hätten, speisten am Morgen mit ihren Eltern, Freunden und Gefährten und tafelten schon am darauffolgenden Abend drüben in der anderen Welt bei ihren Ahnen".

Den von Boccaccio geschilderten Zusammenbruch der menschlichen Beziehungen durch die unvorstellbare große Todesfurcht beklagen fast gleichlautend die meisten Autoren von Pestberichten. So schreibt fast zweihundert Jahre nach Boccaccio, am 26. 10. 1539, Martin Luther in einem Brief an Wenzeslaus Link: „Aber es gibt noch eine andere schlimmere Pest, nämlich die Furcht: sie fliehen nämlich so einer vor dem anderen, ... Ich glaube, der Teufel hat die Leute mit der rechten Pestilenz besessen, daß sie so schändlich erschrecken, daß ein Bruder den anderen, der Sohn die Eltern verläßt." (Kunst, 24).
Ein Zeitgenosse Boccaccios, Guy de Chauliac, berichtet: „Der Vater besucht nicht den Sohn an seinem Krankenbett, der Sohn nicht den Vater. Christliche Nächstenliebe gab es nicht mehr, alle hatten die Hoffnung aufgegeben" (Bulst, 6). Guy de Chauliac (um 1300–1368) war Leibarzt des Papstes Clemens VI. im Exil von Avignon. In klassischer Weise hat er Symptomatologie und Verlauf der Beulen- und Lungenpest beschrieben. Für sich selbst gesteht er, daß er nur um die Schande zu vermeiden auf seinem Posten ausgeharrt habe. Er habe sich stets vor der Ansteckung gefürchtet, und er ist auch tatsächlich der Seuche zum Opfer gefallen. Das Ausharren war für die Ärzte besonders hart: Ihre Tätigkeit war mit äußerster, tödlicher Infektionsgefahr verbunden, und gleichzeitig waren sie sich bewußt, die von den Kranken erwartete Rettung nicht leisten zu können: „Die Seuche war für die Ärzte, da sie nicht zu helfen vermochten, höchst beschämend ..., denn alle Kranken starben, ausgenommen einige wenige gegen Ende der Pest" schrieb Chauliac. Möglich waren nur Maßnahmen zur Prophylaxe gegen den Krankheitsausbruch und womöglich Linderung der Leiden, insbesondere durch chirurgische Eröffnung der schmerzhaften Lymphknotenschwellungen, ein Eingriff, der in leichteren Fällen, wie Chauliac erwähnt, auch zur Heilung führen konnte. Chauliac als bedeutender Chirurg hat hier bahnbrechend gewirkt (Abb. 1). Er überliefert auch, daß die Zahl der Sterbenden und Toten in Avignon so hoch war, daß trotz größter Einsatzbereitschaft der Priester bei weitem nicht alle getröstet werden konnten. Der Papst erließ deshalb eine Generalabsolution für alle an der Pest Gestorbenen. Die Leichen mußten in den Fluß geworfen werden, da sie nicht mehr beerdigt werden konnten.
Neben diesen, besonders von den Dichtern in ergreifender Sprache gestalteten, sachlichen Darstellungen erscheint das von der damals berühmtesten me-

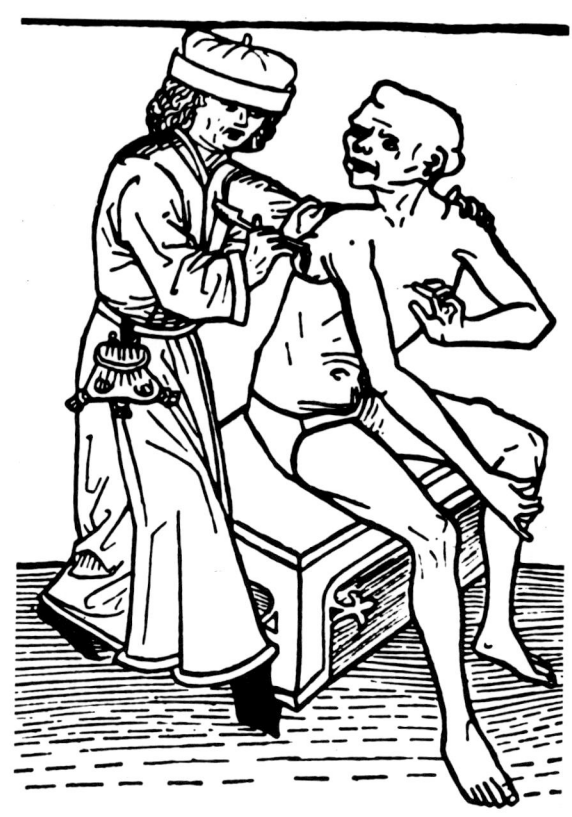

Abb. 1. Pestarzt beim Beulen-
aufschneiden. Hans Folz, Holzschnitt, Nürnberg 1482

dizinischen Fakultät auf Geheiß der Obrigkeit erstattete „Pariser Gutachten"
phantastisch und befremdlich. Mit schwülstigem Wortschwall versucht man
über die Unkenntnis der Krankheit hinwegzutäuschen. Hier wurde die Lehre
von der unheilvollen Konjunktion der Planeten als Pestursache aufgestellt und
festgeschrieben, an der in der Folge kaum jemand Zweifel zu äußern wagte.
Noch um das Jahr 1600 glaubte Johannes Kepler (1571–1630), aus der „bösen" Konstellation des Saturn und Jupiter eine Pest in Österreich voraussagen
zu können (Rath, 37, S 2414; Hecker, 15). An weiteren Chroniken der frühen
Pestzeit seien hier genannt: Die „Straßburger Chronik" des Michael Kleinla-
wel von 1348 (Nohl, 32), die „Limburger Chronik" aus dem 14. Jh. (Engel, 11),
„Spruch von der Pest" des Nürnberger Meistersingers Hans Folz von 1482
(Nohl, 32), „Schedels Weltchronik von 1493" und etwas später Sebastian
Münsters Cosmographie von 1628. Eine schier unübersehbare Fülle von Pestbüchern, Traktaten, Regularien und Regimenten sind während der Pestepide-
mien erschienen. Einige wenige Namen von Verfassern seien genannt: Knab

(1465), Schelling (1471), Stainhöwel (1473) und Smetius (1583) (Jansen und Jansen, 22). Zusammenstellungen finden sich bei Hecker (15), Heitz (16) und Klebs-Sudhoff (23). Den frühen Pestschriften, die in deutscher Sprache abgefaßt wurden, kommt neben ihrer medizinischen noch eine andere Bedeutung zu: Sie trugen zur Ausbildung unserer Muttersprache bei und haben auch einen Platz in der Geschichte unserer Prosa und damit der deutschen Literaturgeschichte (Eis, 10; Klebs-Sudhoff, 23). Die Schriften enthalten immer wieder die eindeutige Beschreibung des Krankheitsbildes, in einigen wird auch schon die Tatsache, daß ein bestimmter Erreger („Würmli" o. ä.) die Ursache der Krankheit sein müsse, vertreten. Für die Therapie werden Vorschriften für die Ernährung und allgemeine Lebensführung gegeben, sorgfältig zusammengestellte Heilkräutermischungen und Heilwasser werden empfohlen, die sicher symptomatischen Nutzen hatten, aber auch Scheußlichkeiten wie das Auflegen getrockneter Kröten finden sich unter den Vorschlägen von Ärzten wie Paracelsus. Das Eau de Cologne unserer Zeit geht auf ein solches Pestmittel zurück. Über Schaden oder Nutzen des Aderlasses als Therapeutikum wurde gestritten, die Eröffnung der Bubonen blieb jedoch die einzig wirksame und stets anerkannte Maßnahme; das Wesen des allgemein angenommenen „Contagion" konnte nicht erkannt werden, und damit war seine direkte Bekämpfung nicht möglich.

Seuchenhygienische Maßnahmen dagegen wurden auf Grund reiner Beobachtung der Infektionsketten ergriffen, wie sie auch mit Kenntnis des Krankheitserregers nicht besser hätten gestaltet werden können. Die ungeheure Bedrohung durch das „Große Sterben" war eine Herausforderung für die Menschen, die zu bewunderungswürdigen Leistungen führte. Die getroffenen Anordnungen wurden auf öffentlichen Plätzen und vielbenutzten Wegkreuzungen verlesen. Sie hatten einmal zum Ziel, bei schon ausgebrochener Seuche diejenigen Menschen zu schützen, die mit den Kranken und Toten direkten Kontakt hatten, und die Ausbreitung im Gemeinwesen zu hindern. Zum anderen suchten sich pestfreie Städte und Landstriche vor Einschleppung der Seuche zu bewahren. Ärzte, Pfleger und Totengräber trugen den ganzen Körper bedeckende Gewänder und Kapuzen (Abb. 2). Ärzte hatten außerdem niedrige Stelzen, eine Schutzbrille und vor Nase und Mund einen schnabelartigen Schutz, der im Innern einen mit Riechessenzen getränkten Schwamm enthielt. Zur Reinigung der Luft wurden Feuer mit aromatischen Kräutern und Essenzen unterhalten. Eine große Zahl von Bestimmungen betraf Isolierungsmaßnahmen der Kranken und Vorschriften für Beseitigung und Bestattung der vielen Leichen sowie die Reinhaltung von Straßen und Häusern, so daß die Grundlage für eine Hygieneentwicklung hier gelegt wurde. Im Angesicht der tödlichen Bedrohung wurde die Ausführung der Bestimmungen auch genauer gehandhabt und beaufsichtigt als zuvor. Für die Erstellung und Überwachung der Maßnahmen wurden Gesundheitsbehörden eingerichtet, die erste als „Magistrato della sanita" vom Dogen Marco Barbarigo im Jahre 1485 in Venedig,

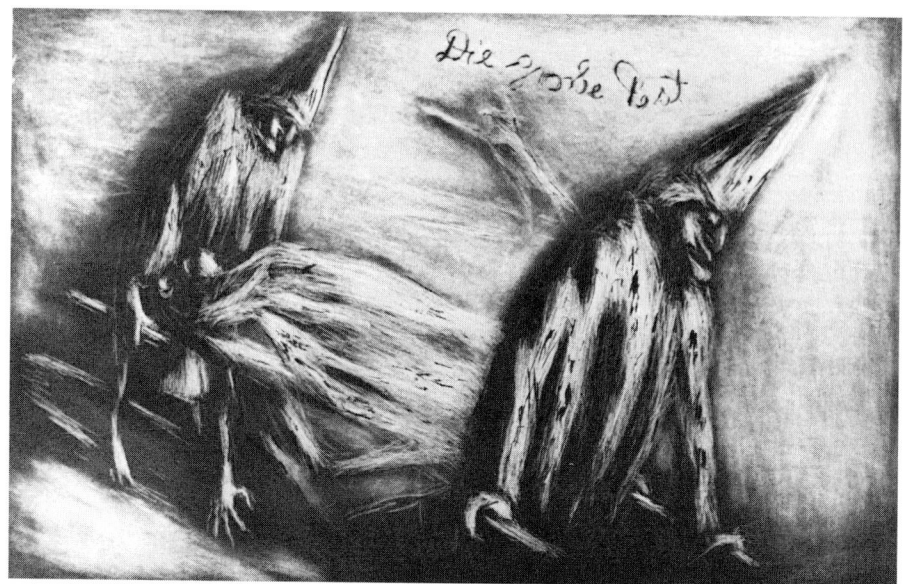

Abb. 2. „Die grosse Pest" von Hans Fronius, 1984. Mezzotinto-Radierung, num., sign. dat. mit Bleistift, 3/120

die in den folgenden Jahrhunderten zum bewunderten und von allen europäischen Staaten kopierten Vorbild wurde. Eine allbekannte Seuchenschutzmaßnahme, die Quarantäne, stammt aus dieser Zeit. Ankömmlinge aus Orten, in denen die Pest herrschte, mußten zunächst „ad purgandam" eine 30tägige Absonderung, die „Trentina", über sich ergehen lassen; Marseille erweiterte diese Frist im Jahre 1383 auf 40 Tage, die „Quarantina" (Rath, 37). Ebenso wie die Häfen wurden die Städte streng bewacht, und nur Reisende und Händler mit Gesundheitspässen oder -zeugnissen, auch „Feden" genannt, durften passieren. Strenge Regeln galten für die Auswahl der Waren und Verpackung, gestuft nach der unterschiedlichen Übertragungsgefahr. Eine Umgehung dieser die tödliche Krankheit eindämmenden Maßnahmen wurde vielerorts selbst mit dem Tode bestraft.

Der Künstler Joseph Sattler zeigt auf seinem Bild in einer Niederrheinlandschaft den auf dem warenbeladenen Floß mitreisenden Tod. Im Hintergrund erkennt man eine Pestprozession (Abb. 3).

Die äußerst sinnvollen und notwendigen Maßnahmen behinderten natürlich den Handel in starkem Maße. Aber nicht nur der Handel, sondern auch Landwirtschaft und Handwerk lagen darnieder. Es kam zu Hungersnöten, die wiederum das große Sterben begünstigten. Vielerorts waren die tätigen Menschen in so großer Zahl der Seuche zum Opfer gefallen, daß ganz einfach die

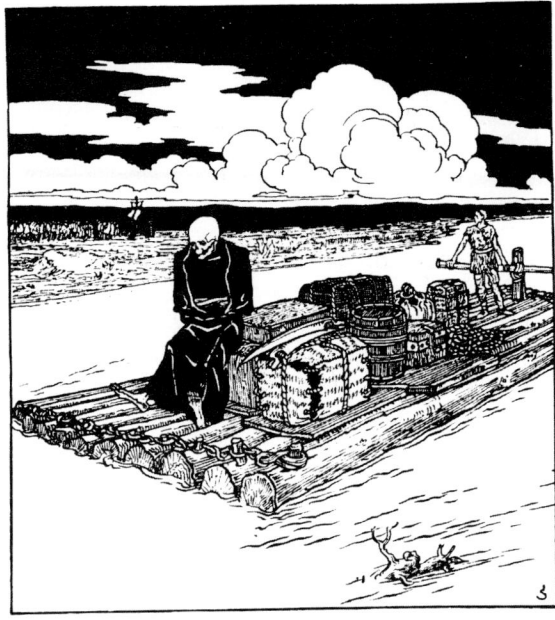

Abb. 3. „Die Pest" von Joseph Sattler, 1901

Arbeit nicht mehr bewältigt werden konnte. Aber auch die Lebenden trugen bei: Schon in den frühen Berichten von Boccaccio, Chauliac und der Pariser Fakultät und in allen späteren Pestbüchern wird die Flucht als sicherstes Mittel genannt, dem Tode zu entgehen, mit den drei „Adverbenpillen":

> *Flüch bald*
> *Flüch ferr (weit weg)*
> *kom spät herwieder,*
> *dann fürwar das sind drei nüzere Krüter.*

(Nach Heinrich Stainhöwels Pestbuch von 1473, zitiert nach Klebs-Sudhoff, 23.)

In der großen *Todesfurcht* floh daher jeder, der die Möglichkeit dazu hatte, an einen – oft nur vermeintlich – sicheren Ort, Arbeit und Habe im Stich lassend. Andere Gruppen von Menschen verpraßten in hemmungslosen Gelagen ihren Besitz, wieder andere suchten in Isolierung und spartanischem Lebenswandel die Vorschriften der Pestordnungen übertrieben zu erfüllen.

Die panische Angst vor dem grausigen Tod ließ die Menschen Schuldige für die Seuche suchen und entfesselte dabei dämonische Kräfte. Man glaubte Anzeichen für absichtliche Brunnenvergiftung zu haben und beschuldigte „Pestschmierer", andere Menschen oder Haustüren und Gebrauchsgegenstände mit Salben oder Essenzen, die das Pest-Contagion enthielten, zu bestreichen. Ales-

167

sandro Manzoni (1758–1873) gestaltete die wahnbesessene Verfolgung solcher angeblicher Pestschmierer in seinem Buch „Die Verlobten" mit dichterischer Sprachgewalt, sich aber strikt an die authentischen Berichte über die Pest in Mailand, unter anderem die Mailänder Chronik „Historiae patriae decades" (1640) von Giuseppe Ripamonti, haltend.

Ein ungezügelter Haß fachte die *Judenfeindschaft* an, nachdem sie der Brunnenvergiftung beschuldigt worden waren:

„Anno Christi 1349 erstund im Elsaß ein grosser Sterbend, und wußt doch niemand warvon es ware. Es kam ein Pestilentz, aber man hett ein argwohn auff die Juden, daß sie die Brunnen hetten vergifft. Es sturben zu Straßburg by 16000 jung und alt. Auß disem argwohn fieng man zu Bern und Zofingen die Juden und streckt sie, da verjahen sie das Gifft und ward auch also in den Brunnen gefunden. Da lieff das Volk zusammen und zwungen den Raht die Juden zu töden. Deszgleichen geschahe zu Straßburg: daß da wurden etwan 200 Juden in einem hauffen auff der Juden Kirchhoff verbrennt."

So berichtet Sebastian Münster (1489–1552) in seiner „Cosmographia" (1538). Sebastian Münster, in Ingelheim geboren, war von 1524–1527 Professor in Heidelberg und starb in Basel an der Pest. Als Cosmograph, Hebraist und Theologe hat er das Weltverständnis seiner Zeit wesentlich bereichert und vertieft.

Nicht nur in Bern und Straßburg, wie es Münster beschreibt, sondern in ganz Europa tobte sich in grausamer Weise die Wut der Verzweifelten an den Juden als einer weitgehend rechtlosen Minderheit unter Mißachtung geschlossener Verträge aus. Im 14. Jahrhundert wurden fünftausend Juden getötet. Papst Clemens VI. gebot den Judenverfolgungen Einhalt, sonst wären ihnen noch mehr Menschen zum Opfer gefallen.

Eine *Chronik des Seuchenverlaufes* ganz eigener Art stellen die sorgfältig geführten Akten der Universitäten, wie beispielsweise in Wien und Heidelberg dar. Schon kurz nach der Gründung der Heidelberger Universität (1386) taucht im Bittschreiben an den Papst – dem Rotulus – im Jahre 1389 die Klage auf, daß durch Krieg und Pestilenz die Studentenzahlen sich erheblich verringert hätten. Ab 1426 wurde deshalb den Heidelberger Universitätsmitgliedern gestattet und später sogar auferlegt, während des Auftretens der Seuche in Heidelberg nach einem anderen, von der Pest verschonten Ort umzusiedeln. Um den Fortgang der Studien zu gewährleisten, blieben Lehrer und Schüler, besonders die Angehörigen einer Burse, zusammen. Die abgehaltenen Lektionen und Exerzitien wurden auf die Studienzeit und zur Promotion voll anerkannt. Von 1426 bis 1597 fand 19mal eine derartige Auswanderung aus Heidelberg statt, die kürzeste währte vier Monate, die längste über ein Jahr. Die mit den Studenten ausgewanderten Magister bekamen immer mehr Vollmachten, z. B. neue Studenten aufzunehmen und zu vereidigen sowie Prüfungen

„pro baccalaureatu et magistro" abzunehmen. Die Promotion dagegen mußte stets in Heidelberg selbst erfolgen (Toepke, 44). Als Grundsatz galt, daß der Rektor der Universität in Heidelberg verbleiben müsse. Nur vom 1. Oktober bis 10. Dezember 1519 und vom Oktober 1555 bis Januar 1556 ist nach den Akten die Universität möglicherweise ohne Oberhaupt gewesen (AU IV. 322, Hautz, 14); selbst die nüchternen Universitätsakten spiegeln Zwiespalt und inneren Kampf zwischen Pflichterfüllung, möglicherweise Ehrgeiz und der überwältigenden kreatürlichen Angst wieder, dem sich die Menschen stellen mußten. Wie oben schon erwähnt, waren Ärzte und auch Priester wegen des direkten Kontaktes mit den Erkrankten in Ausübung ihrer Tätigkeit diesem Konflikt in besonderem Maße ausgesetzt. Vom Sichverweigern – Abraham à Santa Clara berichtet, daß Ärzte in Wien gefesselt von der Stadtguardia zu den Kranken gebracht werden mußten – bis hin zur Selbstaufopferung finden sich beredte Zeugnisse in den Chroniken. Einer der bedeutendsten Professoren und mehrmaliger Rektor der Universität Heidelberg, der Arzt Henricus Smetius (1537–1614) verfaßte für Friedrich IV. von der Pfalz ein umfangreiches Gedicht über „Alter und Vortrefflichkeit der Medizin". Darin schreibt er über die Pestzeit:

Lass dich nur die Pest, die unheimliche, anweh'n,
Lass nur die ängstliche Gluth eindringen in deine Gebeine:
Wie sie da fliehet, die Gattin, wie da dich die Kinder verlassen,
Wie da die Eltern vermeiden dein Dach, das verdächtige! Er nur
Bleibt, wo die Andern sich alle zerstreu'n, hält aus bei dem Kranken
Voller Erbarmen, und scheut nicht Müh'n, scheut keinerlei Arbeit,
Bis du genesen, und wiedergegeben der früheren Kraft bist.
Er bringt Hülfe, die jeder versagt und die heilenden Mittel". (Waltz, 45)

Smetius durfte sich solche Aussage erlauben; er selbst hielt in Heidelberg während der schweren Pestjahre 1596/97 aus, behandelte die Kranken allen Standes und lehrte weiter. Eine Eintragung, die Smetius als Rektor in die Akten der Universität vornahm, soll hier auch beispielhaft für viele Zeugnisse der Chronik dafür stehen, daß die stärkste Kraft zum Ausharren und Überstehen der Nöte vom christlichen Glauben kam. Im Jahre 1596 schreibt Smetius über die in Heidelberg während der Epidemie Ausharrenden, zu denen er selbst zählte, daß sie geschützt unter dem Schatten der Fittiche Gottes des Herrn und unseres allmächtigen Vaters in ihrer Stellung mit ihren Familien verblieben wären („Fuerunt interim cordiatores septem, qui sub umbra alarum domini dei et patris nostri omnipotentis in statione sua simul cum familia sua protecti permanserunt …" Toepke I, 44). Die Seuche wurde zwar als Strafgericht Gottes angesehen, man verlor aber nicht den Glauben an Gottes Güte und Gerechtigkeit und vertraute seinem Erbarmen, insbesondere auf Fürsprache des Gottessohnes, Marias und bestimmter Heiliger (Abb. 4).

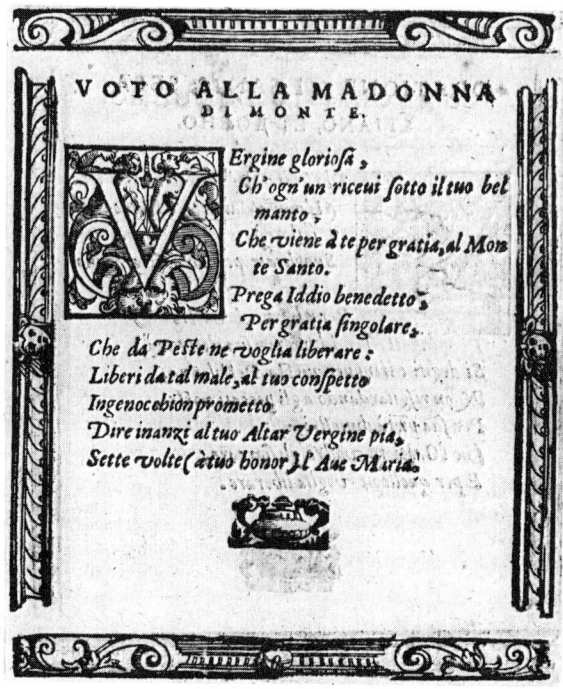

Abb. 4. Ballino, Voto alla Madonna di monte, aus Madrigali spirituali, nel tempo della Peste. In Vicenza, Apresso Giorgio Angelieri MD LXXVIII (1628) Biblioteca Apostolica Vaticana

Während der frühen Pestepidemien war der Bußgedanke von der Bewegung der *Geißler* oder Flagellanten aufgenommen und zu Exzessen geführt worden. Thomas Münster schreibt:

„Sie (die Geißler) zogen auß den Stätten und Dörffern mit Fahnen, Processionen und Gesäng, schlugen sich selbst mit geknöpfften Geißlen, vermeynten damit zu erlangen Verzeihung der Sünd. Sie seyndt erstlich erstanden in Italia, und von dannen kommen in Teutschland und Franckreich. Es zogen 200 auß Schwabenlandt gen Speyer und hetten unter ihnen ein Haupt und zween Meister, denen sie gehorsam waren. Zu Speyer vor dem Thumbstift, umb 1 uhr nach Mittag, machten sie ein Ring, zogen ab ihre Kleyder biß auff das Hembd, daß gemacht war wie ein Niderkleyd, reicht von den Lenden bis auff die Füß, fielen kreutzweiß nider, geißleten sich, sungen und rufften den Herrn an ...“.

Die Flagellanten brachten mit ihren bis zur ekstatischen Raserei führenden Gesängen, Tänzen und öffentlichen Geißelungen große Unruhe und Zwiespalt unter die Menschen. Aus diesem Grund hat die Heidelberger Universität im Jahre 1391 den Kurfürsten bewogen, ihnen den Aufenthalt im ganzen Lobgau zu untersagen, nachdem sich Züge von Geißlern auf dem Heiligenberg bei Heidelberg niedergelassen hatten (Hist. Acad. F. 35; Hautz, 14). Thomas Münster berichtet: „Es verbott ihnen auch der Bapst bey dem Bann, daß sie sich nicht mehr offentlich geißleten, aber in dem Geheimnis war es keinem verbotten." Das Schauspiel der öffentlichen Geißelungen konnte jedoch endgültig erst nach dem Konzil von Konstanz unterbunden werden. Der dänische Dichter Jens Peter Jacobsen (1847–1885) hat in der Novelle „Die Pest in Bergamo" (1881) die Geißler in naturalistisch-impressionistischer Darstellungsweise in den Mittelpunkt der Handlung gestellt.

In besonders eindrucksvoller, bildhafter Sprache erhob Abraham a Santa Clara in Wien (1644–1709) den Ruf zur Buße:

„Auf, auf ihr sündigen Menschen! Die Axt ist schon an den Baum gesetzt, der Zorn Gottes ist vor der Tür, die Stimme des Allerhöchsten wird euch berufen zur Ewigkeit, der heilige Erzengel Michael hält schon die Waag, eure Werke hiedurch zu beurteilen! Auf, auf, und tut die wenigen Tag und Stunden, die euch noch übrig, der Buß schenken, denn diese allein ist noch der Schwammen, so eure Sünd kann abwaschen, diese ist allein das Feuer, welches euren Schuldbrief kann verbrennen!" (zit. nach Rath, 37).

Abraham a Santa Clara verdanken wir auch eine Chronik der von ihm in Wien erlebten Pestepidemie. Er beschreibt deren fortschreitende Ausbreitung in fast alle Gassen der Stadt. Ergreifend schildert er den Jammer der Kinder von an der Pest erkrankten oder verstorbenen Müttern, wie sie „wagenweise" in der Spittlau zusammengeführt wurden, zumeist nur, um dort ebenfalls der Seuche zu erliegen (Nohl, 32). Er schildert, wie kein Mittel zu helfen imstande ist und verweist die Menschen tröstend auf die Allerheiligste Dreifaltigkeit: „Diese hat uns die schändliche Pest vertrieben, diese hat uns erlöst, dieser seynd wir verpflichtet unendlich Dank zu sagen: Gloria Patri et Filio et Spiritui Sancto" (Nohl, 32).

Natürlich waren auch die Geistlichen, Pfarrer, Mönche und Nonnen nicht gefeit gegen menschliche Schwäche, und einige ließen – wie die Chronisten berichten – Kranke, Sterbende und Tote im Stich. Aus den Berichten geht jedoch hervor, daß sie durch Trostvermittlung und Spendung der Sakramente am meisten und wirkungsvollsten den Kranken beigestanden haben. Beispielhaft sollen hier aufgeführt werden Martin Luther und der Heilige Karl Borromäus. Luther erlebte die Pestepidemien in Wittenberg in den Jahren 1516, 1527, 1535, 1538 und 1539. Er harrte aus, auch als die Universität Wittenberg verließ, und erklärte: „Ich bin hierhergesetzt und darf des Gehorsams wegen nicht fliehen, bis derselbe Gehorsam es mit gebietet. Ich hoffe, der Himmel stürzt nicht ein, wenn auch Frater Martinus fällt." (Nohl, 32). Er kümmerte sich persönlich um Pestkranke, nahm sogar die durch die Pest verwaisten Kinder des Professors Sebald Münster in seinem Hause auf. Aus der schwersten Zeit im Jahre 1527 stammt das gewaltigste seiner Lieder „Ein feste Burg ist unser Gott". Neben diesem stehen andere Choräle und geistliche Lieder, die während der Pest entstanden sind: Der „Christentliche gsang, gestellt durch Huldrych Zwingli, als er mit Pestilentz angegriffen ward" und „Wie schön leuchtet der Morgenstern" und „Wachet auf, ruft uns die Stimme", die Philipp Nicolai während der fürchterlichen Pest zu Unna in Westfalen im Jahre 1597 für seine Gemeinde dichtete (Nohl, 32).

In den Jahren 1575 bis 1578 suchte die „Pest des Heiligen Borromäus" in besonders schwerer Weise Oberitalien heim. Der Bischof von Mailand Carlo Borromäus hat sich in diesen Jahren wie kein anderer mit größter Selbstlosigkeit und Mut für die Pestkranken und die im Gefolge der Seuche Notleidenden eingesetzt. Er besuchte die Kranken, spendete überall Trost und gab seine ganze Habe einschließlich seines Bettes hin, errichtete ein Pestspital und führte selbst im Büßergewand die Prozessionen an. Die Kirche ehrt ihn als einen ihrer großen Heiligen. Manzoni hat ihm in seinen „Verlobten" (1825–1827) ein Denkmal gesetzt. Dankbarkeit und Ehrfurcht für diesen Heiligen waren so groß, daß Kaiser Karl VI. zu Ehren Karl Borromäus' während der 17. Pestepidemie in Wien 1713 einen Kirchenbau gelobte. Der Grundstein für diese Karlskirche wurde 1715 gelegt. Johann Bernhard Fischer von Erlach und sein Sohn Joseph Emanuel haben dieses Meisterwerk des Barock ausgeführt. Die 47 m hohen Triumphsäulen stellen in spiralförmig angeordneten Reliefs das Leben, die Wunder und den Tod des heiligen Borromäus dar (Schmölzer, 40).

In ihrer großen Bedrängnis suchten die Menschen nach Fürsprechern, die ihre Gebete zu Gott unterstützten. Sie fanden sie einmal in der Gottesmutter Maria, zum anderen in *Heiligen*, die im irdischen Dasein schwere Drangsal erlitten hatten, aber durch deren Überwindung Zeugnis dafür abgelegt hatten, daß irdische Not nicht das Letzte ist, sondern der Mensch zu einer größeren Unendlichkeit berufen ist. So konnte der Heilige Karl Borromäus und insbesondere die Heiligen Sebastian und Rochus den Bedrängten Hoffnung vermitteln und Vorbild für Mut und Gottvertrauen sein. Der Hl. Sebastian war wegen seines christlichen Bekenntnisses von Kaiser Diokletian im 3. Jahrhundert zum schmählichen Tod durch Pfeilschüsse verurteilt worden. Obgleich er von unzähligen Pfeilen durchbohrt war, überlebte er die Marter, genas und bekannte weiterhin seinen Glauben. Der Pfeil galt als Symbol für die plötzlich und tödlich über den Menschen hereinbrechende Pest. Da Sebastian den Pfeiltod überwunden hatte, wählte man ihn zum Pestheiligen.

St. Rochus, Ende des 13. Jahrhunderts in Montpellier geboren, schlug sein reiches Erbe aus und pilgerte zu Fuß nach Rom. Auf seinem Wege und in Rom selbst tat er freiwillig Dienst in den Pestspitälern und tröstete mit seinen Gebeten viele Kranke. Selbst an der Pest erkrankt, floh er in die Wälder, um niemandem zur Last zu fallen und einsam zu sterben. Nach der Legende jedoch heilte ein Engel seine Pestbeulen, und sein Hund versorgte ihn täglich mit Nahrung. So überstand er die Pest und konnte weiter den Mitmenschen dienen. Die Leidenden erwarteten auch nach seinem Tode seine Hilfe.

In den Pestzeiten gewannen die schon früher und zum Teil bis heute bestehenden Schützengilden, -bruderschaften und -vereine, die ursprünglich zur Verteidigung der Städte gebildet waren, eine neue Bedeutung: Unter den Schutzpatronen Sebastian und Rochus übernahmen ihre Mitglieder als „nobile officium" den Transport der Pestkranken und Pesttoten und deren Beerdigung sowie andere karitative und die Ordnung aufrechterhaltende Aufgaben. In Venedig entstand 1485 eine Bruderschaft im Namen des Hl. Rochus zur Pflege der Armen und Kranken, bes. der Pestkranken, woraus später die berühmte Scuola di San Rocco hervorging, die Tintoretto mit dem Leben des Heiligen geziert hat (Sticker, 42, Schadewaldt, 38).

Im festen Glauben an Gott als Herrn über Leben und Tod und an die Fürsprache der Heiligen wurden von den bedrängten Menschen viele Bitt- und Dankopfer gelobt und ausgeführt. In der Abb. 5 sind die Pestheiligen Sebastian und Rochus neben dem gekreuzigten Christus dargestellt: Nach dem Glauben der Kirche bieten sie ihre Verdienste, die sie durch den einen Mittler zwischen Gott und den Menschen, Christus Jesus auf Erden erworben haben, an und legen durch Christus und mit Christus beim Vater für die Menschen Fürbitte ein (II. Vatikan. Konzil, Dogmat. Konstitution über die Kirche; Rahner und Vorgrimmler, 36).

Dem Heiligen Sebastian wurde schon am Ende der Pest des Justinian ein Altar gelobt und errichtet, er befindet sich in der Basilika S. Pietro in Vincolo in Rom. Dabei ein Mosaikbild aus dem Jahre 683 mit der Inschrift: Gewidmet dem Märtyrer S. Sebastian, dem Abwehrer der Pest (Sticker, 42). Überall dort, wo man Abbildungen des Heiligen Sebastian oder Rochus findet, eine Kapelle ihnen geweiht ist oder ihre Heilgenfeste besonders gefeiert werden, darf man davon ausgehen, daß die Stadt oder Ortschaft von der Pest bedroht oder gar schon überzogen worden war (nach Schadewaldt, 38). Vielfach ist dieser Anlaß nicht mehr bekannt. Erhalten blieb das Wissen darum in Bingen, wo die Stadtväter am 16. 7. 1666 dem Hl. Rochus eine Kapelle auf dem Hemlissen gelobten. Noch heute wird dort mit Prozessionen und Gottesdiensten das Rochusfest begangen, wie im Jahre 1814, das Goethe beschrieben hat. Goethes „Sankt-Rochus-Fest zu Bingen" wurde 1986 von Bruno Müller-Linow in einer Suite von 6 Kaltnadelradierungen illustriert. Der Hl. Rochus wird im allgemeinen – so auch in der Statue in der Binger St. Rochus-Kapelle – mit der entblößten Pestwunde am Oberschenkel dargestellt, neben ihm der Heilung bringende Engel und der treue Hund (Abb. 6). Das Leben des Hl. Rochus wurde von Tizian, Tintoretto, Rubens, Guido Reni und Carraci zum Gegenstand ihrer Gemälde gemacht.

Große Kirchenbauten wie die schon genannte Karlskirche in Wien und die Kirche Maria della Salute in Venedig wurden als Bittopfer gelobt und als Dankopfer errichtet. Ebenso entstanden viele Pestsäulen zu Ehren der Allerheiligsten Dreifaltigkeit, der Gottesmutter Maria oder der Pestheiligen und Pestkreuze, großartige und bekannte wie in Wien, Venedig, Mailand, Neapel,

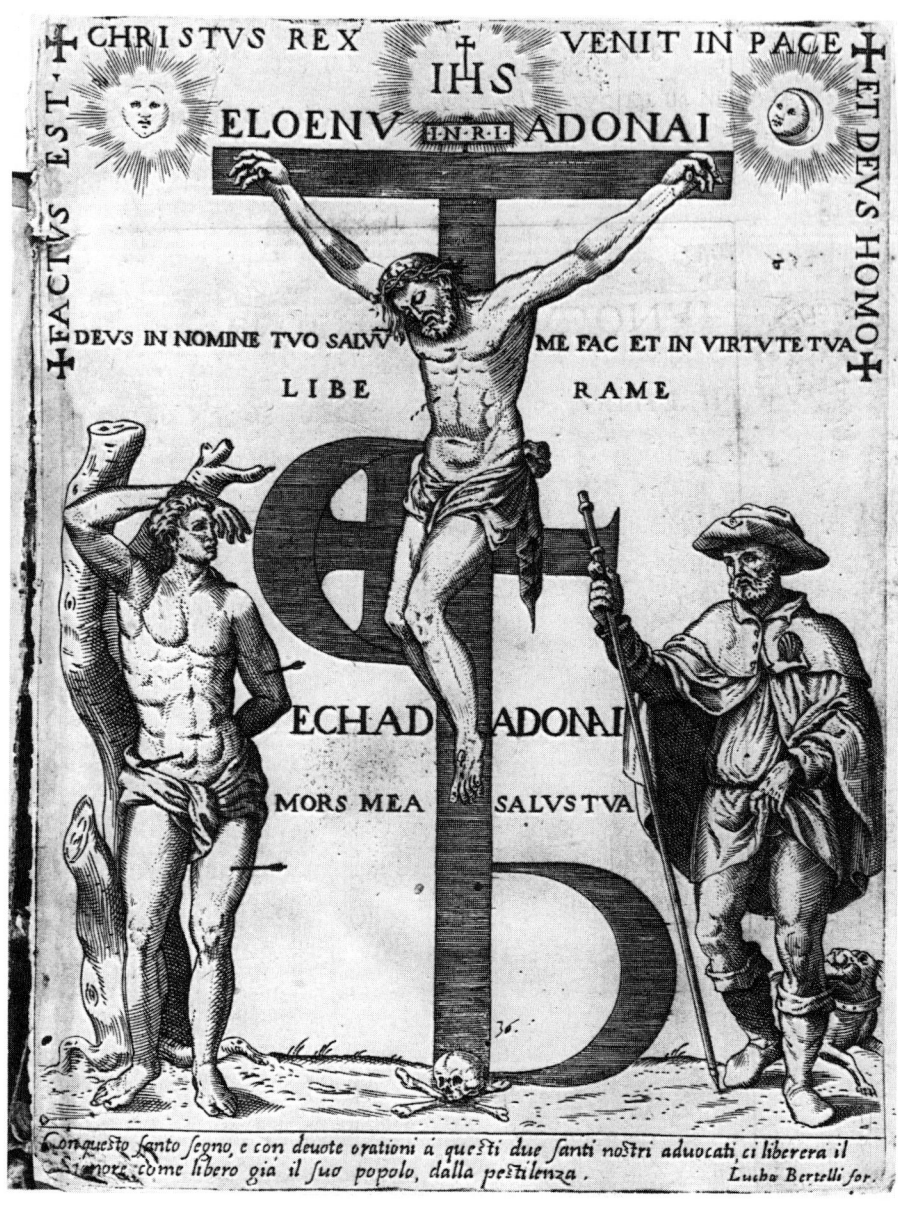

Abb. 5. Crucifixus mit S. Sebastian und S. Rochus. Zu einem Sonett gegen die Pest. Quelle siehe Abb. 4, Biblioteca Apostolica Vaticana

174

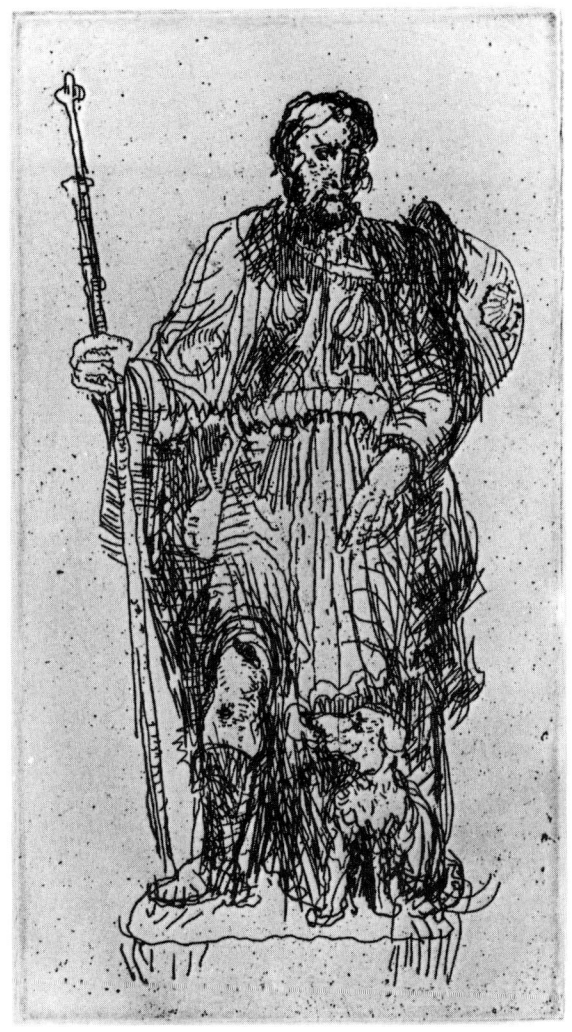

Abb. 6. „St. Rochus" von
Bruno Müller-Linow, Kalt-
nadelradierung 1988

Madrid, Prag, Budapest bis zu bescheidenen, unscheinbaren und fast vergessenen Wegkreuzen und -steinen.

Die Erinnerung an die Schrecken der Pest wird in späterer Zeit erneut beschworen, teils in Form einer fiktiven Chronik, teils durch Verwendung der
Pest als Symbol. Eine Mittelstellung zwischen Chronik und Dichtung nimmt
"A Journal of the Plague Year" von Daniel Defoe (1660–1731) ein, ein Bericht
vom Pestjahr 1665 in London (Abb. 7). Am Ende des Berichts stehen die In-
itialen H. F. Wir wissen heute, daß Defoe einen Onkel namens Henry Foe hat-

A

JOURNAL

OF THE

Plague Year:

BEING

Obſervations or Memorials,

Of the moſt Remarkable

OCCURRENCES,

As well

PUBLICK *as* PRIVATE,

Which happened in

LONDON

During the laſt

GREAT VISITATION

In 1665.

Written by a CITIZEN who continued all the while in *London*. Never made publick before

LONDON:

Printed for *E. Nutt* at the *Royal-Exchange*; *J. Roberts* in *Warwick-Lane*; *A. Dodd* without *Temple-Bar*; and *J. Graves* in St. *James's-ſtreet*. 1722.

Abb. 7. Daniel Defoe. Ein Bericht vom Pestjahr 1665, Titelblatt der Originalausgabe von 1722

te, der als Sattler in der City von London lebte. Als im Jahre 1665 die Pest in London wütete, war Defoe kaum 5 Jahre alt und konnte eigentlich nach 61 Jahren nicht aus eigener Anschauung über die Pest erzählen. Es wird vermutet, daß Defoe bei der Abfassung seines Werkes das Tagebuch seines Onkels Henry Foe aus dem Jahre 1665 oder auch dessen persönliche Erzählungen verwertet hat (Jacob, 20). Wohl hält sich Defoe an die Tatsachen, soweit sie ihm zur Verfügung standen. Sicher hat er manches erfunden, gleichwohl mit einem großen Sinn für die Realität dargestellt. Es ist kaum möglich festzustellen, wo die Wahrheit endet und die Erfindung beginnt. Das Journal aus dem Pestjahr ist kein Tagebuch im engeren Sinne, wenn auch der Leser einen völlig zeitgenössisch wirkenden Bericht von der Pest erhält. Es ist auch ein regelrechtes Manual über Vorbeugungsmaßnahmen und Verhaltensregeln im Seuchenfall.

Der Beginn der Pest in London war schleichend und wurde verheimlicht: „Zwar wurde nur in vierzehn Fällen die Pest als Todesursache angegeben, doch war das alles Schwindel und Betrug" (S 12). Bei dem Bericht von der Flucht aus der Altstadt erwähnt er, „daß der Hof frühzeitig die Stadt verließ, nämlich im Juni, und nach Oxford ging, wo er durch Gottes Gnade bewahrt blieb". In großspurigen Anpreisungen offerierten Quacksalber alle möglichen Pillen gegen die Pest u. a. Indessen „spottete die Pest jeder Medizin; selbst die Ärzte wurden von ihr ergriffen, ihre vorbeugenden Mittel noch im Munde" (S 51). Die Pest breitete sich so aus, „daß der Tod jetzt nicht mehr nur, wie man so sagt, über jedermanns Haupte schwebte, sondern in die Häuser und Kammern schaute und jedem ins Gesicht starrte" (S 49). Die Symptomatologie der Pest wird genau beschrieben mit den „verhängnisvollen Anzeichen an der Innenseite der Oberschenkel" (S 79). „Die Beulen ... erzeugten, wenn sie hart wurden und nicht aufbrachen, solche Schmerzen, daß die ausgesuchteste Folter nicht schlimmer sein kann" (S 105). „Wenn es gelang, die Beulen nach außen zu treiben und zum Aufbrechen und Eitern, zur Auflösung ... zu bringen, so wurde der Patient meist wieder gesund" (S 113). Anschaulich wird berichtet, wie von den Pestkarren, auf denen sechzehn oder siebzehn Tote lagen, die Leichen achtlos in die Grube geschleudert wurden. „Hier gab es keinen Unterschied. Reiche und Arme gingen den einen Weg" (S 88). Die Totengräber konnten mit den Pestkarren die Leichen nur während der Nacht wegschaffen. In etwa neun Wochen starben täglich fast tausend Menschen „und das Tag für Tag". Dabei wurden bei dem Durcheinander tausende Todesfälle nicht erfaßt, weil nicht immer Listen geführt werden konnten (S 135). Nicht alle gingen durch die Pest zugrunde, „sondern durch ihre Auswirkungen, nämlich durch Hunger und Not und den Mangel an dem Nötigen" (S 132). In der allerschlimmsten Zeit wütete die Pest so, daß die Anordnung der Behörden nicht befolgt werden konnte, auf der Straße keine Leichen zu belassen. Jetzt mußte auch tagsüber beerdigt werden. Immer wieder legt der Berichterstatter genaue wöchentliche Statistiken über die Pesttoten vor.

„Die unmittelbare Todesgefahr machte das Mitgefühl schwinden und jede Anteilnahme am anderen. So war es im allgemeinen, aber es gab auch viele Beispiele von unerschütterlicher Liebe, Hilfsbereitschaft und Pflichterfüllung" (S 158). Der fromme Sattler als Berichterstatter hebt besonders hervor, „daß der Tod unzweifelhaft uns alle aussöhnen wird; jenseits des Grabes werden wir alle wieder Brüder sein" (S 241).

Daniel Defoe hat nicht nur die psychologischen und soziologischen Auswirkungen der Pest treffend geschildert, sondern die späteren wirtschaftlichen

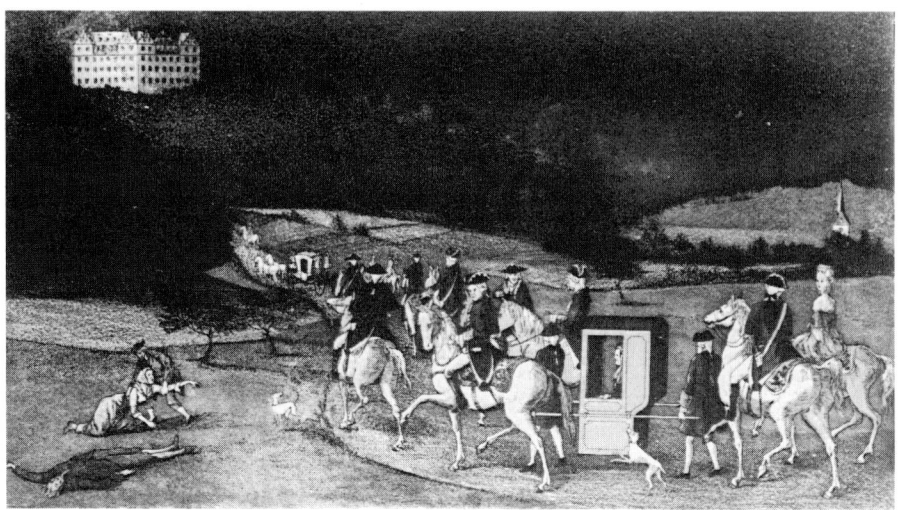

Abb. 8. „Der Pestzug zum Schloß Lichtenberg" von Leo Leonhard. Aquatinta-Radierung 1981

Folgen: „Als der anfallende gewaltige Bedarf im Innland hinzu kam, gingen alle Erzeugnisse rasch weg; dadurch gab es in den ersten sieben Jahren nach der Pest und dem Brand von London in ganz England einen nie zuvor erlebten geschäftlichen Aufschwung" (S 304). Der Erzähler beendet seinen „Bericht über dieses unheilvolle Jahr" mit einer von ihm gemachten „holprigen, aber von Herzen kommenden Strophe" (S 337):

> *In London war die böse Pest*
> *Im fünfundsechziger Jahr;*
> *Die fegte hunderttausend Seel'n*
> *Hinweg; doch ich noch da!*

Noch heute liest sich das fiktive Tagebuch fesselnd wie ein Roman. In lebendiger Sprache wird ein wahrheitsgetreues Zeitgemälde entworfen, in dem ein furchtbarer Totentanz an uns vorüber zieht.

Für den Erzähler bei Daniel Defoe war „die beste Arznei gegen die Pest das Davonlaufen" (S 269). Während der Londoner Hof durch seine Flucht nach Oxford dies mit Erfolg praktiziert hat, wurde der Darmstädter Hof bei seiner Flucht doch von der Pest ereilt: Im Jahre 1629 begann die Pest in Darmstadt zu grassieren, wodurch Landgraf Georg II bewogen wurde, sich mit dem ganzen Hofstaat und der Kanzlei nach Lichtenberg zu begeben. Diese Szene des nächtlichen Einzugs des Hofes in das Schloß hat der Darmstädter Künstler Leo Leonhard (geb. 1939) im Jahre 1981 in einer Aquatinta-Radierung wiedergegeben: „Der Pestzug zum Schloß Lichtenberg" (Abb. 8). Aber auch nach Lichtenberg drang die Pest und forderte ihre Opfer (Feick, 12).

178

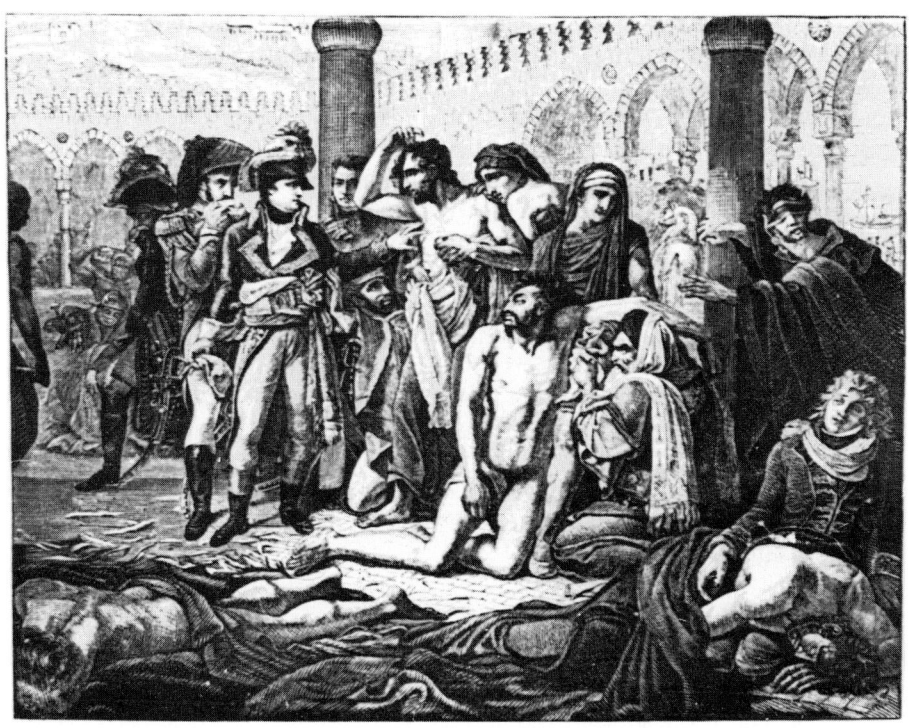

Abb. 9. „Napoleon bei den Pestkranken in Jaffa" von Antoine Jean Gros (1804). Ausschnitt, Louvre Paris

Nicht nur Angst und Flucht vor der Pest, auch der Mut in der Konfrontation mit der Seuche fand Darstellung in der Kunst. Antoine Jean Gros (1771–1835), ein Schüler von David, schuf historische Kolossalgemälde der Napoleonischen Zeit. Mit einem seiner berühmtesten Werke „Bonaparte bei den Pestkranken in Jaffa" hatte Gros im Salon von 1804 in Paris einen triumphalen Erfolg (Paris, Musée national du Louvre). In einem Ausschnitt des Bildes berührt der Obergeneral mit der bloßen Hand die Pestbeule eines Kranken (Abb. 9). Um die Moral seiner Armee zu erhalten, hatte Napoleon die in einem Kloster gepflegten Kranken aufgesucht. Die Pest war während der Belagerung von Jaffa aufgetreten. Nach der Eroberung der Stadt am 7. März 1799 breitete sich die Pest aus, und bald waren mehrere hundert Mann erkrankt. Napoleon hatte sich stets besonders um seine Verwundeten und Kranken gekümmert. Er fühlte Mitleid mit seinen vom Schwarzen Tod heimgesuchten Soldaten. Er wußte, wenn sie den Türken lebend in die Hände fielen, schlug man ihnen den Kopf ab. Er empfahl Desgenettes, der das Sanitätskorps befehligte, die Pestkranken mit einer kräftigen Dosis Opium von ihrem Elend zu erlösen. Desgenettes lehnte ab. Schließlich gaben die Ärzte dreißig Pestkranken als schmerz-

179

stillendes Mittel Laudanum. Einige dieser dreißig Kranken genasen und kehrten später gesund nach Frankreich zurück. Graf von Las Cases hat 1823 in den „Denkwürdigkeiten von Sanct Helena" Napoleon gegen den Vorwurf der versuchten Tötung der Pestkranken verteidigt. Es sei nicht der Obergeneral, sondern ein Gesundheitsbeamter gewesen, welcher den Vorschlag machte, den Kranken Opium zu geben. Er führte aus, „daß es widersinnig sei, denselben Mann der Unmenschlichkeit zu beschuldigen, der kurz zuvor diese Hospitäler von Jaffa durch eine erhabene, heldenmäßige Handlung unsterblich gemacht hatte, indem er in der edelsten Selbstaufopferung die Pestkranken vor aller Welt berührte, um ihre kranke Einbildungskraft zu täuschen und zu besiegen" (Bd. 1, S 192). Hertslet (18) ist in seiner Monographie „Der Treppenwitz der Weltgeschichte: geschichtliche Irrtümer, Entstellungen und Erfindungen" auf Napoleon und die Pestkranken in Jaffa eingegangen. Die landläufige Darstellung von Napoleons Grausamkeit in Jaffa sei eine Entstellung. Aber Hertslet schreibt auch: „Baron Gros' ergreifendes Gemälde ‚Die Pestkranken von Jaffa' ist auch nicht wahrhaft: Bonaparte hat die hier gemalte Berührung nie ausgeführt." Bekanntlich verwischen sich in der Geschichte von Napoleon oft Wahrheit und Legende.

Die Pest als Symbol in der Kunst

Später begegnet uns in Dichtung und Kunst des 19. und 20. Jahrhunderts die Pest als Symbol. Ein Kunstwerk ist dann bedeutungsvoll, wenn es Gleichniswert hat. Der Arzt und Dichter Hermann Lingg (1820–1905) ist heute vergessen. Theopold (43) gebührt das Verdienst, Hermann Lingg als historischen Lyriker mit seinem Gedicht über die Pest wieder gewürdigt zu haben:

> *Erzittre Welt, ich bin die Pest,*
> *ich komm in alle Lande*
> *und richte mir ein großes Fest.*
> *Mein Blick ist Fieber, feuerfest,*
> *und schwarz ist mein Gewande.*
>
> *Ich komme von Ägyptenland*
> *in roten Nebelschleiern.*
> *Am Nilusstrand, im gelben Sand*
> *entsog ich Gift dem Wüstenbrand*
> *und Gift aus Dracheneiern.*
>
> *Ich bin der große Völkertod,*
> *ich bin das große Sterben,*
> *es geht vor mir die Wassernot,*
> *ich bringe mit das teure Brot,*
> *den Krieg hab ich zum Erben.*

180

Es hilft euch nichts, wie weit ihr floht.
Mein sausend Ross geht weiter,
ich bin der schnelle schwarze Tod,
ich überhol das schnellste Boot
und auch den schnellsten Reiter.

Ein die Sense schwingenden Reiter auf dem „sausend Ross", so symbolisierte auch Arnold Böcklin (1827–1901), ein Zeitgenosse von Hermann Lingg, die Seuche in einem Entwurf zu einem Gemälde „Cholera", das nicht ausgeführt, aber 1898 in wenig veränderter Form als „Die Pest" realisiert wurde (Abb. 10). In dieser Fassung reitet der Tod auf einem in der Straßenflucht so tief fliegenden riesigen Drachen, daß der Gifthauch des Drachenkopfes die Opfer aus nächster Nähe und mit sofortiger Wirkung erreicht. Die Drachen- und Todeserscheinung ist, aus der Bildtiefe frontal auf den Betrachter zustrebend, eine mächtige Symbolfigur.

In dem Bild „Die Pest" schlagen sich bei Böcklin frühere Erlebnisse nieder. Im Jahre 1855 wütete in Rom die Cholera, an der Böcklin und seine Frau erkrankten. Ende 1873 brach in München die Cholera aus, die 1874 den Umzug der Familie Böcklin nach Florenz bewirkte. Der Bildhauer Carl Burckhardt schreibt 1904 in einem Brief: „Die Pest" ist über alles großartig. Jeder Strich konzentriertester, visionärer Ausdruck – koloristisch kühn, bahnbrechend. Ich finde daran alles vollendet. Mit den heitersten Farben – Farbenjubel – bringt er eine feierlich schauerliche Stimmung hervor. Jeder andere hätte sowas grau in grau gemalt ..." (Böcklin-Katalog des Kunstmuseum Basel 1977, S 220).

Offenbar wurde Böcklin von Max Klinger (1857–1920) verehrt, hat er doch 1887 eine Widmung an Arnold Böcklin dem Zyklus „Eine Liebe" vorangestellt. Max Klinger gehört zu den phantasiereichsten Künstlern; er schuf große graphische Zyklen, darunter die Folgen „Vom Tode I. Teil" (1889) und „II. Teil" (1898/1910). Hier greift Klinger die uralte Totentanzidee auf. Dem ersten Dreiklang, der Tod und die Spitzen der Gesellschaft umfaßt, folgte ein zweiter, der die allgemeine Vergänglichkeit darstellt, die armen Massen der Menschheit mit ihren Hauptfeinden Krieg, Pest und Elend. Wir folgen in der Beschreibung der Radierung „Pest" (Abb. 11) dem Biographen von Max Klinger, Willy Pastor (33): „Der Blick in eine Pestbaracke. Ausgehöhlte oder aufgedunsene Leiber, verkrampfte Glieder, schreckweite Augen und halbschon Abgeschiedene. Eine barmherzige Schwester will den Unseligen Zuspruch und den Trost des Kreuzes bringen. Ein schlimmer Zufall läßt sie nicht dazu kommen. Der Herbstwind hat die Fenster aufgerissen und jagt durch die wirbelnden Vorhänge vier Raben in den Saal. Zwei von den Unglücksboten haben sich schon niedergelassen am Bettrand eines Kranken. Die beiden anderen flattern noch krächzend oben an der Decke und suchen sich ihr Opfer aus. Eine Panik fährt in die kranken Leiber. Die Schwester will dem Unheil wehren und schwingt ihr

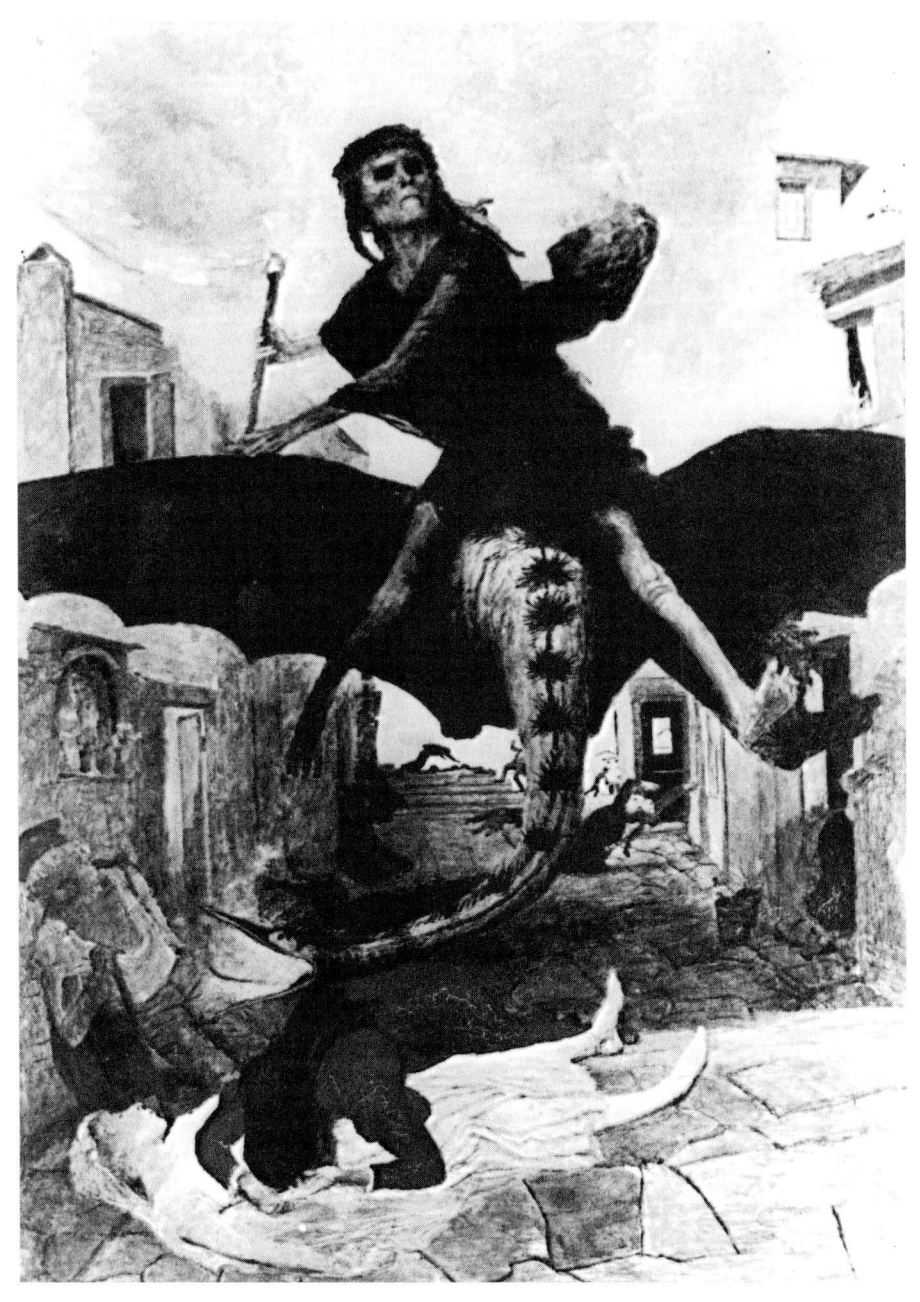

Abb. 10. „Die Pest" von Arnold Böcklin (1898). Kunstmuseum Basel

182

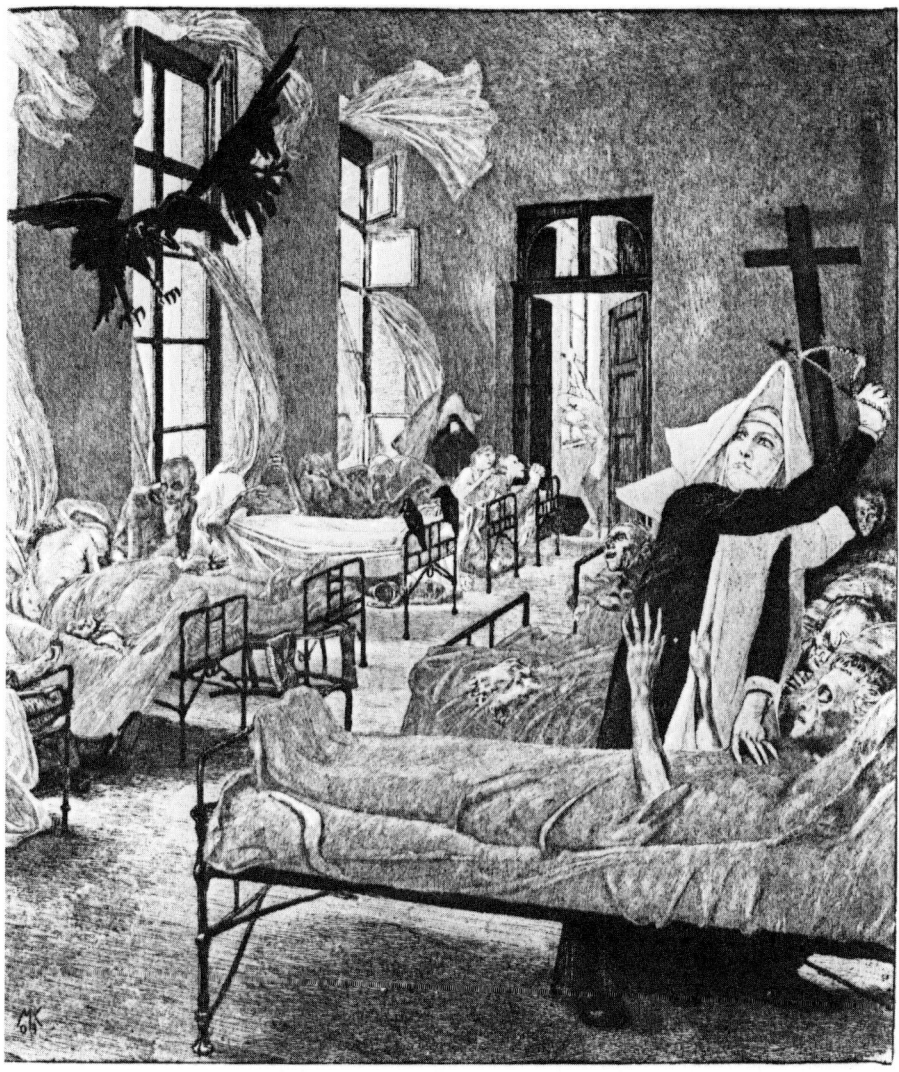

Abb. 11. „Pest" von Max Klinger, Bl. 5 aus der Folge „Vom Tode II. Teil", Radierung und Stich (1898), Staatliche Graphische Sammlung München

Kruzifix, die Raben zu verscheuchen. Doch sie kann dem Grauen nicht Einhalt tun und wird selbst hineingezogen werden in das große Sterben ...“ Das Pest-Bild von Max Klinger ist reich an Symbolen. Wir erwähnen besonders die flatternden Gardinen als Todessymbol.

Bernhard Kretzschmar verwendet es um 1940 in einer Tuschezeichnung „Um eine Tote" (S 363): Der zurückgebliebene Ehemann ist inmitten verschiedener Bilder der verstorbenen Frau in knieender Haltung wie zum Gebet niedergesunken. Mehr noch als diese zentrale Gestalt des Bildes läßt jedoch die seitlich wie von unsichtbarer Hand bewegte, in das Zimmer herein wehende weiße Gardine die Unheimlichkeit und Unbegreiflichkeit des hinraffenden Todes erstehen. Ohne daß der Tod sichtbar ist, erfüllt er den Raum (Jansen und Jansen, 22). Später – dieses Mal in der Dichtung – begegnen wir diesem Todessymbol erneut: Adrian Leverkühn sucht, von der Syphilis infiziert, seinen Arzt Dr. Erasmi auf: „Ja, hier standen auch die Fenster weit offen, und vom Zugwinde gebläht und aufgehoben, wurden alle vier Gardinen abwechselnd weit in den Raum hineingetrieben und wieder in die Fensternischen zurückgezogen. Mitten im Zimmer aber lag Dr. Erasmi mit erhobenem Spitzbart und tief gesenkten Augenlidern in weißem Manschettenhemd und auf einem Troddelkissen im offenen, auf zwei Böcken stehenden Sarge" (Thomas Mann, Dr. Faustus).

Die Pest als Symbol in der Dichtung

In der Folge versuchen wir, die Pest als Symbol in drei Dichtungen der Weltliteratur * zu erörtern: in „Die schwarze Spinne" (1842) von Jeremias Gotthelf (1797–1854), „Der Schüdderump" (1869) von Wilhelm Raabe (1831–1910) und „La peste" (1947) von Albert Camus (1913–1960). Gotthelfs allegorisierende Novelle „Die schwarze Spinne" ist in unendlich viele Sinnbilder gekleidet. Nach einem Teufelskuß auf die Wange der jungen Frau Christine schwillt diese immer mehr an, einer giftigen Kreuzspinne gleichend. Das scheußliche Mal, ein Zeichen der ungleichen Vermählung mit dem Bösen, platzt auf und wirft zahlreiche kleine Spinnen aus, die Tod und Verderben bringen: „Den meisten schon war es aufgedämmert, daß die Spinnen eine Plage des Bösen seien" (S 47). Schließlich wird Christine in die gräßliche Spinne verwandelt, welche nun gierig die Menschen anfällt:

„Das Untier ward immer boshafter, immer teuflischer. Es überraschte nicht mehr unerwartet, brannte nicht mehr unversehens den Tod ein; es saß vor dem Menschen im Grase, hing über ihm am Baume, glotzte ihn giftig an. Dann floh der Mensch, so weit seine Füße ihn trugen und stand er atemlos stille, so saß die Spinne vor ihm, und glotzte giftig ihn an. Floh er abermals, und mußte er abermal die Schritte hemmen, so saß sie wieder vor ihm, und konnte er nicht mehr fliehen, dann erst kroch sie langsam an ihn heran und gab ihm den Tod" (S 61 f).

Einer treuen Mutter gelang es, die Spinne mit einem Zapfen in ein Loch des Fensterpfostens zu sperren und zu bannen: „Nun war der schwarze Tod zu En-

---

* Über „Die Maske des Roten Todes" von E. A. Poe siehe den Beitrag von R. und H. H. Jansen in diesem Buch, S 303–325

de" (S 64). Dieser Fensterpfosten (Bystel) ist das Sinnbild der menschlichen Bedrohung durch das Böse. So lehrte die Großmutter die Enkel:

„Hier sei die Spinne gebannt durch Gott Vater, Sohn und Heiligen Geist... so lange in diesen drei heiligen Namen an diesem Tische gegessen und getrunken werde, so lange seien sie vor der Spinne sicher und diese fest im Loch ..." (S 68).

Als zweihundert Jahre später sich mit Reichtum und Wohlstand auch Hochmut ausbreiteten, befreite am Heiligen Abend bei einem wüsten Gelage ein Knecht die Spinne, und wieder wütete der Schwarze Tod: „Da wurden keine Toten mehr zur Kirche gebracht, niemand wollte sie tragen, niemand geleiten; wo der Tod sie streckte, da ließ man sie liegen" (S 77). Schließlich kämpfte Christen, ein Nachfahre von Christine, mit der Spinne, „ehe es ihm gelingt, ins Loch die Spinne zu drängen, mit sterbenden Händen den Zapfen vorzuschlagen" (S 80).

„Die Schwarze Spinne" ist weit mehr als die Geschichte einer Pestepidemie. Sie ist die bildliche Darstellung vom Wesen und Wirken des Bösen aus christlicher Sicht (Huber-Bindschedler, 19). Menschen, welche in der Furcht und Ordnung Gottes leben, können niemals durch die schwarze Spinne bedroht werden. „Denn wo solcher Sinn wohnt, darf sich die Spinne nicht regen ... Was ihr aber für eine Macht wird, wenn der Sinn ändert, das weiß der, der alles weiß und jedem seine Kräfte zuteilt, den Spinnen wie den Menschen" (S 84). So lautet der Schluß von Gotthelfs symbolischer Erzählung, die vielfach gedeutet worden ist. Ganz allgemein ist es Gotthelfs Anliegen zu zeigen, welche große erzieherische Wirkung die Krankheit für den Menschen hat. In diesem Zusammenhange sei auf die Monographie von Carl Müller „Jeremias Gotthelf und die Ärzte" (29) besonders hingewiesen. Die Spinne als Symbol der Pest hat im Jahre 1901 der Künstler Bruno Paul (1874–1968) in einer Tuschezeichnung wiedergegeben (Abb. 12).

„Der Schüdderump" wurde von Wilhelm Raabe in seiner Stuttgarter Zeit (1862–1870) geschaffen. Niederdeutsch „Schüdderump" bedeutet Pestkarren („Schütt" – herunter), mit dem die Pesttoten in das Massengrab befördert wurden. Er ist für Raabe Sinnbild menschlichen Daseins. „Das Leben ist der Feind" – dies ist in etwa die Grundformel der Lebensphilosophie Raabes. Düster ist auch der Grundton des „Schüdderump": „O wie schön, wie friedlich und freundlich könnte unser Weg sein ohne das dumpfe Poltern in der Ferne, ohne den schwarzen Wagen, der immerfort *seinen* Weg durch die Geschlechter alles Lebendigen fortsetzt ..." (S 119). Der künstlerische Gebrauch von Symbolen ist bei Raabe diskret. Auch der Pestkarren wird nur selten erwähnt, so im ersten Kapitel des Romanes: „Da stand er wirklich – ein hoher schwarzer Karren auf zwei Rädern mit einem halb erloschenen weißen Kreuz auf der Vorderwand und der Jahreszahl 1615 auf der Rückwand". Der junge Bursch demonstrierte die Mechanik des Pestkarrens, „zog den Karren herum, schlug

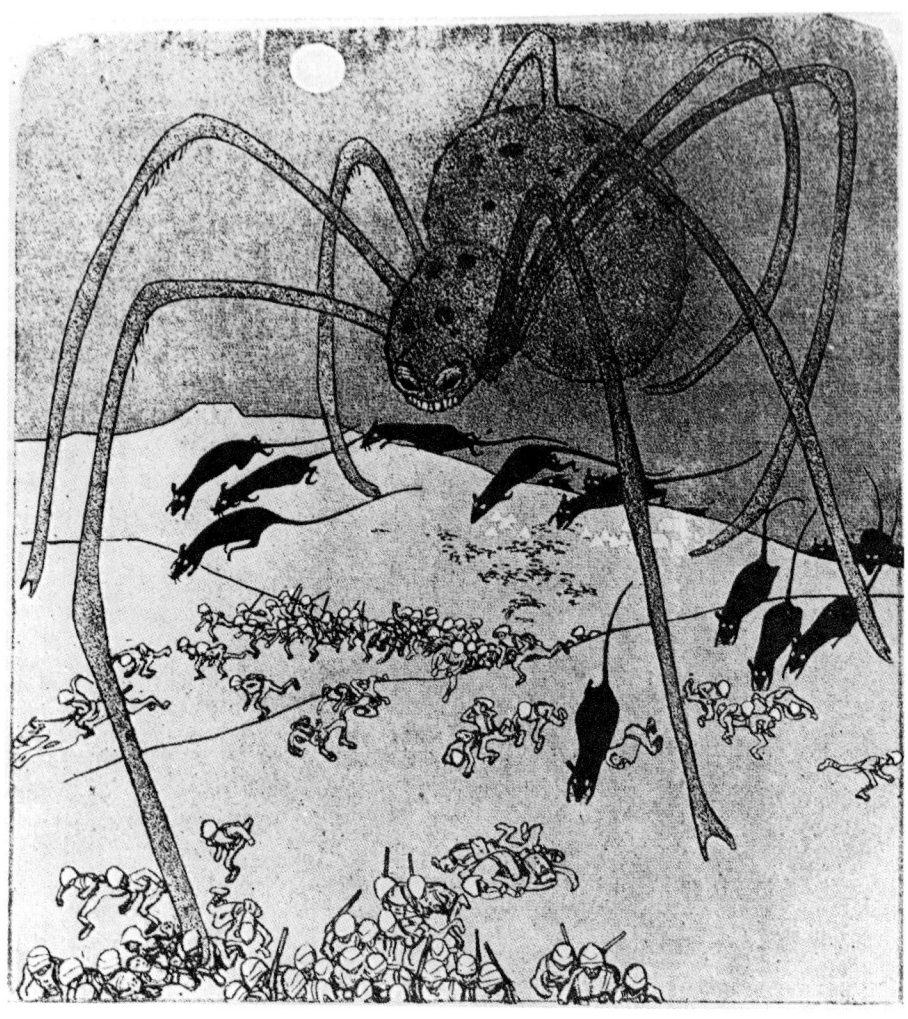

Abb. 12. „Die Pest in Südafrika" von Bruno Paul (1901)

einen Riegel weg, und die abscheuliche Maschine tat einen Ruck und kippte über und schüttelte eine imaginäre Last von Pestleichen in die Grube" (S 3).

Offenbar hat Wilhelm Raabe einen Schüdderump gekannt. Bergt (3) ist dieser Frage nachgegangen. Im Dorfe Wehrden in der Oberweser soll in seiner Jugendzeit ein Pestkarren gestanden haben. Er ist heute verschwunden. Wahrscheinlich ist der Pestkarren im Landstädtchen Wurzen an der Mulde in der Nähe von Leipzig noch der einzige in Deutschland. Er stammt aus dem Pestjahr 1607. Der Schwetzinger Künstler Heinz Friedrich (geb. 1924) hat ihn nach

186

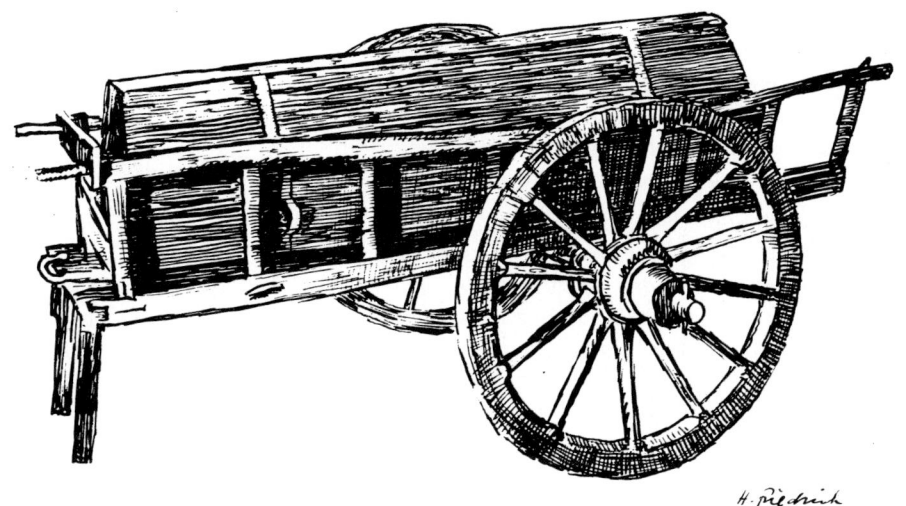

Abb. 13. Der Pestkarren von Wurzen aus dem Jahre 1607. Federzeichnung von Heinz Friedrich 1986

dem Foto der Publikation von Bergt gezeichnet (Abb. 13). Von Friedrich stammt auch die Federzeichnung des Schaafheimer Pestsarges zum Transport der Pestleichen (1. Hälfte des 17. Jahrhunderts). Er befindet sich im Kreis- und Stadtmuseum Dieburg (Jansen und Jansen, 22, dort Abb. 5).

Albert Camus arbeitete an seinem Roman „La peste" seit 1941 während der ganzen Zeit, die er im Oran lebte (Lottmann, 26). Er hatte damals nach einem aussagestarken Symbol für sein Thema gesucht und Anregungen durch die Lektüre von Antonio Artaud („Das Theater und sein Double", 1938) erhalten: „... Die Pest ist ein höheres Leiden, weil sie eine vollständige Krise ist, nach der nichts übrig bleibt als der Tod und eine Läuterung ohne Maß ..." „La peste" ist zunächst ein chronikartiger Bericht von der Seuche, geschrieben von einem fiktiven Berichterstatter. Dem Roman ist ein Zitat von Defoe vorangestellt. Die Handlung ist frei erfunden. Chronist in diesem Roman ist der Arzt Rieux, der von sich selbst in der dritten Person spricht. Der Beginn der Pest wird anschaulich geschildert: „Am Morgen des 16. April trat der Arzt Bernard Rieux aus seiner Wohnung und stolperte mitten auf dem Flur über eine tote Ratte" (S 72). Camus führt eine Reihe von Personen vor, die ganz unterschiedlich auf die Tragödie reagieren. In seinem Tagebuch notiert er Ende August 1942: „Die Pest beschreibt die tiefe Gleichwertigkeit der individuellen Standpunkte demselben Absurden gegenüber" (S 144).

„Die Pest" ist nicht nur eine Chronik, sie ist die Geschichte einer Heimsuchung, einer von der übrigen Welt abgeschlossenen und unter der totalen Herrschaft der Seuche stehenden Stadt, die sich in einer äußersten Grenzsituation befindet. Für Camus ist die Pest eine unabänderliche Schicksalsmacht, gegen die man sich vergeblich auflehnt. Rieux muß die „endlose Niederlage" seiner ärztlichen Kunst erfahren. Rieux' Freund Tarrou und der Jesuitenpater Panloux finden ihren Frieden nur im Tode, wo er ihnen nicht mehr nützt. Nach Erlöschen der Pest geht ein Freudentaumel durch Oran. Die Menschen fallen in ihre alten Gewohnheiten und Fehler zurück:

„Die Menschen blieben sich immer gleich" (S 375). *Für den Arzt Rieux ist diese Fröhlichkeit ständig bedroht: „Denn er wußte, was dieser frohen Menge unbekannt war und was in den Büchern zu lesen steht: Daß der Pestbazillus niemals ausstirbt oder verschwindet, sondern jahrzehntelang in den Möbeln und der Wäsche schlummern kann ... und daß vielleicht der Tag kommen wird, an dem die Pest zum Unglück und zur Bekehrung der Menschen ihre Ratten wecken und erneut aussenden wird, damit sie in einer glücklichen Stadt sterben"* (S 376).

So endet dieser vielschichtige und symbolische Roman, in dem Camus das Böse als das Hauptproblem des menschlichen Daseins mit hoher künstlerischer Kraft und Lebendigkeit aufgezeigt hat.

Heute spielt die Pest als solche keine Rolle mehr. Aber sie ist keineswegs ein Requisit der Medizingeschichte. Jedes Jahr werden aus verschiedenen Teilen der Welt insgesamt über tausend Erkrankungen gemeldet. In dem Panoramawandel der Krankheiten (Doerr, Köhn und Jansen, 9) beobachten wir im Laufe der Zeiten ein Kommen und Gehen von Krankheiten. Einige Krankheiten sind verschwunden, andere zurückgedrängt und wieder andere in den Vordergrund des Panoramas getreten. „Eines Tages kommt sie wieder, die ausgerottete Pest" warnt Günter Eich in seinem Gedicht „Betrachtet die Fingerspitzen". Dieses schließt: „Wenn sie sich schwarz färben, ist es zu spät." Sicher ist nicht die Pest sui generis gemeint, eher Umweltschäden oder eine neue Seuche. Ist AIDS der „Schwarze Tod" unserer Zeit? Schon ist man besorgt, daß AIDS viel mehr Opfer fordern wird als die Pest im Mittelalter. Das Krankheitsbild dieses erworbenen Immunmangelsyndroms ist neu, und die Bedrohung, die von dem infektiösen Agens HIV ausgeht, noch völlig offen.

„Die Geschichte der Menschheit ist die Geschichte ihrer Krankheiten" (Henschen, 17). Wie sich in Zukunft der Panoramawandel der Krankheiten auf die Menschheit auswirken wird, ist nicht abzusehen. Stifter sagte in seiner Vorrede zu „Bunte Steine" (1853): „Wir wollen das sanfte Gesetz zu erblicken suchen, wodurch das menschliche Geschlecht geleitet wird". Wir haben es in der Hand, daß sich dieses Gesetz nicht durch unsere Schuld in aller Schärfe gegen uns wendet.

188

Literatur

1. Ackerknecht, E. H., Geschichte und Geographie der wichtigsten Krankheiten. Stuttgart 1963
2. Artaud, H., Das Theater und sein Double. Frankfurt/M 1969
3. Bergt, K., Vom Wurzener Schüdderump. Raabe-Jahrbuch 1949, S 58–65
4. Boccaccio, G., Das Dekameron. Übertragen von R. Macci, Berlin-Weimar 1982
5. Boos, H. (Hrsg), Geschichte der rheinischen Städtekultur von den Anfängen bis zur Gegenwart …, Berlin 1897–1901. Daraus Abb. „Die Pest" von J. Sattler.
6. Bulst, E., Der schwarze Tod. Saeculum 30, 1979
7. Camus, A., Die Pest. Übersetzung von G. G. Meister, Düsseldorf 1957. Ders., Tagebücher 1935–1951. Hamburg 1972
8. Defoe, D., Ein Bericht vom Pestjahr London 1665. Bremen 1965
9. Doerr, W., Köhn, K., Jansen, H. H., Gestaltwandel klassischer Krankheitsbilder. Berlin, Göttingen, Heidelberg 1957
10. Eis, G., Zur Beurteilung Konrad Schellings. Aus Forschung zur Fachprosa. Bern, München 1971
11. Engel, E., Geschichte der Deutschen Literatur, Bd. 1, 30.–36. Aufl., Wien, Leipzig 1922
12. Feick, J., Lichtenberg im Odenwald. Darmstadt 1802
13. Gotthelf, J., Die schwarze Spinne. Leipzig o. J.
14. Hautz, J. Fr., Geschichte der Universität Heidelberg. Mannheim 1862
15. Hecker, J. F. C., Der schwarze Tod im 14. Jahrhundert. Berlin 1832
16. Heitz, P., Pestblätter des 15. Jahrhunderts, 2. Aufl. Straßburg 1918
17. Henschen, F., Grundzüge einer historischen und geographischen Pathologie. In: Doerr, W., Uehlinger, E. (Hrsg), Spezielle Pathologische Anatomie, Bd. 5. Berlin, Heidelberg, New York 1966
18. Hertslet, W. L., Der Treppenwitz der Weltgeschichte, 10. Aufl. Berlin 1927
19. Huber-Bindschedler, B., Die Symbolik in Gotthelfs Erzählung „Die schwarze Spinne". Veröffentlichungen der Handels-Hochschule St. Gallen, Reihe B, Heft 12. Zürich, St. Gallen 1956
20. Jacob, E. G., Nachwort zu Daniel Defoe. Ein Bericht vom Pestjahr, London 1965
21. Jacobsen, J. P., Die Pest in Bergamo. Frau Fönss, Hermann, Heidelberg
22. Jansen, R., Jansen, H. H., Memento mori. Der Tod als Thema der Kunst vom Mittelalter bis zu Gegenwart. Hess Ärztebl. 9, 1984. Dies. Die Pest in Heidelberg. In: Semper apertus – Sechshundert Jahre Ruprecht-Karls-Universität Heidelberg 1386–1986, Festschrift, hrsg. von W. Doerr, Bd. 1, Berlin, Heidelberg, New York, Tokyo 1984, S 371–398
23. Klebs, A. C., Sudhoff, K., Die ersten gedruckten Pestschriften. München 1926
24. Kunst, H., Martin Luther. Stuttgart, Berlin 1982
25. Lingg, H., Der schwarze Tod. In: Zimmermann, O. (Hrsg), Deutsches Balladenbuch, mit Holzschnitten von A. P. Weber. Deutsche-Dichter-Gedächtnis-Stiftung, Hamburg, Großborstel 1927
26. Lottmann, H. R., Camus, Eine Biographie. Hamburg 1926
27. Manzoni, A., Die Verlobten, 1825–1927. Übersetzt von E. W. Junker. München 1960
28. Mann, Th., Doktor Faustus. Die Entstehung des Doktor Faustus, Sonderausgabe. Frankfurt/M 1974
29. Müller, C., Jeremias Gotthelf und die Ärzte. Bern 1959
30. Müller-Linow, Br., Suite von 6 Radierungen zu Goethes „Sankt Rochusfest in Bingen" 1814. Druck von Wolfgang Blauert, Edition des „Bilderkabinett" Markwart Müller-Linow, 1986
31. Münster, S., Cosmographia, Basel 1628, 2. Bd. Reprint Lindau 1984
32. Nohl, J., Der schwarze Tod. Potsdam 1924
33. Pastor, W., Max Klinger. Berlin 1919

34. Paul, Br., Die Pest in Südafrika. Simplizissimus 5, 1901, S 47–737
35. Raabe, W., Der Schüdderump. Mit Bildern von Hermann Gradl. Berlin-Grunewald
36. Rahner, K., Vorgrimler, H., Kleines Konzilskompendium. Freiburg i. Brsg. 1966
37. Rath, G., Die Pest. Ciba-Zeitschrift 7, 1955, S 73
38. Schadewaldt, H., Heilige in der Medizin. Deutsch Ärztebl 77, 1980, S 922–924, 997–1006
39. Schedelsche Weltchronik, 1493. Dortmund 1978
40. Schmölzer, H., Die Pest in Wien. Wien 1984
41. Smetius a Leda, H., Alter und Vortrefflichkeit der Medizin (1588) Festgabe für die 62. Versammlung Deutscher Naturforscher und Ärzte in Heidelberg 1889. Heidelberg 1889
42. Sticker G., Abhandlungen aus der Seuchengeschichte und Seuchenlehre. Bd. I: Die Pest. 2. Teil: Die Pest als Seuche und als Plage. Gießen 1908/1910
43. Theopold, W., Doktor und Poet dazu, Dichterärzte aus sechs Jahrhunderten. Kirchheim, Mainz 1986
44. Toepke, G., Die Matrikel der Universität Heidelberg, 1. und 2. Teil. Heidelberg 1886
45. Waltz, G,, Biographische Notiz zu Henricus Smetius. Auszug aus Melchior Adamus vitae germanorum medicorum, Vorwort zu Smetius: Über Alter und Vortrefflichkeit der Medizin. Heidelberg 1889

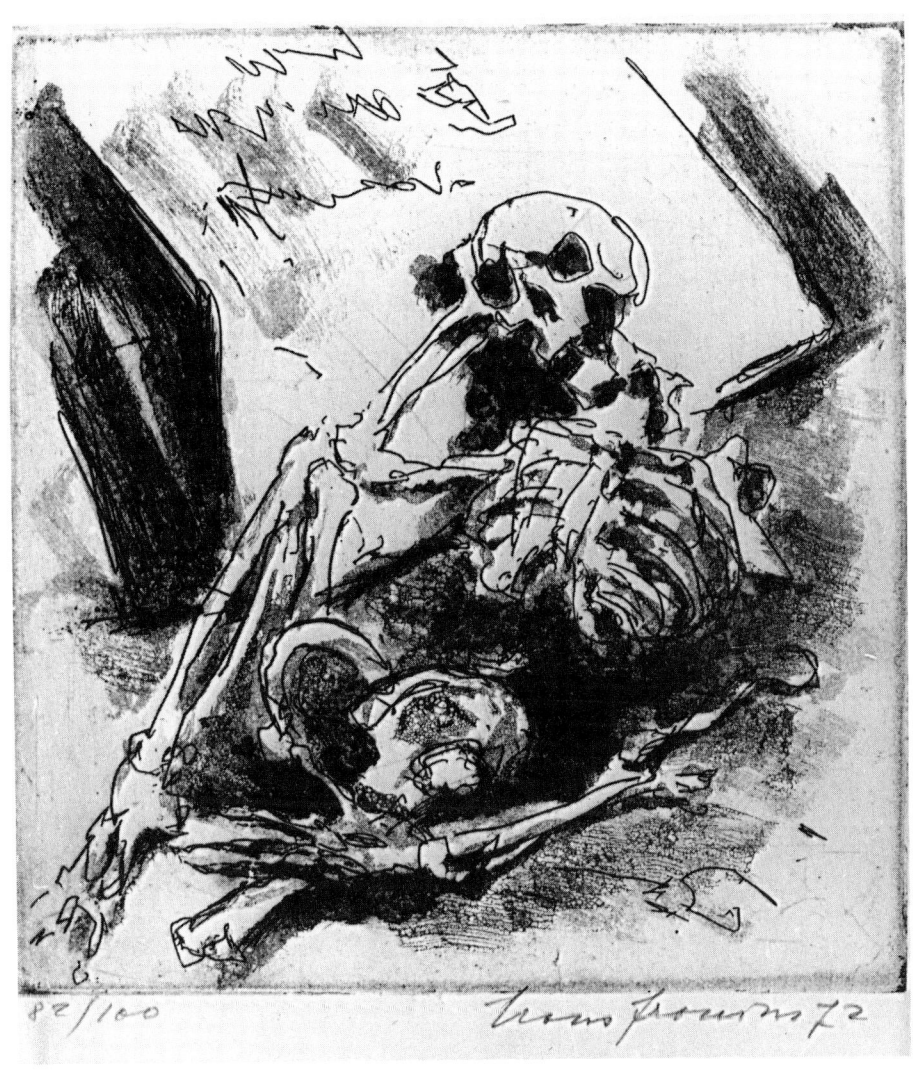

82/100

Hans Fronius „Der müde Tod", 1972, Kaltnadelradierung

„Der Ackermann aus Böhmen" – ein Streitgespräch mit dem Tod

Gerhard Hahn, Regensburg

Eine junge Frau stirbt und läßt ihren Ehemann als Witwer, ihre Kinder als Waisen zurück. Diese ebenso alltägliche wie elementare Situation menschlicher Not liegt dem Werk zugrunde, das hier vorzustellen ist. Eines der merkwürdigsten und bedeutendsten Stücke deutschsprachiger Literatur an der Schwelle zwischen Mittelalter und Neuzeit handelt vom Tod. Das ist nicht von ungefähr, war es doch immer wieder diese Grenzsituation, die dazu anhielt, die Lebensorientierung zu überprüfen und gegebenenfalls neu zu formulieren, gerade auch in der Dichtung. Das *memento mori* durchzieht als Forderung nicht nur die geistliche Literatur des Mittelalters. Der ritterlich-höfische Kulturaufbruch des 12. und 13. Jh., um nur auf ihn hinzuweisen, tritt in den verantwortungsvollsten literarischen Werken, die ihn tragen, in den Horizont von Leid, Vergänglichkeit und Tod. Das späte Mittelalter ist beherrscht von dieser Thematik.[1]

I

Eine junge Frau stirbt ... Zu den Grundproblemen, die hundert Jahre intensiver „Ackermann"-Forschung[2] nicht lösen konnten, zählt, ob dem Werk ein realer Todesfall zugrundeliegt. Die Figur des klagenden Witwers ist mit so konkreten Merkmalen ausgestattet, daß diese auf die Spur des unbekannten Autors führen konnten. Er ist als ein Mann der Feder vorgestellt, der mit diesem Pflug aus Vogelkleid (III, 1) seine Furchen über das Papier zieht, ein „Ackermann" also in diesem Sinne; er wohnt in Böhmen, in der Stadt Saaz (III, 2; IV, 2, 6 ff). Der Autor, erst 1933 endgültig identifiziert, als man das Schreiben fand, das er der Sendung seines Werkes an einen Prager Freund beigege-

---

[1] Vgl. den Überblick von A.M. Haas in diesem Band, S 145–160

[2] Vgl. Hahn, Gerhard: Der Ackermann aus Böhmen des Johannes von Tepl, Darmstadt 1984 (= Erträge der Forschung 215). – Dieser Band kann den vorliegenden Aufsatz von der Nennung und Diskussion der überaus umfangreichen Forschungsliteratur entlasten. Ich begnüge mich damit, die Vertreter wichtiger Forschungspositionen mit Namen anzuführen. – Der Band enthält eine repräsentative Auswahlbibliographie. Eine vollständige Bibliographie bis 1968 mit Ergänzungen bis 1981 bietet die unten genannte Ausgabe Jungbluths

ben hatte, ist Johannes, Stadtschreiber der nordböhmischen Stadt Saaz, der in diesem Amt die Rechtsgeschäfte der Kommune führt; er ist zugleich kaiserlich beglaubigter öffentlicher Notar und Leiter der Lateinschule. 1411 ehrenvoll ins Stadtschreiberamt der Prager Neustadt berufen, stirbt der geschätzte, nicht unbegüterte Fachmann bereits wenige Jahre später und hinterläßt eine Witwe Clara und fünf Kinder. Seine juristische Ausbildung, seinen Magistertitel hat er vielleicht in Paris, vielleicht an der erst 1348 gegründeten Universität Prag erworben. Auf Prag als Ausbildungsstätte oder zumindest Vorbild verweist, daß er sich in seinem Beruf eine musterhaft gepflegte Sprache angelegen sein läßt und daneben anspruchsvoll literarisch tätig ist – wie der Leiter der kaiserlichen Kanzlei Johann von Neumarkt. Der Hof Karls IV. aber, des gebildeten, schriftstellernden Kaisers, beherbergte in dieser ersten großen Blütezeit der Stadt am Vorabend der hussitischen Stürme Vertreter der spätmittelalterlichen deutschen Geisteswelt ebenso wie Vertreter des italienischen Humanismus, einen Heinrich von Mügeln wie einen Petrarca und Cola di Rienzo. – Sollten die konkreten Angaben über die Figur der Verstorbenen im Werk, der Name *Margret* (III, 3 ff; IV, 9; XXXIV, 69), der Todestag 1. August 1400 (XIV, 14 ff), nicht ebenfalls auf eine wirkliche Person deuten? Auf eine erste, früh verstorbene Gattin des Saazer Notars und Schulleiters, der ihrem Tod und seiner Trauer ein literarisches Denkmal setzen wollte? War ursprünglich die Mutter des jungen Magisters Johannes gemeint, der in der Witwerfigur einer postulierten ersten Fassung, eines Ur-Ackermann (Hrubý), den Vater sprechen ließ und der dann später, um 1400, 1401, dem Werk die uns überlieferte Gestalt gab, wie neuerdings Hellmut Rosenfeld vermutet?[3] Oder handelt es sich um symbolische Angaben über eine fiktive Gestalt, Margarita die „Perle"? So daß Johannes mit solchen Verschlüsselungen, zu denen auch das Akrostichon *IOHANNES MA* im Schlußgebet gehört, in traditioneller Manier wohl seine Autorschaft, nicht aber eine Witwerschaft dokumentieren wollte? Wir wissen es nicht. Die Bedeutung des Werkes hängt letztlich nicht davon ab, ob wir seinen Anlaß und seine Entstehungsgeschichte klären können.

II

Eine junge Frau stirbt ... Johannes nimmt diesen Fall, ob real, ob fiktiv, zum Ausgangspunkt und entscheidenden Belegbeispiel für eine weit darüber hinausreichende literarische Erörterung. Er stellt die fundamentale Frage: Was ist eigentlich der Tod, wenn es das Leben gibt, und zwar als eine in sich sinnvolle, von Gott selbst gestiftete Einrichtung, als die sie in besonders eindringlicher, beglückender Weise in der liebenden Beziehung von Mann und Frau, in der Ordnung der Ehe, der Familie erfahrbar wird? Muß der Tod angesichts dessen nicht als Widersinn schlechthin erscheinen, als zerstörerische Macht, die au-

---

[3] Vgl. den Beitrag von H. Rosenfeld in diesem Band, S 201–230

ßerhalb des Willens Gottes, ja gegen ihn wirkt? Und die komplementäre Frage: Was ist eigentlich das Leben, wenn es den Tod gibt, und zwar als das unabwendbare Geschick aller Lebewesen, das sich darin als ein allgemeingültiges Gesetz dieser Welt und eine Einrichtung des Herrn dieser Welt erweist? Läßt sich angesichts der Unausweichlichkeit des Endes Lebenssinn behaupten, Lebensglück beanspruchen; muß das Leben nicht von vornherein als etwas Wertloses angesehen werden? Es macht die Eigenart und den Rang dieses Werkes aus, daß es solche Fragen nicht vorschnell abbricht, wie es ungezählte Male zuvor geschehen ist, etwa mit dem Hinweis auf Röm 6, 23, daß der Tod der Sünde Lohn sei, oder darauf, daß die eigentliche Bestimmung des Menschen ein jenseitiges Leben, das irdische Leben nur ein Durchgangsstadium sei. Der Autor kennt und anerkennt diese Erklärungen: der Tod ist mit der Ursünde des ersten Menschenpaares, von Gott verordnet, in die Welt gekommen (XVI, 30 ff; XVII, 5 f); er ist es, der die Verstorbene aus dem Elend dieser Welt in die ewige Seligkeit geleitet hat (XIV, 14 ff). Aber Johannes fragt bohrend weiter. Denn was besagen diese Erklärungen angesichts dessen, daß gerade *diese* junge Frau, vorbildliche Gattin und unentbehrliche Mutter gerade zu *diesem* Zeitpunkt sterben muß und Ehemann und Kinder ratlos auf den Trümmern ihres Lebensbaues zurückläßt?

III

Der Saazer hat seinen Fragen die Gestalt eines Streitgesprächs gegeben, sachdienlich und einem beliebten Typus des späten Mittelalters folgend. Der Witwer tritt gegen den personifizierten Tod an; nach je 16 Reden, im Wechsel vorgetragen, trifft Gott im 33. Kapitel – das ist die geheiligte Zahl der Lebensjahre Christi – die Entscheidung; ein litaneiartiges, prunkvolles Gebet schließt ab. Johannes hat die zielgerichtete Spannung weiter erhöht, indem er Elemente des zeitgenössischen Prozesses einfügte und die Partner nach den Regeln der wirkungsvollen Gerichtsrede (*genus iudiciale*) argumentieren läßt: die Klage des Witwers wird zur Anklage, die Entgegnung des Todes zur Verteidigung und Gottes Entscheidung zum Urteil. Der Vorgang erhält rechtliche Verbindlichkeit. Dem Ernst des Anliegens dient auch die bewußte Wahl der Prosa (II, 11 ff). In ihr jedoch wollte Johannes, wie er im erwähnten Begleitbrief angibt, alle wesentlichen rhetorischen Mittel zum Einsatz bringen. Den Verdacht, sein Werk sei demnach vor allem als eine rhetorische Stilübung an einem mehr oder weniger beliebigen Thema zu verstehen, konnte neuere Rhetorikforschung zerstreuen. Auch die Rhetorik zielt in den Formen und Strömungen, deren sich der „Ackermann"-Autor bedient, auf die Bedeutung des Behandelten und auf seine Lebensverbindlichkeit, die Gerichtsrhetorik, die traditionelle *ars ornandi* wie die neuere *ars movendi*. Zu den auffälligsten Stilmitteln gehört eine intensivierende Dreigliedrigkeit des Ausdrucks: immer wieder drei Redeteile, drei

Sätze, Satzglieder oder Wörter. Auch eine ausgeprägte Rhythmisierung, nicht nur am Satzende (Cursus). Dazu eine starke Bildlichkeit, die sich jedoch nie verselbständigt, sondern der Argumentation dient. Man braucht nur einige Zeilen der ersten Rede des Ackermanns zu lesen, um diese Darstellungsmittel vor Augen und im Ohr zu haben. Der juristische Kern ist: Der Witwer klagt den Tod des Mordes an, und zwar an allen Menschen, also der „gemeinen Schädlichkeit"; er tut es in der Form des „Zetergeschreis", einer aufs äußerste verschärften Form der Anklage, die den Angeklagten von vornherein ins Unrecht setzt und auf Vergeltung ohne Schonung dringt; er fordert die „Acht", das Ausstoßen des Angeklagten aus der Gemeinschaft mit Gott und aller Schöpfung in die Isolierung des Rechtlosen.

Grimmiger vertilger aller leut, schedlicher durchechter aller werlt, freissamer mörder aller menschen, her Tot, euch sei verflucht! Got, euer tirmer, hasse euch, unselden merung wone euch bei, ungelück hause gewaltiglich zu euch! Zumale geschant seit immer! ... In bosheit versinket, in jamerigem ellende verswindet und in der unwiderbringenden swersten achte gotes, aller leut und jeglicher schepfung alle zukünftige zeit beleibet! ... von mir und aller menniglich sei über euch ernstlich zeter! geschriren mit gewunden henden! * [4]*

IV

Der Witwer und der Tod sind nicht lediglich Sprachrohr für zwei konträre Gruppen von Argumenten. Johannes hat sie als zwei Personen gezeichnet, die sich entwickeln und dabei das Gespräch über verschiedene Stadien von einem Ausgangs- zu einem Endpunkt bringen. Die Antwort auf die Frage nach Leben und Tod ist diesem Verlauf einformuliert und aus ihm, nicht aus einzelnen Aussagen zu erheben. Während sich die „Ackermann"-Forschung darüber einig ist, ist sie es keineswegs über Art, Richtung und Ziel dieses Verlaufs. Hier kann nicht mehr als *eine* vertretbare Beschreibung geboten werden.[5]

Wir treffen eingangs den Witwer in einem Zustand höchster affekthafter Erregung an. Der Preis der Verstorbenen bricht immer wieder um in Klage über ihren Verlust und Anklage gegen den Mörder Tod, der als verbrecherische Existenz aus der Schöpfung ausgeschlossen werden soll. Dieser, *wir, herre Tot,*

---

* (*Schedlicher durchechter* gemeinschädlicher Ächter, Verfolger; *freissamer* schrecklicher; *tirmer* Schöpfer; *unselden merung* Vermehrung des Unheils; *geschant* in Schande gebracht, entehrt; *unwiderbringenden* unaufhebbaren; *aller menniglich* jedermann)

[4] Der Text ist zitiert nach Jungbluth, Günther (Hrsg.): Johannes von Saaz, Der Ackermann aus Böhmen, Bd. I, Heidelberg 1969; Bd. II: Kommentar, Heidelberg 1983. – Jungbluths Ausgabe kann angesichts einer überaus schwierigen Überlieferungslage nur als einer von mehreren Versuchen gelten, den authentischen Text zu gewinnen. Leseausgaben: Reclam Universalbibliothek 7666; Insel Bücherei 198

[5] Ich folge im wesentlichen meiner Dissertation: Die Einheit des Ackermann aus Böhmen, München 1963 (MTU 5)

weiß sich unangreifbar in seiner Macht und sicher in seinem Recht. Freiwillig läßt er sich zur Rechtfertigung herab. Er stellt sich als eine *lex naturalis* dar: einmal in die Welt gekommen, wirkt er als das allgemeine Gesetz der Vergänglichkeit, absolut unparteilich, wie die Sonne über Guten und Bösen scheint, notwendig und nützlich, indem er einer selbstzerstörerischen Übervölkerung der Erde entgegen wirkt, lückenlos allumfassend und unausweichlich. Der einzelne Fall kann keine Berücksichtigung finden. Dem *dolor*-Affekt, der sich gerade daran entzündet hatte, tritt die *ratio* entgegen, die das Ganze bedenkt. Der Kläger bleibt auf Dauer nicht unbeeindruckt; er beginnt, den Tod als Faktum in Rechnung zu stellen. Gerade damit aber brechen die eigentlichen Fragen auf: nach dem sinnlos frühen Zeitpunkt des Sterbens der Gattin und Mutter, nach der Gerechtigkeit des Todes, der offensichtlich mit Vorzug die Lebenstüchtigen, die Guten und Großen dahinrafft. Die Anklage auf Mord weicht entsprechend der Anklage gegen den Ehebrecher und falschen Richter, und sie soll ganz fallen, wenn der Tod zu Schadenersatz bereit ist oder wenigstens guten Rat weiß, wie der Witwer sein Elend bewältigen kann. Was aber soll der Tod im Einklang mit seiner Position raten? Es kann nur der Rat sein, sich aller inneren Zuwendung, aller Affekte gegenüber einer Welt zu enthalten, die dem unerbittlichen Gesetz der Vergänglichkeit unterworfen ist. Auf den Witwer gewendet: sich das liebende Gedächtnis der Toten aus dem Herzen zu reißen. Dieser weiß, daß er damit verraten würde, was ihm besonders an der Seite seiner Frau lebendigste, wärmste Erfahrung war, die Überzeugung, daß das irdische Leben Sinn, Wert und sein Maß an Glück in sich habe und der Zuwendung wert sei. Er spricht sein Nein. Das Gespräch kehrt sich um. War bisher der Tod vom Leben her in Frage gestellt, so nun das Leben vom Tode her. Es ist jetzt der Tod, der seine Position zu radikaler Einseitigkeit verschärft und in einen Ton affekthafter Unmäßigkeit verfällt. Das Leben ist, ohne Sinn und Wert in sich selbst, überhaupt nur um des Sterbens willen geschaffen, dafür, daß es ihn, den Tod, geben könne. In scharfer Menschen- und Frauenschelte ist zusammengetragen, was die *conditio humana* als nichtswürdig und verächtlich erscheinen lassen kann. Die Literatur, die den *contemptus mundi* und das *memento mori* thematisiert, bietet dafür reichlich Material. Und es ist jetzt der Ackermann, der seine Position in rationaler Argumentation darlegt und nicht mehr nur vom Einzelfall aus, sondern, wie zu Beginn der Tod, in der allgemeinen Ordnung der Schöpfung begründet. Sein Menschen- und Frauenlob stellt die Züge zusammen, die die Wahrheit von Gottes „Siehe, es war sehr gut" erweisen können. Nicht der Tod, sondern der ständige Wechsel von Entstehen und Vergehen ist das Gesetz dieser Welt, so der Kern seines Schlußplädoyers; er hält seine Anklage aufrecht. Auch der Tod beruft sich in seiner eindringlichen Schlußrede auf Gott: Sich auf eine Welt einzulassen, die im Zeichen von Vergänglichkeit und Nichtigkeit steht, bringt nichts als Gefahr für die Seele. – In dieser durchgeplanten Dialogführung läßt Johannes die Streitpartner ihre Positionen vom Kern bis an die äußersten Grenzen ausschreiten und argumentativ und emotional umfassend zur Geltung bringen.[6] Die strenge Symmetrie des Verlaufs bildet ab, daß der Streit nicht entschieden werden konnte.[7] Die Entscheidung wird nun von keinem Geringeren als von Gott selbst erwartet. Hören wir sein Urteil im Zusammenhang!

V

Des allmechtigen Gotes urteil.

Der lenze, der sumer, der herbest und der winter, die vier erquicker und hanthaber des jares, die wurden zwitrechtig mit großen kriegen. Ir jeglicher berümet sich seines würkens und wolte jeder in seiner würkung der beste sein. Der lenze sprach, er erquicket und machte güftig alle frücht; der sumer sprach, er machte zeitig und reif alle frücht; der herbest sprach, er brechte und züge ein beide in stedel und in heuser und in keler alle frücht; der winter sprach, er verzeret und vernutzet alle frücht und vertribe alle gifttragende würme. Sie alle rümten sich und kriegten faste. Sie hetten aber vergessen das sie sich berümten, das in von got verlihen was. Ebengeleich tut ir beide. Der klager klagt sein verlust, als ob sie sein erbrecht were; er wenet nicht, das sie im von Uns sei verlihen. Der Tot berümet sich gewaltiger herschaft, die er doch allein von Uns zu lehen hat enphangen. Der klagt, das nicht sein ist; diser berümet sich herschaft, die er nicht von im selber hat. Jedoch der krieg ist nicht gar on sach. Ir habt beide wol gefochten: den twinget leit zu klagen, disen die anfechtung des klagers die warheit zu sagen.
Darumb: klager habe ere! Der Tot habe sig! Seit jeder mensche dem Tode das leben, der erden den leib, die sele Uns pflichtig ist zu geben.*

Ein eigenartiges Urteil! Die Parabel vom Streit der Jahreszeiten sagt: Die Streitpartner sind beide im Unrecht, indem sie etwas als ihren Dauerbesitz beanspruchen, der Ackermann seine Gattin und das Leben an ihrer Seite, der Tod seine Macht, was ihnen doch nur als Lehen verliehen ist von Gott, zum Zusammenwirken in einem größeren Ganzen. Beruht der ganze Streit also auf falscher Anmaßung, auf *superbia,* und ist er gelöst, wenn diese im Mittelalter so oft gegeißelte Hauptsünde aufgedeckt ist? Doch das Urteil geht weiter. Die Streitpartner sind nicht nur im Unrecht, sie sind zugleich im Recht, im Recht

---

[6] Was hier als gedankliche und emotionale Entwicklung beschrieben ist, interpretieren Borck, Brandmeyer, Natt, die den „Ackermann" nach dem Modell des *genus iudiciale* gestaltet sehen, als wechselnde Taktik der Richter- (bzw. Hörer-)Beeinflussung

[7] Die These vom unentschiedenen Ausgang vertreten u. a. Wolff, Kuhn, Buchtmann, Hahn; den Tod als Sieger sehen dagegen u. a. Brand, Bäuml

* (*Erquicker* Lebensspender; *hanthaber* Erhalter; *Kriegen* kämpfen, Streitigkeiten; *güftig* üppig, schwellend; *brechte und züge ein beide in stedel ...* brächte und führe herein sowohl in Scheunen ...; *faste* sehr, heftig; *enphangen* empfangen; *von im selber* aus sich selbst; *on sach* ohne Grund, Ursache; *twinget* zwinget; *anfechtung* Angriff; *sig* Sieg, aber auch Macht; *seit* da)

eines unausweichlichen Zwanges. Den Ackermann zwingt sein Leid zur Klage; Gott bestätigt ihm, daß es unmenschlich wäre (VII, 3 ff), nicht zu klagen. Den Tod zwingt die Anklage, seine Macht zu behaupten, die Wahrheit darüber festzustellen. Der Streit ist zugleich vom Zaun gebrochen und berechtigt. Indem die Kontrahenten aber unter diesem Zwang und dem Druck der gegnerischen Argumentation ihr Recht in vollem Umfang wahrnehmen, brechen sie in unrechtmäßiger Weise in das Recht des anderen ein. Unrecht im Recht, Recht im Unrecht! Gottes Urteil wiederum spricht jedem genau das zu, was ihm der andere zu nehmen trachten mußte: dem Tod den *sig,* die Macht, weiterhin Leben abzuberufen, den Sieg insofern, als ihm der Kläger diese Macht genommen wissen wollte und darin abgewiesen wird; dem Ackermann, der das Leben als etwas Sinn- und Wertvolles, als etwas Ehrenhaftes verteidigt hatte, die *ere.* Gott stellt die Spannung, die die Kontrahenten gewaltsam zu ihren Gunsten lösen wollten, wieder her. Gottes Urteil, das in seiner eigenen mehrfachen Symmetrie die Symmetrie des Streitverlaufs abspiegelt, löst den Streit nicht, der zwischen Leben und Tod besteht; es erkennt ihn an. Indem Gott sich aber als Herr über Leben und Tod zu erkennen gibt, eröffnet er die Möglichkeit zu glauben, daß in ihm geheimnisvoll vereinigt ist, was auf dieser Erde für die menschliche Erkenntnis unüberbrückbar auseinanderklafft und unaufhörlich im Streit liegt.

Hier setzt das litaneiartige große Schlußgebet an. Es ist, ob von der Ackermann-Figur, ob vom Autor selbst gesprochen, Ausdruck eines erschütterten Staunens über die unbegreifliche Höhe, Tiefe und Fülle des Wesens Gottes, der in immer neuen Wendungen umkreist und umworben wird – für die Bitte, die noch bleibt: *Die ewigen rue gib ir, herre!* Denn die Verfügung über die Seele des Menschen, über sein ewiges Geschick hatte sich Gott im Urteil ausdrücklich selbst vorbehalten.

VI

Man darf, was in diesem Streitgespräch vorgebracht wird und geschieht, nicht vorschnell und schon gar nicht schematisch mit „mittelalterlich" und „neuzeitlich" etikettieren wollen. Die These des ersten großen „Ackermann"-Interpreten, Konrad Burdachs, daß der Tod die Welt- und Lebensfeindlichkeit des zu Ende gehenden Mittelalters, der Ackermann die Diesseitsverehrung und Lebensbejahung der jungen Renaissance, des Humanismus italienischer Prägung vertrete, war zwar im ersten Drittel unseres Jahrhunderts in fast kanonischer Geltung. Im Gegenzug wird dann aber sehr stark der mittelalterliche Charakter des gesamten Werkes betont, die scholastische Fundierung des gedanklichen Gebäudes (Schafferus), die spätmittelalterlich-deutsche Herkunft der dichterischen Substanz (Hübner). Tatsächlich hat sich schon die höfische Dichtung des Hochmittelalters gerade in der Mann-Frau-Beziehung der Minne die Möglichkeit geschaffen, das irdische Leben als sinn- und werthaltig zu begreifen, und es ist kein Zufall, daß Johannes von der Beziehung der Liebe und Ehe ausgeht (Deinert, Hahn). Und umgekehrt ist der Renaissance und dem Humanismus das Bewußtsein der *miseria hominis,* von Vergänglichkeit und Vergeblichkeit keineswegs fremd (Müller). Auch ist die Betonung des Einzelschicksals, die Argumentation mit dem Einzelfall nicht einfach der Neuzeit, das Ringen um die Harmonie des Schöpfungsganzen nicht einfach dem Mittelalter zuzuordnen (Bäuml gegen Brand). Was sich im geschichtlichen Rückblick am ehesten als „neu" bezeichnen ließe, von Darstellungselementen einmal abgesehen, scheint auch mir nicht bereits darin zu liegen, daß Johannes von der Erfahrung eines einzelnen Menschen mit dem Tod, von einem – realen oder fingierten – Einzelfall mit umrissenen Bedingungen ausgeht. Sondern darin, daß er die Behauptung, die er daraus gewinnt: das Leben habe Sinn, Wert und Glück in sich, mit unerhörter Hartnäckigkeit durchgehalten hat bis hin zum Urteil Gottes, ja daß er sie in ihm bestätigen ließ als *ere* und Notwendigkeit des *krieges* zwischen Leben und Tod. Mehr noch darin, daß er versuchte, die Lebensbegründung in gleicher Ausführlichkeit, auf gleichem Niveau, mit gleicher Systematik durchzuführen, wie es für die Todesbegründung bereits vor seinem Werk geschehen war. Johannes aber, das zeigt der Verlauf des Streitgesprächs, waren die Positionen des Todes und des Ackermanns nicht als etwas auslaufend „Altes" und zukunftsträchtig „Neues" im Bewußtsein und darin bei allem Widerspruch letztlich erträglich. Sie traten als gleichzeitige und gleichwertige Ansprüche an ihn heran und forderten Lebensausrichtung. Gerade darin hat die Auseinandersetzung ihren bedrängenden Ernst, und gerade darin wird spürbar, was „Übergangszeit" heißt.

Der Tod in der christlichen Kunst und im christlichen Glauben – Der sterbende Mensch in Furcht und Hoffnung vor dem göttlichen Gericht

Hellmut Rosenfeld, München

In der Haltung zum Tode scheiden sich Weltanschauungen und Religionen. Die ausgehende Antike kannte die stoische Auffassung, Sterben und Tod von einem Zufall zu einem vernünftigen Akt zu machen. Sie kannte aber auch das andere Extrem des Hedonismus. Bei Gastmählern wurden bewegliche Gerippe aus Metall und mit Skeletten in bewegtem Tanz verzierte Weinkrüge herumgereicht, um zu desto froherem Festjubel und Hingabe an die Genüsse des Lebens zu ermuntern nach der Parole „Freut Euch des Lebens, so lange noch das Lämpchen glüht!" Ganz anders das Christentum. Es verschloß nicht die Augen vor dem Ende, sondern sagte Ja zu Leid und Tod, ja es sah im Tod die Pforte zu einem neuen Leben. Dabei leistete die bildende Kunst Hilfe, weil sie anschaulich zeigen kann, was sonst nur ein Gedanke bleibt. Die Kunst personifiziert den Tod, macht also aus einem Stocken der Lebenskräfte, dem der Mensch hilflos anheimgegeben ist, eine aktive feindliche Gestalt, mit der der Mensch sich auseinandersetzen und gewissermaßen kämpfen kann. Mit der Personifikation des Todes entsteht also die Möglichkeit einer seelischen Bewältigung des Todeserlebnisses.

Allerdings ist für das Christentum der leibliche Tod gekoppelt mit einer viel weitgespannteren Todessymbolik. Der leibliche Tod ist, wie die alttestamentliche Geschichte von Adam darlegt, „der Sünde Sold". Aber hinter ihm steht drohender und unheimlicher das ewige Gericht, das der unvergänglichen Seele ewige Verdammnis bringen kann, den „zweiten Tod", wie Apokal. 2,11; 21,8 es bezeichnen. Aber dieser schreckhaften Vorstellung setzt das Neue Testament (1. Korinth. 15,21) die tröstliche Vorstellung entgegen, daß wie durch einen Menschen (Adam) der Tod in die Welt gekommen sei, so durch Christi Erlösungstod die Überwindung des Todes, nicht zwar des leiblichen, aber doch des ewigen Todes, sofern der Mensch durch sein Verhalten sich die Teilnahme an Christi Erlösung sicherte.

Deshalb macht die christliche Kunst schon früh die Überwindung des Todes zu ihrem Thema. Auf frühmittelalterlichen Grabdenkmälern fesselt Christus

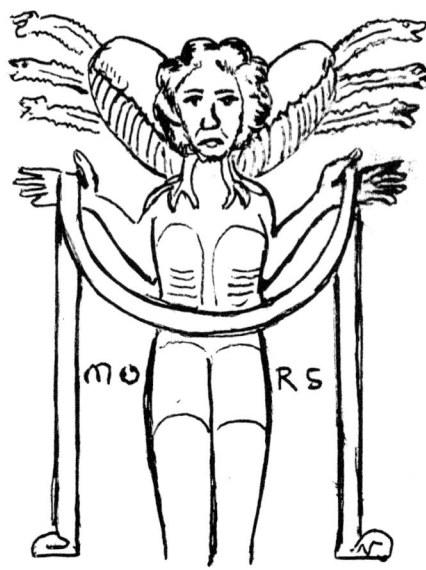

Abb. 1. Der Tod nach Ms. Cotton Tib. VI,
in London, 6 v, 11. Jh.
(Federzeichnung von H. Rosenfeld)

den Hadesdrachen und die Todespersonifikation ans Kreuz. Die Fesselung
von Hades und Tod kommt auch auf frühen Ikonen vor. Als Gegenstück zur
sieghaften Frau Vita (Leben) wird der Tod gestellt, oft furienhaft dargestellt,
mit Fledermausflügeln und Medusenhaupt, so z. B. im Ms. Cotton Tib. VI,
London, 11. Jh. (Abb. 1). Im Wormser Sakramentar (Paris, 11. Jh.) stößt Christus das Kreuzzepter dem gefesselt zu seinen Füßen liegenden und mit strup-
pigem Haar versehenen Tod in den Mund: Ihm wird (gemäß Psalm 107,42)
drastisch „der Mund gestopft". Das Münchener Uta-Evangelistar gestaltet die
Erlösungs- und Todessymbolik zu einem großartigen Schaubild. Der Gekreuzigte ist, der siegesfrohen Glaubensstimmung der Zeit entsprechend, eigentlich
ein Triumphierender. Neben ihm steht die triumphierende Frau Ecclesia und
als Gegenstück die gedemütigte Frau Synagoga, Verkörperung der Judenheit,
die, weil sie blind gegen Christus und seine Messiasbotschaft war, eine Binde
als Zeichen der Verstocktheit über den Augen trägt. Als Gegenfigur zur sieg-
reichen Frau Vita finden wir den überwundenen Tod, gemäß Apokal. 14,14
mit der Sichel als Tod charakterisiert, aber der Mund ist ihm verbunden, also
gemäß Psalm 107,42 gestopft, sein Speer ist zerbrochen, und die Speerspitze
trifft ihn selbst in die Schläfe (Abb. 2). Der Tod also ist überwunden, und der
Tod des Heilands bedeutet Leben und Sieg. Diese Bilder von der Überwindung
des geistigen Todes bleiben im Mittelalter konstant, aber die Gestalt des Todes
wandelt sich dabei entsprechend der sich wandelnden Darstellung der Personifikation des leiblichen Todes. Auch das gehört zur inneren Dialektik christlicher Todesauffassung, daß der überwundene geistige Tod und der auch wei-

202

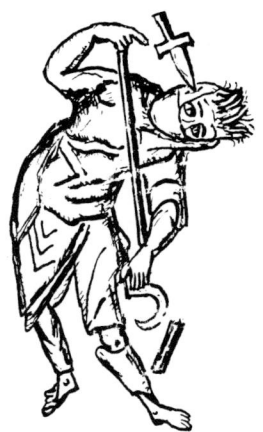

Abb. 2. Der überwundene Tod unter Christi Kreuz im Uta-
Evangelistar, Bayer. StB. Clm 13601
(Federzeichnung von H. Rosenfeld)

terhin obsiegende leibliche Tod für den Menschen verwechselbar sind und deshalb für den Sünder seltsam drohend bleiben.

Die Personifikation des leiblichen Todes folgt der Gestalt seiner Opfer. Zunächst gibt man ihn als eine Person in Zeittracht, dann als nackte Figur mit
oder auch ohne Leichentuch. Auf den Kreuzzügen oder anderen Kriegsfahrten
ergab sich oft die Notwendigkeit, gefallene Herrscher in die Heimat zu über-
führen. Man bereitete die Leiche zum Ferntransport durch Auskochen. Als
Papst Bonifaz VIII. in seiner Bulle „De sepulturis" 1300 diese barbarische Sitte
verbot, ging man dazu über, das Gehirn und mit Bauchschnitt die Eingeweide
zu entfernen, den Körper auszubluten und den Leib mit konservierenden Stof-
fen zu füllen und damit für die Überführung in die Heimat zu mumifizieren.
So mumifiziert, mit Bauchschnitt und unter der Haut durchschimmerndem
Knochengerüst, wird fortan auch die Personifikation des Todes gegeben, besonders der Bauchschnitt fällt dabei auf. Als man dann aber auf Grabdenkmälern fürstlicher Personen als Zeichen der Vergänglichkeit unter dem schlafenden Toten gern ein reines Gerippe zufügte, gibt man nun auch die Personifikation des Todes gern als reines Skelett, so z. B. auf dem Triumph des Todes
in Clusone 1485, wo der Tod in dreifacher Skelettgestalt über die Menschheit
richtet und triumphiert (Abb. 3).

Im Bereich der Ostkirche kennt man weder die Mumifizierung noch die Ske-
lettierung. Der Tod wird schwarzhäutig und oft geflügelt dargestellt, wie sich
das spätgriechische Volk seine Thanatosfigur vorgestellt hatte. Als schwarz-
häutiger Mann im Lendenschurz gibt der Tod im Münchner Serbischen Psalter (15. Jh.) dem Sterbenden den Giftkelch zu trinken. Im bulgarischen Tomic-
Psalter (14. Jh.) ist er langgewandig und geflügelt und reicht den Giftkelch,
während die Linke drohend die Geißel schwingt. Im mittelalterlichen Mittel-

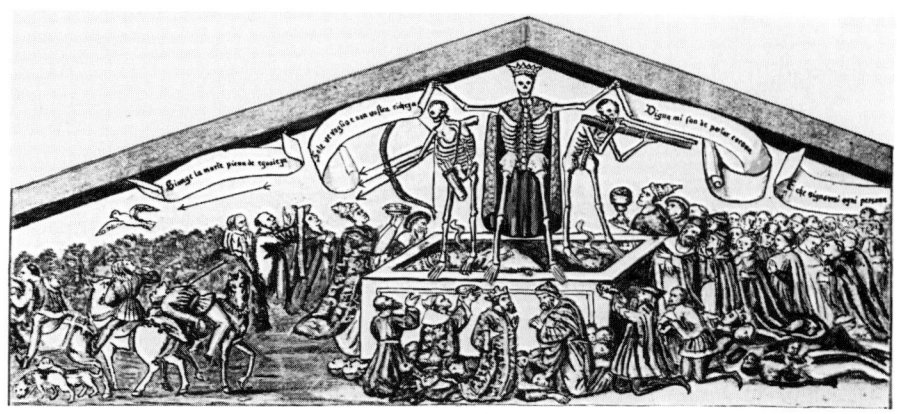

Abb. 3. Triumph des Todes, Freskogemälde in Clusone bei Bergamo, 1485
(Pinselzeichnung von H. Rosenfeld)

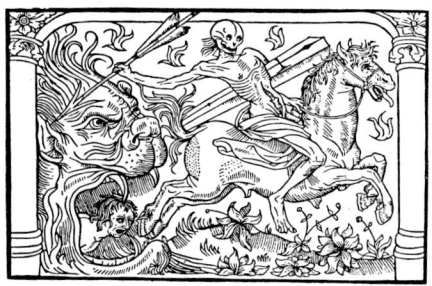

Abb. 4. Apokalyptischer Reiter, Holzschnitt
in „La Dance macabre des femmes", 1499

europa aber haben wir die verschiedensten Aspekte, den Zugriff des Todes, seine Schnelligkeit, Stärke und Gewalt in der Kunst zu veranschaulichen.

Die Apokalypse (Apokal. 6,1–8) bot mit den apokalyptischen Reitern
Krieg, Aufruhr, Hunger und Tod als Vorboten des Weltendes und Weltgerichtes eine Vorlage, um die Schnelligkeit und Macht des Todes zu verbildlichen.
Mit dem Schwert oder dem „Pfeil des Todes" ausgerüstet, sprengt er auf die
Menschen hin, manchmal auch mit Attributen, die eigentlich anderen Todes-
aspekten zukommen, und noch im „Danse macabre des femmes" (1499) wird
dabei aus der Apokalypse der Höllenrachen beigefügt, um die Schreckhaftig-
keit hervorzuheben (Abb. 4).

Als Reittiere wurden in der Kunst auch Ochse, Kuh und Hirsch verwandt,
als Waffen auch Speer, Pfeil und Bogen. War die Augenbinde ursprünglich in
der christlichen Kunst das Attribut der Judenheit, die gegenüber Christus
blind blieb, so wurde sie dann Attribut des Glücks, das wahllos seine Gaben
verteilt. Jetzt wird sie auch dem Tod gegeben, um zu verbildlichen, daß er ohne

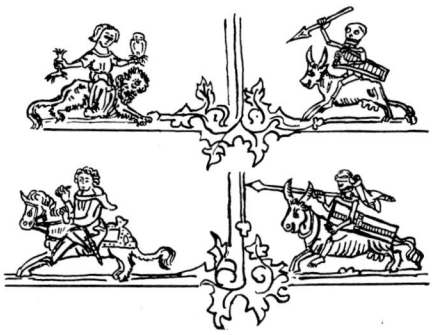

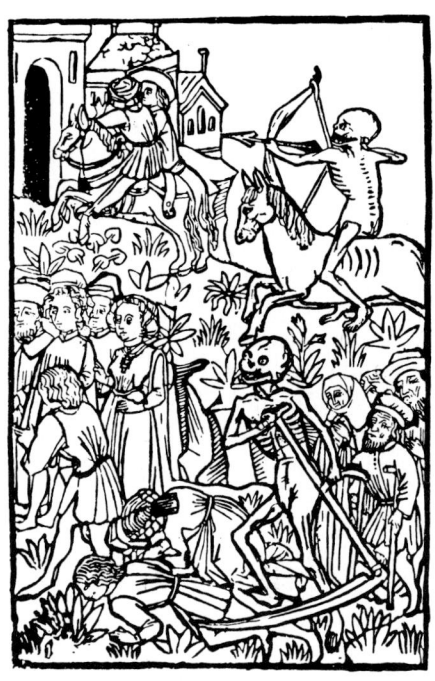

Abb. 5. Randverzierungen im Missale von Amiens, illustriert durch Petrus von Raimboucourt 1323 (Kgl. Bibl. Den Haag, Ms. 78 D 40, f.91r und 154v (Federzeichnung von H. Rosenfeld)

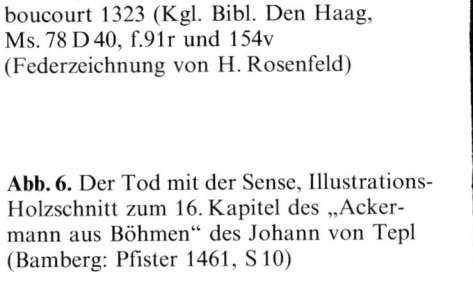

Abb. 6. Der Tod mit der Sense, Illustrations-Holzschnitt zum 16. Kapitel des „Ackermann aus Böhmen" des Johann von Tepl (Bamberg: Pfister 1461, S 10)

Ansehen der Person sich auf den Menschen stürzt. Im Missale von Amiens (1323) stürzt er sich so blindwütig mit dem Speer, den Sarg unter dem linken Arm bereit, als Kuhreiter auf den flüchtenden Ritter (Abb. 5).

Ist der reitende Tod mit Pfeil und Bogen ausgestattet, wie auf dem Holzschnitt im „Ackermann aus Böhmen" (Abb. 6), so ist er wie ein edler Jäger, der hinter flüchtendem Wild herstürmt. Er wird aber auch als Waidmann gegeben und als Vogelsteller, der gemäß Psalm 116,3: 18, 5; 124,7 die Stricke des Todes, d. h. die Netze spannt oder mit Leimruten und Fallen den Lebenden nachstellt. Er weiß auf vielerlei Weise und unvermutet dem Leben ein Ende zu bereiten. Dabei verbleibt man nicht bei den Jagdwaffen und Jagdmethoden der älteren Zeit. Auf dem erwähnten Todestriumphbild von Clusone (1485) erlegt die eine Todesgestalt die Menschen aller Stände mit Pfeil und Bogen, die andere aber benutzt das inzwischen erfundene Feuerrohr (siehe Abb. 3): Dem Tod ist jede Waffe recht.

Das Buch Hiob findet das tröstliche Bild vom sterbenden Menschen als einer reifen Garbe, die zu ihrer rechten Zeit eingeführt wird (Hiob 5,26). Ein friedliches Bild vom Lebensabend eines erfüllten Lebens! Die christliche Ikonographie leitet daraus die Darstellung des Todes als eines Schnitters ab. Solange man die Getreideähren ganz oben am Halm abschnitt und den Halm mit Wurzeln zur Düngung unterpflügte, wurde auch der Tod mit der Sichel dargestellt in Identifizierung mit dem gekrönten Mann mit scharfer Sichel auf der Wolke in Johannes Apokalypse 14,14/15, dem die Stimme des Gerichts zuruft: „Schwing deine Sichel und mähe, denn die Zeit zu ernten ist gekommen". Als aber der Laubbaumbestand zurückging und man nicht weiterhin die herbstlichen Blätter allein als Stallstreu benutzen konnte, war man genötigt, den Halm ganz unten abzuschneiden, um Stroh für den Stall zu gewinnen. Dazu braucht man jetzt die Sense mit Quergriff, die man bereits zum Mähen des Grases auf der Wiese benutzte. Demzufolge wird jetzt auch der Schnitter Tod zum Sensenmann, der mit sicherem Schwung von der Wurzel an alles in rasendem Schwung abschneidet. Graser und Ährenschnitter fließen zusammen. Wie die Sense Halme und Gräser zusammen mit den bunten Blumen unterschiedslos erfaßt, so die Sense des Todes die Menschen aller Stände, Männer und Frauen, die Alten wie die Jungen. Damit war also ein eindrucksvolles Bild für die Unerbittlichkeit, Schnelligkeit und Allgewalt des Todes gewonnen und so stellt der Holzschnitt im Bamberger Druck des „Ackermann aus Böhmen" des Johannes von Tepl es 1461 eindrucksstark dar (siehe Abb. 6). Um dem Schnitter Tod noch mehr Überlegenheit zu geben, hat der Künstler der Todes-Tarockkarte des sogenannten Kartenspiels Karls VI. von 1392 (richtig: norditalienisch, ca. 1465) den Schnitter Tod zum Reiter gemacht: vom hohen Roß herab schwingt er die Sense und mäht alle Menschen hinweg. Über der überzeugenden Darstellung der Gesamtbewegung vergißt man, daß die Sense ungenau gezeichnet ist und daß die Augenbinde, die die Unerbittlichkeit des Todes zeigen sollte, dem Reiter auf die Stirn verrutscht ist. In der Renaissancezeit verblaßt die Symbolkraft des aus dem bäuerlichen Alltagsleben entlehnten Sensenschwunges. Die Sense wird oft zum bloßen Attribut des Todes. Jost Amman (1539–1591) zeigt auf einem Holzschnitt von ca. 1570 die unheimliche nächtliche Szene, wie der Tod in reiner Knochengestalt, seine Sense in beiden Händen wie ein Banner über sich haltend, nur mit tödlichem Blick die entsetzte nackte Frau den kosenden Armen ihres überraschten Liebhabers entreißt, während oben Amor mit Pfeil und Bogen davonfliegt.

In Frankreich bildete sich eine Sondervorstellung vom Tod als Totengräber. Mit Haue und Schaufel, den Totengräberwerkzeugen, ausgerüstet, nähert er sich den Sterbenden, bereit, ihnen sofort unter die Erde zu helfen. Oft trägt er auch den neu aufkommenden Sarg (meist aus sechs Brettern) mit sich (bisher hatte man auch vornehme Tote nur im Leichentuch, mit oder auch ohne das Brett, das zur Aufbahrung diente, der Erde anvertraut). In einer Fabliaux-Handschrift (Brüssel MS. 9411, Bl. 21, 13. Jh.) naht der Tod mit verbundenen Augen, Sarg und Schaufel dem Sterbenden, und noch in der „Danse macabre" von 1485 trägt der Todespartner des Kaisers Haue und Schaufel, der Todespartner des Papstes die Sargkiste bei sich, als beide zum Tod oder Totentanz berufen werden (Abb. 7).

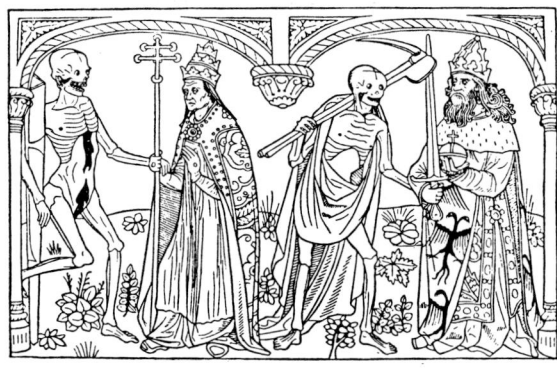

Den Sarg unter dem Arm trugen aber auch die mit Speer den Menschen nachjagenden Reiter Tod im Missale von Amiens von 1323 (siehe Abb. 5) und der apokalyptische Reiter Tod in der „Danse macabre des femmes" von 1499 (siehe Abb. 4). Diese französische Todesdarstellung beeinflußt strichweise auch die deutsche. Johannes von Tepl, der Verfasser des ergreifenden Zwiegesprächs zwischen dem Witwer und dem Tod, brachte die Vorstellung des auf einem Ochsen reitenden Totengräbers Tod von seinem Studienaufenthalt in Paris mit nach Böhmen und schildert sie im 16. Kapitel des „Ackermann aus Böhmen" als ein Gemälde in einem Tempel zu Rom. Der Illustrator des Bamberger Ackermanndruckes von 1461 ist dieser Schilderung nicht gefolgt, sondern zeigt in Anlehnung an Kapitel 6,26/27 einen selbstüberheblichen, triumphierenden Tod mit Kaiserkrone auf dem Thron, der statt Reichsapfel und Zepter Haue und Schaufel in den Händen hält, im mitgebrachten Sarg neben ihm die Gattin des klagenden Witwers (Abb. 8). Daß dem Holzschnittkünstler die Vorstellung bisher nicht geläufig war, zeigt sich darin, daß er die Haue des Totengräbers als Gärtnerhacke mißverstand. Auch auf niederdeutschen Totentanzdarstellungen wirkt die französische Vorstellung vom Totengräber Tod dank Fernhandel und Schiffahrt ein. Auf dem Westfälischen Totentanzbilderbogen von ca. 1430 tragen die Todesgestalten Särge mit sich. Im ältesten Lübecker Totentanzgemälde von 1463, in Reval erhalten, trägt der Vortänzer den Sarg auf der rechten Schulter, wendet sich halb rückwärts und greift mit der Linken dem Papst ins Gewand (Abb. 9). Es ist genau dieselbe Geste, die der Sargträger Tod in dem Holzschnitt des französischen Stundenbuches für die Diözese von Mans (Paris 1500) vollführt, nur ist hier der Sarg offen, und man sieht eine Schaufel darin (Abb. 10). Diese Haltung der vordersten Todesgestalt entspricht offensichtlich der französischen Tradition, denn wir finden sie auch bei dem Vortänzer des Papstes im Totentanz von La Chaise Dieu (ca. 1460), nur hat er statt des Sarges die Totengräberhaue (französisch pic) auf der rechten Schulter. Andererseits haben der Lübecker Totentanz von 1463 und der

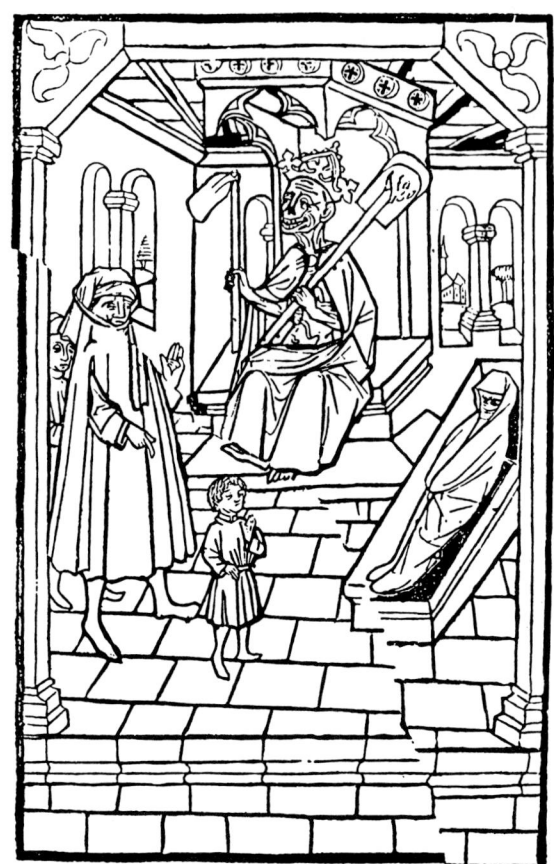

Abb. 8. Der Witwer klagt wider den Kaiser Tod wegen seiner im Kindbett verstorbenen Gattin. Illustrations-Holzschnitt zum „Ackermann aus Böhmen" des Johann von Tepl (Bamberg: Pfister 1461)

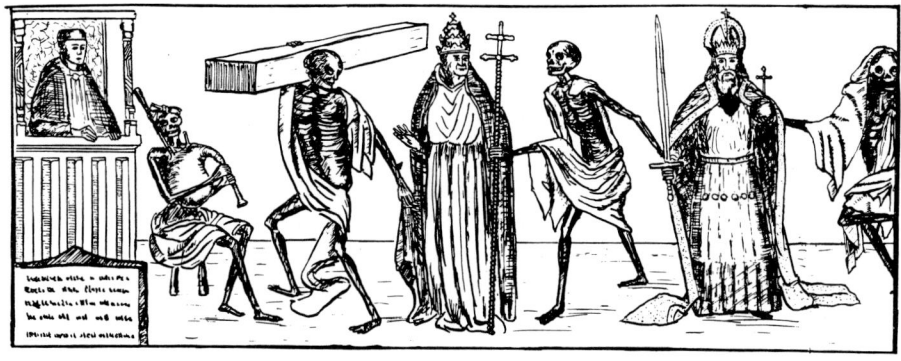

Abb. 9. Lübecker Totentanz von 1463, in Reval (Federzeichnung von H. Rosenfeld)

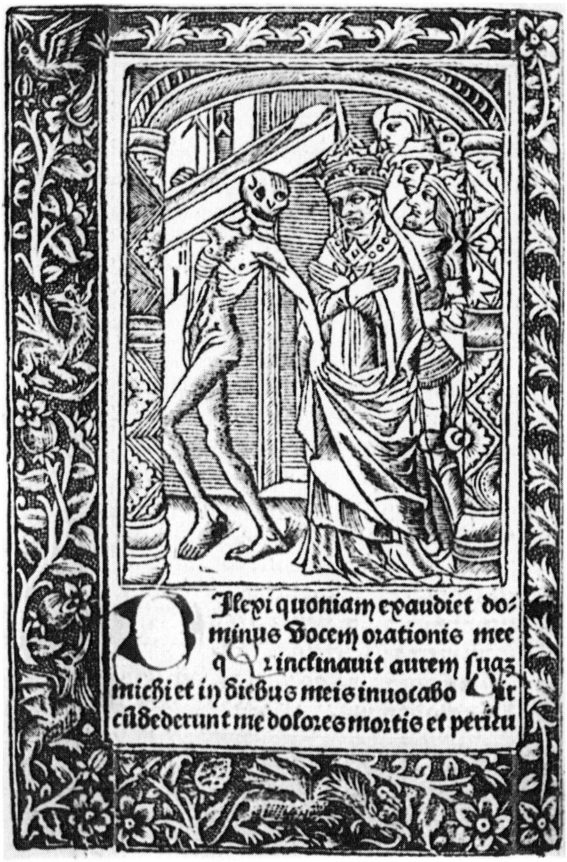
Ilexi quoniam exaudiet do:
minus vocem orationis mee
q inclinavit aurem suaz
michi et in diebus meis invocabo Cir
cumdederunt me dolores mortis et pericu

Abb. 10. Textseite aus Heures d'usage du Mans (Paris: Philipp Pigouchet pour Simon Vostre 15. 4. 1500)

von La Chaise Dieu (ca. 1460) gemeinsam, daß der Totengräber Tod zuschreitet auf eine Todesgestalt, die unter der Kanzel des Predigers sitzt und mit dem Dudelsack zum Tanze des Toten aufspielt. So mischt sich hier – ein Dokument lebendigen Kulturaustausches – die französische Auffassung vom Totengräber Tod mit der deutschen vom Spielmann Tod!

Denn eigentümlich für deutsche Todesikonographie ist eben, daß der Tod wie ein profaner fahrender Spielmann mit der Dudelsackpfeife zum Tanz aufspielt. Mit seiner Pfeife Klang zwingt er die Verstorbenen, die noch die Standestracht ihres Alltagslebens tragen, aus den Gräbern zu steigen und in der Form des damals üblichen Reigentanzes Hand in Hand mit den anderen Toten „nach der Pfeife des Todes zu tanzen". Ungeachtet ihres Standes und Ansehens im Leben, ob arm, ob reich, ob Papst, Kaiser oder Bauer und Bettelmann, müssen sie nächtlich aus ihren Gräbern steigen und höchst widerwillig diesen

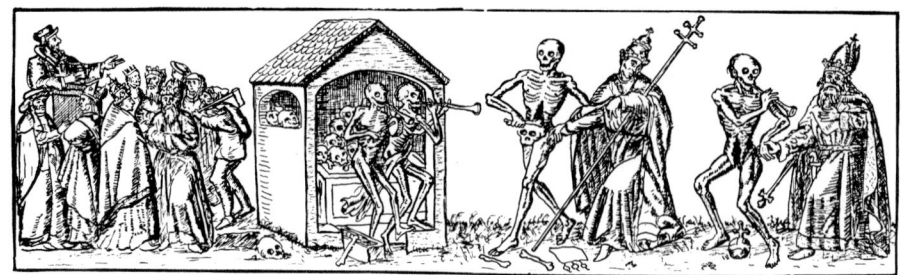

Abb. 11. Großbaseler Totentanz, ca. 1440, nach Übermalungen nach Holbeins Vorbild (Federzeichnung von H. Rosenfeld)

unwürdigen Reigen treten. Es ist eine Sonderform der Fegefeuerqual für unge-büßte Sünden, und sie entstand anläßlich der Pestkatastrophen seit 1348, bei denen tatsächlich Tausende aus allen Ständen plötzlich ohne Möglichkeit zur Buße und Sterbesakramenten starben und oft in ihrer letzten Kleidung in Mas-sengräbern beerdigt werden mußten. Wie die Totentänze von La Chaise Dieu und von Lübeck hat auch der Berliner Totentanz von 1484 unter der Kanzel des Predigers eine Todesgestalt mit Dudelsack, nur in teuflischer Abwandlung. Das Münchner Totentanzblockbuch von 1480, das den ursprünglichen Toten-tanzreigen in Einzelbilder zerlegt, rückt der Dudelsackpfeifer unmittelbar vor den sitzend gegebenen Papst. Man sollte deshalb auch im ältesten nachweisba-ren Totentanz-Gemälde, im Baseler Totentanz von 1440, den Spielmann Tod erwarten. Aber nach den besonders durch Kupferstiche Merians bekanntge-machten Abbildungen dieses als „Tod von Basel" weltbekannten und erst 1802 abgebrochenen Totentanzes auf der Innenseite der Friedhofsmauer des Groß-baseler Dominikanerklosters ist aus dem einen Spielmann ein ganzes Totenor-chester geworden, das trommelnd oder pfeifend zum Reigentanz aufruft (Abb. 11). Diese Lebendigwerdung der im Karner aufgestapelten Totengebei-ne ist unvereinbar mit dem ursprünglichen Totentanzgedanken, der nur die jüngst Verstorbenen und Halbverwesten aus den Gräbern steigen und tanzen läßt. Der Baseler Totentanz war den Unbilden des Wetters ausgesetzt und wurde in regelmäßigen Abständen restauriert und übermalt. Bei solcher Über-malung wurde offensichtlich der Totenreigen um ein Tanzpaar zurückgescho-ben, nach dem Prediger ganz unorganisch ein zuhörendes Publikum aus allen Ständen eingeschoben und aus Holbeins „Bildern des Todes" (die 1526 in Ein-zelabzügen und 1538 im Rahmen eines Andachtsbuches erschienen) die Bein-hausszene eingefügt. Sie ist bei Holbein keine Totentanzszene, sondern die Auferstehung aller Gebeine am Ende aller Zeiten zum Jüngsten Gericht (Abb. 12). So faszinierend wirkten Holbeins ganz anders motivierte Holz-schnitte, daß man nach ihnen die altehrwürdigen Totentanzgemälde korrigier-te! Wie zwanghaft und qualvoll der ursprüngliche, im Volksglauben verwur-zelte nächtliche Tanz über den Gräbern war, versucht Pleydenwurffs weltbe-

210

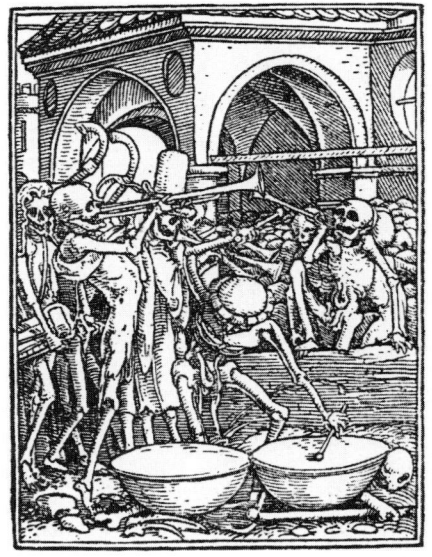 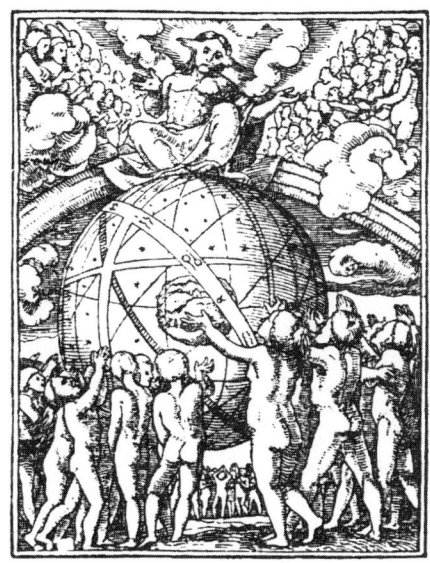

Abb. 12. Hans Holbein: Bilder des Todes, Basel 1526

38. Gebeyn aller menschen   39. Daß Jüngstgericht, Basel 1526

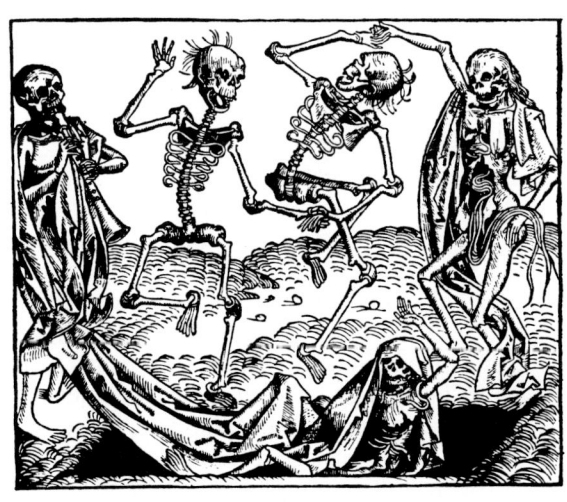

Abb. 13. Wilhelm Pleydenwurff: Tanz der Toten über ihren Gräbern. Illustrations-Holzschnitt in Hartmann Schedels „Weltkronik" (Nürnberg: Koberger 1493, Bl. 261r, 15,4 × 17,8 cm)

kannter Holzschnitt in Schedels Weltchronik von 1493 zu zeigen (Abb. 13). Die Todesgestalt ohne besondere Attribute konnte den Menschen des ausgehenden Mittelalters zum Symbol der Sterblichkeit werden. Der andere Künstler der Weltchronik-Illustration, Michel Wolgemut, hat demgemäß die Worte des Pater Stephan Fridolin in seinem Andachtsbuch „Der Schatzbehalter"

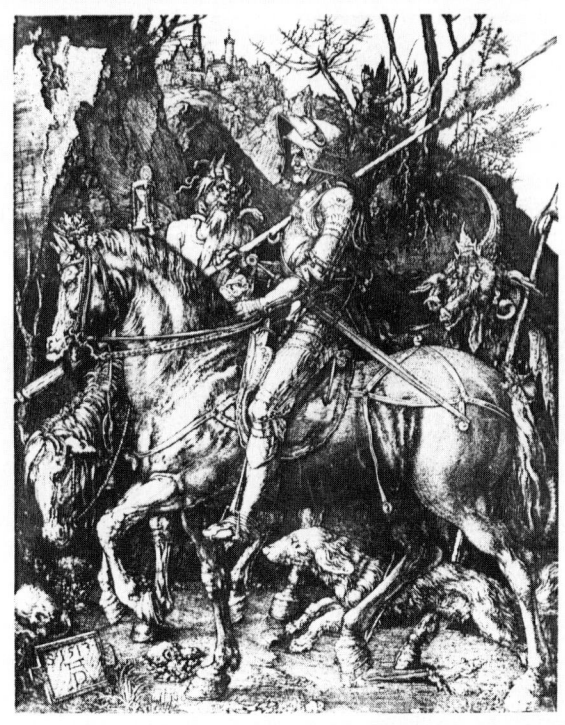

Abb. 14. Albrecht Dürer: Ritter, Tod und Teufel, 1513, Kupferstich

(Nürnberg 1491), der Gottessohn habe die Tödlichkeit an sich genommen, in einem harmonisch wirkenden Holzschnitt veranschaulicht. Der vom Himmel gekommene Gottessohn und der Tod umarmen sich wie Freunde oder Liebende, ein Versuch, das Geheimnis der Worte „wahrer Gott und wahrer Mensch" gemeinverständlich zu versinnbildlichen! Mit der Renaissancezeit kommt zum bisherigen Todesbild noch einiges dazu. Mehr eine äußere Anlehnung an die Antike ist es, wenn jetzt Künstler wie Hans Sebald Beham, Albrecht Dürer und Urs Graf die Todesgestalt als geflügelten Chronos mit dem Stundenglas in der Hand den Menschen zur Seite stellen und damit auf gelindere Weise Vergänglichkeit und Tod darstellen. In seinem Meisterkupferstich „Ritter, Tod und Teufel" zeigt Dürer, daß der christliche Ritter sich von Gedanken an Tod und Teufel nicht beirren läßt (Abb. 14). Das ist die neue Glaubensgewißheit.

Aber zuvor schon hatte der beginnende Humanismus noch drei neue Aspekte zur Todesauffassung hinzugefügt. Im Streitgespräch zwischen dem um seine Gattin klagenden Witwer und dem Tod („Der Ackermann aus Böhmen" des Johann von Tepl von 1401) rebelliert der Mensch gegen den Tod und klagt den Tod als Verbrecher an, während der Tod sich brüstet, Herr dieser Welt zu sein.[1] Zum Schluß spricht Gott das Urteil. Der Tod ist nur Diener seiner Weltordnung und eine Naturnotwendigkeit, er hat zwar den Sieg, aber der Mensch, der sich gegen ihn auflehnt, hat die Ehre, sein Kampf gegen den Tod ist ein Aufwallen echter Menschlichkeit. So kann denn der Ackermann-Druck von 1461 als Schlußbild Mensch und Tod als Partner neben dem grünenden Lebensbaum zeigen, denn beide stehen unter Gottes Allmacht und Gnade.

Der andere Todesaspekt des frühen Humanismus ist der sterbende Mensch in der Verantwortung. Das was ein Menschenleben erfüllen sollte, die Entscheidung zwischen Gut und Böse, wird in der Sterbestunde sichtbar gemacht: der Mensch zwischen Engel und Teufel, die beide darauf warten, die Seele hinwegzunehmen. Schon das (802/814 entstandene, um 850 von König Ludwig dem Deutschen persönlich in Regensburg in eine ihm dedizierte Handschrift Clm. 14098 nachgetragene) bairische Muspilli-Gedicht in althochdeutschen Stabreimversen mahnt v. 1–30, rechtzeitig an den Tod zu denken, wenn Satan und die Engel auf die den Körper verlassende Seele lauern und darum kämpfen, sie ins Höllenfeuer oder ins Paradies zu bringen (was ganz und gar der Schlußszene der Ars moriendi entspricht). Für Seelsorgergespräche mit Sterbenden gab es schon früh Anweisungen, auch vom Hl. Anselm von Canterbury 1109. Johannes Gerson, Kanzler der Pariser Universität, verfaßte 1408 ein katechetisches Werk „De arte moriendi", das der französische Episkopat den Seelsorgern zur Pflichtlektüre machte. Die Fülle der Probleme Sterbender reduzierte der Benediktinerprior Johannes von Kastl auf fünf Anfechtungen. Ein entsprechender kurzer Text in Latein und dann auch in den wichtigsten Volkssprachen wird mit hervorragenden, mit Spruchbandreden versehenen, blattgroßen szenischen Holzschnitten gebracht, um nun jedermann die Kunst des guten Sterbens zu lehren, wobei fünf Holzschnitte den Versuchungen der Teufel, fünf den Einsprachen der Engel gewidmet sind.

Das lateinsprachige niederländische Blockbuch (ca. 1460) ist die editio princeps. Die elf anderen Blockbücher übernehmen die Holzschnitte meist unverändert, die früher für die editio princeps gehaltene Kupferstichausgabe vom Meister ES erweist sich dagegen als fehlerhafte Kopie.

Hier interessiert besonders der elfte Holzschnitt, das Schlußbild, das nach den zehn Sterbeszenen den Tod des Sünders mit dem Gekreuzigten, also dem Tod des Heilands konfrontiert. Das frühe Christentum hatte die Darstellung des Gekreuzigten wegen der negativen Assoziationen vermieden, da Kreuzigung noch immer zur Hinrichtung von Verbrechern diente. Statt dessen stellte man Christus als guten Hirten, guten Lehrer mit der Buchrolle und schließlich als Allherrscher und Weltenkaiser dar. Die Gegner des Christentums kannten diese Schwäche. Die Wandkarikatur auf dem Palatin zu Rom aus dem 3. Jh. n. Chr. zeigt den Gekreuzigten deutlich mit Eselskopf als geduldig Leidenden, daneben ein Mann in damaliger Gebetshaltung, darunter die griechische Bei-

---

[1] Siehe auch den Beitrag von Gerhard Hahn in diesem Band, S 193–200

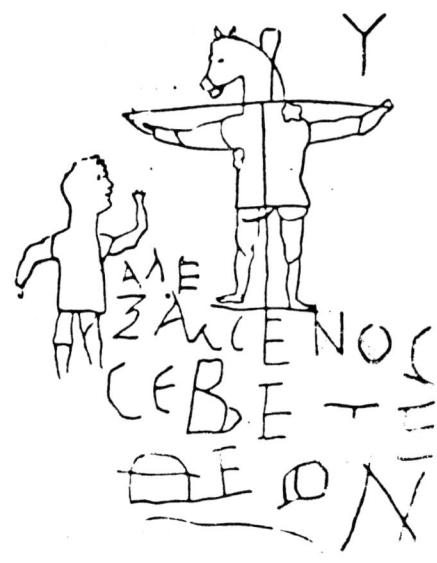

Abb. 15. Anbetung des Gekreuzigten, Karikatur an der Wand einer Wachstube auf dem Palatin in Rom, 3. Jahrhundert n. Chr. (Palatin-Ausgrabung 1857)

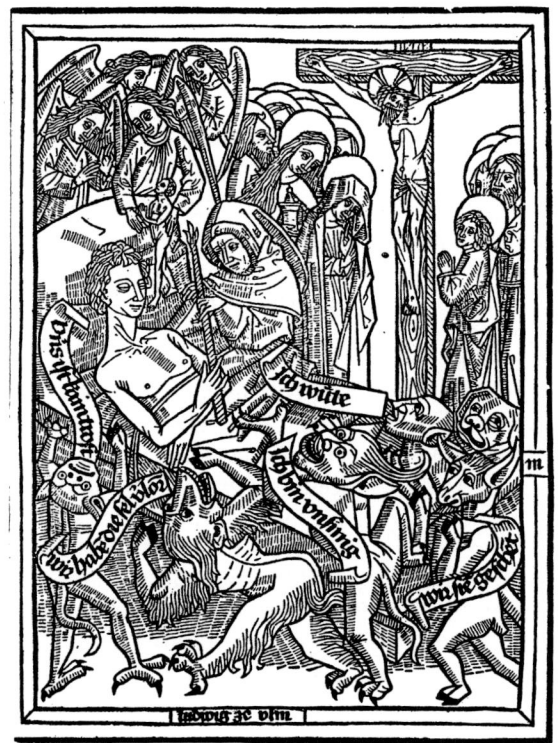

Abb. 16. Ars moriendi (Blockbuch, deutschsprachig, Ulm: Ludwig ca. 1470, 11. Holzschnitt. 22,4 × 18,4 cm)

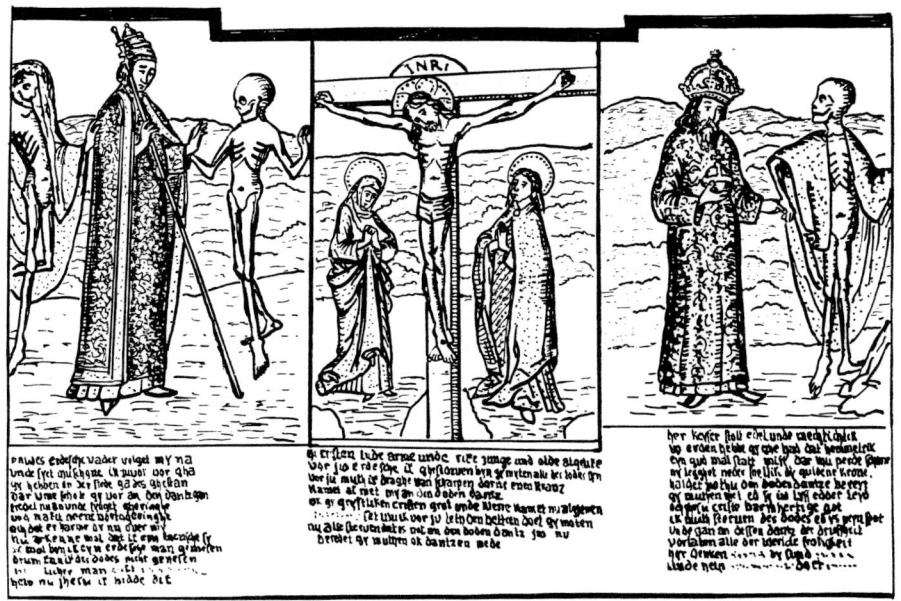

Abb. 17. Totentanz in der Marienkirche zu Berlin, 1484 (Federzeichnung von H. Rosenfeld)

schrift „Alexámenos sébete (die damalige Aussprache für 3. Pers. Präs. Medii sebetai) thèon", d. h. deutsch „Alexámenos verehrt seinen Gott" (Abb. 15). Das ist die beste Illustration für das Wort des Apostels Paulus (1. Korinth. 1,23): „Wir predigen den gekreuzigten Christus, den Juden ein Ärgernis und den Griechen eine Torheit." Als dann nach Abschaffung der Kreuzigungsstrafe der Kreuzkult einsetzt, wird der Gekreuzigte als über den Tod triumphierender gegeben, wie bereits beim Uta-Evangelistar erwähnt. Erst das ausgehende Mittelalter sah wieder mit aller Deutlichkeit im leidenden und sterbenden Heiland die Barmherzigkeit Gottes und den Trost beim eigenen Tod. So lagert das Schlußbild der „Ars moriendi" den Sterbenden (dessen Seele in Kindsgestalt seinem Munde mit letztem Atemzug entschwebt und von Engeln aufgefangen wird) quer zur Blickrichtung und lenkt den vollen Blick der Betrachter auf den Gekreuzigten, den Erlöser, den Erbarmer, den Garanten des Heils (Abb. 16).

Im gleichen Geist weist der Totentanz in der Marienkirche zu Berlin von 1484 in seinem Text auf die Barmherzigkeit Christi und führt die Toten von beiden Seiten zum Kreuz Christi als Unterpfand der Gnade (Abb. 17).

Der dritte und entscheidenste neue Todesaspekt kommt durch ein neues Verständnis für den alten Spruch „Media vita mortui sumus": mitten im Leben sind wir vom Tode umfangen! Da ist nicht mehr Angst und Flucht vor dem feindlichen Tod und seiner Unerbittlichkeit, sondern die Erkenntnis, daß der Tod in uns ist und uns mitten im Leben, in unserer Arbeit, in unserer Sünde

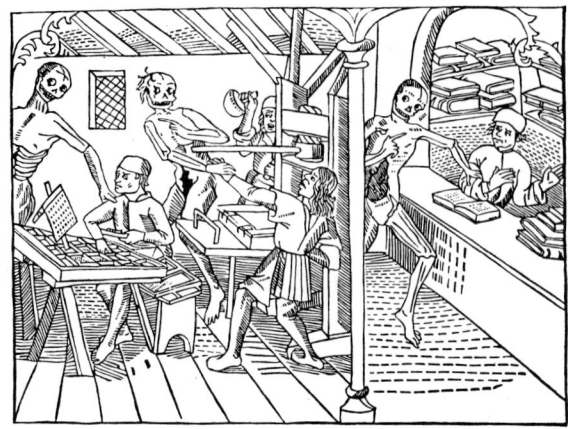

Abb. 18. Der Tod überrascht die Drucker bei ihrer Arbeit (Le grand dance macabre des hommes hystoriee, Lyon: Matthieu Husz 1499)

überrascht. Der Dichter Rainer Maria Rilke fühlte ähnlich, als er sagte: „Wenn wir uns mitten im Leben meinen, wagt er zu weinen mitten in uns." Wir finden das zufrühst in der in Lyon bei Husz 1499 erschienenen „Dance macabre" und demonstriert an dem damals neuesten und modernsten Handwerk, beim Drucker. Da tippt der Tod dem Setzer, der gerade die Drucklettern in sein Setzschiff stellt, unerwartet auf die Schulter, da läßt der Tod dem Drucker an der Druckerpresse den Schwengel aus der Hand gleiten und hindert den Bücherverkäufer, die Seiten des geöffneten Buches weiter umzuschlagen (Abb. 18).

Mitten aus Arbeit und Alltag ruft sie der Tod hinweg, ohne jede Dramatik. Dieses „mitten in Leben, Arbeit und Sünde" hat dann Hans Holbein der Jüngere (1497–1543) in seinen „Bildern des Todes" meisterhaft gestaltet. Holbein kannte als Baseler zwar den Baseler Totentanz, hatte aber die Aufgabe, ein dem französischen Gedicht „Le mors de la pomme" entsprechendes Bildprogramm zu entwerfen. Deshalb beginnt er mit der Schöpfung, Sündenfall, Vertreibung mit dem Tod zur Seite und Adams Rodungsarbeit (1–4) und endet mit der Auferstehung der „Gebeyn aller Menschen", dem Jüngsten Gericht und dem Wappen des Todes (38–40), also mit Entstehung des Todes und seiner Entmachtung. Nach den wichtigsten geistlichen Ständen vom Papst bis zu Mönch und Arzt (5–13) folgen getrennt die weltlichen vom Kaiser bis zu Akkermann und „Altmann" (Bettler) als Nr. 14–28 sowie (gemäß Guyot Marchants „Miroir salutaire" von 1486) gesondert die weiblichen Standesvertreter von der Kaiserin bis zum Kleinkind (29–37). Bei der Verwendung im Andachtsbuch „Les simulahres et historiees faces de la mort" (Lyon 1538) kam noch der Sternseher hinzu, 1546 der Landsknecht und sieben andere, deren Holzschnitte nach dem Tod des kongenialen Meisters Hans Lützelburger 1526 von minderer Hand nachgeliefert wurden. Die Probedrucke der ersten 40

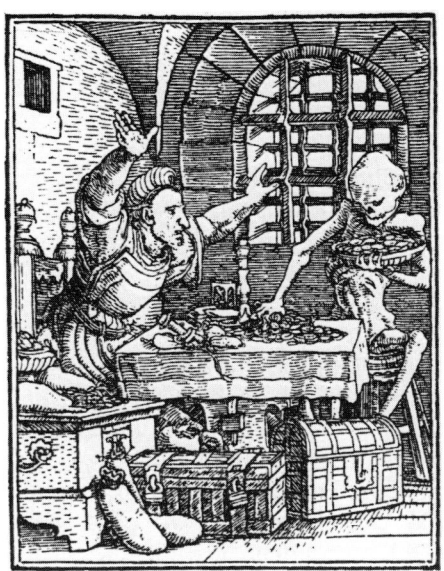 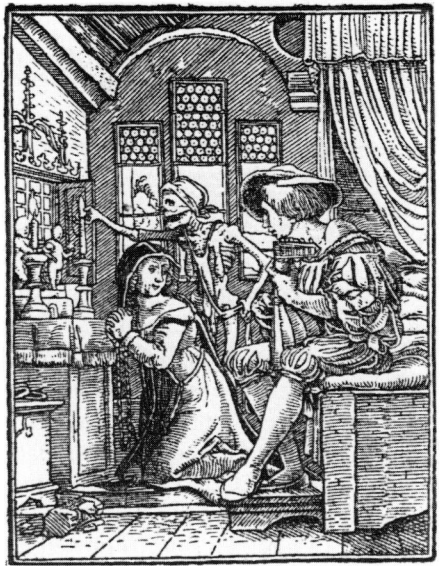

Abb. 19. Hans Holbein: Bilder des Todes,
Basel 1526.
23. Der Rychmann

Abb. 20. Hans Holbein: Bilder des Todes,
Basel 1526.
35. Die Nonne

Holzschnitte wurden (mit Angabe der Dargestellten in deutscher Sprache) einem begrenztem Publikum schon 1526 zugänglich gemacht, die anderen, wie angegeben, erst 1538 und 1546. Alle werden mitten im Leben, zumeist in ihrer Berufstätigkeit vom Tod überrascht, einige auch tief in Sünden verstrickt, so der als übler Geizhals und Wucherer verstandene „Rychmann" (Abb. 19) sowie die Nonne. Sie wendet sich vom Stundengebet ab, um dem Liebhaber und seinem weltlichen Minnelied zu lauschen: Derweil löscht ihr die Aufwärterin Tod das Lebenslicht aus, mitten in Versuchung und Sünde (Abb. 20).

Diese Art Holbeins, Bilder des Sterbens zu geben, hat in der Folgezeit weiterhin gewirkt und Todes- und Totentanzdarstellungen stark beeinflußt, oft genug auch selbständige Formungen des Motivs verhindert. Aber auch die verschiedenen anderen Aspekte der mittelalterlichen Todesikonographie haben die Kunstdarstellung der neueren Zeit immer wieder befruchtet. Das Motiv vom Spielmann Tod etwa ist auf eigenartige Art wieder aufgenommen worden. Arnold Böcklin malte im Hintergrund seines Selbstbildnisses den Tod, der auf der Geige spielt; der Künstler scheint diesem Lied zu lauschen und darauf zu warten, daß es zu Ende geht.[2] Erschütternd ist die Vision Alfred Rethels von der Pest. Mitten beim Tanzfest erscheint Frau Pest, verlarvte Tänzer hat sie bereits hingerafft, die Tanzmusikanten flüchten. Da tritt nun der Spiel-

---

[2] Siehe auch den Beitrag von Hans M. Schmidt in diesem Band, S 381–397

mann Tod auf und geigt auf einem Knochen den mitten in der Sünde Überraschten sein Schlummerlied.[3]

Auch den Reiter Tod des Mittelalters hat Alfred Rethel verwandt, aber ganz in Holbeins Art ins Leben hineingezogen, in seiner Holzschnittserie „Auch ein Totentanz" (1848). Als Agitator der Revolution reitet er in die Großstadt, auf der Barrikade schürt er den Kampf, und höhnend über die reiche Ernte im Kampf Gefallener reitet er als Triumphator davon. Neben dieser säkularen politischen Todesdarstellung steht Rethels „Tod als Freund": Der Türmer entschläft nach einem arbeitsreichen Leben im Sessel des Turmstübchens, während der Tod als Glöckner ihm das letzte Stündchen und den Abendfrieden einläutet.

Alles, was christliche Todessymbolik verkündet, was christliche Todesspekulation erfand und was die biblischen Todesvisionen hergaben, hat die christliche Kunst zu Bildern und Szenen verdichtet. Sie dienten dazu, hinter dem Zeitlichen das Überzeitliche zu zeigen, vor verantwortungslosem Leben, vor übervollem Genuß und maßloser Hingabe an das Diesseits zu warnen, und riefen auf, die Zeit zu nutzen. Sie zeigen zwar Unerbittlichkeit des Todes, seine Schnelligkeit, seinen Zugriff mitten ins Leben, aber indem die Bilder dies sichtbar und durchsichtig machten, gaben sie auch Trost. Menschengeist und Menschenkunst haben den Tod an die Wand gemalt und im Bilde festgehalten und damit den Menschen gelehrt, dem Sterben und dem Tod mutig ins Auge zu sehen: Der letzte Schritt ins Dunkel bleibt keinem erspart. Aber die christliche Kunst versucht, auch diesen Schritt zu erhellen, wenn sie den Blick auf das Kreuz Christi lenkt und mit 1. Korinth. 15,55 den Tod verschlungen sieht in den Sieg, den Tod als Unterpfand des Lebens.

Dabei wurde nie vergessen, daß dieser Schritt ins Dunkel, daß der Tod für den Christen zugleich ein Schritt zu einem Gericht Gottes über die menschliche Seele ist. Die frühen Christen erwarteten noch zu Lebzeiten ein Wiederkommen Christi, ein Ende der Welt und sein Gericht, wobei die Frommen trotz Erbsünde auf eine Belohnung hoffen durften, die Widersacher Christi aber Bestrafung zu fürchten hatten. Nachdem diese Erwartung sich nicht so schnell erfüllte, wurde die Parusie Christi zum Weltgericht, Glaubenssatz und Hoffnung in die Zukunft. In schlimmen Zeiten sah man Vorzeichen des Weltendes und setzte feste Termine für die mutmaßliche Wiederkunft Christi. Die Apokalypse des Johannes (20,11–15) faßte solche Parusie-Erwartung in eine Vision:

„Ich sah einen großen, weißen Stuhl und den der daraufsaß; vor des Angesicht floh die Erde und der Himmel und ihnen ward keine Stätte gefunden. Und ich sah die Toten, beide, groß und klein, stehen vor Gott, und Bücher wurden aufgetan, welches ist das Buch des Lebens. Und die Toten wurden gerichtet nach der Schrift in den Büchern, nach ihren Werken. Und das Meer gab die Toten, die darinnen

---

[2] Siehe auch den Beitrag von Hans-Jürgen Imiela in diesem Band, S 371–379

218

waren, und der Tod und der Hades gaben die Toten, die darinnen waren. Und sie wurden gerichtet, ein jeglicher nach seinen Werken. Und der Tod und der Hades wurden geworfen in den feurigen Pfuhl: das ist der andere Tod. Und so jemand nicht ward gefunden geschrieben in dem Buch des Lebens, der ward geworfen in den feurigen Pfuhl."

Das Apostolische Glaubensbekenntnis, das in vorliegender Form wohl aus dem 5. Jahrhundert stammt, von Karl dem Großen dem Reichsgesetz eingegliedert wurde und noch heute in jedem christlichen Gottesdienst gesprochen wird, hält das im 2. Artikel fest:

„Er wird wiederkommen von dort zu richten die Lebenden und die Toten". Die bildende Kunst aller Jahrhunderte wurde nicht müde, dieses Endgericht immer wieder neu darzustellen, meist mit Maria und Johannes dem Täufer als vergeblichen Fürbittern für die Schuldigen, mit dem Aufstieg der Beseligten zum Himmel und dem Sturz der Verdammten in die Hölle, oft mit dem Erzengel Michael als Seelenwäger, wobei zunächst die Waagschale mit der guten Seele schwerer wiegt als die Gegenschale, später umgekehrt die Waagschale des Guten leichter ist als die der Schuld.

Dabei bemüht man sich gelegentlich, die Aussage der Apokalypse, daß auch das Meer seine Toten herausgeben muß, im Anschluß an die Schilderung bei dem Hl. Ephraim Syrus dadurch zu veranschaulichen, daß die größten Meerestiere die größeren Fische, diese gleichzeitig die kleineren, die kleineren aber gleichzeitig die kleinsten aus sich herauswürgen. Bei den meisten Darstellungen verbleibt es beim Auferstehen der menschlichen Toten aus den Gräbern, ihrer Begnadigung zu himmlischer Seligkeit oder ihrer Verdammung zur Hölle. Als einen wahren „Tag des Zorns" (dies irae) stellt das Michelangelos Wandgemälde in der Sixtinischen Kapelle zu Rom (1541) dar. Aber auch der blattgroße Holzschnitt in Schedels Weltchronik von 1493 zeigt dieses Weltgericht mit den Fürbittern Maria und Johannes dem Täufer, mit der Auferstehung der Toten aus den Gräbern auf die Posaunenstöße der Engel, ihrer Begnadigung oder Verdammung zur Hölle mit heiligem Ernst (Abb. 21). Daß man bei Hinweis auf den unerwarteten, plötzlichen Tod zwangsläufig auch an die Auferstehung der Toten zum Jüngsten Gericht und ihr Jammern um Erbarmen denken mußte, erweisen Hans Holbeins „Bilder des Todes", 1526 wie oben erwähnt wurde (siehe Abb. 19, 20). Dementsprechend bringt das Münchner Ars-moriendi-Blockbuch von ca. 1470 nach dem eigentlichen Schlußbild mit dem reuigen Tod des Sünders noch einen eigenen Holzschnitt mit der Seelenwägung durch den Erzengel Michael (Abb. 22). Zu solchen Bildzeugnissen treten seit etwa 1350 zahlreiche Weltgerichtsaufführungen in oder vor der Kirche. Erhalten haben sich die Texte des sogenannten Berliner, Berner, Churer, Donaueschinger, Kopenhagener, Münchner, Schaffhauser und Walenstatter Weltgerichtsspieles. Alle diese Spiele beginnen mit den Posaunenstößen der Engel, die Toten zu erwecken, gipfeln in der Begnadigung der Barmherzigen

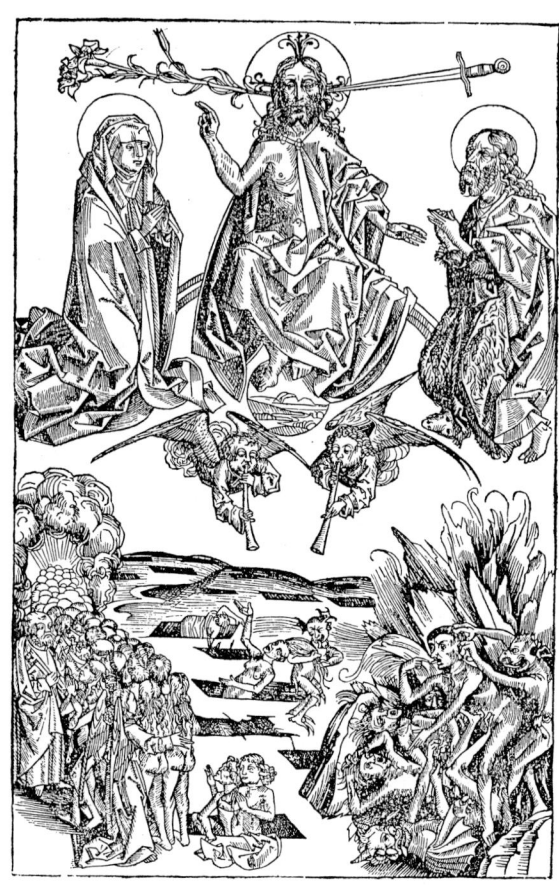

Abb. 21. Hartmann Schedels
Weltchronik, Nürnberg: Koberger 1493 (Bl. 269r Das Weltgericht 28,5 × 18 cm)

und der Verdammung der Unbarmherzigen sowie der vergeblichen Fürbitte
der Gottesmutter und des Johannes für die Verdammten und enden mit dem
Einzug der Begnadeten unter Führung von Christus, Maria und den zwölf
Aposteln in den Himmel. Für jede Aufführung wurde der Text neu durchge-
arbeitet, umgestaltet, gekürzt oder erweitert. Am umfangreichsten und groß-
artigsten ist das Münchner Weltgerichtsspiel, das am 2. Juni 1510 von der St.-
Peter-Bruderschaft auf dem Münchner Marktplatz unter Anteilnahme der gesamten Münchner Bevölkerung aufgeführt wurde.

Am gleichen Tage, wohl zuvor, wurde in München aber auch das Spiel vom
„Eigengericht des sterbenden Menschen“ zur Aufführung gebracht und damit
das Gericht über jeden einzelnen Menschen unmittelbar nach dem Tod durch
Gott selbst dokumentiert, und zwar mit sofortiger Begnadigung zu himmlischer Herrlichkeit oder Verdammung zu sofortiger ewiger Höllenqual, ein Ge-

220

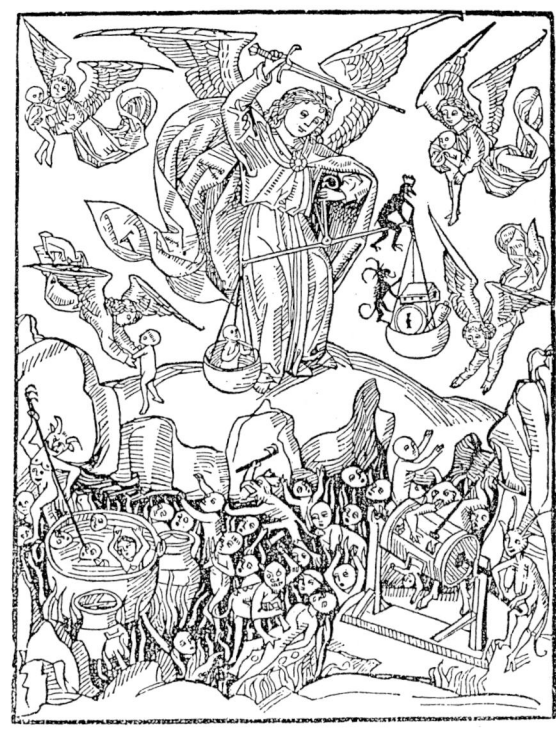

Abb. 22. Seelenwägung beim Weltgericht. Aus: Ars moriendi, Blockbuch von ca. 1470 (Bayer. StB. Xyl. 14, 21,3 × 16,3 cm

richt also, das bei logischem Denken das Endgericht durch Christus am Jüngsten Tage überflüssig machen würde. Der mittelalterliche Mensch dachte nicht so rational, sondern sah die Todesnot des einzelnen und seine Verantwortung vor Gott und das gewaltige Endgericht am Ende aller Zeiten als zwei Seiten desselben Überganges in überweltliche Regionen, bei dem die innerweltlichen Kategorien von Raum, Zeit und logischer Folge ungültig wurden. Die moderne Wissenschaft hat weitgehend die im Glauben und in der Theologie so fest verankerte Existenz des Einzelgerichts unbeachtet gelassen. Der Münchner Druck von 1510 gibt aber auf Grund der offenbar sehr beeindruckenden Aufführung eine systematische und vollständige Veranschaulichung eines „Eigengerichts des sterbenden Menschen" (im Gegensatz zum Weltgericht, dem „judicium generale", prägte man dafür den modernen Ausdruck „judicium particulare").

Der im Druck von 1510 mehrfach wiederholte Hauptholzschnitt gibt das Einzelgericht ganz ähnlich wie ein Weltgericht wieder, nur sind an die Stelle der Fürbitter Maria und Johannes der Täufer jetzt Maria und Christus selbst getreten (Abb. 23). Wenn dem Weltenrichter Christus oft (siehe Abb. 21) in Anlehnung an Apokalypse 19,15 „ein scharfes Schwert aus dem Munde geht"

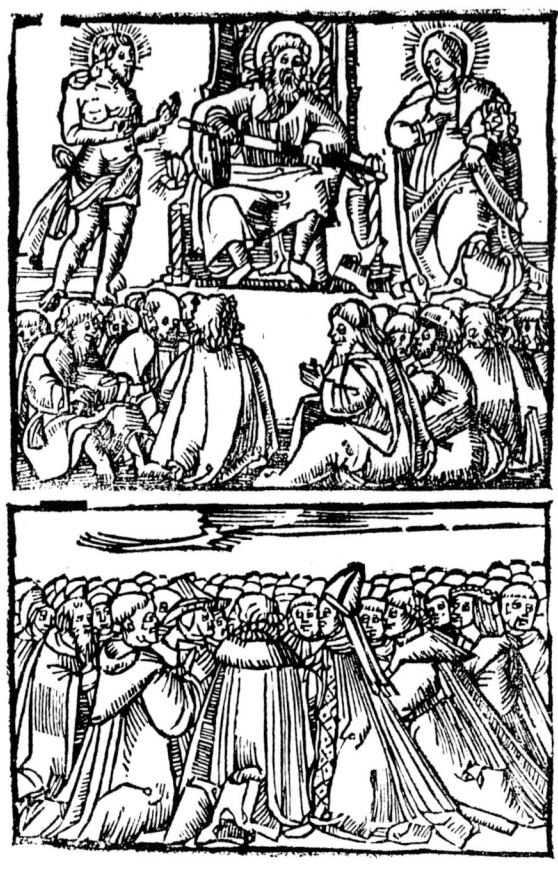

Abb. 23. Gottes Gericht über die sterbenden Menschen. Exempel vom Aygengericht und sterbenden Menschen. München: Hans Schobser 19. 07. 1510 (Bl. a4r, 15,2 × 10 cm)

(das meint: ein strenges Urteil), so zieht hier Gott als Richter „das Schwert der Gerechtigkeit" aus der Scheide und wird durch Marias Hinweis auf ihre Brüste, die den Heiland gesogen haben, und Christi Vorweisen seiner Wunden beschwichtigt. Zu Füßen der Heiligenschar, die Gottes Thron umgibt, bitten statt der aus den Gräbern steigenden Toten des Weltgerichtes hier die zum Sterben bestimmten Menschen aller Stände um Erbarmen. Damit wird dem jahrhundertelang als real vorausgesetzten Einzelgericht Gottes eine nachfühlbare Anschaulichkeit gegeben (die Ausführung der Urteile Gottes wird in vier kleineren Einzelholzschnitten gezeigt, Abb. 24 a–d).

Der Glaube, daß Märtyrer unmittelbar nach dem Tode zu Gott emporsteigen und zusammen mit Engeln, Aposteln und Propheten um Fürbitte bei Gott angerufen werden, spricht gegen eine Ruhe der Toten im Grabe bis zum Weltende und Weltgericht, wie sie Lactantius sowie Kopten, Nestorianer, Wieder-

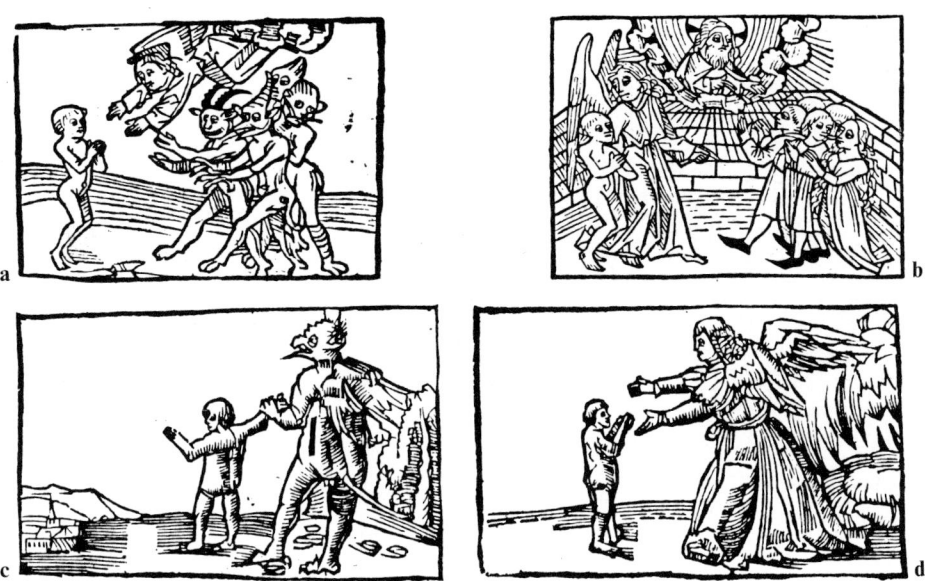

Abb. 24. Exempel vom Aygengericht und sterbenden Menschen. München: Hans Schobser 19.07.1510.

a) Seele zwischen Engeln und Teufeln (Bl. c4v, 6,3 × 8,6 cm)
b) Seele kommt ins Paradies (Bl. c5r, 6,4 × 9,7 cm)
c) Seele kommt in die Hölle (Bl. d6v, 6,5 × 9,7 cm)
d) Seele kommt ins Fegefeuer (Bl. f2r, 6,5 × 10 cm)

täufer, Arminianer, Sozianer und andere vertraten. Auch manche Bibelstellen ließen sich für ein göttliches Gericht unmittelbar nach dem Tode anführen, ohne daß sich feste Vorstellungen damit verknüpften. Im Volksglauben wird man es sich wohl als einen Kampf der Engel und Teufel um die dem Körper entfliehende Seele gedacht haben, wie bei Besprechung der „Ars moriendi" dargestellt wurde. Der Glaube an das Fegefeuer darf seit dem 11. Jahrhundert als allgemein verbreitet gelten und setzt ein göttliches Urteil über Sündlosigkeit, zeitlich begrenzte Läuterungsstrafen oder ewige Verdammnis voraus. Daß man den Seelen Verstorbener durch Totenmessen, Gebete und gute Werke zu helfen versuchte, ist bereits in unserem deutschen Nibelungenlied von ca. 1203 nachzuweisen und bezeugt Einzelgericht, Läuterungsstrafen und Ablässe für Verstorbene als allbekannt, obwohl der erste eindeutig beglaubigte Ablaß für Verstorbene erst für 1457 nachzuweisen ist, erteilt von Calixtus III. anläßlich eines Kreuzzuges; schon weit früher wurden auf einem Kreuzzug Umgekommene wie Märtyrer geehrt.

Diesen Glaubenszeugnissen für das Einzelgericht treten kirchliche Bestätigungen an die Seite, so z.B. ein Brief des 2. Konzils von Lyon 1274, ferner

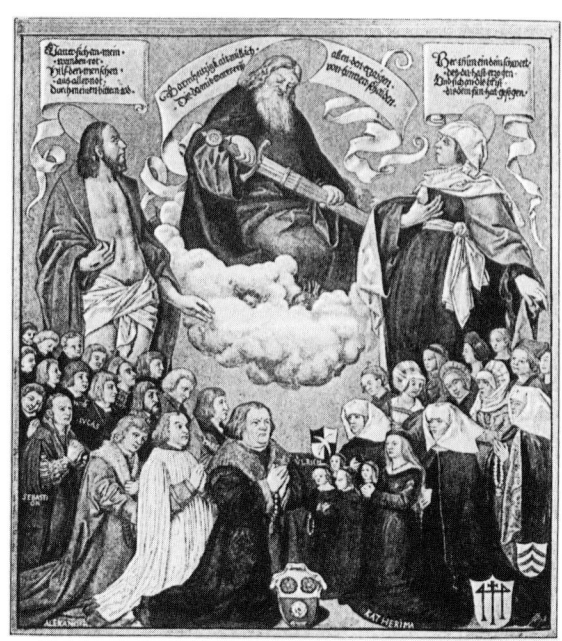

Abb. 25. Hans Holbein der Ältere: Votivbild für Ulrich Schwarz, Augsburg 1508 (Schaezler-Palais Augsburg, 87 × 76 cm)

päpstliche Äußerungen darüber durch Innozenz IV. 1254, Johannes XXII. 1321, Klemens VI. 1351 sowie die dogmatische Fixierung durch die Konstitution „Benedictus Deus" Benedicts XII. 1336 und ihre Bestätigung durch das Unionsedikt Eugens IV. „Decretum pro Graecis", Florenz 1438. Das Münchner Eigengerichtsspiel fußt auf langer volksmäßiger und auf kirchlicher Tradition. Aber die Darstellung von 1510 ist nicht die erste. Das fand ich bei einem Besuch im Augsburger Schaezler-Palais, wo mir das 1508 gemalte sogenannte Votivbild des Ulrich Schwarz von Hans Holbein dem Älteren (87 × 76 cm groß) als unmittelbare Parallele auffiel (Abb. 25). Hier bei Holbein zieht Gottvater genauso sein Schwert aus der Scheide wie in München 1510, und Christus zeigt genauso seine Wunden und Maria ihre Brüste. Zu Füßen knien genauso wie in München um Erbarmen Flehende, nur ist es bei Holbein links der Augsburger Weinhändler Ulrich Schwarz (1445–1519) mit siebzehn Söhnen, rechts seine drei Ehefrauen und vierzehn Töchter, alle von Holbein meisterhaft porträtiert. Im Schauspiel von 1510 sagt Gottvater v. 105 „Ich will aufziehen mein Schwert der Gerechtigkeit". Das klingt an in dem bei Holbein der Maria auf Spruchband beigegebenen Reim:

> *„Her, thun ein dein Schwert, das Du hast gezogen*
> *und sich an die brüst, die Dein Sun hat gesogen!"*

Wie ein Echo dazu klingt es, wenn Maria in München v. 153 f zu Christus sagt: „Sich an die Prüst, die Du in Deiner Kindheit gesogen". Ebenso korrespondiert der Anfang von Christi Spruchband bei Holbein „Vater, sich an mein Wunden rot" mit dem Münchner Fürbittversen v. 165 „Allmächtiger Gott und Vater mein, sich an mein Wunden, Angst und Pein!" Natürlich hat das nicht Holbein erfunden, und ebensowenig war Holbeins Bildtafel die Quelle für das Münchner Eigengerichtsspiel und den Holzschnitt im Druck von 1510. Holbein erhielt von seinem Auftraggeber den Bilderbogen, um elf Jahre vor seinem Tod ihn und seine ganze Familie einschließlich der verstorbenen Gattinnen der Fürbitte der Gottesmutter und ihres Sohnes durch portraitähnliche Darstellung und Einbeziehung in dies Bildschema anzuempfehlen. Ebenso erhielt der Textautor von der Münchner St. Peter-Bruderschaft den gleichen Bilderbogen, um (dem anschließenden Weltgerichtsspiel gleichgewichtig) ein eindrucksvolles Eigengerichtsspiel daraus zu machen. Ausgangspunkt dieses Bildmotivs bildet die sogenannte Gnadentreppe in der Illustration des „Speculum humanae salvationis" (Straßburg etwa 1324), die Maria als Fürbitterin bei Christus und im nächsten Bild Christus als Fürbitter bei Gott zeigte. Indem man beides zu einem Bilde zusammenrückte und den Sterbenden hinzufügte, entstand ein Sterbebilderbogen, auf dem meist beide Fürbitter sich gleichzeitig an Gott selbst wenden. So zeigt es ein handgemalter Nürnberger Bilderbogen, der dem bittflehenden Sterbenden schon die Seele aus dem Munde entweichen läßt, unter dem Kreuze der Maria den Apostel Johannes beigesellt, oben links einen Engel zufügt und alle Gestalten durch Spruchbänder mit lateinischem Text zum Reden bringt (Abb. 26).

Das ist einer von wenigen erhaltenen Bilderbogen, einer von unzähligen, die nicht durch Einkleben in einen Buchband vor Vernichtung bewahrt wurden. Während Holbeins Votivbild für Ulrich Schwarz oft fälschlich „Epitaphbild" genannt wird, entdeckte ich im Bremer Dom ein wirkliches Epitaph-Relief (für Propst Friedrich Schulte, gestorben 4. 8. 1509), dem deutlich ein Bilderbogen in der Art des Nürnbergers von 1400 zugrunde gelegt wurde. Nur ist hier Christus gleichzeitig zum Kreuzträger gemacht, der Engel trägt die „Arma Christi" und die Märtyrerkrone, der Tote wird rechts als Bittflehender und mit Wappen gegeben (Abb. 27).

Es ist kein Zufall, daß dies aufwendige Einzelgerichts-Relief einem Toten von 1509 gewidmet war, Holbeins Votivbild für Ulrich Schwarz 1508 gemalt wurde und daß das Münchner Eigengerichtsspiel 1510 aufgeführt sowie binnen nur sieben Wochen mit 34 Holzschnitten gedruckt wurde. Damals war die Frage „Wie bekomme ich einen gnädigen Gott?" in weiten Kreisen drängend und aktuell. Diese Frage hatte einige Jahre zuvor den 22jährigen Magister artium und Erfurter Jurastudenten Martin Luther ins Erfurter Eremitenkloster getrieben (1505). Auch bei dem Augsburger Weinhändler Ulrich Schwarz war diese Frage 1508 so drängend, daß er, der noch in voller Lebenskraft stand, sich, seine Frauen und Kinder durch Holbeins Bild der Fürbitte Marias und

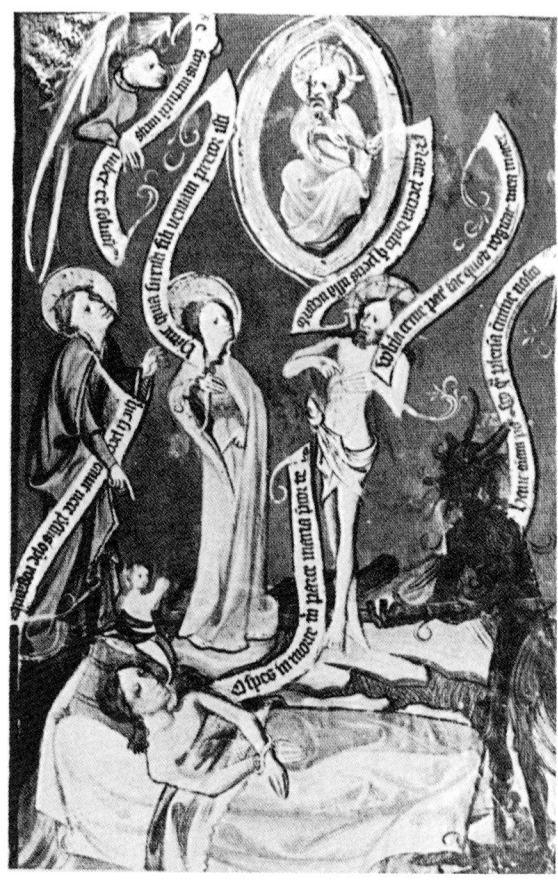

Abb. 26. Fons virtutum, Sterbe-Bilderbogen, handgemalt, ca. 1400 (eingeklebt in Cod. B.R. 38, Bibl. Nazionale, Florenz, 36 × 24 cm)

Christi durch den Bildauftrag für den Fall seines plötzlichen Todes sichern wollte.

Der Glaube an die Fürbitte Marias und Christi einte auch nach dem Thesenanschlag Luthers 1517 die sich in Konfessionen spaltenden Gläubigen. Luther bejahte noch 1519 ausdrücklich „der lieben Heiligen Fürbitte und Anrufen" (WA 2, S 70). Philipp Melanchthons Augsburger „Apologia" von 1531, die zu den grundlegenden Bekenntnisschriften der evangelischen Kirche zählt, bejaht ebenfalls die Lobpreisung der Heiligen und ihre Anrufung als Fürbitter, verwirft aber ihre Anbetung als Helfer, Mittler und Versöhner, die ja entgegen der ursprünglichen christlichen Dogmatik zuerst vom Kirchenvolk praktiziert und dann von der Kirche stillschweigend geduldet wurde. Hans Holbein der Jüngere bietet in seinem Titel-Rahmenholzschnitt zu Thomas Wolffs „Missale speciale" (Basel 1521) in Anlehnung an seines Vaters Votivbild von 1508 (oder

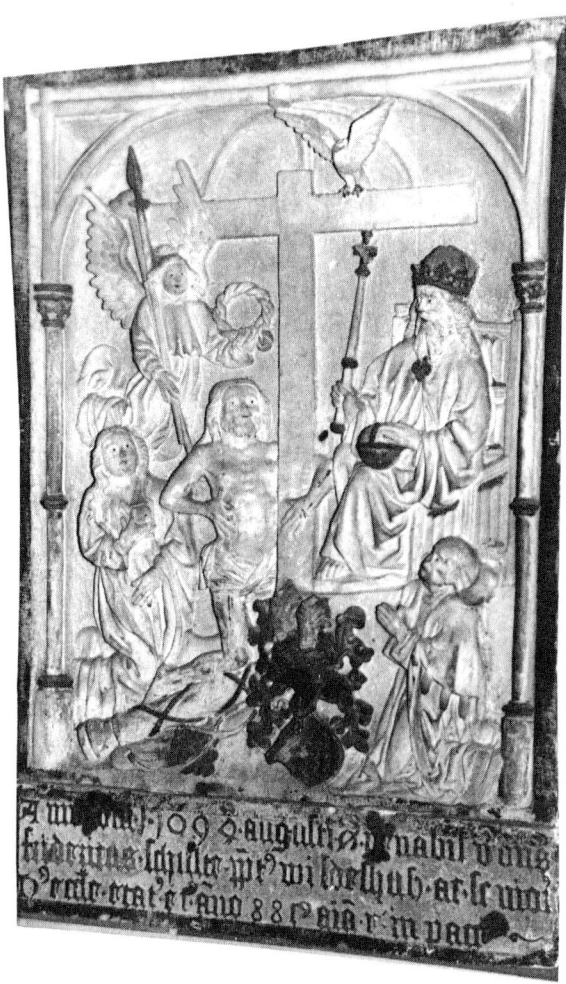

den ihm zugrundeliegenden Bilderbogen) hoch oben Gottvater mit dem halb herausgezogenen Schwert, zur Seite die Fürbitter Christus und Maria, unten rechts und links Arme Seelen im Fegefeuer, denen ihre Fürsprache (wie 1508 den verstorbenen Gattinnen des Ulrich Schwarz) zugute kommen sollte (Abb. 28).

Der Münchner Eigengerichtsdruck von 1510 veranschaulichte die Wirkung solcher Fürbitte für die Toten in einem kleinen Holzschnitt: Engel gießen aus einer Kanne kühlendes Naß über die im Fegefeuer Leidenden (Abb. 29). Leider wurde dieser Gedanke fast gleichzeitig in einem Antwerpener Titelholzschnitt zu dem Andachtsbuch „Der Zielen Troost" (1509) unangemessen aus-

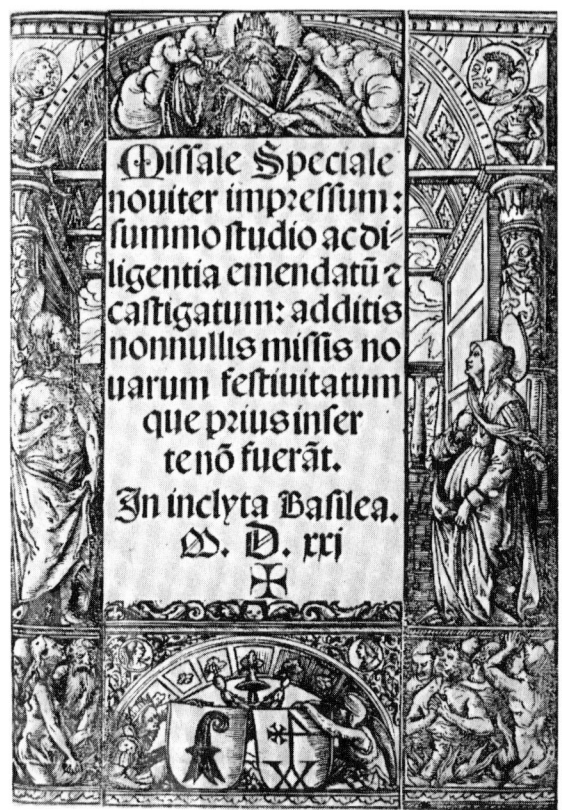

gemalt: Ein Milchstrahl aus Marias Brust und ein Blutstrahl aus Christi Seitenwunde vereinen sich in einem Kelch, der von einem Engel über das Fegefeuer gegossen wird. Diese blasphemische Mischung von Muttermilch und Erlöserblut im Kelch der Eucharistie wurde noch 1605 in einem lateinischen Gedicht des Carolus Soribanius verspottet. Sie veranlaßte Luther zu der einleuchtenden Gegenäußerung: „Ich mag Marias Brüste und Milch nicht, denn sie hat mich nicht erlöset noch selig gemacht" (WA 46, S 663) und mußte zur Ablehnung der Darstellung mit den beiden Fürbittern führen. Jetzt wurde Holbein zu einem Titelholzschnitt zu Theophylactus „In quattuor evangelia enarrationes" (Basel 1524) veranlaßt, der Gottvater mit Schwert und Erdglobus nur Christus als Fürbitter zur Seite stellt und mit dem lateinischen Zitat aus 1. Tim. 2,5 kommentiert: „Es ist ein Gott und ein Mittler zwischen Gott und den Menschen, nämlich der Mensch Christus Jesus." Auch katholischerseits hat man, in die Defensive gedrängt, dann das Bildmotiv vom Einzelgericht mit den bei-

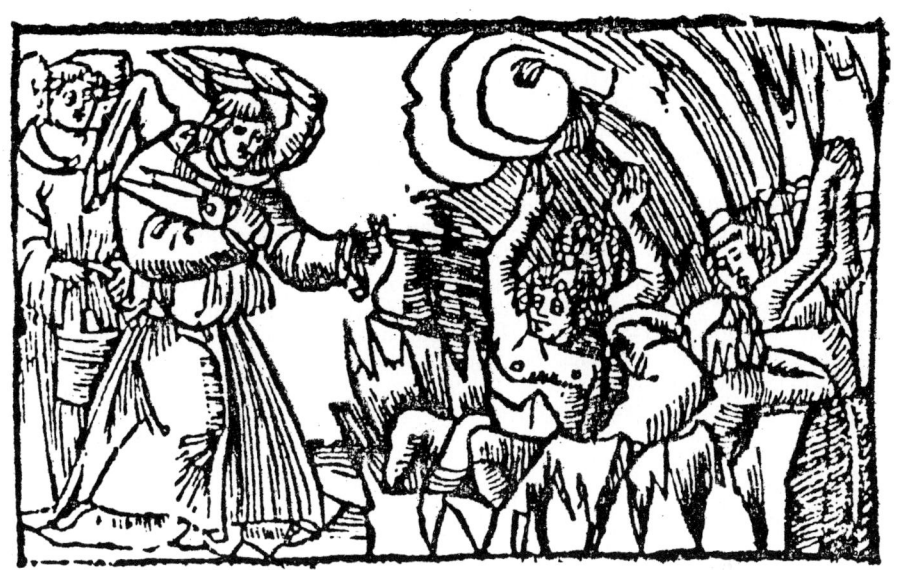

Abb. 29. Exempel vom Aygengericht und sterbenden Menschen. München: Hans Schobser 19. 07. 1510, Bl. f5v: Engel lindern die Pein der Armen Seelen im Fegefeuer (10,4 × 18,2 cm)

den Fürbittern aufgegeben. Bis in neueste Zeit wurde die Glaubenstatsache des göttlichen Gerichts unmittelbar nach dem Tode weitgehend verdrängt, weil sie durch kein einprägsames Bild gestützt wurde. Das macht noch einmal deutlich, wie sehr der Mensch der Hilfe der bildenden Kunst bedarf, um den Trost des christlichen Glaubens für den letzten Schritt ins ungewisse Dunkel des Todes zu finden.

Literatur

1. Rosenfeld, H., Tod. In: Lexikon der christlichen Ikonographie 4. Freiburg 1972, Sp. 327–332
2. Rosenfeld, H., Der mittelalterliche Totentanz, Entstehung, Entwicklung, Bedeutung. 3. Auflage. Köln 1974 (nebst Bibliographie Tod und Totentanz in Dichtung und Kunst, S 337–371)
3. Rosenfeld, H., Die Münchner Gebetsrolle Clm 28961, Zur Buch- und Frömmigkeitsgeschichte (und zum Ablaß) des 15. Jahrhunderts. In: Gutenberg-Jahrbuch 1970, S 48–56
4. Rosenfeld, H., Legende, 4. Auflage. Stuttgart 1982
5. Rosenfeld, H., Holbeins Holzschnittfolge „Bilder des Todes" und der Basler Totentanz sowie andere Beispiele von der Einwirkung der frühen Buchillustration auf andere Werke. In: Gutenberg-Jahrbuch 1984, S 317–327
6. Rosenfeld, H., Das Münchner Eigengerichtsspiel von 1510, Hans Schobsers Druck von 1510 und seine Illustrationen von Jan Pollack. In: Gutenberg-Jahrbuch 1982, S 225–233

7. Rosenfeld, H., Zur Darstellung des Eigengerichts in der mittelalterlichen Kunst und Literatur. In: Aus dem Antiquariat 1985, S A361–368
8. Rosenfeld, H., Ars moriendi. In: Lexikon des gesamten Buchwesens, 2. Auflage, Bd. 1. Stuttgart 1986, S 145–146
9. Rosenfeld, H., Die Ars moriendi im Wettstreit zwischen Kupferstich- und Holzschnittkunst. In: Aus dem Antiquariat 1986, S A127–130
10. Rosenfeld, H., Münchner Eigengerichtsspiel. In: Verfasserlexikon der deutschen Literatur des Mittelalters, 2. Auflage, Bd. 6. Berlin 1987, Sp. 754–758
11. Münchner Weltgerichtsspiel. In: Verfasserlexikon der deutschen Literatur des Mittelalters, 2. Auflage, Bd. 6. Berlin 1987, Sp. 775–778
12. Rosenfeld, H., Zur Darstellung des Eigengerichts (Persönliches, Besonderes, Einzelgericht, Judicium particulare) in der mittelalterlichen Kunst und Literatur. Bilderbogen, Buchillustration, Volksdrama und Hans Holbein. In: Rosenfeld, H., Ausgewählte Aufsätze zur deutschen Heldendichtung und Namenforschung, zur Todes- und Totentanzdichtung, zum Volksdrama und zur Wechselwirkung von Kunst und Dichtung im Mittelalter. (Göppinger Arbeiten zur Germanistik, Bd. 473) Göppingen 1987, S 267–274

Ferner:

13. Rahn, K., Fegefeuer. In: Lexikon für Theologie und Kirche, 2. Auflage, Bd. 4. Freiburg 1960, Sp. 51–55
14. Koepplin, D., Interzession Mariä und Christi vor Gottvater (= „Gnadentreppe"). In: Lexikon der christlichen Ikonographie, Bd. 2. Freiburg 1970, Sp. 346–352
15. Brenk, B., Weltgericht. In: Lexikon der christlichen Ikonographie, Bd. 4, Freiburg 1972, Sp. 513–523
16. Le Golff, J., La naissance du purgatoire. Paris 1981

Der Todesgedanke
in der deutschen Dichtung
vom Mittelalter bis zur Romantik*

Walther Rehm (1901–1963)

> *„Der Gleichnischarakter des Lebens tut sich ja*
> *immer erst am Rande des Vergänglichen auf:*
> *erst Todnähe macht ein Leben durchsichtig,*
> *das ist: gleichnishaft."* Ernst Bertram

Plato sagt im „Phaedon", das Leben des Philosophen sei eine ständige Betrachtung des Todes, und Cicero nimmt diesen platonischen Gedanken auf: „Tota philosophorum vita est commentatio mortis." Diese Überzeugung hat sich durch zwei Jahrtausende erhalten. Schopenhauer bekennt: „Der Tod ist der eigentliche inspirierende Genius oder der Musaget der Philosophie. Schwerlich sogar würde, auch ohne den Tod, philosophiert werden." Und Thomas Mann fügt hinzu: „Es würde schwerlich gedichtet werden auf Erden ohne den Tod."

Der Tod gehört zu den Erscheinungen des menschlichen Lebens, ohne die jenes in seiner bestimmten Form gar nicht zu denken ist. Das Gefühl des Todes beherrscht die Menschheit und prägt ihr Gesicht, prägt aber vor allem das Persönlichste, in dem sich der Mensch offenbart, die Kunst. Doch seltsam: es scheint, als ob erst die jüngste Zeit wieder ein lebendiges und tiefes Verständnis für die symbolische Bedeutung des Todes im Leben wie in der Kunst habe, als ob man erst jetzt wieder erfasse, daß der Mensch, wenn er vom Tode spricht und es ihm ernst ist, sein Innerstes gibt, daß er dem Tod gegenüber zunächst im geistigen, nicht im leiblichen Sinne sein wahres und tiefes Wesen erweist; daß also die Dichtung, wo sie vom Tode redet, am tiefsten in das Geheimnis des Menschen hineinsehen läßt; daß man hier in allem und jedem in den Mittelpunkt kommt und den Menschen ganz zu erfassen lernt. Von der Stellung eines Menschen zum Tode aus lassen sich alle seine übrigen Beziehungen zum Ganzen der Welterscheinung und den übrigen großen Daseinsaugenblicken

---

* Einleitung zum gleichnamigen Buch von Walther Rehm aus dem Jahre 1928 (2. Aufl. 1967; hier ohne Anmerkungen)

voll ergreifen. Dilthey hat einen Satz geschrieben, der heute wieder lebendigen Widerhall findet:

„Das Verhältnis, welches am tiefsten und allgemeinsten das Gefühl unseres Daseins bestimmt, ist das des Lebens zum Tode; denn die Begrenzung unserer Existenz durch den Tod ist immer entscheidend für unser Verständnis und unsere Schätzung des Lebens."

Allmählich haben auch andere diese Bedeutung des Todes für das Leben und dann besonders für die Dichtung und damit für die tiefere Erfassung künstlerischer Werke nachdrücklich betont: vor allem Simmel in seiner Rembrandt-Studie. Seine Ausführungen über den Tod und dessen Verhältnis zur Kunst gehören wohl zum Tiefsten überhaupt, was darüber geäußert werden kann. Und Bertrams Satz aus seiner Kleistrede mag so in symbolischem Sinn als Leitwort stehen: Schon vorher hatte gerade er in seinem Nietzsche-Buch und in dem Aufsatz über Lichtenberg auf das Todesproblem hingewiesen: „Nichts ist ja eine solche Goldprobe auf den innersten Gehalt an Romantik wie das Verhältnis zum Tode." Damit wird vom allgemein Menschlichen schon auf das geschichtlich Besondere gedeutet, und in seiner Gegenüberstellung von Klassik und Romantik hat auch Strich in dem geschichtlich Besonderen solchen Todbegreifens wiederum das Allgemeine erfaßt und das Einzelne zum Sinnbild erhoben.

An Dilthey anknüpfend, hat dann zum erstenmal Unger systematisch das Problem des Todes und seiner dichterischen und weltanschaulichen Formung an drei Gestalten, denen diese Frage gleichsam in idealtypischer Deutlichkeit zum Mittelpunkt wurde, erforscht, an Herder, Novalis und Kleist. Er ist es auch, der in einer methodischen Betrachtung nachdrücklich die Blicke auf die Spiegelung dieses Urproblems in der Dichtung weist und ihre Deutung und Darstellung verlangt. Die folgende Arbeit möchte ein Beitrag zur Geschichte des Todesgedankens in der Dichtung sein und darüber hinaus auch ein wenig zur Erfassung der einzelnen Menschen dienen. Einige methodische Überlegungen seien vorangeschickt.

Dichtung ist hier überall im Sinne Diltheys, aber auch Burckhardts als Lebensdeutung aufgefaßt; Dichtung wird „Organ des Lebensverständnisses", sie bringt die Fragen des Daseins, die Metaphysik des Lebens und des Todes in eine Form und wird so Ausdruck des Lebensgefühls, wird Symbol. Sie deutet auch den Tod und sein Erlebnis und erweist, wie ein Mensch oder eine ganze Zeit den Tod fühlen und erleben. Denn jede Zeit muß sich mit diesem Problem auseinandersetzen, wenn sie wirklich zu einer wahren Lebensansicht durchdringen will: so prägt das Bewußtsein des Todes tief das des Lebens. Es gibt aber nun nicht nur ein Lebensgefühl, d. h. einen letzten Grund, auf den sich alles bezieht, aus dem alles zu erklären ist, der selbst aber jenseits aller Bewußtheit liegt, man kann auch ebenso von dem Todesgefühl einer Zeit und eines Menschen sprechen. Jeder, der mit diesem großen Moment des Daseins ernstlich ringt, wird ein solches Todesgefühl besitzen; nur – damit rührt man schon an ein Tieferes – kann dieses Todesgefühl ganz im Lebensgefühl aufgehen, wenn das Bewußtsein des Lebens für den Menschen oder für eine ganze Zeit das Höchste ist. Aber umgekehrt kann das Todesgefühl auch eben dies sein, was an Stelle des Lebensgefühls völlig beherrschend sich offenbart und dies ganz in sich aufnimmt; so daß also das Lebensgefühl einer Zeit zum Todesgefühl wird und gleichsam aus dem Gegenteil zu fassen ist.

Denn das ist die andere Grundlage dieser Arbeit: der Glaube nämlich an letztlich zwei Arten von Menschen, die immer wiederkehren, an zwei Möglichkeiten der Lebensform und der Lebenshaltung, des Lebensgefühls also und daher auch der Lebensdeutung und der Todesdeutung. Es sind Gegensätze, die gerade durch ihre Spannung im Innersten verbunden sind, so wie Leben den Tod braucht, wie das Eine immer das Andere verlangt, durch dies Andere bedingt ist und unsichtbar auch gestimmt wird. Es kommt nicht darauf an, diese Stilarten des Lebens, Denkens und Fühlens nun zu benennen; genug daß sie da sind, daß man sie erkennt, daß sie sich in der Dichtung offenbaren. Man darf sie nicht aneinander messen, um Werturteile zu fällen, sie sind in ihrer Lebensform unmittelbar zu Gott, in sich selbst und durch sich selbst; aus welchen Gründen und warum, das entzieht sich der Erfahrung und Erkenntnis, das ruht schließlich im Unerforschlichen und darum zu Verehrenden. Leichter ist zu sehen, warum und mit welchem Sinn, wenn man aufs Ganze geht, diese Formen abwechseln; man kann einen dynamischen Rhythmus der als Spannung und Entspannung begriffenen Polaritäten ablesen, und es scheint, daß, wenn die eine Art sich erfüllt hat, nun auch die andere nach der Erfüllung ihrer Möglichkeiten drängt.

Doch dies bleibt immer der Grund: die Einheit von Leben und Tod. So hat Goethe einmal, als er von Winckelmanns Tod sprach, sehr tief bemerkt: „Sein frühzeitiger Tod schärfte die Aufmerksamkeit auf den Wert seines Lebens." Leben und Tod hängen unsichtbar zusammen. Mögen auch die Einzelnen diese Einheit nicht erkennen, nicht glauben, sie ist vorhanden: Tod gehört ebenso zum Wesen und Begriff des Lebens wie Leben zum Begriff des Todes. Das Eine erfüllt sich immer nur durch das Andere, durch sein Gegenteil. „Ohne den Tod wüßten wir nicht, daß wir leben", sagt Karl von Eckartshausen.

Der Tod bleibt stets der gleich hohe, rätselhafte und unwandelbare: aber den einen, so hat Simmel gewiesen, wohnt der Tod von vornherein im Leben ein, und die tiefe Lebensaufgabe ist hier, nun den eigenen Tod als Frucht zu reifen. Den anderen aber erscheint der Tod als eine ihrem Innern unverbundene, gewalttätige und dem Leben fremde Macht, die den Menschen plötzlich überfällt. So sehen die Menschen den Zustand von zwei Seiten her, von der ewigen Tagseite, wo der Tod immer im Leben verschlungen, und von der ewigen Nachtseite her, wo das Leben im Tod verschlungen ist. J. J. Bachofen, einer der wenigen vor Rohde, der die Bedeutung des Todesgedankens in der antiken Welt erkannt hat und ihrem religiösen Todessymbol nachgegangen ist, spricht einmal von den Völkern – er meint die Lykier –, bei denen besonders eine „Hingabe an die düstere Seite des Daseins" sich offenbart, die den Todesgedanken vor allen anderen denken und „ein für die Todesseite alles Lebens vorzugsweise entwickeltes Gefühl besitzen". Und Fichte deutet am Anfang der 7. Rede an die deutsche Nation auf eine Lebensansicht, die notwendig an den Tod als das Ursprüngliche und Letzte, den Grundquell aller Dinge und mit ihnen des Lebens glaube. Fichte wandte sich gegen solchen Glauben an den Tod und nannte ihn in diesem besonderen, zweckbestimmten Fall, in dem Augenblick der tiefen Not und im Gegensatz zu einem ursprünglich lebendigen Volke Ausländerei. Es war das romantisch-irrationale Verhältnis zum Tode, das er damit traf, jene „Sympathie mit dem Tode", jene „aristokratische Todesverbundenheit", gegen die auch Thomas Mann kämpft. Es ist nicht so, daß solche seelische Haltung nicht auch das Leben hinter dem Tode gesehen hätte; im Gegenteil, gerade Zeiten tiefen Vergänglichkeitsgefühls, immanenten Todesbewußtseins sehnen sich nach diesem anderen höheren, absoluten Leben, und darum ersehnen und reifen sie auch den Tod als den Erlöser zum Wesentlichen. Ihr Todeswille ist im letzten doch ein Lebenswille, ein Wille zur Erhöhung und Lebenssteigerung, zur Erfüllung und Verwirklichung ihres Wesens, dessen, was ihnen als Höchstes vorschwebt: nur daß hier eben Entselbstung, Selbstaufgabe zur notwendigen inneren Form der Selbstverwirklichung wird. Aber bei den Lebenskräftigen und Diesseitigen, die den Tod als das unverbundene Wesen an sich heranzwingen und sich anverwandeln, ist der Tod darum Wesenssteigerung, weil er das Leben im Diesseits tiefer und fester verstehen lehrt, weil hier der Mensch gegen die lebensfeindliche, gewalttätige Macht zu kämpfen hat, sich bewähren und ganz das werden muß, was er werden soll: Persönlichkeit, die ihm der Tod streitig machen will. Selbstverwirklichung ist hier Behauptung und Gestaltung der Persönlichkeit, und auch da entzündet sich am Tode die Lebenskraft, auch da formt der Tod das Leben, aber im anderen Sinne, so wie es Luther meint, wenn er sagt, der Tod sei geschaffen, daß man den Glauben wetze und immer vollkömmlicher werde. Hier wird überall der Tod nicht Gabe, sondern Aufgabe und Prüfstein. Aber hier und dort ist in vergeistigtem Sinne Tod der Kunstgriff, viel Leben zu haben, in beiden wächst aus dem Tod das Leben und offenbart sich die schicksalsmäßige, metaphysische Einheit von Leben und Tod.

Das ist eben das Höchste für alle Zeiten, mögen sie von noch so verschieden geartetem Lebensgefühl durchwaltet sein, den Tod als ein Irdisches zu überwinden und sich zum Ewigen und Unsichtbaren zu erheben, das Leben auch im Tode zu sehen. Denn der Todesgedanke ist zugleich der Gedanke des Lebens, und wo der Mensch vom Tod spricht, da spricht er auch immer unbewußt vom Leben, da schwingt auch das Lebensbewußtsein mit. In diesem Sinne bedeutet das Todesproblem letztlich den Kampf um das Humanitätsideal im tiefsten und weitesten Sinne dieses Worts, Humanität als jene geistig-sittliche Haltung, die das Ganze des Seins, Leben und Tod in sich aufgenommen hat. Mit dem Menschen aber wandelt sich sein Humanitätsideal, sein Lebensbegriff und also auch sein Todesbild. Denn das ist die dritte Überzeugung, auf der sich diese Arbeit aufbaut, die Anschauung Burckhardts: „Das Wesen der Geschichte ist die Wandlung". Der Kern des Menschen bleibt immer derselbe, der Geist hat Wandelbarkeit, aber nicht Vergänglichkeit und Entwicklung. Geschichte ist Gestaltwandel des Menschen und erst recht in diesem besonderen Fall des Todesgedankens.

Bewahrt sei die durchgehende Hauptmelodie einer Zeit, die das Wesen dieser Zeit geeignet ist zu offenbaren. Denn es muß gelingen, in allen einzelnen Zeugnissen das Gemeinsame, die „Problemeinheit" zu finden und zu deuten, weil alle aus einem gemeinsamen Lebensgrund herausgewachsen sind. Es ist, als ob sich viele einzelne Stimmen zum Chor zusammenschließen; jede Stimme hat nur Wert innerhalb dieser Gesamtheit, empfängt Sinn und Leben aus der Gesamtheit und hilft diese wieder verstärken. Die Einzelnen sind Vertreter eines Ganzen, und so sei auch ausdrücklich betont: wenn im Folgenden über die Grenzen des literarischen Deutschlands hinausgegriffen wird, wenn auch über die Grenzen der Dichtung in das Gebiet der Philosophie und der Kunst die Blicke geworfen werden, dann nur darum, um das schon Gewonnene zu bestätigen und zu festigen, um den Chor gleichsam zu verstärken und so das Wesen der Zeit schärfer zu erfassen. Mit Absicht beschränkt sich diese Arbeit auf den Todesgedanken und berührt nur dort auch die Frage der Unsterblichkeit und der Wiedergeburt, wo die Richtung einer Zeit dahin drängt. Man hat der Geschichte des Todesgedankens nicht allzuviel Beachtung gewidmet, während Totenritus und Totenkult seit jeher von Religionswissenschaft und Volkskunde genau durchforscht wurden. Nur die klassische Altertumswissenschaft beschäftigt sich seit Lessing und Herder mit dem antiken Todesgedanken, und nach Bachofen hat besonders Rohde Dichtung und Philosophie bedeutend in den Umkreis seiner Forschung über die Todes- und Jenseitsvorstellung der Griechen einbezogen.

Es liegt in der Natur der Sache, daß die früheren Jahrhunderte viel mehr allein aus den Dichtungen hergeben müssen, weil dort noch keine persönlichen Zeugnisse als Quellen fließen, wie seit dem 18. Jahrhundert. Die theoretische Einheit von Leben, Lebensideal und Lebenswerk wird in der älteren Zeit überhaupt nicht und in der Neuzeit auch nur bei den wenigsten Dichtern zu finden sein, vielleicht nur bei Kleist, Hölderlin und der Günderode und in gewissem Sinn noch bei Novalis, vielleicht auch bei Schiller; nur bei ihnen wird diese Einheitlichkeit mit allerdings symbolischer Klarheit sichtbar. Für die Übrigen aber läßt sich die Aufweisung dieser Einheit wohl nie erreichen, und hier in der Darlegung des geschichtlichen Verlaufs fällt auch die Forderung fort, man müsse unterscheiden zwischen Typen des persönlichen Verhaltens und der künstlerischen Gestaltung des Todesproblems. Wieder ist das vielleicht nur bei den schon oben Genannten möglich.

In all den verschiedenen Stimmen und Zeugnissen der Jahrhunderte wird man vielleicht eine geheimnisvolle Eintönigkeit vernehmen: sie ist begründet in der Erscheinung des Todes, der immer derselbe und ewige bleibt, zu dem die Menschen sich schließlich auf immer den gleichen Bahnen bewegen. Diese tiefste Gleichförmigkeit des Denkens und Fühlens hat etwas sehr Großartiges und Eindrucksvolles, denn sie ist nur symbolisches Bild der hehren und rätselhaften Gestalt, die dunkel und groß hinter allem Leben aufwächst, jener Majestät des Todes, die sich im Antlitz der Toten offenbart, erschütternder und tiefer als in jedem Gedanken, in jeder Dichtung.

Dank der freundlichen Genehmigung des Max Niemeyer Verlages (Tübingen) erfolgt ein Nachdruck der Einleitung (ohne Anmerkungen) zu der 1967 in 2. Auflage erschienenen, inzwischen vergriffenen Monographie des im Jahre 1963 verstorbenen Freiburger Literaturhistorikers. Mit dieser groß angelegten Studie hat sich der damals 27jährige Gelehrte im Jahre 1928 in München bei Friedrich Muncker habilitiert. Dieses Werk ist bereits geschichtlicher Besitz geworden und gehört zum festen Bestand der deutschen Literatur- und Geisteswissenschaft. Walther Rehm kam im Jahre 1938 als o. Professor nach Gießen und wurde 1943 auf das Ordinariat für Neuere deutsche Literaturgeschichte an der Universität Freiburg berufen. Die Todesthematik war eine der Grundprobleme seiner wissenschaftlichen Arbeit, die Rehm in strenger Folgerichtigkeit von Anfang bis zum Ende seines Werkes verfolgte. In Freiburg nahm er das Thema des Todesproblemes mit dem Buch „Orpheus. Der Dichter und die Toten" (1950) wieder auf, in dem er das Orpheus-Symbol in seinem Doppelbezug zum Dichtertum und zum Totenkult aus den poetischen Texten von Novalis, Hölderlin und Rilke deutete. In den Zusammenhang mit der Todesthematik gehören auch drei Studien, die Rehm unter dem Titel „Experimentum medietatis" (1947) zum Buche vereinigt hat. Walther Rehm gehört zu den bedeutenden Literatur- und Geisteswissenschaftlern der letzten Jahrzehnte. Er vereinigte beispielhaft Forschung und Lehre. Der persönlich bescheidene Gelehrte hielt eine klar formulierte, lebendige Vorlesung in einem stets überfüllten großen Hörsaal und erschloß den Studenten die Erlebniskraft deutscher Dichtung aus vier Jahrhunderten. Der Editor dieses Buches hat als passager in die Germanistik aberrierter Medizinstudent im Sommersemester des Jahres 1949 durch die Vorlesung „Naturalismus und Impressionismus in der deutschen Literatur" einen tiefen Eindruck von Walther Rehm und bleibende Anregungen durch ihn erhalten.

H. H. Jansen (Darmstadt)

Das Problem des Todes
in der deutschen Dichtung des Barock

Friedrich-Wilhelm Wentzlaff-Eggebert, Wasserburg, Bo.

Das Thema der folgenden Gedankengänge ist nicht willkürlich formuliert. Die darin angebotene zeitliche und inhaltliche Akzentuierung entspricht einer geistesgeschichtlich bedingten Grenzsituation menschlicher Erkenntnis. Zwischen etwa 1620 und 1720, im sogenannten Jahrhundert des deutschen Barock, wählen drei Generationen dieses Thema für ihre Dichtungen, ohne daß ihr Fragen eine gültige Antwort erfährt: So wird das Nachdenken über den Tod zu einem Problem, dem der Einzelne sich in den verschiedenen Abschnitten seines Erdendaseins nähert und entsprechend verschiedene Lösungen in poetischer Form niederlegt. Diese Verschiedenheit der Lösungsmöglichkeiten der Todesproblematik, die bis zu krasser Antithetik führt, läßt den Umfang und den Tiefgang der Problematik erkennen. Konsequente Lebensbejahung führt zeitweise zu konsequenter Todesverneinung und umgekehrt. Der Zuruf: „gedenke zu leben" läßt das „memento mori" verstummen. Aber die Wirklichkeit mit den Leiden des Dreißigjährigen Krieges und der sich stets wiederholenden Pestjahre führt letztlich doch, besonders nach der Lebensmitte, zur ernsthaften Reflexion über den Tod und damit zur persönlichen Auseinandersetzung mit dem Glauben. Die geschichtliche Position des Barockjahrhunderts zwischen Reformation und Aufklärung (Rationalismus) wirkt sich aus. Die Werte von Glaube und Vernunft werden an der Gesetzlichkeit des Todes gemessen. „Erlerntes" aus der philosophischen Tradition der Stoa steht gegen „Erlebtes" aus der täglichen Begegnung mit dem Tod. Bekenntnisfreudigkeit zum christlichen Glauben führt in beiden Konfessionen zu einer Jenseitszugewandtheit, die die diesseitige Lebensführung bestimmt und die Angst vor dem Sterben überwinden hilft. Der triumphierende Tod erscheint dann in Wort- und Bildkunst des deutschen Barock als ein besiegbarer. Der Einzelne ist zu einer Entscheidung aufgerufen, vor allem der Dichter. Traditionelles Christentum gewinnt individuelle Züge in der Begegnung mit dem Tod.

Die deutsche Barocklyrik läßt diese Auseinandersetzung mit der philosophischen und theologischen Tradition im Bereich der Todesthematik am deutlichsten erkennen, wenn es auch sehr vorsichtiger Textinterpretation bedarf, um unter der lastenden Decke der überlieferten humanistischen und christlichen Todesvorstellungen Züge persönlicher Frömmigkeit freizulegen. Es ist auch erforderlich, sich von den Todesgedanken zu lösen, die seit der sogenannten

Klassik und Romantik deutsche Dichtung bis heute erfüllen. Im Barockjahrhundert ruft der Dichter nicht die Toten wie bei Novalis, Hölderlin oder Rilke – er stellt sich dem Tod selbst, er sieht in ihm den Feind oder den Erlöser, er formt ihn in empörter, realistischer Sprache als Vernichter menschlicher Schönheit oder in einfacher, frommer Wortgebung als gnadenvollen Befreier von menschlichem Leid. Ja, er sieht den Tod als Mittler zwischen diesseitigem und jenseitigem Leben, der die Rückkehr in den Ursprung in der unio mystica mit Christus und damit den Eintritt in ein zweites Leben ohne Todesschranke freigibt. Die Angst vor dem Tod im diesseitigen Leben verwandelt sich dem Mystiker in eine Sehnsucht nach dem Tod, der erst das jenseitige, ewige Leben ermöglicht. Die Sprache des Dichters kommt dabei nicht ohne Rückgriff auf mittelalterliches mystisches Wortgut aus, das sich bis zur ekstatischen Bilderreihung steigert. Im Gegensatz dazu bedingt der Einbruch rationaler Kräfte im letzten Drittel des Jahrhunderts eine geradezu kühle, selbstkritische Ausdrucksweise. Der denkende Dichter sieht den Tod als Naturgesetz: „mors est ultima linea rerum", wobei unter res die Materie als solche verstanden wird. Der Verzicht auf helfende Kräfte des Glaubens wird deutlich. Die Funktion der Vernunft gewinnt die Oberhand über die Glaubenskräfte. Nur wenn die Todesangst als Affekt den Widerstand des Denkens überwindet, erfolgt auch hier die Rückkehr in die Sicherheit des christlichen Glaubens. Das hier gebotene Nebeneinander von Lösungsversuchen des Todesproblems für den Menschen im Barockzeitalter erweist sich allerdings meist als ein Miteinander in der Einzelpersönlichkeit des Dichters. Nur eine Gruppe von Poeten, die der Kirchenlieddichter in der Nachfolge Martin Luthers, deren Repräsentant Paul Gerhardt ist, scheint unberührt von der Todesangst zu bleiben. Die Sicherheit im Bewußtsein der Rechtfertigung durch den Glauben bietet ihm im Aufblick zu Christi Todesüberwindung jene Ruhe, die sich in seinem Karfreitaglied „O Haupt voll Blut und Wunden" bis in die letzte Gebetsstrophe ausbreitet. Er wird mit diesem einfachen Liedton zum Vorbild für alle protestantischen Kirchenlieddichter der Zeit. Eine stärkere gefühlsmäßige Jesusgeborgenheit bestimmt den pietistischen Dichterkreis, aber auch in diesen Strophen eines Johann Rist und Johann Heermann prägt sich die Ruhe vor dem Sterben sehr deutlich aus. Im katholischen Kirchenlied, das letztlich vom Vorbild lateinischer Hymnologien bestimmt ist, kommt es nur bei der mystischen Vertiefung der Problematik zu einer besonderen Art der Todesbegegnung, auf die weiter unten genauer einzugehen ist. Sonst lebt in ihr eine sichere Geborgenheit vor dem Tod, die auch im Sterben festen Schutz bietet (Prokop vom Templin).
Eine weitere Gruppe von Dichtern, deren Bildung und Entwicklung deutlich vom Humanismus geprägt wurde, wie die Opitzianer und die Mitglieder der Nürnberger Dichterschule (Klaj, Harsdörffer und Birken), versuchten durch stärkere Reflexion stoischer und epikuräischer Lebenslehre die Todesfurcht zu überdecken. In ihren Gedichten wird der Tod zum Thema für moralische Lebensführung und Glaubensstärkung oder zum Mittel der Belehrung.

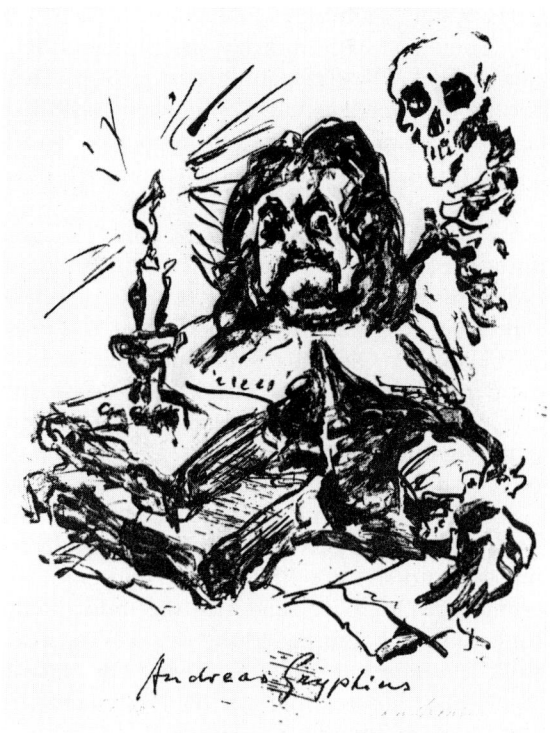

Abb. Hans Fronius, Andreas Gryphius. Lithographie aus der Suite „Gryphius Sonette" 1985

Der Tod erscheint sogar als überliefertes Motiv und als Anlaß zur kunstvoll geformten Ornamentierung. Die Problemsubstanz verringert sich dadurch auffällig. Nur bei so starken Persönlichkeiten wie bei Paul Fleming oder Andreas Gryphius (Abb.) verbindet sich Selbstbestimmung der Lebensführung mit dem christlichen Erlösungsdogma zu einer Einheit von Geisteskräften, die es ermöglichen, Lebensleid und Todesangst auszuhalten, wobei allerdings bei Andreas Gryphius in späten Jahren eine Neigung zu mystischen Jenseitsvorstellungen deutlich wird, die sich besonders bei Gedächtnisfeiern für Verstorbene in sprachkünstlerischer Poesie ausprägt. Bei ihm setzt die Abwertung des diesseitigen Lebens zugunsten einer hohen Jenseitserwartung sehr früh ein, so daß die Eitelkeit menschlichen Lebens, die „vanitas vitae", zu einem Grundthema seiner Poesie wird, wie es in der Interpretation des Gedichtes „Menschliches Elende" beispielhaft zum Ausdruck kommt. Der lutherische Glaube bleibt die letzte Kraftquelle für die Überwindung der Todesangst und der Furcht vor dem letzten Gericht. Gryphius bleibt eine Ausnahmegestalt unter den Dichtern des deutschen Barock. In seiner Lyrik und vor allem in seinen Märtyrertragödien „Papinianus", „Carolus Stuardus" und „Catharina von Georgien" erscheinen „hohe Personen" als Beispiele für das „große Gemüt"

239

(magnanimitas) des Menschen, das in der Nachfolge der Passion Christi den Tod furchtlos erträgt. Sein großes Thema ist nicht nur der „triumphierende", sondern vor allem der „besiegbare" Tod. Die Spiegelung des „großen Geistes" gelingt ihm in der Heroisierung des Sterbens von königlichen Gestalten so vollkommen, daß diese Sterbeszenen gerade durch die Einfügung von Chorliedern als Höhepunkte des deutschen Barockdramas angesehen werden dürfen.

Einen anderen Höhepunkt in der poetischen Gestaltung des Todesproblems bietet die Dichtung der sogenannten Neu-Mystiker, deren Begegnung mit dem Tod nicht mehr allein von den Werten einer konfessionellen Gläubigkeit bestimmt wird. Der Jesuit Jacob Balde, der Konvertit Johann Scheffler, der Protestant Daniel von Czepko, der Ekstatiker Quirinus Kuhlmann bilden eine Gruppe von Dichtern, denen die Begegnung mit dem Tod keine Furcht einflößt. Für sie wird das Sterben zur Erlösung von der Last des Lebens. Der Tod eröffnet den Eintritt in die Vereinigung mit Christus und Gott. Die „unio mystica" der menschlichen Seele mit ihrem Ursprung – wie Meister Eckhart sie im Mittelalter gelehrt und seine Schüler Tauler und Seuse sie weiterverbreitet hatten – erfährt im Barockzeitalter eine Neubewertung, die über die anderen „Heilmittel gegen den Tod" (remedia mortis) wie Philosophie und einfache Gläubigkeit die höchste Steigerung erreicht. Hier zeigt sich die individuelle Frömmigkeitsvertiefung als Möglichkeit der Überwindung der Todesfurcht am deutlichsten. Zugrunde liegt ihr jene sehr alte Vorstellung von der Liebesvereinigung der menschlichen Seele mit Christus, die nur nach dem Durchschreiten des Todestores erfolgen kann, so wie sie im „Hohen Lied" bereits vorgeformt erscheint. Die bräutliche Vereinigung der menschlichen Seele (anima) mit Christus erfährt eine poetische Glorifizierung im Barock, in der der Tod geradezu als Mittler und Helfer zu der Erfüllung dieser Liebessehnsucht gesehen und gewertet wird. Baldes Ode vom Sterben der Genoveva, Schefflers Epigramme und Lieder im „Cherubinischen Wandersmann" und der „Heiligen Seelenlust", Daniel von Czepkos „Monodisticha" und nicht zuletzt die vielen Gedichte des Quirinus Kuhlmann, der wegen dieser unkonfessionellen, ekstatischen Lieder in Moskau als Ketzer öffentlich verbrannt wurde, bilden eine geschlossene Gruppe, in der die Sehnsucht nach dem irdischen Tod zum Ausdruck kommt. Die Geisteskräfte des Menschen, Gefühl, Verstand, Glaube vereinigen sich, um im Tode den Übertritt in den Ursprung als höchstes Glück und als Bestimmung menschlichen Seins erscheinen zu lassen. Die Vorstellung von der möglichen unio des menschlichen Geistes mit dem Geist Gottes und Christi erweitert das Todesproblem ins Spekulativ-Kosmologische – wie im 12. Jahrhundert bei Hildegard von Bingen – und zugleich ins Persönlich-Spekulative – wie bei Meister Eckhart im 14. Jahrhundert. Der Tod wird bei diesen Barock-Mystikern bereits ins Diesseits einbezogen, wofür das Gesamtwerk des überzeugten Katholiken Friedrich von Spee sicheres Zeugnis ablegt. Affektive, spekulative und ekstatische Mystik dieser Dichtungen werten den Tod als

Brücke zwischen den beiden Welten. Der Weg des Menschen durch das Leben führt zum Tode, der Weg durch den Tod führt zu Gott. Schon im Diesseits kann die Seele des Menschen für die unio mit Gott bereitet werden. Das von Gott geschenkte Leben kann in dem von Gott gewollten Tode zum ewigen Leben befreit werden. Diese Gedanken und Vorstellungen haben in der Lyrik des Barockzeitalters im Zuruf des memento mori eine bis heute nur bei Trakl und Rilke auffindbare Erneuerung erfahren. Selbst die Todesdichtungen Paul Celans erreichen zwar den gleichen Tiefgang, verlieren sich aber in einem schwer zu erhellenden Dunkel ihrer Visionen.[1]

Nicht als Gegensatz zur Mystik, sondern als Versuch, die mit den Lebensjahren sich steigernde Todesangst zu mindern, ist die zunehmend rationale Erklärung des Todes als Naturgesetz zu vestehen, die sich in der dritten Dichtergeneration dieses Jahrhunderts ausbreitet. Drei Namen sind hier zu nennen: Hofmannswaldau, Lohenstein und Christian Günther. Aber auch dieser Versuch, durch Erkenntniskraft oder Vernunft die tägliche Bedrohung durch den Tod abzuschwächen, endet letztlich in dem lutherischen Glaubensbekenntnis. Von Hofmannswaldau gibt es ein Gedicht: „Der Tod", das in insistierender Folge alle Versuche, die Todesproblematik zu lösen, für das Barockjahrhundert zusammenfaßt und auch für Dichter des Übergangs vom 17. zum 18. Jahrhundert, wie Christian Günther, als Ergebnis seiner Todesgedanken Gültigkeit haben kann.

> *Der Tod.*
> *„Was ist der Tod der Frommen?*
> *Ein Schlüssel zu dem Leben.*
> *Ein Gräntz-Stein böser Zeit.*
> *Ein Schlaff-Trunck alter Reben,*
> *Ein Fried auf Krieg und Streit,*
> *Ein Führer zu der Sonne,*
> *Ein Steg ins Vaterland.*
> *Ein Auffgang aller Wonne.*
> *Ein Trieb von großer Hand,*
> *Ein Zunder zu dem Lichte*
> *Ein Flug in jene Welt,*
> *Ein Paradies-Gerichte,*
> *ein Schlag der alles fällt.*
> *Ein Abtritt alter Plagen,*
> *Ein Baum für alle Not;*
> *Was soll ich ferner sagen,*
> *Diß alles ist der Tod."* (Vermischte Gedichte S 95, vor 1647)

Versucht man aus einem so knappen Überblick über die Lösungsversuche der Dichter des Barock eine Summe zu ziehen, so läßt sich als Gesamteindruck

---

[1] Siehe hierzu den Beitrag von Klaus Manger in diesem Band, S 437–452

nur wiederholen, daß es auch für diese drei Generationen keine deutliche Antwort auf die Frage nach einer Lösungsmöglichkeit des Todesproblems gibt. Eine ungelöste Problematik bleibt bestehen, trotz vieler neuer Ansätze. Alle Entscheidungen der Einzelpersönlichkeiten münden in dem Entschluß, zu einer möglichst dichten Vereinigung von Ethos, Vernunft und Glauben zu gelangen, die sich bis zum Todestrotz oder Todessehnsucht steigern kann. Letztlich endet alles Fragen in dem überzeugten oder auch verzweifelten Festhalten an der konfessionellen Glaubensgewißheit. Nur die Mystiker unter den Dichtern des Barock erreichen schon im Leben eine Überwindung der Todesfurcht, die sich bis zu einer dichterischen Todesverklärung zu steigern vermag. Aber auch der neue Versuch, dem Tod seine Gefährlichkeit für den Menschen durch konsequentes, vernunftgelenktes Denken als physisches Gesetz zu erklären, mündet doch in der Zuflucht in den Glauben. Es bleibt bei einer Synthese von Vernunft und Glaube, aus deren Spannungsfeld aber Dichtungen entstehen, die heute noch als Todestrost gewertet und erneuert werden können.

Als ein Beispiel für diese Synthese von Ethos, Vernunft und Glaube füge ich die Interpretation eines früheren Sonetts des Andreas Gryphius hinzu, das in seiner ersten Fassung als Verzweiflungsgedicht niedergeschrieben wurde (1637), das aber drei Jahre später durch die Anfügung von zwei lateinischen Sentenzen zu einem Trostgedicht wurde.

Menschliches Elende

Was Sindt wir Menschen doch! ein Wohnhaus grimmer Schmerzen!
Ein Ball des falsches gluecks/ein Irrlicht dieser Zeit.
Ein schawplatz aller angst Vnd wiederwärtikeitt
Ein Bald Verschmelzter Schnee/ein abgebranndte kerzen.

Dis leben fleucht darVon/wie ein geschwaetz Vnd Schertzen.
Die Vor Vns abgelegt des schwachen leibes kleidt;
Vnd in das Totenbuch der großen Sterblikeitt
Laengst eingerschriben sindt; sindt Vns aus Sinn Vnd hertzen.

Gleich wie ein eitel traum: leicht aus der acht hinfelt
Vnd wie ein Strom Verfleust den keine macht aufhelt.
So mus auch Vnser lob/nahm Ehr Vnd ruhm Verschwinden.

Was itzt noch athem holt, felt'Vn Versehns dahin,
Was nach vns kombt/wirdt auch der Todt ins grab hinzihn.
Was Sag ich! Wir Vergehn/gleich als ein rauch Von winden.

Symb. Non confundit. Candida constant

Der nachfolgenden Interpretation habe ich nicht den in den Lissaer Sonetten von 1637 erhaltenen Druck des Gedichtes „Menschliches Elende" zu Grunde gelegt, sondern den Text eines handschriftlich erhaltenen Stammbuchblattes für Konstantin Linderhausen aus dem Jahre 1640. Auch wenn der Text

selbst von dem des Jahres 1637 kaum abweicht, so bietet er durch die hinzu-
gefügten zwei Halbzeilen „Symb. Non confundit" und „candida constant" erst
die Möglichkeit des tieferen und genauen Verständnisses eines Textes aus den
Lissaer Sonetten. Auch sollte der in der Handschrift hinzugefügte griechische
Sinnspruch nicht unberücksichtigt bleiben, der dem Gedichttext mitgegeben
ist, der bisher auch in der kritischen Ausgabe von Gryphius Werken nicht erscheint – außer in der Faksimile – Reproduktion der Handschrift (Edition:
Marian Szyrocki, Bd. I).

Heranzuziehen ist außerdem eine Trostrede in Prosa, die der junge Gry-
phius im gleichen Jahr 1637 verfaßte, die aber erst 1972 von Gerhard Hay als
Faksimiledruck unter dem Titel: „Menschlichen Lebens Traum" veröffentlicht
wurde (Gerstenberg, Hildesheim 1972). Gryphius bietet darin die poetische
Umsetzung des alten Sinnspruchs: „vita somnium breve". Der Anlaß für diese
Gelegenheits-Trostrede ist das schnelle Ableben eines kleinen Kindes. Wie ein
Traum vergeht dieses kurze menschliche Dasein in einem Augenblick zwischen
Schlaf und Erwachen. Das Augenblicksgeschehen des Sterbens wird zu einem
Gleichnis für die schnelle Vergänglichkeit menschlichen Lebens, wie solche
Warnbilder für die Wahrheit des Satzes: „omnia vana" zahlreich auch nach
dem Barockzeitalter verbreitet wurden.

Man erkennt bereits im Anfang der oben genannten Rede vom „Leben als
Traum", daß der junge Gryphius sich eine besonders schwere Aufgabe gestellt
hat. Er begreift den Traum als „res", als ein erst genauer zu erklärendes
„Ding", das nur sehr schwer realitätsbezogene Bilder zuläßt. Gelehrtes Wissen
wird deswegen ausgebreitet, um das Gleichnis vom Traum als Leben und vom
Leben als Traum zu verdeutlichen. Aus der Antike, der Bibel, der Patristik und
der Philosophie sind die Zitate für die Bestimmung des Lebens als Traum gewählt. Die Reihe der genannten Autoren reicht von Epiktet über Aristoteles,
Seneca, Polybius, Plutarch zu den christlichen Zeugen mit Stellenangaben aus
den Psalmen, aus Sirach, Moses bis zu Jesaias. Reiche Zitate folgen aus den
Schriften der Patristiker, aus Augustin, Gregorius sowie aus den Werken der
späteren großen Theologen, unter denen auch Luthers Name erscheint. Eine
Trostrede dieser Art, die damals festgelegten rhetorischen Gesetzen unterlag,
sollte zugleich eine Präsentation gelehrten Wissens enthalten und den Autor
als „homo doctus" erweisen. Das künstlerische Gegengewicht mußten die vielen poetischen Bilder durch Reihen von Allegorien und Symbolen herstellen.
So fügt Gryphius eine lange Kette von Vergleichen an, die die Vorstellung vom
Leben als Traum in real-dinglichen und zugleich irrealen Bildvorstellungen
wiedergeben. Man kann diese Vergleiche als Sinnbilder verstehen, die die
Flüchtigkeit und schnelle Veränderung des irdischen Daseins in seiner Bedrohung wachrufen und zugleich eine pessimistische Abwertung des Lebens zum
Ausdruck bringen sollten. An dieser Stelle der Rede (im 5. und 6. Abschnitt)
finden sich bereits die gleichen Bilder wie in unserem Sonett, wenn auch in anderer und gesteigerter Abfolge. Das Leben gleicht dem „Ball" des Glücks, dem

verführerischen „Irrlicht", dem flüchtigen „Traum", dem allzuschnellen „Strom", dem von Winden rasch verwehten „Rauch". Die Reihung dieser Bildvergleiche schließt sich zu dem Bedeutungsfeld von der Vergänglichkeit menschlichen Lebens, der „vanitas vitae" zusammen. Die Abwertung des menschlichen Lebens steigert sich in dieser Rede durch adjektivische Zusätze zu den angebotenen Vergleichen soweit, daß für die Tröstung über den frühen Verlust des Kindes kaum noch Raum bleibt. Das Leben gleicht nicht nur dem flüchtigen Traum; es ist wie ein „gefleischtes nichts, eine staette Henkerey", eine stetige Reise zum Tode. Ohne solche grobe Wiederholung realer Bilder wäre der geistige Sinn der gebrauchten Wörter kaum erkennbar geworden. Es fehlt in dem Text ein starker, eindrucksvoller Hinweis auf die im christlichen Glauben verkündigte Rückkehr in das ewige Leben. Nur einmal wird das Kind als das „Bräutlein Christi" (12) bezeichnet, ohne daß hier das später bei Gryphius so ausführlich mit Bildbeigaben ausgestattete Thema der mystischen Vereinigung der Seele mit Christus ausgewertet wird. Inhaltlich entspricht demnach der Text dieser Rede dem Wortlaut des Sonetts aus dem Jahre 1637. Erst drei Jahre später enthält dieses Sonett in den zwei Zusätzen, die als „Symbola" bezeichnet werden, den Hinweis auf die moralischen und glaubensgebundenen Werte, die dem Menschen mitgegeben sind, in den Worten „Non confundit" und „Candida constant".

Die Bedeutung dieser beiden Zusätze auf dem Stammbuchblatt für Constantin Linderhausen vom Jahre 1640 läßt sich erst nach den Ergebnissen einer 20jährigen germanistischen Forschung ermessen [2]. Im folgenden soll unten auf die beiden Symbola in ihrer ergänzenden Bedeutung für den Text des Sonettes „Menschliches Elende" eingegangen werden, weil sich in ihnen die Betonung eines hohen Gegenwertes ablesen läßt, der auf einer unzerstörbaren moralischen und zugleich christlichen Glaubens- und Lebenshaltung beruht. Für das Verständnis der Barockemblematik als eines poetischen Kunstmittels ist davon auszugehen, daß die Idealform eines „Emblema" (Rätsel) auf der Dreiteiligkeit von Überschrift (inscriptio), Bild (pictura) und Unterschrift (subscriptio) beruht. Diese von Albrecht Schöne vermutete Idealform eines Emblems erfährt im 17. Jahrhundert besonders viele Veränderungen. Teile der Sinnbedeutung eines bildlichen Symbols gehen in die Pictura ein, oder nur eine Über- oder Unterschrift bleibt erhalten und geht dann erkennbar in den poetischen Text ein [3]. Oder es wird diesem Text ein „symbolum" hinzugefügt, das nur mit einem Stichwort genauer festgelegt ist. Auch wenn – wie häufig bei Gryphius – die Pictura fehlt, wird bei dem Leser oder dem Empfänger eines Stammbuch-

---

[2] An anderer Stelle bin ich ausführlich diesen Erträgen der wissenschaftlichen Forschung nachgegangen. Ich verweise auf meine Abhandlung, die 1978 in der Zeitschrift „Argenis", Bd. 2, Heft 1–4, S 253–307 veröffentlicht wurde. Es geht darin um die „Bedeutung der Emblematik für das Verständnis von Barock-Texten mit Beispielen aus der Jugenddichtung des Andreas Gryphius"

[3] Vgl. hierzu „Argenis", a.a.O., S 275f

blattes die Kenntnis dieser Pictura vorausgesetzt, da bereits seit 1570 z. B. ein Lexikon unter dem Titel „Silva Allegoriaca totius sacrae scripturae" mit 1700 Stichwörtern von Hieronymus Lauretus in zehnfacher Auflage (bis 1681) erschienen war. Darin wurden allegorische und symbolische Bilder mit deren Auslegungen seit dem Mittelalter in lateinischer Sprache festgehalten [4]. Ein solches Nachschlagewerk bot die Grundlage für den Unterricht in dem Lateinischen des 17. Jahrhunderts. Bereichert wurde die humanistische Bildung durch jene Veröffentlichungen, die die Bildbeigaben zu den Stichwörtern lieferten. Diese Emblematik-Bücher kannte auch Gryphius sehr gut. Mehrfach gibt er die von ihm benutzte Quelle an. Für unser Symbolum: „candida constant" hat Walter Jöns in seinem 1966 erschienenen Buch „Das Sinnbild bei Andreas Gryphius" [5] die Herkunft aus des Jacobus Typotius drei Bänden: „Symbola Divina et Humana" (Prag 1601–1603) nachgewiesen. Unter den Stichwörtern „constant" und „candida" finden sich bei Typotius mehrere Picturae, die mindestens eines der beiden Stichwörter in der Überschrift führen (Typotius, III, 135, III, 52 und III, 122). In allen drei Inscriptiones kommt stets der gleiche Bedeutungsgehalt zum Ausdruck, wie er auch in der Pictura wiedergegeben ist! [6] Als Beispiel sei nur auf die Pictura vom unbefleckten Weiß des Schwanes, über dem drei dunkle Fledermäuse schweben (Typotius III, 122) verwiesen, die die Inscriptio trägt: „candor illaesus". In der beigegebenen lateinischen Deutung dieses Emblems heißt es: Cygnus albidine et candore caeteras aves superat. Apollini sacer est" ... Als Lebensregel formuliert Typotius: „Magni profecto animi indicium est, iniurias et calumnias contemnere et innocentiae scuto excipere, vindictamque Deo relinquere." Gemeint ist damit die feste innere Haltung des Menschen, durch die Reinheit und Unbeflecktheit bewahrt bleibt, wenn sie Unrecht und Verleumdung erträgt und die Bestrafung dafür Gott überläßt. Auch für das Symbolum: non confundit, für das Gryphius keinen Hinweis auf eine Quelle angibt, bieten sich emblematische Parallelen. In dem 1967 erschienenen „Emblemata-Handbuch zur Sinnbildkunst des XVI. und XVII. Jahrhunderts" [7] findet sich im Motto-Register auf Spalte 1227 der Hinweis auf ein Emblema „non confundit" das mit Text uns überliefert ist. Die Pictura stellt eine unbeschädigte, aufrecht stehende und eine zerborstene Säule in einem Unwetter dar. Aus einer Wolke stützt eine helfende Hand die heile Säule, in deren Querbalken die Inschrift „non confundit" deutlich lesbar ist. Diese unbeschädigte Säule wird von großen ausgebreiteten Fittichen getragen. In dem beigefügten Epigramm kommt die zweifache Erkenntnis zum Ausdruck, daß die Hoffnung auf Gottes Hilfe jedes Unheil überdauert, daß aber die Hoffnung auf irdische Hilfe, besonders auf die Gunst des Hofes, sich zer-

---

[4] Kommentierte Edition, München 1971 im Fink-Verlag durch Friedrich Ohly
[5] Jöns, W., Das Sinnbild bei Andreas Gryphius. Stuttgart 1966
[6] Vgl. hierzu ausführlich „Argenis", S 297
[7] Emblemata-Handbuch zur Sinnbildkunst des XVI. und XVII. Jahrhunderts. Stuttgart 1967

schlägt. Den gleichen Inhalt bietet ein anderes Stammbuchblatt von Gryphius, das er 1643 für Thomas Lerch aufschrieb, dessen Unterschrift gleichfalls lautet (non confundit).

Beide Symbola „non confundit" und „candida constant", die dem Sonett „Menschliches Elende" handschriftlich beigefügt wurden, bezeugen deutlich, daß mit dem „non confundit" die feste Hoffnung auf Gottes Beistand und mit dem „candida constant" die Reinheit der moralischen Haltung des Menschen als Gegenkräfte gegen die lastende Verzweiflung über die „vanitas vitae" verstanden werden sollte. Bestätigt wird diese Zielsetzung auch durch den in griechischen Buchstaben eingeschobenen Satz, der das andere ewige Leben als Gewinn (Kerdos) bezeichnet. So verstanden, läßt sich das Klagegedicht über das „Menschliche Elende" auch als Trostgedicht werten.

Literatur

1. Rehm, W., Orpheus. Der Dichter und die Toten. Düsseldorf 1950
2. Wentzlaff-Eggebert, F. W., Das Problem des Todes in der deutschen Lyrik des 17. Jahrhunderts. Leipzig 1931
3. Ders., Deutsche Mystik zwischen Mittelalter und Neuzeit. 3. Auflage, Berlin 1969
4. Ders., Der triumphierende und der besiegte Tod in Wort- und Bildkunst des Barock. Berlin 1975
5. Höpel, I., Emblem und Sinnbild. Vom Kunstbuch zum Erbauungsbuch. Frankfurt a. Main 1987

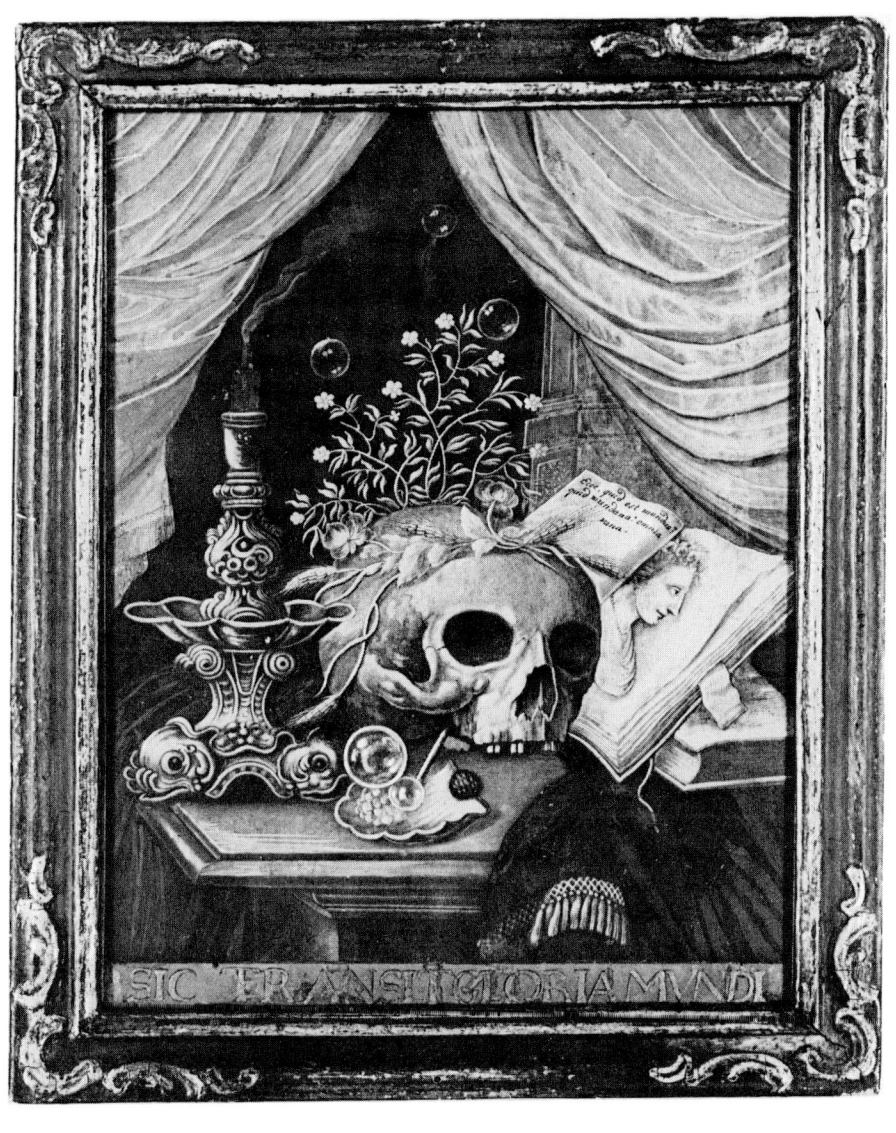

N.N. (Augsburg) „Sic transit gloria mundi", um 1750, Vanitas-Stilleben, Deckfarbenmalerei über Mezzotinto

Der Tod der Meta Klopstock
Ein Versuch über des Dichters
Auffassungen vom Tode

Elisabeth Höpker-Herberg, Hamburg

Klopstock gilt als der Dichter des achtzehnten Jahrhunderts, der die Todesthematik über die Gräberromantik seiner Zeitgenossen hinaus gestaltete und vertiefte.[1] Zu dichten galt ihm als ein hochverantwortliches Amt, denn der Dichter hat das Leben zu bewahrheiten. An der Problematik des Todes konnte er nicht vorbeisehen; zumal als überzeugtem Christen war es ihm nicht möglich, den Tod zu beschönigen oder gar aus der Welt hinauszuphilosophieren, im Gegenteil: der Tod war ein bewegender Bestandteil seiner eschatologischen Vorstellungen und ging ihn, nicht zuletzt auch als den Dichter des „Messias", des Epos von der Erlösung der Menschen vom Tod durch Jesus Christus, unmittelbar und ständig an.

Wie immer Klopstocks Auffassung vom Tod christlich bestimmt war, ist sie gleichwohl komplex. Sein weltanschauliches Fundament vereint unterschiedliche, teils gegenläufige theologische Strömungen und ist von aufklärerischen Philosophemen überlagert.[2] So kann aus seinen Dichtungen nur schwer und nicht auf kleinem Raum ein Überblick ermittelt werden. Leichter und sicherer läßt sich ein Bild gewinnen, wenn man von dem Tod ausgeht, der Klopstock in seinem Leben wohl am härtesten getroffen hat, dem Tod seiner Frau Meta (Abb. 1), und wenn man die Einstellungen herauszufinden versucht, die er in diesem Zusammenhang zu erkennen gab.

Meta Klopstock wird zu den ungewöhnlichen und bedeutenden Frauen ihrer Zeit gezählt.[3] Hierzu berechtigen vor allem ihre lebhaften, die Mitte des Jahrhunderts vielseitig dokumentierenden, leider nur zum Teil überlieferten

---

[1] Vgl. Rehm, Walter. Der Todesgedanke in der deutschen Dichtung vom Mittelalter bis zur Romantik. Halle 1928: „Empfindsamkeit und Sturm und Drang", bes. S 280 ff und S 292. – Vgl. auch im vorliegenden Band, S 231–236

[2] Die religiösen und philosophischen Grundlagen von Klopstocks Werk hat Gerhard Kaiser untersucht; vgl. Kaiser, G. Klopstock. Religion und Dichtung. Kronberg/Ts. 1975; Kaisers Ergebnisse liegen den folgenden Ausführungen teilweise zugrunde

[3] Über Meta Moller und ihre Bedeutung vgl. die Einführung von Hermann Tiemann zu „Meta Klopstock geborene Moller", Bd 3, S 730 ff und das Nachwort zu „Es sind wunderliche Dinger", S 475 ff. – Vgl. auch Trunz, Erich. Meta Moller und das 18. Jahrhundert. In: Meta Klopstock geborene Moller, Bd 3, S 955 ff

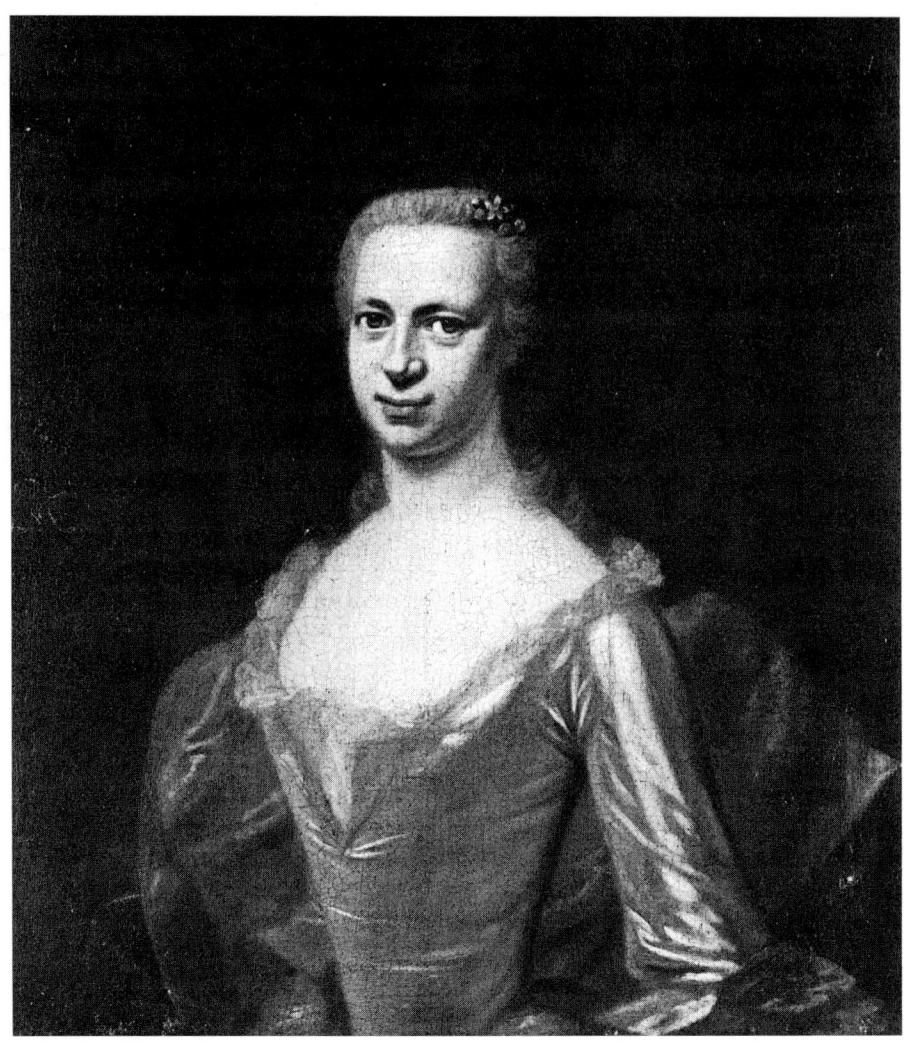

Abb. Meta Klopstock, geb. Moller. Nach dem Porträt von Dominicus van der Smissen, Im Besitz des Museums für Hamburgische Geschichte, das für die Reproduktion freundlicherweise die Genehmigung gab

Korrespondenzen. Von ihr „Hinterlaßne Schriften" hat Klopstock ein halbes Jahr nach ihrem Tod herausgegeben.[4] Darin stellte er als Einleitung die letzten zwischen Meta und ihm gewechselten Briefe mit solchen zusammen, die er nach ihrem Tod selbst schrieb oder als Zeichen der Kondolenz erhielt. In zwei Briefen schildert er Metas Tod; der frühere ist eine Woche nach dem Ereignis, am 5. Dezember 1758 geschrieben, der spätere als Ergänzung dazu am 20. Dezember 1758. Mit stärkeren Deutungsakzenten versehen, auch um einige Einzelzüge vermehrt, finden sich diese Berichte zusammengefaßt in einem fiktiven Brief, den der Dichter als ein Gegenstück zu Metas „Briefen von Verstorbnen an Lebendige" an die verstorbene Meta, „die Verfasserinn dieser Briefe", richtete. Der Text entstand im ersten Halbjahr nach Metas Tod. Die zusammenhängende Beschreibung, die Klopstock sich vorgenommen hatte und bei der er auch zuziehen wollte, „was meine hiesigen Freunde und ich uns von Ihren letzten Stunden erinnerten"[5], konnte er nicht über sich bringen. In den fünfzehnten Gesang seines Epos „Der Messias", welcher 1769 zum ersten Mal gedruckt wurde, rückte er eine Darstellung von Metas Tod in dichterischer Form ein (XV 419–467). Mit Ausnahme der Ergänzung des ersten Briefberichtes sind alle diese Texte in der Edition von Hermann Tiemann, „Meta Klopstock geborene Moller. Briefwechsel mit Klopstock, ihren Verwandten und Freunden"[6], zusammengeführt.

---

[4] Hinterlaßne Schriften von Margareta Klopstock. Hamburg 1759. – Der Band enthält eine materialreiche Einleitung (S VII–LXXXIV), „Briefe von Verstorbnen an Lebendige" von Meta Klopstock (S 1–34), „An die Verfasserinn dieser Briefe" von Klopstock (S 35–46), „Der Tod Abels. Ein Trauerspiel" von Meta Klopstock (S 47–70), „Zween geistliche Gesänge" von Meta Klopstock (S 71–78), „Fragment eines Gesprächs" von Meta Klopstock mit einer Einleitung von Klopstock (S 79–84)

[5] Hinterlaßne Schriften, S XXXI

[6] Die 1956 in Hamburg erschienene Ausgabe wurde 1962, um einige Briefe vermehrt, aber unter Weglassung der meisten nach Metas Tod entstandenen Texte Klopstocks und ohne den Kommentar, in Bremen neu gedruckt (s. Quellenverzeichnis). Hiervon kam 1980 in München eine zweite Auflage heraus mit einem Zitat als Titel, „Es sind wunderliche Dinger, meine Briefe" (s. Quellenverzeichnis). Diese Ausgabe ist zur Zeit im Buchhandel noch erhältlich; darum wird im Folgenden außer nach der ersten, kommentierten Ausgabe zusätzlich auch nach ihr zitiert. – Der Briefwechsel zwischen Meta und Klopstock sowie alle Briefzeugnisse Klopstocks über Metas Tod sind in der Hamburger Klopstock-Ausgabe neu ediert und ausführlich kommentiert: F. G. Klopstock. Briefe 1751–1752. Herausgegeben von Rainer Schmidt. Berlin 1985; Briefe 1753–1758. Herausgegeben von Helmut Riege und Rainer Schmidt. Berlin 1988. (F. G. Klopstock. Werke und Briefe. Historisch-kritische Ausgabe ... Abteilung Briefe: II und III.)

I

Klopstock lernte Meta Moller 1751, als er auf dem Wege nach Kopenhagen war, in Hamburg, ihrer Vaterstadt, kennen; er war damals 26, sie 23 Jahre alt.[7] Ein Jugendfreund Metas, der als Student in Leipzig dem gleichen, befreundeten Dichterkreis wie Klopstock angehörte, brachte die Begegnung zustande und erfüllte damit Metas Wunsch: Sie wollte den Dichter in persona sehen, dessen begeisterte Leserin sie war, seit ihr erstmals „Messias"-Verse vor Augen gekommen waren – zusammenhanglos auf herausgeschnittenen Lockenwickeln einer Freundin; sie hatte den Rang dieser Dichtung mit sicherem Blick erkannt.[8]

Meta war nicht systematisch, sie war durch Lektüre gebildet, las Englisch, Französisch, Italienisch und Lateinisch. Von klein auf war ihr die Weltoffenheit Hamburgs zuteil geworden, ebenso das Selbstbewußtsein und der spezifische Pragmatismus des gutsituierten Bürgertums der „Republik", dem Meta entstammte. Literarisch war Hamburg früher als das übrige Deutschland dem Englischen, von dem starke Impulse ausgingen, aufgeschlossen; Meta besaß gute Kenntnisse der empfindsamen englischen Dichtung und verfolgte deren Entwicklung aufmerksam. Ihr Denken war vom aufklärerischen Protestantismus geformt, bei dem die orthodox vorgeschriebenen Glaubensinhalte nicht mehr so viel galten wie ein subjektives Glaubenserlebnis. An die Stelle der gelehrten Religion sollte eine mit allen Kräften des Verstandes und des Gemüts angeeignete Religiosität treten. Dies bewirkte eine Übernahme der ursprünglich pietistischen Forderungen nach eigenständigem Eindringen ins Evangelium und ständiger Selbstprüfung in den Protestantismus, wodurch sich insbesondere den Frauen Raum zu geistiger Entfaltung auftat. Das gebildete Mädchen wurde zu einem neuen Postulat. Die Denkformen und Erlebnisweisen blieben weiterhin christlich bestimmt, auch bei Meta.

Die mit Passion geschriebenen Briefe Metas geben Festigkeit des Charakters bei großer geistiger Beweglichkeit und einen prächtigen Realismus bei der Aufnahme wie bei der Verarbeitung des Erlebten zu erkennen, dazu die Gabe, sich differenziert mitzuteilen. Ihr Briefgespräch mit Klopstock, das sofort nach dessen Weiterreise im April 1751 einsetzte, zeigt Meta gleichermaßen verstehend, mitgehend und steuernd. Nicht zuletzt aus dieser Fähigkeit stellte sich

---

[7] Friedrich Gottlieb Klopstock: geb. 2.7. 1724, gest. 14.3. 1803. Meta Klopstock geb. Moller: geb. 16.3. 1728, gest. 28.11. 1758. Klopstock wurde 1751 für zwei Jahrzehnte in Kopenhagen ansässig. Friedrich V. von Dänemark hatte ihm eine Pension ausgesetzt, damit er unbehindert von einem Brotberuf sein Epos „Der Messias", das 20 Gesänge umfassen sollte, zu Ende schreiben konnte. Vom „Messias" lagen Anfang 1751 drei Gesänge gedruckt vor, zwei weitere waren im Druck. Die Gesänge VI–X erschienen zuerst 1755 [1756], die Gesänge XI–XV 1768 [1769], die letzten fünf Gesänge schließlich 1773

[8] Vgl. Meta Klopstock geborene Moller, S 16; Es sind wunderliche Dinger, S 15: Den Bericht von Metas Schwester, Elisabeth Schmidt, bei der Meta, seit sie 18 Jahre alt war, lebte und in deren Haus sie auch gestorben ist

ihre Ebenbürtigkeit in der Partnerschaft mit dem Dichter her. Freunde nannten sie wohl den „weiblichen Klopstock".

In der Epoche emphatischer Verherrlichung von Freundschaft und Liebe waren Klopstock und Meta die ersten, die das mit voller Selbstverständlichkeit und ohne Sentimentalität zu leben verstanden. Von der Neigung zu Klopstock überwältigt, faßte Meta Mut zum diesseitigen Glück; gewünscht hatte sie es nicht, aus Furcht, es könnte sie „von Gott zerstreuen"[9]. Dann aber wußte sie es in ihrer konsequenten Weise zu verwirklichen, nicht allein in der Herzensgemeinschaft mit Klopstock, sondern auch nach außen: Gegen die Standes- und Gesellschaftsvorstellungen ihrer Familie und ihrer Umwelt setzte sie ihre Wahl des Lebensgefährten durch, anders als ihre Schwestern, wie sie gelegentlich hervorhob[10], die nämlich konventionell verheiratet worden waren. Dem Dichter erschloß die Erfahrung gegenseitig aufgespürter, eingestandener und gesteigerter Gefühle nach der langen, unerwiderten Leidenschaft für seine Kusine Maria Sophia Schmidt[11] die betont elegisch wahrgenommenen Erlebnisbereiche von Liebe und Glückseligkeit ganz neu und zu unerwarteter Fülle. Metas Resonanz ließ ihn in Briefen einen vorher wie nachher nicht vorkommenden Ton finden, und auch zu Gedichten wurde er neu bewegt. In den Fanny-Oden mit ihren komplizierten antizipatorischen Strukturen finden die Liebenden erst in der jenseitigen Welt zusammen; die Cidli-Oden sind dagegen der Geliebten und dem Leben unmittelbar zugewandt.[12] Auch die religiöse Reflexion konnte Klopstock in den Aufschwung der Empfindung einbeziehen und entwickelte den Typus der begeisterten und begeisternden freirhythmischen Hymne.[13] Zur gleichen Zeit arbeitete er kontinuierlich wie selten zuvor an der Fortsetzung des „Messias". Meta förderte im täglichen Miteinander alle diese Entwicklungen durch ständige Anteilnahme, Anregung und Kritik, auch durch ihre Bereitschaft, dem Dichter bei der Arbeit am Text jederzeit die Last des Abschreibens und sogar der Aufzeichnung abzunehmen. Ab 1756 folgte Klopstock dem Kirchenjahr auf besonders intensive Weise, indem er zu allen

---

[9] Meta Moller an Klopstock, 24.11.1752. Meta Klopstock geborene Moller, S 321; Es sind wunderliche Dinger, S 218

[10] Meta Klopstock an Samuel Richardson, 6.5.1758. Meta Klopstock geborene Moller, S 665; Es sind wunderliche Dinger, S 440

[11] Zur Lebensgeschichte Klopstocks ist immer noch das Buch von Franz Muncker, Friedrich Gottlieb Klopstock. Geschichte seines Lebens und seiner Schriften. Stuttgart 1888, das inhaltsreichste Kompendium. – Die brieflichen Dokumente der Beziehungen Klopstocks zu Maria Sophia Schmidt sind neu kommentiert enthalten in: F. G. Klopstock. Briefe 1738–1750. Herausgegeben von Horst Gronemeyer. Berlin 1978. (F. G. Klopstock: Werke und Briefe. Historisch-kritische Ausgabe ... Abteilung Briefe: I.)

[12] Vgl. z. B. die Oden „Der Abschied" und „Das Rosenband". Die Fanny-Oden und die Cidli-Oden sind in der von K. L. Schneider herausgegebenen Auswahl jeweils zusammengefaßt

[13] Die entsprechenden Gedichte sind in der Auswahl der Oden von K. L. Schneider als „Religiöse Hymnen" zusammengestellt

Festen geistliche Lieder verfaßte.[14] Daß er endlich sein bemerkenswertes Trauerspiel „Der Tod Adams" druckfertig machte, war ebenfalls weitgehend Metas Verdienst.

Klopstock seinerseits ermunterte Meta zu selbständiger literarischer Tätigkeit, nachdem er sie bei heimlichen diaristischen Aufzeichnungen überrascht und diese gut gefunden hatte. Angeregt von einem Gemälde begann sie im Sommer 1757 eine „Tragödie", „Abels Tod"[15]. „Ich hatte lange kein Herz dazu", berichtete sie brieflich, „Kl erinnerte mich oft, bis es neulich dazu kam. Nun sagt Kl: er misgönnt mir mein Süjett." Vorher schon verfaßte Meta zehn „Briefe von Verstorbnen an Lebendige". Diese stehen in einer literarischen Tradition, die 1728 von der Engländerin Elisabeth Rowe geb. Singer begründet wurde und die repräsentativ ist für eine damals weitverbreitete Todes- und Jenseitsauffassung[16]: Die Seelen der Verstorbenen wachen über ihre Freunde und Verwandten im Diesseits und wenden sich mit moralischer Fürsorge und gemütvoller Tröstung aus ihrer Unsterblichkeit an die noch Sterblichen; ihre überirdische Existenz ist eine verklärte Form der ehemals irdischen mit allen ihren zwischenmenschlichen Verbindungen – eine Vorstellung, die geeignet ist, leicht ins Triviale abzugleiten. Auch Metas Episteln sind erbaulich und moralisierend. Eine echte Auseinandersetzung mit dem Tod bezeugt dagegen der Brief, bei dessen Abfassung Meta sich vorstellt, Klopstock sei gestorben, sie sei zurückgeblieben, und sich so an den Entrückten wendet. Außer dem Trauerspiel und diesen Briefen sind von Meta zwei religiöse Oden und einige Betrachtungen überliefert.

Erst 1754 hatte Meta den Dichter heiraten und mit ihm nach Kopenhagen gehen können – „es giebt ihrer, die die Welt eintheilen in Griechen und Barbaren, Hamborger und Butenminschen ... und Klopstock war ein Butenminsch", äußert Klopstocks erster Biograph in diesem Zusammenhang[17]; es kam hinzu, daß Klopstocks Einkünfte auf die Dauer kaum für zwei ausreichten[18]. Nach vierjähriger Ehe ist Meta gestorben, am 28. November 1758. Als sie schon befürchtete, unfruchtbar zu sein, wurde sie 1757 schwanger und erlitt

---

[14] Dies läßt sich in dem „Arbeitstagebuch" verfolgen, das Klopstock zur Zeit seiner Ehe mit Meta führte. Vgl. Klopstocks Arbeitstagebuch. Herausgegeben von Klaus Hurlebusch. Berlin 1977. (F. G. Klopstock. Werke und Briefe. Historisch-kritische Ausgabe ... Abteilung Addenda: II.)

[15] Meta Klopstock an ihre Schwestern, 23. 8. 1757. Meta Klopstock geborene Moller, S 644; Es sind wunderliche Dinger, S 427

[16] Vgl. dazu E. C. Mason. „Wir sehen uns wieder!" Zu einem Leitmotiv des Dichtens und Denkens im 18. Jahrhundert. Literaturwissenschaftliches Jahrbuch N.F. 5, 1964, S 79–109, bes. S 86ff. Die Herleitung vom Deismus, die Mason zur Klärung des Phänomens zunächst vornimmt, ist natürlich nicht auf Metas Überzeugungen zu beziehen

[17] C. F. Cramer. Klopstock. Er; und über ihn. Thl. 3. Dessau 1782, S 343

[18] Vgl. Pape, H. Die gesellschaftlich-wirtschaftliche Stellung Friedrich Gottlieb Klopstocks. Diss. Bonn 1961

zwei Fehlgeburten.[19] Im Frühjahr 1758 wurde sie wieder schwanger. Diesmal konnte sie die Schwangerschaft zu Ende führen, doch sie konnte das Kind nicht gebären. Ihre Schwester berichtet:[20]

Unsere heldenmüthige Märtyrerinn bekam schon ... Donnerstag falsche Wehen. Montag Nachmittag kriegte sie die rechten. Da sie mit aller Geduld, Contenance und Muth aus allen ihren äussersten Kräften arbeitete; so hatten wir die beste Hofnung, sie würde bald entbunden werden. Wir hofften aber die ganze Nacht vergeblich. Um drey Uhr liessen wir C* holen, der versicherte uns, alle Umstände wären gut, wir müsten nur Geduld haben. Dasselbe sagten die Wehmutter und O*. Unsre liebe Gebährerinn arbeitete also fast ohne Aufhören immer fort, aber die Wehen wurden immer schwächer, anstatt daß sie stärker werden sollten. Wir schickten des Morgens wieder zu C*. Nun hatte sie schon fast alle Kräfte verloren. C* fand nun, daß sie mit Instrumenten muste entbunden werden. Da er dieß nicht mehr selbst thut, so schlug er uns S* vor, einen sehr geschickten Accoucheur. ... Er fing die Operation an, aber – auch durch Instrumenten war sie nicht zu entbinden, ...
Sie ist nach ihrem Tode geöffnet worden, und da hat man gefunden, daß ihr Körper so gebaut gewesen, daß sie niemals hätte ein Kind gebähren können.

II

Während der Schwangerschaft war Meta anhaltend darauf bedacht, sich „zum Tode zu bereiten"[21], denn sie sah ihr Leben durch Geburt und Kindbett bedroht, die ja beide im achtzehnten Jahrhundert oft tödlich verliefen. Ein Teil ihrer Auseinandersetzung, in die zuletzt auch Klopstock einbezogen war, hat sich in Briefen niedergeschlagen und ist nachvollziehbar. Im August und September 1758 korrespondierten Meta und Klopstock noch einmal intensiv und ausführlich, weil Meta, um dort „Wochen zu halten", in Hamburg blieb, während Klopstock nach ihrem einjährigen gemeinsamen Aufenthalt in Deutschland für einige Wochen in Dänemark anwesend sein mußte.[22] Die Sorge, sie könnte vor Klopstocks Rückkehr niederkommen, verstärkte das Gefühl der Ungewißheit, das von dem Bewußtsein ihrer gefährdeten Existenz ausging; und die vorübergehende Trennung vergegenwärtigte beiden beklemmend die Bedingungen der irreversiblen Trennung, die – vielleicht – bevorstand.

Klopstock ermahnt in seinen Briefen Meta und sich, diese Zeit der Ungewißheit als eine „Prüfung" zu durchleben, in der „eine der schwersten, und

---

[19] Vgl. Klopstock und Meta Klopstock an Giseke, Oktober 1757. Meta Klopstock geborene Moller, S 651; Es sind wunderliche Dinger, S 431; F. G. Klopstock, Werke und Briefe. Historisch-kritische Ausgabe ... Abteilung Briefe: III, S 271 f: Anm. zu 50, 63/64

[20] Hinterlaßne Schriften, S XXXV f

[21] Hinterlaßne Schriften, S LX

[22] Die folgenden Ausführungen haben hauptsächlich die Briefe Klopstock an Meta, 2. 9. 1758; Meta an Klopstock, 7. und 10. 9. 1758; Klopstock an Meta, 16., 17. oder 18., 19. 9. 1758 zur Grundlage. Die meisten Zitate sind den Briefen vom 10. und 17. oder 18. 9. 1758 entnommen und werden nicht jeweils nachgewiesen

zugleich der ruhevollsten Pflichten des Christenthums" zu erfüllen sei, „uns dem Willen unsers Gottes mit völliger Ergebung zu unterwerfen". Die gegenseitige Liebesbindung darf den Aufschwung zu der Liebe Gottes nicht hemmen, denn nur in ihr sind die Liebenden immer und für immer vereint: „Gott ist, wo du bist! Gott ist, wo ich bin!", es sei diesseits oder jenseits des Grabes. In solchen Vorstellungen von der „Allgegenwart des Anbetenswürdigen", bei denen sich Klopstock mehrfach auf seine zu eben der Zeit zum Druck gegebene Hymne „Dem Allgegenwärtigen" beruft, geht die Vorstellung vom Tod unter, die Todesproblematik wird überspielt. Diesseits und jenseits des Todes ist alles in Gottes Hand. Klopstock hat durchaus beides im Auge, den morgigen Tag wie den Auferstehungsmorgen, wenn er Meta auffordert: „Du meine Frau, die mir Gott gegeben hat, sorge ... nicht für den andern Morgen!" Indessen bezeugt die Hymne die Auffassung vom Tod, die hinter Klopstocks brieflichen Äußerungen steht. In der Folge des Todes wird der Leib verwesen, der Sterbliche vergeht; seine Auferstehung ist ein Akt wiederholter göttlicher Schöpfung, Gott schafft den Unsterblichen zu ewigem Leben neu:[23]

> *Freue dich deines Todes, o Leib!*
> *Wo du verwesen wirst,*
> *Wird Er seyn,*
> *Der Ewige!*
>
> *Freue dich deines Todes, o Leib! in den Tiefen der Schöpfung,*
> *In den Höhn der Schöpfung, wird deine Trümmer verwehn!*
> *Auch dort, verwester, verstäubter, wird Er seyn,*
> *Der Ewige!*
>
> *Die Höhen werden sich bücken!*
> *Die Tiefen sich bücken,*
> *Wenn der Allgegenwärtige nun*
> *Wieder aus Staub' Unsterbliche schaft.*

Metas Gedanken bewegen sich weniger in den eschatologischen Vorstellungen Klopstocks, nach denen der Tod alles Irdische ablöst und alle diesseitigen Bestimmungen des Menschen tilgt als Voraussetzung für die endzeitliche Neuschöpfung, die das Denken des Menschen übersteigt und die allein geglaubt werden kann; Meta gewann die Einstellung zu ihrem Tod aus der abgewandelten Erwartung, daß das Leben hier sich im ewigen Leben fortsetze. Den Übergang zwischen diesseitigem und jenseitigem Leben bildet der physische Untergang des Menschen, der Tod als Sterben.

Den Standpunkt „Was Gott will." hat sich auch Meta vollständig zu eigen gemacht; anders jedoch als Klopstock, der gegen seine Empfindungen alle Anstrengungen der „Vernunft" braucht[24], ist sie eher euphorisch:

---

[23] Die Hymne war ursprünglich „Ode über die Allgegenwart Gottes" betitelt
[24] Zu Klopstocks Wortgebrauch von „Vernunft" vgl. Kaiser, G., a.a.O., S 92 f

*Gott mag mir geben, was er will; ich bin immer glücklich, ein ferneres Leben mit
dir – oder ein Leben mit Ihm!*

schreibt sie an Klopstock, und für ihre letzte Beichte formuliert sie die
Bitte:[25]

*Gott lasse mir die Ruhe, die er mir schenkt, eine Welt voll Glückseligkeit mit ei-
ner noch glückseligern Ewigkeit verwechseln zu können.*

Meta möchte nicht sterben, denn sie ist „so glückselig in dieser Welt"; sie
möchte auch Klopstock und das Kind nicht zurücklassen „in einer Welt ohne
mich!" Aber – „denke nur, wo ich hingehe!... Und da folgst du mir nach, dein
Kind auch. Und da lieben wir uns fort, die Liebe, die gewiß nicht zum Aufhören gemacht war, unsre Liebe! Und so lieben wir auch unser Kind!"

Metas Gewißheit ist von der Überzeugung getragen, daß alles, was, wie die
Seele, an Unsterblichem des Menschen Teil ist, und sie rechnet ihre Liebe dazu,
dem Zugriff des Todes entzogen wird und fortbesteht. Seine Macht ist auf den
Akt des Sterbens eingeschränkt, der den Leib betrifft und die Seele nur peri-
pher berührt: „Ich weiß wohl, daß alle Stunden nicht gleich sind, und vor allen
die letzten. Denn der Tod einer Wöchnerinn ist nichts weniger, als ein leichter
Tod. Doch laß die letzten Stunden keinen Eindruck auf dich machen. Du weist
zu sehr, wie viel der Körper da auf die Seele wirkt."

Obgleich die Sterbensqualen, die ihr bevorstehen, Meta bewußt sind, will sie
doch ihrem Tod das Siegel der gläubig erhofften Erfahrung aufdrücken, wie
Klopstock sie darstellte, als er im „Messias" die Seele des zu Jesu Rechten gekreuzigten, begnadigten und mit der Zusicherung, „noch heute wirst du mit
mir im Paradiese sein", gestorbenen Schächers reden ließ (XI 840–845):

> *War dieß der Tod? O sanfte,*
> *Schnelle Trennung, wie soll ich dich nennen? Tod nicht! es heiße*
> *Tod dein Name nicht mehr! Und du, du selbst, der Verwesung*
> *Fürchterlicher Gedanke! wie schnell bist du Freude geworden!*
> *Schlummere denn, mein Gefährt in dem ersten Leben! verwese,*
> *Saat von Gott gesät, dem Tage der Garben zu reifen!*

Meta wünschte diese Worte unter anderen als Aufschrift auf ihren Sarg.

III

Den Tod Metas hat Klopstock nicht nur als den „Schlag, der die andern nie-
derschlug" und ihn „erschütterte",[26] wahrgenommen, er erlebte ihn vielmehr,

---

[25] Hinterlaßne Schriften, S XXII
[26] An die Verfasserinn dieser Briefe. Hinterlaßne Schriften, S 37; Meta Klopstock geborene
Moller, S 716/17. Auch die folgenden Zitate stammen aus diesem Text

jede Einzelheit, mit wachster und empfindlichster Anspannung. Seine Berichte sind dementsprechend komplex. Ihre Eindringlichkeit und Eindrücklichkeit, die von der Vergegenwärtigung dieses schweren Todes ebenso herrühren wie von dem schmerzvollen Tasten Klopstocks nach dem, was so bald nach Metas Tod überhaupt für ihn aussprechbar sei, kann nicht ausschnittsweise vermittelt werden; zum Zwecke des Belegs herausgelöste Textstellen würden lediglich in inhaltlichen und logischen Funktionen Anwendung finden und dabei so viel von ihrem erschütternden Ausdruck verlieren, daß im Folgenden auf Zitieren verzichtet wird. Angeführt werden nur die Akzente der Deutung, die Klopstock hauptsächlich in dem fiktiven Brief „An die Verfasserinn" setzte.

In erster Linie beschäftigt Klopstock die Tatsache, daß die Sterbende ihre Schmerzen klaglos und mit ungebrochenem Vertrauen auf Gott durchstehen und daß sie sich die Unausweichlichkeit ihres Todes, mit der Klopstock selbst sie, ein gegebenes Versprechen einlösend, konfrontierte, ohne zu verzweifeln bewußt machen konnte. Ihre Stimme, ihre Gestik waren von Freude und Zuversicht erfüllt, wenn sie ihre Bereitschaft zu erkennen gab, das über sie Verhängte anzunehmen. Klopstock war davon überzeugt, und er sagte es der Sterbenden wiederholt, daß dies alles nicht aus ihrer Kraft, sondern allein mit Hilfe der göttlichen Gnade möglich wäre. Er versteht Metas Sterben schließlich als „Prüfung", in der Gott ihr beistand und durch die sie einen Status vollständiger Ruhe in Gott erreichte.

Den Gnadenbeweis Gottes stellt der Dichter aber auch an sich selbst fest. Außerstande, der körperlich Leidenden helfen zu können, dann hoffnungslos, sie zu behalten, war er doch jederzeit imstande, Meta Trost und Mut zuzusprechen, oft nicht wissend, woher ihm die Worte kamen. Zeitweise fühlte er sich von Freude erfüllt und strahlte nach Auskunft der andern Anwesenden Freude aus, wie Meta auch. Im Gebet erflehte er nicht umsonst die Kraft, den Verlust hinnehmen und ertragen zu können. Klopstock hält Metas Sterben und ihren Tod auch in bezug auf sich „für eine Prüfung".

Metas Tod hat darüber hinaus Zeichen und Wirkungen, die nicht mehr untrennbar mit der Sterbenden zusammenhängen. Klopstock führt Gewißheiten auf, deren er inne wurde, etwa daß Meta seiner Fürbitte nicht mehr bedurfte, obgleich ihr Tod noch nicht eingetreten war, und daß die Sterbende Jesu Fürsprache erhielt. Eine tiefe Gemütsruhe, die Klopstock später an sich erfuhr, deutet er als den „Segen deines Todes". Aus diesen Erfahrungen heraus kann er sagen, der „Schlag" habe ihn „nur erschüttert" und nicht niedergeschlagen, wie die andern.

So gewinnt Metas Tod, den Klopstock als „martervollen und glückseligen" bezeichnet,[27] exemplarische Bedeutung, nicht unähnlich derjenigen, die dem Märtyrertode zukommt. Zwar fehlen die Voraussetzungen des gewaltsam herbeigeführten Sterbens und das Merkmal des Blutzeugnisses; doch ist durch der

---

[27] Hinterlaßne Schriften, S XXXI

„Geduld Beyspiel" und durch „die Leiden, ... die so nah an die großen Vollendungen gränzen"[28] die Imitatio Christi gegeben, die ebenfalls den Märtyrertod kennzeichnet. Weitere Einzelzüge unterstützen diese Deutung. Die Kraft, zum Glauben zu bekehren, stellte Klopstock an Metas „Standhaftigkeit" fest, als er ihr bekannte[29]: „Wenn ich das Unglück hätte, kein Christ zu seyn; so würde ich es izt werden!" An anderer Stelle berichtet er[30]:

Meine Seele war hoch in die Höhe gehoben. Ich sahe den Tod auf deinem Gesichte nicht mehr. Ich fühlte die Kälte deines letzten Schweisses nicht mehr. Ich kann meinen Zustand zwar nicht völlig beschreiben, aber das weiß ich wohl, daß ich einem Märtyrer, über dem ich den Himmel offen gesehen hätte, mit keinen andern Empfindungen zugerufen haben würde. – Dank, und Preis, und Anbetung sey dem Allweisen und dem Allerbarmherzigsten!

Wenn Klopstock die Vermutung äußert, „vielleicht hattest du auch da schon das erstemal in jener Welt für mich gebetet", so entspricht dies zwei Motiven der Märtyrerverehrung: der sofortigen Erweckung des Zeugen zum ewigen Leben sowie seiner Möglichkeit zur Fürbitte. Die Todesproblematik wird unter diesen Aspekten dialektisch gelöst: Ein christlich erfülltes Sterben bewirkt, daß der Tod, während und indem er ein Leben physisch zugrunde richtet, geistliches Leben erzeugt.

IV

Noch stärker ist das Exemplarische in der Darstellung herausgearbeitet, die Klopstock in den „Messias" eingefügt hat. Unbeschadet einer getreuen Schilderung erscheint Metas Tod darin ganz aus eschatologischer Sicht. Mit den früheren Berichten ist sie nicht zuletzt auch durch die Stelle verknüpft, die sie im fünfzehnten Gesang einnimmt; diese findet sich bereits in Klopstocks Brief vom 20. Dezember 1758 bedeutungsgemäß umschrieben[31]:

Zweymal, vielleicht dreymal, gewiß zweymal, sahe mich meine Meta, ohne ein Wort zu sprechen, auf eine solche Art an, und auf eine solche Art von mir gen Himmel, daß es mir schlechterdings unmöglich ist, es Ihnen völlig zu beschreiben. Ich verstand sie ganz ... Niemals, niemals ... habe ich Sie so gesehen! Der Zustand eines Sterbenden ist ein so besonderer Zustand, daß er weder zu dieser, noch zu jener Welt zu gehören scheint.

---

[28] Der Messias, Zwölfter Gesang, Vers 588–590
[29] Klopstock an J. A. Cramer, 5. 12. 1758. Meta Klopstock geborene Moller, S 711; Es sind wunderliche Dinger, S 470
[30] An die Verfasserinn dieser Briefe. Hinterlaßne Schriften, S 35 f; Meta Klopstock geborene Moller, S 715/716. Dort auch das folgende Zitat
[31] Hinterlaßne Schriften, S LXXVII; F. G. Klopstock. Werke und Briefe. Historisch-kritische Ausgabe ... Abteilung Briefe: III, Nr. 106, 12–21. – Zwischen der Abfassung des Briefzeugnisses und der Fertigstellung von Gesang XV des „Messias" liegt ein Jahrzehnt

Zum besseren Verständnis muß zunächst daran erinnert werden, daß Klopstocks „Messias" nicht eine „Leben Jesu"-Darstellung ist, daß sein Epos vielmehr nur Christi Passion und Auferstehung mit dem zentralen Ereignis des messianischen Opfertodes zum Gegenstand hat und diese in ihrer eschatologischen Bedeutung und mit ständigem Blick auf die Endzeit vergegenwärtigt. Da das Gewicht der messianischen Heilstat, entsprechend der Theologie zu Klopstocks Zeit, auf der Überwindung des Todes liegt und auf der Erlösung der Menschen vom Tod, ist die Todesthematik ein wesentlicher Bestandteil der Konzeption des Epos. Sie sei in den Punkten aufgegriffen, die zur Erhellung der Stelle, an die Klopstock die Darstellung von Metas Tod gerückt hat, notwendig erscheinen.[32]

Im „Messias" stellt Satan, der Exponent der Gegenwelt des Göttlichen, den Tod als sein Werkzeug hin. Der Tod verunstaltet Gottes Schöpfung: Die Erde wird durch ihn zum „Gräberfeld", dem menschlichen Antlitz gräbt er seine entstellenden Züge ein. Der Mensch ist dem Tod aber nicht allein physisch preisgegeben; der Tod gefährdet ihn auch, insofern seine Unentrinnbarkeit menschliches Fühlen und Denken quält oder umschattet (II 486–617). In diesen Funktionen schildert der Vater eines unsterblichen Menschengeschlechts auf einem fernen Stern den Tod (V 205–240). Er weiß von den Menschen auf der Erde, die ebenfalls unsterblich geschaffen waren, seit dem Sündenfall ihrer ersten Eltern jedoch mit dem Fluch der Sterblichkeit behaftet sind, und er erkennt die notwendige Folge von Sünde, Tod und Gericht. Nach dem Untergang des sterblichen Leibes wird die unsterbliche Seele ins Gericht gezogen; „ein erschreckliches Urtheil" trifft sie, denn sie erscheint bar „der anerschaffenen Unschuld" vor dem Richter. Ohne Wissen von der Erlösung ist die Todesauffassung allein bestimmt von der verzweiflungsvollen Trennung der Menschen voneinander und vom irdischen Leben, wie der Vater der unsterblichen Menschen es seinen Kindern beschreibt (V 217–223):

Dem Sterbenden bricht das Auge, und starret,
Sieht nicht mehr. Ihm schwindet das Antlitz der Erd' und des Himmels
Tief in die Nacht. Er höret nicht mehr die Stimme des Menschen,
Noch die zärtliche Klage der Freundschaft. Er selbst kann nicht reden;
Kaum noch mit bebender Zunge den bangen Abschied stammeln;
Athmet tiefer herauf; und kalter ängstlicher Schweiß läuft
Über sein Antlitz, das Herz schlägt langsam, dann stehts, dann stirbt er!

Eine andere Todesdarstellung (XII 401–687) setzt Klopstock genau in den Zeitpunkt zwischen Passion und Auferstehung des Messias: Maria, die An-

---

[32] Die Stellenangaben erfolgen durch römische Bezifferung des Gesangs und arabische Zahlen für die Verse. Die Verszählung entspricht der letzten Ausgabe des „Messias" von 1799/1800

hängerin Jesu aus Bethanien, Schwester des wunderbar vom Tod auferweckten Lazarus, liegt im Sterben; daß Jesus tot und begraben ist, weiß sie noch nicht. Ihr Todeskampf wird von physischer Not nicht stärker bestimmt als von Furcht, denn in Marias Vorstellung dominiert der rächende Gott, wie ihn Moses und die Propheten gelehrt haben. Zwar ist ihr die Botschaft Jesu vom liebenden Gottvater auch gegenwärtig, doch vermag sich die Hoffnung auf Gnade nicht gegen das Bewußtsein durchzusetzen, daß es vor dem Geber der strengen Gesetze auf Sinai, Jehova, vor dem unerbittlichen Maß, das mit den Geboten aufgestellt ist, im Gericht kein Bestehen gibt. Mit ihrem ungelösten Zweifel –

> ... *was geht von beyden nun mich an,*
> *Jener Fluch von dem Sinai? oder die Liebe ...*

nimmt Marias Todesauffassung den Übergang ein zwischen den Offenbarungen des Alten und des Neuen Testaments. Maria erfährt noch vom Tode Jesu und stirbt mit Ahnungen und Tröstungen, die der christlichen Heilsgewißheit nahekommen; unmittelbar nach ihrem Tod wird sie im Zeitpunkt der Auferstehung des Messias zum ewigen Leben umgeschaffen.

Es mag hier angemerkt werden, daß Klopstock an dieser Stelle der Episode vom Tod der Maria, die 1759 entstand, eine Reminiszenz an Metas Tod eingeflochten hat (XII 731–736). Sie ist im Text ganz unkenntlich und besteht darin, daß Klopstock einige Verse, die Meta aus Handschriften zum elften Gesang kannte und die sie sich als Aufschrift auf ihren Sarg gewünscht hatte, aus dem ursprünglichen Zusammenhang löste und in die Darstellung von Marias Tod einfügte – mit kleinen Veränderungen des früheren Textes[33], der so beginnt:

> *Wie viel, und welche Leben empfind ich!*
> *Welche werden um mich geschaffen! Wie steig ich! Nicht Eine,*
> *Tausend Stufen werd ich zum Wesen der Wesen erhoben!*

Als ein solches überirdisches Sichfinden wird der Tod im „Messias" häufig dargestellt. Er wird dabei transparent für die jenseitige Sinngebung und für die Vorzeichen des ewigen Gerichts. Marias Neuschöpfung ist mit der Erkenntnis verbunden: „Tod! du Schlummer, du Segen der Segen!" (XII 698), die des ne-

---

[33] Meta ordnete auf einem Blatt, das sie ihrer Schwester Elisabeth Schmidt übergab und das überliefert ist, einige Einzelheiten ihrer Bestattung an wie auch die Aufschriften auf ihren Sarg. Der Text ist als „Metas Testament" bei Tiemann abgedruckt, allerdings fälschlich unter dem Datum einer früheren letztwilligen Verfügung Meta Mollers und mit dieser als ein Dokument, was die beiden vorliegenden Blätter nicht rechtfertigen. (Meta Klopstock geborene Moller, Bd 1, S 294 ff; Es sind wunderliche Dinger, S 200 ff). Klopstock hat Metas Testament und die gewünschten Aufschriften in seinem Brief vom 20. 12. 1758 zitiert (F. G. Klopstock. Werke und Briefe. Historisch-kritische Ausgabe ... Abteilung Briefe: III, Nr. 106, 33–64). Der ursprüngliche Text des elften Gesangs ist im Apparat der Messias-Edition der Hamburger Klopstock-Ausgabe wiedergegeben, Abteilung Werke: IV, Bd 5.1, S 432

ben dem Messias gekreuzigten Schächers mit der Vision der Toten als „Saat von Gott", die dem Tag der Ernte, dem Gericht, das ewiges Leben bringt, entgegenreift (XI 845). Die Seele Judas Ischariots dagegen wird mit dem „ewigen Tod" konfrontiert, der auf den physischen, den sich der Jünger und Verräter des Messias selbst gegeben hat, folgt (VII 155–245) und wünschen läßt: „Wärst du, mein Auge, dunkel geblieben!" (VII 229). Die erhoffte Vernichtung durch den Tod gibt es nicht, das Gericht ist unentrinnbar (IX 649–764).

Erst die christliche Auferstehungsbotschaft erfüllt im „Messias" den Tod auch diesseitig mit Sinn. Sie wird noch vor der Himmelfahrt Jesu Christi auf der Erde ausgebreitet, zu einer von Jenseitserwartungen hochgespannten und von Erlösungssehnsucht durchzitterten Zeit. Erstandene Väter und Heilige des Alten Testaments erscheinen den Sterblichen, die zukünftig die frohe Botschaft weitertragen werden, den ersten Christen und Märtyrern, und bereiten diese auf ihren Zeugnis ablegenden Tod vor. Eine Weltstunde lang – die Zeit zwischen Auferstehung und Himmelfahrt des Messias, wie Klopstock sie imaginiert – ist das diesseitige Leben von der neuen Schöpfung durchwirkt:

> *Komm, die meine Seele mir oft mit sanfterer Wehmuth,*
> *Und mit ihrer großen Erwartungen Schauer erfüllte,*
> *Komm, Betrachtung der künftigen Welt. Die künftige Welt war*
> *Auf der Erde, da das geschah, was jetzt mein Gesang ist.*

Diese Verse leiten den fünfzehnten Gesang ein, der auch die Episode von Gedor und Cidli enthält, in der Klopstock noch einmal Metas Tod dargestellt hat (XV 419–467).

Die meisten Einzelzüge der frühen Berichte von Metas Tod sind in der Darstellung gewahrt; lediglich der Wortlaut der gewechselten Rede hat eine zur Füllung des Versmaßes notwendige Umformung erfahren. Nicht erwähnt wird die Todesursache, nicht dargestellt ist die Dauer des Sterbens; die Bedingungen des individuellen Ereignisses sind wie die Einzelheiten des „martervollen" Todes beiseite gelassen. Dafür wird die beispielhaft christlich durchlebte Verbindung von Gedor und Cidli hervorgehoben, in der Todesgedanken stets so gegenwärtig waren wie die Gewißheit des ewigen Lebens. Irdisches Wunschdenken reicht in die Jenseits- und Todesvorstellungen nur in einem Punkt hinein (XV 428/429):

> *Liebend wünschten sie sich, doch wagten sie das nicht zu hoffen,*
> *Was so wenigen ward, mit einander hinüber zu wallen.*

Cidlis Tod, der „glückselig" wie Metas Tod ist durch ihre Gottergebenheit und durch Gottes Gnade, zieht überirdisches Leben ins Diesseits und stellt für die Sterbende in dieser besonderen Zeit, zu der der auferstandene Messias noch auf der Erde ist, eine unmittelbare Verbindung zu der „künftigen Welt" her:

Um Cidli schwebt die erstandene Rahel, die geliebte Frau Jakobs, des Stamm-
vaters Israels, die starb, als sie ihren Sohn Benjamin gebar:

> *Sie war dir, Cidli,*
> *Noch unsichtbar: allein da dein Haupt zu dem Tode dahinsank,*
> *Sah dein lächelndbrechender Blick die Unsterbliche stehen;*
> *Und du machtest dich auf, zu deiner Gespielin zu kommen.*

Die Bedeutungsvariante, daß der „selige" Tod die Anverwandlung an ein
heilsgeschichtliches Vorbild herbeiführt, hat sehr viel mit der Todesauffassung
zu tun, die Klopstock in der Hymne „Dem Allgegenwärtigen" vor Metas Tod
bekundete. Dem Jenseits einverleibt, erscheint die Verstorbene dem Sterblichen unendlich ferngerückt und unfaßlich verwandelt.

V

Klopstock bringt diese Distanzierung zum vollen Ausdruck durch die Verse,
die er den zitierten anschließt, in denen er sich als Erzähler der Episode und
als Betroffenen zu erkennen gibt und sich in seiner irdischen Verhaftung bekennt (XV 468–475):

> *Doch mir sinket die Hand, die Geschichte der Wehmuth zu enden!*
> *Späte Thräne, die heute noch floß, zerrinn mit den andern*
> *Tausenden, welch' ich weinte. Du aber, Gesang von dem Mittler,*
> *Bleib, und ströme ...*
> *... unsterblich durch deinen Inhalt,*
> *... in die hellen Gefilde der künftigen Zeit fort.*

Das Vergangene fällt mit der Person der Vergänglichkeit anheim; allein der
Dichter kann es über die ihm zugemessene Lebensfrist hinaus retten, indem er
ihm unsterbliches Wort gibt. Solche Unsterblichkeit ist gleichwohl nur eine
„kurze Ewigkeit".[34] Sie gilt Klopstock nicht mehr als eine Stufe in der Folge
derer, auf denen der Mensch zu seiner Vollendung aufsteigt. Der Tod ist die
letzte, die dem Sterblichen genau erkennbar ist; die „Höheren Stufen"[35] kann
er nur ahnen und in Bildern fassen. Auch die späte Ode „Das Wiedersehn",

---

[34] Über Klopstocks Auffassung von Unsterblichkeit vgl. Blume, B. Orpheus und Messias:
Zur Mythologie der Unsterblichkeit in Klopstocks Dichtung. Jahrbuch der Deutschen
Schiller-Gesellschaft 6, 1962, S 21–34. Blumes Ergebnissen ist widersprochen durch Thay-
er, T. K. Klopstock and the literary afterlife. Literaturwissenschaftliches Jahrbuch. N. F.
14, 1973, S 183–208
[35] Titel einer späten Ode, der ein häufig von Klopstock gebrauchtes Bild aufgreift, vgl. auch
die zweite Aufschrift, die sich Meta auf ihren Sarg wünscht (S 261)

die der alte Dichter 1797, sich dem Tod nahe fühlend, an Meta richtete, besagt das:

Der Weltraum fernt mich weit von dir,
So fernt mich nicht die Zeit.
Wer überlebt das siebzigste
Schon hat, ist nah bey dir.

Lang sah ich, Meta, schon dein Grab,
Und seine Linde wehn;
Die Linde wehet einst auch mir,
Streut ihre Blum' auch mir,

Nicht mir! Das ist mein Schatten nur,
Worauf die Blüthe sinkt;
So wie es nur dein Schatten war,
Worauf sie oft schon sank.

Dann kenn' ich auch die höhre Welt,
In der du lange warst;
Dann sehn wir froh die Linde wehn,
Die unsre Gräber kühlt.

Dann ... Aber ach ich weiß ja nicht,
Was du schon lange weißt;
Nur daß es, hell von Ahndungen,
Mir um die Seele schwebt!

Mit wonnevollen Hofnungen
Die Abendröthe komt:
Mit frohem, tiefen Vorgefühl,
Die Sonnen auferstehn!

Quellenverzeichnis

1. Hinterlaßne Schriften von Margareta Klopstock. Hamburg 1759
2. Meta Klopstock geborene Mollner. Briefwechsel mit Klopstock, ihren Verwandten und Freunden. Herausgegeben und mit Erläuterungen versehen von Hermann Tiemann. 3 Bde. Hamburg 1956
3. Geschichte der Meta Klopstock in Briefen. Herausgegeben von Franziska und Hermann Tiemann. Bremen 1962
4. Es sind wunderliche Dinger, meine Briefe. Meta Klopstocks Briefwechsel mit Friedrich Gottlieb Klopstock und mit ihren Freunden. 1751–1758. Herausgegeben von Franziska und Hermann Tiemann. München 1980. (Zweite Ausgabe der „Geschichte der Meta Klopstock in Briefen")
5. Friedrich Gottlieb Klopstock. Oden. Herausgegeben von Franz Muncker und Jaro Pawel. 2 Bde. Stuttgart 1889

6. Friedrich Gottlieb Klopstock. Oden. Auswahl und Nachwort von Karl Ludwig Schneider. Stuttgart 1966
7. Friedrich Gottlieb Klopstock. Der Messias. Gesang I–III. Text des Erstdrucks von 1748. Herausgegeben von Elisabeth Höpker-Herberg. Stuttgart 1986
8. Friedrich Gottlieb Klopstock. Der Tod Adams. Ein Trauerspiel. Herausgegeben von Henning Boetius. Stuttgart 1973
9. Friedrich Gottlieb Klopstock. Ausgewählte Werke. Herausgegeben von Karl August Schleiden. München 1962. (Hierin eine Fassung des „Messias" von 1780, deren Verszählungen von der zitierten letzten Fassung von 1799/1800 abweicht.)
10. Friedrich Gottlieb Klopstock. Werke und Briefe. Historisch-kritische Ausgabe. Begründet von Adolf Beck, Karl Ludwig Schneider, Hermann Tiemann. Herausgegeben von Horst Gronemeyer, Elisabeth-Höpker-Herberg, Klaus Hurlebusch, Rose-Maria Hurlebusch. Berlin, New York. – Abteilung Werke: IV. Der Messias. Herausgegeben von Elisabeth Höpker-Herberg. Bd. 1/2 Text, Bd. 4/5: Apparat (Synopse und Variantenverzeichnis), 1974, 1984, 1986. Abteilung Briefe: I. Briefe 1738–1750. Herausgegeben von Horst Gronemeyer, 1979; II. Briefe 1751–1752. Herausgegeben von Rainer Schmidt, 1985; III. Briefe 1753–1758. Herausgegeben von Helmut Riege und Rainer Schmidt, 1988. Abteilung Addenda: II. Klopstocks Arbeitstagebuch. Herausgegeben von Klaus Hurlebusch, 1977

Zur Literatur über Klopstock siehe F. G. Klopstock. Werke und Briefe … Historisch-kritische Ausgabe. Abteilung Addenda: I. Klopstock-Bibliographie von Gerhard Burkhardt und Heinz Nicolai, 1975.

Goethes Gedanken über den Tod

Jörn Göres, Düsseldorf

Es mag ganz artig seyn wenn Gleich und Gleiche
In Proserpinens Park spazieren gehn,
Doch besser scheint es mir im Schattenreiche
Herrn Antings sich hieroben wiedersehn.

Diese Verse schrieb Goethe am 7. September 1789 in das Stammbuch des berühmten Silhouetteurs Friedrich Anthing, der damals durch Weimar reiste, um die Herzogsfamilie und Goethe im Schattenbild zu verewigen. Die Verse sind gleichzeitig charakteristisch für den Doppelsinn des Schattenbildes und für Goethes Verhältnis zum Tod. Seit je wird das körperlose Fortbestehen der Abgeschiedenen durch die Vorstellung ihrer Schatten bezeichnet. Als in der Mitte des 18. Jahrhunderts das nach dem Franzosen Silhouette benannte Schattenrißbild in Europa Mode wurde, lag der durch die Bedeutung des Schattens gegebene Doppelsinn solcher Bildnisse nahe. Goethe war er unmittelbar bewußt. Das löste die im Sinne des französischen „Esprit" witzigen Verse aus, die aber unüberhörbar auch die Frage nach dem Fatum berühren. Gerade mit seiner in jenen Jahren vollzogenen Hinwendung zur Antike hatte Goethe auch deren ehrfürchtige Furcht vor dem Schicksal übernommen. So sind die Verse unter dem eigenen Schattenbild zugleich ein Spruch im Sinne eines „Apotropaion", eines Abwehrzaubers, um nicht durch bloße Unterschrift den eigenen Tod zu berufen. Ja, man darf sagen, daß im Grunde der witzige Vergleich zwischen den Schattenreichen Proserpinens und Anthings nur möglich wurde, weil im Anblick des eigenen Schattenbildes der Tod ins Bewußtsein trat und eine Abwehr nötig machte, die mit Hilfe des „Esprit" gelang.

Einen unmittelbaren physisch oder psychisch begründeten Anlaß, an den Tod zu denken, hatte Goethe gerade damals, als er seine Verse in Anthings Stammbuch schrieb, nicht. Im Gegenteil: Mitte Juli des vorangegangenen Jahres hatte der einen Monat zuvor aus Italien Zurückgekehrte sich über die ihn nun wieder umfangende nordische Enge hinweggetröstet, indem er Christiane Vulpius in sein Haus genommen hatte, die ihm im Dezember 1789 das erste Kind schenken sollte.

Aber Goethe war der Todesgedanke allgemein gegenwärtig. Das hatte seine Ursache im Erlebnis der lebensgefährlichen Krankheit, die Goethe sich im Sommer 1768 als knapp neunzehnjähriger Student in Leipzig zugezogen hatte.

Danach schrieb er über den Tod:

... Wem er nur einmal recht nah um's Haupt geschwebt,
Der bebt
Bey der Erinnerung, gewiss solang er lebt.
Ich weiss wie ich gezittert habe [1]

Und diese Briefverse waren noch vor den nicht weniger gefährlichen Rück-
fällen vom Dezember 1768 und Januar 1769 entstanden! Schon von hier aus
ist – von den Schmerzen abgesehen – das jammervolle Bild verständlich, das
sich Goethes Hausarzt, Dr. Vogel, bot, als er den Zweiundachtzigjährigen am
Tage vor seinem Tode aufsuchte: „Fürchterlichste Angst und Unruhe trieben
den seit lange nur in gemessenster Haltung sich zu bewegen gewohnten, hoch-
bejahrten Greis mit jagender Hast bald ins Bett, wo er durch jeden Augenblick
veränderte Lage Linderung zu erlangen vergeblich suchte, bald auf den neben
dem Bette stehenden Lehnstuhl [2]."

Nicht jeden leitet ein gelinder Gang,
Unmerklich, in das stille Reich der Schatten.
Gewaltsam schmerzlich reißt Zerstörung oft,
Durch Höllenqualen, in die Ruhe hin [3],

heißt es in dem 1802 entstandenen 3. Akt von „Die natürliche Tochter".

Goethe hat viele Tode in seinem engsten Umkreis erlebt: 1777 war seine
Schwester Cornelia, „dieses geliebte unbegreifliche Wesen" [4], gestorben. Die
Nachricht überraschte Goethe eine Woche später in seinem Weimarer Garten
„in so glücklichen Zeiten" [5]. Ins Tagebuch notierte Goethe lakonisch: „Dunkler, zerrissener Tag". Aber an seine Brieffreundin Auguste Gräfin zu Stolberg
schrieb er anderntags ein Gedicht:

Alles gaben die Götter, die unendlichen,
Ihren Lieblingen ganz,
Alle Freuden, die unendlichen,
Alle Schmerzen, die unendlichen, ganz [6].

---

[1] Der junge Goethe. Neu bearbeitete Ausgabe in fünf Bänden. Herausgegeben von Hanna
Fischer-Lamberg. Bd. I, S 252, Berlin 1963 (= Briefgedicht an Friederike Oeser vom
6. 11. 1768)
[2] Die letzte Krankheit Goethe's beschrieben und nebst einigen andern Bemerkungen über
denselben mitgetheilt von Dr. Carl Vogel, Großherzogl. Sächsischem Hofrathe und Leibarzt zu Weimar. Repro-Druck „Den Freunden Goethes gewidmet von der E. Merck AG,
Darmstadt". Herausgegeben von Fritz Ebner, Darmstadt 1961, S 13
[3] Johann Wolfgang von Goethe. Werke, Kommentare und Register in 14 Bänden (= Hamburger Ausgabe: HA). Herausgegeben von Erich Trunz. Bd. 5, S 257 (Die natürliche
Tochter, V. 1452 ff). München 1977
[4] HA 9, 228, [6]1967
[5] Goethes Werke. Herausgegeben im Auftrage der Großherzogin Sophie von Sachsen, Weimar 1888 ff (= WA), IV. Abtlg., Bd. 3, S 161
[6] HA I, 142

Am 9. Mai 1805 war Schiller gestorben. Seit Anfang des Jahres waren Schiller und Goethe trotz gelegentlicher Zeichen von Besserung schwer krank. Weimar bangte um beider Leben. Umso verständlicher ist, daß man Goethe das Scheiden des Freundes zögernd berichtete: „Es ward ihm künstlich beigebracht. Bei dem ersten Eindruck war niemand als die V. [Vulpius] zugegen. Den Tag über durfte niemand davon reden" [7], berichtet Goethes damaliger Sekretär Friedrich Wilhelm Riemer. Erst am dritten Tag fing Goethe selber an, über Schiller zu sprechen. Am 1. Juni 1805 teilte er Zelter mit: „Ich dachte mich selbst zu verlieren, und verliere nun einen Freund und in demselben die Hälfte meines Daseyns" [8]. Auf den 10. August endlich setzte Goethe eine Gedächtnisfeier an. Für sie schrieb er sein Gedicht „Epilog zu Schillers ‚Glocke'", das den empfundenen Schmerz in ein großartiges Porträt der Persönlichkeit des Freundes verwandelte.

Am 6. Juni 1816 starb Christiane. In Goethes Tagebuch heißt es dazu: „Nahes Ende meiner Frau. Letzter fürchterlicher Kampf ihrer Natur. Sie verschied gegen Mittag. Leere und Todtenstille in und außer mir [9]. Aber vom selben Tag datieren die Verse:

Du versuchst, o Sonne vergebens
Durch die düstern Wolken zu scheinen!
Der ganze Gewinn meines Lebens
Ist, Ihren Verlust zu beweinen! [10]

Der Bericht des bei Christianes Tod zugegen gewesenen Arztes, Hofrat Rehbein, bezeugt, wie Goethe der Abschied von seiner Frau aus der Fassung gebracht hat [11].

Drei Jahre später, als der sechsundsiebzigjährige Amtskollege und Freund, Staatsrat Christian Gottlob von Voigt, den nahen Tod wissend, schriftlich von Goethe Abschied nahm, vermochte es dieser nicht, ihn aufzusuchen. Nur im Brief glaubte Goethe die Fassung zu bewahren: ... „Daß Sie in diesen heiligen Augenblicken von dem Freunde Ihres Lebens Abschied nehmen, ist edel und unschätzbar. Ich kann Sie nicht loslassen! Wenn gegenwärtige Geliebteste sich auf eine Reise vorbereiten, die sie durch einen Umweg wieder zu uns führen soll; so stemmen wir uns dagegen. Sollten wir im ernstesten Falle nicht auch

---

[7] Goethes Gespräche. Eine Sammlung zeitgenössischer Berichte aus seinem Umgang auf Grund der Ausgabe und des Nachlasses von Flodoard Freiherrn von Biedermann ergänzt und herausgegeben von Wolfgang Herwig, Zürich und Stuttgart 1965ff, Bd. II, S 12 (= Gs Gespräche [Herwig])

[8] WA IV, 19, 8

[9] WA III, 5, 239

[10] HA I, 345

[11] Vgl. Gs Gespräche (Herwig): II, 1143

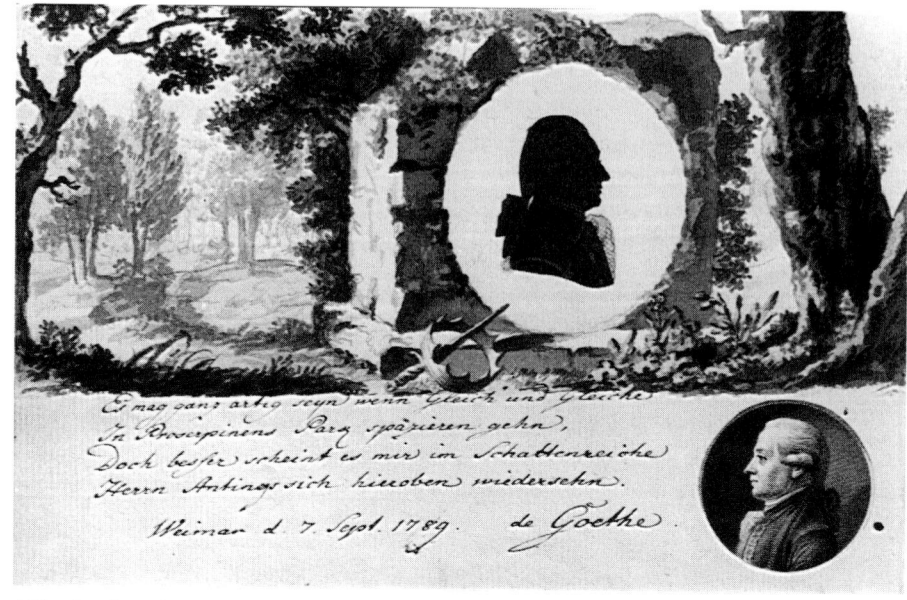

Abb. Goethes eigenhändige Verse unter seinem getuschten Schattenbild im Stammbuch des Silhouetteurs Johann Friedrich Anthing, der sich daneben im aufgeklebten Kupferstich darstellte (Goethe-Museum Düsseldorf)

widerspenstig seyn?"[12] Die Fassung war nur scheinbar gewahrt. Denn der Euphemismus, die schöne Umhüllung des Todesgedankens durch die Reisevorstellung, gelang trotz aller Beredsamkeit nicht. Der Schmerz war stärker: Er wendete die tröstlich gemeinte Metapher um und kehrte den der Reise vorangehenden *Abschied* heraus!

Weitere Begegnungen mit Sterbenden sind Goethe erspart geblieben. Vom Tode seines Freundes und Fürsten Carl August auf der Rückreise von Berlin erfuhren Weimar und Goethe erst einen Tag später. Weil ihm – Eckermann zufolge[13] – die Nachricht zuerst von seinem Sohne schonend beigebracht worden war, konnte sich Goethe dem offiziellen Boten gegenüber gefaßt zeigen: „Es veränderte sich kein Zug in seinem Gesichte, und gleich gab er dem Gespräch eine heitere Wendung, indem er von dem vielen Herrlichen sprach, das der Hochselige gestiftet und gegründet hatte. Aber nichtsdestoweniger hat er diesen Verlust tief gefühlt und innig betrauert[14]."

---

[12] Zitat bei Tümmler, H., Goethe der Kollege. Sein Leben und Wirken mit Christian Gottlob von Voigt. Köln, Wien 1970, S 237. Vgl. auch: Goethes Briefwechsel mit Christian Gottlob Voigt. Unter Mitwirkung von W. Huschke bearbeitet und herausgegeben von H. Tümmler. Bd. IV, S 403 (= Schriften d. Goethe-Ges. Bd. 56)

[13] Goethes Gespräche mit Eckermann: 15. 6. 1828

[14] Gs Gespräche (Herwig): III/2, S 276

Dem Maler Johann Karl Stieler, der sich zu jener Zeit im Auftrage seines Königs, Ludwig I. von Bayern, in Weimar aufhielt, um Goethe zu porträtieren, begegnete Goethe für die Sitzung am folgenden Tag mit den Worten „Vom Vorgefallenen wollen wir nicht sprechen, lassen Sie uns von anderen Dingen reden [15]."

Emilie von Seebeck berichtete, daß die Weimarer Goethe diese Äußerung übel genommen hätten [16]. – Aber welche Wirkung hätte ein Gespräch über den Verlust dessen, dem Goethe seine Weimarer Existenz verdankte, auf das Porträt gehabt? – Man muß das bedenken und kann dann aus dem Vergleich des wohl verbreitetsten Goethe-Bildnisses mit der Situation seiner Entstehung ermessen, wieweit Goethe seine damaligen Empfindungen bewußt zurückgedrängt hat. Kaum, daß am 3. Juli 1828 die letzte Sitzung stattgefunden hatte, brach Goethe nach Dornburg auf: „Bey dem schmerzlichsten Zustand des Innern mußte ich wenigstens meine äußern Sinne schonen" [17], begründete Goethe seine Flucht aus dem in Trauer gehüllten Weimar.

Noch einmal überraschte ihn der Tod: Am 26. Oktober 1830 war Goethes Sohn in Rom gestorben. Erst am 10. November erreichte den Vater die Nachricht. Und wieder ist Goethes Gefaßtheit Gesprächsthema:

„In wieweit die Trauerkunde von dem plötzlichen Ableben des Sohnes den hochverehrten Vater angegriffen, hat niemand ergründen können, da er auf das geflissentlichste vermied, darüber zu sprechen, selbst nicht mit seiner Schwiegertochter, entfernter Stehende aber das tiefste Schweigen darüber beobachten mußten, auch alle Förmlichkeits-Kondolenzen verboten waren" [18], heißt es im Bericht von Goethes Sekretär Kräuter, der mit der Bemerkung Johanna Schopenhauers übereinstimmt: „Der Alte schloß seinen Schmerz in sich, wie er immer tut [19]." – Vierzehn Tage später erlitt Goethe einen Blutsturz.

Solche physische Reaktion auf die psychische Belastung war Goethe seit langem vertraut. 1795 schrieb er an Schiller auf den Tod seines unmittelbar nach der Geburt gestorbenen Kindes: „Man weiß in solchen Fällen nicht, ob man besser thut, sich dem Schmerz natürlich zu überlassen, oder sich durch die Beihülfen, die uns die Kultur anbietet, zusammen zu nehmen. Entschließt man sich zu dem letzten, wie ich es immer thue, so ist man dadurch nur für den Augenblick gebessert, und ich habe bemerkt, daß die Natur durch andere Krisen immer wieder ihr Recht behauptet [20]." – Was war es, das Goethe dennoch gegen diese eigene Einsicht verstoßen ließ?

---

[15] Ebd. S 279
[16] Ebd. S 279
[17] WA IV, 44, 179 (An Zelter)
[18] Gs Gespräche (Herwig): III/2, S 676
[19] Ebd. S 676
[20] WA IV, 10, 335 f

Gelegentlich des lange erwarteten Todes der Großherzogin Louise sagte Goethe zu Eckermann: „Der Tod ist doch etwas so Seltsames, daß man ihn, unerachtet aller Erfahrung, bei einem uns teuern Gegenstande nicht für möglich hält und er immer als etwas Unglaubliches und Unerwartetes eintritt. Er ist gewissermaßen eine Unmöglichkeit, die plötzlich zur Wirklichkeit wird. Und dieser Übergang aus einer uns bekannten Existenz in eine andere, von der wir auch gar nichts wissen, ist etwas so Gewaltsames, daß es für die Zurückbleibenden nicht ohne tiefste Erschütterung abgeht[21]."

Das eigentlich Erschütternde am Tode ist für Goethe das Phänomen der Grenzüberschreitung vom Bereich des Erfahrbaren in den des Unerfahrbaren, das die „*Zurück*bleibenden" nur im Sinne von „Eben noch – Jetzt nicht mehr" begreifen können. Sie nehmen das Entschwinden des Lebens wahr, ohne erfahren zu können, was mit ihm geschieht. Ja, indem sie sich als „Zurückbleibende" verstehen müssen, werden sie sich des „Gewaltsamen" bewußt, das unaufhaltsam „die Auflösung des Organismus" betreibt.

Diese Auflösung bewirkte bei Goethe wahres Entsetzen: Carl von Stein, einer der Söhne Frau von Steins, erinnerte sich: „Als Schiller starb, wollte ihn [Goethe] meine Mutter bereden, ihn noch zu sehen. Er antwortete aber mit Widerwillen: ‚O nein! die Zerstörung!'[22]" – Das erinnert an die angeführten Verse aus „Die natürliche Tochter" und erklärt den Zusammenbruch Goethes beim Anblick seiner der Artikulation schon nicht mehr fähigen sterbenden Frau[23].

Den mit der „Erschütterung" durch das „Gewaltsame" und mit dem Entsetzen vor der „Zerstörung" definierten „Schmerz" fürchtete Goethe mehr als die wiederholt erfahrene physische Reaktion auf die Abwehr dieses „Schmerzes".

Goethe war auch überzeugt, daß das „Gewaltsame" und die „Zerstörung" die Erinnerung an die Toten unauslöschlich beeinflussen. In den „Schriften zur Kunst" schrieb er: „Der Zustand, in welchem der Mensch zuletzt den Erdbewohnern erschien, fixiert sich für alle Zukunft. Alt oder jung, schön oder entstellt, glücklich oder unglücklich, schwebt er immer unserer Einbildungskraft auf der grauen Tafel des Hades vor[24]." Detaillierter ist uns diese allgemein gehaltene Reflexion in einem Gespräch gelegentlich der Bestattung Christoph Martin Wielands überliefert. Danach rechtfertigte Goethe sein Fernbleiben: „Warum soll ich mir die lieblichen Eindrücke von den Gesichtszügen meiner Freunde und Freundinnen durch die Entstellungen einer Maske zerstören lassen? Es wird ja dadurch etwas Fremdartiges, ja völlig Unwahres meiner Ein-

---

[21] Gs Gespräche mit Eckermann: 15. 2. 1830
[22] Gs Gespräche (Herwig): II, 9
[23] Vgl. Anm. 11
[24] Goethe-Gedenkausgabe. Herausgegeben von Ernst Beutler (= Artemis Ausgabe) Bd. 13, S 387, Zürich 1950 ff

bildungskraft aufgedrungen. Ich habe mich wohl in achtgenommen, weder Herder, Schiller, noch die verwitwete Frau Herzogin Amalia im Sarge zu sehen[25]."

Dann gab Goethe, indem er im selben Gespräch fortfuhr, dem Thema einen zusätzlichen Aspekt: „Der Tod ist ein sehr mittelmäßiger Porträtmaler. Ich meinerseits will ein seelenvolleres Bild, als seine Masken von meinen sämtlichen Freunden im Gedächtnis aufbewahren. Also bitte ich es Euch, wenn es dahin kommen sollte, auch einmal mit mir zu halten." – Bekannt ist, daß Goethes Hinterbliebene dennoch Friedrich Preller erlaubten, Goethe auf dem Totenbett zu zeichnen. Doch hat Prellers Pietät, seine Zeichnung nicht zu veröffentlichen, sondern sie erst sehr viel später nur den persönlichen Freunden in Repliken zukommen zu lassen[26], in dieser Bitte Goethes ihre Begründung. Ungeklärt bleibt demgegenüber das Schicksal der Zeichnung Prellers vom toten August von Goethe, die, nachdem Goethe Prellers Skizzenbuch durchgesehen hatte, darin nicht mehr enthalten war[27]!

Obgleich Goethe die Szenerie des Todes auf alle Weise zu meiden suchte, hat er sich mit dem Akt des Suizid wiederholt befaßt. Im 13. Buch seiner Autobiographie „Dichtung und Wahrheit" beschäftigt er sich eingehend mit ihm: „Der Selbstmord ist ein Ereignis der menschlichen Natur, welches ... doch einen jeden Menschen zur Teilnahme fordert, in jeder Zeitepoche wieder einmal verhandelt werden muß[28]." In Goethes Jugendzeit war dieses Ereignis besonders oft zu verzeichnen. Es betraf auch Goethes engeren Wetzlarer Umkreis durch den vermeintlichen Tod von August Siegfried von Goué und durch den tatsächlichen Tod von Karl Wilhelm Jerusalem. Der Tod Jerusalems löste den Plan zum Roman „Die Leiden des jungen Werthers" aus, in dem die Situation der jungen Menschen jener Zeit gespiegelt ist: ... „Von unbefriedigten Leidenschaften gepeinigt, von außen zu bedeutenden Handlungen keineswegs angeregt, in der einzigen Aussicht, uns in einem schleppenden, geistlosen, bürgerlichen Leben hinhalten zu müssen, befreundete man sich, in unmutigem Übermut, mit dem Gedanken, das Leben, wenn es einem nicht mehr anstehe, nach eignem Belieben allenfalls verlassen zu können"[29].

---

[25] U. flgd.: Gs Gespräche (Herwig): II, 768
[26] Vgl. dazu: Rademacher, F. Goethes letztes Bildnis. Krefeld 1949; Göres, J. Friedrich Prellers Zeichnung „Goethe auf dem Totenbett". Ein Geschenk für das Goethe-Museum Düsseldorf. In Goethe-Jahrbuch, Bd. 93 (1976), S 221 ff
[27] Vgl. Gs Gespräche (Herwig): III/2, 781. Die Frage nach der Ursache dieses Faktums warf, nachdem Eduard Spranger 1932 („Goethe als Greis". In: Jb. d. Goethe-Ges. Bd. 18, 1932, S 193) darauf hingewiesen hatte, Henry D. von Witzleben (Palo Alto, Californien) in einem vor dem Goethe-Institut in San Francisco gehaltenen Vortrag auf. Trotz einer eingehenden Korrespondenz zwischen dem Autor, dem Goethe-Museum Düsseldorf und Willy Handrick (Goethe-Nationalmuseum Weimar) konnte bisher keine befriedigende Antwort gegeben werden
[28] HA 9, 583
[29] Ebd.

Daß Goethe gleichfalls solchen „unmutigen Übermut" gespürt und mit einem „wohlgeschliffenen Dolch" experimentiert hat, den „ein paar Zoll tief in die Brust zu senken" aber nicht gelingen wollte, bekennt er in „Dichtung und Wahrheit" [30]. Daß Goethe in jener Zeit tatsächlich suizidgefährdet war, belegt seine Bemerkung im Brief an Kestner vom 10. Oktober 1772: „Ich hoffe nie meinen Freunden mit einer solchen Nachricht beschwerlich zu werden [31]." Goethe hatte erlebt, was er Werther im berühmten Brief vom 22. Mai preisen ließ, nämlich das „süße Gefühl der Freiheit", „daß er diesen Kerker verlassen kann, wann er will" [32], und Goethe wußte, was es heißt, daß er Faust in tiefster Verzweiflung über die menschliche Beschränkung die „Phiole" mit dem „Auszug aller tödlich feinen Kräfte" ergreifen ließ, um „die Pforten aufzureißen,/ Vor denen jeder gern vorüberschleicht" [33].

Von hier aus ist Goethes Stellungnahme zum Selbstmord des Stiefsohnes seines Freundes Carl Friedrich Zelter motiviert: „Über die That oder Unthat selbst weiß ich nichts zu sagen. Wenn das taedium vitae den Menschen ergreift, so ist er nur zu bedauern, nicht zu schelten. Daß alle Symptome dieser wunderlichen, so natürlichen als unnatürlichen Krankheit auch einmal mein Innerstes durchrast haben, daran läßt Werther wohl niemand zweifeln. Ich weiß recht gut, was es mich für Entschlüsse und Anstrengungen kostete, damals den Wellen des Todes zu entkommen, sowie ich mich aus manchem spätern Schiffbruch auch mühsam rettete und mühselig erholte [34]."

Welche Frage den nach dem Tode seines Sohnes zurückbleibenden Vater bedrängt, hat Goethe später selber erfahren. Sein Hausarzt Vogel vermerkt in einer Fußnote des bereits angeführten Berichtes „Die letzte Krankheit Goethes": „Ich gedenke noch bei dieser Gelegenheit, wie Göthe nach dem Tode seines Sohnes eines Tages mit hervorbrechendem Unmuthe und deutlicher Beziehung äußerte: ‚daß die Eltern vor den Kindern sterben, ist in der Ordnung, unnatürlich aber ist, wenn der Sohn vor dem Vater abgefordert wird.‘ [35]"

Vogel berichtet weiter, daß Goethe aus dieser Stimmung heraus „seines Endes, als nun nicht mehr weit entfernt, [...] öfters mit Ruhe Erwähnung gethan" [36]. Aber Eckermann hat schon 1824 eine Mitteilung Goethes notiert, die

---

[30] Ebd., S 585
[31] WA IV, 2, 31
[32] HA 6, 14
[33] HA 3, 29 (V. 710 f)
[34] WA IV, 23, S 185 f (3. 12. 1812). Überaus bedeutungsvoll – auch im Hinblick auf unsere Zeit – erscheint Goethes anschließende Reflexion: „Wenn man sieht, wie die Welt überhaupt und besonders die junge, nicht allein ihren Lüsten und Leidenschaften hingegeben ist, sondern wie zugleich das Höhere und Bessere an ihnen durch die ernsten Thorheiten der Zeit verschoben und verfratzt wird, so daß ihnen alles, was zur Seligkeit führen sollte, zur Verdammniß wird, unsäglichen äußern Drang nicht gerechnet, so wundert man sich nicht über Unthaten, durch welche der Mensch gegen sich selbst und andere wüthet."
[35] Vgl. Anmerkung 2. Dort: S 11
[36] Ebd.

lautet: „Wenn einer fünfundsiebzig Jahre alt ist, [...] kann es nicht fehlen, daß er mitunter an den Tod denke. Mich läßt dieser Gedanke in völliger Ruhe, denn ich habe die feste Überzeugung, daß unser Geist ein Wesen ist, ganz unzerstörbarer Natur; es ist ein fortwirkendes von Ewigkeit zu Ewigkeit. Es ist der Sonne ähnlich, die bloß unsern irdischen Augen unterzugehen scheint, die aber eigentlich nie untergeht, sondern unaufhörlich fortleuchtet [37]."

Diese anschauliche Überzeugung von der Unsterblichkeit des Geistes beruht auf Vorstellungen, die Goethe 1813 in seinem denkwürdigen Gespräch mit Johann Daniel Falk erläuterte: „Jede Sonne, jeder Planet trägt in sich eine höhere Intention, einen höheren Auftrag, vermöge dessen seine Entwickelungen ebenso regelmäßig und nach demselben Gesetze, wie die Entwickelungen eines Rosenstockes durch Blatt, Stiel und Krone zustande kommen müssen. Mögen Sie dies eine Idee oder eine Monade nennen, [...] genug, daß diese Intention unsichtbar und früher, als die sichtbare Entwickelung aus ihr in der Natur, vorhanden ist [38]." Goethe hatte diese Vorstellung aus seinen Beobachtungen der „Metamorphose der Pflanzen" (1790) und der „Metamorphose der Tiere" (1806) abgeleitet. In Anlehnung an Leibniz nannte er die Intentionen „Monaden" und unterschied dabei niedere und höhere: „Übrigens gehorchen die niedern Monaden einer höhern", erklärte er Falk in jenem Gespräch und fuhr bedeutsam fort: „Der Moment des Todes, der darum auch sehr gut eine Auflösung heißt, ist eben der, wo die regierende Hauptmonas alle ihre bisherigen Untergebenen ihres treuen Dienstes entläßt. Wie das Entstehen, so betrachte ich auch das Vergehen als einen selbständigen Akt dieser, nach ihrem eigentlichen Wesen uns völlig unbekannten Hauptmonas. – Alle Monaden aber sind von Natur so unverwüstlich, daß sie ihre Tätigkeit im Moment der Auflösung selbst nicht einstellen oder verlieren, sondern noch in demselben Augenblicke wieder fortsetzen. So scheiden sie nur aus den alten Verhältnissen, um auf der Stelle wieder neue einzugehen."

Diese Voraussetzungen erklären, warum der alte Goethe den Tod im Prinzip nicht fürchtete. Die Monaden waren ihm gleichsam beseelte Atome, und an Atomzertrümmerung dachte damals noch niemand.

Indessen plagten Goethe andere Sorgen: „An eine Vernichtung ist gar nicht zu denken; aber von irgend einer mächtigen und dabei gemeinen Monas unterwegs angehalten und ihr untergeordnet zu werden, diese Gefahr hat allerdings etwas Bedenkliches, und die Furcht davor wüßte ich auf dem Wege einer bloßen Naturbetrachtung meinesteils nicht ganz zu beseitigen", vertraute er Falk an.

Die Folgerung daraus war eindeutig: Im Augenblick des Todes „kommt alles darauf an, wie mächtig die Intention sei, die in dieser oder jener Monas enthalten ist. Die Monas einer gebildeten Menschenseele und die eines Bibers, ei-

---

[37] Gs Gespräche mit Eckermann: 2.5.1824
[38] U. flgd.: Gs Gespräche (Herwig): II, 772 ff

nes Vogels, oder eines Fisches, das macht einen gewaltigen Unterschied." Das heißt, um im Augenblick der Umorganisation der Monaden nicht untergeordnet zu werden, kommt alles auf die vorherige „Bildung" an, die ihrerseits wieder Aktivität voraussetzt. – Bildungsaktivität erscheint als Möglichkeit, den Tod zu überstehen!

Das ist Goethes eigentliche Hoffnung, auf die er baut. Werthers Zuversicht „wir werden uns wiedersehn!"[39] ist noch ein Topos, der – wie der ganze Roman – nicht die Empfindung eines einzelnen, sondern die einer ganzen Generation spiegelt, und der Schlußsatz der „Wahlverwandschaften", „Welch ein freundlicher Augenblick wird es sein, wenn sie dereinst wieder zusammen erwachen"[40], entspricht dem Stil der Legende, in die der Roman hinüberführt. Erst die durchaus nicht christlich zu verstehenden Verse der Engel im Schluß von Faust II – „Wer immer strebend sich bemüht, / Den können wir erlösen"[41] – sind das Bekenntnis des Autors, dem es als „dezidierten Nichtchristen"[42] hier gelang, seine Version von der Unsterblichkeit im Sinne eines „offenbaren Geheimnisses"[43] im christlichen Ethos ebenso zu enthüllen wie zu verhüllen!

Diese Maxime erscheint als die eigentliche Ursache der ganz außergewöhnlichen Arbeitsmoral des alten Goethe: Im November 1826 hatte der Siebenundsiebzigjährige im Anschluß an den zunächst separat fertiggestellten Helena-Akt das Schema von Faust II vorgenommen und arbeitete an dem Werk, bis er es im Januar 1832 endgültig abgeschlossen hatte. Parallel dazu beschäftigte Goethe sich mit der neuen, zu erweiternden Fassung von „Wilhelm Meisters Wanderjahre", die 1829 erschien. In seinen Tagebüchern bezeichnete Goethe damals sowohl das eine wie das andere Projekt fast regelmäßig mit den Stichworten „Hauptzweck" und „Hauptgeschäft", womit er den Sinn seiner ihm noch verbleibenden Tage verstanden wissen wollte. Nicht selten beklagte er sein Befinden – setzte aber die Bemerkung hinzu: ... „doch war der Hauptzweck nicht versäumt"[44].

Bekannt ist, daß Goethe das Manuskript Faust II eingesiegelt hat, auf daß es erst die Nachwelt veröffentlichte. Als Begründung schrieb er am 17. März 1832 im letzten Brief seines Lebens, die Zeit sei „wirklich so absurd und confus, daß ich mich überzeuge, meine redlichen, lange verfolgten Bemühungen um dieses seltsame Gebäu würden schlecht belohnt und an den Strand getrieben, wie ein Wrack in Trümmern daliegen und von dem Dünenschutt der Stunden

---

[39] HA 6, 57
[40] HA 6, 490; dazu ebd. 707: Anmerkungen zu 488, Zeile 29 ff
[41] HA 3, 359 (= V. 11 936 f)
[42] WA IV, 6, 20 (Goethe an Lavater, 29. 7. 1782)
[43] „Wem die Natur ihr offenbares Geheimnis zu enthüllen anfängt, der empfindet eine unwiderstehliche Sehnsucht nach ihrer würdigsten Auslegerin, der Kunst" (Maximen und Reflexionen Nr. 201, In: Schriften der G.-Ges. Bd. 21 (1907)
[44] So z. B. am 30. 7. 1827 = WA III, 11, 92

zunächst überschüttet werden. Verwirrende Lehre zu verwirrtem Handel waltet über die Welt, und ich habe nichts angelegentlicher zu thun als dasjenige was an mir ist und geblieben ist wo möglich zu steigern und meine Eigenthümlichkeiten zu cohobiren"[45]. – Gewiß läßt sich diese Begründung zunächst so verstehen, daß Goethe das Unverständnis der Zeitgenossen nicht erleben wollte. Aber im Hinblick auf seine Ausführungen über den Tod als Auflösung und Umgestaltung der Monadenorganisation, bei der es darauf ankomme, "wie mächtig die Intention sei", um nicht untergeordnet zu werden, erscheint diese Begründung als "offenbares Geheimnis" der Methode, im Falle des Monadenaustausches seine "Intention" vor dem Zugriff anderer zu behaupten. Daß dies der eigentliche Sinn der angeführten Briefstelle ist, wird deutlich, wenn man sich die Parallelität der zitierten Faust-Verse über die "Erlösung" durch immer strebendes Bemühen einerseits und Goethes Hinweis auf seine eigenen "lange verfolgten Bemühungen" um Faust andererseits bewußt macht und darüber hinaus den Schluß des Briefes bedenkt, der lautet, daß sich nur "selten eine Stunde" finde, "wo man sich diese Geheimnisse des Lebens vergegenwärtigen mag." – So ist der Entschluß, das Faust-II-Manuskript bis nach dem Tode zu verwahren, zugleich der Ausdruck für das Verlangen, sich selbst über den Tod hinaus zu bewahren –

Nachbemerkung

Absichtlich wurde in diesem Beitrag darauf verzichtet, Goethes Gedanken über den Tod aus den zahlreich zur Verfügung stehenden Belegstellen seiner Dichtung zu erläutern. Das hätte nur Sinn gehabt, wenn es primär um die Interpretation der jeweiligen Werke gegangen wäre, weil – wie mit dem eingangs angeführten kleinen Beispiel deutlich wurde – in der Dichtung der Todesgedanke erst durch die Form der Darstellung Ausdruck findet. Im übrigen sei in dieser Hinsicht auf die "Goethe-Bibliographie"[46] verwiesen.

---

[45] U. flgd.: WA IV, 49, 283 (= an Wilhelm von Humboldt)
[46] Goethe-Bibliographie. Begründet von H. Pyritz, fortgeführt von H. Nicolai u. G. Burkhardt (2 Bde.), Heidelberg 1955 ff, Stichwort "Tod und Unsterblichkeit": Bd. I, Nr. 6225–6233, Bd. II, Nr. 1171

Totenmasken der Goethezeit *

Hans Helmut Jansen, Darmstadt

Totenmasken sind schon aus den Gräbern der jüngeren Steinzeit in Sibirien und aus dem ersten Jahrtausend v. Christus bekannt. Der bronzezeitlichen Kultur Griechenlands, auch mykenische Kultur genannt, gehören die das Antlitz stilisierenden goldenen Totenmasken an, die Heinrich Schliemann am 6. Dezember 1876 in den Königsgräbern der verschütteten Burg von Mykenä fand. Im republikanischen Rom herrschte in vornehmen Geschlechtern die Sitte, von Angehörigen nach deren Tode eine Wachsmaske anfertigen zu lassen. Diese „imagines maiorum" wurden im Atrium des patrizischen Hauses in kleinen hölzernen Schreinen aufbewahrt und bei öffentlichen Anlässen und Begräbnissen gezeigt und mitgeführt. Der Tote wurde mit Hilfe einer solchen Maske gleichsam wieder lebendig. Die Vergänglichkeit sollte im Bild des Toten aufgehoben werden. Der in Rom ansässige griechische Geschichtsschreiber Polybios hat über den kultischen Brauch der Totenmasken in Rom berichtet. Wahrscheinlich wurde der römische Kult der Aufbewahrung von Totenmasken von den Etruskern übernommen. Für die Etrusker war der Tod wichtiger als das Leben und das Sterben bedeutsamer als das Geborenwerden. Jeder Genuß war eitel, jede Wonne töricht, jede Seligkeit lediglich Schein. Nur der Tod war für die Etrusker wirklich. Die Aschenurnen mit den Kanopenköpfen der Etrusker sind die ersten schöpferischen Versuche zur Gestaltung von Porträtplastiken. Mit dem Verfall des römischen Reiches geriet die Technik der Totenmasken in Vergessenheit. Erst in der italienischen Renaissance wurde sie zur Porträtplastik neu verwandt. Es war im 14. und 15. Jahrhundert in Italien üblich, daß der Künstler bei der Gestaltung von Büsten die Totenmasken kopierte.

Eine andere Entwicklung nahm die Geschichte der Totenmasken in England, Preußen und besonders in Frankreich. Zum feudalen Totenbrauch bei den höfischen Bestattungsriten der Könige und Königinnen gehörten die Effigies. Dabei wurde die Totenmaske des verstorbenen Königs abgenommen und zu einem lebensechten, plastischen Bildnis des Verstorbenen mit eingesetzten Glasaugen und künstlichen Haaren ergänzt. Der höfische Brauch, eine Imago des Verstorbenen zu besitzen, begann Anfang des 15. Jahrhunderts und erlosch in Frankreich in der Mitte des 17. Jahrhunderts. Im Museum Villeneufe bei Avignon sah ich die Totenmaske von Jeanne de Laval, der zweiten Frau

---

* Nach einem Vortrag vor der Darmstädter Goethegesellschaft am 23.11.1982

des Königs René. Sie stammt aus dem 15. Jahrhundert. In Italien war die Verwendung von Totenmasken frei von Bindungen an ein höfisches Zeremoniell. Die älteste Totenmaske, die wir besitzen, stammt von San Bernadino da Siena, dem Franziskaner und Wanderprediger, der im Jahre 1444 in Aquila gestorben ist. Wachsbildnisse und Totenmasken blieben lange vereint. Die Maske war Hilfsmittel des Bildhauers. Sie diente nur als Schale für den in Wachs auszuarbeitenden Kopf. Nach der französischen Revolution und dem Einsetzen des bürgerlichen Zeitalters löste sich die Totenmaske vom Wachsbildnis. Den Anfang dieser Entwicklung bildet die Totenmaske von Lessing. Sie ist die erste Totenmaske als eigenständiges Kunstwerk und zugleich die erste aus Pietät abgenommene Totenmaske (1781, Abb. 12, S 294).

Für den seit dem letzten Viertel des 18. Jahrhunderts zunehmenden Brauch der Abnahme der Totenmasken gibt es eine Reihe von sich verflechtenden Faktoren:

1. Der alte Kult der Effigies als Terrain. 2. Die Keroplastik von Marie Grassholz, der späteren Madame Tussaud (Wittkop-Menardeau, 20). Die einer berühmten Scharfrichterfamilie entstammende Marie Grassholz wurde im Jahre 1761 in Straßburg geboren und wurde in Paris von dem Keroplastiker Philipp Curtius ausgebildet. Sein Handwerk beinhaltete auch die Abnahme von Totenmasken, denn in dieser Zeit gehörten Wachsbildnerei und Totenmasken noch zusammen. Später war in den Wachsfigurenkabinetten das wächserne Abbild Kultgegenstand und Schaubild zugleich. 3. Lavaters „Physiognomische Fragmente" (1774–1779). Sie induzierten den „Silhouettismus" und das Interesse an der Physiognomik. 4. Die Phrenologie (1810) des Arztes und Hirnforschers Franz Joseph Gall (1758–1826). Von größerem Einfluß auf die Totenmasken war Galls Lehre, wonach er an der Schädelbildung des Menschen dessen Charakteranlagen zu erkennen meinte. Das Abtasten oder Befühlen von Köpfen, Kraniologie genannt, wurde seit 1796 in den Wiener Gesellschaftskreisen Mode (Lesky, 12).

Das eigentliche Thema der Totenmasken der Goethezeit ist unendlich und bedarf einer ordnenden Hand. Dabei soll die Individualgeschichte der Totenmasken in die Zeit- und Kulturgeschichte eingebunden werden (Abb. 1): einmal durch Gliederung des Zeitalters Goethes nach Jahrzehnten und zum anderen nach der politischen Geschichte und der Kulturgeschichte. In drei Abschnitten soll die Geschichte der Totenmasken in Frankreich, Preußen und im Weimar Goethes abgehandelt werden. Friedell hat nur die Jahre von etwa 1770 bis 1780 „Zeitalter Goethes" genannt. Ich möchte diese Zeit weiter fassen und mit Goethes Tod und der Romantik enden lassen. In Frankreich ist für das Ancien Régime die Totenmaske von Rousseau repräsentativ, für die französische Revolution die von Mirabeau, Marat und Robespierre. Die Totenmaske Napoleons hat ihre eigene dramatische Geschichte. Der Totenmaske Friedrich des Großen kommt eine besondere Bedeutung zu; eindrucksvolle Masken sind von der Königin Luise und von Kleist überliefert. Von Goethe

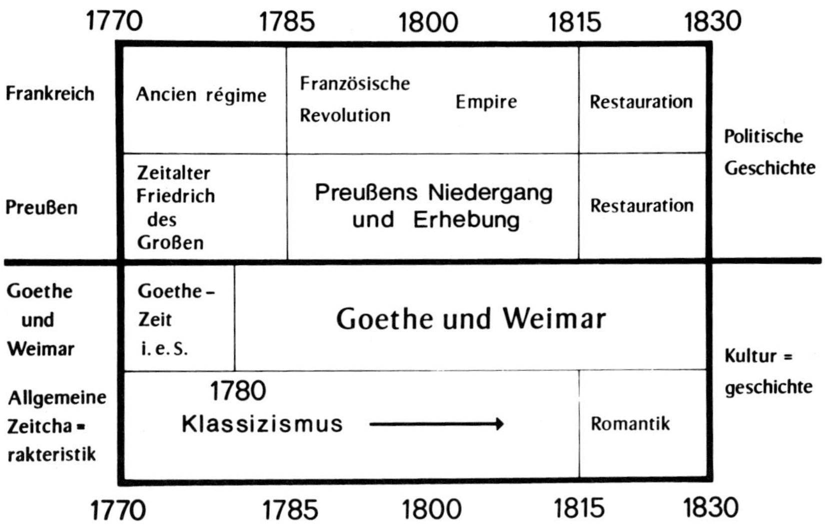

	1770	1785	1800	1815	1830	
Frankreich	Ancien régime	Französische Revolution	Empire	Restauration		Politische Geschichte
Preußen	Zeitalter Friedrich des Großen	Preußens Niedergang und Erhebung		Restauration		
Goethe und Weimar	Goethe-Zeit i. e. S.	Goethe und Weimar				Kultur = geschichte
Allgemeine Zeitcharakteristik	1780 Klassizismus ——→			Romantik		
	1770	1785	1800	1815	1830	

Abb. 1. Goethe und sein Zeitalter

gibt es keine Totenmaske, doch entstanden in dieser Zeit die Totenmasken von Lessing, Schiller und die Weimarer Totenmasken schlechthin.

Bei Rousseau geht es – wie es Kant formuliert hat – um die „unter der Mannigfaltigkeit der menschlichen angenommenen Gestalten ... tief verborgene Natur des Menschen ...“ Indessen: Was ist die Natur des Menschen? Die „Natur“ Rousseaus oder die „Natur“ des Marquis de Sade? Es sind nur zwei Masken der Vorstellung des „natürlichen Menschen“ überhaupt – der seinerseits in der Abstraktion lebt – aber wirklich auch *lebt*. Die Maske des „guten Wilden“ Rousseau und die Maske des „schlechten Wilden“ Marquis de Sade. Sie bilden den Januskopf des natürlichen Menschen.

Rousseau verlebte den letzten Sommer seines Lebens auf dem Schlosse Ermenouville nördlich von Paris. Er war vom Verfolgungswahn besessen und pflegte sich in sein Zimmer einzuschließen. Er verstarb am 2. Juli 1778, wahrscheinlich an den Folgen eines Schlaganfalles. Am Tage nach dem Tode nahm Philipp Curtius die Totenmaske ab (Abb. 2). Nach dieser fertigte Jean Antoine Houdon, der bekannte Pariser Bildhauer, die Rousseau-Büste an. Etwa vier Wochen vor dem Tode Rousseaus machte sich ein 18jähriger Jurastudent auf den zehnstündigen Weg von Paris nach Ermenouville, um Rousseau zu begegnen, dem seine grenzenlose Verehrung galt. Der Student hatte Glück. Zwei Stunden lang durfte er den Meister durch Paris begleiten und seinen Belehrungen folgen (Ahrbeck, 1). Dieser Student war Robespierre. Der schmächtige Büchermensch, der Schriftsteller und Klubredner, wurde der mächtigste Mann Frankreichs. Als Hohepriester der Tugend ließ er unverdrossen mittels der

281

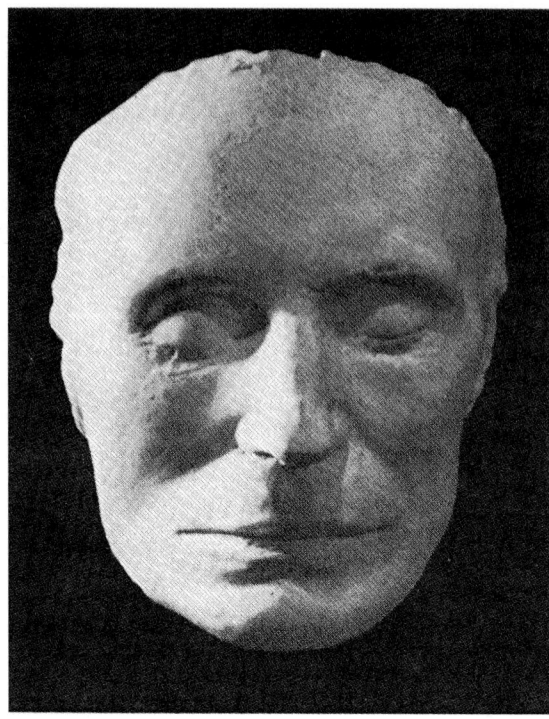

Abb. 2. Totenmaske von Jean-Jaques Rousseau (1712–1778)

Guillotine dekapitieren, im Namen des Volkes. Ein zeitgenössisches Flugblatt zeigt ihn, wie er mit eigener Hand den Henker hinrichtet, nachdem er alle Franzosen hat köpfen lassen.

> *„Es ist ein Schnitter, der heißt Tod,*
> *Hat Gewalt vom höchsten Gott"*
> und
> *„Viel Hunderttausend ungezählt,*
> *Was nur unter die Sichel fällt"*

singt am Ende von „Dantons Tod" Lucile, die junge Frau des hingerichteten Camille Desmoulins auf den Stufen der Guillotine. Im Sommer 1794 waren in 45 Tagen 1285 Menschen hingerichtet worden. Am 28. Juli ereilte Robespierre dasselbe Schicksal. Bei seiner letzten Rede vor dem Konvent waren bereits die Schatten des Todes über ihm: „Der Tod ist kein ewiger Schlaf! Schreibt die Worte hin: Der Tod ist der Anfang der Unsterblichkeit". Vor der Hinrichtung verlor Robespierre den Mut und versuchte, sich durch einen Pistolenschuß zu töten, der jedoch nur seine Kinnlade zerriß. Der Hohn der Menge auf dem We-

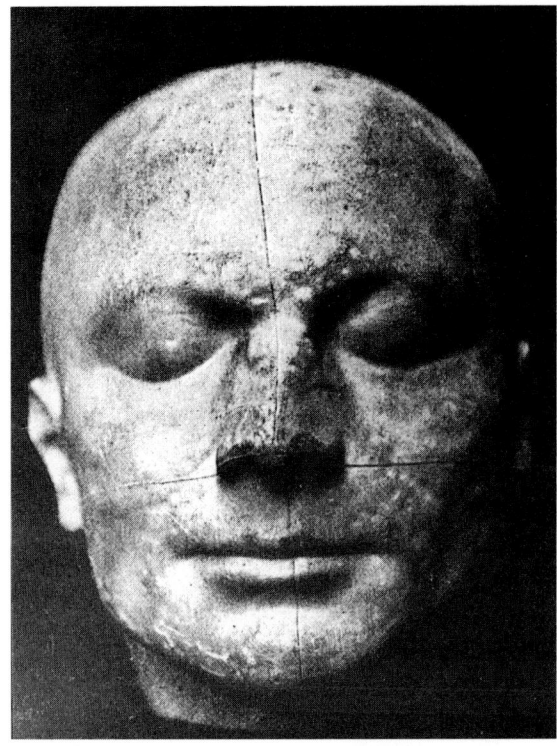

Abb. 3. Totenmaske von Maximilien Robespierre (1758–1794) (aus Benkard, 5)

ge zum Schafott ließ ihn gleichgültig. Es gibt zwei Versionen der Totenmaske, einmal die Wachsmaske, mit umgelegtem Tuch und mit langen Haaren versehen, Kinn und linke Wange durch die Schußverletzung verunstaltet, und die offenbar etwas geschönte Gipsmaske, welche bekannter ist (Abb. 3). Als Kuriosität verwaltet das Dresdner Anthropologische Museum die Totenmasken von Couthon, St. Just und Robespierre, die angeblich vom Neffen Sansons gleich nach der Enthauptung angefertigt worden sind. Henry Sanson mit dem Beinamen „der Große" war der Henker von Paris (Sanson, 15), der den König, die Königin, Danton und Robespierre enthauptete.

Wahrscheinlich stammt Robespierres Totenmaske jedoch von Marie Grassholz. Sie, die spätere Madame Tussaud, arbeitete mit dem Henker Sanson Hand in Hand. Marie Grassholz war zugegen, als Curtius die Totenmaske von Rousseau abnahm. Im Jahre 1780 eröffnete sie im Alter von 19 Jahren in Paris ein eigenes Wachsfigurenkabinett. Um Totenmasken für ihre Wachsfigurensammlung zusammenzutragen, scheute Marie Grassholz weder Gefahren noch Intrigen. Während der französischen Revolution arbeitete sie mit Pierre

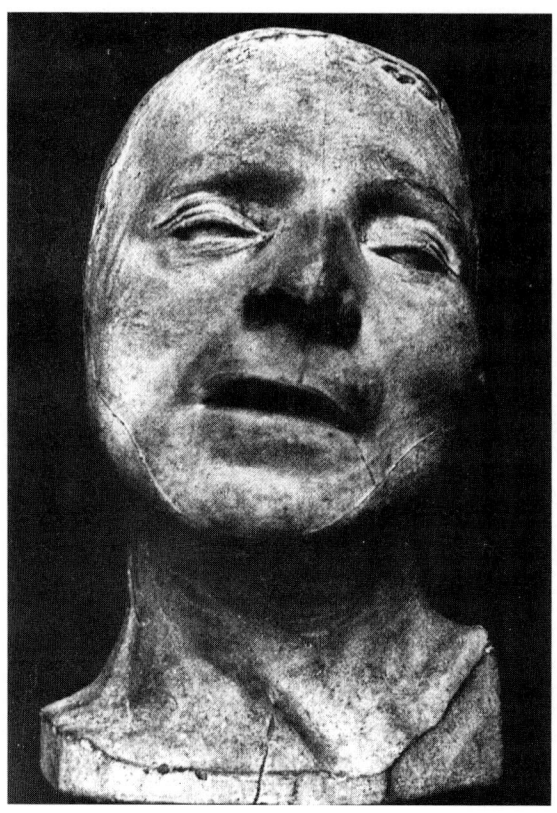

Abb. 4. Totenmaske von Marat
(1744–1793) (aus Benkard, 5)

Desmorest zusammen, der speziell mit der Toilette der Verurteilten beauftragt war. Ihre Biographin schildert die makabre Szene: „Am Rande der gähnenden Grube, die zu drei Vierteln schon durch die vorausgegangenen Schübe gefüllt war, entkleideten Angestellte die kopflosen Leichen, die bündelweise zu denen vom vorausgegangenen Tag geworfen wurden ... die Köpfe lagen zu Haufen wie Melonen in einem mit Wachstuch ausgeschlagenem Weidenkorb" (Wittkop-Menardeau, 20). Wahrscheinlich schaffte Pierre Desmorest diejenigen Köpfe beiseite, von denen Marie Grassholz einen Abguß nehmen wollte. Nachdem sie das Gesicht von Blut und Kleie gereinigt hatte, bestrich sie es mit einem Gemisch aus Leinöl und Bleiglätte. Dann trug sie eine Schicht Spezialgips auf. Auf diese Weise nahm sie die Totenmasken von Hébert, Desmoulins und Marat ab, wahrscheinlich auch von Robespierre. Indessen diente die Maske nur als Schale für den später in Wachs gearbeiteten Kopf. Anläßlich der Abnahme der Totenmaske von Marat schreibt sie: „Man kam mich holen, ich

284

sollte mich sofort mit allem, was zur Abnahme einer Totenmaske nötig war, in Marats Wohnung begeben".

Marat war Arzt, wurde beim Ausbruch der Revolution ein wilder Demagoge und stimmte während des Prozesses gegen den König für dessen schleunigste Hinrichtung. In seiner Zeitung rief er dem Volk zu: „Schlachtet, schlachtet 200 000 Anhänger des alten Regiments und reduziert den Konvent auf das Viertel!" Mit Robespierre und Danton bildete er das leitende Triumvirat. Am 13. Juli 1793 suchte Charlotte Corday den kranken Marat auf und erstach ihn im Bade. Marie Grassholz nahm die Totenmaske ab, die sich heute in der Bibliothek der Universität Princeton befindet (Abb. 4). Später verfertigte sie ein Wachsbild von Marat in Lebensgröße und stellte es in einer Wanne aus.

Jacques Louis David malte nach der Totenmaske Marats sein berühmtes Bild „Der ermordete Marat", das die Sachlichkeit eines Polizeiberichtes mit heroischem Pathos vereinigt (Gombrich, 9). Der russische Kunsthistoriker Alpatow (2) hat versucht, das Bild zu interpretieren. David habe sich nicht allein von dem Eindruck Marats am Tage vor der Ermordung, sondern auch von der Erinnerung an ein Grabmal mit einem aus dem Sarg erscheinenden Körper des Verstorbenen leiten lassen. Tatsächlich ist die Badewanne so dargestellt, daß sie an einen antiken Sarkophag erinnert. Jacques Louis David selbst hat das Gemälde für sein bedeutendstes Werk gehalten. Der „Tod des Marat" ist eines der großen Symbole der Kunstgeschichte (Traeger, 18), das bis in die heutige Zeit wirkt: Erst kürzlich (1987) hat der Wiener Künstler Alfred Hrdlicka (geb. 1928) eine Skulptur „Tod des Marat" geschaffen.

Während der französischen Revolution waren die Totenmasken Hilfsmittel für Büsten und Gemälde. Die Totenmaske von Mirabeau (Abb. 5) gab das Modell ab für die Büste, die seine Grabstätte zieren sollte. Obwohl sein Gesicht von Pockennarben entstellt war, zeigt es noch im Tode viel von der zauberischen Gewalt, die von ihm im Leben ausgegangen war. Dieses Leben war kurz, wild und bedeutend. Goethe sagte dazu: „Die Franzosen erblicken in Mirabeau ihren Herkules; und sie haben vollkommen recht." Mirabeau wünschte einen stilvollen Tod zu sterben, antike Vorbilder schwebten ihm vor: „Feiert man schon das Leichenbegräbnis Achills?" fragte er, als er fernen Kanonendonner hörte. „Heute sterbe ich", sagte er am letzten Tage zu seinem Arzt Cabanis, „jetzt bleibt nur noch eines zu tun übrig – sich zu salben, sich mit Blumen zu kränzen und unter den Klängen der Musik auf angenehme Weise in den Schlaf einzugehen, aus dem man nicht wieder aufwacht" (Erdmannsdörffer, 7).

Die repräsentative Totenmaske der Kaiserzeit ist die Maske Napoleons. In einer bildlichen Darstellung von Sichling ist Napoleons Totenmaske von einem Lorbeerkranz gesäumt. Am Fuße wird die Maske dekoriert von Krone, Orden und den Degen von Austerlitz (Dayot, 6). Die Schlacht bei Austerlitz war Napoleons größter Sieg. Und auf seinem Feldbett von Austerlitz wurde er nach seinem Tode am 5. Mai 1821 auf St. Helena aufgebahrt. Nachdem die

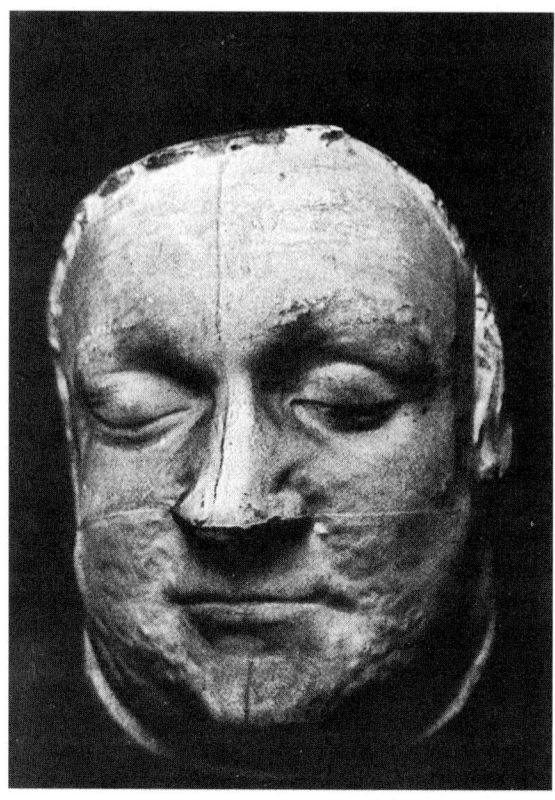

Abb. 5. Totenmaske von Honoré Gabriel Victor Mirabeau (1749–1791) (aus Benkard, 5)

Leiche mit Kölnischwasser gewaschen und der Bart rasiert worden war, wurde sie auf dieses Feldbett gebracht. Das über die Leiche des Kaisers ausgebreitete Laken läßt nur das Gesicht frei. Vignali legte ihm das von Madame Mery geschickte silberne Kruzifix auf die Brust. So hat ihn der Capitain Marryat vierzehn Stunden nach dem Tode Napoleons gezeichnet (Abb. 6).

Alle Augenzeugen des Sterbens und Todes von Napoleon berichten, er habe nun, als hätte ihm der Tod die Jugend zurückgegeben, das Antlitz des Ersten Konsuls wieder. Kein graues Haar, keine Falte; seine Gesichtsfarbe sei matt und leuchtender als im Leben. Er scheine nicht mehr als 30 Jahre alt zu sein. Andere schreiben: „Ich habe niemals ein schöneres Gesicht gesehen" (Brooke), und: „Der Kopf war großartig, sein Ausdruck ruhig und sanft, ohne die geringste Spur eines Leidens" (Vidal).

Um die Abnahme der Totenmaske von Napoleon (Abb. 7) hat man sich mehrmals vergeblich und in peinlicher Weise bemüht. Ich folge hier der Schilderung von Aubry (3): In der Nacht vom 5. bis 6. Mai mißlang ein Abdruck mit Kerzenwachs. Dr. Antommarchi versuchte einen Abdruck mit schlechtem

286

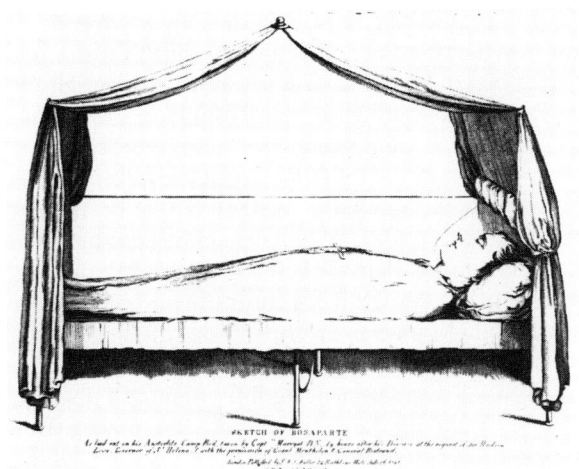

Abb. 6. Der tote Napoleon Bonaparte auf dem Feldbett von Austerlitz (1821), Federlithographie nach einer Zeichnung von Kapt. Maryat

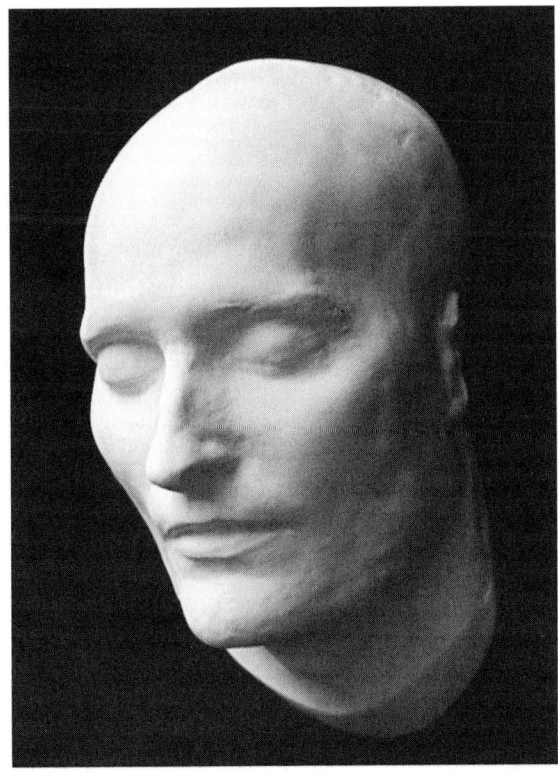

Abb. 7. Totenmaske von Napoleon I. (1769–1821) (Foto Renate Gruber, Darmstadt)

287

Gips. Aber die Masse war zu porös, und er gab auf. In der Nacht vom 6. auf den 7. Mai bemühten sich die wachenden Diener heimlich, mittels mit Kalkmilch befeuchtetem Seidenpapier einen Abdruck zu erzielen. Erst der englische Arzt Dr. Burton konnte vier Tage nach dem Tode von Napoleon die endgültige Totenmaske abnehmen, nachdem er sich geeigneten Gips besorgt hatte. Ein Fähnrich zur See hatte ihm gesagt, daß südöstlich von Helena eine kleine Insel sei, auf der Gipskristalle vorkämen. Noch in derselben Nacht bestieg Dr. Burton mit ein paar Matrosen eine Schaluppe und begab sich bei gefährlichem Seegang nach der bezeichneten Felsklippe. Beim Schein von Fackeln sammelte er so viel Gips wie möglich, kehrte in die Stadt zurück, brannte und pulverisierte ihn und erhielt so eine ausreichende Menge einer Gipsmasse, die sich für den Abguß als brauchbar erwies.

Man legte des Kaisers Hals bloß. Noverraz rasierte ihn vorsichtig noch ein zweites Mal und schnitt an der Stirn und an den Schläfen die Haare weg. Burton bedeckte das Gesicht zunächst mit einer Gipsschicht. Der Versuch gelang. Nachdem man dieses „Negativ" abgehoben hatte, machte Burton unter Assistenz von Autommarchi einen Abguß von Nacken und Hinterkopf. Nur dieser Abguß des Schädels und Nackens blieb bei Dr. Burton.

Der Abguß des Gesichts lag zum Trocknen auf dem Kamin im Salon; dort wurde er von Madame Bertrand mit Hilfe von Autommarchi gestohlen. Madame Bertrand nahm die Matritze in ihrem Gepäck mit und hat sie Burton niemals zurückgegeben, obwohl er nach seiner Rückkehr nach England gerichtliche Klage erhob. Burton hat nicht einmal eine Reproduktion der von ihm angefertigten Maske erhalten.

Autommarchi stellte mit den Hohlformen mehrere Abgüsse her. Einen vermachte er dem Prinzen Napoleon; sie befindet sich heute in den Brüsseler Sammlungen. Den besten Abdruck behielt Dr. Autommarchi für sich. Die Hohlform des Gesichtes ist verschwunden; nur die Matritze des Hinterkopfes und Nackens soll sich in England im Besitz von Burtons Erben befinden. So großartig die unter so widrigen Umständen abgenommene Totenmaske Napoleons ist, so scham- und würdelos stellt sich das Gezänk um diese Maske dar.

Eine Nachblüte der französischen Effigiestradition erleben wir im Königreich Preußen. Zwar hatte Friedrich Wilhelm I. angeordnet, daß „in allen Stücken keine Façon mit mir gemacht werden" soll. Das entsprach keineswegs der Vorstellung von der Würde eines preußischen Königs, die der junge Friedrich II. hatte. Von dem Zeitpunkt der Beisetzung seines Vaters bis zur Scheinbeisetzung einer Effigie im Stadtschloß zu Potsdam konnte man dem Abbild Friedrichs Wilhelm I. dreimal begegnen, einmal im Vorzimmer, wo er als Wachspuppe auf einem Lehnstuhl saß, zum zweiten im „castrum doloris", wo er als Puppe im verschlossenen Sarg lag, und zum dritten in einem Gemälde, das hinter dem Sarg an der Wand hing. Der Überlieferung nach ist auch beim Tode Friedrichs II. nichts von dem versäumt worden, was beim Tode seines Vaters geschehen war. Friedrich der Große starb in Sanssouci. Die letzten Mo-

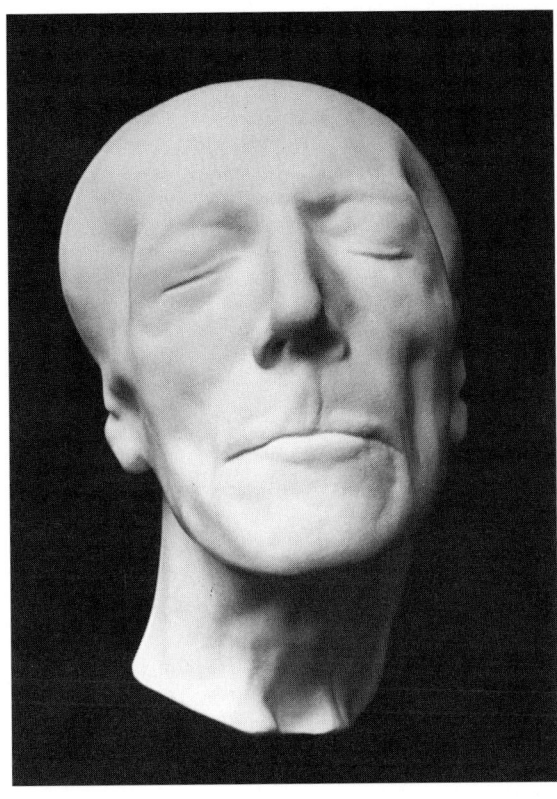

Abb. 8. Totenmaske von Friedrich II. (1712–1786) (Foto Renate Gruber, Darmstadt)

nate seines Lebens waren ein mühseliges, qualvolles Dahinsiechen. Seinem Leibarzt Johann von Zimmermann erklärte er: „Ich bin nicht mehr als ein altes Gerippe; ich tauge zu nichts mehr als hingeworfen zu werden auf den Anger". Er starb in der Nacht vom 16. auf den 17. August 1786 mit den Worten „La montagne est passée, nous irons mieux". Die Totenmaske (Abb. 8) wurde von Johann Eckstein abgenommen, der seit dem Jahre 1772 in Potsdam tätig war. Was sich aber als Werk Ecksteins erhalten hat, ist keine reine Maske, sondern ein in Wachs ausgearbeiteter Kopf des Toten mit der Maske als Schale. Die Totenmaske bildete, da Friedrich sich nur selten und ungern porträtieren ließ, die Grundlage für alle Darstellungen des Königs durch spätere Künstler, wie Schadow, Rauch und Menzel. Sie wird auch die „Menzel-Maske" genannt. Die eindrucksvolle Totenmaske Friedrich II. hat Lovis Corinth im Jahre 1916 zu einer Lithographie mit dem Titel „Totenschädel Friedrich des Großen" angeregt (Abb. 9).

17 Jahre alt war die Prinzessin Luise von Mecklenburg-Strelitz, als sie Friedrich Wilhelm, den Kronprinzen von Preußen heiratete. Es war die einzige Lie-

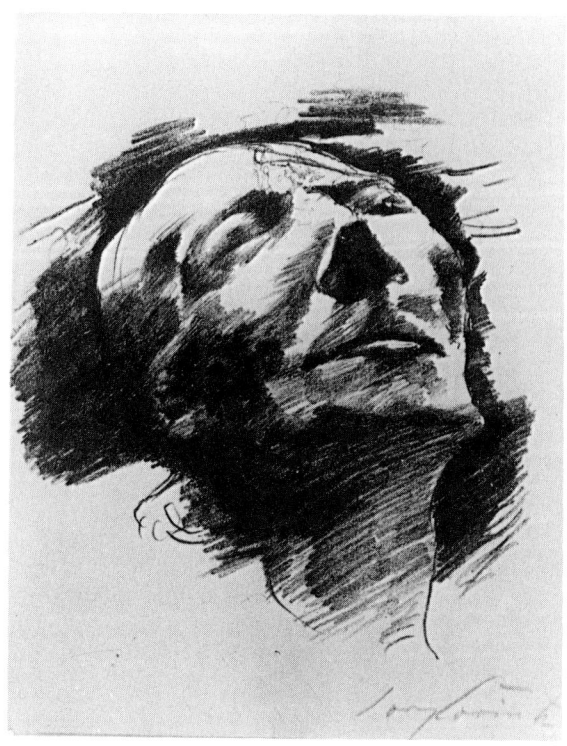

besheirat im preußischen Königshaus. Nach dem frühen Tode ihrer Mutter, einer geborenen Prinzessin von Hessen-Darmstadt, war die junge Prinzessin von der großen Landgräfin Karoline in Darmstadt erzogen worden. Sie starb im Jahre 1810, erst 34 Jahre alt. Dr. Heim, unter dessen Augen die Königin starb, schreibt in seinem Tagebuch: „Den 19. Juli, von gestern abend um 11 Uhr an bis heute früh um 4 Uhr am Bette der Königin gesessen, welche die ganze Nacht hindurch meine rechte Hand in der ihrigen hielt. – Die Königin wurde immer engbrüstiger, konnte kaum laut reden und wollte doch oft mit mir reden. – Um 9 Uhr starb die Königin, sicherlich die schönste Frau in des Königs Landen und von der reinsten Herzensgüte: Der König, Frau von Berg und wir Ärzte waren gegenwärtig." Der Bildhauer Albrecht Wolff wurde aus Neustrelitz herbeigerufen, um die Totenmaske abzunehmen. Das schönste Exemplar befindet sich im Hohenzollernmuseum zu Berlin. Die Originalmaske zeigt ein erstaunlich kleines Gesicht (Abb. 10).

Heinrich von Kleist schrieb eine Totenklage und Huldigung für die Königin Luise:

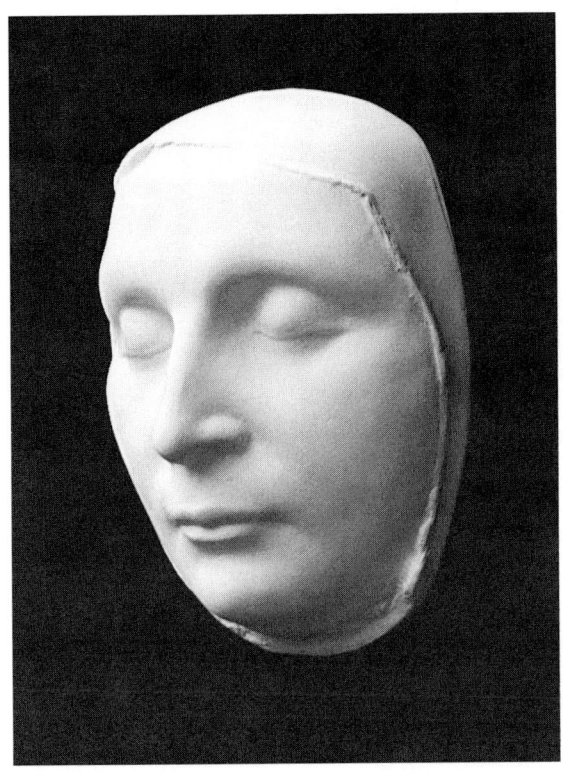

Abb. 10. Totenmaske der Königgin Luise von Preußen (1776–
1810) (Foto Renate Gruber,
Darmstadt)

„O Herrscherin, die Zeit dann möcht ich segnen!
Wir sahn Dich Anmut endlos niederregnen,
wie groß Du warst, das ahndeten wir nicht!"

Ein Jahr später suchte Kleist am 21. November 1811 mit der krebskranken
Henriette Vogel am Wannsee in Berlin den Freitod, indem er Henriette Vogel
durch die linke Brust in das Herz und dann sich selber durch den Mund in den
Kopf geschossen hat.

In „Penthesilea" zeigt Kleist eine rauschhafte Erhöhung des Lebens durch
Liebe, Schmerz, Krieg und Tod. Es ist die Tragödie seines eigenen Lebens, die
Kleist hinter der allegorischen Maske seines Gedichtes darstellte. Penthesileas
Schicksal wird zum Symbol seines eigenen maßlosen und selbstzerstörenden
Strebens nach dem höchsten Ziel des Lebens und der Kunst. Im „Marionettentheater" wird im Symbol der Marionette Kleists Dichtung erfaßt. Das tiefgründige und vielschichtige Essay läßt ahnen, warum Kleist dem „Marionettentheater" der Welt entfliehen mußte. Sorell ist diesem Problem der Maske

291

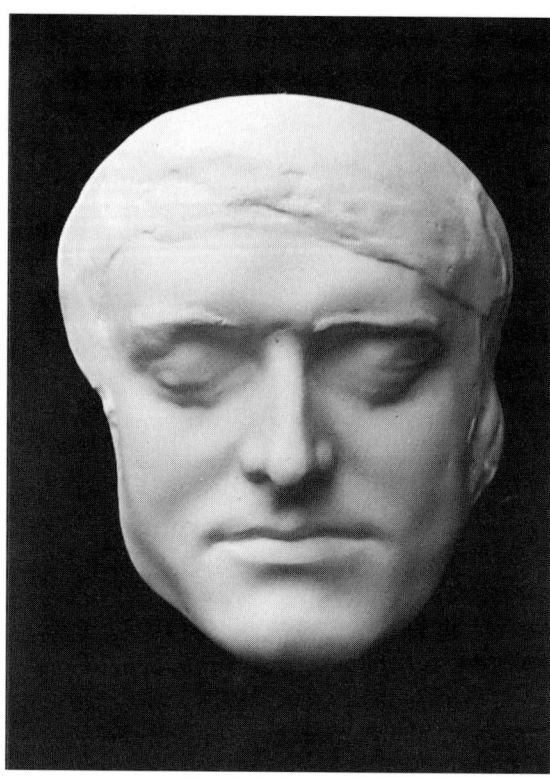

Abb. 11. Totenmaske von Heinrich v. Kleist (1771–1811) (Foto Renate Gruber, Darmstadt)

und Marionette bei Kleist nachgegangen. In einem Brief Kleists an seine Halbschwester Ulrike im Mai 1799 ist bei der Erörterung seines „Lebensplans" von der „Puppe am Drahte des Schicksals" die Rede.

Die Totenmaske von Heinrich von Kleist (Abb. 11) ist umstritten. Sie stammt aus der Totenmaskensammlung des Juristen Professor von Lilienthal in Heidelberg und wurde von Lilienthal für echt und für das Glanzstück seiner Sammlung gehalten. Sie befindet sich heute in Düsseldorf. Der Hallenser Kunsthistoriker Wilhelm Waetzoldt hat in dem Jahrbuch der Kleist-Gesellschaft im Jahre 1922 das Für und Wider der Echtheit der Maske erörtert. Literarische Zeugnisse über das Aussehen Kleists gibt es nicht. Uns ist zum Vergleich nur ein kleines Miniaturbild von Kleist überliefert: Kleist hatte sich im Frühjahr 1801 in Berlin für seine Braut porträtieren lassen. Waetzoldt hält es für möglich, daß es sich um eine zu Lebzeiten Kleists abgenommene Maske handelt. Kleist war 1810 – ein Jahr vor seinem Tode – Mitglied der Zelterschen Liedertafel in Berlin. Zu dieser Liedertafel gehörte auch Gottfried Schadow, der später (1816) nach der Lebendmaske von Goethe seine Büste modelliert hat. Wenn auch die urkundlichen Belege fehlen: So könnte Kleist ausgesehen haben. Während des letzten Krieges (1941/1948) verfaßte der Hamburger Schriftsteller Hans Erich Nossak (1901–1977) folgendes Gedicht über „Kleists Totenmaske":

> *Dies ist die Frage: Hätt ich dich erkannt*
> *Hinter der Maske? Hätt ich dich gehört,*
> *Als du gelebt, und mich bereit erklärt,*
> *Zu leben und zu sterben dir verwandt.*
>
> *Denn hinterher ists leicht, dich Bruder nennen.*
> *Während die Menschen um den Toten jammern,*
> *Verzweifeln Lebende in ihren Kammern.*
> *Die Frage ist: Würd ich dich heut erkennen?*
>
> *Nicht ob ich helfen konnte, nützt zu wissen,*
> *Daß ich, ja, ich, dir hätte helfen müssen*
> *Und heute wieder, wenn mich einer ruft, –*
>
> *Denn: ihm war nicht zu helfen, sagt sich leicht.*
> *Hast du dem Lebenden die Hand gereicht?*
> *Das ist die Schrift auf deiner Züge Gruft.*

Es wurde versucht, die Totenmasken vor dem politischen und kulturgeschichtlichen Hintergrund zu sehen. Dabei wurden Beispiele von Totenmasken aus der französischen Revolution, dem Empire und Preußen gezeigt. Vor dem Eingehen auf die Totenmasken der Goethezeit von Weimar muß Lessing erwähnt werden, der sich in das Grobraster der politischen und Kultur-Geschichte nicht einfügt. Er war weder Preuße, noch gehörte er zum Weimarer Kreis. Indessen lernte er in Darmstadt den Kriegsrat Merck kennen. Wohl las er Goethes Werke, hegte aber keine Absicht, sich mit Goethe in Verbindung zu setzen. Friedrich Schlegel hat ihn so charakterisiert: „Lessing war einer von den revolutionären Geistern, die überall, wohin sie sich auch im Gebiet der Meinungen wenden, gleich einem scharfen Scheidungsmittel, die heftigsten Gährungen und gewaltigsten Erschütterungen allgemein verbreiten". Lessing hat sich besonders in seiner klassischen Studie „Wie die Alten den Tod gebildet", die er noch in Hamburg im Jahre 1769 verfaßt hat, mit dem Tod auseinandergesetzt. Er schreibt darin: „Tot sein hat nichts Schreckliches; und insofern Sterben nichts als der Schritt zum Totsein ist, kann auch das Sterben nichts Schreckliches haben". Und: „Der Arten des Sterbens sind unendliche, aber es ist nur ein Tod".

Lessing ist am 15. Februar 1781 in Braunschweig gestorben. Vorher sagte er: „Ich werde vielleicht in meiner Todesstunde zittern, aber vor meiner Todesstunde werde ich nie zittern". Er entschlummerte mit lächelndem Blick, wie seine Stieftochter berichtet: „Das edle Antlitz leuchtet von himmlicher Verklärung". In der Maske zeigen die Gesichtszüge des toten Dichters keine Spuren

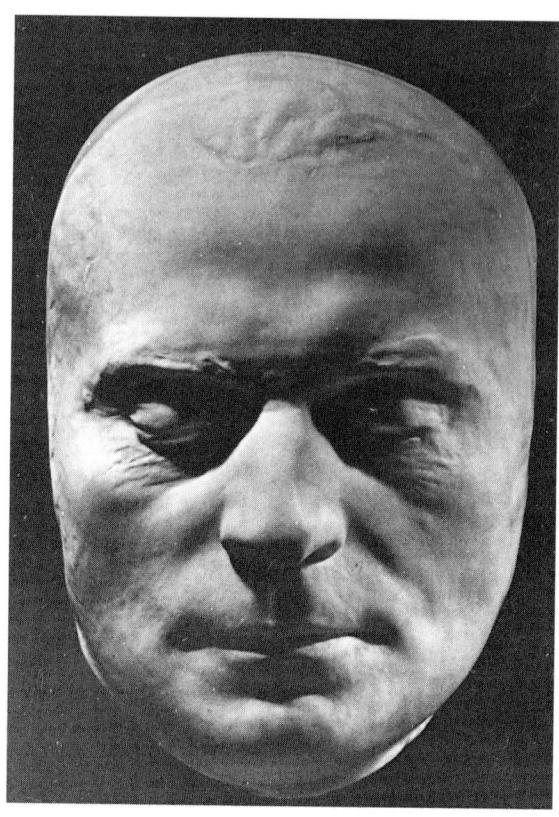

Abb. 12. Totenmaske von Gotthold Ephraim Lessing (1729–
1784) (aus Eschen, 7a)

physischer Leiden. Die Totenmaske wurde einen Tag nach Lessings Tod von
dem Herzoglichen Medailleur und Münzkommissar Christian Friedrich Krull
in Braunschweig abgenommen. Sie gilt als Meisterwerk (Abb. 12). Lavater
stellte in der ihm eigenen Diktion fest, daß sie „das Heiligste, reichste, kinder-
unschuldigste, flammengeläuterste, diamantenfesteste Männergesicht" zu
vollkommener Darstellung bringt. Auf der Rückseite trägt die Maske den
handschriftlichen Vermerk, daß sie auf Veranlassung des Dichters Gleim gegossen worden ist. Lessings Totenmaske nimmt kulturgeschichtlich darum eine besondere Stelle ein, weil sie – wie bereits erwähnt – die erste aus Pietät abgenommene Totenmaske als eigenständiges Kunstwerk ist. Die Totenmaske
hat sich hier von dem Wachsbildnis und dem höfischen Totenbrauchtum
emanzipiert. Die Totenmaske von Lessing ist die erste „bürgerliche" Maske.

Überleitend auf das klassische Weimar, kommt der Totenmaske von Schiller wegen ihrer langen Wirkungsgeschichte eine besondere Bedeutung zu. Vor-
ab sei Schillers Leiden wegen der verschiedenen Deutungen in wenigen Stri-
chen skizziert. Schillers Krankheit begann vierzehn Jahre vor seinem Tode mit

294

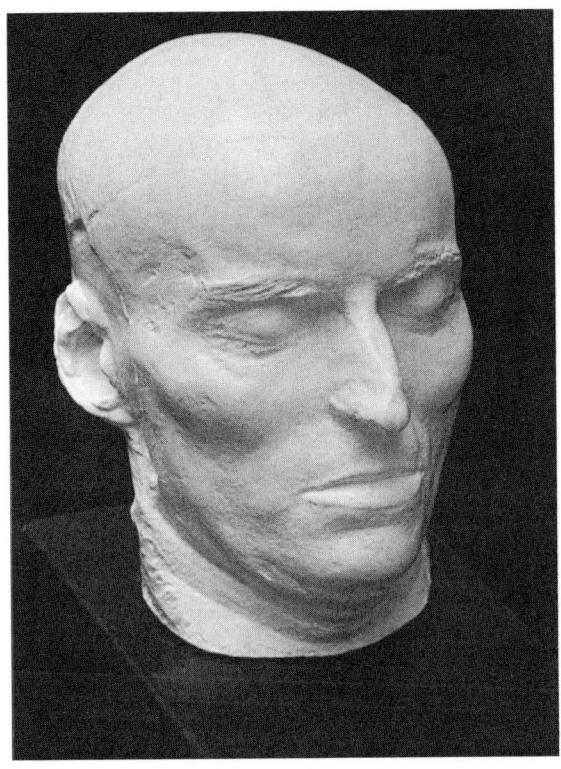

Abb. 13. Totenmaske von
Friedrich v. Schiller (1759–
1805) (Foto Renate Gruber,
Darmstadt)

einer schweren rechtsseitigen Lungenentzündung und Rippenfellvereiterung
mit späteren Verwachsungen. Eine Bauchfellentzündung der rechten Seite war
die Folge, die zu Leber- und Darmverwachsungen führte. Die Folgen waren
Darmverengungen und -verschlüsse mit schwersten Darmkoliken (Ileus). Eine
Deutung von Schillers Krankheit als Lungen- und Darmtuberkulose ist wenig
wahrscheinlich. Zu dieser Interpretation kam der Jenenser Internist Veil
(1945) durch einen subtilen Vergleich des Obduktionsbefundes Schillers mit
der biographischen Anamnese. Jüngst haben sich als Pathologen Bankl (4)
und Jansen (11) erneut mit der Interpretation von Schillers Krankheit und Tod
auseinandergesetzt.

Schillers letzte Krankheit war eine linksseitige Lungenentzündung. Sie begann am 1. Mai 1805. Am Todestage, dem 5. Mai, war er still und schlummerte
oft. Auf die Frage seiner Schwägerin Caroline von Wolzogen, wie es ihm gehe,
antwortete er: „Immer besser, immer heiterer." Das waren seine letzten Worte.
Am Tage nach Schillers Tod wurde die Totenmaske von dem Weimarer Bildhauer Ludwig Klauer abgenommen. Bemerkenswert ist der vollrunde Abguß

vom Kopf und Gesicht. Dieses geschah auf Veranlassung des berühmten Phrenologen Dr. Franz Joseph Gall. Für die Abnahme der Kopfform mußte Schillers Kopf rasiert werden. Ein vorzüglicher Abguß der Totenmaske ist im Besitze des Schiller-Museums in Marbach (Abb. 13). Nach dieser Totenmaske schuf der Bildhauer Johann Heinrich von Dannecker (1758–1811) die bekannte Schiller-Büste.

Die Totenmaske spielte in der Bestimmung der Echtheit von Schillers Schädel eine wichtige Rolle (Scharf, 16). Dazu die Vorgeschichte (Details bei Hekker, 10): Die Leiche Schillers wurde in der Nacht vom 11. zum 12. Mai 1805 auf dem St. Jakobsfriedhof in einem Kassengewölbe beigesetzt. Dieses ist noch heute vorhanden. Als es im Jahre 1826 „geräumt" wurde, sah der damalige Bürgermeister von Weimar, Carl Leberecht Schwabe, den Schiller-Schädel gefährdet und förderte am 22. März 1826 23 Schädel zutage, um denjenigen Schillers unter ihnen auszusuchen. Er schaffte aus der Gruft die Schädel in einem Sack nach Hause und stellte sie in einer Reihe auf dem Tische auf, um durch das Zeugnis noch lebender Freunde Schillers, mit Hilfe der Totenmaske und durch Messungen den echten Schädel festzustellen. Der Untersucher hatte die vorgefaßte Meinung, daß Schiller den größten Kopf gehabt habe; also müsse ihm auch der größte Schädel gehören. Es war Schwabe nicht bekannt, daß Schiller nur die Hutnummer 54 hatte und daß die Totenmaske Schillers kleiner war. Von dem vermeintlichen Schiller-Schädel ließ Herzog Carl August einen Gipsabdruck herstellen. Vor der endgültigen Beisetzung des Schädels und der Gebeine in der Fürstengruft in Weimar (1827) behielt Goethe den Schädel eine Zeitlang in seinem Hause (Abb. 14).

In der Nacht vom 25. auf den 26. September entstand das Terzinengedicht „Schillers Reliquien":

> Im ernsten Beinhaus war's, wo ich beschaute,
> Wie Schädel Schädeln angeordnet paßten;
> Die alte Zeit gedacht ich, die ergraute.
> Sie stehn in Reih' geklemmt, die sonst sich haßten,
> Und derbe Knochen, die sich tödlich schlugen,
> Sie liegen kreuzweis zahm allhier zu rasten.

Bei Goethe hatte das Gedicht keinen Titel. Die Nachlaßherausgeber Eckermann und Riemer gaben ihm die Überschrift „Bei Betrachtung von Schillers Schädel".

Das Motiv der Gruft hatten schon Gryphius und andere Dichter des Barock dargestellt. Dabei war jeder Schädel ein Memento mori im christlichen Sinne. Bei Goethe weist der Totenschädel auf das Leben zurück, indem er schließt:

> Was kann der Mensch im Leben mehr gewinnen,
> Als daß sich Gott-Natur ihm offenbare?
> Wie sie das Feste läßt zu Geist verrinnen,
> Wie sie das Geisterzeugte fest bewahre.

296

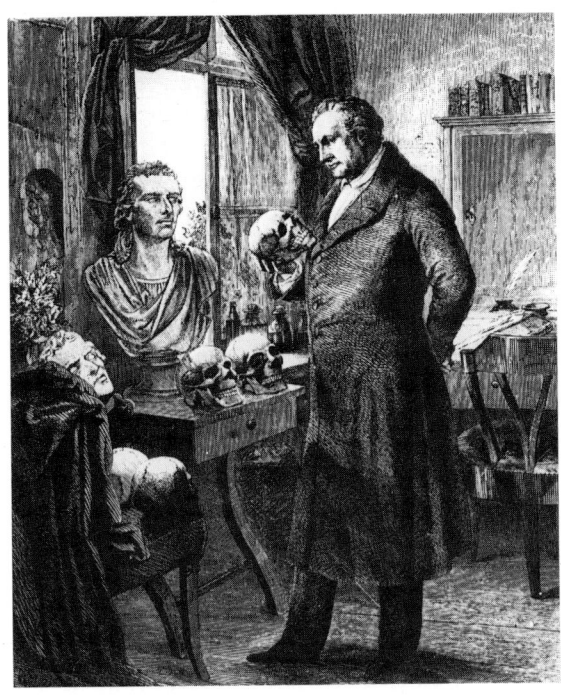

Abb. 14. Goethe bei der Betrachtung von Schillers Schädel, Holzstich aus der Gartenlaube 1854 (mit freundlicher Erlaubnis der FAZ)

Später haben sich besonders zwei Anatomen bemüht, die Identität des Schädels Schillers festzustellen. Der Hallenser Anatom Hermann Weicker (1822–1897) hatte die Maße des angeblichen Schädels von Dante mit denen der Totenmaske und mit den Porträts verglichen und dessen Echtheit bewiesen. Nach diesem wissenschaftlichen Erfolg ging er mit den gleichen Methoden bei Schiller ans Werk. Indessen war zur Enttäuschung Weickers die Totenmaske Schillers kleiner als der Gipsabguß des Schädels. Die Folgerung Weickers war: „Der Schädel ist unächt!" (1833). Unter dem Anatomen August von Froriep wurde im Jahre 1911 eine Ausgrabung unter Wahrung aller Kautelen durchgeführt. Aus dem niedergebrochenen Kassengewölbe wurden 63 Schädel geborgen. Durch sorgfältige Messungen, Vergleiche mit den Totenmasken Schillers und unter Einbeziehung aller erdenklichen Forschungsmethoden erkannte v. Froriep den Schädel mit der Grabnummer 34 als den echten, während der „Schiller-Schädel" in der Fürstengruft dem Rat und Justizamtmann Christian Heinrich Paulsen zukam, der im Alter von 68 Jahren am 31. Januar 1803 in die Gruft versenkt worden war. V. Froriep kam zu der Überzeugung, daß keine der Totenmasken Schillers ein Originalmatritzenabguß ist. Offenbar ist die Originalmatritze verschollen. Am 11. 3. 1914 wurden die von v. Froriep als echt erkannten Gebeine mit dem Schädel in einem unscheinbaren Sarg in der

Fürstengruft beigesetzt. Es existieren also zwei Schiller-Schädel. Welcher der beiden Schädel der echte ist, und ob überhaupt eines der beiden in der Fürstengruft beigesetzten Skelette Schiller zugeschrieben werden kann, ist bis heute nicht entschieden. Bei einer Öffnung der Gräber im Jahre 1959 wurde leider kein Fachanatom hinzugezogen.

Von Goethe gibt es keine Totenmaske. Goethes Abneigung gegen Totenmasken erhellt eine Stelle aus den „Wahlverwandschaften": „Da wird ein Toter geschwind noch abgegossen und eine solche Maske auf einen Block gesetzt, und dies heißt man eine Büste. Wie selten ist der Künstler imstande, sie völlig wiederzubeleben." Die Lebendmaske von Goethe als eigenständiges Kunstwerk wurde von dem Weimarer Bildhauer Karl Gottlob Weisser am 19. Oktober 1807 auf Veranlassung des Phrenologen Dr. Franz Joseph Gall abgenommen (Abb. 15). Gall hatte schon am 23. September aus Basel an Bertuch nach Weimar geschrieben: „Wenn Goethe da ist, so beschwören Sie ihn doch, daß er mir seinen prächtigen herrlichen Kopf abdrucken läßt. Alle Welt lacht mich aus, daß ich ihn nicht habe; ich will recht sanft mit ihm umgehen." Dr. Gall traf am 16. Oktober in Weimar ein. Er hatte große Mühe, Goethe zu der Prozedur der Maskenabnahme zu überreden. „Glaubt mir, guter Kräuter", äußerte Goethe zu seinem langjährigen Sekretär, „es ist keine Kleinigkeit, sich solchen Dreck ins Gesicht schmieren zu lassen". Am 19. Oktober wurde Weisser bestellt, um die Maske abzunehmen. Die außerordentlich genaue Maske wurde später auf eine Büste aufgesetzt. Goethe selbst sagte über seine Maske: „Die Formen sind hier ganz genau; Geist, Leben und Liebe muß ja ohnehin der Künstler hinzustiften." Weisser war Nachfolger des verstorbenen Hofbildhauers Klauer und ein Schüler des Bildhauers Tieck. Büsten von Schiller und Cranach waren weitere Höhepunkte im künstlerischen Schaffen Weissers, der durch Selbstmord endete.

Von den Totenmasken der Weimarer Klassik sollen folgende erwähnt sein: 1. Die Maske von Herzog Karl August von Sachsen-Weimar (1757–1826), des Freundes von Goethe. Die Totenmaske wurde wahrscheinlich von Johann Peter Kaufmann abgenommen, der seit 1816 Nachfolger des Hofbildhauers Weisser war. 2. Die Totenmaske der Herzogin Anna Amalia von Sachsen-Weimar (1739–1807). Sie stammt aus dem Nachlaß von Goethes Sekretär Kräuter. 3. Eine auf Anregung Dr. Galls im Jahre 1805 gefertigte Lebendmaske von Christoph Martin Wieland (1733–1813) ist verschollen. Sie diente der Büste von Klauer als Grundlage. Die Totenmaske soll Klauer ebenfalls abgenommen haben. Sie befindet sich heute im Wieland-Museum zu Biberach an der Riß. Die genannten Masken sind abgebildet in dem Werk von Ernst Benkard „Das ewige Antlitz" (5), zu dem der Bildhauer Georg Kolbe das Geleitwort geschrieben hat.

Die Totenmasken der Goethe-Zeit wirken auf Künstler bis in unsere Tage. „Was ist Ruhm – was sind Namen?" ist der Titel eines Vanitasbildes, einer Bleistiftzeichnung von Richard Müller (1874–1954) aus dem Jahre 1942 (Abb.

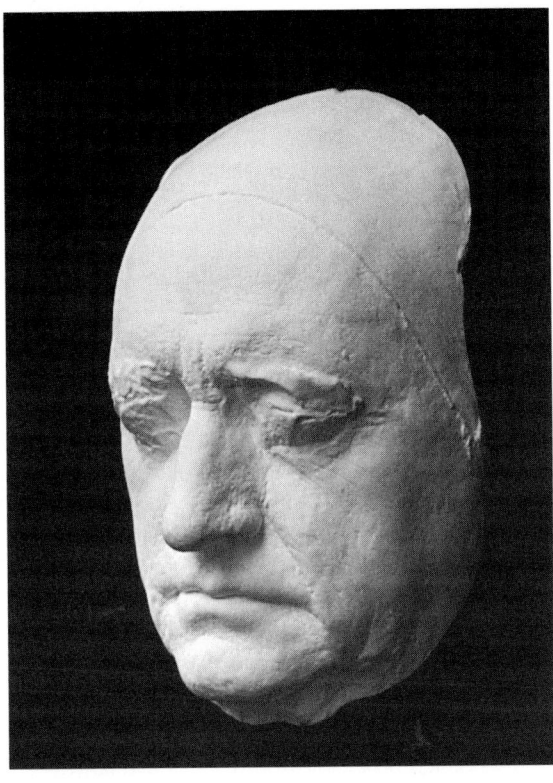

Abb. 15. Lebendmaske von Johann Wolfgang v. Goethe (Foto Renate Gruber, Darmstadt)

S 301): Auf einem Podest stehen die Totenmasken von Napoleon und Friedrich II. Von der Seite umfaßt der grinsende Tod den Schwertknauf. Nicht nur die Totenmasken, auch der Tod ist mit einem Lorbeerkranz des Ruhmes geschmückt. Die Szene erhält ihren Akzent durch die emsig nagende Maus. Gern benutzte Richard Müller, bedeutender Vertreter der Dresdner Schule und Lehrer von Otto Dix, in seiner Grafik die Maus als Symbol der Vergänglichkeit: „Wer selbst einst nagte, wird nun von Würmern zernagt" (1915).

In jüngster Zeit hat der Wiener Künstler Arnulf Rainer (1978) Fotos von Gipsmasken durch Überzeichnung und Übermalung umgestaltet.* Er arbeitet so, daß der dokumentarische Charakter des in der Gipsmaske festgehaltenen letzten Ausdruckes eines Toten trotz der überarbeitenden Eingriffe gewahrt, ja sogar gesteigert wird. In der Ausstellung „Totenmasken" im Frankfurter Kunstverein (30. 1.–11. 3. 1979) waren auch überarbeitete Masken der Goethezeit zu sehen. Rainer macht u. a. an der Totenmaske Friedrich II. bewußt, daß das Menschengesicht, das die Vorlage der Gipsmaske war, zerfallen und auf-

---

* Siehe auch den Beitrag von F. W. Kasten in diesem Band, S 553–569

299

gelöst ist, wenn er dessen Abbild überzeichnet. Schicksalslinien unterstreichen, verdichten, verstärken und vollenden die Gesichter in den Bildern der Totenmasken bis zum endgültigen Untergang des Antlitzes.

Literatur

1. Ahrbeck, R., Jean-Jaques Rousseau. Köln 1978
2. Alpatow, M.W., Studien zur Geschichte der westeuropäischen Kunst. Köln 1974
3. Aubry, O., Sankt Helena, Bd. 2: Der Tod des Kaisers. Zürich, Leipzig
4. Bankl, H., Ein Sektionsprotokoll aus der Hand Schillers. Pathologe 7, 1986, S 118–121
5. Benkardt, E., Das ewige Antlitz. Eine Sammlung von Totenmasken. Berlin 1927
6. Dayot, A., Napoleon in Bild und Wort. Übertragen von O. Marschall von Bieberstein. Berlin (um 1900)
7. Erdmannsdörffer, B., Mirabeau. Bielefeld, Leipzig 1900
7a. Eschen, F., Das letzte Portrait. Berlin 1967
8. Friedell, E., Kulturgeschichte der Neuzeit. München 1927–1931
9. Gombrich, E.H., Die Geschichte der Kunst. London
10. Hecker, M., Schillers Tod und Bestattung. Leipzig 1935
11. Jansen, H.H., Schillers Krankheit und Tod aus pathologisch-anatomischer und klinischer Sicht. Pathologe 9, 1988, S 187–191
12. Lesky, E. (Hrsg), Franz Joseph Gall, Naturforscher und Anthropologe. Bern, Stuttgart, Wien 1979
13. Nossack, H.E., Dieser Andere. Frankfurt/M. 1976
14. Rainer, Arnulf, Totenmasken 1978. Ausstellungskatalog Frankfurter Kunstverein. München 1978
15. Sanson, H., Der Henker von Paris. Nach der 1. deutschen Ausgabe von 1865. Gütersloh
16. Scharf, J.H., Der Anatomenstreit um Schillers Schädel. Nova Acta Leopoldina N.F. 29, 1964, S 179–194
17. Sorell, W., Masken in der Literatur. Neue Zürcher Zeitung Nr. 31, 20. Januar 1974
18. Traeger, J., Der Tod des Marat. Revolution des Menschenbildes. München 1986
19. Veil, W.H., Schillers Krankheit. Nauenburg, Saale 1945
20. Wittkopp-Menardeau, G., Madame Tussaud. Zürich, Stuttgart 1973

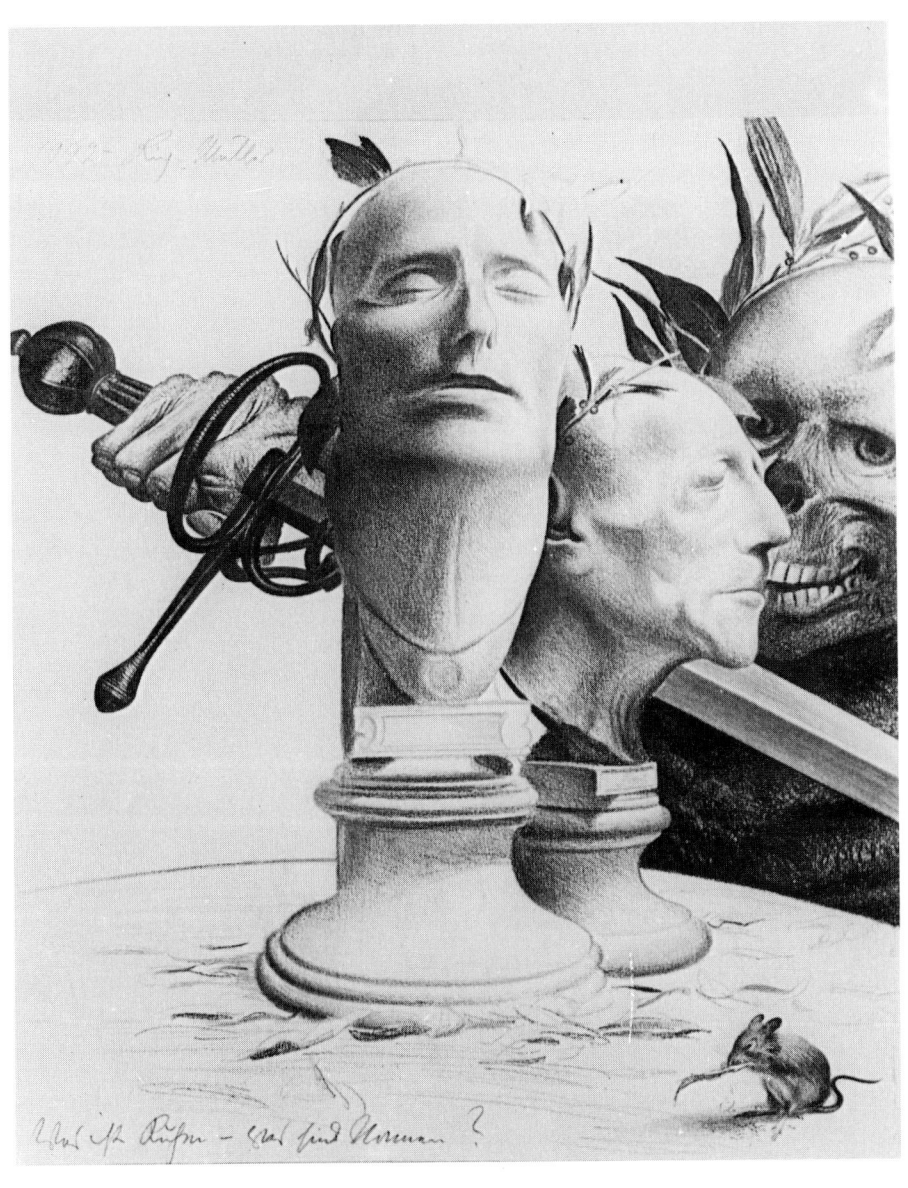

Richard Müller „Was ist Ruhm – was sind Namen?“, 1942, Bleistiftzeichnung

Tod und Maske

Hans Helmut Jansen und Rosemarie Jansen, Darmstadt

In der Antike hatte die Maske eine große Bedeutung in den Mysterienkulten. Das attische Theater ist ohne Masken nicht denkbar. Dionysos ist der Maskengott. In Europa leben die Mythen der Masken in der Volkskunst zwar noch weiter, aber reduziert und z. T. verfälscht (Lommel, 32). Der zivilisierte Mensch hat die Maske „entdämonisiert" (Koschützke, 1972). Bei der Mehrzahl der Naturvölker jedoch, die heute noch ein Maskenwesen kennen, hat die Verwandlung des Trägers durch eine Maske einen tieferen Sinn. Eine großartige Sammlung von Masken aus Belgisch-Kongo weist das Zentralafrika-Museum in Tervuren bei Brüssel auf. „Kumang" ist der Maskengott der Schwarzen und Urphänomen der Begegnung von Leben und Tod (Puff, 43). Die Beziehung von Maske und Tod zeigt sich am unmittelbarsten in den Leichenmasken, die bei verschiedenen Naturvölkern den Toten auf das Gesicht gelegt werden, um den Toten auf seinem Weg ins Jenseits zu schützen. Die Personifikation von Totengesichtern durch die Maske kommt im sogenannten Besucherkomplex zum Ausdruck: Nach einem in Japan, Tibet, China, Korea, Amerika und früher in Europa anzutreffenden Glauben kommen die Toten zu bestimmten Zeiten bei den Lebenden in Gestalt von Maskenträgern zu Besuch (Steinmann, 53). Für die Schweizer Masken und Maskenbräuche hat Karl Meuli (35) die Theorie aufgestellt, daß es sich ursprünglich um die Darstellung der Seelen verstorbener Ahnen gehandelt habe. Das Maskenwesen ist eine Form der Auseinandersetzung mit dem Tode. „Der Tod legt Masken an, wie er sie vorfindet" (E. Jünger, 24).

Es geht uns darum, die eigenartige symbolische Verflechtung von Maske und Tod an Hand einiger Beispiele in der Literatur und Malerei darzustellen und abschließend auf die Totenmasken einzugehen.

Die Maske in der Literatur

Die Frage nach Schein und Sein ist das faszinierende Thema der Masken in der Literatur. Goethe hat sein eigenes Bild geformt, wie er es sich vorstellte. Hinter seiner Maske gestaltete er innerhalb ständigen Wechsels ein Leben der Einheit und Kontinuität. „Jeder tiefe Mensch braucht eine Maske" (Nietzsche, 38). Die Spannung zwischen der Maske und dem Geheimnis dahinter kann ein ungeheures Ausmaß erreichen. Sie ist der eigentliche Grund für das Bedrohliche der Maske.

„Ich bin genau, was du siehst", sagt die Maske, und alles, was du fürchtest, dahinter (Canetti, 6). Büchner läßt in „Dantons Tod" Camille im Gefängnis sagen: „Wir alle sollten einmal die Masken abnehmen, wir sähen dann, wie in einem Zimmer mit Spiegeln, überall nur einen uralten, zahnlosen, unverwüstlichen Schafskopf…" Maske und Distanz sind ein Geheimnis der Kunst von Conrad Ferdinand Meyer, der über sich in einem Briefe schreibt: „In der Form der geschichtlichen Novelle kann ich meine höchstpersönlichen Erlebnisse und Empfindungen besser unterbringen als im Zeitroman, weil sie mich besser maskiert und den Leser in Distanz hält." Maske und Distanz sind auch das Gestaltungsprinzip der Lyrik von C. F. Meyer (Faesi, 9). Das Maskenspiel offenbart sich bei August Strindberg (1849–1912) besonders in den autobiographisch geprägten Ehegeschichten, in denen sich Dichtung und Wahrheit vermengen. Wie einer seiner Helden beherrschte Strindberg die schwere Kunst der Verstellung, und in mancher Hinsicht traf auf ihn selber zu, wenn er von dem sterbenden Konservator in „Richtfest" schrieb: „Sein eigenes Ich löste sich auf, und sein angeborener Charakter erwies sich als Maske, hinter welcher er seine Rolle gespielt hatte." Das Maskenspielartige von Ehebeziehungen wird auch von Arthur Schnitzler (1862–1931) freigelegt, so in dem Schauspiel „Die letzten Masken". Arthur Schnitzler, der Dichter von Liebe, Traum und Tod fühlte sich von dem vermeintlichen und wirklichen Gesicht des Maskenträgers magisch angezogen. Nach Sorell (52) gibt es in der ganzen Weltliteratur keinen Autor, in dessen Welt die Maske eine so oft wiederkehrende Erscheinung ist. Wo Schnitzler als Arzt „ins Spiel kommt", geschieht das nicht nur im psychologischen Bereich, sondern mehr noch in einem latenten Todesbewußtsein (Torberg, 59). In dem berühmten Schluß des Schauspiels „Paracelsus" findet das Maskenspiel seinen Ausdruck: „Es fließen ineinander Traum und Wachen, Wahrheit und Lüge. Sicherheit ist nirgends. Wir wissen nichts von anderen; wer es weiß, ist klug." In einem frühen Liebesgedicht „Anfang vom Ende" (17. 10. 1891) ist die Liebe eine Maske:

> *„Ich will ja morgen wiederkommen*
> *mit lächelndem Gesicht*
> *Und daß ich längst Abschied von Dir genommen*
> *Mein Mädel, Du weißts ja nicht."*

Bei Schnitzler ist die Maske Begleiterscheinung unseres täglichen Daseins und, als symbolisiertes Gefühl des Verlassenseins, eine andere Form des Todes. In seiner Novelle „Der Witwer" erfährt dieser kurz nach dem Tode seiner Frau, daß seine Frau ihn mit seinem Freund betrogen hat: „Jetzt weiß er nur, daß er plötzlich alles verloren hat, daß er sein Leben lang ganz von vorne beginnen muß wie ein Kind; denn er kann ja von seinen Erinnerungen keine mehr brauchen. Er müßte jeder erst die Maske herunterreißen, mit der sie ihn genarrt." In der Novelle gleichen Namens (Le veuf) von Georges Simenon ergeben die mühseligen Recherchen des Barnard Jeantet nach dem Selbstmord seiner Frau, daß sie hinter der Maske eines geregelten Lebens im Alltag ein zweites Leben geführt hat: als Prostituierte im Viertel du Gare Montparnasse.

Vergleichbar sind die Interpretationen der gleichnamigen Novellen „Der Mörder" bei Arthur Schnitzler und Georges Simenon. Hier unternimmt Alfred, „ein junger Mann, Doktor der Rechte" mit einer Geliebten niederen Standes eine lange Reise. Er tötet sie auf dieser Reise in einem „perfekten Mord", um ein gleichfalls geliebtes reiches Mädchen heiraten zu können. Nach Rückkehr von der Reise erfährt er, daß diese geliebte Frau sich verlobt hat, der Mord an der anderen Geliebten demnach vergeblich gewesen ist. Die Maske ist nun bei Alfred gerissen, und er erschießt sich. Bei Georges Simenon erschießt ein Arzt seine Frau, als er sie mit seinem Freund in flagranti ertappt. Er selbst wird als Mörder nicht verdächtigt, ist aber nicht imstande, die Maske des Biedermanns mit dem „schmerzhaft brennenden Geheimnis" zu ertragen. Meisterhaft wird der Zerfall der Maske des Arztes Dr. Kuperus von Stufe zu Stufe geschildert. Mit der zerfallenen Maske erwächst eine neue schützende Maske. Canetti (6) hat von einem Maskensprung gesprochen, der von einer Maske zur anderen führt.

Identität, Maske und Tod im Leben des Clowns August sind das Thema der Novelle „Das Lächeln am Fuße der Leiter" von Henry Miller: „Du selbst zu sein, nur du selbst, ist eine große Sache. Aber wie macht man das, wie bringt man das fertig? Das ist der schwerste Trick von allen!" Erst im Sterben findet der Clown zu sich selber, wird so ausschließlich August, „daß nichts übrig blieb als die Wahrheit, die nun in ihm wie Feuer brannte."

Es führt zu weit, auf die literarischen Masken von Berthold Brecht und Max Frisch (Sorell, 51) einzugehen. Vielmehr möchten wir drei Werke der Weltliteratur nennen, bei denen Maske, Altern und Tod in ihrer Wechselbeziehung einen Doppelsinn bedeuten.

„Die Maske des Roten Todes", eine Kurzgeschichte von Edgar Allan Poe (1809–1849), erschien im Jahre 1842. Prinz Prospero veranstaltet ein Maskenfest „von berauschender Sinnlichkeit", obwohl seine Provinzen durch eine grauenhafte Seuche „Der Rote Tod" halb entvölkert sind. Tausend Gäste leben in Saus und Braus ohne jede Selbstbesinnung. Kurz vor Mitternacht hält das vergnügungssüchtige Maskenvolk inne, um dem Schlagen einer riesigen Uhr zu lauschen. Da betritt ein Fremder im Ornat des „Roten Todes" den Saal: „Sein Gesicht war durch eine Maske verdeckt, die den Zügen eines Gesichtes in der Totenstarre genau nachgebildet war, daß auch der schärfste Blick die Täuschung wohl schwerlich durchschaut hätte". Prinz Prospero befiehlt die Ergreifung und Demaskierung des Fremden. Als niemand den Befehl auszuführen wagt, will der Prinz den Eindringling mit einem Dolch ermorden. Der maskierte Fremde dreht sich plötzlich um, und Prinz Prospero sinkt tot nieder. Als die Gäste den Vermummten ergreifen wollen, werden sie gewahr, „daß die Leichengewänder und die Totenmaske ... eine körperlose Gestalt umhüllen. Da wußten sie mit einemmal, daß der ungebetene Gast niemand anders war als der „Rote Tod".

„Die Maske des Roten Todes" ist eine Allegorie auf die menschliche Verblendung und die Herrschaft des Todes. Die Maske als Sinnbild dieser Verblendung verweist auf die trügerische Negation der unteilbaren Einheit von Leben und Tod (Dittmar, 7). Dramatisches Zentrum der Novelle ist die Todesszene am Werkende, die ihre Akzentuierung durch Poe's Lieblingsfarben schwarz und rot erhält. Das Prinzip des Gegensatzes und der Aufbau der Figurenwelt sind auf die Todesszene zugeschnitten und finden in ihr ihre Erhellung: Die Begegnung der Einzelfigur mit der Einzelfigur, des maskierten Prospero mit der vermeintlichen Maske des „Roten Todes" (Lubbers, 33). Poe wurde durch eigene Beobachtungen und Erlebnisse während der großen Choleraepidemie von 1831 in Baltimore zu dieser Erzählung angeregt. Robert Schanzenbacher hat sie durch einen Holzstich illustriert (Abb. 1).

Als im Jahre 1890 in Lippincott's Magazin Oscar Wilde's Roman „Das Bildnis des Dorian Gray" zum Vorabdruck erschien, wurde er sofort von der Daily Chronicle als unmoralisch bezeichnet: Als „eine Erzählung, die aus der verseuchten Literatur der französischen Dekadenz hervorgegangen ist" (Flake, 10). Der Inhalt: Der Jüngling Dorian Gray möchte ewig jung und schön bleiben, um alle Sinnesfreuden des Lebens auskosten zu können. Er gibt seine Seele her für die Erfüllung ewiger Jugend. Statt seiner sollte das Bildnis altern, das sein Freund Basil Hallward von ihm gemalt hat. Nachdem Dorian Gray den Gang durch das Laster vollendet hat, durchsticht er das Bild, das an seiner Statt alle Veränderungen durch das Laster anzeigt, aus Haß und Überdruß. Im gleichen Augenblick fällt er, vom Dolch getroffen, tot zu Boden. Der Tote „war welk, runzlig und wiederwärtig von Angesicht. Erst als sie die Ringe untersucht hatten, erkannten sie, wer es war." Für Dorian Gray waren Schönheit und Jugend Maske gewesen. Das Bild ist das Gewissen Dorians, das er nicht wahrhaben will und doch anerkennt, indem er es zu verneinen sucht (Flake). Der in der Fin-de-siècle-Stimmung verhaftete Roman zeichnet den Dandy, den Oscar Wilde in seinem eigenen Leben spielte – als Maske. In einem Briefe des Jahres 1894 schrieb Oscar Wilde: „Dieses mein seltsames farbiges Buch enthält vieles von mir. Basil Hallward ist das, was ich zu sein glaube; Lord Henry das, wofür die Welt mich hält; Dorian das, was ich gern sein würde – in anderen Zeiten vielleicht."

Nicht nur in seinem Essay „Die Wahrheit der Masken" hat sich Wilde mit dem Problem der Masken auseinandergesetzt: „Die Wahrheiten der Metaphysik sind Maskenwahrheiten." In dem Essay „Feder, Stift und Gift" rühmt er das Maskenspiel und Dandytum des genialischen Kunstkritikers, Malers, Geldfälschers und Giftmörders Thomas Griffiths Wainewright: „Eine Maske zeigt uns mehr als das Gesicht. Diese Vermummungen haben seine Persönlichkeit vertieft." Nach einer neueren Studie von Lavittari-Raeuber (29) habe Wilde die Theorie des Ästhetizismus seines Lehrers Walter Pater besonders im

306

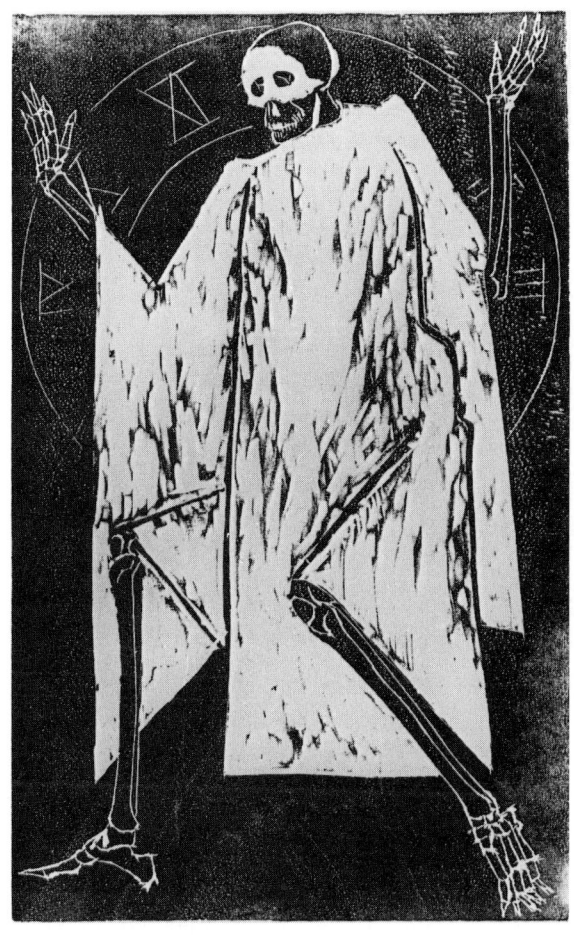

Abb. 1. Die Maske des Roten Todes von E. A. Poe, Holzstich von Robert Schanzenbacher, 1977

„Bildnis des Dorian Gray" künstlerisch umgesetzt und in der Schlüsselfigur des Lord Henry Wotton bewußt ein kaum retuschiertes Porträt Paters gezeichnet.

In der Novelle „Die Maske" (zwischen 1880 und 1890) behandelt Guy de Maupassant das Problem des Alterns am Beispiel eines Mannes, der unfähig ist, mit Würde zu altern. Auf einem Maskenball tanzt wild, aber ungeschickt ein Geck wie eine Figur aus einem Wachsfigurenkabinett. Er stürzt. Der Arzt schneidet eine den Kopf gänzlich umhüllende hübsche, glatte Maske auf. Darunter kommt ein blasses, hageres, faltiges Gesicht zum Vorschein – das verlebte Gesicht eines alten Mannes. Seine Frau, seit 40 Jahren mit dem ehemaligen Beau und Frauenheld verheiratet, offenbart dem Arzt: „Er will, man soll eben

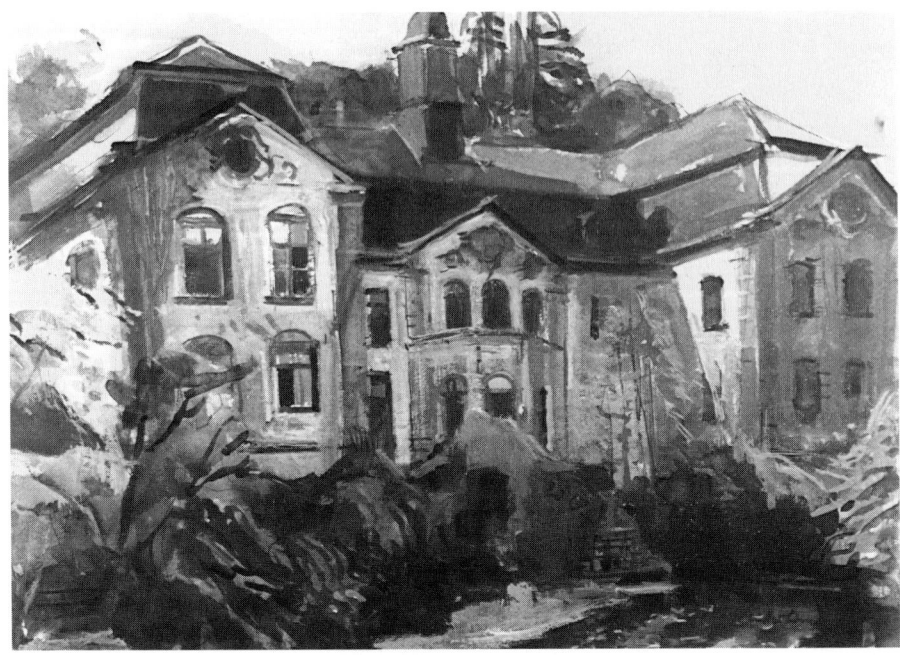

Abb. 2. Das tote Schloß (Château Weilerbach sur la Sûre), Aquarell von Bruno Müller-Linow, 1987 (Foto: Renate Gruber, Darmstadt)

glauben, es stecke wer weiß für'n junger Mann da unter seiner Maske" und „Sehn Sie, es muß einfach so was wie'ne Sehnsucht sein, daß er dahin geht und sich immer wieder die Jünglingslarve vorbindet. Ja, so was muß es wohl sein, wie so'n heimlicher Gram, daß er nicht mehr der ist, der er mal war, und daß er keine Chancen mehr hat ..."

Zu diesem Thema gehört der Roman „Vergessene Gesichter" (1952; 23) von Walter Jens, ein Meisterwerk der neuen Literatur. „Ein einsames altes Schloß, das langsam in sich selbst stirbt" (Abb. 2) wird von zehn alten Schauspielern bewohnt. Sie führen beim Sterben eines Schauspielers zu dessen Ehren das „Spiel von dem Tod und dem kranken Mann" auf, spielen so ihre letzte Rolle. Liebevoll und mit gütiger Ironie sind die Schauspieler porträtiert, ihre Rollenspiele, ihre Träume, ihre Krankheiten und ihr Tod. Krankheit als Maske: Die vermeintliche Lähmung des Tänzers Enrique als schützende Maske wird von einem jungen Arzt als Raucherbein entlarvt, mit verheerenden Folgen: „Damals war er ein gelähmter Tänzer gewesen, jetzt war er ein Lahmer, der die lächerlichen Bewegungen eines verunglückten Stars nicht verleugnen konnte". Der Tänzer tötet sich: „Enrique Pleuse war jetzt wieder ein Tänzer."

308

Das alte Schloß aus dem 18. Jahrhundert, „die Efeuranken, die Fenster mit den grauen Rahmen, das große Portal mit den verschnörkelten Holztüren und der Freitreppe davor" sollte nach Auszug des letzten alten Schauspielers in ein Luxushotel umgewandelt werden. Dieses verhindert Auguste, indem er das Schloß anzündet und in Flammen aufgehen läßt. „Vergessene Gesichter" ist kein realistischer Roman im konventionellen Sinne, eher ein Traumspiel über Altern, Masken und Tod. Das bedeutende Werk umfaßt das ganze Vanitas-Problem.

Jens stellt Altern und Tod der Schauspieler in einem Roman dar. Gottfried Benn (1886–1956) behandelt „Altern als Problem für Künstler" in einem Vortrag. Der Arzt-Dichter ist der große Verberger in der Literatur. Soviel Leiden, soviel Tod, soviel Trauer und Melancholie hinter der Maske: Unvergeßliche Verse in einer rätselhaften Bildersprache. Er greift das Maskenproblem auf in seinem Gedicht „Verhülle dich":

Verhülle dich mit Masken und mit Schminken,
auch blinzle wie gestörten Augenlichts,
laß nie erblicken, wie dein Sein, dein Sinken
sich abhebt von dem Rund des Angesichts ...

... Die Spaltung, der Riß, die Übergänge,
den Kern, wo die Zerstörung dir geschieht,
verhülle, tu, als ob die Ferngesänge
aus einer Gondel gehn, die jeder sieht.

Die Maske in der Malerei

In der Malerei ist Hieronymus Bosch (um 1450–1510) ein bedeutender Maskensymboliker. In dem wüsten Kopfgemenge um den kreuztragenden Christus (Museum Gent) sind die Gesichter der Schächer Masken, die Bösartigkeit mit Aggression vereinigen. Bosch wollte den Menschen einen Spiegel vor Augen halten, in dem sie sich selbst, ihre Fehler und die Verderbtheit der Welt erkennen können. Im Weltgericht-Triptychon der Gemäldegalerie der Akademie der bildenden Künste in Wien wird der tiefe Sinn von Hieronymus Boschs Symbolismus besonders deutlich (Abb. 3).

Die Renaissance brachte eine Wiederbelebung der antiken Maske. In der Kunst des 19. Jahrhunderts spielt das Thema Maske nur eine geringe Rolle. Ausnahme bildet der belgische Graphiker und Maler Félicien Rops (1833–1898). Rops hat in glänzender Radiertechnik vorwiegend erotische Themen behandelt und die verführerische „schöne" Frau in die Kunst eingeführt. Es wird von Rops aber auch gezeigt, wie pessimistisch, ja entsetzlich die Erotik sein kann. Erwähnt sei die Radierung „Mors syphilitica": die Frau als Totengerippe und mit einer Sense bewehrt. In der Kohlezeichnung „Coin de rue"

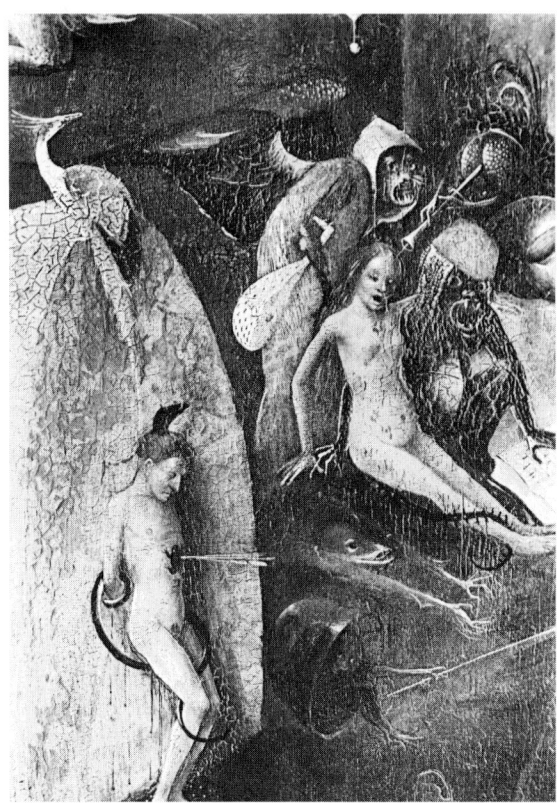

Abb. 3. Das Weltgerichts-Tryptichon von Hieronymus Bosch, Detail aus der Hölle: Akademie der bildenden Künste, Wien

folgt in der Nacht ein älterer Herr einer um die Ecke biegenden Kokotte (Abb. 4). Sie ist der Tod, aber der Totenschädel wird durch die rückwärts zum Kavalier gewandte erleuchtete Maske abgedeckt. Die souveräne Sicherheit der Zeichnung mit den gestuften Hell-Dunkel-Werten erinnert an Max Klinger (neuer Katalog über Félicien Rops von Fr. Hassauer und P. Roos, 16).

Später machten Maler der Moderne wie James Ensor (1860–1949), Emil Nolde (1867–1956), Pablo Picasso (1881–1973) und Carl Hofer (1878–1955) die Masken zum Ausdrucksmittel ihrer Kunst.

Bei James Ensor (1860–1949) war die Maske Leitmotiv seines Schaffens. Ensor lebte in Ostende zurückgezogen in seinem Hause, von Masken und Totenköpfen umgeben. Hier malte er seine Masken, Skelette, Gespenster, Narren und Teufel, darunter „Die Masken und der Tod" (Abb. 5). Ensors Masken haben zwei Ursprünge: die japanische Maske und die Karnevalmaske (Legrand, 31). Bei Ensor verbirgt die Maske nicht, sie enthüllt (Edebau, 8). Ensor selbst schrieb: „Ich habe mich frohen Herzens in jene Abgeschiedenheit zurückgezo-

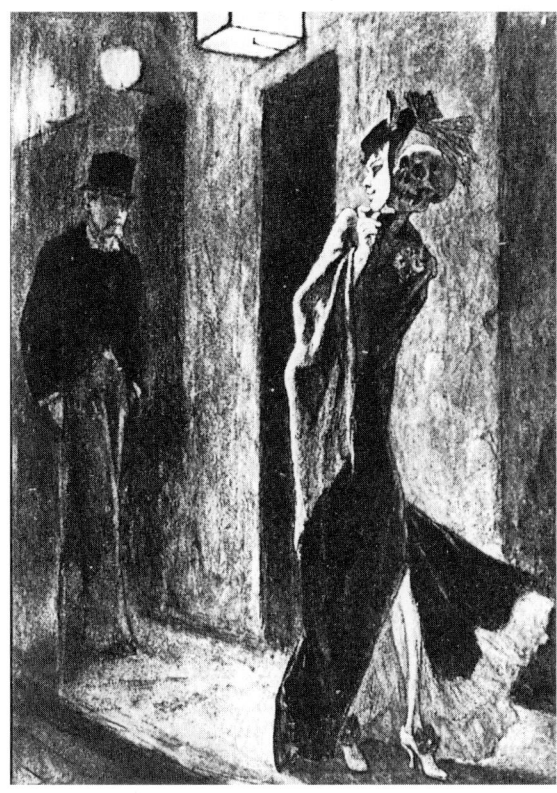

Abb. 4. Coin de rue, Kohlezeichnung von Félicien Rops (aus Fr. Hassauer und P. Roos, 16)

gen, wo die Maske herrscht – voller Kraft, Licht und Glanz. Die Maske bedeutet für mich Frische des Tons, gesteigerter Ausdruck, aufwendiges Dekor, unerwartetes Mienenspiel, ungeordnete Bewegung, hinreißende Turbulenz". In einem seiner Selbstbildnisse (1899) stellt er sich mitten in der Welt der Masken dar. Andere Selbstporträts verkörpern die Idee des Todes. Der Zürcher Kunsthistoriker Jedlicka hat als junger Privatdozent den alten Meister in seinem Hause aufgesucht und charakterisiert, Frank Thieß die Ausstrahlung von Ensors Bildern in dem Roman „Sturz nach oben" (1961, 57) beschrieben: „Die Bilder wirkten wie offene Fenster, durch die das Überwirkliche und Dämonische in den geschlossenen Raum der Lebenssicherheit einbrachen". Ein Interpret von Ensors Werk, der Arzt Kiefer, deutet die Maskenwelt von Ensor mit der zur gleichen Zeit entstandenen Psychologie von C. G. Jung, der die Maske zur Grundlage seiner Psychologie macht. Die „Persona" bedeutet bei Jung die „Maske": „Die Persona ist ein kompliziertes Beziehungssystem zwischen dem individuellen Bewußtsein und der Sozietät, passenderweise eine Art Maske,

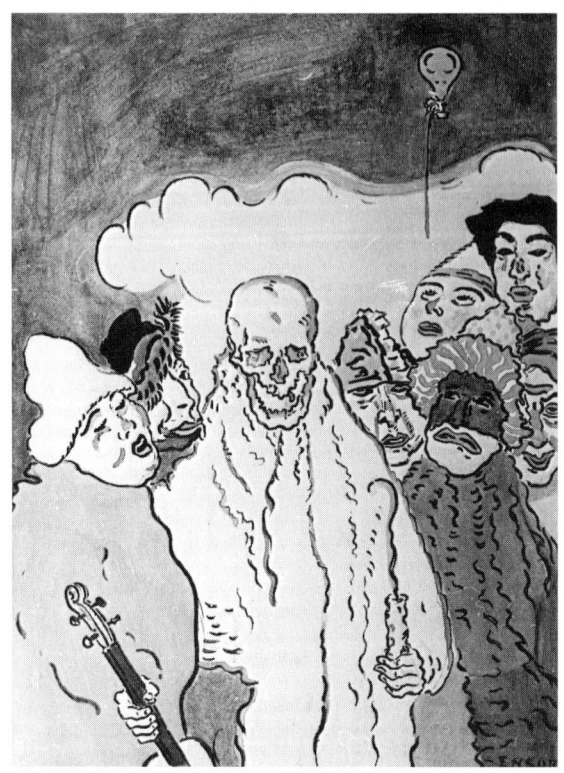

Abb. 5. Die Masken und der
Tod (1898) von James Ensor
(Ensor-Katalog der Kunsthalle
Zürich, 1983)

welche einerseits darauf berechnet ist, einen bestimmten Eindruck auf die anderen zu machen, andererseits die wahre Natur des Individuums zu verdecken ... Hinter der Maske entsteht dann das, was man ‚Privatleben' nennt. Diese sattsam bekannte Trennung des Bewußtseins in zwei oft lächerlich verschiedene Figuren ist eine einschneidende psychologische Operation, die nicht ohne Folgen für das Unbewußte bleiben kann."

Nolde erhielt die Anregungen zu seinen Maskenbildern von der Südseereise 1913/14: „Masken und Maskentänze – Kult und Freude aller Naturvölker. Erst bei uns Zivilisierten werden auf den Maskeraden die Masken rosig, häßlich und ordinär, allem Kunstempfinden fremd." Bei Picasso brachten von 1907 an (neben der Kunst Cézannes) die afrikanischen Masken die Stilwende zum Kubismus (Wiegand, 60). Nicht umsonst spricht man bei Picasso von einer „époque nègre" um 1907/08. Bei Picasso wird „das tragische Spiel des Lebens in symbolischer Doppelmaske gespielt" (Puff, 43).

Carl Hofer diente die Maske als Gleichnis des entfremdeten Menschen, der entweder erst außerhalb der Gesellschaft zu sich selbst findet oder sein wirk-

312

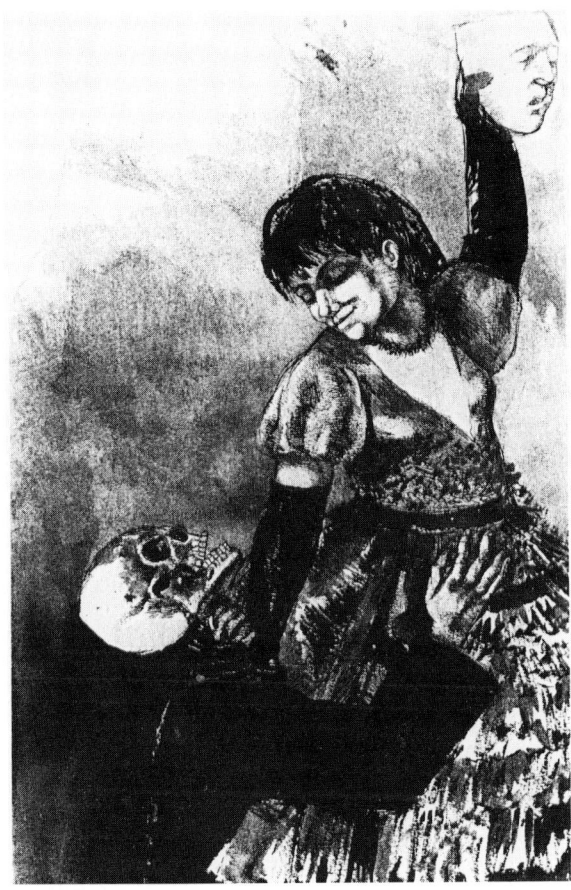

Abb. 6. Die Maske des Bräutigams, Zeichnung von Hanna Nagel, um 1932 (aus Mugdan, 37)

liches Ich hinter der Maske versteckt (Hartleb, 15). Erhart Kästner schrieb angesichts farbiger Drucke von Hofer im Kriegsgefangenenlager in der Wüste: „Das waren Bilder, die Masken zeigten, immer wieder Maskierte, so daß man den Eindruck gewann, als sei die ganze Welt verlarvt" (Zeltbuch von Tumilat, 1949, 26).

In der Moderne ist die Kunst der Heidelberger Zeichnerin Hanna Nagel (1907–1975) reich an Symbolen. Vielfach verbindet sie ihre Bilder des Todes mit Masken. In einer problematischen (später gelösten) Ehe erscheint der „Gräßliche Mann" in der Maske des Todes. In „Geliebte, mein Tod" (1931) nimmt der Tod die Gestalt des eigenen Mannes an, und wie die Künstlerin nach seinem Gesicht greift, hält sie eine leere Maske in der Hand, hinter der ein Totenschädel grinst (Hofstätter, 19). „Die Maske des Bräutigams" (Abb. 6)

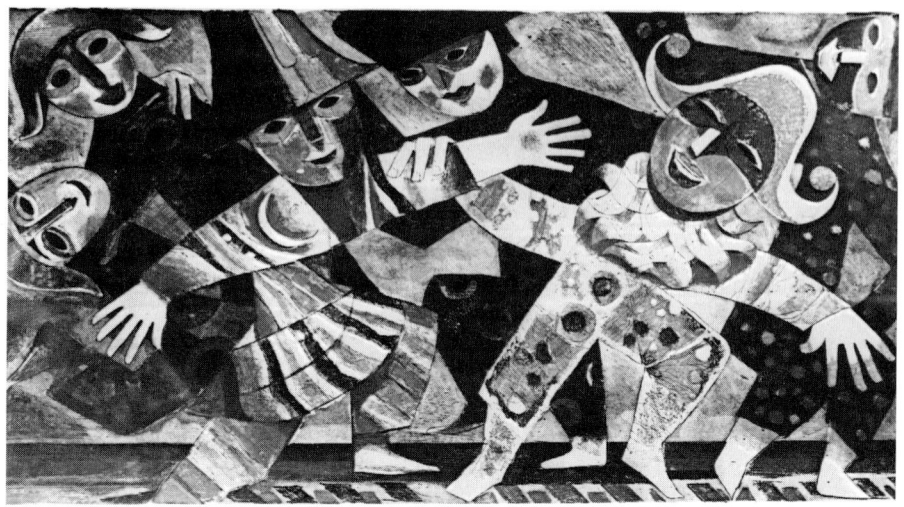

Abb. 7. Larventanz, Farbradierung von Alfred Finsterer, 1975

ist die physiognomisch erkenntlich gemachte Maske des eigenen Mannes, die von der Künstlerin triumphierend dem Tod vom zerfressenen Schädel gerissen wird (Mugdan, 37).

In neuerer Zeit hat der Stuttgarter Graphiker Alfred Finsterer (geb. 1907) das alte Maskenthema neu variiert und das urtümliche Maskentreiben graphisch umgesetzt: „Les quatre Masques" (1972), „Larventanz" (1975; Abb. 7), „Bal en Masque" (1975). Finsterer, ein besonderer Kenner des Werkes von Jean Paul (1763–1825), wurde von diesem inspiriert und hat den Maskenball visuell mit neuem Leben gefüllt. In den „Flegeljahren" von Jean Paul heißt es: „Ein Ball en masque ist vielleicht das Höchste, was der spielenden Poesie des Lebens nachzuspielen vermag". Bei Finsterer wird der Tanz bacchantisch in der seltsamen Schönheit maskenhafter Existenz (Wirth, 62).

„Karneval" heißt eine Zeichnung des aus Berlin und Pommern stammenden, heute in Wiesbaden lebenden Künstlers Franz Theodor Schütt (geb. 1908). Auf dem Bilde sehen wir ein buntes Treiben verkleideter Menschen, in das der Künstler sein eigenes Abbild einfügte mit heruntergerissener, noch in der Hand gehaltener Maske (Abb. 8). Hinter ihm, fast auch wie eine Maske anmutend, grinst der Tod. Die Menschen, die sich zum Teil ihr eigenes Gesicht verbergend oder mit der Maske ein anderes Gesicht annehmend, einer fast enthemmten Ausgelassenheit hingeben, sind sich wohl der Vergänglichkeit dieser weltlichen Fröhlichkeit bewußt, so wie es der Tod mitten unter ihnen und ein verfallener Palast im Hintergrund symbolisieren. Sie werden dieser fleischlichen Lust „valet" sagen, aber auch diese gehört zum menschlichen Wesen, ist

314

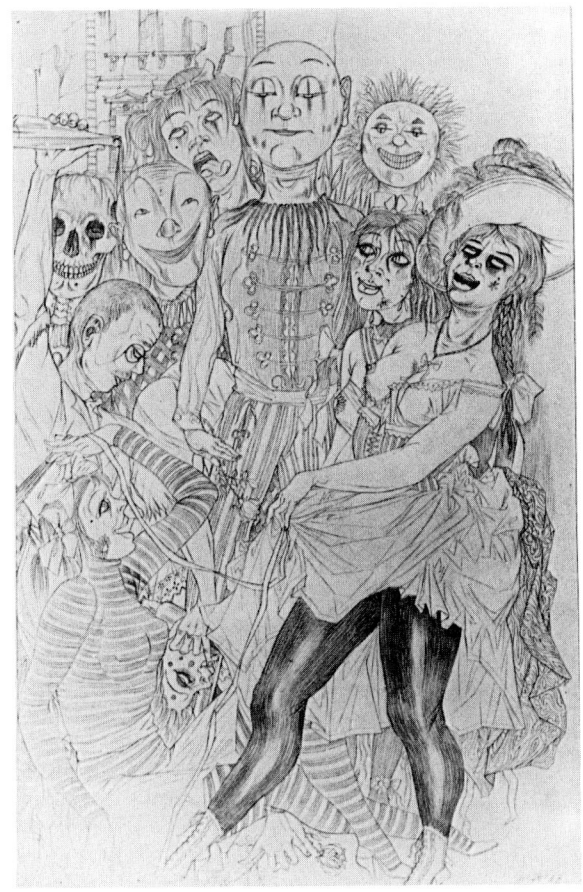

Abb. 8. Karneval und Tod, Bleistiftzeichnung von Franz Theodor Schütt, 1969

ihm mit- und aufgegeben. Was der Maler im Bild darstellt, drückt Abraham a Santa Clara mit seinen Worten aus, daß ein Faß mit neuem Wein Luft haben müsse, der Mensch nicht allzeit nur beten, arbeiten und studieren könne, „sondern ist von Nöten, daß man ihm auch zuweilen Luft lasse, und eine Ruhe oder einen ehrlichen Gespaß vergönne."

Zum Karneval gehört der Gedanke an den Tod. Er tanzt mitten im Mainzer Maskentreiben in der Oper „Fastnachtsbeichte" von Giselher Klebe (nach Carl Zuckmayer). Und Léautaud notiert, als der Vater zur Karnevalszeit starb: „Welch eine seltsame Idee für einen Fastnachtsdienstag, sich als Tod zu verkleiden." Wenn der Tod triumphierend das Aus des Karnevals bläst, dann fallen alle Masken und die Spieler stieben auseinander. So hat es Hans Fronius

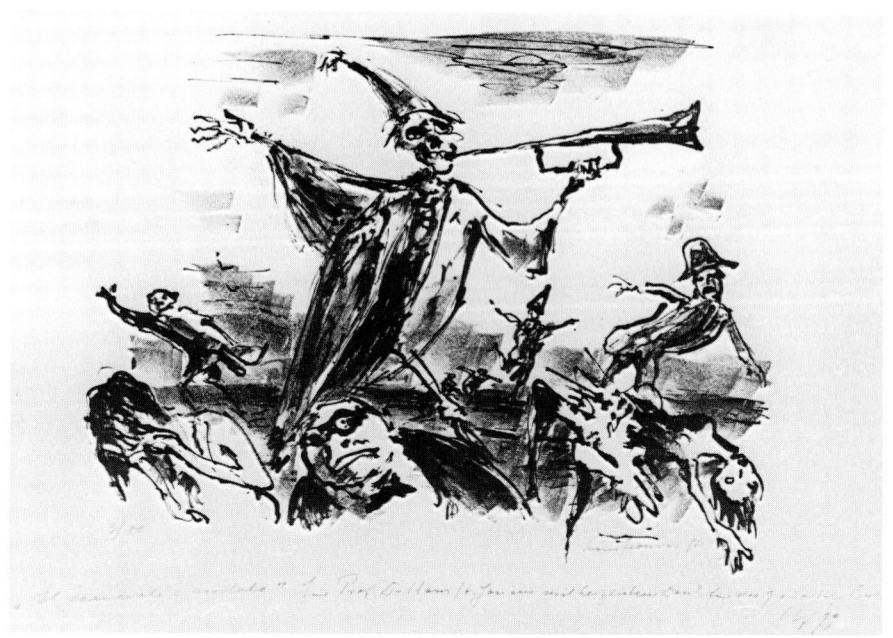

Abb. 9. Il carnevale e andato, Lithographie von Hans Fronius, 1977

(1903–1988) gesehen, der große Maler des Todes, in seiner Lithographie „Il carnevale e andato" (1977; Abb. 9). Hans Fronius ist bekannt geworden durch seine Illustrationen von mystischen und phantastischen Geschichten u. a. von Franz Kafka, E. T. A. Hoffmann und E. A. Poe. In seinem schöpferischen Umgang mit der Literatur macht Fronius in seinen Bildern den Gehalt der Dichtung schlagartig sichtbar. Für Hans Fronius waren das Werk von Kubin und die Begegnung mit dem „Meister des Dämonischen" von großer Bedeutung. Von einer Begegnung mit Kubin berichtete Fronius, wie der Meister ihn von hinten mit beiden Händen packte, ihn schüttelte und mit grimassierendem Gesicht rief: „Fronius, ich bin der Tod".

Alfred Kubin (1877–1959), ein Maler des Todes auch er, mußte es liegen, Bücher von Gerhart Hauptmann zu illustrieren, eines Dichters, der der Phantasie und der persönlichen Vorstellungskraft Freiheit gewährte. Gerhart Hauptmanns Novelle „Fasching" hat Kubin im Jahre 1925 illustriert (Abb. 10). Der lebenslustige und leichtsinnige Segelmacher tanzt maskiert als Tod auf einem Faschingsball, bricht auf der nächtlichen Rückkehr mit seiner Frau in das Eis ein und ertrinkt. Ist „Die Fastnachtsbeichte" von Carl Zuckmayer ein Gleichnis von gebrechlichen Menschen in einer gebrechlichen Welt, so wird in „Fasching" Gerhart Hauptmanns gezeigt, wie verletzlich überschäumende Lebenskraft in der Bedrohung durch den Tod sein kann.

316

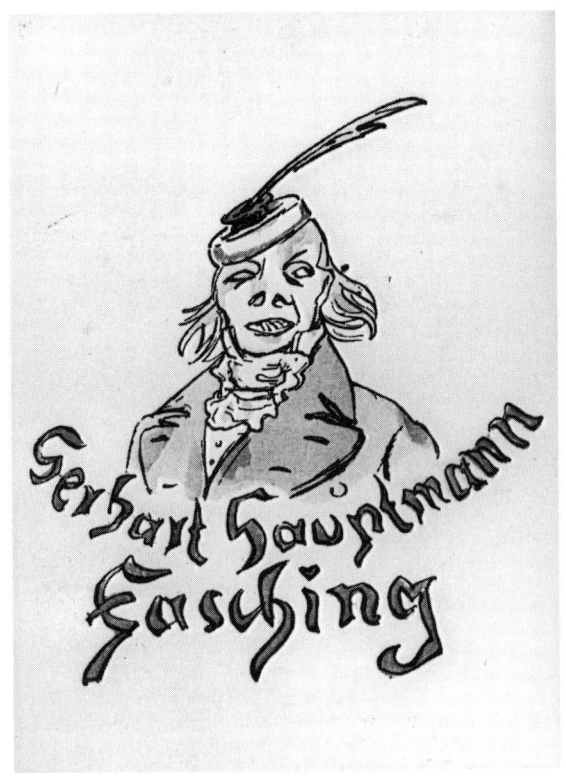

Abb. 10. „Fasching" von Gerhart Hauptmann, Kolorierte Federzeichnung von Alfred Kubin, 1925

Die Totenmaske

Maske und Tod, die in Dichtung und Kunst als Symbol der Verfremdung dienen, haben in der Totenmaske ihre wahre Gestalt gefunden.* In Gerhart Hauptmanns Alterswerk, dem szenischen Nachtwerk „Finsternisse" (1937), nimmt der Bildhauer Kroner die Totenmaske von dem Kommerzialrat Joel ab. Joel ist das Pseudonym für den 1934 gestorbenen jüdischen Freund Pinkus, dem Hauptmann durch das Requiem ein ehrendes literarisches Denkmal setzte. Die Finsternisse des Nationalsozialismus bilden den Hintergrund der Totenfeier für den alten Freund. Zur Verblüffung des Bildhauers ist die Totenmaske sehr merkwürdig: „Sie scheint Gesicht und Seele eines ganz anderen Menschen ... zu sein". Es ist nicht die Totenmaske eines wohllebigen Kaufmannes und Fabrikanten, vielmehr: „Dieses Gesicht hier könnte einem Araber angehören, vielleicht einem Beduinenscheich, sehnig, noch nicht vierzig Jahre alt ...". Ist in der Totenmaske die Maske hinter der Maske? Die Masken sind

---

* Über die Entwicklungsgeschichte der Totenmaske siehe den Beitrag von H. H. Jansen „Totenmasken der Goethezeit", in diesem Buch S 279–301

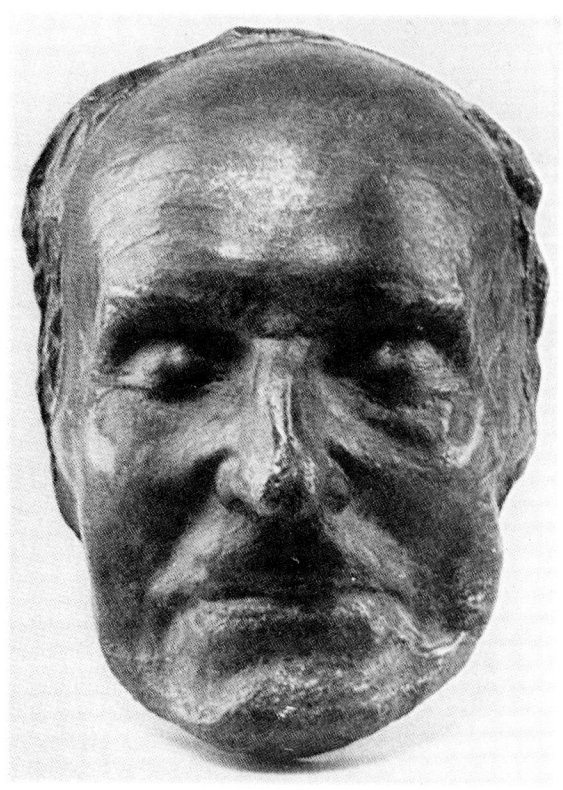

endlos. Die Maske, welche wir abnehmen, macht eine darunter liegende Maske frei. Chapiro schreibt, Gerhart Hauptmann habe ihn einmal gefragt: „Lieben Sie Masken? Ich liebe diese schattenhaften Gesichter mit den geschlossenen Augen und den verschlossenen Zügen, die einen unnachahmlichen Ausdruck tragen ..." (Gespräche mit Gerhart Hauptmann, Berlin 1932).

Die Totenmaske von Gerhart Hauptmann selbst hat einen besonderen künstlerischen Rang. Gerhart Hauptmann entschlief am Nachmittag des 6. Juni 1946 sanft und kampflos in seinem Hause in Agnetendorf. Er wurde am 28. Juli 1946 in Hiddensee beigesetzt. Noch am Tage des Todes war die Totenmaske von dem Bildhauer Ernst Rülke aus Warmbrunn abgenommen worden. Sie befindet sich heute im Schiller-Museum in Marbach. Ein Bronze-Abguß gelangte am 28. April 1977 bei der Galerie Gerda Bassenge in Berlin zur Versteigerung (Abb. 11). Gerhart Hauptmanns früherer Sekretär, Erhart Kästner, hat die Totenmaske im „Zeltbuch von Tumilat" beschrieben:

„Später sah ich die Maske, sein Totengesicht. Aber es war keine Maske; das Wort log. Es war das Maskenloseste seines maskenlosen Gesichts ... Ich hatte

318

gefürchtet, in dem Abbild werde die Leidenssumme der letzten Zeiten gezogen sein und alle Schmerzen lägen darin wie in einer Schale, die mit Bitterem angefüllt war. Aber: die Stirn war entwölkt. Die Falten: wo waren sie hin? Entfaltet, wunderbar, war das große Gesicht: wer wäre darauf gekommen? Und noch etwas: die Fülle war fort. Alterslos war nun dies Haupt, von unerklärlicher Jugend erfüllt. Ähnlichkeit war nicht mit dem Angesicht, das ich kannte, eher mit den Bildern, die Jahrzehnte alt waren. Noch einmal, am Ende, war Jugend ausgegossen über dies Haupt.“

Die gewaltige Natur Gerhart Hauptmanns, seine geniale Schöpferkraft und schöpferische Wandelbarkeit haben die Mitwelt immer wieder gefesselt. Rilke war von der Aufführung des „Michael Kramer“ im Deutschen Theater derartig bewegt, daß er am Abend des 19. Dezember 1900 in sein Tagebuch eintrug:

„Nie habe ich ein solches Geschehen auf der Bühne gesehen, nie eine solche Wiederkehr des Monologs geahnt, eine solche Gewalt, Schlichtheit und Schönheit des Wortes, die alles Gesagte und Gesungene übersteigt ... Der Tod hat alle Masken weggerissen, alle Laden aufgetan und alles enthüllt ...“

Frank Thiess war zeit seines Lebens von Masken umgeben. Als Student erwarb er die Totenmasken von Friedrich dem Großen, Napoleon, Beethoven, auch die Lebendmaske von Goethe. Von dem 29jährigen Frank Thiess ist eine Gesichtsmaske überliefert. Nach seinem Tode am 22. Dezember 1977 wurde wenige Stunden später die Gesichtsmaske abgenommen (Abb. 12). Frank Thiess hatte in den letzten Monaten seines Lebens unter heftigen Angina-pectoris-Anfällen gelitten. Mit dem Tode war der Schmerz aus seinem Gesichtsausdruck gewichen. Man wird erinnert an den Schluß seines letzten Romanes „Der Zauberlehrling“, in dem der Arzt nach dem Tode Sebastians sagt:

„Merkwürdig, wie aus der Tiefe, die wir nicht ergründen können, ein Licht seine Züge veränderte. Sie sind heiter, als habe er sterbend eine Freude erlebt.“

Was bedeutet uns die Totenmaske? In dem Kreislauf der Jahreszeiten des Lebens ist die Totenmaske ein überdauernder Rest organischer Substanz und doch das Antlitz des Menschen, dem die Grimasse des Tages endlich erspart bleibt (Benkard, 1). Sie hat als letztes Bild des Menschen den Kreis zwischen Leben und Tod geschlossen. Die Totenmaske wird zum Symbol des Menschen, der den Körper als das Vergängliche zurückläßt. In diesem Sinne steht Rilkes Bild vom „Tod des Dichters“ vor uns:

> *O, sein Gesicht war diese ganze Weite,*
> *die jetzt noch zu ihm will und um ihn wirbt;*
> *und seine Maske, die nun bang verstirbt,*
> *ist zart und offen wie die Innenseite*
> *von einer Frucht, die an der Luft verdirbt.*

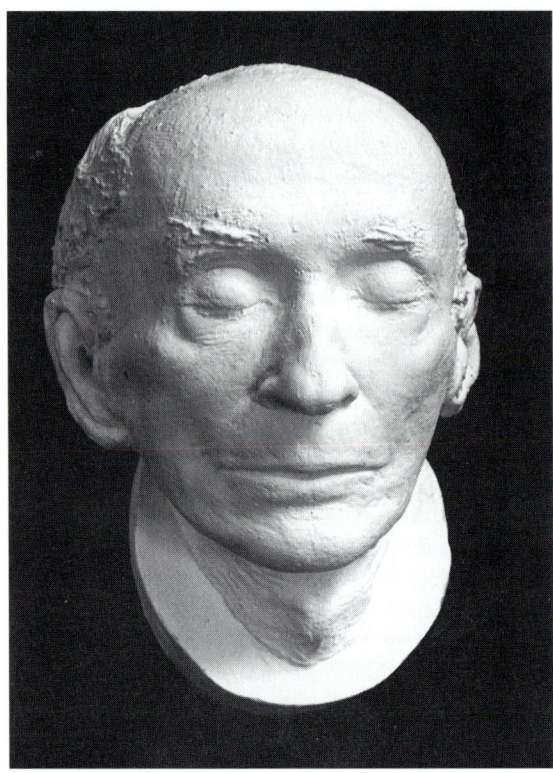

Abb. 12. Totenmaske von Frank Thiess (Foto: Renate Gruber, Darmstadt)

Totenmasken sind die letzte Form des menschlichen Antlitzes vor ihrer Auflösung, sind leblose Physiognomie. Frank Thiess schrieb im Kapitel „Maske" seines Romanes „Geister werfen keine Schatten" über das Antlitz eines toten Kindes:

„Wir sollten uns mit dem inneren Bilde der Erinnerung begnügen, denn es ist ein Integral aus ungezählten Augenblicken und eben diese Beweglichkeit entspricht dem, was gewesen, in viel höherem Grade als der genaue Gipsabdruck, der unser Wissen um einen Menschen auf eine Sekunde festlegt. Erst recht, wenn es sich um die Maske des Todes handelt, denn sie kann wirklich nur ‚Maske' sein."

Für Thomas Bernhard * sind „alle Menschen Monster, sobald sie ihren Panzer lüften" (1984, 4). In einem Gespräch sagte dieser: „Alles, was ein Schriftsteller sagt, entlarvt ihn, sofern er überhaupt eine Larve hat ... Die letzte Larve ist die Totenmaske. Aber da muß man rechtzeitig einen Bildhauer haben ..." (1980, 3). Die Abnahme von Totenmasken gehört in das Grenzgebiet zwischen

---

* Siehe auch den Beitrag von Rolf Kühn über Thomas Bernhard in diesem Buch S 465–485

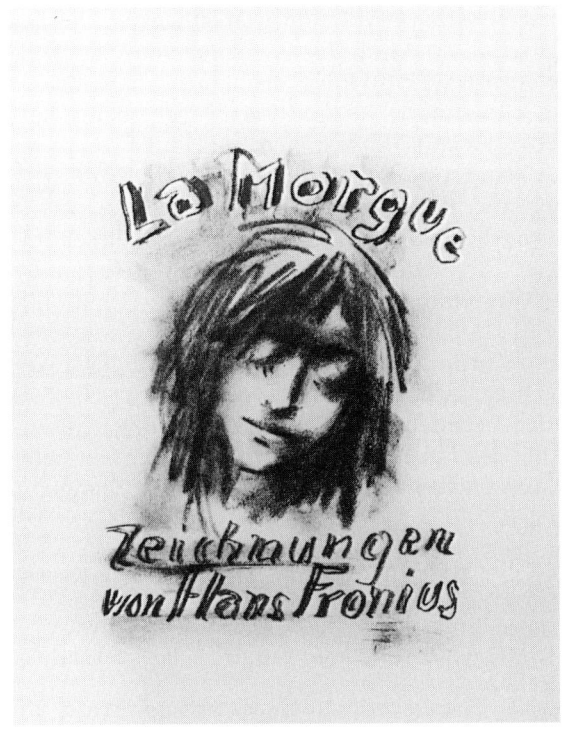

Abb. 13. „La Morgue", Titelblatt, Lithographie von Hans
Fronius (1951)

plastischer Kunst und Anatomie bzw. Pathologie (Technik bei Jansen und
Leist, 21). Der Arzt-Dichter Ernst Penzoldt (1892–1955) hat in der Novelle
„Idolino" die Abnahme einer Totenmaske beschrieben und fragt am Schluß:
„Was blieb denn eigentlich? War es nicht im Grunde etwas Körperloses, der
Hauch nur eines Angesichtes, und eigentlich unsichtbar eingebettet zwischen
Form und Gegenform, ein Weißes in Weißes sich schmiegend?"

Weniger als früher ist es heute Brauch, Totenmasken von Angehörigen anfertigen zu lassen und in seinen Wohnräumen mit ihnen zu leben. André Gide
notierte in seinen Tagebüchern (1893, 14): „Im Arbeitszimmer keine Kunst-
werke, oder sehr wenige und sehr erste ... besser aber noch einige Porträts oder
Masken: Dante, Pascal, Leopardi ... Nichts darf zerstreuen oder bezau-
bern."

Bis in die ersten Nachkriegsjahre sah man in vielen bürgerlichen Wohnungen die Totenmaske „L'Inconnue de la Seine", das zarte Gesicht eines Mädchens, das eines Tages aus der Seine gezogen und in die Pariser „Morgue" gebracht worden war. Reinhold C. Muschler hat in „Die Unbekannte" (1936)
das Schicksal der Unglücklichen frei gestaltet. Von Ödön von Horváth stammt
ein Theaterstück „Die Unbekannte aus der Seine" aus dem Ende der zwanzi-

ger Jahre, das 1980 im Münchner Theater im Marstall gespielt wurde. Die Totenmaske mit dem süßen und rätselhaften Ausdruck des lächelnden Mädchengesichtes hat die Welt derartig ergriffen, daß Dolf Sternberger „im Falle der Iconnue de la Seine" von einer „Schwärmerei des Kontinents" gesprochen hat. Von künstlerischem Rang sind die sieben Lithographien, die Hans Fronius im Jahre 1951 unter dem Titel „La Morgue" geschaffen hat. Das Titelblatt zeigt die verfremdete Totenmaske der „Inconnue de la Seine" (Abb. 13).

Totenmasken werden von Angehörigen ganz unterschiedlich aufgenommen. Sie lassen nie gleichgültig, erfahren entweder warmherzige Anerkennung oder scharfe Ablehnung. „Die Verschönerung im Tod" (W. v. Humboldt, 1852) teilte Heinrich Heine nicht: „Solche Masken verleiden uns die Erinnerung an unsere Lieben ... Wahre Karikaturen aber sind die Gipsabgüsse von Gesichtern, deren Reiz nicht von geistiger Art war" (Florentinische Nächte, 1857). Man kann die Absicht, den Lebenden mit den Zügen des Toten auszustatten auch bejahen: Das Antlitz des Lebenden wird mit Hilfe der Gesichtszüge des Toten künstlerisch erhöht und so seine Erinnerung wach gehalten.

Literatur

1. Benkard, E., Das ewige Antlitz. Berlin 1929
2. Benn, G., Gesammelte Werke. Herausgegeben von Dieter Wellershoff, Bd. 1. (Gedichte). Wiesbaden 1960
3. Bernhard, Th., Der Weltverbesserer, Programmheft Nr. 16 des Schauspielhauses Bochum, S 132. Bochum 1980
4. Bernhard, Th.,Der Schein trügt, Programmheft Nr. 52 des Schauspielhauses Bochum, S 108. Bochum 1984
5. Büchner, G., Dantons Tod. In: Gesammelte Werke. Wien, München, Basel
6. Canetti, E., Die Figur und die Maske. In: Masse und Macht, Bd 2, 2. Aufl., München 1976, S 111–115
7. Dittmar, W., The Masque of the Red Death. In: Kindlers Literaturlexikon, Bd. VII. Zürich 1970, 6089
8. Edebau, Fr., James Ensor und der Tod. In: Der Tod in Dichtung, Philosophie und Kunst. Herausgegeben von H. H. Jansen, 2. Auflage, Darmstadt 1978, S 133–143
9. Faesi, R., Conrad Ferdinand Meyer. In: Werke, Bd. 4. Leipzig 1926
10. Flake, O., Versuch über Oscar Wilde. München 1946
11. Frey, A. (Hrsg), Briefe Conrad Ferdinand Meyers, neben seinen Rezensionen und Aufsätzen. Bd. 2. Leipzig 1908
12. Fronius, H. La Morgue, sieben Lithographien. Text von Otto Maurer. Wien, Linz, München 1951
13. Fronius, H., „Ja, der Kubin". Begegnungen mit dem Meister des Dämonischen. Rheinischer Merkur 13, 1977, S 25 f
14. Gide, A., Aus den Tagebüchern 1889–1939. Stuttgart 1961
15. Hartleb, R., Carl Hofer. Dresden 1976
16. Hassauer, Fr., Roos, R., Félicien Rops. Zürich 1984
17. Hauptmann, G., Fasching. Illustriert von Alfred Kubin. Berlin 1925
18. Hauptmann, G., Die Finsternisse. In: Sämtliche Werke. Herausgegeben von H. E. Hass, Bd. VIII. Berlin-West 1963, S 305–415

19. Hofstätter, H.H., Hanna Nagel – Das frühe Werk. Berlin 1975
20. v. Humboldt, W., Lichtstrahlen aus seinen Briefen an eine Freundin. An Frau v. Wolzogen, Schiller, G. Forster und F. A. Wolf. Herausgegeben von E. Maser, 2. Aufl. Brockhaus, Leipzig 1952
21. Jansen, H.H., Leist, P., Procedure to Take Away Death Masks. Beitr Path 161, 1952, S 385–390
22. Jedlicka, G., Begegnungen. Künstlernovellen. Basel 1935
23. Jens, W., Vergessene Gesichter. Hamburg 1952
24. Jünger, E., Das zweite Pariser Tagebuch. Werke Bd. 3. Stuttgart 1979, S 204
25. Jung, C.G., Gesammelte Werke, Bd. 7. Olten, Freiburg i. Brsg. 1964, S 211
26. Kästner, E., Zeltbuch von Tumilat. Wiesbaden 1949
27. Kiefer, Th., James Ensor. Recklinghausen 1976
28. Koschützke, A., Afrikanische Masken. Stuttgart 1972
29. Lavizzari-Raeuber, A., Die Wahrheit der Masken. Walter Paters Einfluß auf Oscar Wilde. Neue Zürcher Zeitung 149, 1982
30. Léautaud, P., Der Vater in memoriam. Zürich 1968
31. Legrand, Fr-Cl., Ensor. Brüssel 1971
32. Lommel, A., Masken. Zürich, Freiburg i. Br. 1970
33. Lubbers, Kl., Die Todesszene und ihre Funktion im Kurzgeschichtenwerk von Edgar Allan Poe. Mainzer Amerikanische Beitr 4. München 1961
34. Maupassant, G. de, Die Maske. In: Werke. Wien, München, Basel 1957, S 452
35. Meuli, K., Schweizer Masken. Zürich 1943
36. Miller, H., Das Lächeln am Fuße der Leiter. Frankfurt a. M. 1977
37. Mugdan, Kl., Hanna Nagel. Karlsruhe 1977
38. Nietzsche, Fr., Werke in 3 Bänden. Herausgegeben von K. Schlecht, Bd. I. München 1966, S 603 f
39. Nolde, E., Mein Leben. Köln 1976
40. Paul, J., Flegeljahre. München 1965, S 395
41. Penzoldt, E., Idolano. In: Prosa eines Liebenden. Frankfurt a. M. 1963
42. Poe, E.A., Die Maske des Roten Todes. In: Erzählungen. München 1967
43. Puff, W., Maske und Metapher. Nürnberg 1965
44. Rilke, R.M., Gedichte, 3. Teil. Leipzig 1927, S 30
45. Rilke, R.M., Briefe und Tagebücher aus der Frühzeit, 1899–1902. Leipzig 1931
46. Schnitzler, A. Frühe Gedichte. Berlin 1969
47. Schnitzler, A., Die Theaterstücke in 5 Bänden, Bd. 2. Berlin 1931
48. Schnitzler, A., Die erzählenden Schriften. Frankfurt a. M. 1970
49. Simenon, G., Der Mörder. Zürich 1977
50. Simenon, G., Le veuf (1959). In deutscher Übersetzung bei Heyne. München 1978
51. Sorell, W., The Other Face. The Mask in the Arts. London 1973
52. Sorell, W., Masken in der Literatur. Neue Zürcher Zeitung 31, 1974
53. Steinmann, A., Vom Wesen der Maske. Ciba Zeitschrift 8, 1943, S 3114–3119
54. Sternberger, D., Inconnue de la Seine. In: Über den Tod. Frankfurt a. M. 1977
55. Strindberg, A., Meistererzählungen. Zürich 1987
56. Thiess, Fr., Geister werfen keine Schatten. Hamburg, Wien 1955
57. Thiess, Fr., Sturz nach oben. Hamburg, Wien 1961
58. Thiess, Fr., Der Zauberlehrling. München 1975
59. Torberg, F., Nachwort zu: Arthur Schnitzler, Jugend in Wien. Wien, München, Zürich 1968
60. Wiegand, W., Picasso. Hamburg 1973
61. Wilde, O., Das Bildnis des Dorian Gray. Essays. Gedichte. München 1972
62. Wirth, G., Einführung zu A. Finsterer, Farbradierungen, Gouachen, Zeichnungen, Städtisches Bodensee-Museum. Friedrichshafen 1976

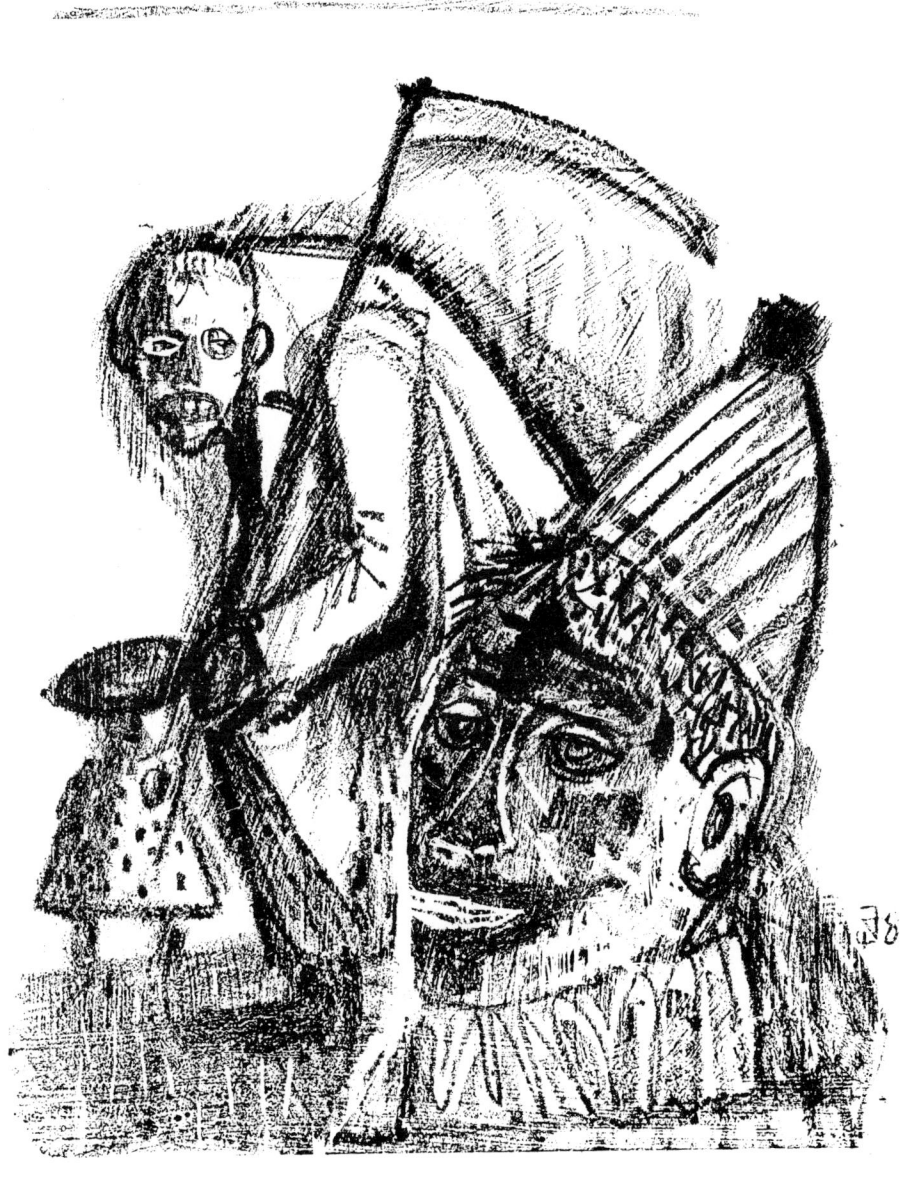

Otto Dix „Masken I" (Clown und Sensenmann), 1948, Lithographie

Abschied von der „Sterbekunst" – Heinrich Heines Briefe und Gedichte aus der „Matratzengruft"

Wilhelm Kühlmann, Heidelberg

Die von einem namhaften Interpreten aufgeworfene Frage, vor welcher Folie, in welchem Bezugsrahmen außer dem biographischen die Gedichte des sterbenden Heinrich Heine zu beschreiben und zu verstehen seien, hängt mit dem Ruf des Unerhörten und Außerordentlichen zusammen, der die späte Lyrik dieses Dichters umgibt.[1] Es geht – neben den Briefdokumenten – im besonderen um die Gruppe „Zum Lazarus", veröffentlicht in der Sammlung „Gedichte 1853 und 1854", mit der Heine an die „Lamentationen" im zweiten Buch des „Romanzero" (1851) anknüpfte.[2] Auch in einigen erst aus dem Nachlaß veröffentlichten Versen berief sich Heine auf die aus Lukas 16, 19–31 bekannte biblische Figur.[3] Der „Livre du Lazare" – wie es in einer französischen Übersetzung heißt – sollte wahrscheinlich zu einem lyrischen Zyklus ausgebaut werden, der sich an den „Romanzero" angeschlossen hätte.[4]

Gewiß, Heines poetische Protokolle seines Leidens, seiner Schmerzen und seines eigenen Sterbens erregten unter den Zeitgenossen beträchtliches Aufsehen. Doch nur einem historisch verengten Blickwinkel, dem der bloßen Zeitgenossenschaft, erscheinen sie ohne literarischen Bezug. Mehr als fraglich ist die Prämisse, unter der 1853 ein anonymer Kritiker – wegweisend für künftige Gegner und Verehrer Heines – sein Befremden zu artikulieren suchte.[5]

Die Todtkranken der alten Schule zogen ihre Fenstervorhänge zu, schlossen ihre Thüren vor den Menschen und ihre Augen vor der Welt zu; dann starben sie. Der kluge Heine hat die Unmenschlichkeit dieses Gebahrens eingesehen. Er wollte sich nicht wie die wilden Thiere in eine einsame Wildniß verbergen und im Schweigen der Einöde die Seele aushauchen (...) Heine fühlte das Bedürfniß, ein neues Genre des Sterbens zu schaffen.

---

[1] Vgl. Preisendanz (12), bes. S 115; daß sich Heines Krankheitslyrik im Gegensatz zu Überlegungen von Preisendanz sehr wohl in eine diachrone Geschichte der deutschen Lyrik einordnen läßt, kann ich im folgenden nur thesenhaft andeuten

[2] Ich zitiere nach der Heine-Säkularausgabe (1970 ff, abgekürzt HSA), spez. Bd. 3: Gedichte 1845–1856. Berlin (Ost), Paris 1986

[3] Ebd. S 218 ff

[4] So Heine an seinen Verleger Campe am 8. 11. 1854 (HSA 23, S 390)

[5] Erschienen in der „Berliner Feuerspritze", hier zit. nach Windfuhr (22), S 252

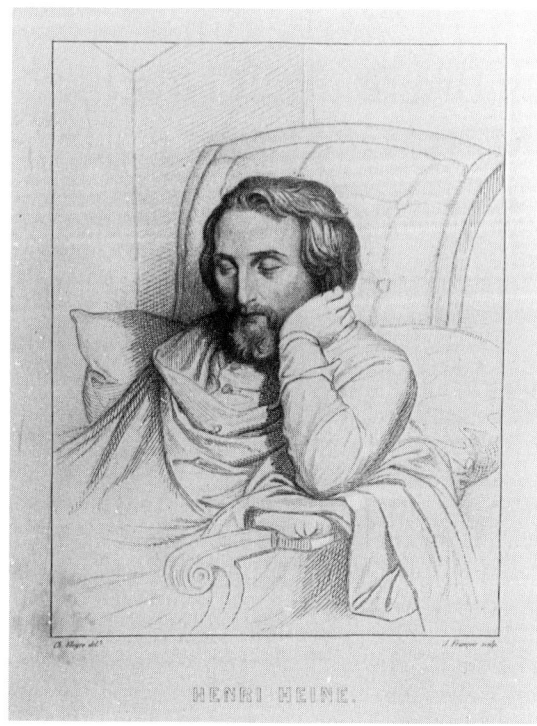

Abb. 1. Heinrich Heine. Zeichnung von Charles Gabriel Gleyre (1852) (Heinrich Heine Institut, Düsseldorf)

Nein, die „Todtkranken der alten Schule" starben nach idealtypischen Mustern, in einem repräsentativen Akt vor den Augen der Großfamilie, die den letzten Segen des Kranken entgegennahm, ihn singend und betend in den Tod hinübergeleitete. Sinnstiftende Abschiedsworte des Sterbenden an Familie, Gesinde und Freunde, das letzte Bekenntnis des Glaubens und der Erlösungshoffnung bekräftigten die „meditatio mortis" in der „ars moriendi". „Sterben vollzog sich so wie auf einer Bühne und unter sozialer Kontrolle, was jedoch nicht nur Rollenzwang, sondern auch Verhaltenshilfe in einer jedem Lebenden ja zuvor unbekannten Grenzsituation bedeutete."[6] In diese alteuropäische „Sterbekultur" war ein bis ins 18. Jahrhundert verbreitetes lyrisches Genre eingebettet, für das z. B. die bekannten Gedichte „Thränen in schwerer Kranckheit" oder „An die umbstehenden Freunde" von Andreas Gryphius Zeugnis ablegen. In derartiger Rollenlyrik wurde Krankheit als eine Anfechtung geistiger Art begriffen; nicht das Besondere des privaten Leidens interessierte, sondern die exemplarische Argumentation, in der die eigene Hinfälligkeit begriffen und heilsgeschichtlich bewältigt wurde.[7]

[6] Assion (1) S 239
[7] Dazu grundlegend und mit reichem Material die Arbeiten von Mauser (10, 11)

Auf höchst paradoxe Weise schließt sich die Lyrik des kranken Heine – etwa seit Mitte der vierziger Jahre – an diese literarische Tradition an. Denn Heine kümmerte sich nicht um die Tendenzen einer Intimisierung und Privatisierung des Todes. Vielmehr machte er sich in den Phasen seiner fortschreitenden Krankheit zur literarischen Demonstrationsfigur der „conditio humana". In diesem spektakulären, sozial und literarisch kaum mehr abgesicherten Rückgriff auf den öffentlichen Status des Todes, auf das Verständnis des Sterbens als letzter Lebensleistung lag der das Publikum provozierende Gehalt der Lazarus-Gedichte und der sie begleitenden, an zahlreiche Korrespondenten gerichteten Briefe. Freilich nicht die sinnstiftende Überhöhung und metaphysisch fundierte Verklärung des Sterbens verwandelte Heines Tod in eine öffentliche Begebenheit. Öffentlich wurden sein Siechtum und seine Qualen durch die Rückhaltlosigkeit, mit der Heine sein Publikum teilnehmen ließ an der Privatheit seines Erlebens und Empfindens, an den widersprüchlichen und letztlich scheiternden Versuchen, dem Tod jenseits des erbarmungslosen Verfalls einen in der Sprache geborgenen Vernunftsinn zuzuerkennen. Heines Tod war eine Sensation, weil der sterbende Dichter selbst ihn als letzten Akt einer von jeher gefährdeten privaten Existenz kommentierte.

Diese brieflichen und lyrischen Kommentare sind vielfältig, greifen kontrastiv sich überkreuzende Bild- und Sprachtraditionen auf, machen das eigene Selbst zum Rollenträger diverser Figuren: Der kranke Heine ist nicht nur Lazarus, der Ausgeschlossene, der vor der Tür des reichen Mannes wartet, „ein lebendig Toter der nicht sterben kann und doch schon aus seinem Grabe spricht";[8] er ist auch Hiob, der gegen seine Heimsuchung protestiert[9], und der unberührbare Aussätzige, dessen Lieder fernab in der Welt gepfiffen und gesungen werden.[10] Der sterbende Dichter schlüpft in die Kostüme des Märtyrers, des Propheten und des Narren. Mittels seiner Phantasie, der Sprache des Witzes und des makabren Humors, der alle pathetischen Formeln in irritierendes Licht taucht, hat Heine seinen Tod ästhetisch, im ostentativen Genuß seiner bis zum Schluß wachen und regen Geistigkeit bewältigt.[11] Es war die Freiheit und die Produktivität des Künstlers, des Scherz

---

[8] Brummack, siehe Literaturverzeichnis S 276; vgl. hier auch die Gesamtwürdigung der „Lamentationen".

[9] Zu Hiob siehe die knappe Skizze von Kraft (6)

[10] So die Selbstbespiegelung am Ende der „Geständnisse", eines 1854 erschienenen autobiographischen Fragments

[11] In Versen und in Briefen hat Heine den Kontrast zwischen seinem Siechtum und seiner geistigen Klarheit immer wieder hervorgehoben: „Meine Krankheit wird täglich unerträglicher, und ich schreibe nur mit äußerster Anstrengung. Kann die eigenen Schriftzüge nicht sehen. Dabey aber geistig stark, geweckt, ja geweckt, wie ich es nie vorher gewesen." (an Julius Campe, 9.7.1848, HSA 22, S 287); oder am 14.12.1852 ebenfalls an Campe (HSA 23, S 261): „Mein Körper leidet große Qual, aber meine Seele ist ruhig wie ein Spiegel, und hat manchmal auch noch ihre schönen Sonnen-Aufgänge und Sonnen-Untergänge." Die hohen Dosen Opium, die man Heine gab, betäubten ihn zuweilen, dürften aber wohl auch Zustände der Euphorie hervorgerufen haben

und Ernst mischenden Humoristen[12], in der auch der sterbende Mensch seine Identität zu bewahren suchte und zu bewahren wußte.

Seinen bevorstehenden Tod hat Heine bald angenommen, ja immer wieder gedanklich antizipiert. Als Prophezeiung von jenseits des Grabes aus gibt sich unter anderem das Gedicht „Gedächtnißfeier". Es setzt der konfessionellen Heimatlosigkeit des kirchlich ungebundenen Toten nur die bleibende Geste der Liebe, eine für den Alltag gedachte Botschaft in einer alltäglich-privaten Sprache entgegen; es ist diese Geste eine Antwort auf die Nach- und Anrede, in der sich der sterbende Dichter allein und ganz wiedererkannte:[13]

Keine Messe wird man singen,
Keinen Kadosch wird man sagen,
Nichts gesagt und nichts gesungen
Wird an meinen Sterbetagen.

Doch vielleicht an solchem Tage,
Wenn das Wetter schön und milde,
Geht spazieren auf Montmartre
Mit Paulinen Frau Mathilde.

Mit dem Kranz von Immortellen
Kommt sie, mir das Grab zu schmücken,
Und sie seufzet: Pauvre homme!
Feuchte Wehmut in den Blicken.

Leider wohn' ich viel zu hoch,
Und ich habe meiner Süßen
Keinen Stuhl hier anzubieten;
Ach! sie schwankt mit müden Füßen.

Süßes, dickes Kind, du darfst
Nicht zu Fuß nach Hause gehen;
An dem Barrière-Gitter
Siehst du die Fiaker stehen.

Zur Vorwegnahme des Todes gehörte auch, daß Heine mit allen Kräften versuchte, „sein Haus zu bestellen", d. h. für die Ausgabe seiner Gesammelten Werke und für Verlagskontrakte zu sorgen, die seiner Frau zugute kommen sollten. Seine Krankheit verlief in Schüben. Bisweilen flackerte noch Hoffnung

---

[12] Zu diesem Begriff, der sich nicht mit den heutigen umgangssprachlichen Vorstellungen deckt, vgl. Preisendanz (13) und ders. (12), spez. S 119 ff
[13] Aus der Gruppe „Lazarus" der „Lamentationen" im „Romanzero": HSA 3, S 98

auf; Ärzte, auch Scharlatane traten ans Krankenbett,[14] Kuren und Reisen aufs Land versprachen Besserung. Heilung erwartete Heine bald schon nicht mehr. Vielmehr begriff er die Peinlichkeit einer moribunden Existenz vor allem als intellektuelle Herausforderung. Er akzeptierte den Tod, indem er über ihn sprach, alle Register einer ästhetisch gewagten Bestandsaufnahme und Abrechnung zog. In seinem Gedicht „Vermächtniß" etwa verschränkte sich der alte politische Haß auf die Vertreter der christlichen Restauration mit dem unverhüllten Tableau kruder Krankheitssymptome:[15]

(...) Diese würd'gen, tugendfesten
Widersacher sollen erben
All mein Siechtum und Verderben,
Meine sämmtlichen Gebresten.

Ich vermach' Euch die Koliken,
Die den Bauch wie Zangen zwicken,
Harnbeschwerden, die perfiden
Preußischen Hämorrhoiden.

Meine Krämpfe sollt Ihr haben,
Speichelfluß und Gliederzucken,
Knochendarre in dem Rucken,
Lauter schöne Gottesgaben (...)

Heine sprach nicht zu einem intimen Freundeszirkel, er trat auch in seiner Krankheitsdichtung polemisch, herausfordernd vor die politisch erregte Öffentlichkeit der Revolutionsepoche. Auf lyrische Stimmungen und poetisch-harmonisierende „Stimmigkeit" legte er keinen Wert; mit den Dissonanzen seiner Dichtersprache wollte er die Bruchstellen zwischen Wirklichkeitswelt und Bewußtsein, die Diskrepanzen der erlittenen Realität freilegen. Weder in Briefen noch in den späten Gedichten ist ein bis ins Vulgäre reichender Tonfall vermieden; spöttische Floskeln, banale Verfremdungen hielten den Tod, mit ihm die Angst fern. Doch immer wieder schob sich ihm, „der aus dem letzten Loch pfiff", der „das Gewerbe des Todgeweihten ausübte", das unverhüllte Geständnis des eigenen Elends in den Vordergrund:[16]

---

14 Heinrich Meißner, der den kranken Heine oft besuchte, berichtete in seinen Erinnerungen von den barbarischen Kuren, die man dem Patienten angedeihen ließ: „Sie erprobten an ihm die Wirkung des Strychnins als Mittel gegen Lähmungen, bohrten Fontanelle in seinen Nacken, zündeten Moxen auf ihm an und bearbeiteten seinen Rücken in der Lendenwirbelgegend mit dem Glüheisen. Dergleichen hatte ich meiner Lebtage nicht gesehen. Es waren die Kurmethoden, von denen Oppholzer (ein zeitgenössischer Pathologe, W.K.) sagte, daß man sie den Schinderknechten überlassen sollte und daß sie in die Folterkammer des Mittelalters gehörten." Zit. nach: Die Matratzengruft. Meißners Besuche bei Heine im Wortlaut. In: Meißner: Geschichte meines Lebens, 2 Bd. (1884), Baden-Baden 1947, S 64f
15 Wie Anm. 13, S 104
16 An Ferdinand Lassalle ohne Datum (13.2) 1846 (HSA 22, S 195)

331

Ich bin so unglücklich und elend, wie ich es nie war, und ließe ich nicht ein hülf-
loses Weib zurück, so würde ich ruhig meinen Hut nehmen und der Welt Valet
sagen.

Die seit der antiken Popularphilosophie (besonders Epikur) bereitliegenden
Argumente für die Versicherung, daß der Tod kein Übel sei, wurden ebenso
beigezogen und hin- und hergewendet wie die Form einer testamentarischen
Rechenschaft des christlichen Gewissens, einstmals als Voraussetzung eines
„gottseligen Sterbens" verstanden. In der Rekapitulation seines Lebens erinnerte Heine allerdings nicht an Tugendforderungen und moralische Leistungen, sondern an die von ihm lebenslang besungene, erhoffte, beschworene
Identität von Schönheit und Genuß, nicht erst im Jenseits, sondern bereits
„hienieden" verheißen:[17]

Meine Meinung geht dahin, daß ich nicht mehr zu retten bin, daß ich aber viel-
leicht noch eine Weile, ein oder höchstens zwei Jahre, in einer trübseligen Agonie
mich hinfristen kann. Nun, das geht mich nicht an, das ist die Sorge der ewigen
Götter, die mir nichts vorzuwerfen haben und deren Sache ich immer mit Muth
und Liebe auf der Erde vertreten habe. Das holdselige Bewußtseyn ein schönes
Leben geführt zu haben, erfüllt meine Seele selbst in dieser kummervollen Zeit,
wird mich auch hoffentlich in den letzten Stunden bis an den weißen Abgrund be-
gleiten. – Unter uns gesagt, dieser letztere ist das wenigst Furchtbare, das Ster-
ben ist etwas Schauderhaftes, nicht der Tod, wenn es überhaupt einen Tod giebt.
Der Tod ist vielleicht der letzte Aberglaube.

Auch das Gedicht „Rückschau" beginnt mit der Erinnerung an vergangenes
Glück, das Glück der Sinnenfreude und genießenden Leiblichkeit.[18] Mit solchen trotzigen Konfessionen argumentierte der Kranke auch gegen Anklagen
und Verdächtigungen, die ihm selbst bewußt waren, ja die er – in ironische
Schuldbekenntnisse gewendet – in seinen Texten wiederholt anklingen ließ.
Gegner aus dem ultraradikalen wie auch aus dem christlich-konservativen Lager verstanden seine Krankheit als Folge, als Strafe ausschweifenden Lebens-
wandels, ja – offen oder hinter vorgehaltener Hand – als Symptom eines „morschen Charakters" (Börne).[19] Bis in die Gegenwart halten, zumal in der politisch motivierten Heine-Diskussion, die Versuche an, Heine von dem Verdacht
des „morbus venereus" zu entlasten. Der Kranke selbst hat an dieser Diagnose
kaum gezweifelt.[20] Neuere Arbeiten bestätigen den Befund einer nicht typischen Lues cerebrospinalis, die mit einer proteusartigen Symptomatologie verlief.[21]

---

[17] An Julius Campe, den 1.9. 1846 (HSA 22, S 223)
[18] Wie Anm. 13, S 90f
[19] Vgl. Sternberger (18), S 250f
[20] So wohl zu Recht Sternberger (18) S 252f anhand eines Gedichts aus dem Nachlaß („Für
eine Grille – keckes Wagen! –/ Hab ich das Leben eingesetzt …")
[21] Vgl. den gründlichen Aufsatz von Stern (17), der die ältere Literatur diskutiert

In seiner Lebensbilanz schockierte Heine seine Freunde mit „religiösen Gedanken" und – auf den ersten Blick – Aussagen frommer Zuversicht. Die lyrische „Rückschau" endet mit den Versen:

> *Lebt wohl! Dort oben, ihr christlichen Brüder,*
> *Ja, das versteht sich, dort sehn wir uns wieder.*

Die Frommen rieben sich die Hände, übersahen jedoch allzu leicht, daß Heine in seiner angeblichen Bekehrung nicht den Kirchenglauben meinte, ja – mit unüberbietbarer Drastik, wenn es not tat –, zudringliche „Glaubenspisse" beschimpfen konnte.[22] Überdies kannte sich Heine längst schon im christlichen Bild- und Motivfundus aus (Welt als Schauspiel, Himmelfahrt, Letztes Gericht, Teufel und Engel usw.) und schöpfte daraus auch in seiner Spätzeit. Er konnte mit theologisch abgesegneten Lebensmodellen spielen, zitierte manchmal mit sublimem Spott Denk- und Sprachschemata frommer „conversio". Dahinter stand emotionale Bedrängnis, der Versuch, des Entsetzlichen Herr zu werden, die Suche nach Trost, doch immer wieder auch die gleichzeitige widerspenstige Reaktion des eigenen kritischen Bewußtseins. So verschmähte Heine bis ans Ende nicht seine gewohnte Attitüde des Parodisten, z. B. in der frivolen und doch ernst gemeinten Wiederaufnahme des christlichen „Miserere":[23]

> *O Gott, verkürze meine Qual,*
> *Damit man mich bald begrabe;*
> *Du weißt ja, daß ich kein Talent*
> *zum Martyrthume habe (...)*
>
> *Der Schmerz verdumpft den heitern Sinn*
> *Und macht mich melancholisch;*
> *Nimmt nicht der traurige Spas' ein End,*
> *So werd' ich am Ende katholisch.*
>
> *Ich heule dir dann die Ohren voll*
> *Wie andre gute Christen*
> *O Miserere! Verloren geht*
> *Der beste der Humoristen!*

Gleichwohl hat der Sterbende sein früheres, neuheidnisches Evangelium von der Selbstmächtigkeit des Menschen, seine Visionen eines lebensfreudigen

---

[22] An Campe, den 1. Juni 1850 (HSA 23, S 43): „... glauben Sie nicht den umlaufenden Gerüchten, als sei ich ein frommes Lämmlein geworden. Die religiöse Umwälzung, die in mir sich ereignete, ist eine bloß geistige, mehr ein Akt meines Denkens als des seligen Empfindelns, und das Krankenbett hat durchaus wenig Antheil daran, wie ich mir fest bewußt bin. Es sind große, erhabne, schauerliche Gedanken über mich gekommen, aber es waren Gedanken, Blitze des Lichtes und nicht die Phosphordünste der Glaubenspisse

[23] Aus dem Nachlaßgedicht „Die Söhne des Glückes beneide ich nicht ...": HSA 3, S 218 f. Zu Heines Adaption des „conversio"-Schemas und den daraus folgenden Mißverständnissen der christlichen Heine-Rezeption vgl. Hess (5), spez. S 416–418

„Hellenismus" revidiert. Er fand zur eigenen Herkunft zurück, fand den „alten Jehova" und die Bibel, deren Texte und Botschaften er ohnedies lebenslang umkreist, befehdet und bedacht hatte.[24] Nur selten freilich formulierte Heine seine Abkehr vom Atheismus und Pantheismus, von der „Hegelschen Gottlosigkeit" so eindeutig wie in seinem Brief an den Bruder Maximilian (3. 12. 1848): „In meinen schlaflosen Marternächten verfasse ich sehr schöne Gebete, die ich aber doch nicht niederschreiben laße und die alle an einen sehr bestimmten Gott, nemlich den Gott unserer Väter gerichtet sind".[25] Ähnliche Konfessionen – auch in den „Geständnissen" und im Nachwort des „Romanzero" – enthalten immer wieder solche Untertöne, hintergründige Reservationen und ambivalente Begründungen, wie etwa diese Bemerkung andeutet: „Dahin kömmt man, wenn man krank ist, todkrank und gebrochen!"[26] Zwar nicht immer, wie der zitierte Brief an Campe beweist, aber doch mit Vorliebe hat Heine seine religiösen Gefühle als Resultat seiner Lage beschrieben, hat damit den neuen Glauben in eine Ursache-Folge-Relation gerückt, ihn nicht als Damaskus-Erlebnis erscheinen lassen wollen. Den Eindruck eines zerknirschten Renegatentums wollte er verhindern. Eher äußerte sich, was man bisher wohl zu wenig gewürdigt hat, ein der Theologie Feuerbachs ähnelndes Glaubensverständnis. Dieser meinte zu wissen, daß der Mensch seinen Gott nach persönlichen Dispositionen und Bedürfnissen erschafft:[27]

Du kannst Dir keine Vorstellung machen, wie viel Schmerzen ich erdulde und es ist ein Wunder, daß ich noch nicht dadurch ganz abrutit bin. Und dabei keine Hoffnung der Besserung und das trostlose Bewußtseyn, daß diese qualvolle Krankheit sich gegen ihr Ende noch schauderhafter gestalten dürfte. Kennst Du jenes schauderliche, peinigende Gefühl, welches ich die Verzweiflung des Leibes nennen möchte? Daran laborire ich eben heute. Gottlob, daß ich jetzt wieder einen Gott habe, da kann ich mir doch im Übermaaße des Schmerzes einige fluchende Gotteslästerungen erlauben; dem Atheisten ist eine solche Labung nicht vergönnt.

Seinem Gott begegnete Heine nicht in einer dogmatisch einklagbaren Konversion, nur selten – verhalten oder ironisch gebrochen – in der Haltung des Betenden, Bittenden, keinesfalls in der Erlösungsgewißheit des Christen. Ihm erschien im Schmerz vor allem der Allmächtige, der mit seinen Geschöpfen von jeher zu spielen beliebte, der Peiniger des alten Prometheus, der Gott, vor dem man seine leiblich-kreatürliche Erbärmlichkeit nicht mit philosophischen

---

[24] Heines Umgang mit der Bibel ist dokumentiert in den Arbeiten von Rose und Schlingensiepen. Über seine utopischen Konzeptionen einer von christlicher Askese und „repressiven" Leibfeindlichkeit befreiten Welt handelt umfassend das Buch von Sternberger (18)
[25] HSA 22, S 301
[26] Gespräch mit Meißner (1849); zit. nach H. H. Houben (Hrsg) Gespräche mit Heine. Potsdam 1948, S 685
[27] An Heinrich Laube, den 7. 2. 1850 (HSA 23, S 26 f)

Phrasen verbergen kann. Deshalb auch war der Gott Heines Adressat des Protestes (nach dem Vorbild Hiobs), an ihn, nur an ihn konnten sich Klage und Aufschrei richten. Der Dichter, der den Tod im Sprechen zugleich bewußt und auf Distanz zu halten suchte, bedurfte angesichts des drohenden Nichts des alten Gottes, um die eigene Qual und Erschütterung in Frage und Widerspruch zu artikulieren.

Widerspruch und Frage, der Protest des Leidenden, finden sich exemplarisch in dem bedeutungsvollen Einleitungsgedicht der Gruppe „Zum Lazarus":[28]

Laß die heil'gen Parabolen,
Laß die frommen Hypothesen –
Suche die verdammten Fragen
Ohne Umschweif uns zu lösen.

Warum schleppt sich blutend, elend,
Unter Kreuzlast der Gerechte,
Während glücklich als ein Sieger
Trabt auf hohem Roß der Schlechte?

Woran liegt die Schuld? Ist etwa
Unser Herr nicht ganz allmächtig?
Oder treibt er selbst den Unfug?
Ach, das wäre niederträchtig.

Also fragen wir beständig,
Bis man uns mit einer Handvoll
Erde endlich stopft die Mäuler –
Aber ist das eine Antwort?

Es sind nicht nur die Fragen Hiobs, es sind auch die Fragen des sich mit der Aufklärung als mündig verstehenden Menschen, die hier in bewußt trivialem Vokabular gestellt werden. So wie sich das Gedicht in der Verweigerung der Reimkorrespondenz nicht harmonisch realisiert, eröffnet sich die Ohnmacht des Sprechenden angesichts einer durchaus „ungereimten" Wirklichkeit. An wen richtet Heine die einleitenden Imperative? Sind es die bequemen, die sich mit leeren Formeln abspeisenden Zeitgenossen? Die Absage an den Atheismus war jedenfalls kein Versuch der Beschwichtigung, sondern die Konsequenz der alten, brennenden Fragen, die Heine offen halten wollte für das moderne Bewußtsein. In diesen Fragen, in der „religiösen Blasphemie"[29], die sich dem schweigenden Gott entgegenstellt, steckt Heines Widerwille gegen Scheinlösungen. Dieser Widerwille war wesentliche Motivation für alle Versuche, im Sterben ehrlich Bilanz zu ziehen. Daß diese Bilanz Irritationen des Denkens

---

[28] HSA 3, S 171 f
[29] Im Gespräch mit Meißner (1854), der das Gedicht „atheistisch" nannte, bestand Heine auf der Bezeichnung „blasphemisch – religiös": eine Begriffskoppelung, die man großen Teilen des Spätwerks zuerkennen muß. Siehe Houben, wie Anm. 26, S 970

nicht verhüllte und die andrängende Ratlosigkeit zur Sprache brachte, gehört zu der unvergleichlichen Manier, in der Heine die eigene Person zwar immer durchscheinen ließ, an sich selbst und seinen Schmerzen jedoch zugleich die Kreatürlichkeit des Menschen von neuem und in schonungsloser Direktheit zu demonstrieren wagte.

Literatur

Über die ältere Heineforschung orientiert Galley, E., Heinrich Heine. 4. Aufl., Stuttgart 1976. Neuerscheinungen sind in der fortlaufenden Bibliographie des Heine-Jahrbuchs (Düsseldorf) verzeichnet. Zusammenfassende Informationen bietet Brummack, J. (Hrsg), Heinrich Heine. Epoche – Werk – Wirkung. München 1980; Siehe auch Höhn, G., Heine-Handbuch. Zeit, Person, Werk. Stuttgart 1987, bes. 112ff (mit Literaturhinweisen).

1. Assion, P., Sterben nach tradierten Mustern. Leichenpredigten als Quelle für die volkskundliche Brauchforschung. In: Leichenpredigten als Quelle historischer Wissenschaften, Bd. 3. Herausgegeben von R. Lenz. Marburg/L. 1984, S 226–247
2. Cuby, L., Die theologische Revision in Heines Spätzeit. In: Internat. Heine-Kongreß Düsseldorf 1972. Referate und Diskussionen. Herausgegeben von M. Windfuhr, Hamburg 1973, S 336–342
3. Gössmann, W., Die theologische Revision Heines in der Spätzeit. Ebda., S 320–335
4. Gössmann, W., Kruse, J. A. (Hrsg), Der späte Heine 1948–1856. Literatur – Politik – Religion. Hamburg 1982
5. Hess, G. Justus Lipsius, die Jesuiten und Heinrich Heine (...). In: From Wolfram and Petrarch to Goethe and Grass. Studies in Literature in Honour of Leonard Forster. Baden-Baden 1982, S 401–425
6. Kraft, W., Heine und die Hiobsfrage. In Ders., Augenblicke der Dichtung. München 1964, S 41–45
7. Kruse, J. A., Denk ich an Heine. Biographisch-literarische Facetten. Düsseldorf 1986
8. Loeb, E., Heinrich Heine. Weltbild und geistige Gestalt. Bonn 1975
9. Mende F., Heinrich Heine. Chronik seines Lebens und Werkes. 2. Aufl., Stuttgart 1981
10. Mauser, W., Dichtung, Religion und Gesellschaft. Die Sonette des Andreas Gryphius. München 1976
11. Mauser, W., Was ist dies Leben doch? Zum Sonett „Thränen in schwerer Kranckheit" von Andreas Gryphius. In: Gedichte und Interpretationen. Bd. 1, Renaissance und Barock. Herausgegeben von V. Meid. Stuttgart 1982, S 222–230
12. Preisendanz, W., Die Gedichte aus der Matratzengruft. In: Ders. Heinrich Heine. Werkstrukturen und Epochenbezüge. München 1973, S 99–130
13. Preisendanz, W., Die umgebuchte Schreibart. Heines literarischer Humor im Spannungsfeld von Begriffs-, Form- und Rezeptionsgeschichte. In: Ders., Wege des Realismus (...). München 1977, S 47–67
14. Rose, M. A., Die Parodie. Eine Funktion der biblischen Sprache in Heines Lyrik. Meisenheim a. G. 1976
15. Schlingensiepen, F., Heinrich Heine als Theologe. Ein Textbuch. München 1981
16. Sengle, F., Biedermeierzeit, Bd. III (Heinrich Heine). Stuttgart 1980, S 468–491
17. Stern, A., Heinrich Heines Krankheit und seine Ärzte. In: Heine-Jahrbuch 1964, S 63–79
18. Sternberger, D., Heinrich Heine und die Abschaffung der Sünde. Hamburg 1972
19. Storz, G., Heinrich Heines lyrische Dichtung. Stuttgart 1971
20. Wadepuhl, W., Heinrich Heine. Sein Leben und seine Werke. Köln, Wien 1974
21. Weigand, H. J., Heine's Return to God. In: Modern Philology 18, 1920, S 77–110
22. Windfuhr, M., Heinrich Heine. Revolution und Reflexion. 2. Aufl. Stuttgart 1976

Der Zwillingsbruder des Schlafs – Der verdrängte und der angenommene Tod (Zur Ikonographie sepulkraler Zeichen im Klassizismus und in der Romantik)

Hans-Kurt Boehlke, Kassel

In seiner Untersuchung „Wie die Alten den Tod gebildet" eifert G. E. Lessing 1769 gegen das aus dem Mittelalter überkommene Bild „des häßlichen Gerippes" der christlichen Todessymbolik, „welche das alte heitere Bild des Todes aus den Grenzen der Kunst verdrungen hätte" [1]. Ihm erscheint der Tod wieder – wie in der Antike – als „Zwillingsbruder des Schlafs" [2].

Hermann Beenken stellt zu Recht fest: „Die Streitschrift Lessings läßt keineswegs nur etwa einen ästhetischen Geschmackswandel erkennen, vielmehr kündigt sich in ihr ein neues Zeitalter der Todesbeziehung des Menschen an." [3]

Die Zeit der Aufklärung und Säkularisation bringt grundlegenden Wandel in die Sepulkralkultur des Abendlandes. Der kultbezogene Kirchhof wird durch den von Hygiene und Ästhetik bestimmten Friedhof abgelöst. Während aber Bestattungs- und Friedhofswesen rationalisiert werden, wird der Totenkult, der Umgang mit dem Sterben und das Totengedächtnis, sentimentalisiert.

Rationalismus und Empfindsamkeit sind – verkürzt gesagt – die beiden bestimmenden Strömungen des Klassizismus und der Romantik, jener Zeit zwischen ca. 1750 und ca. 1850 vor dem Hintergrund von Aufklärung und Säkularisation. Das vor allem von Frankreich aus sich in den mitteleuropäischen Staaten verbreitende rationale Denken, das in einen bürgerlichen Neuhumanismus einmündet, setzt neue Wertmaßstäbe für den „freien Menschen". Der gestirnte Himmel über ihm und das Sittengesetz in ihm sind des aufgeklärten

---

[1] Gotthold Ephraim Lessing, Wie die Alten den Tod gebildet. Berlin 1769, S 66, 87
[2] Ebenda, S 5ff
[3] Beenken, H., Die Todesvorstellung in der deutschen Kunst des 19. Jahrhunderts. Z f deutsche Geisteswissenschaft 1, 1938, S 57

Humanisten Gewißheit – so Immanuel Kant[4]. Das ist konträr dem Denken der alten Ordnungsmächte, insonderheit der christlichen Kirchen. Andererseits erwuchs gerade aus dem Pietismus das Bedürfnis nach einer christlichen Deutung des neuen Humanitätsideals, die nicht auf die Antike, sondern auf das Mittelalter zurückgreift. Die aus dem Pietismus erwachsende Romantik beruft sich gleichfalls auf die Vordenker des Rationalismus und Klassizismus wie Jean-Jacques Rousseau (1712–1778), Immanuel Kant (1724–1804) oder auch Friedrich Gottlieb Klopstock (1724–1803) – um hier nur anzudeuten.

Und so wie Rationalismus und Empfindsamkeit sich nicht ausschließen und nicht klar voneinander zu trennen sind, sind es ebensowenig Klassizismus und Romantik, jene Begriffe, mit denen man die vergleichbaren Strömungen in der Literatur, der bildenden Kunst und Musik bezeichnet. Zeitlich überlagern sie sich weitgehend, auch wenn die Romantik etwas später sichtbar wird und gegen Mitte des 19. Jahrhunderts sichtbarer ist als der Klassizismus. (Die Pyramide im Landschaftspark ist sowohl klassizistisch als auch romantisch.)

In den literarischen Auseinandersetzungen zeigen gerade Lessing, Klotz und Herder, daß für den aufgeklärten Menschen mit seinen neuen naturwissenschaftlichen Erkenntnissen, der damit aber auch „frei" ist von den Weisungen und damit auch Hoffnungen und Tröstungen der Kirchen, der Tod zentrales Problem bleibt. Doch dem „memento mori" der Kirchen stellt Goethe sein „memento vivere" entgegen[5]. Das Leben soll nicht auf das Sterben ausgerichtet werden. Doch die Grenze des Lebens, des Irdischen überhaupt, den Tod als Ende, will im Gegensatz zu Goethe und den Rationalisten trotz neuer naturwissenschaftlicher Erkenntnisse die Romantik des späten 18. und 19. Jahrhunderts nicht wahrhaben. Die Romantiker möchten diese Grenze aufheben; für sie soll der Tod wieder das Tor zum Leben sein, das Tor zu einem tieferen Dasein, zu grenzenloser Ewigkeit.

Zwangsläufig muß diese Divergenz in der Formensprache und auch der Todessymbolik zum Ausdruck kommen.

War für die einen an den Gräbern ein Hoffnungszeichen des realistisch ja kaum mehr darstellbaren Weiter-Lebens ein Anliegen, so wurde für die anderen rational Erkanntes als Vollkommenes erachtet, so vollkommen, wie man Philosophie und Kunst des wiederentdeckten griechisch-römischen Kulturkreises, der „Klassik", sah. Wir wissen heute, daß die Ausrichtung zumeist an römischen Kopien der Klassik und an spätantiken-hellenistischen Werken erfolgte. Aber Winckelmanns Sicht von deren „edler Einfalt und stiller Größe" entsprach dem Wunsch der gebildeten Zeitgenossen nach einem in sich ruhenden, harmonischen Wesen. Das wiederum fand Ausdruck in den in sich ge-

---

[4] Immanuel Kant, Kritik der praktischen Vernunft, 1788. Zitiert bei Rietschel, Chr., Grabsymbole des frühen Klassizismus. In: Boehlke, H.-K. (Hrsg), „Wie die Alten den Tod gebildet." Kasseler Studien zur Sepulkralkultur, Bd. 1, Mainz 1979, S 95
[5] Beenken, H., a.a.O., S 57

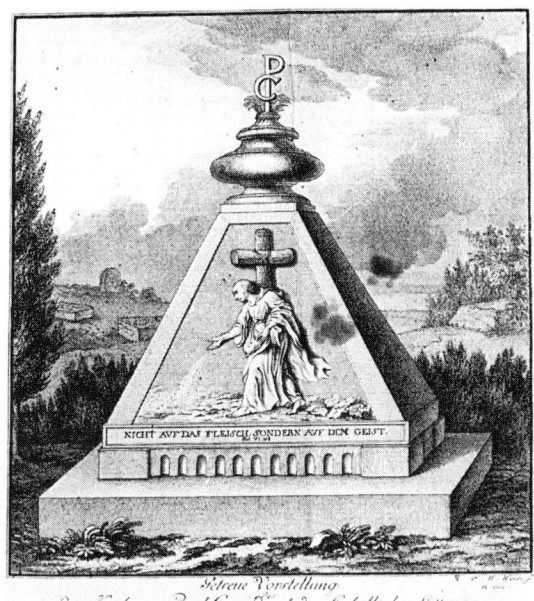

Abb. 1. Grabmal des Kaufmanns Paul Causid (1699–1780) auf dem Altstädter Friedhof in Kassel von Gotthelf Wilhelm Weise (1751–um 1810) nach Gebr. Heyd. Kupferstich, Kassel, Staatliche Kunstsammlungen, Kupferstichkabinett. Das pyramidenförmige Grabmal mit krönender Vase entspricht klassizistischer Vorstellung, während die bildliche Darstellung schon romantisch ist

schlossenen, geometrischen und damit „schlichten" Formen wie Kubus, Pyramide, Pfeiler, Säule – Grabmalformen des Klassizismus (Abb. 1).

Den Romantikern in ihrem Wunsch, die den Menschen gesetzten rationalen Grenzen gefühlsmäßig und geistig zu überwinden, um sich grenzenlos zu verströmen, mußten offene, durchbrochene Formen wesensgemäßer sein (Abb. 2). Da sie zudem sich nicht der „heidnischen" Antike, sondern dem christlichen Mittelalter, insbesondere gotischer Transparenz und Mystik, zuwandten, blieb der Rückgriff auf gotische Formensprache, auf Fialtürmchen, vor allem aber auf das christliche Kreuz etwa mit Dreipaßendungen, auf ihren Gräbern nicht aus. Auch die Vergänglichkeit des Materials, etwa beim Sandstein oder auch beim gegossenen oder geschmiedeten Metall, kam ihnen entgegen, da ihr seelisches Verströmen naturgemäß auch Natursehnsucht mit einbeschloß und sie für ihre Empfindungen keine Ordnungsschemata anerkennen mochten. In den Vorstellungswelten beider Kategorien war naheliegend, daß die Erinnerung an vergangene Todessymbole belebt und diese wiederentdeckt wurden. Vielfach verwandten sie die gleichen Zeichen, nur ihre Ausdeutung war anders.

Der Begriff des Symbols ist jedoch so vielschichtig und vieldeutig und wird im Sprachgebrauch der Theologen, Psychologen, Kunsthistoriker, Volkskundler so unterschiedlich verwendet, daß im folgenden nur von Sinnzeichen

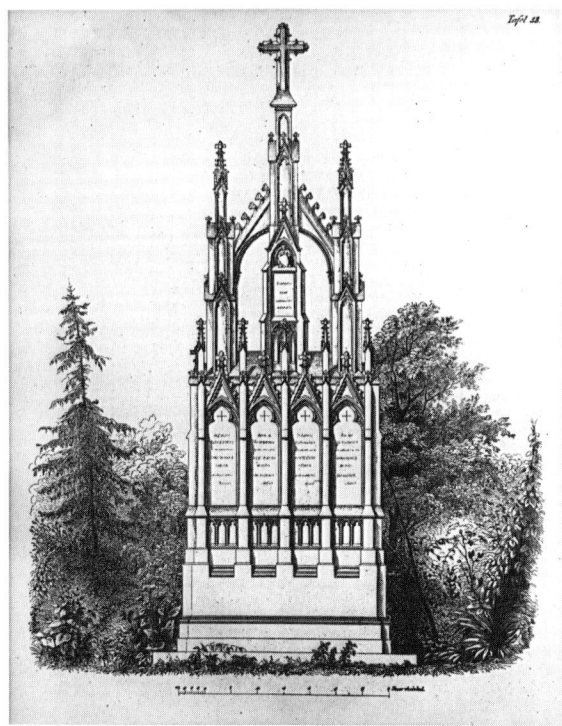

Abb. 2. Neogotisches Grabmonument aus der „Zeitschrift für praktische Baukunst", Hrsg. v. J. A. Romberg, 11. Jg., Leipzig 1851, Taf. 38, das den Rückgriff auf das christliche Mittelalter und die aufgelöste Form deutlich macht

und Sinnbildern gesprochen werden soll, ohne in dieser kurzen Abhandlung auf die semantischen, syntaktischen und pragmatischen Ebenen dieser Zeichen einzugehen[6].

Von Anbeginn haben Grab und Grabmal einen Sinn- und Bedeutungsgehalt gehabt. Das *aufrechte Grabzeichen* diente nicht nur der Kenntlichmachung einer Grabstätte, es war zumeist auch sinnbildhaftes Aufrichten des Toten; die *Grababdeckung* und das daraus entwickelte *lagerhafte Grabmal* dienten nicht nur dem Schutz des Toten, sondern auch dem Schutz vor dem Toten. Das *Mausoleum,* als Grabbau Kennzeichnung und Schutz in einem, erfuhr eine Neubelebung; nach den josephinischen Reformen[7] war es die bürgerliche Fortsetzung der privilegierten Kirchenbegräbnisse des Adels und des Klerus[8].

---

[6] Boehlke, H.-K., Vom Sinn des Grabes und des Grabmals und von Sinnzeichen und Sinnbildern auf dem Grabmal. Jahrbuch 1986 des Bildhauer- und Steinmetzhandwerks Baden, Karlsruhe 1986, S 508 ff

[7] Die Wiener Hofdekrete Josephs II. vom 14. 8. 1772, vom 13. 8. 1784 und vom 12. 8. 1788 befassen sich im Sinn der Aufklärung und zeitgenössischer naturwissenschaftlicher Erkenntnisse mit Bestattungs- und Friedhofsreformen. Siehe auch Seib, G., Adels- und Fürstenmausoleen. In: Boehlke, H.-K. (Hrsg), a.a.O., S 75

[8] Boehlke, H.-K., a.a.O., S 509

Die auf die griechisch-römische Antike, aber auch die ägyptische Pharaonen-
zeit zurückgreifenden Grabmalformen des Klassizismus hatten gleichfalls
durch Formensprache unmittelbare Aussage. Darauf sei im folgenden nur andeutungshaft bei im Friedhof freistehenden Grabmalen hingewiesen.

Die *Pyramide* (s. Abb. 1), von den Grabbauten Ägyptens und der Pyramide
des Cestius in Rom hergeleitet und zunächst als Einzelmonument im Land-
schaftsgarten verwendet, ab 1800 häufiger auch auf den Friedhöfen anzutreffen, war in ihrer klaren Proportion Sinnbild der unsterblichen Tugenden. Der
Obelisk, ägyptisches Herrschaftszeichen, war in seiner aufragenden Form
Sinnzeichen für ewiges Leben (wie jegliche Phallusform), Tugend und Standhaftigkeit. Hinter dem, klassizistischem Formwollen entsprechend an strengen
griechischen und römischen Vorbildern orientierten, im Friedhof freistehenden *Sarkophag-Denkmal* über der Gruft oder dem Erdgrab stand wohl die dem
Wunsch nach Schutz geltende ursprüngliche Vorstellung vom Totenhaus, die
zugleich eine lange typologische Reihe von Papst- und Adelsgräbern der Renaissance und des Barocks aufnehmend, der Repräsentation diente. In der zumeist strengen klassizistischen Form war es Schriftträger mindestens im gleichen Maße wie Relief- oder gar Figurenträger. Der *Zippus,* im direkten Rückgriff auf römische Sepulkralkunst in seiner Form zwischen Sarkophag und Altar stehend, sollte wohl vorwiegend Verehrung zum Ausdruck bringen (und
wird deswegen auch als Kriegerdenkmal verwendet), wie der eckige oder runde
Grabaltar, der ja auch im Sprachgebrauch über den kirchlich-religiösen Raum
hinaus zusätzliche Bedeutung gewann: „Altar der Freundschaft", „Altar des
Vaterlandes", etc. Häufig war er Postament für eine Urne, einen Helm (als
Emblem für ein Offiziersgrab), eine Büste o. a. In gleicher Weise diente auch
der *Monopteros* mit seinen Anklängen an Tempelarchitektur der Heraushe-
bung und Heroisierung des Verstorbenen. Zu den der Architektur entlehnten
Formen gehört auch die *Grabsäule,* in der Antike und ihr folgend im 18. Jahrhundert wohl zumeist zur Ehrung herausragender Persönlichkeiten gesetzt,
wird sie ab etwa 1800 häufig abgeschnitten oder abgebrochen auf Gräbern errichtet als Zeichen der Endlichkeit und eines zu früh abgebrochenen Lebens.
Der *Grabpfeiler* ist eine – obwohl auf Piranesis Stich mit der Via appia mit einem Urnenaufsatz sichtbar – wohl nicht unmittelbar auf die Antike zurückgehende, sondern von der Revolutionsarchitektur kommende Variante, Sinnbild
der Festigkeit und Standhaftigkeit, vor allem aber auch praktischer Schriftträger. Die *Grabstele* nahm schon im späten 18. Jahrhundert klassische Formen
an, und in der Romantik zeigt sie, wie die griechischen Vorbilder, oft auch Re-
liefdarstellungen oder auch Figurenreliefs nach römischem Vorbild, die jedoch
nicht Ideal-, sondern Portraitzüge aufweisen. Häufig sind Stelen auch mit einem architektonischen Aufsatz versehen, falls sie nicht nach etruskischem
Vorbild mit halbrundem Abschluß enden.

Die *biedermeierlichen Grabdenkmale* verwenden weitgehend noch dieses
Formengut, die „heroischen" Formen wie Pyramide, Zippus, Altar kommen

seltener vor, dagegen häufen sich vor allem die Stelen. Der Einfluß der Revolutionsarchitektur tritt zurück, die Formen werden kleinteiliger, „bürgerlicher", und ihr Inhalt familiärer, christlicher.

Die *Romantik* zeigte Vergänglichkeit auch im Material. Das durch Schinkels Kreuzberg-Nationaldenkmal nobilitierte Gußeisen erscheint zahlreich in variantenreichen, oft in den Flächen durchbrochenen Kreuzformen. Das *Kreuz* als *das* christliche Zeichen wird überhaupt zu einem bevorzugten Grabmaltypus, vor allem in Sandstein und Marmor, vielfältig geformt, bis hin zu Baumstamm-Imitationen. Der christliche, insbesondere auch präraffelitische Rückgriff auf die Gotik des Mittelalters (s. Abb. 2) dokumentiert sich in *Tabernakeln, Baldachinen* – häufig anstelle des antiken Monopteros über einer Portraitbüste –, an *Fialtürmchen*, und auch die *Stelen* werden häufig mit einem aufgesetzten Kreuz versehen. Der christliche, oft kirchliche Bezug ist hier unmittelbar.[9]

Das gilt auch für die *Inschriften*, die schon seit der zweiten Hälfte des 18. Jahrhunderts sich mehr und mehr von der Aussage über den Toten abwandten zur Beschreibung der Trauer der Hinterbliebenen im Sinne einer zeitgenössischen Grabinschrift: „Wir beweinen nicht Dich, sondern uns ohne Dich". In der Romantik erhalten die nun wieder christlichen oder auch naturmystischen Inschriften oft, wenn auch personenbezogenen, symbolischen Charakter. Unsere Feststellungen können wir naturgemäß nur aufgrund der überkommenen Zeugnisse der städtischen Friedhöfe, und hier vor allem des Bildungsbürgertums, treffen, da als Folge des Belegungsturnus' unserer Friedhöfe Grabmonumente, die mit geringerem Aufwand erstellt wurden, kaum überkommen sind. Dennoch: Das Grabmal ist nicht mehr Privileg, es wird allgemein. Es ist nun aber nur noch bedingt „Grenzstein des Lebens", auch weniger „memento mori", sondern eher Monument der Erinnerung, des Gedenkens und Dankens, insbesondere aber eben Darstellung der Hinterbliebenen. Sie berichten über *ihren* „trostlosen Schmerz" und über den *Verstorbenen* nur insoweit, als sie *ihre* verwandtschaftlichen Beziehungen zu ihm wiedergeben; die Vita des Toten, wie sie noch im 18. Jahrhundert üblich war, fehlt weithin.

Individueller Bezug und Symbolismus, wie er der Romantik ohnehin eigen ist, führen sowohl im Klassizismus als auch in der Romantik zu einer vermehrten Verwendung von Sinnzeichen und Sinnbildern auf den Grabdenkmälern, wobei auch hier das Bürgertum seine Bildung im Rückgriff auf antike Vorbilder sichtbar macht. Diese im Klassizismus häufig noch humanistisch ausgelegten Zeichen und Bilder werden vielfach auch in der Romantik weiterverwendet, doch nun – auch hier einer alten Tradition folgend – christlich umgedeutet.

---

[9] Zur Grabmaltypologie des Klassizismus, des Biedermeier u. der Romantik s. auch: Kneile, H., Vorüberlegungen zur Errichtung einer Ausstellung über die Sepulkralkunst des Klassizismus, der Romantik und des Biedermeier mit Folgemuseum. In: 25 Jahre Arbeitsgemeinschaft Friedhof und Denkmal e. V., 1951–1976, Erreichtes und Erstrebtes, Kassel 1977, S 127 ff

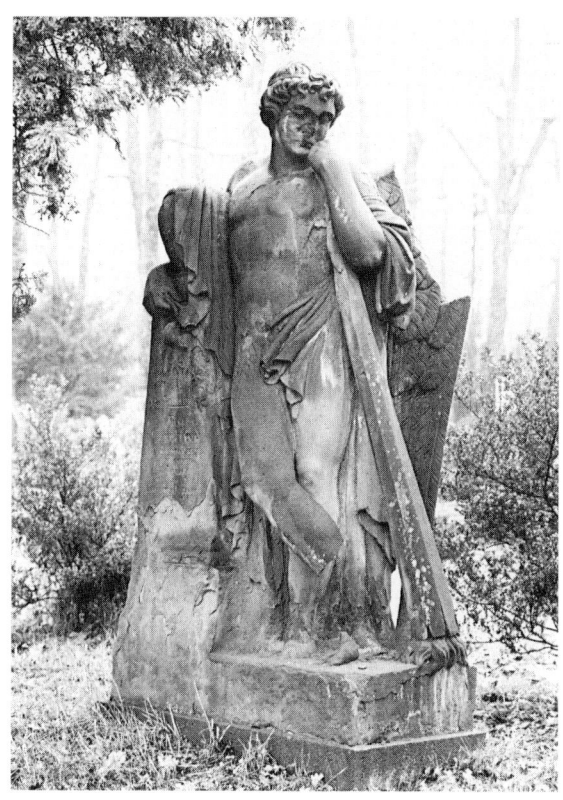

Abb. 3. Köln Melaten-Friedhof. Sandsteingrabmal des Casp. Hamm. gest. 1818 mit vollplastischer Darstellung des jünglingshaften Todesgenius, der sich an das mit einer verhangenen Urne gekrönte Grabmal lehnt und auf die nach unten gekehrte Fackel stützt

Der Todesschlaf ist den Christen nicht fremd. Aus der Welt der Spätantike kommend, nannten sie ihre frühen Begräbnisstätten „dormitoriae", Stätten des Schlafs. Die neue Lessingsche Version von Hypnos als Bruder des Thanatos war also nicht eigentlich ungewohnt, wenn auch seit dem Mittelalter der stete Hinweis der Kirche auf Fegefeuer und Höllenqual das „Requiescat in pace" ein wenig verdrängt hatte. Zwar herrschte in den bildlichen Darstellungen des Barocks noch der beinerne Sensenmann vor, doch hatten schon in der Renaissance anmutige Fackelputti – so auf römischen Wandgräbern des späten Quattrocento – die Drastik mittelalterlicher Totentänze – les dances macabres – abgelöst. Den Humanisten konnte es recht sein, daß sich die geflügelte Jünglingsgestalt mit der nach unten gesenkten Fackel, damit als Todesgenius gekennzeichnet, der das Verlöschen des Lebens anzeigt, aus der antiken Figur des Eros entwickelt hatte (Abb. 3). Den Christen ließen die Flügel den Vergleich mit den vertrauten Engeln zu (Abb. 4).

Die Trauereroten wurden zu Todesgenien. Sie fehlten wohl auf keinem städtischen Friedhof Europas um 1800. Sie sind das eigentliche Sinnbild des Wan-

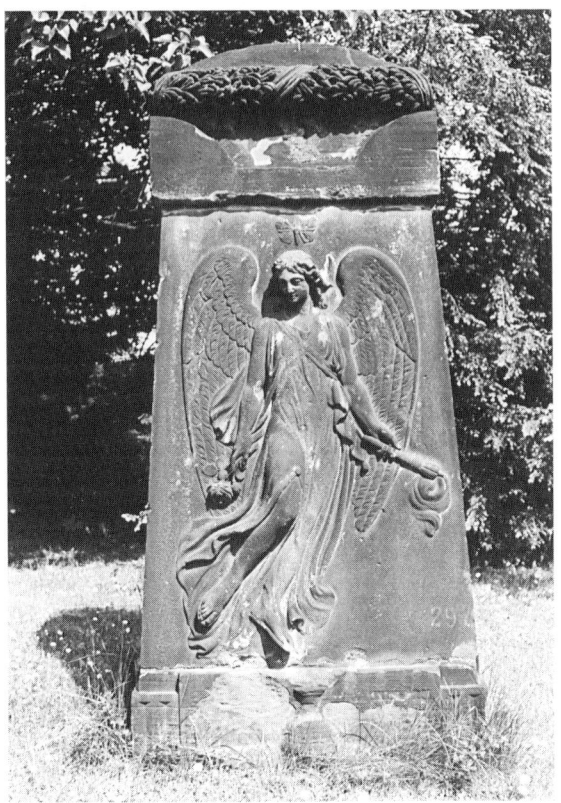

Abb. 4. Kassel, Hauptfriedhof, ehemals auf dem Altstädter Friedhof, Familiengrab Zahn, gesetzt für Christine Louise (1791–1810), Entwurf: Johann Christian Ruhl zugeschrieben. Auf dem klassizistischen Denkmalkörper mit Eck-Akroterien wurde ein Konglomerat von Sinnbildern des Klassizismus und der Romantik dargestellt. An die Stelle des jünglingshaften Todesgenius ist eine geflügelte engelhafte Figur mit leicht erotischem Einschlag getreten, die sowohl eine nach unten gesenkte Fackel hält, diese jedoch noch nicht auf dem Boden zum Erlöschen ausdrückt, als auch eine gleichfalls nach unten gehaltene Rose. Sie schwebt über einem im Sockel dargestellten Lekythos. Zu ihren Häupten entfaltet sich ein Schmetterling, und das gesamte Haupt des Denkmals wird von einem gewaltigen Kranz umwunden. Die Vielzahl und Vielfalt der Sinnbilder gibt die Eindeutigkeit der jeweiligen Aussage auf

dels! Die Ildefonso-Gruppe [10], immer wieder wegen ihrer Schönheit angesprochen und als vorbildhaft zitiert, auch immer wieder unterschiedlich interpretiert – so als das Zwillingspaar „Castor und Pollux" –, ist für Lessing nun unzweifelhaft das Zwillingspaar Hypnos und Thanatos, Schlaf und Tod. Zwar wehrt sich noch Matthias Claudius gegen solche Verdrängung des Todes; er läßt nach wie vor den Knochenmann mit der Sense seinen Wandsbecker Boten begleiten, so wie sein „Freund Hain" des Menschen ständiger Begleiter ist. Aber der Tod als Schlaf ist nicht nur Motiv der Hauptwerke der Sepulkralkunst jener Zeit, verkörpert auch in der „schlafenden" Gestalt des Toten (etwa im Grabmal des 1787 als Kind verstorbenen Grafen von der Mark von Gottfried von Schadow oder in Christian Daniel Rauchs Grabmal der 1810 verstorbenen Königin Luise), sondern darüber hinaus führt die Sehnsucht nach der

---

[10]   Beitrag zum Ausstellungskatalog von Cornelius Steckner. In: Boehlke, H.-K. (Hrsg) „Wie die Alten den Tod gebildet". Kasseler Studien zur Kultur, Bd. 1, Mainz 1979, S 198ff

Befreiung von irdischer Seelenqual durch die Ruhe des Schlafs gar zur Verherrlichung des Todes, wie sie die Literatur jener Zeit und die hohe Zahl der Selbsttötungen der Romantiker ausweisen.

Ist der Todesgenius ein Sinnbild des auch für die künftige Entwicklung einschneidenden Wandlungsprozesses der Sepulkralkultur, so sind darüber hinaus die auf den Gräbern des Klassizismus und der Romantik anzutreffenden zeichenhaften Darstellungen gleichfalls zumeist Sinnbilder der Metamorphose. Hinweise auf den Wandlungsprozeß des toten Körpers waren dem auf die neuen naturwissenschaftlichen Erkenntnisse stolzen Humanisten recht, entsprachen sie doch Rousseaus Ruf „Zurück zur Natur", kamen aber auch dem neuen religiösen Eifer der Romantiker entgegen, da die oft gleichen Darstellungen von ihnen als Sinnbild christlicher Auferstehung gesehen wurden.

Im folgenden seien die am häufigsten auf den in dieser Zeit auch auf in großer Zahl neuangelegten städtischen Friedhöfen errichteten Grabdenkmalen vorkommenden Sinnzeichen und -bilder in Sinngehaltgruppen zusammengefaßt und kurz dargestellt, da der für diesen Beitrag vorgegebene Raum ihre Erläuterung im einzelnen nicht zuläßt.

Die an die Stelle des bisher als Gerippe erschienenen Sensemannes getretenen jünglings-, hier und dort auch noch ein wenig puttenhaften *Todesgenien* mit der nach unten gehaltenen, die Flamme ausdrückenden Fackel wurden schon angesprochen. Oft erscheinen die Genien selbst in einem Schlaf- oder Traumzustand. Doch die *Fackel* kommt häufig auch alleine auf den Gräbern vor, oder auch zwei Fackeln im gekreuzten Zustand. Die aufrechte, mit der Flamme nach oben weisende Fackel ist ein altes Lichtsymbol, Sieg und Freiheit verkündend, und auch in der christlichen Deutung auf die Erlösung und die Hoffnung in der Nacht hinweisend – „das ewige Licht leuchte ihnen". Die nach unten gekehrte Fackel als Attribut des Todesgenius zeigt das Ende des Lebens an. Während die nach oben weisende Fackel eher der christlichen Romantik entspricht, ist die nach unten gesenkte Fackel der Vorstellungswelt der Antikenrezeption der Humanisten zuzuordnen.

Auch die *Kerze* ist wie die Fackel ein Lichtsymbol. Im Vorgang des Schmelzens des Wachses durch den brennenden Docht, und weil zugleich das Wachs Teil hat am Brennen der Flamme, wurde hier die Beziehung zwischen Geist und Materie gesehen. Die häufig vorkommende Darstellung der gebrochenen Kerze, so, daß deren Oberteil mit der Flamme nach unten weist, hat den gleichen Sinngehalt wie die nach unten gesenkte Fackel; sie weist auf das „abgebrochene" und verlöschende Leben hin.

Das Vorkommen der *Öllampe* auf den Grabmälern des Klassizismus und der Romantik als Sinnzeichen des Glaubens, des Lichts, das die Finsternis erhellt, und mit dem gedanklichen Hinweis auf die „klugen Jungfrauen" (Matth. 25,1 ff) der ständigen Bereitschaft ist nicht nur Rückgriff auf die Antike und frühchristliche Katakombenkunst, sondern auch auf Darstellungen des Mittelalters.

345

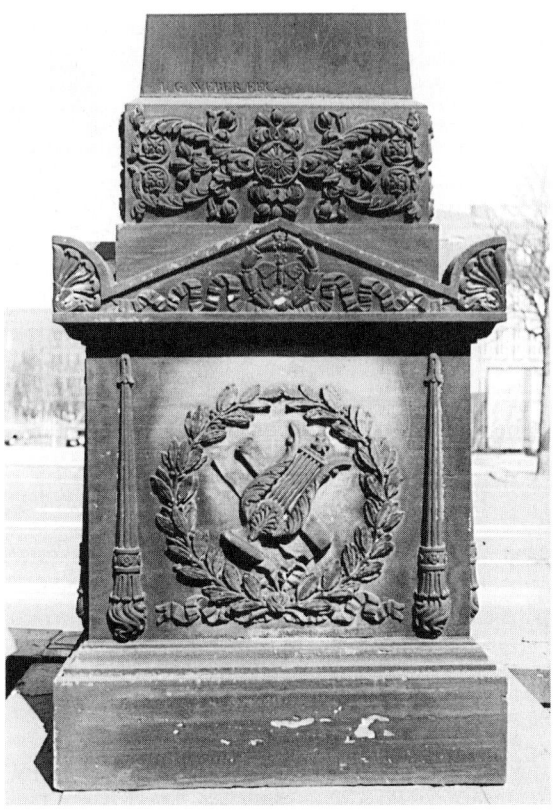

Abb. 5. Kassel, Altstädter Friedhof. Grabmal Carl Pfeiffer (1803–1831) von I. G. Weber. Das Unterteil des biedermeierlichen Obelisken ist reich mit Pflanzensymbolen geschmückt. Über dem Unterteil, in dem zwischen zwei nach unten gesenkten Fackeln Lyra und Notenblatt umkränzt sind, erscheint im darüber liegenden Abschnitt mit dem Motiv einer Giebelarchitektur mit Eck-Akroterien der Schmetterling von Glockenblumen umkränzt, im Postamentabschnitt darüber in der Mitte die Draufsicht auf die geöffnete Rose mit sie umrankenden Hagebutten, die naturgemäß auch an die Mohnfrüchte erinnern

Wird der Tod als Bruder des Schlafs gesehen, dann ist es naheliegend, die *Mohnkapsel* als Sinnzeichen eines guten und tiefen Schlafs zu verwenden, da die schlafbringende Wirkung der Fruchtkapsel der Mohnblume nicht nur im Orient, sondern auch im Abendland bekannt war.

Damit sind wir bei den vielfältigen *Pflanzensymbolen,* die insgesamt natürlich als Sinnbild des Blühens, Vergehens und Wiederaufblühens gesehen werden (Abb. 5). Das geschieht sowohl in der Sicht des den ewigen Kreislauf der Natur vor Augen habenden Humanisten, als auch in christlicher Ausdeutung der Auferstehung. Einige Blumen und Pflanzen genießen – jeweils mit eigener Ausdeutung und häufig im Rückgriff auf die mittelalterliche Kirchhofsflora – besondere Vorliebe in der Sinnbildsprache des Klassizismus und der Romantik, unter ihnen vor allem die Rose (Abb. 6) und die Lilie.

Das gilt auch für die *Baumdarstellungen,* die vielfach wie die Blumen, geknickt mit der gleichen Bedeutung wie dort dargestellt werden. Der aufrechte Baum ist zugleich *Lebensbaum* als Hinweis auf das ewige Leben, und er ist

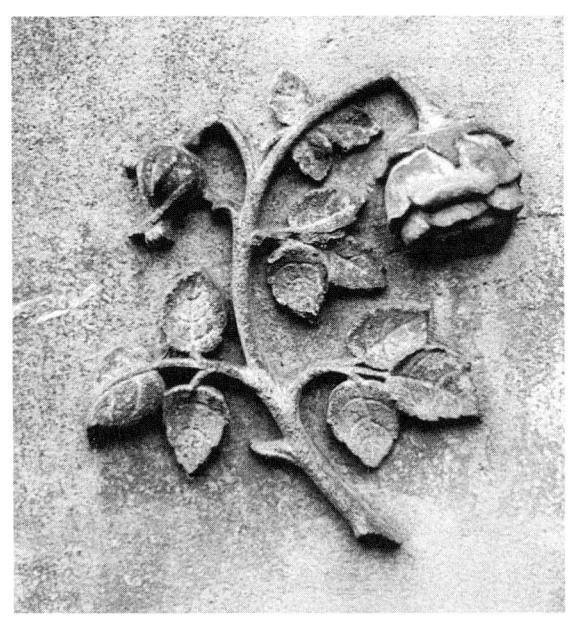

Abb. 6. Kassel, Hauptfriedhof. Grabmal der Emilie Süs v. Casterstadt und des Otto Süs, um 1850, Detail aus der klassizistischen Stele mit einer geknickten Rose

Stammbaum, dem Humanisten vor allem in der Folge der Geschlechter, die eine irdische Unsterblichkeit verheißt, für den Christen aber auch Stammbaum Christi, bis zur *„Wurzel Jesse"* (Jes. 10,33–11,10) zurückreichend. Zu den Baummotiven gehört, in dieser Zeit besonders stark vertreten, auch die *Palme,* in ihrer orientalischen Heimat Sinnbild des Sieges, des Aufstiegs, der Wiedergeburt und der Unsterblichkeit (Abb. 7). Als „Palme des Martyriums" ist sie nicht nur Attribut der Märtyrer; sie kann auf dem Grab eines jeden Christen andeuten, daß der dort Ruhende das Martyrium des Erdenweges und des Sterbens überwunden und die Palme des Sieges über den Tod errungen hat. Sie ist also gleichfalls Lebensbaum. – Der *grüne und der dürre Baum oder Zweig,* Leben und Tod im Kreislauf, spielen ihre Rolle im sicher aus vorchristlicher Zeit tradierten Volksglauben und Brauchtum. Die kirchliche Bildsprache sieht nun zusätzlich in der blattlosen Baumseite die alttestamentliche und in der begrünten die neutestamentliche Hälfte der Heiligen Schrift.

In manchen Darstellungen durchaus einem Lebensbaum vergleichbar ist der aus frühchristlicher und gotischer Grabmalkunst übernommene *Weinstock* (Abb. 8). Im alten und neuen Testament immer wieder gleichnishaft vorkommend, bedeutet er zunächst – wie jede Frucht – Segen, und unter Bezug auf das Gleichnis von den Arbeitern im Weinberg verheißt er das Reich Gottes. Der vornehmliche Bezug ist jedoch wohl die eschatologische Hoffnung, die sich auf das Christuswort stützt: „Ich bin der Weinstock, ihr seid die Reben."

347

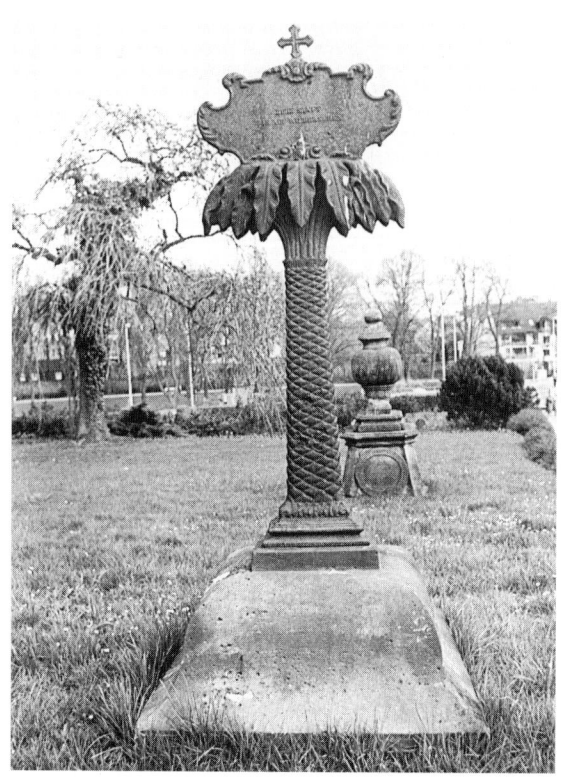

Abb. 7. Bad Hersfeld, Friedhof am Frauenberg. Gußeisernes Palmengrab auf Sandsteinsokkel für Wilhelmine Roessing (1812–1849)

Hinweis auf das ewige Leben sind auch Kranz (stephanus) (siehe Abb. 4) und Krone (diadema). Ist der kreisrunde *Kranz* – ohne Anfang und Ende Hinweis auf die Ewigkeit – auf dem Grabmal Zeichen des Siegs über den Tod oder auch Attribut einer unverheirateten Frau, die nun Braut Christi wird, so ist die „*Krone* des ewigen Lebens" nicht nur durch Paulus ausgewiesen, sondern sie wird im Neuen Testament auch als „Krone der Gerechtigkeit" verliehen (2. Tim. 4,8). Die Krone, auf den Grabmalen des Klassizismus und der Romantik in zahlreichen Variationen vorkommend, häufig von zwei „Putten"-Genien gehalten, gewinnt ihre besondere symbolische Bedeutung dadurch, daß sie das Haupt des Menschen krönend, dessen transzendente Bedeutung unterstreicht.

Unter den *Tiersymbolen* auf den Gräbern dieser Zeit kommt am häufigsten die sich in den Schwanz beißende *Schlange* vor (Abb. 9) (also nicht die sich um einen Stab windende des Äskulap). Sie bildet gleichfalls einen unendlichen Kreis und gehört damit auch zu den Sinnbildern der Ewigkeit. Die Schlange hat ihre Bedeutung in fast allen Religionen durch ihr Vorkommen in den My-

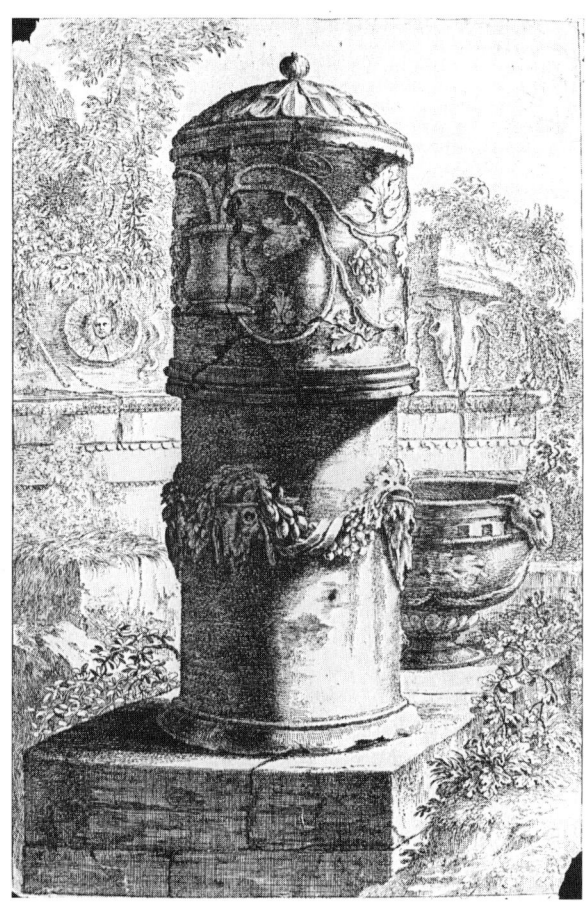

Abb. 8. Kupferstich aus der 2. Hälfte des 18. Jh. mit einer römischen Grabsäule, mit Darstellung eines aus einer Vase entsprießenden Weinstocks. AFD – Stiftung Zentralinstitut und Museum für Sepulkralkultur –, Graphische Sammlung

then, tradiert in den Sagen und Märchen. Für die Christen ist ihr Negativbild zunächst geprägt durch das Verhalten der Schlange im Paradies und damit ihre Funktion als Antichrist. Der Humanist konnte dieses Negativbild überwinden durch Erinnerung an die Mythen, durch sein Wissen um die positive Deutung der Schlange als Herrschaftszeichen in Ägypten und ihre Verehrung in anderen Religionen und schließlich durch die ihm gemäße Naturbeobachtung. Da die Schlange im Frühjahr ihre Haut abstreift, wird sie so auch zum Symbol des sich stets selbst erneuernden Lebens. Das unterstreicht den durch ihre Ringform gegebenen Hinweis auf die Ewigkeit bzw. die in sich zurücklaufende Endlichkeit. Die sich in den Schwanz beißende Schlange ist somit Sinnzeichen der Zeit, die sich unaufhörlich erneuert, des Kreislaufes der Jahreszeiten und damit des Lebens. Eine spiralförmige Schlange deutet, wiederum in Erinnerung

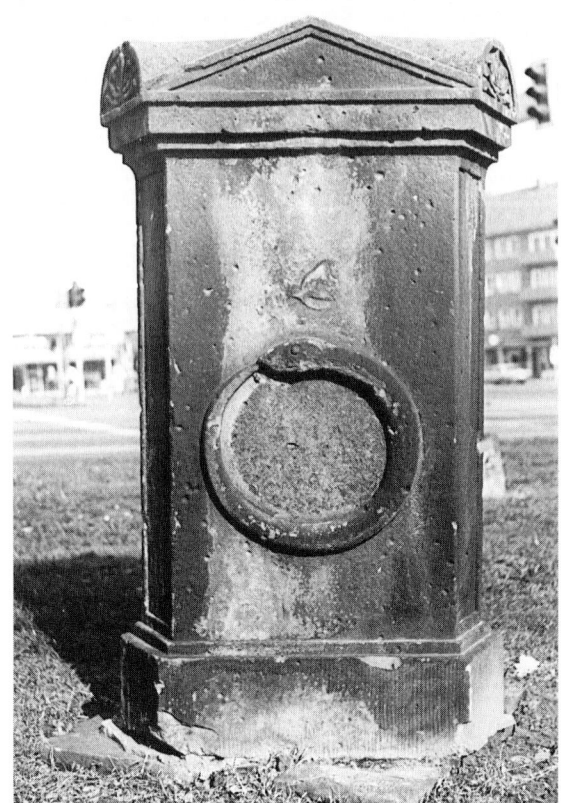

Abb. 9. Kassel, Altstädter Friedhof. Grabmal des Johannes Ruhl, gest. 1794, mit dem Sinnbild der Schlange und einem Schmetterling darüber mit hochgeschlagenen Flügeln: zwei Sinnbilder des sich selbst erneuernden Lebens, der Ewigkeit und der Auferstehung

an die Mythen, auf die aus der Tiefe kommende Lebenskraft hin, auf die Beziehung der Welt zu ihrem Ursprung, markiert mit ihrem Ende dann aber zugleich auch den Tod. Hier ist wohl eine Verbindung zu sehen zum von der Schlange umwundenen *Äskulap-Stab,* auf den sich der griechische Gott der Heilkunst stützt, das Zeichen der Ärzte.

Weitere Auferstehungssinnbilder im Verständnis dieser Zeit sind Eidechse, Salamander und selbst die Schnecke. Häufiger erscheint auf den Grabmalen jedoch der *Schmetterling* (s. Abb. 4, 5, 9, 13). Er ist für den Humanisten in der unmittelbaren Antikenrezeption Sinnbild der unsterblichen Seele, die den toten Körper verläßt, für den christlichen Romantiker Sinnbild der Auferstehung, da der Schmetterling sich aus dem Kokon der Puppe befreit, um emporzufliegen.

Gleichfalls fliegend, aber auch wie der Schmetterling sitzend, ist die *Biene* auf dem Grabmal vor allem der Romantik nicht nur Hinweis auf den Fleiß des

Verstorbenen und die innere Reinheit, da die Biene alles Unreine meidet und vom – geistlichen – Nektar lebt, sondern auch Hinweis auf das Leben in der – christlichen – Gemeinschaft. Der *Bienenkorb* ist in diesem Zusammenhang ein Sinnbild der Kirche.

Schon die antike Sepulkralkunst kennt die Seelen*vögel,* denen wir in der christlichen Kunst dann erstmals in den Katakomben begegnen. Sie haben ihren Platz auch auf den klassizistischen und den romantischen Grabmalen, oft als einzelner Vogel dargestellt oder auch paarweise, wobei (Odins) Raben und auch Schwäne im germanischen und später deutschen Volksglauben eine Rolle spielen und deren man sich nicht nur durch die Aufzeichnung der Märchen durch die Brüder Grimm in dieser Zeit in besonderem Maße entsinnt. Häufig kommen aber bestimmte Vögel mit eigenem Sinnbildcharakter auf den Gräbern vor, so der *Pfau,* der *Phönix,* der *Pelikan,* der *Hahn,* die in verschiedener Darstellung auch mehrdeutige *Taube* und der *Adler.* Dieser ist auf dem Grabmal vor allem als Symbol des Evangelisten Johannes zu sehen, der auf Christus hinweist. In seiner gleichzeitigen Beziehung zur Sonne, zu der sich der Adler emporschwingt, ist er damit zudem Hinweis auf die Himmelfahrt Christi und damit auf die Auferstehung. Schildert Johannes den im Adler verkörperten göttlichen Geist, so schildert der Evangelist Matthäus den Menschen Jesus, dessen *engelhaft geflügelte Gestalt* zu seinem Symbol wurde. Der gleichfalls geflügelte Markus-Löwe, der an das mythische, Schnelligkeit, Stärke und Mut versinnlichende königliche Symbol erinnert, steht für Christi Wunderkraft, die auch vom Tode auferweckt. Der geflügelte *Stier* als Symbol des Evangelisten Lukas greift zurück auf das mythische Sinnbild männlicher Kraft und Fruchtbarkeit, weswegen der Stier auch beliebtes Opfertier war – Hinweis auf das Sühneopfer Christi, durch das auch der Mensch den Tod überwunden hat.

Die apokalyptischen *Evangelistensymbole* haben wohl ihr Vorbild in der ägyptischen, auch im antiken Griechenland vorkommenden *Sphinx* (Abb. 10), die alle Merkmale dieser vier Lebewesen in sich vereinigt und das in ihrer Gestalt zeigt: die Kraft des Löwen (Tatzen), die Fruchtbarkeit des Stiers (Nakken), den Flug des Adlers (Flügel) und die Vernunft des Menschen (Kopf). Diesem (oder besser dieser) Sphinx begegnen wir auf Grabmalen des Klassizismus. Auch das ägyptische Altertum wurde in die Antikenrezeption einbezogen. Häufig flankieren zwei zumeist weibliche Sphingen größere Grüfte bzw. Familiengräber (bis in die Gründerzeit hinein und noch darüber hinaus).

Der *Hirsch,* ein in der Mythologie der Naturvölker wegen seines als Lichterhalter gesehenen Geweihs vorkommendes Sinnbildtier des Lichts, der Sonne und damit auch Wegweiser der Toten, erscheint aus der frühchristlichen Kunst übernommen auf Grabmalen der Romantik als Sinnbildinterpretation des Psalms 42,2: „Wie der Hirsch schreit nach frischem Wasser, so schreit meine Seele, Gott, zu Dir ...“

Wiederum aus der frühchristlichen Kunst übernommen wird das Zeichen des *Fischs.* Schon in vorchristlichen mediterranen und in östlichen Kulturen

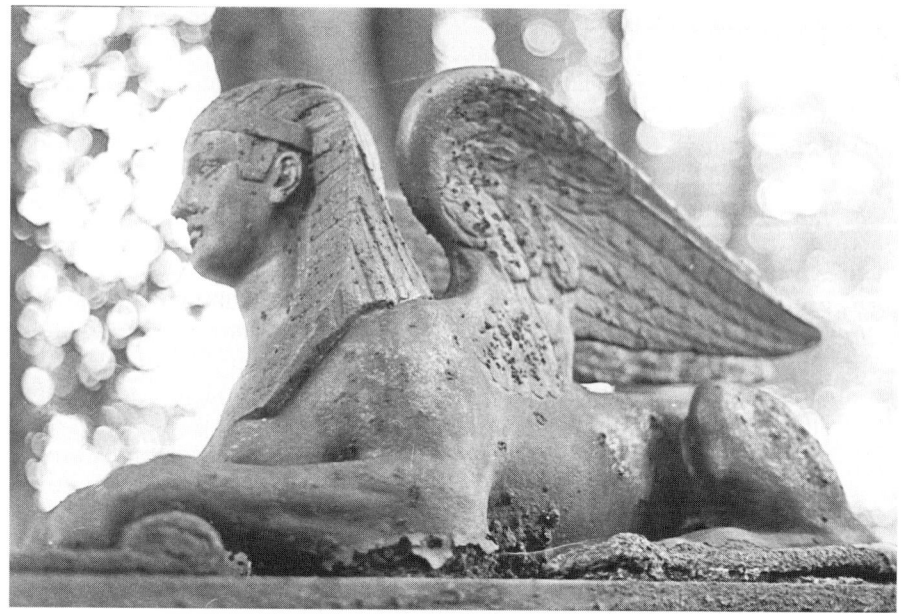

Abb. 10. Hildburghausen. Grabstele des Friedrich Carl Ludwig Sickler (1773–1836) mit geflügelter Kugel im Unterteil (wohl als das ideale Universum in der Endlichkeit der Zeit göttlicher Schöpfung zu interpretieren) und einem gußeisernen Aufsatz mit einer freiplastischen Sphinx (Detailaufnahme)

als Heilszeichen und in der Heiligen Schrift des öfteren symbolhaft erwähnt – so in der Geschichte des Tobias, in den Berichten der Speisungen und des Jüngermahls mit dem Auferstandenen –, wird der Fisch den verfolgten frühen Christen zum Erkennungszeichen und findet Eingang in die Katakombenkunst. Steht die einfachste, in einem Zug gezeichnete, für Christus gesetzte Fischdarstellung noch auf der Grenze zum Zeichen, so wird der in Verbindung mit dem Brot auf die Eucharistie Bezug nehmende, dann zumeist detaillierter dargestellte Fisch zum Sinn*bild*. Dem großen Fisch, piscis, also einem Christussymbol, können kleine Fischlein, pisciculi, als die im Heiland erlösten Christen zugeordnet werden. Die – allerdings nicht allzu häufige – Darstellung des Fischs auf Grabdenkmalen des 19. Jahrhunderts wird auf die gelehrte Ausdeutung des 17. Jahrhunderts zurückgehen, in der die griechische Bezeichnung für Fisch, ichthys, mit dem Akrostichon IXΘXC = jesous christos hyios theou soter = Jesus Christus, Gottes Sohn, Erlöser, in Verbindung gebracht wird. – Zusammen mit Kelch und Brot erscheint er als Hinweis auf die Eucharistie auf Priestergräbern.

Weit häufiger erscheint das *Lamm,* nicht nur alttestamentarisches Opfertier, das als *agnus dei* wie der Fisch zum Sinnbild für Christus wird, dessen Opfer

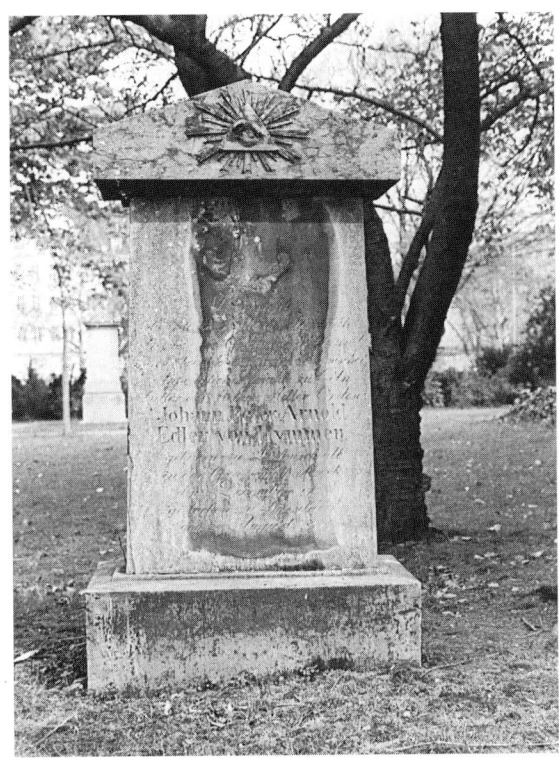

Abb. 11. Düsseldorf, Golzheimer Friedhof. Klassizistisches Grabdenkmal, 1822 (?), mit dem „Auge Gottes" im Dreieck der Trinität, umgeben von Strahlenbündeln

die Welt erlöst hat. Häufiger als das Opferlamm (Jes. 53,7 und Joh. 1,29) wird entsprechend den Offenbarungstexten, in denen der sieghafte Christus als das Lamm Gottes würdig ist, das versiegelte Buch der Welt zu entsiegeln, dieser sieghaft als aufrechtes Lamm mit einem Nimbus dargestellt, das, häufig mit zurückgewandtem Kopf, ein Vortragekreuz oder die Siegesfahne trägt. Im Pietismus wird das Lamm zum bevorzugten Sinnbild des Leidens und der Wiederkunft des sieghaften Christus.

Das Vertrauen auf Christus ist kennzeichnend für die religiöse Erneuerung der Romantik. Neben den Sinnbildern für Christus erscheint auf den Grabmälern daher nicht nur variantenreich das *Kreuz,* sondern ebenfalls variantenreich das *Christusmonogramm* Chi-Rho, das auf die Gegenwart des Herrn auch im Tode hindeutet. Besonders im katholischen Raum wird an die Stelle des Chi-Rho das *Jesusmonogramm* gesetzt, das sich aus den ersten drei griechischen Buchstaben des Namens Jesu bildet: Jota, Eta, Sigma. Über dem Eta steht ein Kreuz. Die römische Kirche hat dieses Zeichen lateinisiert: IHS und die Buchstaben gleichzeitig als Kurzfassung des Bekenntnisses gesehen: Jesus

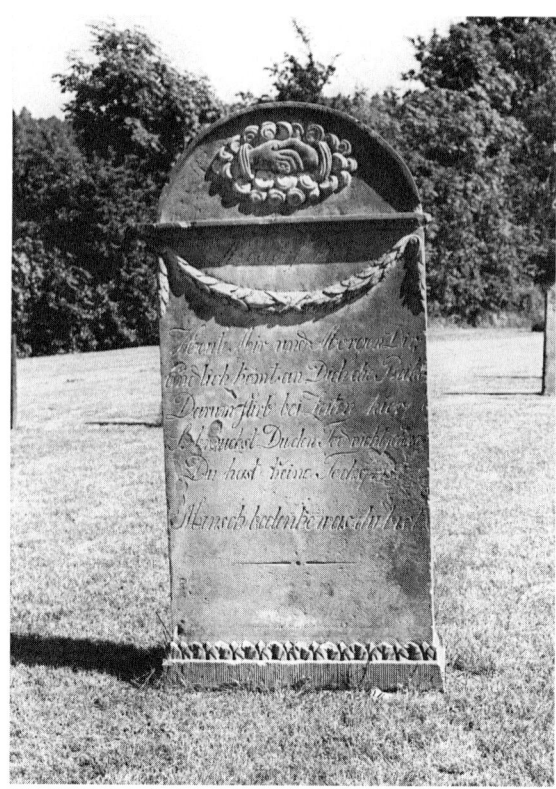

Abb. 12. Bergkirchen, Alter Kirchplatz. Biedermeierliches Grabdenkmal mit von Wolken umgebenen ineinandergelegten Händen im halbrunden Stelenhaupt

Hominum Salvator, im deutschen Volksmund: Jesus, Heiland, Seligmacher. Das Kürzel ist über dem H mit einem Kreuz gekrönt.

Ist Christus vor allem den Romantikern Erlöser aus Todesnot, so kommen auf klassizistischen Zeichen häufiger die Sinnzeichen des allmächtigen Gottes vor. Das *Auge* begegnet uns in vorchristlichen Kulturen und anderen Religionen als Sinnbild. Seit dem Barock steht das Auge Gottes in der kirchlichen Kunst für die Allgegenwart des Herrn und wird nun unmittelbar auch als Darstellung auf Grabmälern des Klassizismus und später auch der Romantik übernommen. Häufig ist das Auge eingebunden in das *Dreieck der Trinität* und umgeben von dreifach gegliederten Strahlenbündeln (Abb. 11).

Ist das Auge Kennzeichen der alles sehenden Gegenwart Gottes, so ist die gleichfalls auf den Gräbern vorkommende (rechte) *Hand* Gottes Hinweis auf eine weisende, segnende und helfend (den Verstorbenen) ergreifende, also wirkende Allgegenwart des Allmächtigen. Häufig kommen auf Grabdenkmälern des Klassizismus und der Romantik zwei *ineinander gelegte Hände* vor (Abb. 12). Hier handelt es sich nicht etwa um die Hand Gottes, die hilfreich

354

sinnbildlich die Hand des Verstorbenen ergreift, sondern jeweils um den Hinweis auf ein Ehepaar in gemeinsamer Grabstätte.

Der Antikenrezeption entstammt der auf Grabmalen des Klassizismus vorkommende *Dreifuß*, ein kunstvoll gearbeitetes Weihgefäß der Antike mit drei Füßen. Ob auch damit ein Hinweis auf die Trinität gegeben sein sollte, scheint fraglich.

Den Rationalisten waren die strengen, *geometrischen Formen* wesensgemäß. Das gleichschenklige, nach oben weisende *Dreieck* wird gern verwendetes Trinitätszeichen, ebenso wie die drei ineinander verschlungenen *Ringe*, zwei an der Basis, einer nach oben weisend.

Wie das Dreieck gehört zu den archetypischen Zeichen das *Quadrat* als Ausdruck der Ordnung, der begrenzten Welt analog der Vierheit ihrer Richtungen. Zugleich ist es Sinnbild des „himmlischen Jerusalems". Die Beziehung zum Kreuz, das vermutlich als archetypisches Zeichen älter ist als das Quadrat, ist unmittelbar.

Als gleichfalls archetypisches Zeichen kommt häufig der *Kreis* vor. Dem Bildungsbürger war er ein vielfältiges Sinnzeichen. Der Kreis ist der ausgedehnte Punkt und damit das Vollkommene, in sich Gleiche, Gott und seine Schöpfung, Sinnbild für den Kreislauf des Lebens, der Gestirne, der Gezeiten, für die Sonne, die „Weltkugel" und das Universum. Er ist ohne Anfang und Ende, unendlich, vollkommen. Als Nimbus – Gloriole – ist er den Personen der himmlischen Welt beigegeben.

Häufiger noch als die zugleich *kosmischen Zeichen* Kreis und Quadrat kommen auf den Grabdenkmälern des Klassizismus und der Romantik die *Gestirnszeichen* vor.

Das *Pentagramm*, der einzügige Fünfstern, ist je nach Stellung der Spitze dem Göttlichen oder dem Dämonischen zugewandt, Heils- oder Abwehrzeichen (Drudenfuß), als Christuszeichen der helle Morgenstern: seine Hauptbedeutung auf dem Grabmal.

Das *Hexagramm*, der Sechsstern, besteht aus zwei gleichseitigen Dreiecken, die sich durchdringen. Das mit der Spitze nach oben zeigende Dreieck weist zum „Überirdischen"; es steht in der Symbolsprache für die geistigen, männlichen Kräfte. Das nach unten zum „Irdischen" weisende Dreieck symbolisiert die irdischen, mütterlichen, gebärenden Kräfte. In ihrer Durchdringung der polaren Gegensätze des himmlischen und irdischen Bereichs, des Lichts und der Finsternis, ist das alte, sechseckige Sternzeichen zugleich der „Davidstern", Zeichen der Christgeburt. Auch hier ist die sepulkrale Botschaft eindeutig.

Das gilt auch für das *Oktogramm*, den Achtstern, gleichfalls ursprünglich Abwehrzeichen. Es vereint in sich die Figuren des Quadrats, des Dreiecks und des Sterns. Die Mystik zog aus den verschiedenen hineinzulegenden Buchstaben (M = Maria, X = Christus) verschiedene Sinndeutungen. Insgesamt gilt der Achtstern der Christenheit als Weihnachtsstern und als Stern, der den Wei-

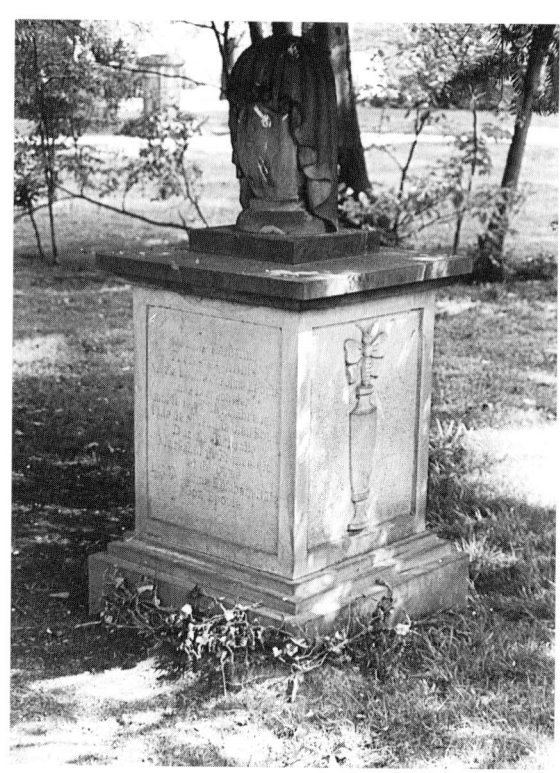

Abb. 13. Düsseldorf, Golzheimer Friedhof. Klassizistisches Grabmal mit Relief eines Krugs in Form des Lekythos, dem ein Schmetterling entsteigt, mit einer verhängten Urne als Grabmalaufsatz

sen den Weg zu Christus zeigte und nun dem Verstorbenen voranleuchten soll.

Auch *Sonne* und *Mond* – und Sonnenzeichen wohl gleichzusetzen auch der *Wirbel* – werden hin und wieder auf den Grabdenkmälern dargestellt. Dem Humanisten mögen sie den neuen Tag oder auch die Nacht des Todes anzeigen. Für den Romantiker ist Christus „die Sonne der Gerechtigkeit". Der Mond, ein Sinnbild des Weiblichen, und damit der Empfängnis, ist ein Attribut der unbefleckten Mutter Jesu. In der auf das Weibliche bezogenen Deutung wird der Mond oft liegend wie eine dem Himmel empfangsbereit geöffnete Schale dargestellt.

Zu den *gegenständlichen Zeichen* gehört die *Schale* selbst, als Weihe- und Opferschale in vorchristlicher Zeit bedeutsam für die Versöhnung mit einer höheren Macht, in der Offenbarung des Johannes als „Schalen des Zornes Gottes" bildhaft erwähnt und den Romantikern in Rückerinnerung an die mittelalterliche Grals-Schale mit dem Blut Christi und seiner heilsbringenden Kraft verbunden. Häufig erscheint daher auch über der Schale das *Herz* als das Lebenszentrum; oder – unter Rückbezug auf die Opferschale – aus ihr emporlodernd eine *Flamme.* Die „reinigende" Flamme spielt in der ideologischen Auseinandersetzung um die Wiedereinführung der Leichenverbrennung im späten 18. und im gesamten 19. Jahrhundert eine große Rolle.

Mit dem Hinweis auf das Blut Christi haben wir eine unmittelbare Verbindung zum *Abendmahlskelch,* der vor allem auf Priestergräbern erscheint, häufig in Verbindung mit der Oblate über dem Kelch, auch in Verbindung mit der aufgeschlagenen Heiligen Schrift.

Das *Buch,* in dem wir zumeist wohl die Bibel sehen müssen, kommt geschlossen und aufgeschlagen auch alleine auf den Grabdenkmälern vor, als Bibel Verkündigerin der Heilserwartung.

Ein auf den Grabdenkmälern des Klassizismus und der Romantik häufiger vorkommendes Gefäß ist der *Krug,* unter Anspielung auf das Weinwunder Jesu Zeichen der Wirksamkeit des Heilands und Hinweis auf das „Wasser des Lebens". Im Zuge der Antikenrezeption ist er häufig in der Form der griechischen Lekythos dargestellt. Dieses dem Grabkult der griechischen Klassik dienende Gefäß wurde dann auch in der Romantik unter Rückbezug auf die wiederentdeckten deutschen Märchen als „Tränenkrüglein" interpretiert.

Die entscheidende Gefäßform der Sepulkralkunst dieser Zeit ist jedoch die *Urne.* Obwohl die Feuerbestattung im 18. und 19. Jahrhundert ihre Wiedereinführung in den abendländischen Kulturkreis erfährt, finden wir die Urne als Element der Denkmalgestaltung dem Bestattungsbrauch der Zeit entsprechend vorwiegend über Körpererdbestattungen. Auch in den Inschriften wird häufig das Wort „Asche" verwendet, obwohl es sich meist um eine Körperbeisetzung gehandelt hat. Die Urne erscheint in ihrer klassizistischen Form freistehend als eigenständiges Denkmal, als Aufsatz strenger klassizistischer Grabmalkörper, als Relief und eingebunden in die vielfältigen und offenen Formen des romantischen Grabdenkmals. Häufig ist sie *mit einem Tuch drapiert* (Abb. 13). Dieses „Verhangensein" betont – in Anlehnung an die Drapierung bei der Aufbahrung, den Witwenschleier etc. – die Trauer der Hinterbliebenen.

Ein zahlreich auf den klassizistischen und romantischen Gräbern vorkommendes Gefäß ist die *Sanduhr* (Abb. 14), die auf das Verrinnen der Zeit und auf den Tod nach ihrem Ablauf für den Menschen hinweist. Da die Sanduhr wiederum aus zwei sich in ihren Spitzen treffenden Dreiecken besteht, könnte das den Humanisten auch zu weiteren Ausdeutungen im Hinblick auf die archetypischen Sinngehalte der Dreiecke veranlaßt haben. Häufig sind die Sanduhren geflügelt. Nicht immer sind Fledermausflügel zu erkennen; doch sie müßten es eigentlich sein, da Fledermausflügel in der mittelalterlichen Vorstellungswelt auf den Teufel, die Dämonen und in dieser Folge weiter auf den Tod hinweisen. Die geflügelte Sanduhr besagt also, daß die Zeit endgültig verronnen und der Tod eingetreten ist.

Das *Tor* auf klassizistischen Grabmalen ist für den Rationalisten das Tor in das Reich des Todes, das zu durchschreiten ist, für den christlichen Roman-

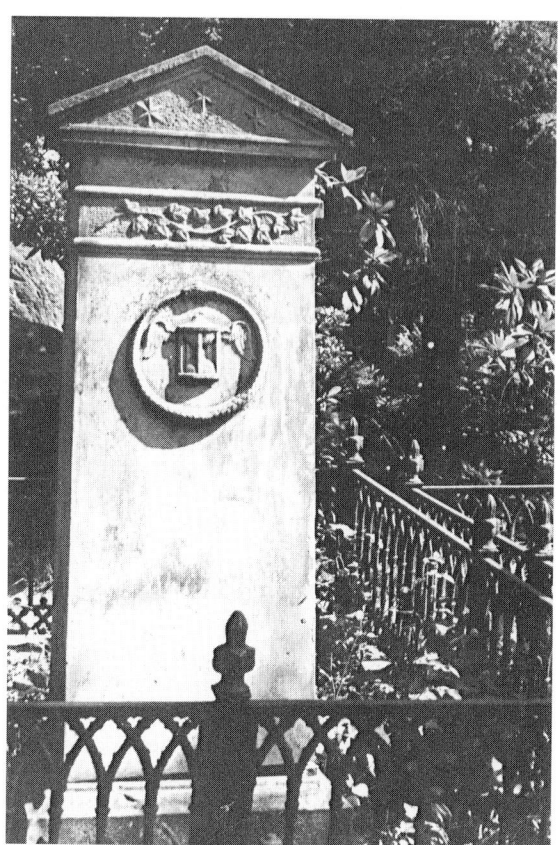

Abb. 14. Flensburg, Alter Friedhof. Klassizistische Grabstele mit geflügelter Sanduhr als Zeichen der Endlichkeit inmitten des von der Schlange gebildeten Zeichens der Unendlichkeit, im Fries darüber Weinlaub und im Giebeldreieck Sterne

tiker ist es das Tor zum ewigen Leben. Im ersteren Fall haben die oft dargestellten Hinterbliebenen endgültig Abschied zu nehmen, im zweiten Fall verbleibt ihnen die Hoffnung auf ein „Wiedersehen".

Hinter jedem Grab aber steht der Tod als Ereignis. Nachdem die Klassizisten sein drastisches Erscheinungsbild als Skelett verdrängt und durch den Jüngling mit der gesenkten Fackel ersetzt haben, erinnern sich die Pietisten und in ihrer Nachfolge die Romantiker im Rückgriff auf das Mittelalter seiner Realität. Der *Totenkopf* (Abb. 15), der beinerne Schädel, erscheint als Zeichen der Unabwendbarkeit, teilweise auch mit gekreuzten Knochen darunter im Sinne des memento mori: „Was ihr seid, waren wir, was wir sind, werdet ihr sein."

Neben diesen, keineswegs vollständig aufgeführten und hier nur andeutungshaft in ihrem Sinngehalt angesprochenen, aber wegen ihrer Sinnfälligkeit

358

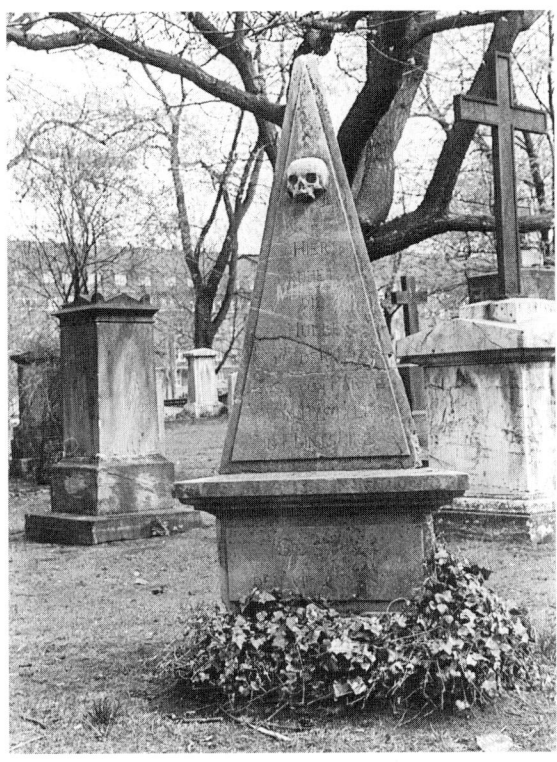

Abb. 15. Düsseldorf, Golzheimer Friedhof. Klassizistisches Grabmal mit Totenschädel

am häufigsten auftretenden Sinnzeichen und -bildern kommen weitere gegenständliche Zeichen wie die *Lyra* und die *Maske* vor, die durchaus nicht nur etwa auf den musischen Beruf des Verstorbenen hinweisen.

Darüber hinaus sind in der Zeit des Klassizismus und der Romantik besonders zahlreich die *Allegorien* auf den Gräbern, die aber nicht mehr Thema dieser Betrachtung sind. Wegen ihrer Häufigkeit und weil sie auf der Grenze zwischen den Zeichen und den bildnishaften Darstellungen stehen, seien hier nur die oft miteinander verbundenen Allegorien *Glaube, Liebe, Hoffnung* genannt, die zeichenhaft mit *Kreuz, Herz* und *Anker* dargestellt werden (Abb. 16).

Geht mit der rationalen Aufklärung die ursprüngliche Bedeutung der Sinnzeichen als „Seins"-Zeichen, die eine Wirklichkeit bekunden, mit dem Gespür für Transzendenz verloren, so dienen sie auf den Gräbern doch noch nachdenklicher Betrachtung, bis die Romantik zwar die Sinnzeichen wiederentdeckt, aber sicher nicht mehr in gleicher Weise von ihrer Wirklichkeit durchdrungen ist, wie es wohl vor allem der mittelalterliche Mensch war. Die *Allegorie*, die mit Symbolsprache nichts mehr gemein hat, ist dem Verständnis des

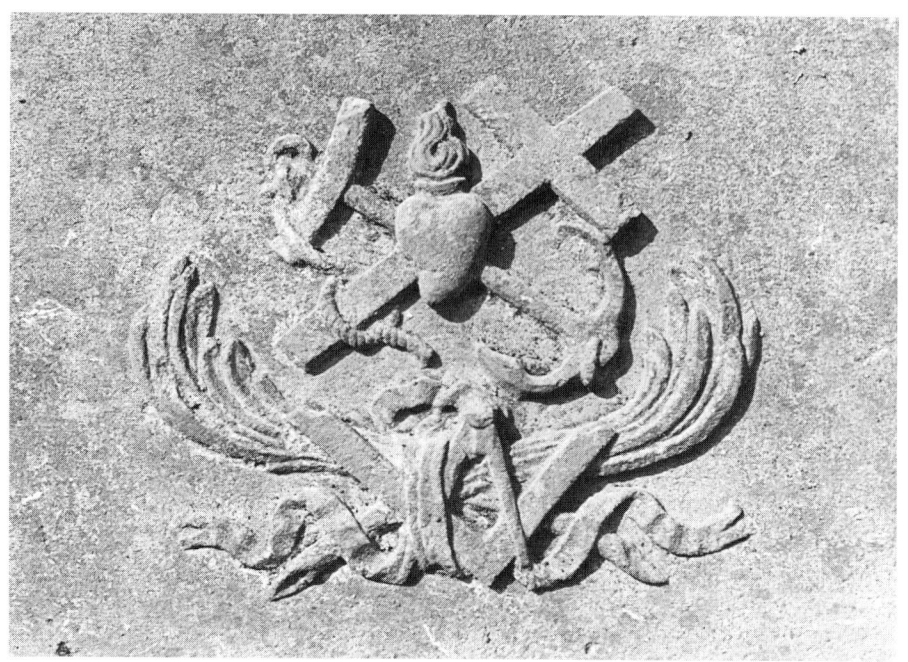

Abb. 16. Königswinter. Detail aus einem Grabmal mit den Allegorien Glaube, Liebe, Hoffnung, darunter Winkel und Zirkel als Hinweis auf einen Baumeister

aufgeklärten Menschen näher. Daran ändert nichts, wenn in der romantischen Kunst alte Sinnbilder wieder aufgenommen werden und auch das Liedgut der Kirche sich ihrer weiter bedient.

Doch eines bleibt dem aufgeklärten Menschen in einem allerdings nur bedingtem Maße: Die *Natursymbolik*. Sie wird – wie wir sahen – in Pflanzen- und Tierdarstellungen – auch wenn sie christlich umgedeutet werden – aus wiederentdeckten Mythologien „der Alten" aufgenommen, wobei man feststellte, daß die mythischen Vorstellungswelten der griechischen und römischen Antike denen der germanischen Vorfahren oft recht ähnlich waren. Das fand auch in der *Grabbepflanzung* der zweiten Hälfte des 18. und der ersten Hälfte des 19. Jahrhunderts sinnbildhafte Fortsetzung. Auf sie kann hier nicht näher eingegangen werden. Vielfach wurden solchen Pflanzen ursprünglich magische Kräfte zugesprochen und die Kirchhofsflora hatte sie tradiert. Die Landschafts-, insbesondere Friedhofs- und Grabbilder Caspar David Friedrichs (1774–1840) zeigen die Haltung gegenüber dem Todesgeschehen: Nicht die überkommenen „objektiven" Ordnungsmächte bestimmen sie, sondern die subjektiven Kräfte des menschlichen Geists und Gefühls. Sehnsucht nach der Natur, das heißt zugleich nach Freiheit, und das zum Bewußtsein werdende

Gefühl des Gebundenseins an eine „höhere Macht". Der aufgeklärte Mensch ist sich seiner errungenen Freiheit bewußt und erkennt gleichzeitig seine – wie es Schleiermacher (1768–1834) formuliert – „schlechthinnige Abhängigkeit", die ihn an seinen Schöpfer und Erlöser bindet[11]. Auf Caspar David Friedrichs Bildern kommen die bekanntesten Sinnbilder der Vanitas und Vergänglichkeit vor, wie Totenkopf, Sanduhr, erloschene Kerze, Säulenstumpf, Ruine, abgestorbener oder zerstörter Baum, Trauerweide, gebrochene Rose oder andere geknickte Blumen, das aufgeworfene Grab mit Spaten, Sarg und Nachteule – die gleichen Sinnzeichen und -bilder, wie wir sie auf den Grabdenkmalen seiner Zeit antreffen. Und sie stehen bei Friedrichs Bildern „unter dem Zeichen eines neuen Tags, eines dämmernden Morgens und seinen Trostzeichen: Stern, Mondsichel, Morgendämmerung und aufgehender Sonne."[12] Auch bei C. D. Friedrich sind die Übergänge zwischen Rationalismus und Empfindsamkeit, vom Klassizismus zur Romantik fließend. An seinem Beispiel wird deutlich, warum die Romantik nach A. D. Porterfield insgesamt als Symbolismus angesprochen werden kann[13].

---

[11] Cristian Rietschel, Grabsymbole des frühen Klassizismus. In: Boehlke, H.-K. (Hrsg), a.a.O., S 95
[12] Rietschel, Chr., a.a.O., S 97
[13] Kneile, H., Romantische Grabzeichen in Deutschland. In: Boehlke, H.-K. (Hrsg), a.a.O., S 74

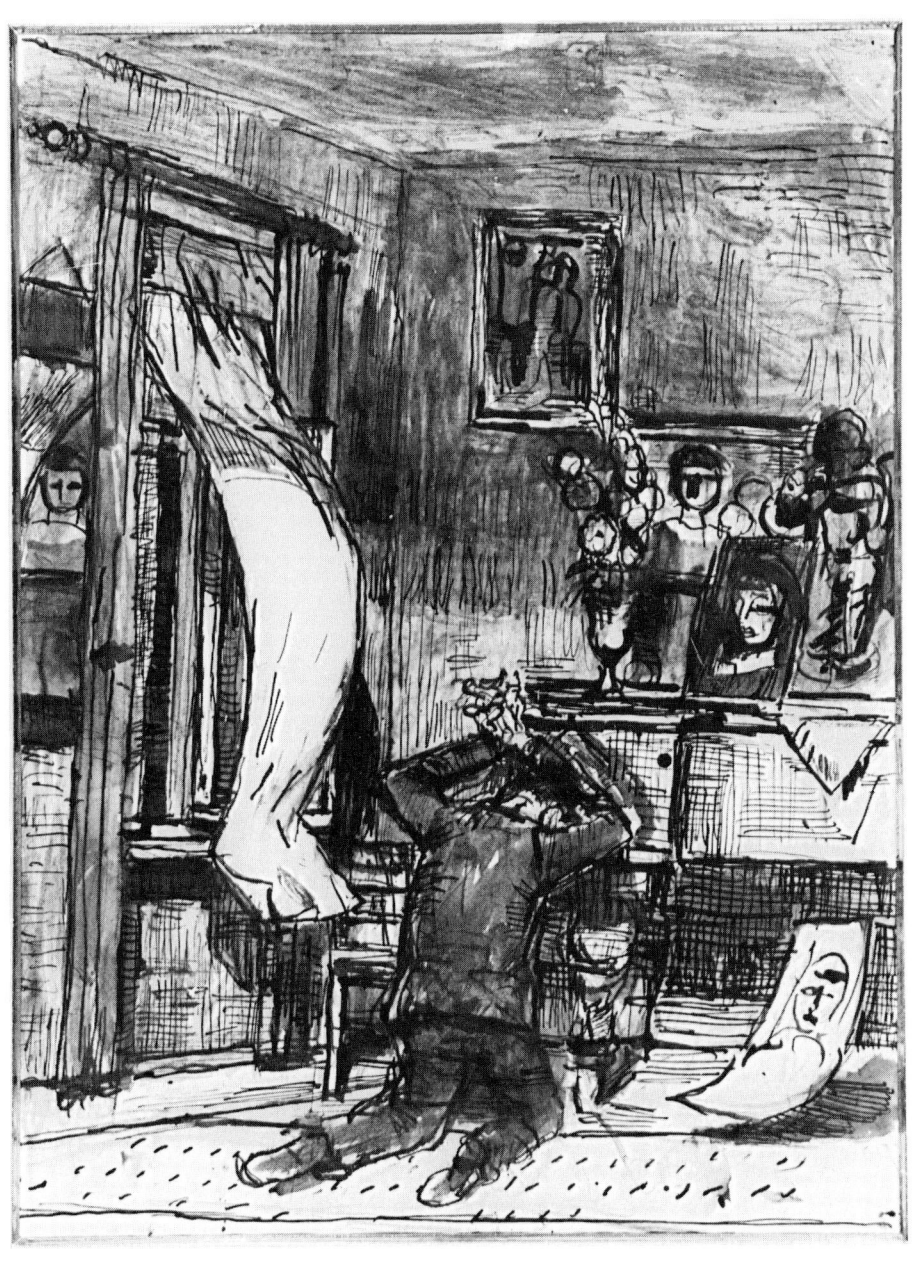

Bernhard Kretzschmar „Um eine Tote" (um 1940), Sepia, Tuschfederzeichnung

Der Tod in der Votivmalerei

Wilhelm Theopold, Königstein/Taunus

Lange Zeit wurde die Votivmalerei nur als ein Teil des frommen Brauchtums angesehen. Erst verhältnismäßig spät haben die Volkskundler entdeckt, daß es kaum eine Quelle gibt, die reichhaltiger und getreulicher Szenen aus dem Volksleben vergangener Jahrhunderte überliefert. Auch der Tod und das Sterben der Menschen erscheinen im Bilde.

Der Brauch, Votivtafeln zu stiften, bürgerte sich etwa vor fünfhundert Jahren, vornehmlich in den südlichen Ländern Europas, ein. Menschen, die von Not, Krankheit und Gefahr betroffen waren, riefen den Himmel und seine Heiligen um Hilfe an und gelobten zugleich, ein Dankopfer zu bringen. Das konnten Gebete, konnte aber auch eine Wallfahrt oder auch ein Geschenk sein. Oft wurde Wachs gestiftet oder auch wächserne Nachbildungen der kranken Glieder oder Organe, manchmal sogar eine ganze menschliche Gestalt. Die Kirche nahm diese Spenden gern entgegen und schmolz sie in Kerzen um, die damals einzigen Lichtspender. Aufgrund seines Gelübdes – ex voto – ließ der Bittsteller den Hergang im Bilde festhalten und die dargebrachte Gabe bestätigen. Votivtafeln sind also gewissermaßen bildliche Urkunden, die am Altar der Gnadenstätte niedergelegt wurden, in der man den hilfreichen Heiligen verehrte.

Fast alle Votivtafeln sind auf Holz gemalt, in einfachen, meist leuchtenden Farben gehalten und von schlichten Dorfmalern verfertigt. Noch heute findet man an vielen Wallfahrtsorten ganze Galerien von Tafeln; manchmal überziehen sie die Kirchenwand wie eine Bildertapete.

Gewöhnlich enthält eine Tafel drei Grundelemente: das Gnadenbild, das den um Hilfe gebetenen Heiligen darstellt, ferner ein Bildnis des Stifters, der erklärlicherweise keineswegs porträtähnlich abgebildet wurde und schließlich noch ein Abbild über den Stiftungsanlaß, den oft ein begleitender Text erläuterte. Allerdings weichen zahlreiche Tafeln von dieser Grundform ab.

Der ganze Reichtum des christlichen Gnadenhimmels drückt sich in der Votivmalerei aus. Die Heiligen, fast ausnahmslos Märtyrer, waren nach den Glaubensvorstellungen der Kirche zu Mittlern zwischen Gott und den Menschen berufen, als Fürbitter, die das menschliche Gebet erhörten und Gottes Erbarmen für den Verzweifelten anriefen. Dabei entwickelten sich im Lauf der Jahrhunderte ganz bestimmte Zuständigkeiten. Kranke wandten sich zweckmäßig an einen Märtyrer, der einst die gleichen oder doch ähnliche Qualen erduldet hatte und bei dem man daher ein besonderes Verständnis vorausset-

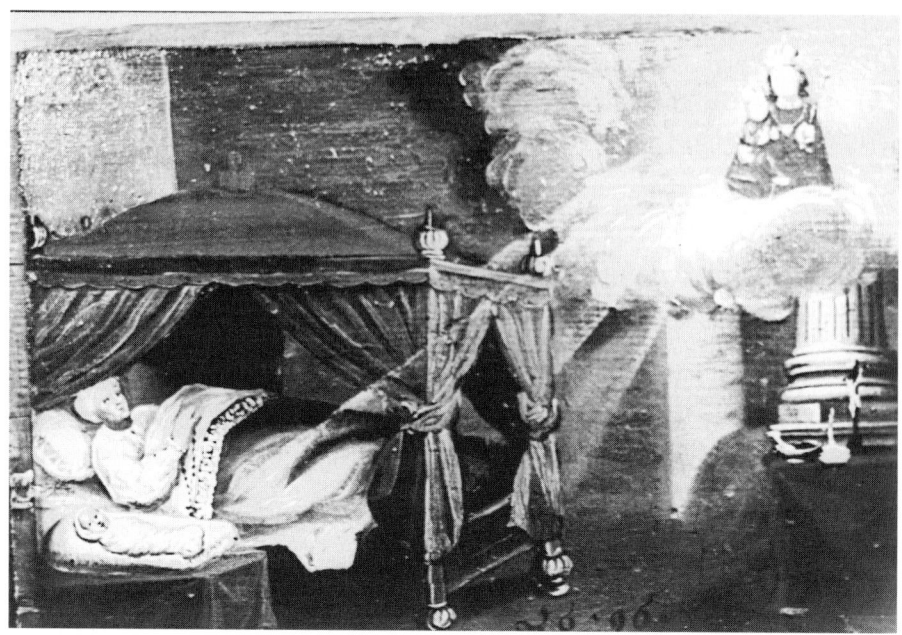

Abb. 1. Die Votivtafel von 1696 zeigt eine Wöchnerin mit ihrem Kinde. Wachsstock, Salbgefäß und Kruzifix drücken aus, daß sie während der Geburt in Todesgefahr schwebte. Maria Kirchenthal in Österreich

zen durfte. Auch für die Ängste des Schwerkranken und die Not in der Todesstunde boten sich zahlreiche Helfer an. Vor plötzlichem Tod und der damit verbundenen Gefahr, unvorbereitet oder gar unbußfertig vor Gottes Richterstuhl zu treten, schützten so berühmte Heilige wie Barbara oder Christophorus. Sebastian half die Todesgefahr besiegen, und Achatius bescherte dem Leidenden eine glückselige Sterbestunde.

Nicht immer ist der bildlichen Darstellung auf der Votivtafel ein beschreibender Text beigegeben, sei es, daß der Stifter die Umstände seiner Krankheit nicht preisgeben mochte oder seine Angehörigen über sein Sterben schweigen wollten, sei es, daß der Maler einfach nicht schreiben konnte. Aber die Votivmalerei hatte längst eine Art Bildersprache entwickelt, durch die dem Beschauer zeichenhaft ausgedrückt wurde, was sich malerisch schwer darstellen ließ. Fast auf allen Tafeln erscheint der Gnadenstrahl, der von der Gestalt des Heiligen ausgeht und auf den Bittsteller herniederfällt. Auf diese Weise soll verdeutlicht werden, daß ein Gebet erhört und himmlische Hilfe geschenkt wurde. Senkt sich der Strahl auf einen Kranken, bedeutet das die wiedergeschenkte Genesung. Berührt er aber einen Sterbenden, soll er den Beistand in der Todesstunde oder die Verheißung der ewigen Seligkeit ausdrücken.

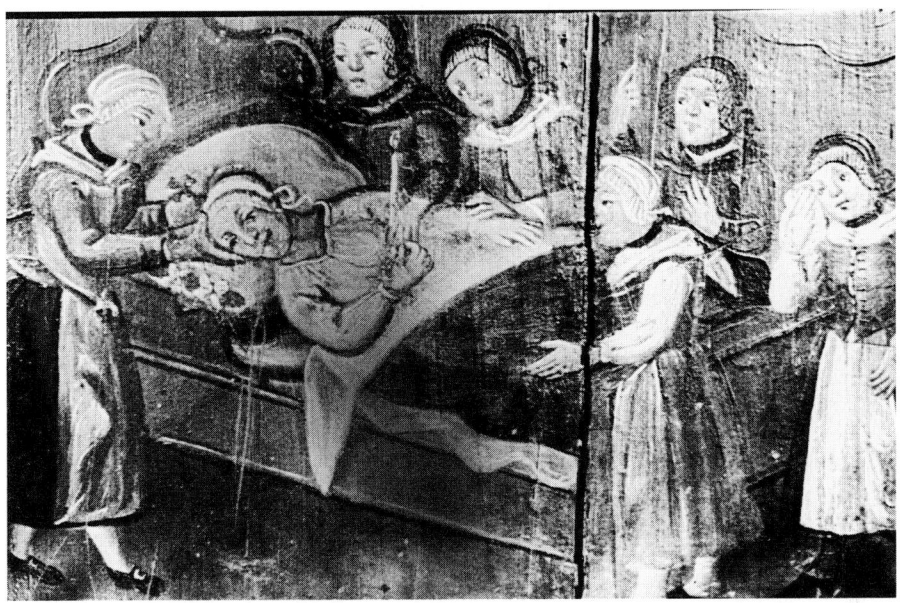

Abb. 2. Tod durch Lungenblutung. Der Sterbenden wird eine Kerze gereicht, über ihrem Haupt schwebt das Totenkreuz. Ausschnitt aus einer Votivtafel aus Handlab in Niederbayern 1794

Um die Schwere der Krankheit und die Nähe des Todes anzuzeigen, besaß die Votivmalerei verschiedene Hilfsmittel. Ein Kruzifix oder ein Ölgefäß, neben dem Krankenbett aufgestellt, können ein Hinweis auf das letzte Stündlein des Kranken sein. Auch ein Wachsstock oder eine brennende Kerze machen auf die Todesgefahr aufmerksam (Abb. 1). Manchmal hält der Sterbende das Licht selbst in den Händen. Es muß noch nicht erloschen sein, und doch kann ein rotes Kreuz über dem Haupt oder auf dem Leib des Kranken die Sterbestunde oder den bereits eingetretenen Tod anzeigen (Abb. 2).

Dieses Totenkreuz ist den Gläubigen ein bekanntes Symbol. Manche Stifter, die sich in betender Haltung mit ihrer ganzen Familie abbilden ließen, nahmen auch die Verstorbenen mit in ihren Kreis auf. Sie unterscheiden sich von den Lebenden nur durch das Totenkreuz, das über ihrem Haupte schwebt.

In den Todesszenen, die die Votivtafeln wiedergeben, ist der Sterbende nie verlassen. Er erwartet den Tod in vertrauter Umgebung, in den vier Wänden der eigenen Kammer, und die Familie ist bei ihm. Oft umstehen auch Freunde und Nachbarn sein Lager, und nicht selten ist ein Geistlicher zugegen, der die Sterbegebete spricht.

Außer diesen Bildern, auf denen der Tod, oft als Erlöser, zum einzelnen Kranken kommt, findet man Tafeln, die das Sterben im Kriege schildern. Sie

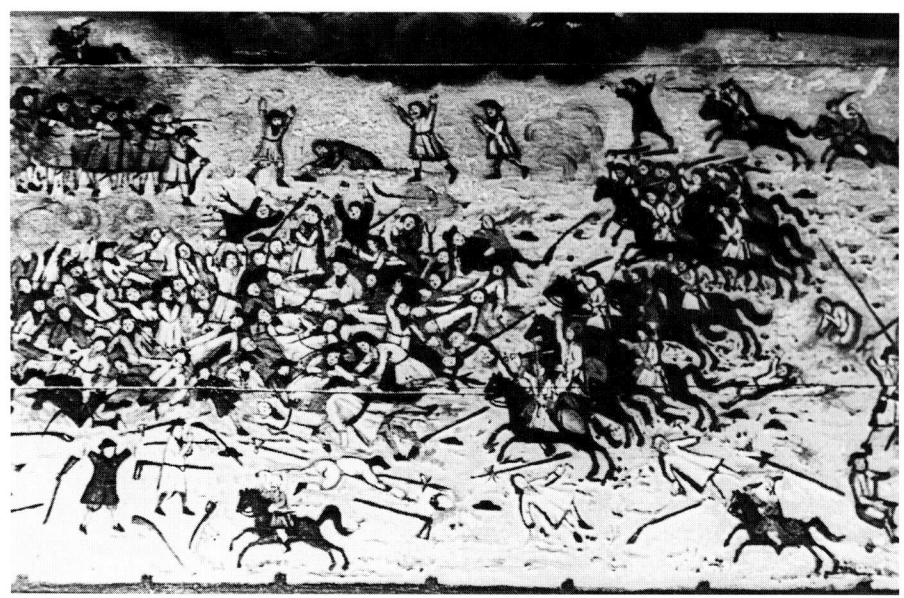

Abb. 3. Ausschnitt aus einer Votivtafel aus Hohenburg in Oberbayern, die das Massaker der Sendlinger Mordnacht zeigt, in der zu Weihnachten 1705 vor den Toren Münchens aufständische bayerische Bauern von der österreichischen Besatzungsmacht niedergemacht wurden

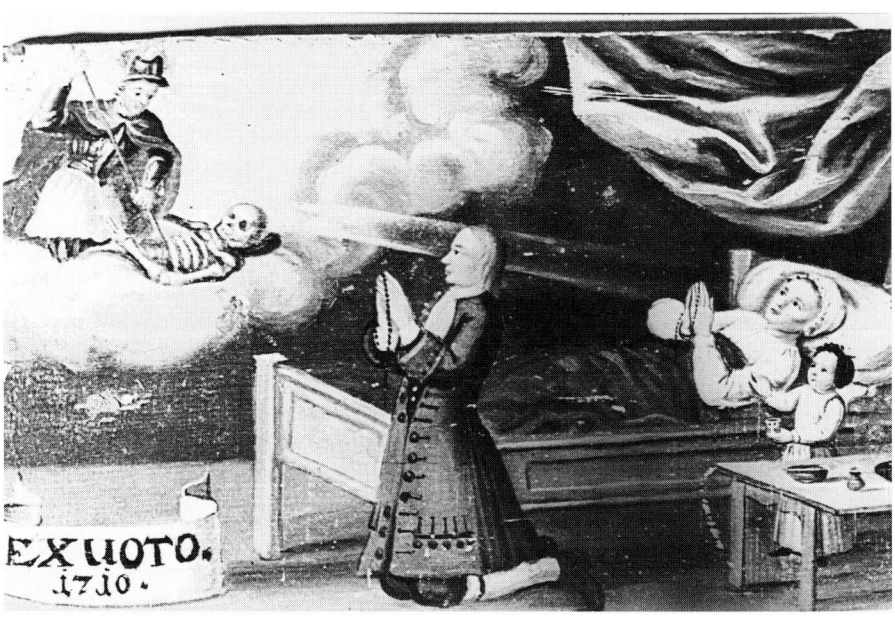

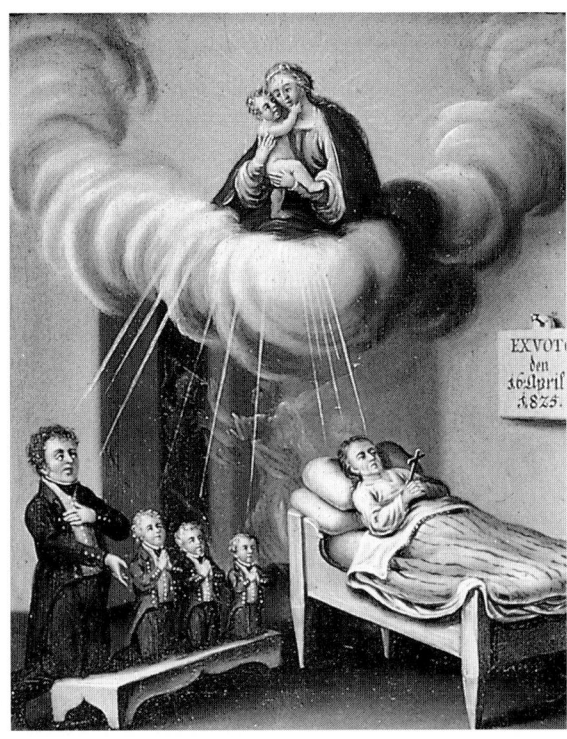

Abb. 5. Votivtafel von 1825 aus Hechenberg in Österreich. Im Rücken der Todkranken wird der Tod, seinen Pfeil schwingend, sichtbar. Der Schutzengel wirft sich ihm entgegen

entstammen allen Epochen der Geschichte und zeigen häufig in erschütternder Darstellung, wie Menschen umgebracht und hingemetzelt werden (Abb. 3).

Hin und wieder begegnet man auch Tafeln, die die Gestalt des Todes abbilden. In einer entlegenen Osttiroler Wallfahrtskapelle wird der heilige Chrysanth verehrt. Dem Märtyrer ist als Attribut ein Totengerippe beigegeben, und er wird als ritterlich gekleideter Patron dargestellt, der mit seiner Lanze das Skelett durchbohrt. Obwohl hier ursprünglich nicht der Tod selbst, sondern nur ein Unhold symbolisiert werden sollte, um eine Episode der Heiligenlegende wiederzugeben, erscheint der Patron hier wie ein Triumphator über den Tod und wurde daher auch häufig in Todesgefahr angerufen (Abb. 4).

In manchen Tafeln tritt der Tod noch als Jäger auf, wie ihn die mittelalterliche Auffassung kannte, die ihm Pfeil und Bogen, die Attribute Gottes, zuord-

---

Abb. 4. Der heilige Chrysanth wird in todesgefährlicher Krankheit um Hilfe angerufen. Der Schutzpatron wird als Ritter dargestellt, der mit der Lanze ein Totengerippe durchbohrt. Ursprünglich St. Chrysanthen bei Nikolsdorf in Österreich. 1710. Das Bild befindet sich im Österreichischen Museum für Volkskunde in Wien

nete. So findet man im österreichischen Hechenberg zum Beispiel Bilder, auf denen der Tod pfeilschwingend in das Krankenzimmer eindringen will. Aber der Schutzengel, der den Menschen ja nicht nur in der Kindheit, sondern durch sein ganzes Leben begleitet, wirft sich ihm entgegen und drängt ihn zurück (Abb. 5).

Die Votivmalerei ist eine schlichte, oft einfältige und unbeholfene Kunst. Aber sie rührt den Betrachter immer wieder durch ihre Ehrlichkeit und durch das gläubige Vertrauen, das aus ihren Bildern spricht. Sie läßt auch das Sterben der Menschen und die Gestalt des Todes im frommen Licht einer tröstlichen Glaubenswelt erscheinen, die voller Geborgenheit ist und kein endgültiges Scheiden kennt, weil sie die Auferstehung, ein Wiedersehen nach dem Tode und ein ewiges Leben verheißt.

Literatur

1. Andree, R., Votive und Weihegaben des katholischen Volks in Süddeutschland. Braunschweig 1904
2. Beitl, K., Votivbilder. Salzburg 1973
3. Kriss-Rettenbeck, L., Das Votivbild. München 1961
4. Reitter, G., Sankt Chrysanthen. Innsbruck 1976
5. Schmidt, L., Das deutsche Votivbild. Deutsche Vierteljahresschrift für Literaturwissenschaft und Geistesgeschichte 19, 1941, S 457
6. Theopold, W., Votivmalerei und Medizin. München 1978

Alfred Rethel und der Tod

Hans Jürgen Imiela, Mainz

Im Winter 1848/49 zeichnete Alfred Rethel in Dresden den Zyklus der sechs Blätter von „Ein Todtentanz" direkt auf die Holzstöcke, die im „akademischen Atelier für Holzschneidekunst unter der Leitung von H. Bürkner" druckfertig gemacht wurden. Seit Ende Mai 1849 erschienen bei Georg Wigand in Leipzig in schneller Folge drei Auflagen von insgesamt 4500 Exemplaren. Den Einzelausgaben ließ Alfred Rethel sofort noch einen Zusammendruck aller sechs Darstellungen folgen. Diesen Bilderbogen, von dem 10000 Exemplare verlegt wurden, nannte er „Ein Totentanz aus dem Jahre 1848". Die mitgedruckten Verse stammen von Robert Reinick. Anlaß für den Zyklus sind sicher nicht die revolutionären Ereignisse in Dresden vom Mai 1849 gewesen, die Rethel in unmittelbare Berührung mit den Kampfhandlungen brachten, denn damals hatte er bereits Drucke der Holzschnitte in Händen, die er im letzten Augenblick vor Eindringlingen ins Atelier verstecken mußte. Die Darstellungen schildern keine bestimmten Begebenheiten, weder was die Personen noch was den Ereignisort betrifft, obwohl beim letzten Blatt der Folge topographische Motive vom Burgplatz der Düsseldorfer Altstadt mit dem Turm der Lambertikirche verwendet sind.

Das Thema des Todes findet sich in vielgestaltigen Variationen schon im Schaffen des jungen Rethel, aber seit dem Winter 1847/48 erhielt es Züge einer neuen Sinngebung. Damals entstand die Bleistiftzeichnung „Der Tod als Erwürger (oder als Feind)", die 1851 als Holzschnitt erschien (Abb. 1). Veranlaßt wurde hier die Beschäftigung Rethels durch den bereits am 19. April 1832 publizierten Bericht Heinrich Heines vom ersten Auftreten der Cholera im Jahre zuvor in Paris. Von London war damals die Nachricht über verhältnismäßig wenige Todesfälle gekommen. „Ihre Ankunft war den 29. März offiziell bekanntgemacht worden, und da dieses der Tag der Mi-Carême und das Wetter sonnig und lieblich war, so tummelten sich die Pariser um so lustiger auf den Boulevards, wo man sogar Masken erblickte, die in karikierter Mißfarbigkeit und Ungestalt die Furcht vor der Cholera und die Krankheit selbst verspotteten. Desselben Abends waren die Redouten besuchter als jemals; übermütiges Gelächter überjauchzte fast die lauteste Musik; man erhitzte sich beim Chahût, einem nicht sehr zweideutigen Tanze; man schluckte dabei allerlei Eis und sonstig kaltes Getränk – als plötzlich der lustigste der Harlekine eine allzu große Kühle in den Beinen verspürte und die Maske abnahm, und zu aller Welt Verwunderung ein veilchenblaues Gesicht zum Vorschein kam. Man merkte bald,

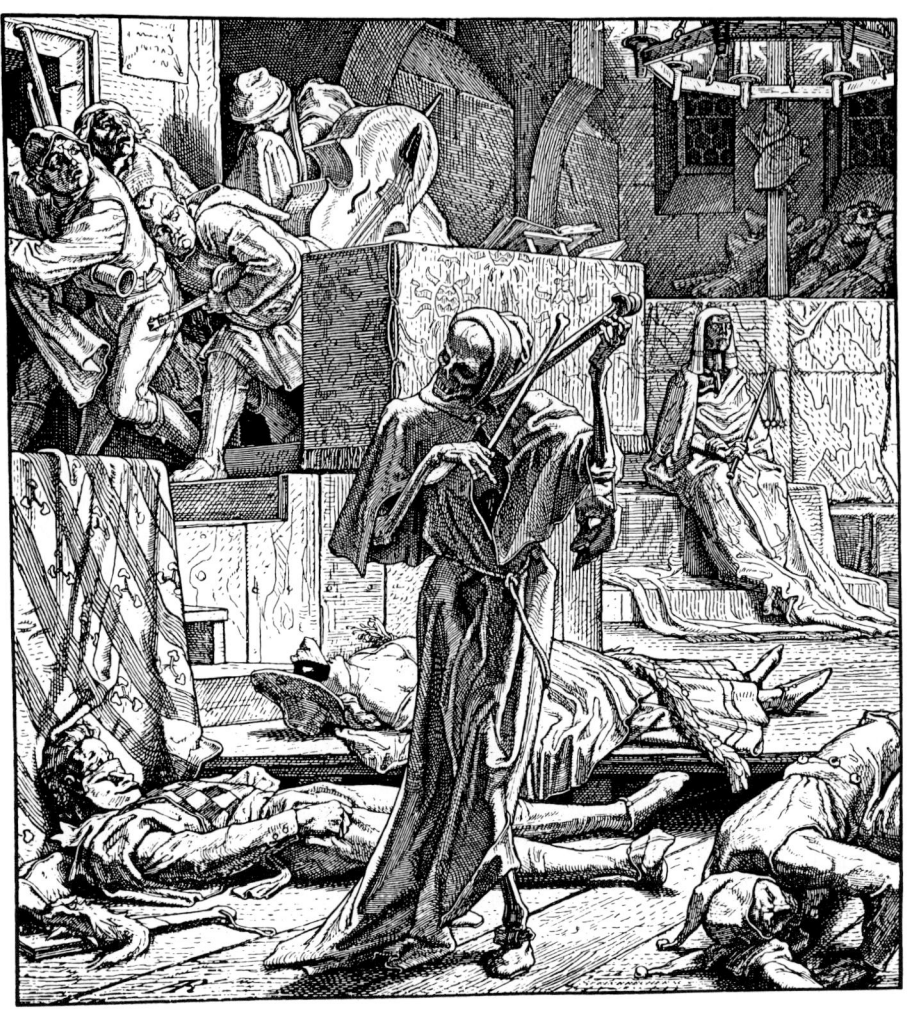

Abb. 1. Der Tod als Erwürger, 1847/48. Nach einer Bleistiftzeichnung, laviert mit grau und weiß 38,3 × 33,5 cm, Dresden, Kupferstich-Kabinett. Holzschnitt von Steinbrecher, monogrammiert in der Platte (u. l.) AR, bezeichnet Steinbrecher sc. 1851 (u. r.)

daß solches kein Spaß sei, und das Gelächter verstummte, und mehrere Wagen voller Menschen fuhr man von der Redoute gleich nach dem Hotel Dieu, dem Zentralhospitale, wo sie, in ihren abenteuerlichen Maskenkleidern anlangend, gleich verschieden. Da man in der ersten Bestürzung an Ansteckung glaubte und die älteren Gäste des Hotel Dieu ein gräßliches Angstgeschrei erhoben, so sind jene Toten, wie man sagt, so schnell beerdigt worden, daß man ihnen nicht einmal die buntscheckigen Narrenkleider auszog, und lustig, wie sie gelebt haben, liegen sie auch lustig im Grabe."

Das grundsätzlich Neuartige der Auffassung von Alfred Rethel wird bei einem Vergleich mit demjenigen Zyklus deutlich, den er erst kurz zuvor kennengelernt hatte. Es handelt sich um Hans Holbeins d. J. Todesbilder, die dieser 1526 zeichnete. Rethel übernahm von hier die äußere Erscheinung des Todes als Knochenmann, aber er übertrug auf ihn ein entschieden anderes Rollenverständnis. Bei Holbein ist der eine Tod der allzeit Mächtige. Rethel zeigt sein Eingreifen in der Gegenwart. Der Ereigniszusammenhang ist bis zum Tag hin benennbar. Das gilt auch für eine etwa gleichzeitig entstandene Themenvariante: Der Tod als Diener. Alfred Rethel war während eines geselligen Abends bei Carl Gustav Carus Zeuge des plötzlichen Todes eines Vorlesers geworden. Der selbst erlebte Vorgang ist zum Anlaß genommen, den Tod in die Rolle des Dieners schlüpfen zu lassen. Der Sterbende hält den Becher, den dieser ihm gefüllt hatte, noch in der Hand. Der Tod ist, von rückwärts gesehen, in seiner Umgebung aufgegangen, nur der blanke Schädel verrät seine wahre Gestalt.

Der „Tod als Erwürger" hat die Rolle der Musikanten und der Tänzer übernommen. Diejenigen, die eben noch den Chahût spielten, schleichen verstört beiseite. Ein kostümiertes Paar liegt zusammengebrochen am Boden. Dem Mann ist die Maske etwas herabgerutscht, er ist doppelgesichtig, das Antlitz lachend und todesstarr zugleich geworden. Der Harlekin vorne rechts verbeugt sich unterwürfig mit abgewendetem Blick. Im Hintergrund thront, mit der Geißel in der Hand, die Cholera.

Mit ihrer Gestalt ist eine neue Dimension erschlossen, die derjenigen des Todes einen anderen Sinn gibt. Er ist weder der selbständig Mächtige noch moralisierendes Schreckbild, sondern aus dem religiösen Hintergrund entlassen. Er spielt seine Rolle als Erfüllungsgehilfe der Seuche. Ausgehend von solchen Überlegungen zum Tod in der Gegenwart und über seinen Auftrag sollte der Todeszyklus Alfred Rethels von 1849 als Konsequenz tiefbegründeter Einsicht verstanden werden. Gleich das erste Blatt bestätigt die benannten Grundzüge des Verständnisses (Abb. 2). Der Tod steigt aus dem Grab, vor dem das zerbrochene Kreuz liegt, Zeichen der weggeworfenen christlichen Bindung. Rechts hinten sitzt gebeugt die gefesselte Justitia, unter deren Thron das Gewölbe zusammenbricht. Ihr sind zwei der Attribute entrissen, die dem Tod bereitgehalten werden: die Waage durch die Lüge und das Schwert durch die List, die als Halsschmuck die Schlange der Zwietracht trägt. Die drei anderen, die dem Tod entgegentreten, sind wie die schon Genannten krähenfüßig, und sie sind prächtig gekleidet. Die Blutgier bringt die Sense, die Tollheit ihr Roß und die Eitelkeit, mit Pfauenaugen auf dem Gewand und den Spiegel vorhaltend, überreicht dem Tod den Kalabreser mit der Hahnenfeder, den Heckerhut, das vordergründigste Kennzeichen der Zeit. Indem die fünf den Tod mit den Mitteln seines zukünftigen Handelns ausstaffieren, vollziehen sie eine Insignienverleihung, machen sie ihn zu ihrem Vollziehungsgehilfen.

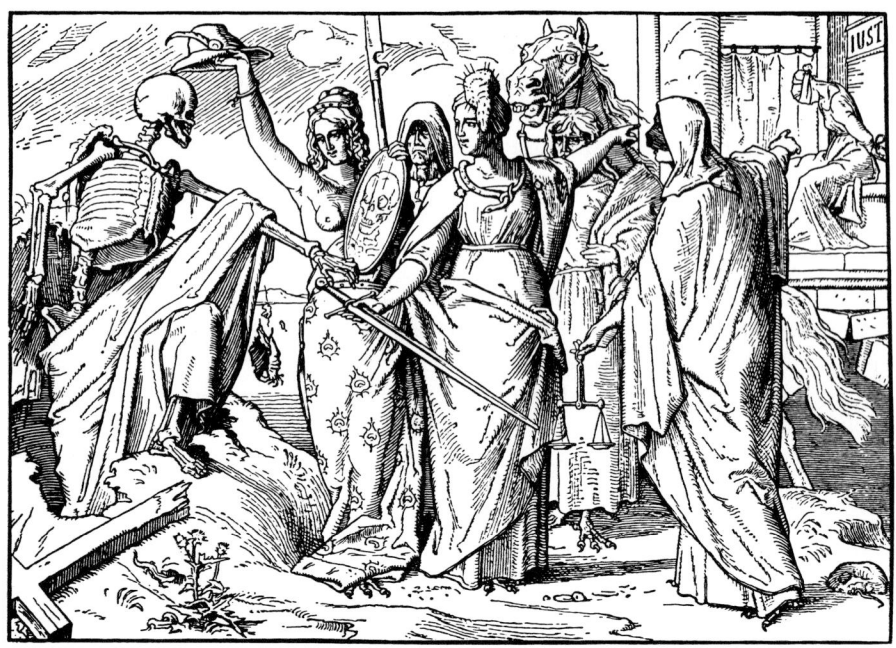

Abb. 2. Der Tod steigt aus dem Grabe, Holzschnitt 22 × 32 cm. Erstes Blatt aus: Auch ein Todtentanz, 1849

Auf dem zweiten Blatt reitet der Tod in schnellem Trab in das Bild (Abb. 3). Der Meilenstein rechts vorne bezeichnet die Schwelle des „Tores", durch das er handelnd seinen Eintritt nimmt. Die Raben als Todesvögel sehen sich nach ihm um. Der Lauf des Pferdes ist so ungestüm, daß die Waage, Symbol des sich einpendelnden Gleichgewichts, im Winde flattert, wie zuvor nur bei den Apokalyptischen Reitern von Albrecht Dürer, von dem dieses ergreifende Motiv entlehnt wurde.

Mit dem Tod reitet das Unheil in das Land, die fliehenden Bauersleute werden die Ernte nicht weiter einbringen können. Der weitere Weg ist vorgezeichnet, auf die Stadt zu, über deren Mauern die doppeltürmige Kirche, Giebel von Häusern, aber auch lange, rauchende Schlote ragen.

Der Tod hat gleich seine Tätigkeit als Agitator begonnen. Er gibt sich volkstümlich mit umgeschlagenem Mantel. Hinter einem Tisch vor der Schnapsschenke mit dem plakativen Hinweis auf Freiheit, Gleichheit und Brüderlichkeit demonstriert er das Gleichgewicht von Krone und Tabakspfeife. Dabei bedient sich der ideologisierende Redner eines Taschenspielertricks: Er hält die Waage am Zünglein (Abb. 4).

→

Abb. 4. Der Tod vor der Schenke, Holzschnitt 22 × 32 cm. Drittes Blatt aus: Auch ein Todtentanz, 1849

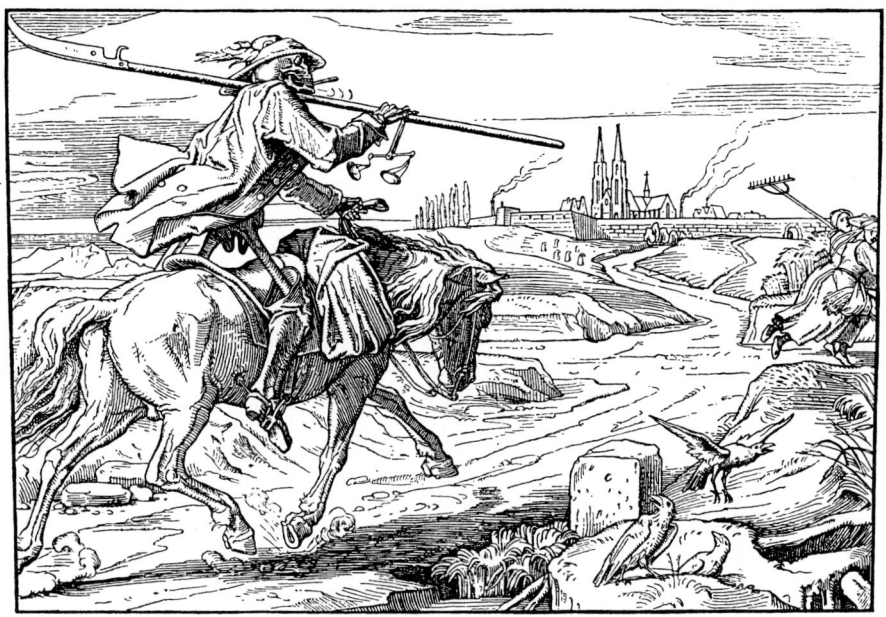

Abb. 3. Der Tod reitet zur Stadt, Holzschnitt 22 × 32 cm. Zweites Blatt aus: Auch ein Todten-tanz, 1849

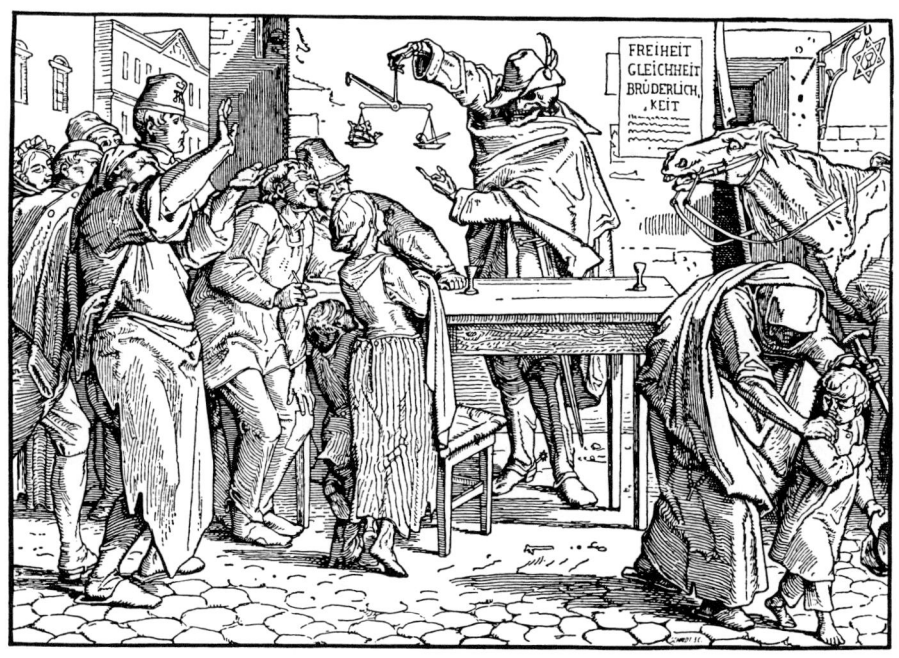

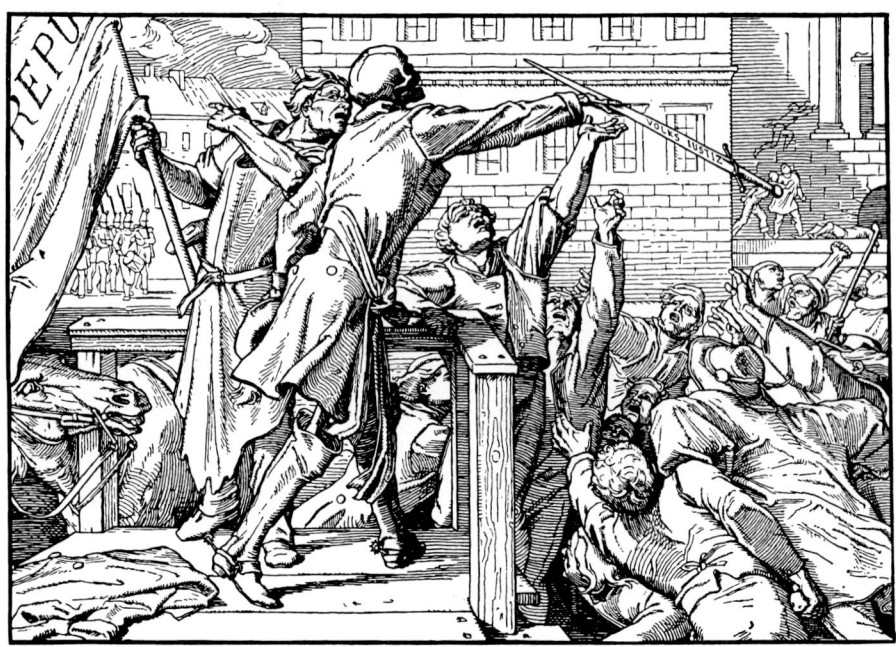

Abb. 5. Der Tod als Volksredner, Holzschnitt 22 × 32 cm. Viertes Blatt aus: Auch ein Todten-tanz, 1849

Zuschauer sind staunende oder belustigte Stellvertreter mancher Stände und Altersgruppen und von hinten rechts das mit Mühe sich bändigende Roß der Tollheit, dessen dämonisches Wesen Rethel wieder durch die spätmittelalterlichen Künstler begriffen haben muß. Davor befindet sich eine Zweiergruppe, das Kind und die alte Frau, die es fortführt. In den Versen von Robert Reinick wird sie als „blindes Weib" charakterisiert, das mehr sieht. Es braucht nicht Blindheit zu sein. Bei der Geste des gebückten Schreitens ist es mehr ein Fortschieben als ein Sich-Stützen-Müssen. Die Alte weiß um die Folgen solcher Versprechen, und sie behütet das Kind vor dem Verführtwerden. Nicht zufällig erscheint bei ihr am Rosenkranz hängend das Zeichen des Kreuzes.

Der Tod wächst in seine Rolle hinein und wandelt sein äußeres Erscheinungsbild (Abb. 5). Auf der Tribüne des Marktplatzes trägt er Gehrock und Schärpe des Offiziers. Er verleiht seinerseits der aufgewiegelten Menge das Schwert mit der Aufschrift: Volks Justiz. Er faßt es, unverletzbar, an der Schneide. Von denen, die unter ihm sind und sich zu ihm aufrecken, trägt einer schon den Heckerhut. Hinter ihnen hat die Verfolgung und Mordtat begonnen, hinter dem Tod steht der Schmied mit der Fahne der Republik, und von unten ragt wieder als befeuernde Kraft der Kopf des Rosses herein. Der Schmied weist nach rückwärts, wo in geordneter Formation die Soldaten kom-

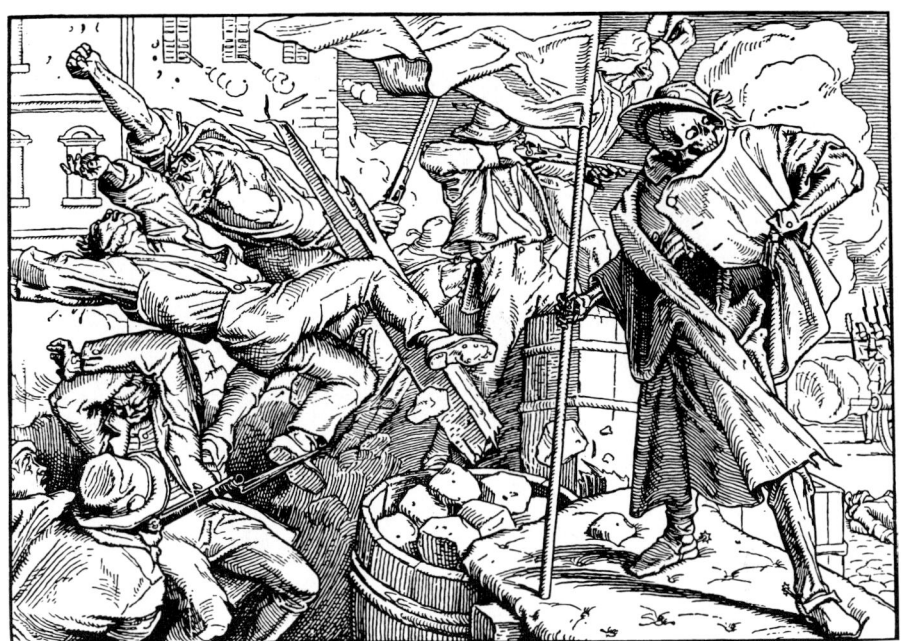

Abb. 6. Der Tod auf der Barrikade, Holzschnitt 22 × 32 cm. Fünftes Blatt aus: Auch ein Todtentanz, 1849

men. Der Held der Revolution ist im Begriff zu erreichen, was Ziel seines Auftrags ist. Die Beute fällt ihm leicht zu. Die Tribüne ist zur Barrikade geworden, er hat selbst das Banner genommen (Abb. 6). Er steht inmitten des Kampfgetümmels. Artillerie schießt in die Reihen der Verteidiger, die an seiner Seite getroffen und durch die Luft geschleudert werden, während er unberührt davon sicher steht, und zum erstenmal beginnt er sich zu enthüllen, indem er den Mantel öffnet, seine wahre Gestalt entblößt.

Auf dem sechsten und letzten Blatt ist er nackt. Er trägt die wehende Fahne und den Lorbeerkranz (Abb. 7). Er reitet vor den Ruinen eines brennenden Hauses auf die Barrikade. Das Roß wittert mit vorgestrecktem Hals und ausgestreckter Zunge den Leichnam des Gefallenen, so wie das Pferd eines der Könige auf den italienischen Darstellungen vom Triumph des Todes.

Der Tod sieht nicht die Klage derjenigen, die um die auf beiden Seiten Geopferten trauern, er wendet sich dem einzigen zu, der ihn sieht, dem Sterbenden. Hier gibt es wohl tatsächlich eine Beziehung zu dem Revolutionsbild von 1830, das Eugène Delacroix malte, obwohl der Tenor ein ganz anderer ist. Dort sieht allein der Sterbende die Liberté, als Hoffnungserfahrung im Augenblick des Todes. Sie ist Totengeleiterin. Bei Rethel trifft die auch bei Delacroix vorhandene Skepsis tiefer.

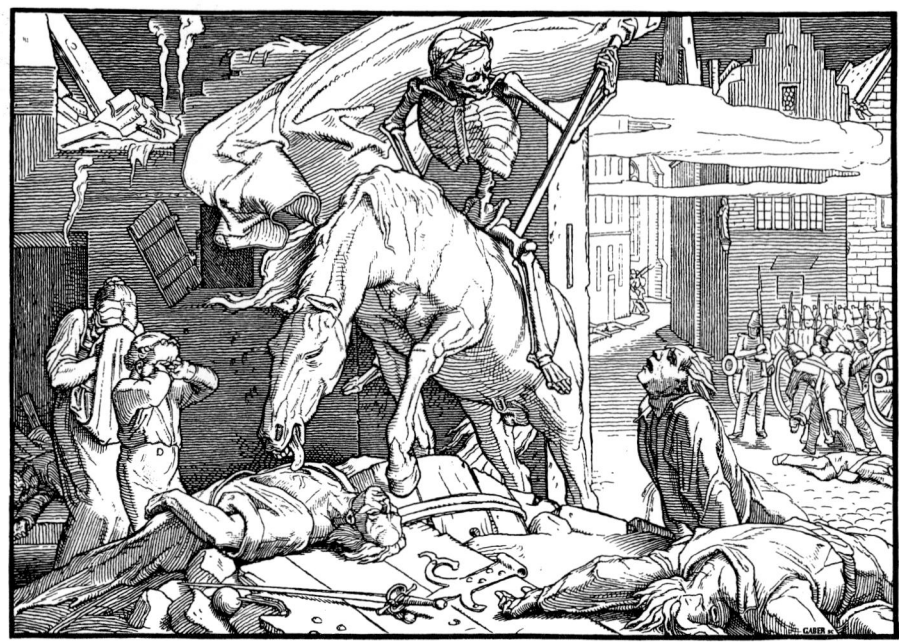

Abb. 7. Der Tod als Sieger, Holzschnitt 22 × 32 cm. Sechstes Blatt aus: Auch ein Todtentanz, 1849

Alfred Rethels Totentanz fand schnelle und weite Verbreitung und hat den Namen des Zeichners bekannt gemacht. Der künstlerische Rang des Zyklus blieb meist unbestritten. Seit der Dürerzeit hatte es in Deutschland keine an Bedeutung vergleichbare Holzschnittfolge gegeben. Die Botschaft des Künstlers wurde oft mißverstanden, am mutwilligsten von denjenigen, die sie diffamierten. Alfred Rethel stand den politischen Ereignissen um die Revolution von 1848/49 nicht unbeteiligt gegenüber; er war tief davon bewegt, und er brachte ihren Parteigängern in seinem Denken und Tun als betroffener Zeitgenosse sein Einverständnis entgegen. Dafür gibt es eindeutige Briefstellen. Ihn zum Konterrevolutionär stempeln zu wollen, wäre Verdrehung von Tatsachen. Alfred Rethel sah die Fragwürdigkeit bewaffneten Aufeinanderlosgehens, und darum ist sein Hinweis auf den einzigen triumphierenden Sieger, auf den Tod, Ausdruck seiner tiefen Menschlichkeit, Aufbegehren gegen jede Revolutionseuphorie und aus mutiger Einsicht kommend.

378

Literatur

„Auch ein Totentanz aus dem Jahre 1848". Erfunden und gezeichnet von Alfred Rethel. Mit erklärendem Text von R. Reinick. Ausgeführt im akademischen Atelier für Holzschneidekunst zu Dresden unter Leitung von H. Bürkner. Leipzig

Ponten J (1911) Alfred Rethel. Des Meisters Werke, Klassiker der Kunst XVII. Stuttgart, Leipzig, Taf. 124–130

Heuss Th (1957) Auch ein Totentanz, Holzschnittfolge 1849. Werkmonographien zur bildenden Kunst in Reclams Universal-Bibliothek Nr. 21. Stuttgart

Schmidt H (1958) Alfred Rethel. Rhein. Verein für Denkmalpflege und Heimatschutz, Jg. 1958:136–153

Künstler und Tod – Selbstbildnisse

Hans M. Schmidt, Bonn

In einer Glosse der „Zeit" vom 5.1. 1973, unter der Überschrift „Kunst und Tod", befaßt sich Petra Kipphoff mit zwei Künstlern, die sich in ihren künstlerischen Aktionen durch Selbstverstümmelung zu Tode gebracht hatten. Es handelte sich dabei um Rudolf Schwarzkogler (1940–1969), der zum Kreis der Wiener Aktionisten O. Muehl und H. Nitsch gehörte, und um den Amerikaner John Fare (gest. 1972). Solche Künstlerintentionen, die im unglücklichen Grenzfall den Exitus nicht ausschließen, waren im letzten Jahrzehnt keine Einzelerscheinungen. Beispielsweise kann man in diesem Zusammenhang auch den Österreicher G. Brus (geb. 1938) und die Amerikaner Vito Acconci (geb. 1940) und Chris Burden (geb. 1946) mit ihren gefährlichen masochistischen Aktionen anführen. In seinem Manifest „Panorama I" schrieb Schwarzkogler: „es wird die erweiterung des malakts bis zum totalen akt möglich, der über alle sinne erlebt werden kann".

Theodor W. Adorno stellte einmal fest: „Die Kraft zur Angst und die zum Glück sind das gleiche, das schrankenlose, bis zur Selbstpreisgabe gesteigerte Aufgeschlossensein für Erfahrung ..." An anderer Stelle heißt es bei demselben Autor – und er dachte dabei an unsere Zeit und Gesellschaft: „Denn die absolute Freiheit in der Kunst ... gerät in Widerspruch zum perennierenden Stande von Unfreiheit im Ganzen. In diesem ist der Ort der Kunst ungewiß geworden." Also, möchte man fragen, wendet sich das Tun jener Künstler in dieser absoluten Freiheit an den einzig konkreten Ort ihres Selbst, in narziß-artig-masochistischer, totaler Erfahrung? Doch damit ist die sicher im einzelnen sehr unterschiedlich gelagerte Problematik, die individuelle und gesellschaftliche Komponenten hat, keineswegs hinreichend bestimmt. Es ist hier nicht der Platz, dies zu tun. Die erwähnten Künstler praktizieren ebenso Selbsterfahrung wie diese – obzwar auf anderer Ebene und mit anderen Mitteln – früher von Malern und Zeichnern in Selbstbildnissen gesucht wurde. Mehr oder minder ausdrücklich spielt der Tod als Partner hierbei mit. Ohne Zweifel mündet in solche Aktionen eine lange geschichtliche Entwicklung des Bildtypus Selbstbildnis mit Tod.

Eine kleine Zeichnung des sächsischen Malers Ferdinand von Rayski (1806–1890) im Dresdner Kupferstichkabinett stellt einen im Atelier an seiner Staffelei selbstmörderisch erhängten Maler dar; im Hintergrund bemerkt man die zerstörte Leinwand. Auf dem Blatt notierte der Zeichner folgende Verse des Dichters v. Maltitz: „Auf dem wahren Künstlergange / Lebt's hienieden sich

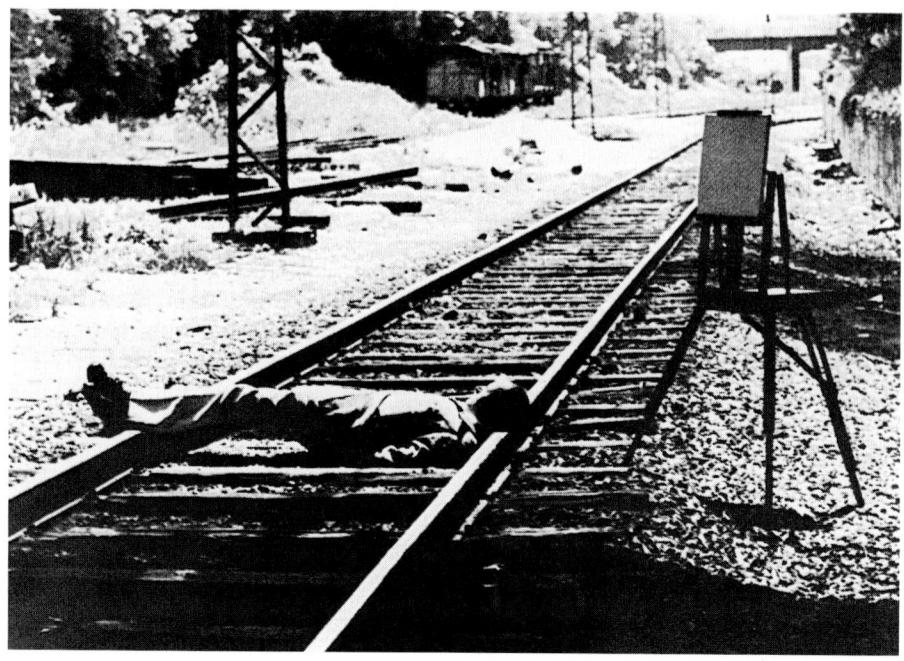

Abb. 1. Jean le Gac, Werbefoto für den Film „Jean le Gac, artiste peintre", 1973

nicht lange / Trägt in sich den Todeskern / Wahre Künstler sterben gern."
Kompromißloses Künstlertum und Todessehnsucht schließen sich in diesem
Blatt als die beiden Seiten der Medaille zusammen, allerdings nicht ohne iro-
nisch-makabren Beigeschmack.

Der französische Künstler Jean le Gac, liegt, so präsentiert ihn das Werbefoto für seinen Film „Jean le Gac, artiste peintre" von 1973 (Abb. 1), erwartungsvoll auf tödlichen Eisenbahnschienen, daneben die verlassene Staffelei.
Überdeutlich durch das dokumentarische Medium der Fotografie und die Pose des Künstlers wird die Idee des verzweifelten Malers ironisiert und damit
eine „romantische" Klischeevorstellung ins Absurde geführt. Jean le Gac, der
in seinen erzählerischen Posenfotos immer wieder den „artiste peintre" als Modell wählt, verrät diese Künstlervorstellung durch den Charakter des nostalgi-
schen Erinnerungsbildes.

Die weitaus meisten Selbstbildnisse entstehen heute nicht mehr in den Tech-
niken von Malerei und Zeichnung, sondern werden in den vor allem von jün-
geren Künstlern als neues Instrumentarium gewonnenen Medien des Fotos,
Films und des Videobandes realisiert. Seit einigen Jahren kann man eine wahre
Flut von „Selbstdarstellungen" beobachten, die freilich sehr unterschiedlichen
Konzeptionen folgen, ob ihre Produzenten Arnulf Rainer, Gilbert and Geor-

382

ge, Timm Ulrichs, Ulrike Rosenbach, Valie Export oder Jürgen Klauke heißen, um nur einige zu nennen. Mit dieser Erfahrung aus der jüngsten Gegenwartskunst, deren grundlegendes Problemfeld Identitätsverlust – Identifikation – Identität heißt, ist auch ein besonderes Interesse für das historische Selbstbildnis erwacht. Verschiedene Publikationen und Ausstellungen, u. a. in diesem Sommer die der Hamburger Kunsthalle mit dem Titel „Das Bild des
Künstlers", deuten darauf hin.

Fragt man nach den greifbaren Anfängen des uns hier beschäftigenden
Selbstbildnistypus mit Tod, so gelangt man ins frühe 16. Jahrhundert. Doch
bereits im 15. Jahrhundert gab es in Italien wie auch nördlich der Alpen gemalte Selbstbildnisse von eindeutig individuellem Charakter. Das im Wiener
Kunsthistorischen Museum als Kopie von L. Furtenagel aufbewahrte Gemälde nach dem vermutlich verlorenen Original von Hans Burgkmairs Selbstbildnis mit seiner Frau von 1529 ist das früheste uns bekannte Beispiel eines Selbstbildnisses mit der unübersehbaren Anspielung auf den Tod des Künstlers. Der
Augsburger Hans Burgkmair läßt in dem halbfigurigen Doppelbildnis sich
und seine Frau gleichsam ratlos fragend aus dem Bild zum Betrachter schauen,
während der Spiegel, den die Frau des Künstlers hält, statt der beiden Gesichter als vorweggenommene Zukunft und als Memento mori zwei Totenschädel
zum Vorschein bringt. Unmißverständlich, ohne ein Anzeichen hilfreicher
christlicher Glaubenshoffnung zu zitieren, lautet die kommentierende Bildin-
schrift: „Sollcher Gestalt unser baider was. Im Spiegel aber nix dan das."

Ein ausgeprägtes Interesse für eine breit angelegte Todesthematik hatte sich
in der Zeit um 1350, als allenthalben in Europa der „Schwarze Tod" wütete,
und wenig später herausgebildet. Mannigfach wurde die Gegenüberstellung
von Lebenden und Toten, individuell und allgemein betrachtet, variiert. Es
entstanden z. B. Grabdenkmäler, die die Gestalt des Toten als Lebenden (so-
genannter Gisant) und als verwesendes Skelett konfrontieren, oder zahlreiche
Gemälde, die die verbreitete Legende von den drei Lebenden und den drei Toten aufnehmen. Als Quintessenz dieser Legende vernimmt man in der Rede der
Toten: „Was ihr seid, das waren wir; was wir sind, das werdet ihr". Auch die
ersten Totentanz- bzw. Makabertanzdarstellungen gehen in jene Zeit zurück.
Der ehemalige, wohl um 1440 entstandene Groß-Baseler Makabertanz mit insgesamt neununddreißig Paaren – jeweils ein Standesvertreter, gemäß der spätmittelalterlichen Feudalordnung, und der dazugehörige persönliche Tod als
Skelettgestalt – bezog auch den Maler mit ein. Der Bildunterschrift zufolge
sprach der Tod zum Maler: „Maler laß das Mahlen stohn, / Wirff Bensel hin
du muest darvon. / Hast du schon grewlich gmachet mein Leib, / Tantz hehr
muest mir jetzt werden gleich." Man weiß, daß bei einer der häufig notwendigen Restaurierungen dieses Makabertanzes der Maler Hans Huf Kluber (gest.
1578) sich selbst in der Gestalt des Malers einbezog.

Zu den verschiedenen ikonografischen Voraussetzungen, die auf
Burgkmairs Selbstbildnis mit seiner Frau eingewirkt haben dürften, gehören

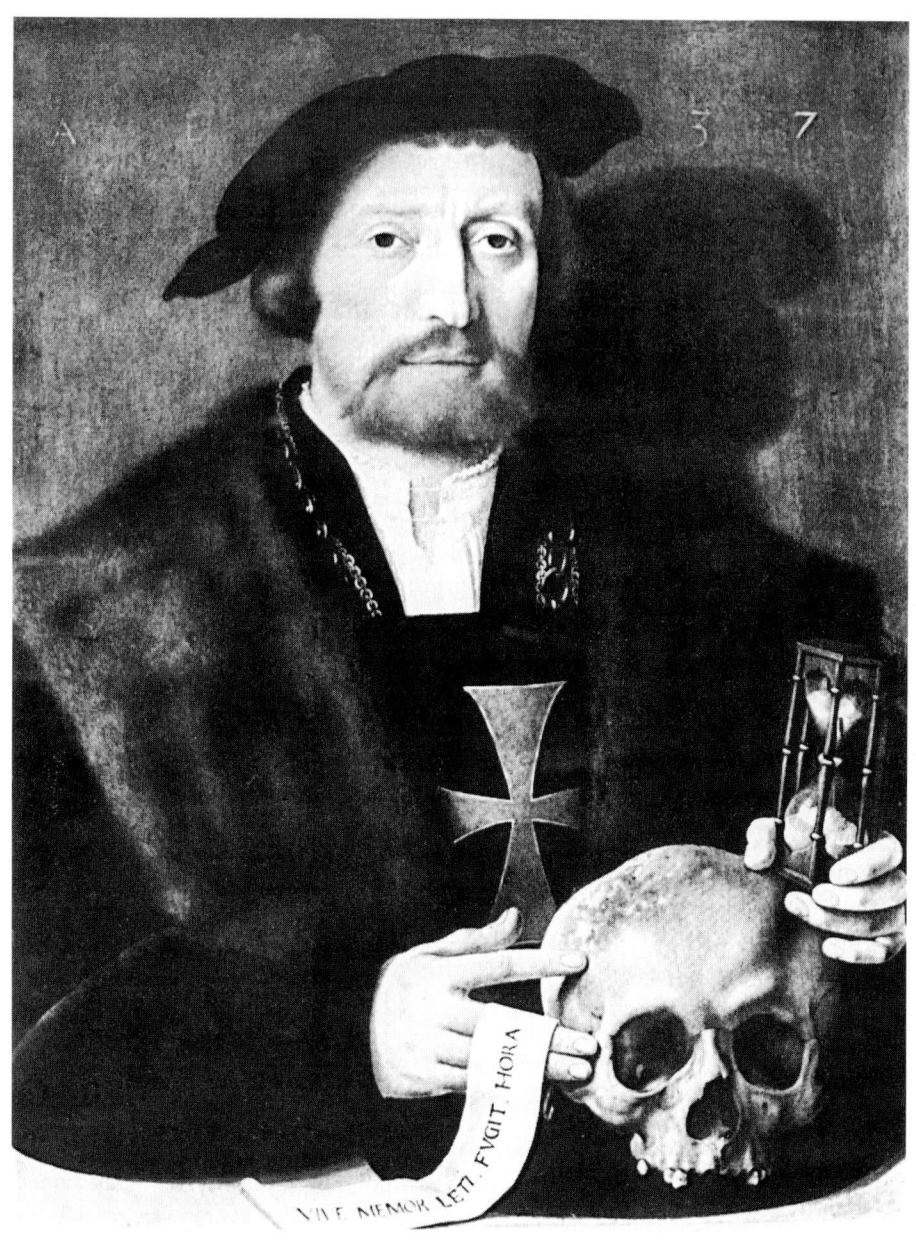

Abb. 2. Barthel Bruyn d. Ä., Bildnis eines Ordensritters, 1531, Kunsthist. Museum Wien

vermutlich einerseits die in der deutschen Malerei des 15. Jahrhunderts mehrfach anzutreffenden Gegenüberdarstellungen junger Braut- oder Hochzeitspaare mit einem Paar in Skelettgestalt und andererseits Bildnisse des frühen 16. Jahrhunderts, die durch das Attribut eines Totenschädels den Charakter eines Mahn- oder Warnbildes im Sinne von Memento mori und Vanitas erhalten haben. Als ein Beispiel dieses Bildtypus, der möglicherweise im Brügger Umkreis Hans Memlings seinen Ursprung hatte, sei hier das zur Sammlung des Wiener Kunsthistorischen Museums gehörende, 1531 geschaffene Bildnis eines Ordensritters von dem Kölner Maler Barthel Bruyn dem Älteren (Abb. 2) angeführt. Die stattliche, großzügig und lebendig wiedergegebene Gestalt des Ordensritters hält außer Totenschädel und Sanduhr ostentativ ein Spruchband in Händen, dessen Worte „VIVE: MEMOR. LETI. FUGIT. HORA." (d. h. „Lebe, aber eingedenk des Todes, denn die Stunde flieht") deutlicher Appell zur Lebensorientierung sub specie aeternitatis sind.

Auch im Barock blieb der Totenschädel ein bewährtes Motiv, um Bildnisse nicht bloß als vordergründige Zeugnisse der Eitelkeit und Ruhmsucht erscheinen zu lassen. So zeigt beispielsweise das im Basler Kunstmuseum aufbewahrte Bildnis der Familie des Kupferstechers Matthäus Merian d. Ä., das dessen im Bildnis mitdargestellter Sohn Matthäus d. J. 1641 malte, als energischen Akzent vorn am linken Bildrand, unmittelbar in Beziehung zum Selbstbildnis des jungen Künstlers einen hell beleuchteten Schädel. Höchst auffällig korrespondiert mit diesem Schädel auf der anderen Seite des Familienbildnisses ein Abguß des zum Symbol der Kunst schlechthin gewordenen Laokoonhauptes. Das Leben der dargestellten Personen, der Totenschädel und das künstlerische Produkt sind unter dem übergeordneten Gedanken der zumal in der Zeit des Dreißigjährigen Krieges tief empfundenen Vergänglichkeit und der Vanitas vereinigt.

Als Bild im Bild, als Zeichnung oder Stich, begegnen in einigen niederländischen Stilleben des 17. Jahrhunderts (z. B. von Adriaen Valck, um 1660, in der Hamburger Kunsthalle; vgl. auch Jacques de Claeuw in der Kunsthalle Karlsruhe) Selbstbildnisse in Beziehung zum Todesgedanken. In diesen Stilleben sind scheinbar zufällig Musikinstrumente, Bücher, wissenschaftliche Geräte, Urkunden, Büsten, Kerzen, Blumen, Stundengläser und ähnliches sowie auch ein Totenschädel zueinander gehäuft; bei aller Nützlichkeit der Dinge im einzelnen offenbart das sinnlos anmutende Konglomerat die Vergeblichkeit und Hinfälligkeit menschlichen Strebens und somit als einzig tieferen Sinn den der umfassenden Vanitas. Auch das Selbstbildnis ist in diesen Kontext hineingenommen.

Eine Zeichnung des besonders als Maler und Stecher von Jagdszenen bekannten Johann Elias Ridinger von 1767 (Abb. 3) stellt den Künstler selbst an der Staffelei sitzend vor. Er blickt dem Betrachter entgegen, während Freund Hein, als Skelettgestalt und mit der abgelaufenen Sanduhr, von hinten an ihn herangetreten ist, um ihm den Pinsel aus der Hand zu nehmen. Im Ausdruck

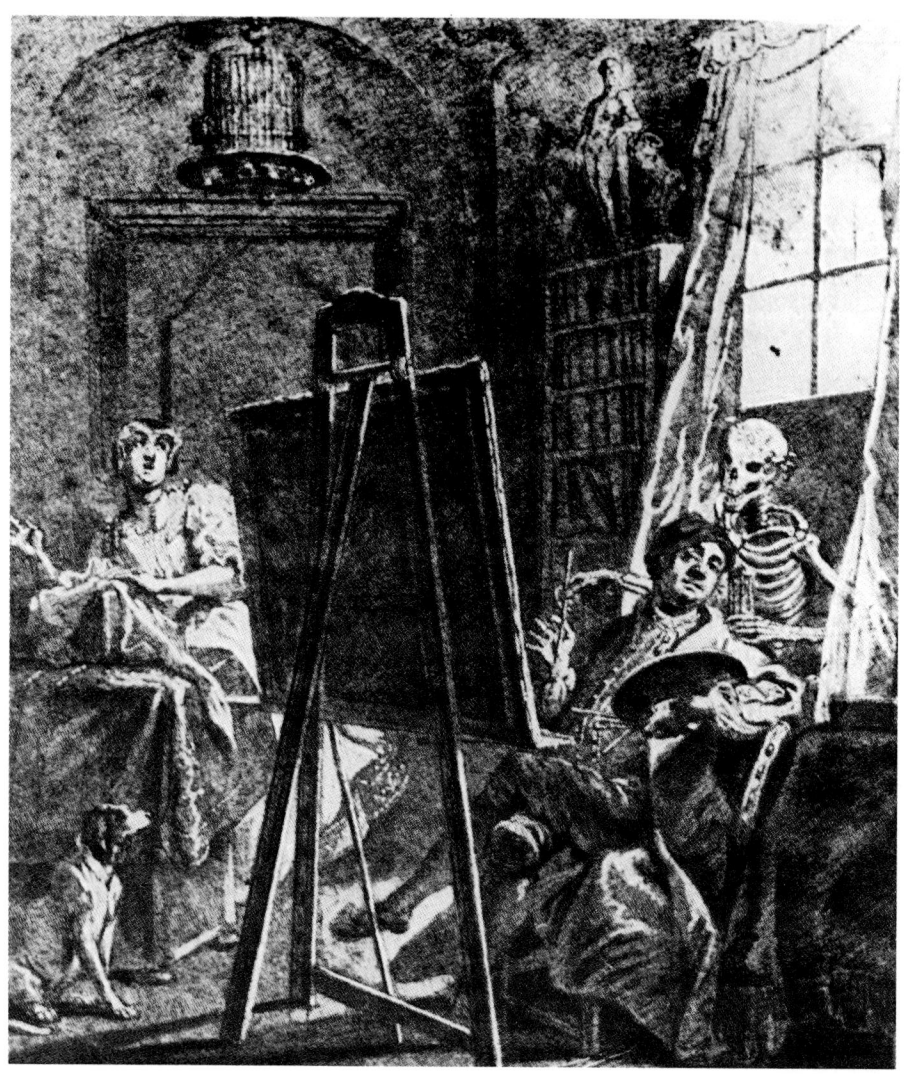

Abb. 3. Johann Elias Ridinger, Selbstbildnis mit dem Tod, 1767, Kupferstichkabinett, Staatliche Museen Berlin-Dahlem

der Frau links neben der Staffelei gewahrt man starres Entsetzen. Christliches Todesverständnis erklärt die Haltung, in der der Maler sich dem Schicksal unterwirft. Die Bibelsprüche unter der Zeichnung legen diese Interpretation nahe. Das Motiv einer solchen Begegnung zwischen Maler und Tod war in Totentanzzyklen des 16. und 17. Jahrhunderts (vgl. die Darstellung in der Pfarrkirche von Tarlów, Polen) vorbereitet und wirkte folgenreich bis ins 19. Jahrhundert.

Doch die sich vor allem in der zweiten Hälfte des vorigen Jahrhunderts mehrenden Darstellungen des hier entwicklungsgeschichtlich an einigen Beispielen verfolgten Selbstbildnistyps geben vor allem – was damals für die generelle Situation der Künste gilt – die Steigerung eines subjektiven und weitestgehend aus der religiösen Bindung gelösten Erlebnisgehaltes zu erkennen.

Die Literatur von der Spätromantik an belegt vielfältig die im 19. Jahrhundert heftig aufbrechende Konfliktsituation des gesellschaftlich entwurzelten Künstlertums in seinem Verhältnis zu Phantasie und Wirklichkeit, zu Kunst und Leben. Man denke nur an E. T. A. Hoffmanns Künstlernovellen oder an die tragischen Künstlergestalten in Gerhart Hauptmanns Werk. Eine seltene Ausnahme bleibt das von Hugo von Hofmannsthal in seinem „Tod des Tizian" von 1892 entworfene idealistische Künstlerbild. Dort heißt es über Tizian: „Wer lebt nach ihm, ein Künstler oder Lebendger, / Im Geiste herrlich und der Dinge Bändger / Und in der Einfalt weise wie das Kind?".

Mit Arnold Böcklins „Selbstbildnis mit fiedelndem Tod" (Abb. 4) kommt uns eine der erregendsten Selbstdarstellungen jener Zeit in den Blick. Als der aus Basel stammende Maler im Alter von 44 oder 45 Jahren dieses Bild 1872 in München schuf, war er auf der Höhe seiner Meisterschaft und – obgleich relativ wenige seiner Werke Käufer fanden – öffentliche Anerkennung stellte sich ein. Er wurde in demselben Jahr Ehrenmitglied der Münchner Akademie der Bildenden Künste. In Böcklins spezifischem Verhältnis zur Todesthematik – was nicht allein durch dieses Selbstbildnis und die fünf Fassungen der „Toteninsel" bekräftigt wird – sind individuelle Schicksalserfahrung (von 1854–1868 starben sechs von Böcklins Kindern) und überpersönliche Konstellationen unlösbar miteinander verflochten.

In angespannt aufmerksamer Haltung hat sich der Künstler mit Palette und Pinsel, einen Augenblick im Malen innehaltend, als nahes Gegenüber dicht vor den Betrachter gestellt. Sein Gesicht und die Wendung des leicht zur Seite geneigten Kopfes vermitteln die Vorstellung, als ob er auf etwas hinhöre, das von ferne zu ihm dringt. Der Blick fixiert nicht den Betrachter, sondern geht suchend über ihn hinweg. Vor dunklem Grund, der das Bildnis hinterfängt, erscheint über der Schulter des Malers dicht an seinem Ohr der als Musikant auf der letzten Saite seiner Fiedel zudringlich aufspielende Tod. Die intime Beziehung der beiden Figuren zueinander bewirkt eine suggestive Intensität. Der Tod – im 19. Jahrhundert war die Version des Spielmanns noch geläufige Metapher – ist hier weit mehr als nur der Widersacher schöpferischen Lebens, er ist wie Adler oder Engel in alten Evangelistendarstellungen zu einer Gestalt der Inspiration und damit wie eine Muse Quelle des künstlerischen Genies geworden. Wie der Maler sich hier in seinem Verhältnis zum Tod präsentiert, dem er lauscht und dem er sich zugleich widersetzt, so möchte er derjenige sein, der hinter die Oberfläche der Dinge und über ihre Vergänglichkeit hinausschaut.

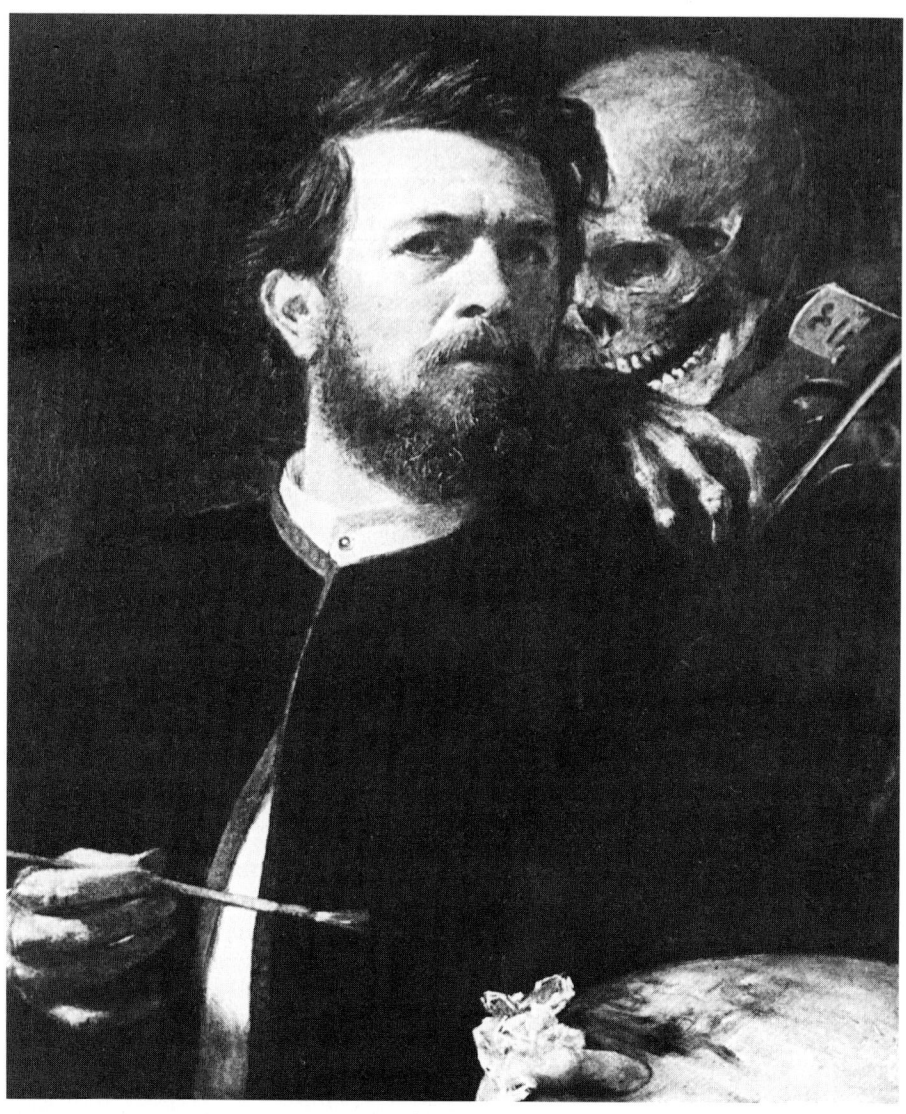

Abb. 4. Arnold Böcklin, Selbstbildnis mit fiedelndem Tod, 1872, Neue Nationalgalerie, Berlin

Es ist natürlich nicht zu verkennen, daß der Spielmann Tod in Böcklins Bild eine quasi synästhetische Erfahrung auslöst, denn das Bild will nicht nur einfach gesehen, sondern auch in seiner eigenartig schwebenden Stimmung und in seinem „Klang" wahrgenommen werden. Überhaupt können die zahlreichen Musikmotive in Böcklins Werk – was freilich in dieser Hinsicht nicht un-

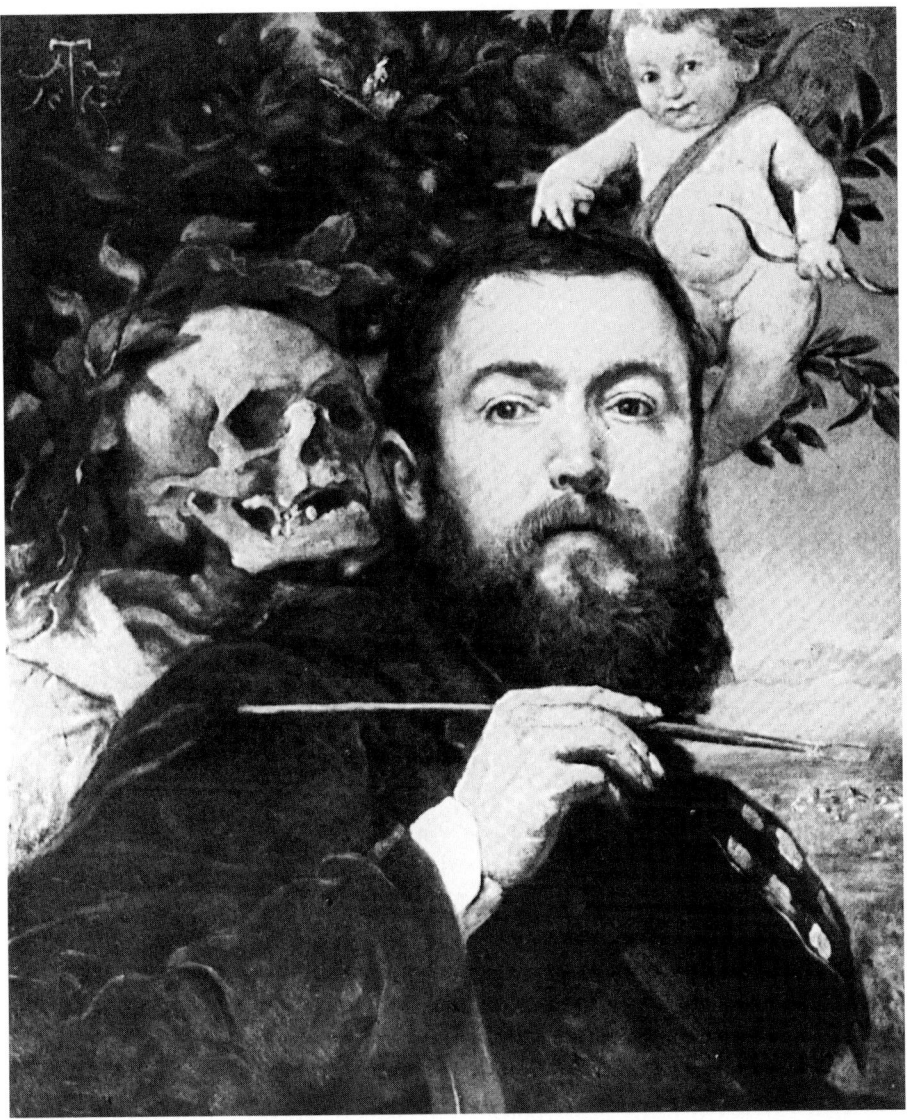

Abb. 5. Hans Thoma, Selbstbildnis mit Amor und Tod, 1885, Staatl. Kunsthalle Karlsruhe

gewöhnlich für seine Zeit ist – nur in einer solchen Perspektive voll erfaßt werden.

Als unmittelbare Folge aus Böcklins „Selbstbildnis mit fiedelndem Tod"
kann man Hans Thomas Selbstbildnis mit Amor und Tod von 1875 (Abb. 5)
betrachten. Thoma, der damals in freundschaftlichem Kontakt mit Böcklin

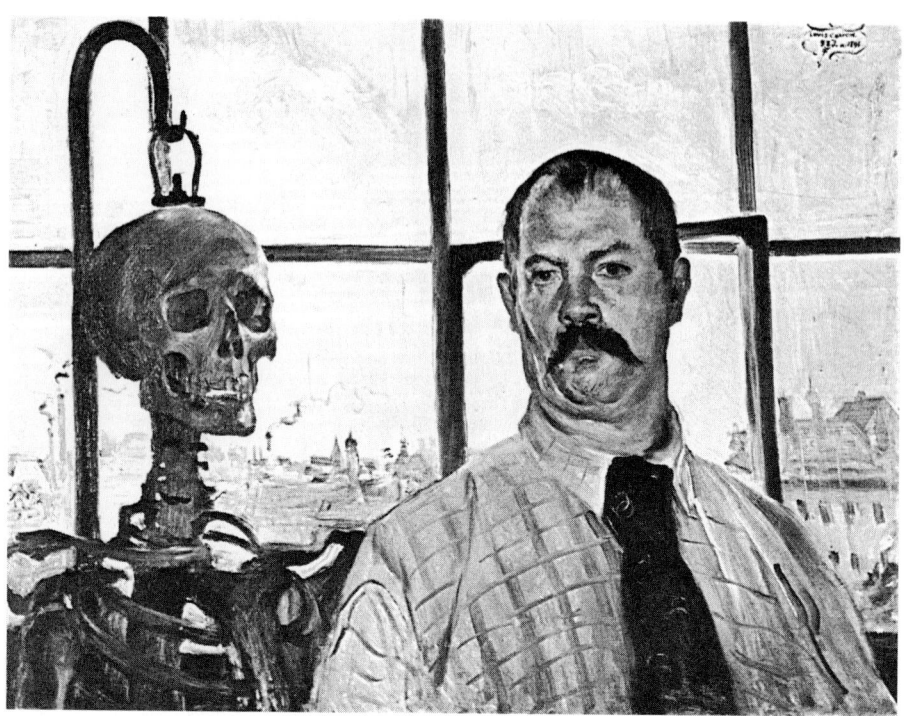
Abb. 6. Lovis Corinth, Selbstbildnis mit Skelett, 1896, Städt. Galerie München

stand und in jener Zeit verschiedene Anregungen auf dessen Schaffen auf-
nahm, wich der dämonischen Dramatik der Böcklinschen Vorlage aus und
veränderte sie ins Positive. Er fügte den über dem Haupt des Künstlers schwebenden puttenartigen Amor hinzu und bekränzte den von links herzudrängen-
den Tod mit Lorbeerlaub. So ergab sich eine von uns heute kaum ernstzunehmende, biedermeierlich anmutende, theatermäßige Inszenierung. Der herausgehoben, von tiefer gelegenem Landschaftshintergrund stehende Künstler sah
sich in diesem Bildnis vor dem Ganzen seines Lebensschicksals, zwischen Kind
und Skelett, Leben und Tod – doch mit der Gewißheit „Amor vincit omnia".

Auch Lovis Corinths Selbstbildnis mit Skelett (Abb. 6), das 1896 in München gemalt wurde, darf noch – obwohl sehr distanziert – als eine Erwiderung
auf Böcklins Selbstbildnis gelten. Im Gegensatz zu Böcklin und Thoma er-
strebte Corinth eine von aller Symbolik befreite Art der Selbstdarstellung in
fast zynisch gefärbter Nüchternheit. Ganz unmittelbar und alltäglich, ohne
Pose und Künstlerattribute, zeigt sich der robuste Maler vor dem Atelierfen-
ster mit dem Ausblick über die Dächer der Stadt mit rauchenden Schloten, neben ihm ein lediglich als Atelierrequisit fungierendes aufgehängtes Skelett.

Wenn in diesem Atelier-Bildnis auch anscheinend jeglicher tiefere Bedeutungsgehalt und jegliche Dramatik bestritten werden, so rührt doch das Werk durch das keineswegs beziehungslose Nebeneinander von Künstler und Skelett unweigerlich an den Bereich der Memento-mori-Vorstellung. Die Reihe der Selbstbildnisse mit Tod bzw. mit deutlichen Anspielungen auf den Tod ließe sich in der Betrachtung des späten 19. und frühen 20. Jahrhunderts u. a. mit Arbeiten von Max Klinger und Edvard Munch fortsetzen. Doch treten darin kaum wesentliche neue Aspekte hervor. Sehr eigenwillige Selbstbildnisformulierungen hat der belgische Maler James Ensor in einigen Radierungen hervorgebracht. Nicht die Konfrontation von Leben und Tod war darin das Anliegen, vielmehr ließ er Bildnis und Skelettgestalt bereits identisch werden. Übrigens könnte der Vorgang der in dem Blatt „Mein Porträt wird Skelett" von 1889 geschildert ist, eine gewisse literarische Parallele in Oscar Wildes „Das Bildnis des Dorian Gray", zuerst 1890 erschienen, haben. Weitere Ausführungen zu den Arbeiten von Ensor erübrigen sich hier; sie bleiben dem Beitrag von Jansen und Jansen in diesem Buch vorbehalten (S. 310).

Gemessen an der vorangegangenen Epoche sind in der ersten Hälfte unseres Jahrhunderts und in den Nachkriegsdezennien gemalte und graphische Selbstbildnisse mit Tod ziemlich selten. Hatte die subjektive Todeserfahrung andere Ausdrucksmittel gefunden, oder schloß der Massentod in den Katastrophen unseres Jahrhunderts jede Darstellung individueller Todesangst aus? Sicher können dafür außer diesen Gesichtspunkten noch andere Gründe, allgemein geschichtliche wie kunstgeschichtliche (z. B. die gegenstandslose Malerei), geltend gemacht werden.

Zwei Beispiele dürften in ihrer entschiedenen Polarität aufschlußreich sein. Otto Dix schuf in den Jahren 1929–1932 sein großes Dresdner Triptychon „Der Krieg". In diesem Werk vereinigte er zu einer gewaltigen Anklage Brutalität und Schrecken des Krieges, den seine Generation vor Verdun und in den anderen Schlachten des Ersten Weltkrieges erfahren hatte. Das rechte Flügelbild (Abb. 7) zeigt eine große zerlumpte Gestalt, die aus dem Inferno von Feuer, Rauch, Ruinen, Granattrichtern, verkohlten Baumstämmen und Soldatenleichen hervortritt. Sie schleppt in äußerster Anstrengung einen Verwundeten oder Toten mit sich. Ihre Gesichtszüge sind die des Malers. Er ist hier gezeichneter Zeuge eines sinnlosen Vernichtungswahnsinns und Sterbens. Weit entfernt von privat-beschaulicher Memento-mori-Gesinnung erheben Aussage, Gestaltung und Format dieses Triptychon in den Rang eines öffentlichen Mahnmals.

Über dreißig Jahre später, 1965, entstand die in Anspruch und Gehalt gänzlich anders orientierte, wohl als freundschaftliches Geschenk dedizierte Bleistiftzeichnung Horst Janssens mit dem Titel „Duett für Carl Vogel" (Abb. 8). Als subjektiv imaginäre Begegnung zwischen Tod und Künstler scheinen sich in der virtuos skizzierenden Zeichnung Totenschädel und Selbstbildnis miteinander zu durchdringen. Der Titel und die beiden eng beieinander liegenden ge-

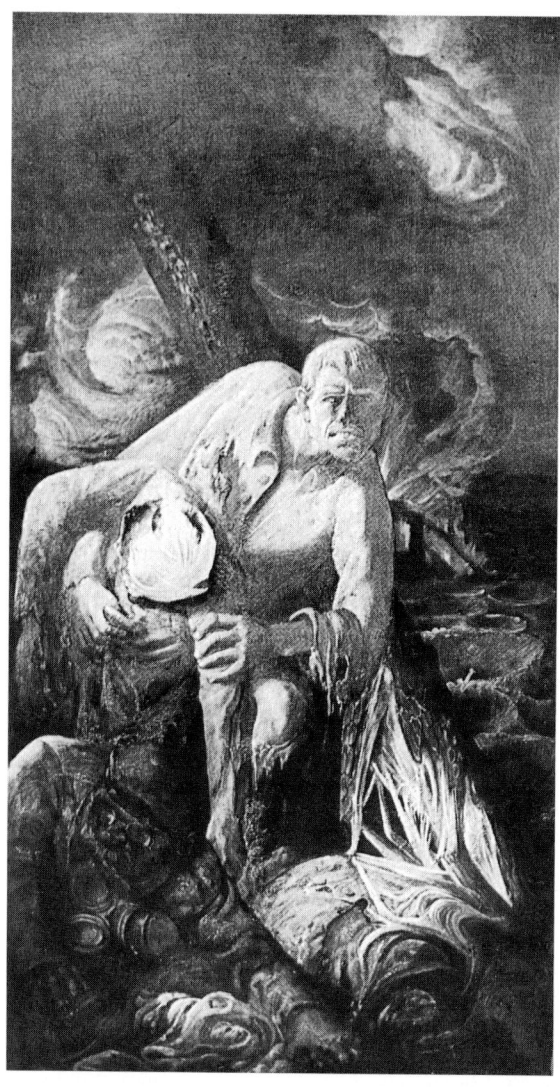

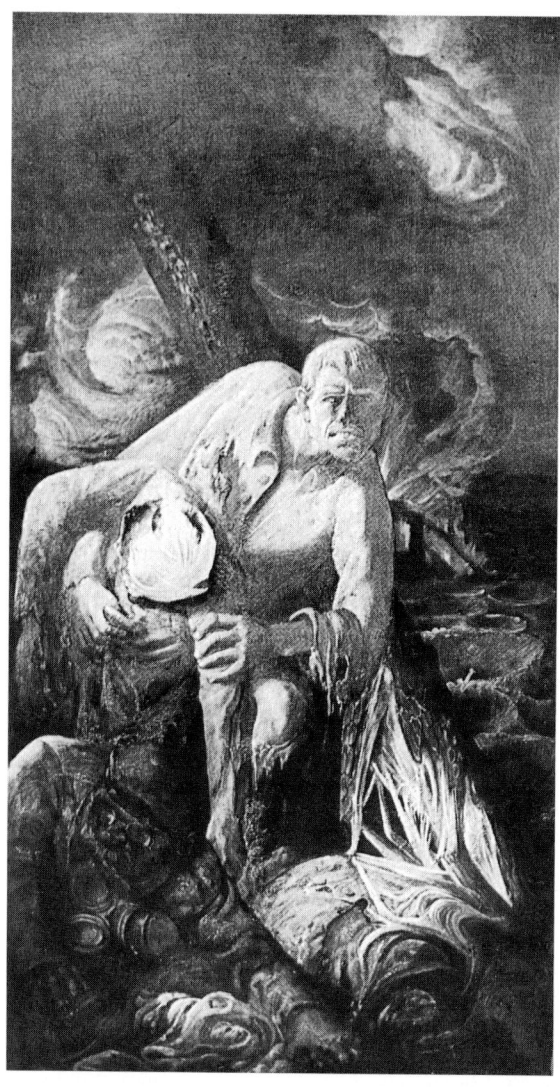
Abb. 7. Otto Dix, Triptychon „Der Krieg" (rechtes Flügelbild), 1929–1932, Staatl. Museen Dresden

öffneten Münder lassen zudem auf einen gemeinsamen Gesang von Tod und Künstler schließen. Zweifellos wurzelt die geistige Konzeption dieses in seiner Zeit vermutlich singulären Blattes, das so offenkundig eine überaus enge und vertraute Beziehung zwischen den beiden Gestalten vergegenwärtigt, in einem Kunst- und Künstlerverständnis des vorigen Jahrhunderts.

Eingangs war von einigen extremen künstlerischen Formen zeitgenössischer Auseinandersetzung mit dem Tod die Rede. Die Direktheit der Aussage in vie-

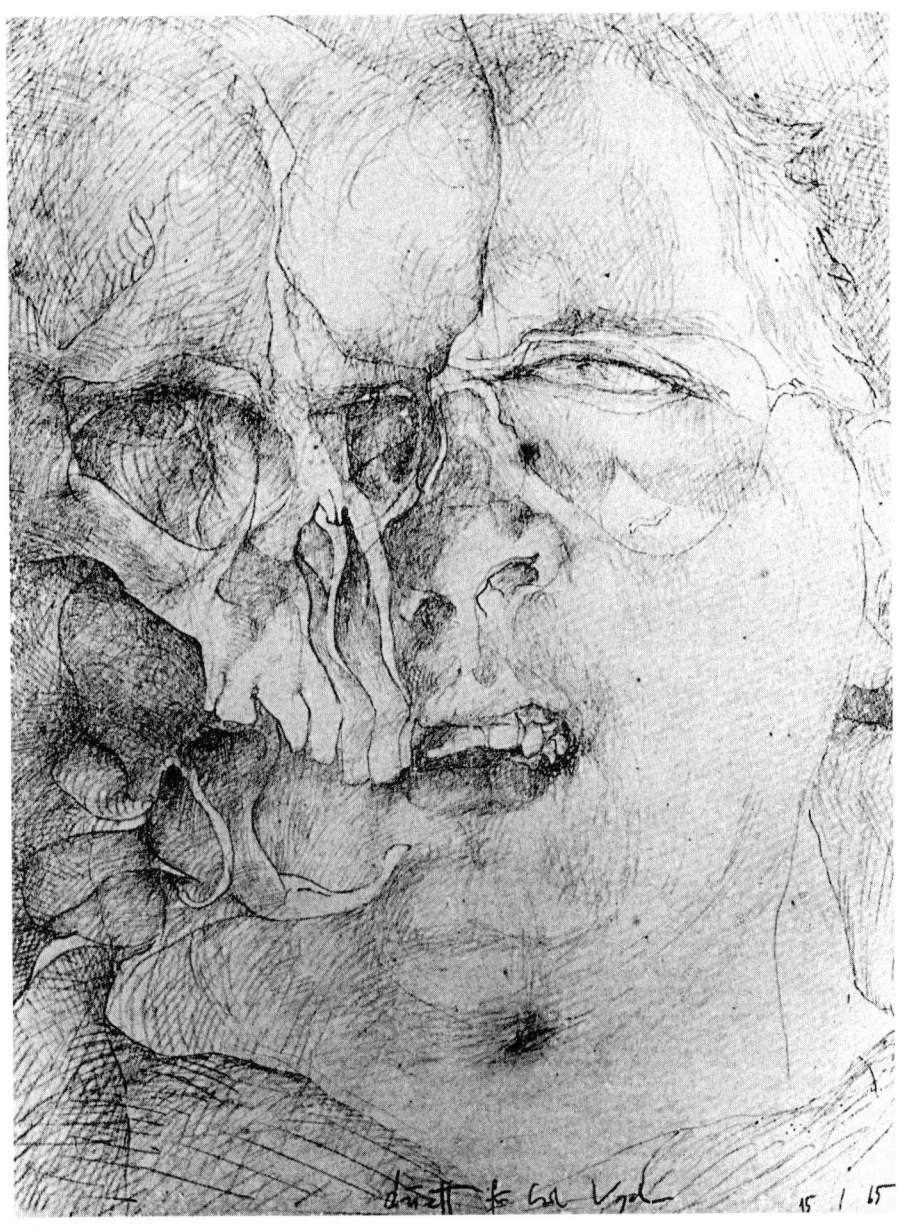

Abb. 8. Horst Janssen, Duett für Carl Vogel, 1965

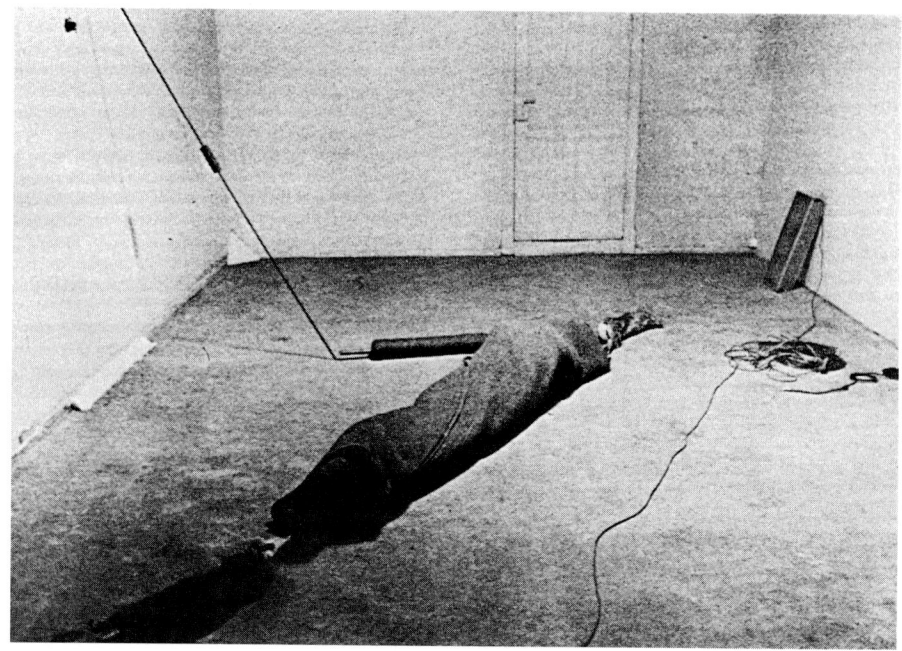

Abb. 9. Joseph Beuys, Aus der Aktion „Der Chef", 1964, Galerie René Block, Berlin

len jener Aktionen lassen kaum einen Zweifel an ihrer Eindeutigkeit zu. Demgegenüber gibt es – und das reicht teils schon etwa zwei Jahrzehnte zurück –
zahlreiche künstlerische Produkte und Aktionen, die, ohne von vornherein als
solche erkannt zu werden, durchaus in den thematischen Rahmen unserer Betrachtung fallen. Man sucht darin vergeblich das Selbstbildnis oder die Todesfigur im konventionellen Sinn. Es handelt sich vielmehr um Arbeiten und Aktionen, die dem Unvorbereiteten inhaltlich dunkel und verschlüsselt erscheinen und deren Information absichtlich vieldeutig ist.

Eine Aktion von Joseph Beuys mit dem Titel „Der Chef" (Abb. 9), 1964 in
einer Berliner Galerie ausgeführt, sei hier als Beispiel zitiert. In dieser Aktion
lag Beuys etwa acht Stunden lang diagonal in dem weitgehend leeren Galerie-
raum am Boden, eingewickelt in eine Filzrolle, die oben und unten durch zwei
tote Hasen verlängert wurde. Zu dem Environment gehörten ferner mit Filz
umwickelte Kupferstäbe, Fettecken, Mikrofon und Lautsprecher, über die un-
regelmäßig Gemurmel und Geräusche von Beuys zu hören waren. Es ist hier
leider nicht möglich, aus der vielschichtigen Beuys'schen Ikonografie und
Symbolik, in der Leben und Tod nicht als strikte Gegensätze begriffen werden,
auch nur annähernd einen Deutungsversuch zu unternehmen. Festzustellen
aber ist, daß diese Aktion in ihrer außerordentlich subjektiven Form eine Art

der künstlerischen Selbstdarstellung ist und daß auch – denkt man an den ein-
gewickelten, nahezu leblosen Körper, die toten Hasen und den fast leeren
Raum – der Aspekt der Totenfeier (so sehr sonst beispielsweise der Hase für
Beuys ein Symbol der Inkarnation ist) darin wirksam wurde.

Max Beckmann, aus dessen reichem Werk kein Bild oder Blatt unserer Thematik zuzuordnen ist, schrieb in einem Brief vom 3. 10. 1914: „Aber je öfter
man stirbt, um so intensiver lebt man. Ich habe gezeichnet, das sichert einen
gegen Tod und Gefahr."

Literatur

1. Laserstein K (1931) Die Gestalt des bildenden Künstlers in der Dichtung. Berlin und
   Leipzig
2. Cosacchi St (1968) Der „Tod von Basel" und der deutsche „Totentanz". In: hap grieshaber, Totentanz von Basel. Dresden
3. Ausstellungskatalog „Deutsche Malerei des 19. Jahrhunderts", Kunsthalle Köln. Köln
   1971
4. Ausstellungskatalog „Arnold Böcklin 1827–1901", Darmstadt, Mathildenhöhe, 2 Bde.
   Darmstadt 1977
5. Holsten S (1978) Ausstellungskatalog der Hamburger Kunsthalle „Das Bild des Künstlers, Selbstdarstellungen". Hamburg

Abbildungsnachweis

1. Ausstellungskatalog „Kunst bleibt Kunst/Projekt '74", Kunsthalle Köln, Köln 1974
2. Westhoff-Krummacher H (1965) Barthel Bruyn d. Ä. als Bildnismaler. München
3. s. unter Literatur 5
4. s. unter Literatur 3.
5. Ausstellungskatalog „Hans Thoma und sein Kreis", Staatsgalerie Stuttgart, Stuttgart
   1962
6. Ausstellungskatalog „Deutsche Malerei im 19. Jahrhundert", Städelsches Kunstinstitut
   Frankfurt a. M., Frankfurt 1975
7. Ausstellungskatalog „Otto Dix", Musée d'Art Moderne de la Ville de Paris, Paris 1972
8. Ausstellungskatalog „Horst Janssen", Württembergischer Kunstverein Stuttgart, Stuttgart 1966
9. Adriani G, Konnertz W, Thomas K (1973) Joseph Beuys. Köln

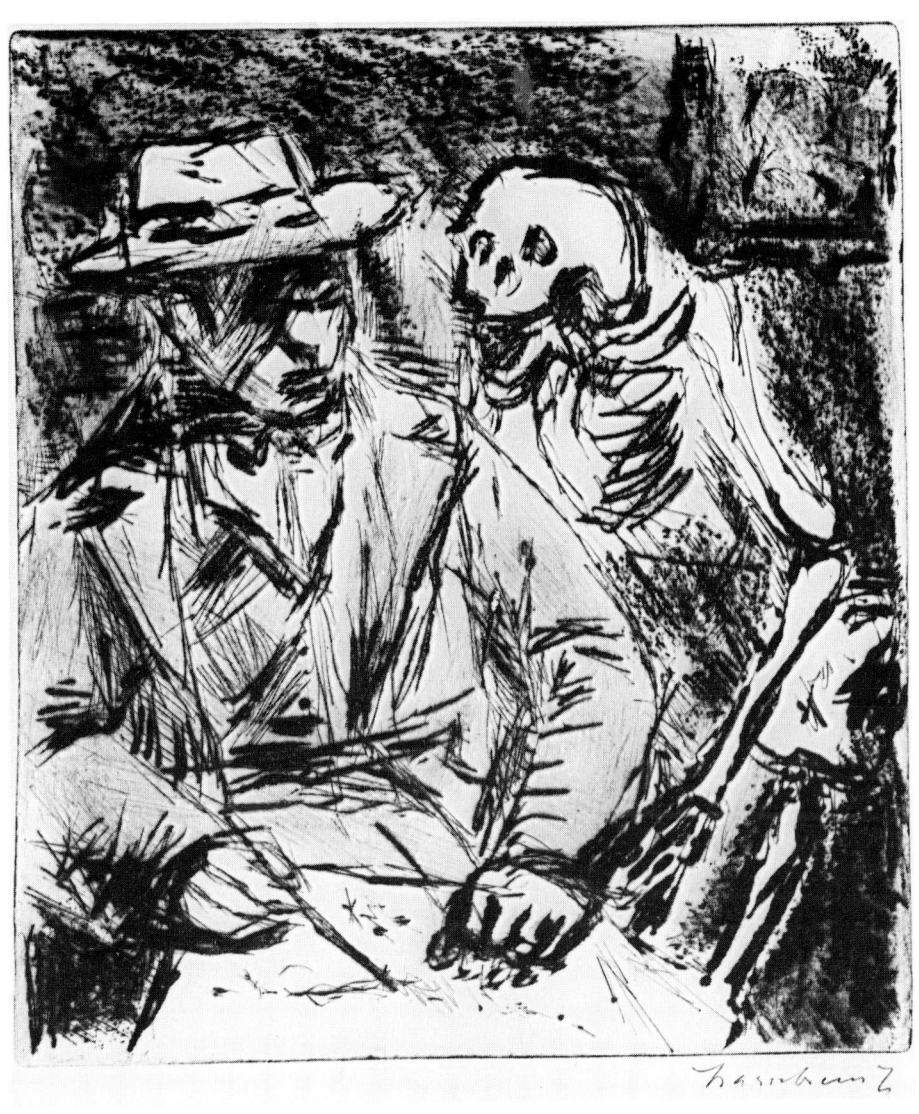

Ernst Hassebrauck „Selbstbildnis mit Tod", um 1948, Kaltnadelradierung

„Der Traum des Gerontius" von J. H. Newman

Willi Henkel O.M.I., Rom

Zu Allerseelen 1865 erschien Newmans bekannteste Dichtung: „Der Traum des Gerontius". Auf eindrucksvolle Weise schildert dieses Werk das Erlebnis des Sterbens des Gerontius, das Hintreten seiner Seele vor das Gericht Jesu Christi, bei dem sie von ihrem Schutzengel begleitet wird; die Seele verurteilt sich selbst und nimmt bereitwillig die erforderliche Läuterung auf sich. Chöre der Engel, Dämonen und ungeläuterte Seelen enthüllen die Geheimnisse der unsichtbaren Welt, die der Platoniker John Henry Newman (1801–1890) als die eigentliche Welt betrachtet. „In der fast absoluten Art, wie ... die „unsichtbare Welt" der sichtbaren entgegengestellt wird und als die fast allein „reale" für den Christen gezeichnet wird" sieht E. Przywara die Grundeigenart Newmans [1]. Der Traum des Gerontius endet mit einem hoffnungsvollen Ausblick auf das ewige Leben.

Entfernte Vorbereitung des Werkes

John Henry Newman hat das Thema des Todes bei zahlreichen Gelegenheiten in seinen Werken behandelt. Des öfteren spricht er in seinen Predigten vom Tod des Christen. Bereits als Anglikaner trat er in der Oxfordbewegung für das Gebet für die Verstorbenen ein. Oft gedachte er seiner verstorbenen Angehörigen und Freunde im Gebete; in den Exerzitien von 1843 hielt er eine Betrachtung über den Tod. Ein Jahr vor der Dichtung des Traumes des Gerontius schrieb Newman ein Memorandum am Passionssonntag des Jahres 1864 um sieben Uhr morgens, das er im Angesichte des Todes verfaßte. Er stand mitten in der Kontroverse mit Kingsley, die ihm den Anstoß für die „Apologia pro vita sua" gab, als ihm der lebhafte Gedanke an den Tod kam, der wohl auch zum Teil von der Meinung seines Arztes ausgelöst worden sein könnte. In dem Memorandum berichtet er: „Ich schreibe mit dem unmittelbaren Blick auf den

---

[1] Przywara, E. – O. Karrer, J. H. Newman, Christentum, ein Aufbau. Freiburg i. B. 1922, 3. – John Henry Newman wurde 1801 in London geboren. Von ihm und seinen Freunden ging die größte Erneuerungsbewegung im England des 19. Jahrhunderts, die Oxfordbewegung, aus. 1845 wurde er in die katholische Kirche aufgenommen, in der er auf viel Widerstand stieß und vielen Mißverständnissen begegnete. 1879 ernannte ihn Leo XIII. zum Kardinal. Er starb 1890 in Birmingham

Tod. Ich nehme an, daß niemand im Hause eine Nachricht dieser Art erwartet; auch niemand sonst, es sei denn der Arzt. Ich schreibe sofort wegen der Gefühle des Geistes und des Körpers; jetzt scheint mir nichts zu fehlen; aber weil ich nicht weiß, wielange dieser vollkommene Besitz der fühlbaren und verfügbaren Gesundheit und Kraft andauern wird (schreibe ich jetzt).

Ich sterbe im Glauben an die eine heilige, katholische, apostolische Kirche. Ich vertraue, daß ich vorbereitet und gestärkt durch ihre Sakramente, welche ihr unser Herr Jesus Christus anvertraut hat, und in der Gemeinschaft der Heiligen, die er eingesetzt hat, als er in den Himmel auffuhr und die kein Ende nimmt, sterbe. Ich hoffe, in jener Kirche zu sterben, die der Herr auf Petrus gegründet hat und die fortdauern wird bis zu seinem Zweiten Kommen. Ich empfehle meine Seele und meinen Leib der Allerheiligsten Dreifaltigkeit und den Verdiensten und der Gnade unseres Herrn Jesus Christus, dem menschgewordenen Gott; der Fürbitte und dem Mitleiden unserer lieben Mutter Maria; dem heiligen Joseph, dem heiligen Philipp Neri, meinem Vater und dem Vater eines unwürdigen Sohnes ... Auch meinem zarten Schutzengel, allen Engeln und Heiligen ... Und ich bitte Gott, uns alle zu Füßen aller Heiligen zu versammeln. Nach dem Vorbild von Ihm, der so eifrig alle sucht, die verirrt sind, möchte ich Ihn ganz besonders bitten, besonderes Erbarmen mit jenen zu haben, die außerhalb der einen, wahren Herde weilen, und sie hineinbringen, bevor sie sterben." [2]

In dem Memorandum finden wir eine Reihe von Anklängen an Ideen, die Newman im Traum des Gerontius entfaltet; das gilt besonders von den Verdiensten Jesu Christi und der Fürbitte der Engel und der Heiligen. Die bedeutende Stellung der Engel in Newmans Glauben und Verehrung steht in engem Zusammenhang mit seiner Vorstellung von der realen, unsichtbaren Welt, für welche die sichtbare Welt zugleich Zeichen und Schleier ist.

In einem Brief aus demselben Jahr erwähnt Newman nochmals seinen Tod. Wie er bereits sieben Jahre früher an W. G. Ward schrieb, meinte er, daß ihn ein Schlaganfall treffen könnte. Obwohl die Ärzte dafür bei ihm keine Anzeichen feststellen konnten, glaubt er, daß gerade ihr Fehlen und sogar die Rüstigkeit einen Schlaganfall keineswegs ausschließen. Das Freisein von Krankheiten sollte uns verdächtig sein. [3]

Eine plötzliche Inspiration

Der Traum des Gerontius entstand aus einer plötzlichen Eingebung Newmans. In einem Brief an Allies vom 15. Oktober schrieb Newman: „Am 17. Januar kam es mir in den Sinn, ihn (den Traum des Gerontius) zu schreiben. Ich kann wirklich nicht sagen, wie. Und ich schrieb auf kleine Fetzen Papier, bis

---

[2] Ward, W., The life of John Henry Cardinal Newman, London 1912, Bd. II, pp 76 f
[3] Ward, W., The life of John Henry Cardinal Newman II, p 77

er vollendet war. Und ich konnte ebensowenig anders schreiben (auch wenn ich wollte), als daß ich fliegen konnte." [4]

Ein Freund von Newman, P. Coleridge, veröffentlichte den Traum des Gerontius in der April- und Mainummer der Jesuitenzeitschrift "The Month" des Jahres 1865, ohne jedoch den Namen des Dichters zu nennen. Bei der Wiederveröffentlichung widmete Newman sein Werk P. Joseph Gordon [5]. Nachdem Newman in Vergessenheit geraten war, lenkte der Traum des Gerontius (und auch die Apologia pro Vita sua) die Aufmerksamkeit der Öffentlichkeit auf diesen bedeutenden englischen Schriftsteller.

Die sieben ungleich langen Teile der Dichtung sollen nun dargestellt werden. Auf die Vielfalt der dichterischen Formen hat P. Pattloch hingewiesen, wenn er schreibt, daß „sie zum Teil durch Anlehnung an liturgische Texte – Hymnen, Litaneien, Responsorien und andere Gebetsformen – bestimmt sind, und der Wechsel von mehr lyrischen und dialogischen Partien geben Newmans Dichtung etwas vom Charakter eines Oratoriums, wie sie denn auch als solches von dem bedeutenden englischen Komponisten, Edward Elgar, vertont worden ist." [6]

1. Das Herannahen des Todes

Der Traum des Gerontius beginnt mit einem Selbstgespräch des Gerontius, der das Herannahen des Todes erfährt. „Der Atem stockt, das Herz versagt und Angstschweiß bedeckt die Stirne" [7]. Es ist ein ganz neues Gefühl, welches das Schwinden der Lebenskraft anzeigt. In diesem Zustand fleht Gerontius seine Freunde an, ihm mit ihrem Gebet beizustehen. Entsetzen erfaßt ihn sodann gegenüber dem leeren, nackten Nichts. Die Freunde beten für ihn, weil ihm selbst die Kraft dazu fehlt. So bitten die Beistehenden den Herrn Jesus Christus, sie wenden sich an die Gottesmutter Maria, an die Engel und an die Heiligen. Gerontius selbst ermannt sich nun und will die kurze Zeit gut benutzen. Die Fürbitte der Beistehenden wird indessen inständiger; sie bitten Gott, den

---

[4] Ward, W., The life of John Henry Cardinal Newman II, 78. Deutsche Übersetzung bei N. Theis, John Henry Newman in unserer Zeit, Nürnberg 1972, S 92

[5] Ward, W., The life of John Henry Cardinal Newman II, 78. Die Widmung lautet:
„Fratri desideratissimo
Joanni Joseph Gordon,
Oratorii S. P. P. Presbytero
Cujus animam in refrigerio   J. H. N."

[6] Pattloch, P., Der Traum des Gerontius, Aschaffenburg 1960[2], Nachwort, S 83. Diese Ausgabe bietet den englischen Text und die deutsche Übersetzung von P. Pattloch. Weitere deutsche Übersetzungen stammen von Th. Haecker (1939) und von H. Nachod – P. Stern, Leipzig (1938), die 1958 in Leipzig mit einem Nachwort von W. Becker erschien

[7] John Henry Newman, Der Traum des Gerontius (= TdG) 3. Hier und bei den folgenden Angaben wurde die Übersetzung von P. Pattloch benutzt

Sterbenden von aller vergangenen Schuld und von den Gefahren des Todes zu befreien. Dabei vertrauen sie auf die Verdienste des Leidens und des Sterbens Jesu Christi[8].

In seiner tiefen Not ruft Gerontius selbst den heiligen Gott um Erbarmen an. Sodann spricht er das Glaubensbekenntnis in der Form des Liedes: „Fest glaub' ich und ohne Wanken", in dem er zugleich seine Liebe zum Erlöser Jesus Christus und seine Treue zur Kirche bekundet[9]. Während die Welt für Gerontius in den Abgrund versinkt, ruft er den Herrn Jesus Christus an; er fleht Maria und Joseph an, Fürbitte für ihn einzulegen; schließlich empfiehlt er sich in die Hände Gottes. Dann tritt ein neuer Akteur, der Priester auf, der das kirchliche Sterbegebet, das „Proficiscere" spricht. Dieser bittet die drei göttlichen Personen, sich des Sterbenden zu erbarmen und er bittet die Heiligen, Fürbitte für den Sterbenden einzulegen[10].

2. Eine neue Existenz

Nach einem Schlummern bemerkt Gerontius ein Gefühl der Erfrischung eigener Art: „So unaussprechlich leicht und frei, als ob erst heut errungen ich mein eigenes Selbst"[11]. Er hört, wie einer der Beistehenden sagt: „Er ging von uns" und wie ein Seufzen den Raum erfüllt. „Das Schweigen gießt Gefühl der Einsamkeit ins Innerste mir meiner Seele ein ... Seltsame Einkehr! Und gezwungen bin ich nun, zu nähren mich vom eignen Selbst, da anderes nicht mehr Nahrung mir gewährt."[12]

Gerontius fragt sich, ob er noch lebt; er kann weder die Hand noch den Fuß bewegen[13]. Das All, in dem er wohnte, entschwindet; eine fremde Kraft trägt ihn. Newman beschreibt diese neue Existenz mit Sinnbildern. Er besitzt nicht mehr jene Unbefangenheit, die Dante noch in seinem Werk der Divina Comedia zum Ausdruck brachte. Treffend bemerkt dazu P. Pattloch, daß bei Dante der Himmel „noch der objektive Raum der Gestirnsphären" ist ... Newman, das zeigt schon seine Zeitvorstellung – verleugnet nicht, daß er ein Kind jener neuzeitlichen Geistesepoche ist, der mehr als je die Gegebenheiten des subjektiven Bewußtseins zum Problem geworden sind. Nichts verdeutlicht in dieser Hinsicht den veränderten Standpunkt gegenüber der großen mittelalterlichen Jenseitsdichtung treffender als die Tatsache, daß sich Dante im zweiten Gesang des „Paradieses" von Beatrice ein Wunder der gegenständlichen Welt (das Geheimnis der Mondflecken) erklären läßt, während die Fragen, die Ge-

---

[8] TdG 5–7
[9] TdG 7–9
[10] TdG 13–15
[11] TdG 15
[12] TdG 17
[13] TdG 17

rontius an seinen Führer richtet, mehr oder weniger stets um das Verhältnis seines inneren Zustandes zum objektiven Sein kreisen."[14]

Führer des Gerontius ist sein Schutzengel, dem Gott die Sorge für die Begleitung durch das Leben aufgetragen hat. Newman stellt die Besorgtheit des Engels dichterisch dar, indem er zeigt, wie dieser den Gerontius bei zahlreichen Gefahren auf seinem Lebensweg behütet hat. Nun freut sich der Engel, daß sein Schützling die Krone des ewigen Lebens erlangt hat. Gerontius bewundert sodann die himmlischen Geister, die Gott stets schauen und lieben.[15] Der zweite Teil schließt mit einem Lied des Preises auf Gottes Ratschluß, nach dem die letzten die ersten sind, wie das an der Gestalt Marias als der Königin des Himmels sichtbar wird, während Luzifer für seinen Stolz bestraft wird.[16]

3. Das Hintreten vor das Gericht Jesu Christi

Auf die Frage des Gerontius an den Engel, was ihn denn abhält vor den Herrn zu treten, erklärt dieser, daß er mit Sturmeseile vor dem heiligen und gerechten Richter erscheint[17]. Dieses Geschehen, das sich im Bruchteil eines Augenblicks vollzieht, hat Newman sehr gut herausgearbeitet. Nur im Irdischen kann die Zeit durch den Lauf der Gestirne und die Folge der Tage und Jahreszeiten gemessen werden; „im Jenseits gilt in vollem Maß, was Augustinus in den tiefsinnigen Betrachtungen des 11. Buches der Konfessionen dargestellt hat: daß die Zeit gemessen wird durch das Geschehen in der Seele, eine Einsicht, die Newman zu Ende führt mit dem Gedanken, daß für reine Geistwesen das Gefühl der Zeit im Verhältnis stehe zu der Intensität des Denkens, und somit ein jedes sich selbst Maßstab seiner Zeit sei."[18] Die kleinste Zeitspanne zwischen dem Verlassen des Körpers und dem Hintreten vor Gott gibt dem Dichter die Gelegenheit, durch einen Dialog zwischen der abgeschiedenen Seele und dem Schutzengel den Sinn des menschlichen Lebens im Lichte der christlichen Heilbotschaft darzulegen. Hier spielt sich der Traum ab, bei dem es sich also nicht um ein Traumgesicht handelt, wie der Titel der Dichtung nahelegen könnte, sondern um das Erleben des wirklichen Todes.[19]

Die Seele erkundigt sich nun beim Engel, warum in ihr die Furcht vor dem Richter verschwunden sei, da doch ihr ewiges Schicksal entschieden werde und sie es in kurzer Zeit mit seliger Freude erwarte.[20] Darauf antwortet ihr der Engel, daß jenem, der im Leben Gott gefürchtet hat, die Bitterkeit des Todes er-

---

[14] TdG 81
[15] TdG 23–25
[16] TdG 25
[17] TdG 29
[18] P. Pattloch, Nachwort, S 79
[19] P. Pattloch, Nachwort, S 81
[20] TdG 31

spart bleibt. Im besonderen Gericht erfüllt die Seele die Ruhe und die Freude als „Erstfrucht" ihres ewigen Lohnes; sie ist der Anfang des Himmels[21].

4. Sein in der Gnade und Verdammung

Ein weiterer Dialog zwischen der Seele und dem Engel behandelt die Wahrnehmung der Dämonen. Die Seele vernimmt den ekelhaften, rohen und schrillen Mißklang ihrer Stimmen[22]. Dabei erklärt der Engel, daß die Dämonen, die während des irdischen Lebens Seelen für die Hölle zu gewinnen sich bemühten, sich wie Tiere hinter Gittern verhalten, die sich in wütigem Fauchen verzehren. Auf ihre Weise legen die Dämonen Zeugnis dafür ab, was ein Heiliger ist. Danach sei er vor dem Tode ein Bündel von Gebein; wenn das Leben vorüber ist, habe er kein Fleisch mehr. Er habe es Tag für Tag gekreuzigt. Während des irdischen Lebens versuchten die Dämonen, dem Menschen die Furcht vor der Hölle zu nehmen; sie verwischten den Unterschied zwischen Tugend und Laster; Himmelslohn verspotteten sie und wiesen auf den Eigennutz als das Grundgesetz des menschlichen Lebens hin. Während der Prüfungszeit auf der Erde versuchten die Dämonen, die Seelen zu gewinnen. Doch der Mensch in der Gnade floh vor ihnen, ebenso wie es Engel tun.[23]

Die Seele sieht die Dämonen nicht. Seit sie den Leib verließ, bleibt sie des Sehens beraubt. Von da an lebt sie in der Welt der Zeichen und Sinnbilder; damit sie aber in der tiefen Einsamkeit nicht zerbreche, gewährte ihr Gott aus Barmherzigkeit einen „Nachklang von Empfindungskraft"[24]. Sie verlor das körperhafte Sein bis zum Freudentag der Auferstehung, an dem sie das Verlorene neu und ganz verklärt zurückerhält.[25] Bis dahin bleibt die Seele blind; auch das Feuer ihrer Läuterung ist ein Feuer ohne Licht. Bereitwillig nimmt sie die Reinigung als den Willen Gottes an, so wie ihr während des irdischen Lebens der Blick auf Gott Kraft gegeben hat[26].

Vor dem strengen Richter wird der Seele inmitten des Dunkels „gleich einem Blitzstrahl" das Sehen zuteil[27]. Wiederum erklärt der Engel die Läuterung:

> *„Den deine Seele liebt, zu dem dich's zieht, –*
> *Ein Augenblick nur ist's. Doch weißt du nicht,*
> *Was du begehrst: der Höchsten Schönheit Schau*
> *Beglückt dich und durchdringt mit Schmerz dich auch."*[28]

---

[21] TdG 33
[22] TdG 33
[23] TdG 47–49
[24] TdG 45
[25] TdG 47
[26] TdG 47
[27] TdG 47
[28] TdG 49

Die Seele soll von jenen lernen, welche die Wunden des Herrn, etwa wie die Stigmatisierten, in ihrem Fleisch empfingen. Sie muß wissen, daß „der Ew'gen Liebe Flamm, eh sie verwandelt, brennt."[29]

So empfindet die Seele in der Begegnung mit Gott, die sie herbei sehnt, gleichzeitig auch ein tiefes Verlangen nach Läuterung.

5. Das Drama des Heilsgeschehens

Der Dichter läßt fünf Chöre himmlischer Geister auftreten, um das Drama des Heilsgeschehens darzustellen. Diese Gesänge werden heute noch als Kirchenlieder gesungen. Der erste Chor preist Gottes Ratschluß, nach dem den Menschen erst nach Kampf, Bewährung und Sieg die Krone des ewigen Lebens zuteil wird. Mit dem Tod endet das Streiten, und es beginnt der ewige Lobgesang.[30]

Der zweite Chor spricht ein Wehe über jene Menschen aus, denen beim Kämpfen die Tapferkeit fehlt. Aus Freunden der Engel, die sie waren, werden sie den Dämonen zugesellt. Doch macht ihnen Gott während des irdischen Lebens das Angebot der Gnade, um ihr Versagen zu bereuen. Durch einen neuen Anfang werden sie aus dem Sumpf der Sünde zum Gnadenleben neu erhoben.[31]

Der dritte Chor der himmlischen Geister vergleicht das Los der Engel und der Menschen. Die Engel, welche die Probe bestanden haben, erhalten als Lohn den „ewigen Tag"; jene, die gefehlt haben, leben in der „ewigen Nacht". Im Gegensatz zu ihnen erlangt „das jüngere Geschlecht", die Menschen, nach dem Sündenfall durch die Wiedergeburt die Hoffnung auf das Himmelslicht. Bevor sie aber das Ziel des ewigen Lebens erreichen, erwartet sie eine zweifache Todespein: die Trennung der Seele vom Leib und die Läuterung der Seele[32]. Ein Engel erklärt diese Reinigung:

> „Erfüllen wird dich mit solch heft'gem Schmerz
> des menschgewordenen Gottes Angesicht."[33]
> „Und Mitleid nur fühlst du im Herzen, das
> Der so unendlich liebenswerte Gott
> Ließ willig sich erniedrigen vor dir,
> Von einem Wesen, das so niedrig ist."[34]

Der Dichter stellt die Läuterung so dar, daß die Seele, die zwar schon frei von der Sünde ist, einerseits in Scham versinkend sich vor dem heiligen Ange-

---

[29] TdG 49
[30] TdG 51
[31] TdG 53–55
[32] TdG 55–59
[33] TdG 59
[34] TdG 61

sichte Gottes verbergen möchte, während sie andererseits von Sehnsucht verzehrt dieses Antlitz zu schauen wünscht. Dennoch ist die Seele gefaßt; sie empfindet keine Furcht mehr; eine große geheimnisvolle Harmonie umflutet sie jetzt schon.[35] Der Engel erklärt ferner, daß die Güte Gottes nur jener kennt, der das Angesicht Gottes wirklich schaut. Dieses läßt die Züge des Erlösers erkennen, der am Ölberg von der Todesangst ergriffen war.

Der vierte Chor schildert die Schwäche des Menschen, der aus Fleisch und Blut geschaffen ist. Ob der Schlaffheit bespottet der Feind des Menschen den Schöpfer selbst, als ob er daran schuld sei.[36] Dennoch klingt zum Schluß des Gesanges die Erlösung des Menschen an, die das hauptsächliche Thema des fünften Chorgesangs bildet. Dieses Loblied auf den Erlöser stellt den Höhepunkt des Gesangs der himmlischen Geister dar. Er rühmt Gottes unergründliche Weisheit und seine freigebige Liebe, die im Erlöser erschien und den Feind des Menschen besiegte. Der Erlöser selbst erlitt eine zweifache Todespein:

> *„Daß einsam er im Garten und*
> *Erhöht in Kreuzesnot*
> *Ein Beispiel seinen Brüdern gab*
> *Im Leiden und im Tod“.*[37]

6. Das persönliche Schicksal

Der Engel erklärt schließlich, daß die Gebete der Freunde, die das Totenbett umstehen, aufgenommen werden. Jener Engel, der dem Erlöser am Ölberg in seiner Todesangst beistand, vermittelt die Fürsprache. Er ruft Furcht, die Herzensangst, die Sündenlast, die der Erlöser erduldete, in die Erinnerung, und er bittet um die Verkürzung der Leidenszeit für die Seele[38].

So tritt die Seele nun vor den Richter, während der Engel die gerettete Seele glücklich preist. In stiller Hoffnung nimmt die Seele das Urteil Gottes an:

> *„Dort, regungslos, voll Glück in tiefstem Schmerz*
> *Und unverzagt,*
> *Sing ich mein Klagelied himmelwärts*
> *Bis Rettung tagt;*
> *Sing ich Erleichterung der wunden Brust,*
> *Die ohne Ruh*
> *Sich müht und härmt, bis sie einst eilt vor Lust*
> *Dem Frieden zu.*
> *Sing ich vor meinem Herrn, den ich erkor; –*
> *Hinweg mich trag,*
> *Daß schneller meine Seele steig empor,*
> *Zu schaun Ihn in der Wahrheit immerwähr'ndem Tag.“*[39]

---

[35] TdG 61   [36] TdG 65   [37] TdG 69   [38] TdG 71   [39] TdG 73

7. Die Bitten der Seele im Reinigungsort und die Verheißung ewiger Freude

In den zwölf Bitten der Seelen im Fegfeuer klingen die Verse des Psalmes 90 (89) an, der den ewigen Gott und den vergänglichen Menschen zum Inhalt hat.[40] Newman greift die Gedanken des Psalmes auf und gestaltet sie auf dichterisch freie Weise zu markanten Kurzgebeten. Der ewige Gott ruft den sterblichen Menschen zurück; tausend Jahre sind vor ihm wie ein Tag. Der schwache Mensch ist vergänglich wie das Gras, das am Morgen sproßt und schon am Abend welk ist. Dieser Mensch lebt als Sünder von der Barmherzigkeit Gottes. Die Klagen des Psalmes münden ebenso wie die Gebete Newmans in eine Bitte um Gottes Huld. Die Herrlichkeit des Herrn leuchtet bereits über jenen auf, die auf dem Weg zu Ihm sind. Das Licht am Horizont ist schlechthin Verheißung geworden: „In Jesus dem Christus ist die Menschheit bereits in ihrem Haupt aller Hinfälligkeit und Vergänglichkeit enthoben."[41] Newman beschließt diese Bitten mit dem Lobpreis auf den dreifaltigen Gott.

Der letzte Gesang wird von dem Engel vorgetragen, der noch einmal auf den teuren Lösepreis und auf die Reinigung hinweist. Engel erfüllen die Aufgabe ihrer Sendung; sie helfen der Seele am Throne Gottes. Noch einmal weist der Dichter auf das Gebet hin:

> *„Fürbitt im Himmel, Messen auf der Erde.*
> *Leb wohl, mein Bruder! Bald ist es vollbracht,*
> *Geduldig, standhaft trag die Last der Sorgen;*
> *schnell wird vergehen der Prüfung Nacht,*
> *Ich komme und wecke dich, wenn tagt der Morgen.*[42]

Die Aufnahme des Traumes des Gerontius

Wie schon angedeutet wurde, fand die Dichtung Newmans eine sehr wohlwollende Aufnahme. Die lebendige Schilderung der Welt jenseits des Schleiers und ihre christliche Interpretation hinterließ einen tiefen Eindruck. Schon zu Lebzeiten Newmans verglich man diese Dichtung mit Dantes großem Werk, der Divina Comedia. Alexander White (1901) urteilte: „Hätte Dante den „Traum" geschrieben ... es wäre seines Genius würdig gewesen. Es ist ein Gedicht, das jedermann auswendig lernen sollte, der daran ist zu sterben".[43] Richard Hutton widmete dem Traum des Gerontius das letzte Kapitel seiner Newman-Bio-

---

[40] TdG 75
[41] Deissler, A., Die Psalmen, Düsseldorf 1964, S 358
[42] TdG 77
[43] Theis, N., John Henry Newman, S 95

graphie[44]. Der bekannte Übersetzer von Newmans Werken Theodor Haecker sah in dieser Dichtung ein Herzstück der Schriften Newmans[45].

General Charles George Gordon (1833–1885), der in der eingeschlossenen Festung Khartum im Sudan fiel, besaß ein Exemplar des Traumes des Gerontius, auf dem er einige Notizen vermerkt hatte und das dem greisen Newman von einem Freund des Generals überbracht wurde. Newman meinte dazu, daß der tapfere General das Wort des hl. Paulus verstanden hatte, daß wir täglich sterben sollen.[46]

Der englische Komponist Edward Elgar (1857–1934), dem an seinem Hochzeitstag die Dichtung Newmans geschenkt wurde, war so sehr von ihr beeindruckt, daß er sich entschloß, sie musikalisch als Oratorium zu gestalten. Als er dieses am 6. Juni 1900 vollendet hatte, schrieb er: „Dies ist das Beste von mir, im übrigen aß und trank, schlief, liebte und haßte ich wie irgendeiner; mein Leben war wie Dunst und ist nicht mehr; aber dieses sah und erlebte ich: dieses, wenn irgend etwas von mir, ist würdig Ihres Gedenkens."[47]

Das Motto, das Newman über diese Dichtung schrieb: „Ex umbris et imaginibus in veritatem", wünschte er auch als seine Grabesinschrift.

[44] Hutton, R. H., Cardinal Newman, London (1891) 1905, S 244–251. Hutton betrachtet den Traum des Gerontius als Zusammenfassung des Lebens von J. H. Newman
[45] Theis, N., John Henry Newman, S 95
[46] Ward, W., The life of John Henry Cardinal Newman II, S 514–515
[47] Theis, N., John Henry Newman, S 95–96

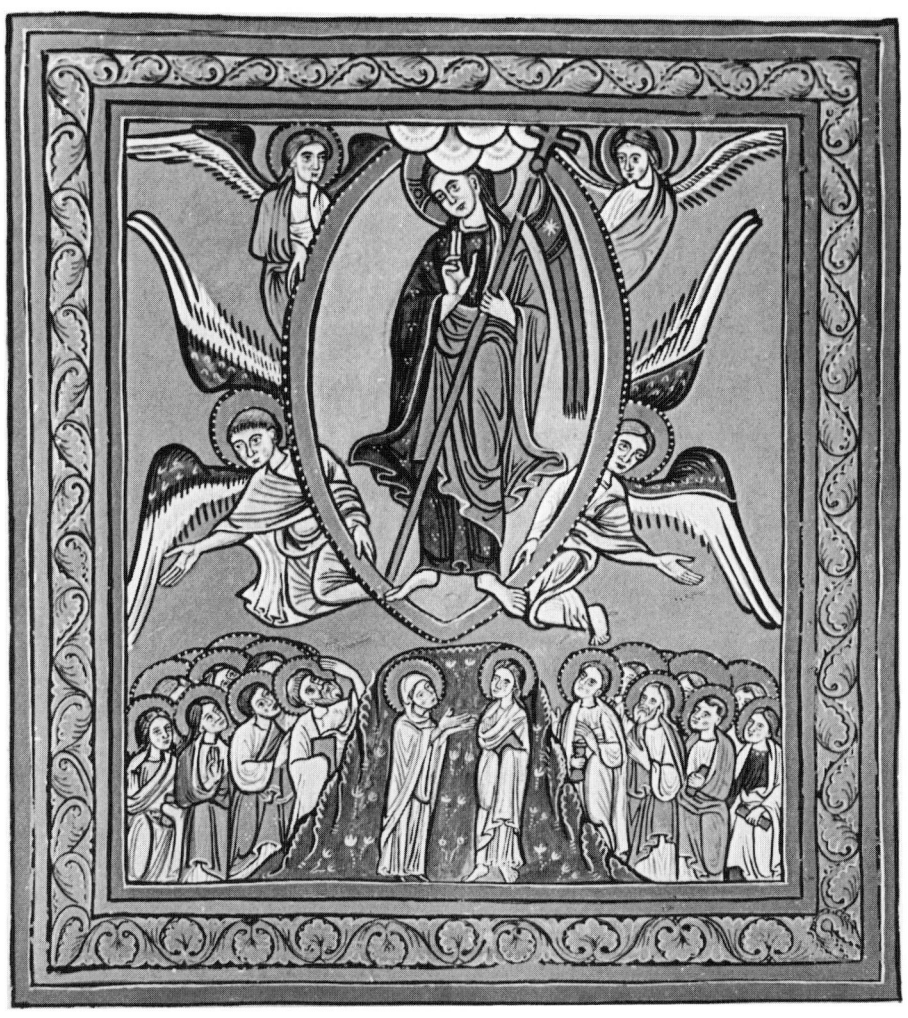

Himmelfahrt Christi, um 1200 entstandene spätromanische Bilderhandschrift aus dem
unterelsässischen Benediktinerkloster Weissenburg, seit 1779 im Benediktinerkloster
St. Peter (Schwarzwald), seit 1807 in der Großherzoglichen Hofbibliothek in Karlsruhe
(Bad. Landesbibl.).
Eingeschlossen in eine lichtgrüne, goldgesäumte Mandorla fährt der siegreiche Gottessohn,
von vier Engeln getragen, zum Himmel auf. Die Wolken verhüllen das Haupt Christi zur
Hälfte, um ihn „vor den Augen der Seinen hinwegzunehmen" (Ap. I, 1–2). Bemerkenswert
ist das Hineingreifen der Engel in die Mandorla im Sinne einer romanischen bzw. bereits
protogotischen Realisierung des Vorganges. Unten drängen sich um Maria und Johannes in
einer kleinfigurigen Gruppe die Schar der Jünger und Freunde Christi (E. J. Beer).
Aus „Das Evangelistar aus St. Peter", Vollfaksimile-Ausgabe, hrsg. von Franz Anselm
Schmitt, Fol. 6 v. Feuermann, Basel 1971

Titan und Niobe
Haltungen zum Tod
im Werk Gottfried Benns

Günther Kleefeld, Tübingen

Ein beliebter Spruch für das Poesiealbum empfiehlt die Sonnenuhr als Vorbild einer weisen Lebenshaltung: „Mach' es wie die Sonnenuhr – zähl' die heitern Stunden nur". Einspruch gegen eine solche falsche Arithmetik des Behagens erhebt der Satz, den Gottfried Benn auf dem Zifferblatt der mittelalterlichen Sonnenuhr in einem Pyrenäendorf fand: „Vulnerant omnes – ultima necat".[1] Dieser Satz, Ausdruck einer zutiefst pessimistischen Weltsicht, wird von Benn des öfteren zitiert, und er könnte als Motto über dem Gesamtwerk des Dichters stehen. Der Pessimismus gilt ihm als spezifische Affektlage der schöpferischen Menschen im 20. Jahrhundert; er beschreibt sie als „stygische Seelen, / einsame, hoch und alt" (III, 185). Benn sieht das Leben sub specie mortis, seine Dichtung lenkt den Blick auf die düsteren Stunden, auf Leiden und Tod.

Bekannt wurde Gottfried Benn durch ein lyrisches Flugblatt mit dem Titel „Die Morgue und andere Gedichte", das bei seinem Erscheinen im Frühjahr 1912 einen literarischen Skandal verursachte. Von Lyrik hatten die Leser sich Anderes erwartet, Lyrisches eben: zarte Gefühle, sanfte Töne, erlesene Worte. Und in dieser vertrauten Weise schien Benn ja auch anzuheben, mit einem Blumengedicht: „Kleine Aster". Elegisches stand demnach zu erwarten – wie oft hatte nicht schon die vergängliche Schönheit der Blumen als tertium comparationis metaphorischer Rede über den Menschen gedient ... Alle Blümlein der Romantik brachten sich in Erinnerung, dann auch Rilkes schon damals berühmte „Blaue Hortensie", vor allem aber die „letzten Astern" aus Stefan Georges „totgesagtem Park", jenem unvergeßlichen Herbstgedicht mit der kostbaren Zeile: „Erlese, küsse sie und flicht den Kranz". Allerlei poetische Blütenträume also vermag der Titel zu wecken; er kündigt Zartes, Kleines, Lebendiges, Buntes, Duftendes, Anziehendes, Weibliches an. Aufgetischt wird nun aber das genaue Gegenteil – Grobes, Massiges, Totes, Bleiches, Übelriechendes, Abstoßendes, Männliches – die Leiche eines Bierfahrers:

---

[1] Zitiert wird nach: Gottfried Benn. Gesammelte Werke in vier Bänden. Hrsg. von D. Wellershoff, Wiesbaden 1978. – hier I, 399

Ein ersoffener Bierfahrer wurde auf den Tisch gestemmt.
Irgendeiner hatte ihm eine dunkelhellila Aster
zwischen die Zähne geklemmt.
Als ich von der Brust aus
unter der Haut
mit einem langen Messer
Zunge und Gaumen herausschnitt,
muß ich sie angestoßen haben, denn sie glitt
in das nebenliegende Gehirn.
Ich packte sie ihm in die Brusthöhle
zwischen die Holzwolle,
als man zunähte.
Trinke dich satt in deiner Vase!
Ruhe sanft,
kleine Aster!   *(III, 7)*

Mit der Wahl seines Gegenstandes, in Wortwahl („ersoffen" statt „ertrunken"; in den Leichengeruch mischt sich assoziativ noch Alkoholdunst) und Tonfall verstößt dieser Dichter in gröbster Weise gegen alle Vorstellungen, die der Leser – nicht nur der von 1912 – sich von Lyrik macht. Nüchtern, ohne erkennbare Gefühlsregung, ohne Rücksicht auf Pietät und Takt, referiert das lyrische Ich, in der Rolle des sezierenden Pathologen, die scheußlichen Einzelheiten der Leichenöffnung; wenn schließlich die Brusthöhle des Bierfahrers zum Grab der Blume wird, so kann die Verwendung der Abschiedsformel „Ruhe sanft" in diesem Zusammenhang nur als Zynismus anmuten.

Dem toten Adam gibt Benn im zweiten Gedicht „Schöne Jugend" eine Eva zur Seite, eine weibliche Wasserleiche. „Der Mund eines Mädchens...", so beginnt die erste Zeile, weckt damit Erinnerungen an manchen Kuß, an manche rosenfarbene Zeile aus dem Fundus der Liebeslyrik – um alle solche Vorstellungen sogleich gründlich zu zerstören: „... das lange im Schilf gelegen hatte,/ sah so angeknabbert aus" (III, 8). Der „Mund" – ist von Ratten angenagt; die „Brust", Inbegriff weiblichen Reizes – wird aufgebrochen; eine „Laube" – ist kein verschwiegener Ort im Garten[2], geeignet für Zärtlichkeiten und Liebesgeflüster, sie befindet sich vielmehr unter dem Zwerchfell der Leiche und enthält ein Rattennest. „Schöne Jugend" – bezieht sich nicht etwa auf das Mädchen, sondern auf die Ratten:

Ein kleines Schwesterchen lag tot.
Die andern lebten von Leber und Niere,
tranken das kalte Blut und hatten
hier eine schöne Jugend verlebt.   *(III, 8)*

---

[2] „Gartenlaube" war auch der Titel einer verbreiteten Familienzeitschrift, die sich vornehmlich dem Idyll widmete. 1853 gegründet, wurde ihr Erscheinen erst 1943 eingestellt

Der Dichter zitiert Eros, um ihn mit Thanatos auszutreiben. Und zynisch ist auch der Schluß dieses Gedichtes – wenn das lyrische Ich schließlich ein lyrisches Ach über die Lippen bringt, damit einen Restbestand an Emotion zu erkennen gibt, so gilt dieser Seufzer dem Tod der Ratten: „Ach, wie die kleinen Schnauzen quietschten!"

Weitere Sektionsberichte folgen in dem Flugblatt; dann sieht der Leser sich konfrontiert mit den Einzelheiten einer Blinddarmoperation, wird genötigt zu einem Gang durch die Krebsbaracke: „Bett stinkt bei Bett. Die Schwestern wechseln stündlich" (III, 14). Daß diese Gedichte Empörung hervorriefen, ist verständlich – auch noch beim heutigen Leser wecken sie zumindest einen deutlichen Widerwillen. Ratlosigkeit stellt sich ein: warum solche Gedichte, diese grauenhaften Bilder von Krankheit und Tod? Ein erzürnter Rezensent fand 1912 schnell eine Antwort: „Über die Perversität dieser Gedichte zu schreiben, ist als Lyrikkritiker nicht meine Sache. Ich überlasse diesen interessanten Fall den Psychiatern".[3] Die Frage nach der Psychologie des Autors drängt sich in der Tat auf; und neben der Etikettierung dieser Gedichte als „pervers" (das Fremdwort wurde bald ersetzt durch ein rein deutsches: „entartet") scheint sich eine plausiblere Diagnose anzubieten. Benn selbst berichtet rückblickend von der Entstehung seiner Morgue-Gedichte:

Als ich die „Morgue" schrieb ... war es abends, ich wohnte im Nordwesten von Berlin und hatte im Moabiter Krankenhaus einen Sektionskurs gehabt. Es war ein Zyklus von sechs Gedichten, die alle in der gleichen Stunde aufstiegen, sich heraufwarfen, da waren, vorher war nichts von ihnen da; als der Dämmerzustand endete, war ich leer, hungernd, taumelnd und stieg schwierig hervor aus dem großen Verfall. (IV, 45)

Die Diagnose „traumatisches Erlebnis" liegt nahe. Die Gedichte ließen sich somit verstehen als Dokumente der seelischen Erschütterung des jungen Benn beim Anblick der Toten auf dem Sektionstisch – zu einem Zeitpunkt überdies, in dem das Krebsleiden seiner eigenen Mutter das Endstadium erreicht hatte (Tod im April 1912). Kälte und Zynismus der Gedichte könnten begriffen werden als Abwehr einer übermäßigen Emotion, als Versuch, der eigenen Verzweiflung zu begegnen.

Bei näherer Überlegung muß freilich auch diese Antwort als allzu einfach erscheinen. Gedichte sind ja doch mehr und Anderes als bloß private, autotherapeutische Übungen; sie sind an einen Leser adressiert, auf eine Wirkung bedacht, konstruiert im Hinblick auf diese intendierte Wirkung. Benns Bilder aus dem Sektionssaal sind nicht als Abbilder eines faktisch Erlebten, als Verdoppelung der Wirklichkeit zu begreifen (die Aster im Mund des Bierfahrers ist so wenig „realistisch" wie das Rattennest in einer Mädchenleiche), sondern als Fiktion, als dichterische Entwürfe. Auch der Zynismus ist nicht unmittelbar

---

[3] Hans Friedrich am 1.4. 1912. In: Janus 1, 1911/12, S 359

der Benns, sondern der eines – ebenfalls fiktiven – lyrischen Ichs: eine bewußt eingenommene künstlerische Haltung. Absichtsvoll führt der Dichter Häßliches, Abstoßendes vor Augen – seine Gedichte sind nicht bloße Folge eines Schocks: sie wollen einen Schock vielmehr verursachen.

Die Traumadiagnose büßt ihre Erklärungskraft weiter ein, wenn man bedenkt, daß zur gleichen Zeit auch Georg Heym, Student der Rechte, nicht der Medizin, mit ähnlich Degoutantem aufwartet. Von ihm stammt eine kurze Novelle mit dem Titel „Die Sektion"[4]; eines seiner vielen Gedichte, die den Tod zum Gegenstand haben, ist überschrieben mit „Die Morgue". Bei Heym stößt der Leser auch auf eine nahe Verwandte des toten Mädchens aus Benns Morgue-Zyklus:

> *Staub, Obst, Papier in einer dicken Schicht,*
> *So treibt der Kot aus seinen Röhren ganz.*
> *Ein weißes Tanzkleid kommt, in fettem Glanz*
> *Ein nackter Hals und bleiweiß ein Gesicht.*
>
> *Die Leiche wälzt sich ganz heraus. Es bläht*
> *Das Kleid sich wie ein weißes Schiff im Wind.*
> *Die toten Augen starren groß und blind*
> *Zum Himmel, der voll rosa Wolken steht.*
>
> *Das lila Wasser bebt von kleiner Welle.*
> *– Der Wasserratten Fährte, die bemannen*
> *Das weiße Schiff. Nun treibt es stolz von dannen,*
> *Voll grauer Köpfe und voll schwarzer Felle.*
>
> *(Die Tote im Wasser; I, 117)*

Auch bei Trakl schließlich, dem dritten bedeutenden Repräsentanten der frühen expressionistischen Lyrik, finden sich solche Bilder von Tod und Verwesung: „Am Abend ging er gerne über den verfallenen Friedhof, oder er besah in dämmernder Totenkammer die Leichen, die grünen Flecken der Verwesung auf ihren schönen Händen."[5] Ein nekrophiler Zug ist diesen Dichtern ganz offenkundig gemeinsam, er ist ein wesentliches Stilmerkmal des mit ihnen einsetzenden literarischen Expressionismus.

Wenn Benn erklärt, seine Morgue-Gedichte seien – nach einem Sektionskurs – spontan und voraussetzungslos entstanden („... vorher war nichts von

---

[4] Georg Heym. Dichtungen und Schriften. Hrsg. von K. L. Schneider, Hamburg/München 1960 ff, Bd. II, S 35–37. Zur Interpretation vgl. Kleefeld, G., Jakobinermütze und Totenkopf. Die Ambivalenz der destruktiven Phantasien Georg Heyms. In: Cremerius J et al. (Hrsg) Freiburger literaturpsychologische Gespräche Bd. 6 (Literatur und Aggression). Würzburg 1987, S 65–88

[5] Georg Trakl (1969) Dichtungen und Briefe. Hrsg. von W. Killy und H. Szklenar. Salzburg, Bd. I, S 147

414

ihnen da"), so bedarf diese Aussage einer Relativierung. Keineswegs wurden seine Gedichte aus dem Nichts geboren – vor ihnen war etwas da: eine Geschichte der Lyrik und damit auch eine der Todesdarstellungen im Gedicht. Darauf nehmen die skandalisierenden Gedichte Benns implizit Bezug. Ein kurzer Rückblick auf die literarische Geschichte des Todes erscheint hier geboten; die expressionistischen Szenerien des Grauens müssen betrachtet werden vor dem Hintergrund der lyrischen Tradition.

Eine ähnliche Todesdrastik kannte schon die Lyrik des Barock. Gryphius etwa führte seinen Leser 1657 über den Kirchhof und ließ ihn einen Blick in offene Gräber tun:

> *Der Därmer Wust reist durch die Haut/*
> *So von den Maden gantz durch bissen;*
> *Ich schau die Därmer (ach mir graut!)*
> *In Eiter/Blutt vnd Wasser fliessen!* [6]

Kaum geringer ist hier der Terror, der auf den Leser ausgeübt wird – ein Terror in lehrhafter Absicht. Dies wirst du sein: der Memento-Mori-Ruf sollte die Menschen, die sich dem „Carpe Diem" verschrieben hatten, ermahnen, über den diesseitigen Genüssen das jenseitige Gericht nicht zu vergessen, Sorge zu tragen für das Heil ihrer Seele. Im Auftrag der Kirche verordnet der Dichter dem Leser einen – durchaus heil-samen – Schock: Bedenke, daß du sterben mußt, damit du das ewige Leben gewinnst!

Lehrhaft, doch nicht länger unter jenseitigen Perspektiven, blieb auch die Dichtung der Aufklärung; der Dichter wurde zum Erzieher des Menschengeschlechtes, dessen stete Vervollkommnung die Geschichte zu versprechen schien. Der Mensch war erfüllt von einem neuen Glauben, dem Glauben an sich selbst, an seine Möglichkeiten, an eine bessere, hellere Zukunft; solch optimistischer Geschichtsphilosophie waren alle Gedanken an ein tödliches Ende, ein Finale gar mit Schrecken, unverträglich. Diskussionen über die Entwicklung des menschlichen Geistes sollten nicht gestört werden durch Beiträge, die auf der Verwesung des Fleisches insistierten; verpönt war der Poetik der Aufklärung daher das barocke Grausen. Die mittelalterlichen tanzenden Gerippe wurden aus der Literatur ausgetrieben, die drohenden Höllenfeuer gelöscht, die Gräber geschlossen. Mit dem neuen Menschenbild erstand auch ein neues Bild des Todes; er erscheint nicht länger als finsterer Knochenmann mit Hippe, sondern, klassizistisch geschönt, in griechischer Gestalt, als Jüngling mit gesenkter Fackel. [7] Dieser Wandel der literarischen Todesdarstellung wird

---

[6] „Kirchhofsgedanken". In: Andreas Gryphius. Gesamtausgabe der deutschsprachigen Werke. Hrsg. von M. Szyrocki, Tübingen 1963, Bd. III, S 13 – Im übrigen hatte auch Gryphius schon Erfahrungen am Sektionstisch gemacht

[7] Wichtige Impulse gingen dabei aus von Lessings Schrift „Wie die Alten den Tod gebildet" (1769)

von Novalis in den „Hymnen an die Nacht" treffend rekapituliert. Erst war der Tod ein entsetzliches Bildnis

> *Das furchtbar zu den frohen Tischen trat*
> *Und das Gemüt in wilde Schrecken hüllte.*
> *Hier wußten selbst die Götter keinen Rat,*
> *Der die beklommne Brust mit Trost erfüllte.*
> *Geheimnißvoll war dieses Unholds Pfad,*
> *Des Wuth kein Flehn und keine Gabe stillte;*
> *Es war der Tod, der dieses Lustgelag*
> *Mit Angst und Schmerz und Tränen unterbrach.*

Die Gesellschaft an den „frohen Tischen" wünscht nicht gestört zu werden von finsteren Gestalten, steinernen Gästen; Einlaß wird dem Tod allenfalls in angenehmer Maskierung gewährt. So verwandelt sich das gespenstische Gerippe in einen schönen Jüngling:

> *Mit kühnem Geist und hoher Sinnenglut*
> *verschönte sich der Mensch die grause Larve,*
> *Ein sanfter Jüngling löscht das Licht und ruht –*
> *Sanft wird das Ende, wie ein Wehn der Harfe.*[8]

Die idealistische Naturphilosophie unter dem Einfluß von Spinoza und Rousseau ließ eine weitere Todesvorstellung wichtig werden: Unter den verschiedenen Auslegungen des Schlagwortes von der „Rückkehr zur Natur" findet sich auch eine letale Lesart. So betrachtet etwa Hölderlins Empedokles seinen Todessprung in den Ätna als eine Vereinigung mit der Natur, dem (spinozistischen) Hen kai Pan; die Natur erscheint als „dunkle Mutter", die „zum Äther aus die Feuerarme breitet", um ihr Kind, den menschlichen Geist, wieder bei sich aufzunehmen.[9] Die romantische Kritik am Rationalitätsglauben der Aufklärung, an deren einseitiger Orientierung am Lichte der Vernunft, bereitet den Boden für einen Kultus des Dunklen, des Mütterlichen, der Nacht, in dessen Rahmen sich eine wahre Todessehnsucht entwickelt – die Hymnen des Novalis an die Nacht sind eine Preisung des Todes: „Hinunter in der Erde Schoß, / Weg aus des Lichtes Reichen ..."[10] Dieser regressive, irrationale Zug ließ auch christliche Jenseitsvorstellungen wieder aufleben. So erscheint der Tod bei Eichendorff als eine Gestalt, in der sich die Züge des Christus mit denen des antiken Todesgenius mischen:

> *In blühendem Mohne*
> *Der träumerisch glänzt,*
> *Und Lilienkrone*
> *Erscheint er bekränzt.*

---

[8] Novalis. Schriften. Hrsg. von P. Kluckhohn und R. Samuel, Stuttgart 1960, Bd. I, S 143
[9] „Der Tod des Empedokles" (3. Fassg). In: Friedrich Hölderlin. Sämtliche Werke. Hrsg. von F. Beißner, Stuttgart 1943, Bd. IV, S 139
[10] Novalis, Bd. I, S 153

Sein Mund schwillt zum Küssen
So lieblich und bleich,
Als brächt'er ein Grüßen
Aus himmlischem Reich.

Eine Fackel wohl trägt er,
Die wunderbar prangt,
„Wo ist einer", frägt er,
„Den heimwärts verlangt?"

Und manchmal da drehet
Die Fackel er um –
Tiefschauernd vergehet
Die Welt und wird stumm.[11]

Als schöner Jüngling, Bruder des Schlafs, hat der Tod seinen Schrecken verloren, trägt er oft geradezu verführerische Züge. Noch in dem Knaben Tadzio aus Thomas Manns Novelle „Der Tod in Venedig" (entstanden 1911) wirkt die klassisch-romantische Figur des Todesgenius nach.

In der Lyrik war also der Tod – wie die Liebe und die Natur – schon lange ein bevorzugtes Thema gewesen, bevor die Generation der expressionistischen Dichter sich mit ihren schockierenden Beiträgen zu Wort meldete. Wenn überdies Lyriker sich häufig auf Orpheus als ihren mythischen Stammvater berufen („Immer ist es Orpheus, wenn es singt": Rilke), so ließe das vielleicht sogar den Schluß auf eine gattungsspezifische Affinität der Lyrik zum Thema Tod zu. Die Totenklage des Orpheus um Eurydike ist ja doch eine lyrische Urszene, die sich in der Geschichte dieser Gattung vielfach wiederholt; schon das Wort „Lyrik" läßt das Saitenspiel seiner Lyra leise aufklingen, bringt orphische Trauer in Erinnerung. Auch noch Edgar Allan Poe, der mit seinen kühlen Reflexionen über die Gedichtkomposition aller romantischen Gefühlspoesie den Krieg erklärt und damit der modernen Lyrik – gerade auch der Benns – den Weg bereitet, zieht in seiner Poetik die Wirkungskraft der orphischen Szene ins Kalkül: „Der Tod einer schönen Frau", so schreibt er, sei „fraglos das poetischste Thema der Welt – und kein Zweifel: am ergreifendsten klingt es aus dem Munde eines vereinsamten Liebhabers".[12]

---

[11] Joseph von Eichendorff. Werke. Hrsg. von W. Rasch, München 1959, S 1153 (Aus der Novelle „Das Marmorbild")

[12] Edgar Allan Poe. The Philosophy of Composition (1846). Zitiert nach: Höllerer, W., Theorie der modernen Lyrik. Dokumente zur Poetik. Hamburg 1965, S 11 ff. Diese ungemein bedeutsame Abhandlung, in der Poe den Entstehungsprozeß seines Gedichts "The Raven" rekapituliert, war Benn natürlich ebenso bekannt wie Georges Gedicht „Komm in den totgesagten Park …" Auf beide nimmt er Bezug in seinem Marburger Vortrag „Probleme der Lyrik" (I, 494 ff); das letzte Wort von Poes Gedicht ("Nevermore" – es war, wie Poe darlegt, die eigentliche Keimzelle des Gedichts) wird von Benn des öfteren zitiert

Vor dem Hintergrund dieser grob skizzierten Geschichte der Todesdarstellungen in der Dichtung mutet die frühe Lyrik Benns wie ein literarhistorischer Atavismus an: Es hat den Anschein, als lebten in seinen Gedichten – auch in denen Heyms und Trakls – die barocken Tendenzen zum Grauen wieder auf. Indem sie zur Drastik des Todes zurückkehren, machen sie die beschriebene Entwicklung rückgängig, die seit der Aufklärung zu einer zunehmenden Ästhetisierung und Idealisierung des Todes führte. Sie erheben Einspruch gegen ein überkommenes Kunstverständnis, das bestimmte Bereiche der Wirklichkeit tabuisierte, gegen eine Ästhetik des Wohlgefallens und der Harmonie. Atavismus: er ist zu begreifen als die Wiederkehr eines literarhistorisch Verdrängten. Benns nüchterne Protokolle aus dem Sektionssaal sind ein vehementer Protest gegen eine lyrische Tradition, die den Dichter festlegte auf eine Rolle als „Landschaftsbeträumer und Blümchenverdufter" (IV, 388), als „Bewisperer von Gräsern und Nüssen und Fliegen" (IV, 411). Wenn im Gedicht „Kleine Aster" eine Blume in der Leiche eines „ersoffenen Bierfahrers" begraben wird, so erhält diese unrealistische, makabre Szene symbolischen Charakter: Mit dem abschließenden „Ruhe sanft" wird nicht nur die Blume verabschiedet, sondern zugleich die ganze Tradition „blumiger" Lyrik, die sie repräsentiert. Über diese Tradition und den durch sie bestimmten literarischen Erwartungshorizont des Lesers schreibt Benn:

Die Deutschen ... sind in ihrer Prosa durch die Entwicklungsromane, die Sucherromane, die Ehe- und Innerlichkeitsepopöen etwas niedergehalten und in der Lyrik durch Andichtungen und Stimmungsbilder, sie lesen ja selbst aus den Duineser Elegien nur den Engel heraus. Man denkt manchmal, der Deutsche hat eine ganz besondere Neigung, sich die tatsächliche Lage des Menschen von heute zu verschleiern, er sieht lieber fort ins Antik-Humanistische, transplantiert etwas Paulinisches und macht ein klassizistisches Pflaster drauf. (IV, 376)

Die Brutalität der Morgue-Gedichte wird so verständlich: Sie entfernen das klassizistische Pflaster, zerreißen den Schleier; der Schock, den sie verursachen wollen, soll dem Leser die Augen öffnen für die conditio humana.

Todesdrastik in lehrhafter Absicht – die Bezüge zur Dichtung des Barock sind nicht zu übersehen. So entspricht auch dem Lerngang über den Friedhof, den Gryphius mit seinem Leser unternahm, ganz unverkennbar der Anschauungsunterricht, den Benn in seinem Gedicht „Mann und Frau gehn durch die Krebsbaracke" erteilt:

Der Mann:
Hier diese Reihe sind zerfallene Schöße
und diese Reihe ist zerfallene Brust.
Bett stinkt bei Bett. Die Schwestern wechseln stündlich.

Komm, hebe ruhig diese Decke auf.
Sieh, dieser Klumpen Fett und faule Säfte,

das war einst irgendeinem Manne groß
und hieß auch Rausch und Heimat.

Komm, sieh auf diese Narbe an der Brust.
Fühlst du den Rosenkranz von weichen Knoten?
Fühl ruhig hin. Das Fleisch ist weich und schmerzt nicht.
(...) (III, 14)

Der demonstrative Gestus dieser Zeilen ist evident. Die Aufforderung „Komm, hebe ruhig diese Decke auf" ist der Schlüssel zum Verständnis des gesamten Morgue-Zyklus und einer großen Gruppe verwandter Gedichte des jungen Benn. Gesprochen wird der Satz von dem Mann, dem Arzt, der mit den schrecklichen Bildern der Krankheit vertraut ist; adressiert ist er an eine Frau. In der Rolle dieser Frau findet sich zugleich der Leser wieder – er wird also angesprochen als ein weibliches Wesen, genauer: als ein Mensch mit den Charaktermerkmalen, die nach traditionellem Verständnis als feminin gelten, als ein „schwaches" Geschöpf, empfindsam, weich, gefühlsorientiert. Der Satz schreibt seinem Adressaten, der Frau und dem Leser, ein Bedürfnis zu, die schreckliche Wahrheit „zugedeckt" zu lassen, vor ihr die Augen zu verschließen (und jeder Leser Benns wird dieses Bedürfnis in der Tat als Widerwillen in sich verspüren; mancher wird die Gedichte schockiert aus der Hand legen). Diesen „femininen", weichen Leser soll nun der Gang durch die Krebsbaracke, die Konfrontation mit den Bildern des Leidens und des Todes erziehen zu einer „männlichen", harten Haltung, zu einer nüchternen, illusionslosen Sicht der Dinge; er wird, wie Benn es knapp formuliert, „die Lage erkennen müssen und sie bestehn" (IV, 276). Repräsentanten dieser männlichen Maxime sind der Arzt der „Krebsbaracke" und der sezierende Pathologe; die Maxime definiert zugleich die in den Augen Benns einzig legitime Haltung des Künstlers, die Haltung des „Intellektualisten", die er so beschreibt: „Intellektualismus ist die kalte Betrachtung der Erde, warm ist sie lange genug betrachtet worden, mit Idyllen und Naivitäten und ergebnislos" (IV, 57). Männlich also ist der kühle Intellekt, während der Frau das Gefühl zugeordnet wird; mit bloßen Gefühlen aber ist die Lage nicht zu bestehen. Feminine Schwäche läßt im Anblick des Todes nur zwei Reaktionen zu: die Abwehr, das Augenverschließen, oder die emotionale Kapitulation, die Träne. „Frauen haben ja ... zum Tod überhaupt keine andere direkte Beziehung als einen kurzen Strom Tränen – und dann weiter", stellt Benn in einem Brief an Oelze einmal fest.[13] Als männlicher Intellektualist ist der Künstler ein Gegner aller femininen Tendenzen und Bedürfnisse:

Alles Feminine flieht sein Licht, denn er zerstört schonungslos das Weiche, das
Subjektive, und über gewisse Eitelkeiten wirft er leicht einen Donner von Geläch-

---

[13] Gottfried Benn. Briefe an F. W. Oelze. Hrsg. von H. Steinhagen und J. Schröder, Wiesbaden/München 1977, Bd. II, S 179

ter. Er ist der objektive Geist, und es ist klar, daß alle Stimmungsprofiteure gegen ihn nässen ... (IV, 61)

In diesem Sinne sind die Nüchternheit und der Zynismus des lyrischen Ichs in den Morgue-Gedichten eine zugleich anti-lyrische und anti-feminine Haltung. Es ist eine Haltung, die der Dichter auch gegen sich selbst einnimmt – insofern er solche femininen Anteile selbst in sich trägt. Kalt sei sein Herz, so schreibt Benn einmal, „ein Herz, das eigentlich lyrisch u. weich ist“.[14] Der männliche Intellektualist Benn, der Zyniker, hat also ein feminines Alter Ego, das er bekämpft; auch mit ihm unternimmt er die Visite in der Krebsbaracke, ihm gelten die männlichen Imperative des Arztes, dieses Repräsentanten des „objektiven Geistes“. Das Begräbnis der kleinen Aster erweist sich erneut als eine symbolische Handlung: verabschiedet werden soll nicht nur eine lyrische Tradition, sondern zugleich auch der lyrische, feminine Anteil der eigenen Persönlichkeit, das subjektive Gefühl.

Die Lage erkennen: dies impliziert die Zerstörung aller Illusionen, die schonungslose Ausräumung „gewisser Eitelkeiten“. Einmal mehr stellen sich Bezüge her zur Dichtung des Barock: „Eitelkeit“ (Vanitas) war eine zentrale Vokabel jener Epoche.[15] Allen diesseitigen Zielen, die Menschen sich stecken mochten, sprach sie den Wert ab, um den Blick auf die Ewigkeit zu lenken. Neben dem modernen Wortsinn von „eitel“ (selbstgefällig, eingebildet) klingt in Benns Formulierung der barocke auf: Sie erklärt eine Reihe von Vorstellungen, auf die menschliches Selbstbewußtsein sich gründet, für nichtig, lachhaft. Zu diesen Eitelkeiten zählt nun an erster Stelle gerade das Bild vom Menschen, das zur Zeit des Barock noch gültig war, das christliche. Der Mensch als Kind Gottes, als Krone der Schöpfung, durch seine unsterbliche Seele sich kategorisch unterscheidend von allen anderen Lebewesen? Donnerndes Gelächter:

> *Die Krone der Schöpfung, das Schwein, der Mensch –:*
> *geht doch mit anderen Tieren um!*
> *(...)*
> *Ihr sprecht von Seele – Was ist eure Seele?*
> *Verkackt die Greisin Nacht für Nacht ihr Bett –*
> *schmiert sich der Greis die mürben Schenkel zu,*
> *und ihr reicht Fraß, es in den Darm zu lümmeln,*
> *meint ihr, die Sterne samten ab vor Glück ...?*
>
> *(Der Arzt; III, 12)*

Sah das Christentum den menschlichen Leib als einen Tempel Gottes, als irdisches Gefäß einer unsterblichen Seele, so kommt der sezierende Pathologe zu einem anderen Befund – er sieht nur Fleisch, das der Verwesung entgegengeht, eine Ansammlung von Organen: „Jeder drei Näpfe voll: von Hirn bis Hoden“ (III, 10). Vergeblich sucht er einen „Fleck, der gegen die Verwesung sprä-

---

[14] Briefe an F. W. Oelze, Bd. II, S 270
[15] Siehe auch den Beitrag von F.-W. Wentzlaff-Eggebert in diesem Band, S 237–247

che!! – / Das Fleckchen, wo sich Gott erging …!!!" (III, 37) Die Vorstellungen von Gott, Seele, Jenseits sind nur Ausgeburten des Gehirns: „Dies Gelbgestinke hat uns Gott gedacht" (III, 37). Ausgeräumt wird also zunächst die christliche Eitelkeit; Benns Gedichte rufen ihr „Memento Mori", ohne Perspektiven über das Grab hinaus zu eröffnen. Kein jenseitiges Licht scheint am Horizont auf.

Benns dichterische Lageberichte vermelden aber nicht nur den Tod Gottes, das Ende aller Metaphysik; sie erklären auch den Idealismus für tot. Die idealistische Philosophie hatte ja das Erbe des Christentums angetreten; Gott lebte fort als Weltgeist, spinozistisch in der Natur, hegelianisch in der Geschichte. Jenseitige Hoffnung wurde zur diesseitigen, das zuvor naiv räumlich gedachte Paradies zum Ziel der Geschichte. Den idealistischen Optimismus sieht Benn widerlegt:

Ach, die Idee in der Geschichte! (…) Wer gähnt noch nicht, wer ist noch nicht entflohn? Wer sieht noch nicht das Kasuistische der Schlachten, die Rhythmik der Katastrophen und der Kriegshistorie zirkuläres manisch-depressives Irresein? Fades Dakapo! (I, 10f)

Dem teleologischen Denken setzt er ein zyklisches Geschichtsbild entgegen, ein pessimistisches: „Also ein Kreislauf im Dunklen; Sansaras Rad, umwunden von zermalmten Gliedern, abgebrochenen Hoffnungen, überwiegender Qual" (II, 282). Was idealistisches Denken als Entwicklungsgeschichte des Geistes begriff, faßt Benn naturwissenschaftlich als Phylogenese des menschlichen Gehirns, als „progressive Zerebration" (I, 152); die Begriffe „Geist" und „Seele" rechnet er gleichermaßen zum Vokabular der Eitelkeiten: „Ich brülle: Geist, enthülle dich! / Das Hirn verwest genauso wie der Arsch!" (III, 37).

Für tot erklärt wird schließlich auch die Geschichtsphilosophie des dialektischen Materialismus. Sie hatte ihrerseits den Idealismus beerbt, ihn „aufgehoben", beendet und bewahrt zugleich; noch in Ernst Blochs „Prinzip Hoffnung" lebt idealistischer Optimismus fort. Rückt im Marxismus die klassenlose Gesellschaft als konkrete Utopie an die Stelle der christlichen Hoffnung auf das Paradies, so besteht Benn darauf,

daß der Mensch in allen Wirtschaftssystemen das tragische Wesen bleibt, das gespaltene Ich, dessen Abgründe sich nicht durch Streuselkuchen und Wollwesten auffüllen lassen, dessen Dissonanzen sich nicht auflösen im Rhythmus einer Internationale, der das Wesen bleibt, das leidet. (I, 426)

Mit dieser tragischen Sicht des Menschen und der Geschichte ist Benn, Altersgenosse Blochs, dessen philosophischer Antipode; für ihn heißt Hoffen: „Vom Leben falsche Vorstellungen haben, von dem, was es fordert und von dem, was es bieten kann und vor allem von dem, was man ohne Hoffnung zu leisten und zu tragen hat" (IV, 332). Die teleologische Geschichtsphilosophie hält Benn für eine „eitle" Selbsttäuschung des Menschen, er sieht in ihr nur eine „feminine Fortdeutung von Machtbeständen" (I, 281). Erkenne die Lage, laß alle Hoffnung fahren, die christliche, die idealistische, die materialistische: Diese Botschaft überbringen Benns Gedichte aus dem Leichenschauhaus und der Krebsbaracke dem Leser. Sie sprechen ein „Ecce am Kadaver" (IV, 11), sind gedacht als Einträge in das Poesiealbum aller Hinterweltler und Optimisten. Sansaras Rad, ein Kreislauf im Dunkeln, ewige Wiederkehr des Gleichen, ein permanentes „Stirb und Werde": das ist die conditio humana, ihr ist zu begegnen in männlicher Haltung, ohne Illusionen, ohne Tränen, aufrecht. Diese Haltung bringt Benn in dem 1951 entstandenen Stück „Die Stimme hinter dem Vorhang" auf die Formel: „Im Dunkel leben, im Dunkel tun, was wir können" (II, 445). Es ist der kategorische Imperativ Benns, seine letzte Maxime, die er selbst so auslegt:

Sie will sagen, laßt doch euer ewiges ideologisches Geschwätz, euer Gebarme um etwas „Höheres", der Mensch ist kein höheres Wesen, wir sind nicht das Geschlecht, das aus dem Dunkel ins Helle strebt – wohin wir streben, weiß ich offen gestanden nicht, aber was wir erreichten, war in weitem Umfang das Überhebliche, das Hybride, auch das Dumme – also ein gewisser Abbau dieser unserer Arroganz schien am Platze ...   (IV, 311)

Um den Abbau von Arroganz, um Zerstörung von Eitelkeiten geht es seinen Morgue-Gedichten. Benns betont anti-lyrische, anti-feminine Dichtung verfolgt mit ihrer schockierenden Todesdrastik, ihrem kalten, zynischen Ton also eine didaktische, missionarische Absicht: Ihr militanter Pessimismus will den falschen Glauben zerstören, bekehren zum richtigen, zu einer tragischen Weltsicht. Es ist die Philosophie Nietzsches, für die der Dichter eintritt.

In seiner Schrift „Die Geburt der Tragödie aus dem Geiste der Musik" (1872) greift Nietzsche das optimistische Denken des „sokratischen" Menschen an, wirft ihm Verzärtelung vor; Sokrates ist das antike Vorbild des modernen, wissenschaftsgläubigen, theoretischen Menschen, wie ihn die Aufklärung hervorbrachte. In diesem Sieg der Vernunft, des Optimismus, des Utilitarismus sieht Nietzsche ein Symptom der Dekadenz, kultureller Ermüdung, und er fordert eine Rückkehr zur tragischen Weltbetrachtung, einen Pessimismus der Stärke. Der tragische Mensch der neuen Kultur bedarf einer „Selbsterziehung zum Ernst und zum Schrecken"[16]; er zeichnet sich aus durch eine „Tapferkeit des schärfsten Blicks, die nach dem Furchtbaren *verlangt*, als nach dem Feinde, dem würdigen Feinde, an dem sie ihre Kraft erproben kann".[17] Von hier aus fällt Licht auf die Szene in der Krebsbaracke, auf die Forderung des Mannes an die Frau: „Komm, hebe ruhig diese Decke auf". Sie richtet sich an eine Kultur, die Benn mit tiefem Unbehagen sieht, die er mit Nietzsche als effeminiert betrachtet, als „optimistisch und flachschichtig, jeder Vorstellung

---

[16] Die Geburt der Tragödie aus dem Geiste der Musik. In: Friedrich Nietzsche. Werke in drei Bänden. Hrsg. von K. Schlechta, München 1956, Bd. I, S 102
[17] Ebd., S 10

einer menschlichen Schicksalhaftigkeit zynisch entwachsen, möglichst wenig Leid für den einzelnen und möglichst viel Behaglichkeit für alle ..." (I, 155). In aller Schärfe bringt Benn diese Kulturkritik in seiner kurzen dramatischen Szene „Ithaka" zum Ausdruck; einem Professor der Pathologie, der mit dem Hinweis auf die Errungenschaften der Medizin die Tradition der Aufklärung – die sokratische Kultur – verteidigen will, tritt sein Assistenzarzt Rönne entgegen:

PROFESSOR: Und die Menschlichkeit? Einer Mutter das Kind erhalten, einer Familie den Ernährer? die Dankbarkeit, die in den Augen aufblinkt –
RÖNNE: Lassen Sie's aufblinken, Herr Professor! Kindersterben und jede Art Verrecken gehört ins Dasein wie der Winter ins Jahr. Banalisieren wir das Leben nicht. (II, 297)

In Anbetracht der banalen, flachschichtigen abendländischen Kultur stellt Benn in einem Aufsatz den Sinn der Medizin in Frage [18]; er fordert eine Orientierung an den Kulturepochen vor der Aufklärung, am Barock, am Mittelalter, deren „tiefes Leben" noch ein „tragischer Akkord" erfüllte, noch nicht die „flotte Weise" des optimistischen Zeitalters (I, 155) – eine Orientierung an der Weisheit der Sonnenuhr: Vulnerant omnes ...

Gottfried Benn teilt also Nietzsches Unbehagen an der Kultur; wenn seine Gedichte auf dem Schmerz, dem Leiden, dem Tod insistieren, so wollen sie ein „Faustschlag gegen das Pamphlet des Lebens aus dem ausgefransten Maule hedonistischer Demokratien" sein, ein „Wort aus den Reichen, wo das Schicksal waltet" (I, 17 f). Benn setzt hier den Dichter einem Boxer gleich, der Schläge austeilt; auch in einem Brief an Oelze greift er im Hinblick auf eine seiner Arbeiten zu diesem Vergleich: „Boxerisch gesprochen: Leberhaken bei flotter Beinarbeit".[19] Der Boxer muß aber nicht nur austeilen, er muß auch einstecken können – noch in einem späten Gedicht bewundert Benn die „Eigenschaft der großen Puncher: /Schläge hinnehmen können / stehn" (III, 270). Es ist die Eigenschaft des tragischen Menschen, des männlichen Intellektualisten; der Boxer ist insofern ein naher Verwandter des Arztes aus der Krebsbaracke. Er erprobt am Furchtbaren seine Kraft, hat im Ring mit dem Schicksal, mit dem Tod zu bestehen. Männlich, boxerisch, titanisch ist die Haltung der Sturm- und Drang-Zeilen des frühen Gedichtes „Räuber – Schiller":

---

[18] „Hatte es überhaupt noch irgendeine historische Bedeutung, den Abendländer mit Spritzen, Salben, Bruchbändern und nun auch noch mit Suggestionsmethoden körperlich zu sanieren, wenn sein Hintergrund doch nur dieselbe verrottete Ideologie des Nützlichkeitspositivismus, dieselbe abgetakelte, hilflose, leergelaufene Hymnologie auf den von der Wiege bis zur Bahre mit Nasenduschen und Nährklistieren hochgepäppelten Fortschrittsfavoriten immer blieb?" (Irrationalismus und moderne Medizin; I, 147)
[19] Briefe an F. W. Oelze, Bd. II, S 76

Das bißchen Seuche
aus Hurenschleim in mein Blut gesickert?
Ein Bröckel Tod stinkt immer aus der Ecke –
pfeif darauf! Wisch ihm eins! Pah! (III, 369)

Einen Dichterkollegen, bei dem Benn weiche Stellen, eine Tendenz zur Religiosität bemerkt, kritisiert er so: „Vielfach nimmt er die Schläge seines Inneren nicht hin, sondern legt sich etwas frühzeitig auf die Bretter" (IV, 318). Unerschütterlich geben sich demgegenüber die Strophen des Gedichtes, in dem Benn aufzählt, „Was schlimm ist":

Wenn man kein Englisch kann,
von einem guten englischen Kriminalroman zu hören,
der nicht ins Deutsche übersetzt ist.

Bei Hitze ein Bier sehn,
das man nicht bezahlen kann.

Die Aufzählung von Unglücksfällen dieser Art wird fortgesetzt bis in die letzte Strophe, die auf den Tod zu sprechen kommt:

Am schlimmsten:
nicht im Sommer sterben,
wenn alles hell ist
und die Erde für Spaten leicht. (III, 280)

So salopp formuliert ein Intellektualist, der die Selbsterziehung zum Schrekken erfolgreich durchlaufen hat, ein Boxer, der auch beim härtesten aller Schläge nicht auf die Bretter geht, ein Mann, der keine Tränen mehr kennt.

Neben den bislang betrachteten Gedichten, in denen ein Titan den Tod in den Ring fordert, um an ihm seine Kraft zu messen, gibt es bei Benn freilich auch andere Darstellungen des Todes. Das Gedicht „Mann und Frau gehn durch die Krebsbaracke" schließt mit der Strophe:

Hier schwillt der Acker schon um jedes Bett.
Fleisch ebnet sich zu Land. Glut gibt sich fort.
Saft schickt sich an zu rinnen. Erde ruft. (III, 15)

Spricht hier der Arzt als Mann mit Nietzsche-Format, so läßt Benn in einem anderen Gedicht aus dieser Zeit einen Leichnam zu Wort kommen:

Eine Leiche singt:
Bald gehn durch mich die Felder und Gewürme.
Des Landes Lippe nagt: die Wand reißt ein.
Das Fleisch zerfließt. Und in die dunklen Türme
der Glieder jauchzt die ewige Erde ein. (III, 360)

Inhaltlich und formal (durch die Einleitung ausgewiesen als Rollenlyrik) korrespondieren diese Zeilen deutlich mit den vorigen; in ihnen erscheint der Tod nicht als Gegner, sondern als Freund, als Erlöser: „Erlöst aus meinem tränenüberströmten / Gitter" (III, 360). Hier wird der Tod begrüßt als eine Heimkehr zur Erde, als Erlösung vom Ich. Konnte in der platonisch-christlichen Denktradition der Leib als Kerker der unsterblichen Seele gelten, so begreift Benn den Intellekt, das Ich-Bewußtsein als Gefängnis. 1920 schreibt er:

... immer nur die Bewußtheit, ewig sinnlos, ewig qualbestürmt –, so ist es im Grunde diese, gegen die ich mich wehre, mit der südlichen Zermalmung, und sie, die ich abzuleiten trachte in ligurische Komplexe bis zur Überhöhung oder bis zum Verlöschen im Außersich des Rausches oder des Vergehens. (IV, 189)

Südliche Zermalmung: der Norden erscheint dem jungen Benn – ganz ähnlich Thomas Mann – als der Inbegriff des Rationalen, er steht für das „Feldherrntum des Intellekts" (II, 298). Der Mensch als zerebrales Geschöpf, als „Hirntier" leidet am principium individuationis, trägt schwer an seiner „Kant-Krone" (II, 91); Rönne will gern auf sie verzichten:

Aber wegen meiner hätten wir Quallen bleiben können. Ich lege auf die ganze Entwicklungsgeschichte keinen Wert. Das Gehirn ist ein Irrweg. (...) Alle meine Zusammenhänge hat es mir zerdacht. Der Kosmos rauscht vorüber. Ich stehe am Ufer: grau, steil, tot. (...) Ich bin abgesondert und ich. (II, 299)

Daher der Angriff auf den Norden, auf die nüchterne Logik:

Ja wir treten den Norden ein. Schon schwillt der Süden die Hügel hoch. (...) Wir wollen den Traum. Wir wollen den Rausch. Wir rufen Dionysos und Ithaka. (II, 303)

Benn beruft sich auf Dionysos, wie Nietzsche ihn verstanden hatte, als den Zersprenger des Individuationsprinzips. Dem „späten", dem „verlorenen" Ich verspricht dieser Gott Erlösung. Im Zusammenhang mit den irrationalistischen, dionysischen Strömungen entwickelt sich bei Benn eine wahre Dithyrambik des Todes, so in dem „Affenlied", das „zehn nackte, rote Heiden" bei ihrem Tanz dem Tod anstimmen: „Uns bist du der lockende Regenbogen / Über die Gipfel der Glücke gespannt" (III, 22). Der Dichter, der einerseits in Krebsbaracke und Sektionssaal nüchtern das Grauenhafte protokolliert, schildert den Tod zugleich rauschhaft: „Des Endens Süße, des Vergängnisses Rausch; um jeden Abend der Schimmer des letzten ... Der Tod steht heute vor mir wie ein Geruch von Myrrhen, wie ein Geruch von Lotosblumen, wenn man am Ufer der Trunkenheit steht" (I, 15 f). So wird der Tod bei Benn auch zu einem „Südwort", zu einem Bestandteil des „ligurischen Komplexes", zum höchsten Glück: „Fernes Glück: ein Sterben / hin in des Meeres erlösend tiefes Blau" (III, 31). Aus der Perspektive des an seinem Ich leidenden Intellektualisten erscheint der Tartarus nicht düster, sondern meerfarben, blau, als blühende, südliche Landschaft:

> *Die Felsen glühn, der Tartarus ist blau,*
> *der Hades steigt in Oleanderfarben*
> *dem Schlaf ins Lid und brennt zu Garben*
> *mythischen Glücks die Totenschau.*
> *(Das späte Ich; III, 56)*

Als Ereignis, das den „Ich-Zerfall, den süßen, tiefersehnten" (III, 52) bringt, rückt der Tod in eine Reihe mit ähnlichen dionysischen Zuständen; Benn feiert ihn wie das Kokain, den Rausch des Geschlechtes (den „kleinen Tod"), den Ich-Verlust des Schizophrenen, wie die Riten des antiken Dionysos-Kultes:

> *Wer nie das Haupt verhüllte*
> *und niederstieg, ein Stier,*
> *ein rieselnd Blut erfüllte*
> *das Grab und Sargrevier,*
> *wen nie Vermischungslüste*
> *mit Todesschweiß bedrohn,*
> *der ist auch nicht der Myste*
> *aus der phrygischen Kommunion. (III, 76)*

Das abendländische Späthirn sehnt sich nach „mystischer Partizipation" (I, 99), das verlorene, vereinzelte Ich nach Heimkehr ins Ganze. Diesen Traum vom „Beischlaf mit dem All" (I, 79) hatte ja auch schon Goethes Ganymed geträumt (als Alter Ego des auf seine Individuation bedachten Prometheus) und mit ihm Hölderlins Empedokles, beide unter dem Eindruck der pantheistischen Naturphilosophie; Benn versteht diesen Traum nicht philosophisch, nicht psychologisch, sondern naturwissenschaftlich, biologisch: als Regression des intellektualistischen Rindentyps zum Stammhirn. Diese Regression aktiviert archaisches Erbgut, „orphische Zellen" im Hirnstamm:

Wir tragen die frühen Völker in unserer Seele, und wenn die späte Ratio sich lokkert, in Traum und Rausch, steigen sie empor mit ihren Riten, ihrer prälogischen Geistesart und vergeben eine Stunde der mystischen Partizipation. (I, 99)

So erscheint dem Intellektualisten Benn in seinem dichterischen Traum der Mensch der griechischen Antike und schildert die Totenriten seiner Zeit:

> *„Und einer stellt die attische Lekythe,*
> *auf der die Überfahrt von Schlaf und Staub*
> *in weißen Grund gemalt als Hadesmythe,*
> *zwischen die Myrte und das Pappellaub.*
>
> *Und einer steckt Zypresse an die Pfosten*
> *der lieben Tür, mit Rosen oft behängt,*
> *nun weißer Thymian, Tarant und Dosten*
> *des letztesmal Gekränzten unterfängt.*

426

Das Mahl. Der Weiheguß. Die Räucherschwaden.
Dann wird ein Hain gepflanzt das Grab umziehn
und eine Flöte singt von den Zykladen,
doch keiner folgt mir in die Plutonien." (III, 201)

Hier stirbt noch kein „verlorenes Ich"; der Sterbende weiß sich geborgen, „unterfangen" von Mythen und Riten – auch wenn eine letzte Einsamkeit bleibt. Der Tod ist noch ein Teil des Lebensvollzuges, er ist noch nicht ausgegrenzt, abgedrängt hinter Klinikmauern, hinter die spanische Wand eines Sterbezimmers. In diesem Gedicht entwirft Benn ein Gegenbild zu den Szenen in Krebsbaracke und Leichenschauhaus, ein Gegenbild auch zu der Sterbeszene des Singspiels, in der unmittelbar nach dem Tod der Frau moderne Leichenfledderer die Bühne betreten, zunächst der Vertreter eines Beerdigungsinstitutes: „. . . ich bin der Geschäftsfreund der Vollendung. In einer entgötterten Zeit / vertrete ich das Ritual" (III, 512). Nach ihm treten „Schiebergestalten" auf, die mit dem Tod ihr Geschäft machen: „Sie benötigen ein Totenhemd, / wir geben es auf Stottern. / Sie benötigen einen Kiefernsarg, / wir liefern ihn zu Serienpreisen. / Sie verloren Ihr Liebstes, / hier Karten mit delikaten Trauerrändern." (III, 513 f). Eben jene Gesellschaft, die Benns nüchterne Darstellung des Todes als unerträglich, skandalös empfand, zeigt in dieser Szene ihr eigenes skandalöses Gesicht, ihren Zynismus.

Neben den in ihrer Drastik an das Barock erinnernden Todesbildern der Morgue-Lyrik finden sich bei Benn also auch eher als romantisch zu bezeichnende Darstellungen: antike Stilisierungen des Todes, Rückgriffe auf archaische Mythen und Riten, Vorstellungen vom Tod als Rückkehr des Ich ins All. Die so gegensätzlichen Todesbilder – schockierende Prosaik der Morgue und rauschhafte Hadesfahrt – haben indessen einen gemeinsamen Nenner: Dionysos. Wenn Benn seinen Leser in die Schule des Schreckens nimmt, so will er ihn erziehen zur tragischen Weltsicht, zum dionysischen Pessimismus der Stärke; dionysisch sind andererseits auch seine dichterischen Phantasien von der Sprengung des Individuationsprinzips durch den Tod, vom Rausch des Vergehens. Der dionysische Pessimismus Benns hat eine aggressive und eine regressive Variante. Immer aber ist bei Benn auch der Gegenspieler des Dionysos am Werk, der Gott der Form und der Individuation: Apollo. Verkünden die Morgue-Gedichte den Tod Gottes, das Ende aller Utopie, steht die Todesdithyrambik Benns unter dem Motto „Gott ist Rausch", so wiederholt der Dichter doch auch unablässig den Satz: „Gott ist Form" (IV, 165). Die dionysischen Tendenzen, die in ihrer zweifachen Ausprägung die frühe Dichtung Benns beherrschen, werden mehr und mehr domestiziert vom apollinischen Prinzip, durch „Form und Zucht" (I, 251). Der tragische Pessimismus wendet sich zunehmend ins Konstruktive, findet Halt an einer „Metaphysik der Form" (I, 159).

Der Intellektualist hat die Lage erkannt, die Lage des späten Ich: „Vor uns das All, / Unnahbar und verhängt, / und wir, das Ich, / verzweifelt, todbedrängt" (III, 495). Diese Lage muß bestanden werden; auch die Träume von der Auflösung des Ich im All sind letztlich nur Fluchtversuche. Ihnen begegnet Benn mit seiner „männlichen" Maxime, die auf das Licht aller diesseitigen und jenseitigen Hoffnung verzichtet: „Im Dunkel leben, im Dunkel tun, was wir können". Dem tragischen Menschen bleibt übrig, die Lage zum Ausdruck zu bringen, ihm bleibt als seine „Ausdruckswelt" (IV, 42) die Kunst:

Das angefertigte Werk ist eine Absage gegen Zerfall und Untergang. Selbst wenn dieser schöpferische Mensch sich sagt, selbst wenn er weiß, auch die Kulturkreise enden, auch der, zu dem er gehört – der eine endet und der andere tritt in den Zenit, und darüber steht das Unaufhörliche reglos und wahrscheinlich im Wesen nicht menschlich –, der schöpferische Mensch sieht dem ins Auge und sagt sich, in dieser Stunde liegt auf mir das unbekannte und tödliche Gesetz, dem muß ich folgen, in dieser Lage muß ich mich behaupten, ihr mit meiner Arbeit entgegentreten und ihr Ausdruck verleihen. (I, 400)

Dieser Mensch mit seiner nihilistischen Sicht der Welt hat die Metaphysik keineswegs ersatzlos gestrichen; er spricht ein neues Glaubensbekenntnis, das artistische, das Nietzsche in der „Geburt der Tragödie" formuliert hatte – für ihn wird die Kunst zu „der höchsten Aufgabe und der eigentlich metaphysischen Tätigkeit dieses Lebens".[20] Nach seiner Visite in der Krebsbaracke, nach seinem Besuch im Leichenschauhaus empfindet dieser Mensch die „formfordernde Gewalt des Nichts" (I, 438) und wird schöpferisch; in der Schule des Schreckens lernt er schließlich das Dunkel des Lebens „formend überwinden" (I, 15). Benns von Nietzsche übernommene Artistenmetaphysik eröffnet eine neue, eine letzte Transzendenz:

Artistik ist der Versuch der Kunst, innerhalb des allgemeinen Verfalls der Inhalte sich selber als Inhalt zu erleben und aus diesem Erlebnis einen neuen Stil zu bilden, es ist der Versuch, gegen den allgemeinen Nihilismus der Werte eine neue Transzendenz zu setzen: die Transzendenz der schöpferischen Lust. (I, 500)

Dem Nichts setzt der Dichter seine Metaphysik der Form entgegen, dem unaufhörlich sich drehenden Rad des Sansara das statische Gedicht:

Ohne Rührung sieht er, wie die Erde
eine andere ward, als ihm begann,
nicht mehr Stirb und nicht mehr Werde:
formstill sieht ihn die Vollendung an. (III, 135)

Aus seiner nihilistischen Sicht des Lebens und des Todes heraus spricht Benn das artistische Glaubensbekenntnis; seine Metaphysik der Form ermöglicht ihm die Rettung letzten utopischen Lichtes ins Werk, entschwindender Hoffnung ins Gedicht. Als „statisches" Gebilde verspricht das Gedicht eine

---

[20] Geburt der Tragödie, S 20

„anthropologische Erlösung im Formalen" (IV, 44) – und auch eine Überwindung des Todes. Die Strophe eines Gedichtes „überdauert Macht und Mörderbund", schafft „Unsterblichkeit im Worte und im Laut" (III, 194 f). An dieser Hoffnung hält der Dichter fest. Als „hinterlassungsfähiges Gebilde" (IV, 271) hat das Gedicht Anteil an „jenem Reflex der Immortalität, der über versunkenen Metropolen und zerfallenden Imperien von einer Vase oder einem geretteten Vers aus der Form sich hebt, unantastbar und vollendet . . ." (I, 415). Wenn Gottfried Benn nun in seinem berühmten Vortrag „Probleme der Lyrik" das absolute Gedicht definiert als „das Gedicht ohne Glauben, das Gedicht ohne Hoffnung, das Gedicht an niemanden gerichtet, das Gedicht aus Worten, das Sie faszinierend montieren" (I, 524), so enthält dieser Satz nicht die ganze Wahrheit: als Metaphysiker der Form beharrt auch der Verfasser der Morgue-Gedichte auf einer Hoffnung über den Tod hinaus. Mit seinem artistischen Glaubensbekenntnis spricht der Dichter sich Trost zu in einer Haltung, die von Nietzsche treffend so beschrieben wird:

Der Denker und ebenso der Künstler, welcher sein besseres Selbst in Werke geflüchtet hat, empfindet eine fast boshafte Freude, wenn er sieht, wie sein Leib und Geist langsam von der Zeit angebrochen und zerstört werden, als ob er aus einem Winkel einen Dieb an seinem Geldschrank arbeiten sähe, während er weiß, daß dieser leer ist und alle Schätze gerettet sind.[21]

Benns Gedichte, die ihr „Ecce am Kadaver" rufen, sprechen gleichzeitig ein Wort des Glaubens; in den dunklen, tragischen Akkord mischt sich ein heller, hoffnungsvoller Klang. Und auf einen Leser hoffen seine Gedichte allemal. Anfang 1945, vor seiner Flucht aus Landsberg, schickt Benn eine Reihe von Arbeiten im Paket an Oelze, bemerkt dazu mit allem Nachdruck: „Sie sollen *bitte* vor Allem drin lesen. (...) Sie werden mein einziger u. vielleicht letzter Leser sein." Wenn er, den möglichen Tod vor Augen, seinen Brief beschließt mit den Worten des sterbenden Christus, so ist dies keineswegs bloße Ironie: „Kurz – in Ihre Hände befehle ich meinen Geist . . ."[22]

Der Mann, der in der Krebsbaracke der Frau die Physiologie des Sterbens erläuterte, damit sie die Lage des Menschen erkenne, verkündet ihr anschließend also das Artistenevangelium, zeigt auf, wie die Lage zu bestehen ist: Das Nichts wird besiegt durch die Form. Durchaus männlich sind die Haltungen, die Benns Gedichte dem Tod gegenüber einnehmen. Männlich ist der Pessimismus der Stärke, der dem Tod unerschrocken ins Auge blickt, an ihm seine Kraft erprobt; männlich ist auch der Intellektualist, der kühl erklärt: „Leiden heißt am Bewußtsein leiden, nicht an Todesfällen" (I, 341). Solches Leiden kennt keine Todesangst, keine Tränen; ihm erscheint der Tod als willkommener finaler Rausch. Männliche Züge trägt auch die „Ausdruckswelt" der Kunst, die Formenwelt. Ihr Gott ist Apoll, ihr Charakter spartanisch: Form

---

[21] Menschliches, Allzumenschliches. Werke, Bd. I, S 570
[22] Briefe an F. W. Oelze, Bd. I, S 382

und Zucht. Benn spricht von der „dorischen Welt": „Dorisch ist der hellenische Schicksalsbegriff: das Leben ist tragisch und doch durch Maße gestillt. (...) Die dorische Welt war männlich ..." (I, 278 f). In ihr gilt das „Gesetz der Kälte" (I, 366), gefordert ist die „Härte des Gedankens" (IV, 28). Als Träger dieser Welt ist der Dichter ein kalter Intellektualist:

Er ist kalt, das Material muß kaltgehalten werden, er muß ja die Idee, die Räusche, denen die anderen sich menschlich überlassen dürfen, formen, das heißt härten, kalt machen, dem Weichen Stabilität verleihen. Er ist zynisch ... (IV, 51)

Der dorische Typ ist ein Gegner alles Weiblichen: „Dorisch ist jede Art von Antifeminismus" (I, 276). Gegenüber Sappho, Aphrodite, Demeter und Maria beruft Benn sich auf Apollo und die männliche Pallas; er stellt die „phallische Kongestion" gegen den „Neunmonatszauber" (I, 366), den männlichen Geist gegen die weibliche Natur:

Es gibt kein Zurück. Keine Anrufung Ischtars, keine Retournons à la grand'-mère, keine Beschwörung der Mutterreiche, keine Inthronisierung Gretchens über Nietzsche kann daran etwas ändern, daß es einen Naturzustand für uns überhaupt nicht mehr gibt. (I, 367)

So geben sich Benns Gedichte ebenso hart, kühl, männlich wie seine Poetik, die gegenüber einer Tradition weicher Gefühlspoesie darauf besteht, Gedichte würden „gemacht", fabriziert im Laboratorium der Worte. Er besteht auf einer Lyrik ohne Sentiment, ohne Rührung, ohne Tränen, auf einer Kunst, die der Tragik des Lebens männlich begegnet: „Das Leben ist ein tödliches Gesetz und ein unbekanntes. Der Mann, heute wie einst, vermag nicht mehr, als das Seine ohne Tränen hinzunehmen!" (IV, 393). Dennoch – auch die harte Dichtung Benns hat ihre weichen Stellen. Vor dem Hintergrund der dorischen Poetik wirken etwa die folgenden Verse aus dem Jahr 1946 überraschend sentimental:

Wenn erst die Rosen verrinnen
aus Vasen oder vom Strauch
und ihr Entblättern beginnen
fallen die Tränen auch. (III, 237)

Sie sind einer Frau (Charlotte Oelze) gewidmet, auch geschrieben in Erinnerung an eine Frau: Die Trauer, die sie zum Ausdruck bringen, gilt Benns zweiter Frau, die er ein knappes Jahr zuvor verloren hatte (Suizid im Juli '45). Femininen Charakter tragen auch sie selbst: Hier siegt das Gefühl über den kalten Intellekt. Überblickt man das Gesamtwerk Benns, so fällt auf, daß in der Ausdruckswelt des Dichters Blumen eine überaus wichtige Rolle spielen. Über seine Vorliebe für Blumen bemerkt Benn: „Blumen tragen die Sonne, den Sommer und die Nacht, ich empfinde sie als durchaus tragisch: sinnlos und schnell verblühend".[23] Das Rosengedicht stellt sich dar als ein weiblicher Diskurs über das Tragische, es spricht die Sprache eines Herzens, „das eigentlich lyrisch u. weich ist". Während Benn selbst seinen „Fanatismus zur Transzendenz" von seinem Vater, dem protestantischen Pfarrer, herleitet (IV, 235), sind die Blumen unverkennbar mütterliches Erbe; er charakterisiert seine Mutter als „irdisch, allem Lebendigen nah, die Gärten, die Felder säend, gießend", zugetan dem „realen Sein voll Lächeln und Tränen" (IV, 25). An Oelze schreibt er im August 1946: „Schildern Sie nur nicht Ihre Terrasse und Ihre Rosen so sehr! Ich könnte das Heulen kriegen, ich liebe ja doch Gärten u. Land über Alles."[24] Und auf diese Bemerkung Bezug nehmend bekundet er tags darauf den Wunsch, neben seiner Frau in Neuhaus an der Elbe begraben zu werden. Blumen gehören zum Vokabular des Gefühls. Den Intellektualisten, der im Singspiel als Hauptfigur auftritt, läßt Benn die Mutter zitieren:

> *wie sagte doch meine alte Mutter so oft*
> *wenn wir sommers bei ihr im Garten Kaffee tranken:*
> *„du wirst mit deiner schaurigen Begriffswelt*
> *unser Levkojenbeet vernichten."*   *(III, 525)*

Der Begriff steht gegen die Blume, der männliche Intellekt gegen das weibliche Gefühl, väterliches gegen mütterliches Erbteil, und doch zeigt sich: der Dichter, der mit seinem Bekenntnis zur dorischen Welt dem Reich der Mütter den Kampf ansagt, widmet sich hingebungsvoll der Pflege von Blumenbeeten. Die kleine Aster, die er zu Beginn programmatisch beerdigte, lebt in seinem Werk fort und mit ihr auch das Element des lyrisch Weichen, das in ihr sich verkörpert, die feminine Komponente Benns, die er – als „Mann" in der Krebsbaracke – bekämpfte. Das unterdrückte Gefühl meldet sich immer wieder zu Wort; der kalte Intellektualist muß registrieren, daß er im Traum weint.[25] „Wir spielen alle Titanen / und weinen wie Niobe" schreibt Benn in einem späten Gedicht (III, 266).

Seiner Forderung, dem Tod in männlicher Haltung, ohne Tränen gegenüberzutreten, vermag Benn selbst nicht völlig zu entsprechen. So schildert er in einem Gedicht das Sterben als letztes Glück, als ein „Verschweben in Rosen und Licht":

> *ach, schon lösen sich Glieder*
> *und in dein letztes Gesicht*
> *steigen Boten hernieder*
> *ganz in Rosen und Licht.*   *(III, 133)*

---

[23] Gottfried Benn (1957) Ausgewählte Briefe. Wiesbaden, S 230
[24] Briefe an F. W. Oelze, Bd. II, S 47
[25] „Schlafe schlecht, liege stundenlang wach, habe Schmerzen, weine im Traum. Mag nicht mehr, weder Leben noch Arbeit, alles durchgemacht und zu Ende" (6.4.1936). Briefe an F. W. Oelze, Bd. I, S 110

um dann in einem späteren Gedicht dieses Bild ausdrücklich in Frage zu stellen:

> *Du in die letzten Reiche,*
> *du in das letzte Licht,*
> *ist es kein Licht ins bleiche*
> *starrende Angesicht,*
> *da sind die Tränen deine,*
> *da bist du dir entblößt,*
> *da ist der Gott, der eine,*
> *der alle Qualen löst. (III, 156)*

Der letzte Blick verdüstert sich. Der Mensch sieht sich konfrontiert mit dem Gesetz des Unaufhörlichen, des „Stirb und Werde"; und die Gestalt im Schatten zeigt ihr Gesicht – reglos, nicht menschlich, ein Gorgonenhaupt. Den Intellektualisten überwältigen in Anbetracht des eigenen Todes die Gefühle, Angst, Schmerz, Trauer; der harte Puncher („Pah, wisch ihm eins!") geht nun doch zu Boden, muß weiche, feminine Züge bei sich entdecken. Der Titan weint wie Niobe. Jetzt führt die Frau den Mann durch die Krebsbaracke, und der Mann muß erkennen, daß er nur ein halber Mensch ist, nur die eine Hälfte eines Ganzen. In seinem Gedicht „Das Ganze" blickt Benn zurück auf sein Leben und seine dichterische Entwicklung; am Ende dieser Entwicklung – und des Gedichtes – setzt sich das verachtete und unterdrückte Weibliche durch, das Gefühl, die Träne:

> *Der sah dich hart, der andre sah dich milder,*
> *der wie es ordnet, der wie es zerstört,*
> *doch was sie sahn, das waren halbe Bilder,*
> *da dir das Ganze nur allein gehört.*
>
> *Im Anfang war es heller, als du wolltest*
> *und zielte vor und war dem Glauben nah,*
> *doch als du dann erblicktest, was du solltest,*
> *was auf das Ganze steinern niedersah,*
>
> *da war es kaum ein Glanz und kaum ein Feuer,*
> *in dem dein Blick, der letzte, sich verfing:*
> *Ein nacktes Haupt, in Blut, ein Ungeheuer,*
> *an dessen Wimper eine Träne hing. (III, 179)*

An barocke Emblematik erinnert das Bild vom Gorgonenhaupt mit Träne; an das Gesicht des Unaufhörlichen projiziert, bringt die Träne die Gefühle des Betrachters zum Ausdruck, feminine Gefühle. Es ist das Gefühl der Trauer, gegen das Benn sein Leben lang zu kämpfen hatte, dem er durch die forcierte Männlichkeit seiner Kunst zu begegnen suchte. Die Macht dieses Gefühls wird deutlich in einem Brief an Oelze vom August 1940:

432

Manchmal, wenn man den Mut aufbringt, plötzlich genauer hinzusehen und unter die alleroberflächlichste Lebenskruste hinabzublicken, tritt einem eine Trauer des Daseins entgegen, die unüberwindlich ist, garnicht mehr in Worte zu fassen und unstillbar. [26]

Der Intellektualist, der seine Dichtung dem Gesetz der Kälte unterstellt, kämpft beständig gegen die Tränen; seine Auseinandersetzung mit dem Tod ist zugleich ein Konflikt mit seiner eigenen Weiblichkeit. Aber der männliche Über-Mensch, der Titan nach dem Vorbild Nietzsches, vermag die weinende Niobe in sich nie gänzlich zum Schweigen zu bringen. Ganz ohne Tränen kann er die Lage nicht bestehen, sich abfinden mit seinem Schicksal:

Die Bereitschaft zum Tod, die Entscheidung zum Tod, das ist die hohe menschliche Aufgabe ... Verlassen, was man schmerzlich liebte, verlassen, um was man schmerzlich litt; ohne Erklärungen zu erhalten über die Materie, an die man gebunden war, und ohne begründete Erkenntnis vom Wesen dessen, das einen nun wieder von ihr fordert; von allem die Hände lösen, auch von dem, was unvollendet und unvollbracht war, vielleicht in anderen wiederkehren, vielleicht, aber niemand weiß es – deine Sekunde ist da, du mußt einwilligen, du mußt gehn. (IV, 363) [27]

Als Gottfried Benn am 7. Juli 1956 gehen mußte, hinterließ er ein Werk, das ohne Zweifel Anteil hat an „jenem Reflex der Immortalität", ein Werk, das bei aller intellektualistischen Härte doch auch Niobe zu Wort kommen läßt: „teils-teils das Ganze/ Sela, Psalmenende" (III, 340).

---

[26] Briefe an F. W. Oelze, Bd. I, S 238
[27] Mit diesen Zeilen beschließt Benn 1938 seine Einleitung zur deutschen Übersetzung von G. Barbarins Buch „Der Tod als Freund" (Stuttgart 1938); wegen des inzwischen von den Nazis gegen ihn verhängten Publikationsverbotes konnte das Vorwort dann nicht mehr gedruckt werden

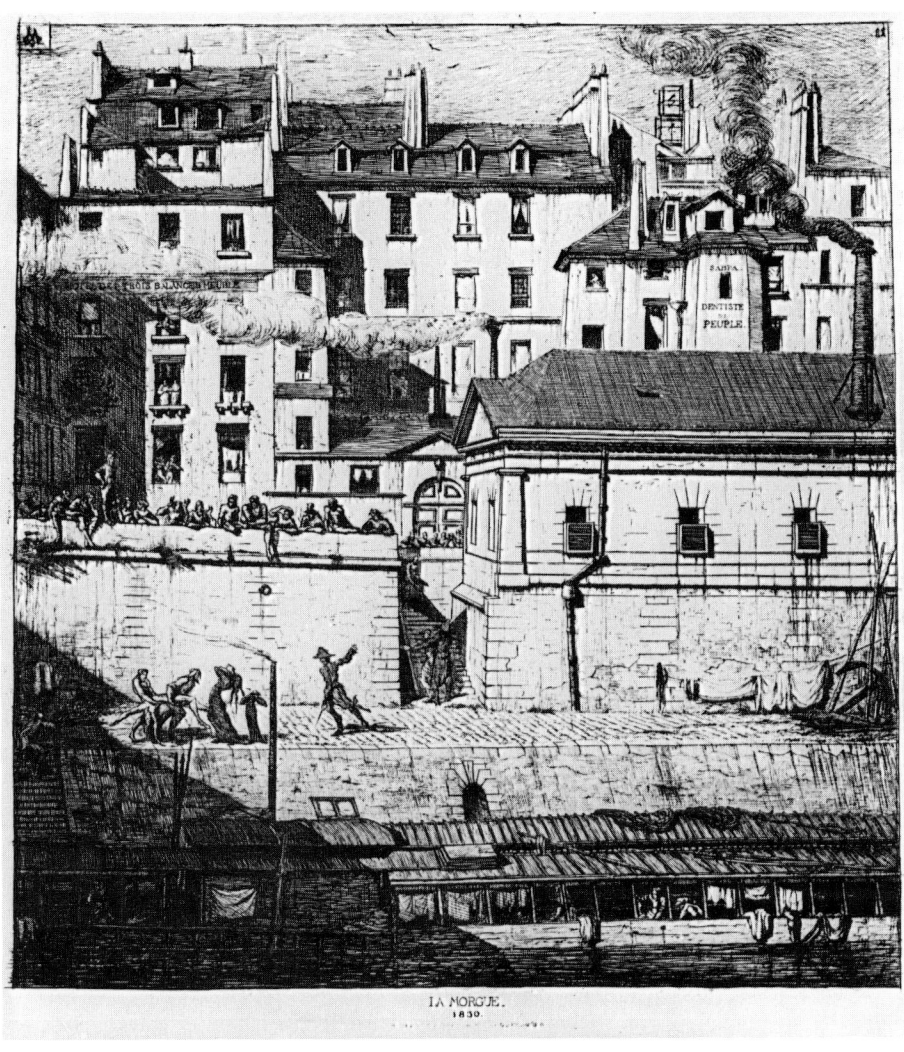

Charles Meryon „La Morgue", 1850, Radierung (Ätzung und Kaltnadel) auf Chinapapier, aufgewalzt auf Büttenpapier, monogram. num. i. D. Darst. (Rubin Garton, London)

Todestango im Zeitgehöft
Zur Bedeutung des Todes
in der Dichtung Paul Celans

Klaus Manger, Heidelberg

Das Leben starb.
Die Mörder tanzen Tango.

Karl Kraus, 1913

„Diese Lyriker! Letzten Endes muß man ihnen denn doch wünschen, daß sie eines Tages einen richtigen Roman zu Papier bringen." (GW III 168)* Mit ironischer Distanz blickt Paul Celan in seiner Antwort auf eine Umfrage der Librairie Flinker, Paris 1958, auch auf seine eigene lyrische Dichtung, eine Dichtung in gebundener Sprache, in Versen, die in seinen insgesamt zehn Gedichtbüchern gesammelt ist: ›Mohn und Gedächtnis‹ (1952); ›Von Schwelle zu Schwelle‹ (1955); ›Sprachgitter‹ (1959); ›Die Niemandsrose‹ (1963); ›Atemwende‹ (1967); ›Fadensonnen‹ (1968); ›Lichtzwang‹ (1970); ›Schneepart‹ (1971). Der Band ›Der Sand aus den Urnen‹ (1948) wurde zahlreicher Druckfehler wegen und vielleicht auch aus Gründen der inneren Entwicklung dieser Dichtung verworfen und nur in einer Auswahl in ›Mohn und Gedächtnis‹ wieder aufgenommen. Postum folgte aus dem Nachlaß ›Zeitgehöft‹ (1976).

Man sollte sich kurz vergegenwärtigen, was es heißt, über sechshundert Gedichte zu schreiben. Das moderne Gedicht im besonderen wie alle moderne Literatur seit Klopstock und Goethe verzichtet überwiegend auf die Regeln der Poetik und insbesondere auf die Tradition metrischer Ordnungen. Aus diesem Verzicht erwächst ein nicht zu unterschätzender Anspruch. Der Dichter heischt nämlich dadurch für das jeweils nur von ihm so zu Sagende die jeweils allein zu dieser Aussage gehörige Gestalt. Diese den Rahmen des Vertrauten sprengende Kraft muß er nicht aufbringen, weil er dem Überlieferten mißtraut, sondern weil er für die autonomen Gebilde seiner Kunst größtmögliche Prägnanz sucht. Celans Sprache mißtraut, wie er es in der schon zitierten Antwort sagt, dem „Wohlklang", dem „Schönen" und versucht, „wahr zu sein" (GW III 167). Diesem unerhörten Anspruch hat er sich wie selten ein anderer gestellt. Auch darum gewinnt sein dichterisches Sprechen seine unverwechselbare Eindringlichkeit.

---

* Vgl. die Bibliographische Notiz, S 452

Kompromißlos geht Celans Poesie zum Grunde des Daseins. Während im Gedicht ›Mit wechselndem Schlüssel‹ das Du Zugang zur reinen Wahrheit der Sprache sucht, verblutet es, quillt aus seinen Sinnesorganen „aus Aug oder Mund oder Ohr" (›Von Schwelle zu Schwelle‹, 36. GW I 112) statt der sinnlichen Wahrnehmungen der „ganz besondere Saft" des Lebens. Celans Werk ist voller Todesbilder. Sterben und Tod sind darin eines der ausgedehntesten Wortfelder und schließen naturgemäß den komplementär dazu liegenden Bereich von Geburt und Leben mit ein. Wir können beobachten, wie Celan im knappen Raum des Gedichts immer wieder den Raum des überhaupt Sagbaren ausmißt, also der Grenze zwischen Tod und Leben sich nähert und sogar das Gedicht ganz eng an diese Grenze heranrückt, die damit zu einer Tod und Leben unterscheidenden Wahrheitslinie wird. Selbstverständlich entfernt sich das Gedicht damit auch von der uns überwiegend vertrauten Vorstellung, durch es hindurch auf die Welt unserer sinnlichen Wahrnehmung zu blicken. Denn das Gedicht weist nicht mehr nur nach außen oder innen, sondern ist selbst ein Draußen und Drinnen, ein ›Drüben‹ (›Der Sand aus den Urnen‹: GW III 11) und ›Hier‹ (›Von Schwelle zu Schwelle‹, 37. GW I 113), ist selbst Welt. Seine sprachliche Welt bietet jedoch kein Panorama, sondern die kleinste Einheit von Begegnung und Wahrnehmung. Celan hat das poetische Prinzip seines Dichtens selbst bestimmt und im Bild des Meridians gefunden. Meridiane „wandern", wie er an Hans Mayer schrieb, und verbinden, so die Büchner-Preisrede von 1960, die Orte der Menschen miteinander: „ich finde das Verbindende und wie das Gedicht zur Begegnung Führende." (GW III 202) Im Brief an Hans Bender vom 18. Mai 1960 sieht Celan keinen prinzipiellen Unterschied zwischen Gedicht und „Händedruck" (GW III 177). Das dem Tod ausgesetzte Leben aber sucht einen Ort, an dem und von dem aus es solcher Hinfälligkeit widerstehen kann. Darum greift Celan in der Büchner-Preisrede aus dem Kunstgespräch von Büchners ›Lenz‹-Erzählung heraus: „... Das Gefühl, daß, was geschaffen sei, Leben habe, stehe über diesen beiden und sei das einzige Kriterium in Kunstsachen ..." (GW III 190). Gegenüber dem amorphen, Verstummen machenden, sprach- und geschichtslosen, alles fressenden Tod setzt er „etwas – wie die Sprache – Immaterielles, aber Irdisches, Terrestrisches, etwas Kreisförmiges, über die beiden Pole in sich selbst Zurückkehrendes und dabei – heitererweise – sogar die Tropen Durchkreuzendes –", nämlich „einen Meridian" (GW III 202).

Dieser Meridian ist keine Demarkationslinie gegen den Tod. Solcher Utopie erliegt der Dichter nicht. Vielmehr ist der Meridian, so heißt die Preisrede auch, eine Zäsur, die zwar Leben und Tod scheidet, aber den Lebenden das Gedächtnis an die Toten offenhält. Bezogen auf Celans Biographie sind es der Vater in ›Andenken‹ und die Mutter in ›Vor einer Kerze‹ (›Von Schwelle zu Schwelle‹, 45 und 34. GW I 121 und 110) oder in ›Nähe der Gräber‹ (›Der Sand aus den Urnen‹: GW III 20) sowie der früh verstorbene erstgeborene Sohn, dessen die ›Grabschrift für François‹ (›Von Schwelle zu Schwelle‹, 29. GW I

105) gedenkt. Die private Biographie ist zugleich eine historische Biographie des zwanzigsten Jahrhunderts: „der Tod ist ein Meister aus Deutschland" (›Mohn und Gedächtnis‹, 38. GW I 42). Der Gewalt und Massenvernichtung sind Celans Eltern, Verwandte, Freunde zum Opfer gefallen. „Und duldest du, Mutter, wie einst, ach, daheim, | den leisen, den deutschen, den schmerzlichen Reim?" (›Der Sand aus den Urnen‹: GW III 20). Deren Tod ist Vermächtnis seines Dichtens.

TODESFUGE

SCHWARZE Milch der Frühe wir trinken sie abends
wir trinken sie mittags und morgens wir trinken sie nachts
wir trinken und trinken
wir schaufeln ein Grab in den Lüften da liegt man nicht eng
Ein Mann wohnt im Haus der spielt mit den Schlangen der schreibt
der schreibt wenn es dunkelt nach Deutschland dein goldenes Haar Margarete
er schreibt es und tritt vor das Haus und es blitzen die Sterne er pfeift seine Rüden herbei
er pfeift seine Juden hervor läßt schaufeln ein Grab in der Erde
er befiehlt uns spielt auf nun zum Tanz

Schwarze Milch der Frühe wir trinken dich nachts
wir trinken dich morgens und mittags wir trinken dich abends
wir trinken und trinken
Ein Mann wohnt im Haus der spielt mit den Schlangen der schreibt
der schreibt wenn es dunkelt nach Deutschland dein goldenes Haar Margarete
Dein aschenes Haar Sulamith wir schaufeln ein Grab in den Lüften da liegt man nicht eng

Er ruft stecht tiefer ins Erdreich ihr einen ihr andern singet und spielt
er greift nach dem Eisen im Gurt er schwingts seine Augen sind blau
stecht tiefer die Spaten ihr einen ihr andern spielt weiter zum Tanz auf

Schwarze Milch der Frühe wir trinken dich nachts
wir trinken dich mittags und morgens wir trinken dich abends
wir trinken und trinken
ein Mann wohnt im Haus dein goldenes Haar Margarete
dein aschenes Haar Sulamith er spielt mit den Schlangen

Er ruft spielt süßer den Tod der Tod ist ein Meister aus Deutschland
er ruft streicht dunkler die Geigen dann steigt ihr als Rauch in die Luft
dann habt ihr ein Grab in den Wolken da liegt man nicht eng

Schwarze Milch der Frühe wir trinken dich nachts
wir trinken dich mittags der Tod ist ein Meister aus Deutschland
wir trinken dich abends und morgens wir trinken und trinken
der Tod ist ein Meister aus Deutschland sein Auge ist blau
er trifft dich mit bleierner Kugel er trifft dich genau
ein Mann wohnt im Haus dein goldenes Haar Margarete
er hetzt seine Rüden auf uns er schenkt uns ein Grab in der Luft
er spielt mit den Schlangen und träumet der Tod ist ein Meister aus Deutschland

dein goldenes Haar Margarete
dein aschenes Haar Sulamith

›Todesfuge‹ ist wohl Celans berühmtestes Gedicht. Im Band ›Der Sand aus den Urnen‹ steht es noch am Schluß, in ›Mohn und Gedächtnis‹ rückt es in die Mitte. Ursprünglich hieß es, wie dann auch in seiner rumänischen Übersetzung, ›Todestango‹. Es gehört zu den für Celans damalige Dichtungsperiode charakteristischen langzeiligen Gedichten und verzichtet vollständig auf Interpunktion. Der ältere Titel drückt in der Tradition des Totentanzes die unterschiedslos dahinraffende Gewalt des Todes aus, dessen Gewalttätigkeit durch in hohem Maße melodische Verse unterlaufen, ja sogar beschworen wird. „Die ganze Milch der Unschuld macht sich in die Kohlen davon", heißt es in Paul Valérys ›Mon Faust‹ (1941). Mit den Namen der Geliebten Fausts und Salomos ist nicht nur West-östliches miteinander verschränkt. Die ›Todesfuge‹ läßt auch einen Fluchtpunkt erkennen, Hans Mayer hat es angedeutet, worin die beiden Todeslinien Sulamith und Margarete zwar parallel verlaufen, im Unendlichen dagegen sich zu schneiden scheinen. Darum habe Celan, so Hans Mayer, das Gedicht ›Engführung‹, das den Band ›Sprachgitter‹ (GW I 195–204) krönt, dawider gestellt: „Nichts, | nichts ist verloren." Auch das Nichts wird widerrufen. Denn keine Stimme darf in dem fugierten Gedicht sprechen, ohne daß ihr die Gegenstimme ins Wort fällt. Die ›Engführung‹ bewahrt das Vergangene, Gegenwärtige, Zukünftige, aber im Zeichen des Todes. Die ›Todesfuge‹ betont gleichfalls das Melos des Gedichts und bekundet, daß der Flucht (lat. fuga) des Todes das Gedächtnis des Gedichtes widersteht. Der Tod aber ist „ein Meister aus Deutschland".

Die auffallend häufigen Wortfelder von Tod und Sterben in Celans sich vor allem nach ›Niemandsrose‹ mehr und mehr verknappenden Gedichten evozieren den Tod so sehr, wie sie das Leben mit Sinn erfüllen. Tod ist Thema und Beweggrund dieser Dichtung. Der früheste Gedichtband trägt „Urnen" im Titel. Er setzt mit diesem Hinweis auf den Tod ein und spricht im ersten Gedicht von ›Drüben‹, das von dem identischen Vers „Erst jenseits der Kastanien ist die Welt" gerahmt wird, als markiere dieser Vers selbst dadurch, daß er von Kastanien spricht, die Schwelle zu diesem „Jenseits". Im späteren Gedicht ›Fadensonnen‹ heißt es: „es sind | noch Lieder zu singen jenseits | der Menschen" (›Atemwende‹, 22. GW II 26). ›Drüben‹ ist Celans Eröffnungsgedicht seiner Gedichtbände, ›Fadensonnen‹ gewissermaßen das Titelgedicht aus dem Band ›Atemwende‹ für den darauffolgenden Band ›Fadensonnen‹. Die Gedichte ragen also schon nach Position und Semantik hervor. Ein drittes ist noch zu nennen. Weil Celan ›Drüben‹ nicht mehr in den Band ›Mohn und Gedächtnis‹ aufgenommen hat, mit diesem Band aber das heute gültige Werk beginnt, haben wir auch dessen Eröffnungsgedicht zu berücksichtigen. Martin Heidegger hat in Zusammenhang seiner Trakl-Interpretation in ›Unterwegs zur Sprache‹ (1959) bemerkt, jeder große Dichter dichte nur aus einem einzigen Gedicht. So betrachtet, steht Celans Eröffnungsgedicht in der Position eines Prooimions.

EIN LIED IN DER WÜSTE

Ein Kranz ward gewunden aus schwärzlichem Laub in der Gegend von Akra:
dort riß ich den Rappen herum und stach nach dem Tod mit dem Degen.
Auch trank ich aus hölzernen Schalen die Asche der Brunnen von Akra
und zog mit gefälltem Visier den Trümmern der Himmel entgegen.

Denn tot sind die Engel und blind ward der Herr in der Gegend von Akra,
und keiner ist, der mir betreue im Schlaf die zur Ruhe hier gingen.
Zuschanden gehaun ward der Mond, das Blümlein der Gegend von Akra:
so blühn, die den Dornen es gleichtun, die Hände mit rostigen Ringen.

So muß ich zum Kuß mich wohl bücken zuletzt, wenn sie beten in Akra ...
O schlecht war die Brünne der Nacht, es sickert das Blut durch die Spangen!
So ward ich ihr lächelnder Bruder, der eiserne Cherub von Akra.
So sprech ich den Namen noch aus und fühl noch den Brand auf den Wangen.

(›Der Sand aus den Urnen‹: GW III 31. ›Mohn und Gedächtnis‹, 7. GW I 11)

Ein Ritter sucht, den Tod abzuwehren. Aber „es sickert das Blut durch die Spangen". Er ist ein verendender Ritter, „der eiserne Cherub". In Celans Gedicht überlagern sich das Danklied der Israeliten nach ihrem Durchzug durch das Rote Meer, das sogenannte „Schilfmeerlied" von ›Exodus‹ 15, das auch ein „Lied in der Wüste" ist, sowie Reminiszenzen an die Geschichte der Kreuzzüge und in der Verbindung des Ritters mit dem Cherub apokalyptische Bildlichkeit. Sie ist auch in der „Asche der Brunnen" und im „Brand" gegenwärtig, wenn man an ›Offenbarung‹ 9,1 denkt. Doch verbindet sich mit den „toten Engeln" oder dem „blinden Herrn" Widerspruch. Unverkennbar ist der Sänger der letzte „den Trümmern der Himmel" entgegengezogene Ritter, der „den Namen", bevor er selbst zugrundegeht, „noch" ausspricht. Die ›Geheime Offenbarung‹ des Johannes auf Patmos hat sich für diesen Zeitgenossen des zwanzigsten Jahrhunderts zu einer unheimlichen Erfahrung pervertiert. Denn die Schrecknisse historischen Ausmaßes konkurrieren mit der Visionsfähigkeit des früheren Sehers. Dem neuzeitlichen Sänger ist es aufgegeben, die Reliquien jener historischen Apokalypse zu sammeln. In der danach entworfenen Landschaft existieren nurmehr Reste, die das Andenken an Gewesenes, an Vorzeit und Leben bewahren.

ENTWURF EINER LANDSCHAFT

Rundgräber, unten. Im
Viertakt der Jahresschritt auf
den Steilstufen rings.

Laven, Basalte, weltherz-
durchglühtes Gestein.
Quelltuff,
wo uns das Licht wuchs, vor
dem Atem.

Ölgrün, meerdurchstäubt die
unbetretbare Stunde. Gegen
die Mitte zu, grau,
ein Steinsattel, drauf,
gebeult und verkohlt,
die Tierstirn mit
der strahligen Blesse.

(›Sprachgitter‹, 44. GW I 184)

Über die gestorbenen Tode hinaus bewahrt die Sprache und insbesondere
die genaue Sprache des Dichters das Gedächtnis des Lebens. Das bekundet
Hölderlin in ›Andenken‹: „Was bleibet aber, stiften die Dichter.“ In Celans
Gedicht „wuchs“ aus vulkanischen Eruptionen ein gefährliches Licht „vor |
dem Atem“. Es ist das Zentrum der Aussage. Diese Archäologie der Zukunft
entwirft ein nachmenschliches Zeitalter. In hartem Gegensatz zum geflügelten
Dichterroß des Pegasus sind Tradition und Geschichte zuschanden geritten.
„Steinsattel“ und „Tierstirn“ sind seltsame Reliquien des Lebens, in deren To-
tenlandschaft die „unbetretbare Stunde“ herrscht, eine letale Utopie: „Ölgrün
‹...› grau ‹...› verkohlt“.

Celans Dichtung setzt diesseits der Hoffnung ein, die immer auf ein Jenseits
gerichtet war. „Erst jenseits der Kastanien ist die Welt.“ Goethes ›Erlkönig‹
vergleichbar, flüstert in diesem Gedicht eine tödliche Versuchung.

DRÜBEN

Erst jenseits der Kastanien ist die Welt.

Von dort kommt nachts ein Wind im Wolkenwagen
und irgendwer steht auf dahier ...
Den will er über die Kastanien tragen:
„Bei mir ist Engelsüß und roter Fingerhut bei mir!
Erst jenseits der Kastanien ist die Welt ...“

Dann zirp ich leise, wie es Heimchen tun,
dann halt ich ihn, dann muß er sich verwehren:
ihm legt mein Ruf sich ums Gelenk!
Den Wind hör ich in vielen Nächten wiederkehren:
„Bei mir flammt Ferne, bei dir ist es eng ...“
Dann zirp ich leise, wie es Heimchen tun.

Doch wenn die Nacht auch heut sich nicht erhellt
und wiederkommt der Wind im Wolkenwagen:
„Bei mir ist Engelsüß und roter Fingerhut bei mir!“
Und will ihn über die Kastanien tragen –
dann halt, dann halt ich ihn nicht hier ...

Erst jenseits der Kastanien ist die Welt.

(›Der Sand aus den Urnen‹ GW III 11)

442

Plötzlich erscheinen die Kastanien als gebrochene Augen. Jenseits des Todes jedoch „flammt Ferne", liegt das Land leeren Versprechens. Dieser enge Konnex von Tod und Verheißung wird in diesem Gedicht vergegenwärtigt, mit dem nicht nur Celans frühester Gedichtband, sondern zugleich auch der Zyklus ›An den Toren‹ einsetzt, den das Gedicht ›Am letzten Tor‹ beschließt.

AM LETZTEN TOR

Herbst hab ich in Gottes Herz gesponnen,
eine Träne neben seinem Aug geweint ...
Wie dein Mund war, sündig, hat die Nacht begonnen.
Dir zu Häupten, finster, ist die Welt versteint.

Fangen sie nun an zu kommen mit den Krügen?
Wie das Laub verstreuet, ist vertan der Wein.
Missest du den Himmel mit den Vogelzügen?
Laß den Stein die Wolke, mich den Kranich sein.

(›Der Sand aus den Urnen‹: GW III 27)

Der letzte Vers erinnert an Bertolt Brechts (1898–1956) Gedicht ›Die Liebenden‹, in dem es heißt: „Daß so der Kranich mit der Wolke teile | den schönen Himmel, den sie kurz befliegen". Bei Brecht ist der Himmel Raum, ohne Transzendenz. Celan kündigt darüber hinaus auch explizit die in der Dichtungsgeschichte mehr oder weniger latent berührten religiösen Bezüge: der Wein vertan, der Himmel wie bei Brecht ein Ort für Vogelzüge, für den Stein einer versteinten Welt als Wolke und für den Kranich. „Herbst hab ich in Gottes Herz gesponnen". David war der ›Apostelgeschichte‹ 13,22 (1 Samuel 13,14) zufolge ein Mann nach dem „Herzen Gottes". Im Zeichen des Herbstes bleibt Gott nicht Herr der Geschichte, sondern hat an der Zeitlichkeit teil, ist also sterblich. Damit verliert auch der Mensch seine Hoffnung auf das Jenseits. Wie der Ritter mit geschlossenem Visier den Trümmern der Himmel entgegenzieht, gibt es für das Ich „am letzten Tor" keinen anderen Gegner als den Tod. Kampflos überantwortet sich das Ich selbst im Gedicht ›Ein Krieger‹: „Hörst du: ich rede zu dir, wenn schwül sie das Sterben vermehren. | Schweigsam entwerf ich mir Tod, leise begegn ich den Speeren" (›Der Sand aus den Urnen‹: GW III 16). Krieg, Vernichtung, Heillosigkeit und die entsprechenden Bildbereiche verlegen die apokalyptischen Visionen in die Geschichte und widerrufen damit beispielsweise sogar den apokalyptischen Aufbruch der Expressionisten. Der Jüngste Tag, eine expressionistische Sammlung heißt so, ist kein Fluchtpunkt am Ende der Zeiten, sondern ein unheilsgeschichtliches Datum der Menschheitsgeschichte, keine ›Menschheitsdämmerung‹, wie sie als Antwort auf Mythos und Richard Wagners ›Götterdämmerung‹ (1876) die expressionistische Anthologie von Kurt Pinthus 1920 im Titel trägt. Die Geschichte ist voll von unheilsgeschichtlichen Daten: Kain und Abel, die Verurteilung des Sokrates zum Tode, die Kreuzigung des Jesus von Nazareth, die Bartholomäusnacht, die Reichskristallnacht oder Auschwitz.

Celans Dichtung spricht aus dem Selbsterlebten heraus. Die vollkommene politische Korruption des Ästhetischen hatte in die Totalität eines perfekten Vernichtungsmechanismus geführt. Über das Abendland war die Nacht hereingebrochen. Es sank in Schutt und Asche und depravierte zur Hölle. Vision war Sehen. Wie sollte da Dichtung die Augen verschließen? Schon deshalb dürfte sich Celan dagegen gewehrt haben, als ein Vates, ein Wahrsager und Prophet, zu gelten. Der genau wahrnehmenden Kunst dürfte jedoch immer prophetische Kraft innewohnen. Der postapokalyptische Einsatz von Celans Dichtung beachtet mit dem Zyklus ›An den Toren‹ und seinem Schlußgedicht ›Am letzten Tor‹ nicht mehr die heilsgeschichtliche Perspektive. Was er an „Himmelwracks" (›Atemwende‹, 16. GW II 20) oder Reliquien des Lebens in seine Gedichte birgt, das sind als Objets trouvés authentische Zeugnisse der Menschheitsgeschichte, ihrer Katastrophen und der Dichtung, die davon weiß.

Celans Allusion auf das zwölftorige himmlische Jerusalem der ›Geheimen Offenbarung‹ mit dem „Tor jener Stadt in der Luft" (›Mohn und Gedächtnis‹, 23. GW I 27) wird ebenso untergraben, wie die „Hörner der Hölle ‹...› im Ölbaum verklungen" (›Der Sand aus den Urnen‹: GW III 19) sind. Ihre heilsgeschichtliche Verbindlichkeit ist gekündigt, die Ambiguität der Tore als Zugang zum Heil oder als „Tore des Todes", von denen Psalm 9,15 spricht, auf dem Umweg des Widerrufs erneut gewonnen. Der Teufel ist zwar somit entbehrlich geworden, aber Ritter und Tod bleiben im nachmaligen Prooimion, ›Ein Lied in der Wüste‹, transparent. Sie sind jedoch nicht jene, die das Ende künden, sondern die es vollenden. Mythologie bleibt für Celan lediglich eine Folie unter anderen, über die alle sich das dichterische Sprechen, wie es sich erneuert, immer wieder erhebt.

Auf den Zyklus ›An den Toren‹ folgt in ›Der Sand aus den Urnen‹ der Zyklus ›Mohn und Gedächtnis‹, der auch hier schon mit ›Ein Lied in der Wüste‹ beginnt. Wir sehen folglich schon vor der Entwicklung dieses Dichters die heilsgeschichtlichen Fluchtpunkte enden. Wenn es dann im Gedicht ›Hier‹ heißt: „Hier – das meint diese Stadt, | die von dir und der Wolke regiert wird, | von ihren Abenden her", und wenn es eingangs dieses Gedichtes obendrein heißt: „Hier – das meint hier, wo die Kirschblüte schwärzer sein will als dort" (›Von Schwelle zu Schwelle‹, 37. GW I 113), so läßt sich zu Recht in Verbindung mit diesem Bild das „Hier" als beschädigter Ort identifizieren und, worauf zuerst Beda Allemann aufmerksam gemacht hat, als abgerissene Silbe von Hiroshima erkennen. In der Vielschichtigkeit von Celans poetischer Konzentration berührt dieser Bezug die historische Ebene. Die Spannung rührt jedoch erst aus dem Kontrast zum mythischen Bezug her, wenn wir „Hier" auch komplementär zum historischen Schreckensort als abgerissene Silbe des apokalyptischen Heilsortes „Hierosolyma", dem lateinischen Namen für Jerusalem, verstehen. Eines der nachgelassenen Gedichte aus ›Zeitgehöft‹ bittet um „Schneetrost", da es fleht: „sag, daß Jersusalem ist" (›Zeitgehöft‹, 43. GW III

105). Diese späten Gedichte sind im Zusammenhang mit Celans Israel-Reise zu sehen, die er im Herbst 1969, kurz vor seinem Tod, unternommen hat. Der heilsgeschichtliche Ort wird als Erinnerung ins Präteritum abgedrängt: „es stand | Jerusalem um uns" (›Zeitgehöft‹, 34. GW III 96). Auch wenn diese Gedichte noch fragen: „Gethsemane, drüben, | das umgangene, wen | überhäufts?", sind sie sich doch insgleichen bewußt: „Am nächsten der Tore tut sich nichts auf" (›Zeitgehöft‹, 35. GW III 97). Das frühere ›Drüben‹ verkürzt sich auf die Dimension einer Stadtbesichtigung. Die Tore eröffnen keine neue Perspektive.

Auch das knappe Gedicht mißt die Lebens- und Todesräume des Menschen aus. Weil der Dichter das Gedächtnis wahrt und die „Trauerarbeit" seines Dichtens als ein poetisches Ritual des Gedenkens vollzieht, steht sein Gedicht *„im Geheimnis der Begegnung"* (›Der Meridian‹: GW III 198). Dieses Geheimnis verbindet die Lebenden mit den Toten, wie es, will Dichtung keine Utopie bleiben, auch die Lebenden untereinander verbindet, so daß das Gedicht wirklich zum „Händedruck" wird. Mit einem frühen Vers aus ›Sternenlied‹ (1943) ist dieser Dichtung als einem „Schwanenlied ‹...› bang | vor eignem Tod". Ihre Landschaft liegt nicht nur, wie Celan im Aufsatz über ›Edgar Jené und der Traum vom Traume‹ (1948) sagt, im „Gegenlicht des fremden Todes" (GW III 160), sondern in der Gefahr der „Sonnen des Todes" und „Mühlen des Todes" (›Der Sand aus den Urnen‹: GW III 57 und 58). Die in dieser Dichtersprache entworfenen fahlen Totenlandschaften und Toteninseln sind nicht Gegenorte des Lebens, keine Gegenentwürfe zu der uns vertrauten Welt, sondern vielmehr Welten, in denen dem Tod entrissene Gedanken gerade noch laut werden, indem ihnen eine Stimme gewonnen wird, und sie, eine „Flaschenpost", wie Celan in seiner Bremer Rede 1958 sagt (GW III 186), auf ein ansprechbares Du zuhalten.

Zwei Grundreaktionen menschlichen Verhaltens hat Paul Celan im ›Meridian‹ bezeichnet, denen auch seine Dichtung als Reaktion auf die Welt und ihre Geschichte Ausdruck verleiht. Es sind zum einen das Verstummen von Lenz in Büchners Erzählung und zum andern das der Gegenwart des Menschlichen gewisse und absurde „Gegenwort" Luciles in ›Dantons Tod‹: „Es lebe der König!" (GW III 194 f). Es sind die beiden Möglichkeiten, dem allmächtigen Tod Terrain abzutrotzen und das „Lebensgehöft" (›Atemwende‹, 38. GW II 42) beziehungsweise „Zeitgehöft" (GW III 67) zu sprengen. Frühere Gedichte wie die ›Todesfuge‹, oder unter ihrem ersten Titel ›Todestango‹, waren noch verhältnismäßig konventionelle Dichtungsformen, die diesen Raum des „Zeitgehöfts" ausmaßen. Doch auch sie zeugten bereits von der Anstrengung, derer die Dichtung im „Metapherngestöber" (›Atemwende‹, 85. GW II 89) bedarf, um das Dröhnen der Wahrheit hörbar zu machen, die einem den Atem und die Sprache verschlägt. Dementsprechend sagt Celan im ›Meridian‹: „Dichtung: das kann eine Atemwende bedeuten." (GW III 195)

„Gehuldigt wird hier der für die Gegenwart des Menschlichen zeugenden Majestät des Absurden." Das habe, so noch einmal der ›Meridian‹, keinen ein für allemal feststehenden Namen: „aber ich glaube, es ist ... die Dichtung." (GW III 190) Diese Dichtung wird zum „Klinkerspiel gegen den Tod" (›Atemwende‹, 55. GW II 59). Das aber ist ein Spiel mit hart gebackenen und darum hell klingenden Mauersteinchen, deren Nachklang im Sinne von Horaz, Ode 3,30, kein anderes Monument bewahrt als das Gedicht. Sprechen und Schweigen als die beiden Modi der Sprache nutzen die weite Bereiche überspringende Metapher ebenso wie die das Entfernteste nebeneinander zwingende Pause: „sternverseucht legt sich ein Moor | um eine der Kiefern, || der Chor der Platanenstrünke | buckelt sich ein zum Gebet | gegens Gebet" (›Zeitgehöft‹, 9. GW III 71). Als ob das Welttheater sich in einen Spuk verlöre und seine Kulissen mobil wären, endet das vorhergehende Gedicht: „du rollst die Altäre | zeiteinwärts" (›Zeitgehöft‹, 8. GW III 70):

die sach-
kundige Hoffnung, die halbe,
knipst sich aus,

Blaulicht jetzt, Blaulicht,
in Tüten,

Elend, in harten
Trögen flambiert (.)

Zu solch mehr oder weniger unverbunden scheinenden Bildsequenzen findet Celan in ›Zeitgehöft‹ immer wieder. Einzige Lichtquelle sind scheinbar die blauen Flämmchen des Flambierens. Als Zeugnis des Luxus konterkarieren sie jedoch in harter Fügung das genannte Elend. Obendrein wird die dringende Not durch Blaulicht angekündigt: „Blaulicht, | in Tüten". Ist es nicht eine irrwitzige Synästhesie von Martinshorn und Signallicht, die hier mit clownesker Gebärde eine Notlage des Menschen in ein absurdes Bild kleidet? Die nur um weniges – von „tuten" zu „Tüten" – verdrehte Wahrnehmung von Konkretem führt zu größter Verfremdung. Die „Flüstertüte" in ›Schneepart‹ (S. 50. GW II 376) dagegen evoziert nicht, wie zu erwarten, ein akustisches, sondern ein optisches Bild: „In der Flüstertüte | buddelt Geschichte". Aus der Geschichte aber tritt uns, wie aus dem Gedicht, immer nur einzelnes Schicksal entgegen und wartet darauf, daß unsere Zwiesprache mit ihm es dem Tod entreiße.

* * *

An diese allgemeinen Betrachtungen sei die Interpretation eines Gedichtes aus ›Fadensonnen‹ (S. 17. GW II 123) angeschlossen, in dem es heißt: „machs Wort aus". Diese Gedichte, selbst die ganz knappen, sind ebenso, wie sie am Melos festhalten, auch in Versen und Strophen gefügt. Im Zentrum dieses Gedichts ›Deine Augen im Arm‹ findet sich eine scheinbar nur geringfügige Verwandlung von Wörtern, die jeweils nur durch die Hinzufügung eines Buchstabens sich unterscheiden. Mit einer Wortveränderung setzt auch das im Band voranstehende Gedicht ein:

SPASMEN, ich liebe dich, Psalmen,

die Fühlwände tief in der Du-Schlucht
frohlocken, Samenbemalte,

Ewig, verunewigt bist du,
verewigt, Unewig, du,

hei,

in dich, in dich
sing ich die Knochenstabritzung,

Rotrot, weit hinterm Schamhaar
geharft, in den Höhlen,

draußen, rundum
der unendliche Keinerlei-Kanon,

du wirfst mir den neunmal
geschlungenen, triefenden
Grandelkranz zu.

(›Fadensonnen‹, 16. GW II 122)

Die beiden scheinbar ähnlichen Wörter „Spasmen ‹...› Psalmen", beide Fremdwörter, bedeuten völlig Verschiedenes, haben aber gemeinsam den Weg von der griechischen über die lateinische in die deutsche Sprache gefunden. Von der alttestamentlichen Liedgattung der Psalmen, griech. psalmos, lat. psalmus, liegen die Spasmen, griech. spasma, lat. spasmus, als Krämpfe weitab. Aus dem Sprachkrampf aber resultiert eine weitere, erotische Variation vom Tod und dem Mädchen: „die Fühlwände tief in der Du-Schlucht | frohlocken, Samenbemalte". Wie die abbildende Wortstellung des ersten Verses ankündigt, vollzieht sich diese Liebe zwischen Krämpfen und Gesängen. Der zentrale Vers vereint die auseinanderstrebenden Anfangspartikel und antwortet auf das „ich liebe dich" mit: „in dich | sing ich die Knochenstabritzung". In parodistischer Entsprechung zum Mädchenkranz der Minnelyrik erhält der Troubadour dieses Liedes den „Grandelkranz", einen Kranz von Grandeln, den oberen Eckzähnen des Rotwilds. Statt eines Kusses wirft diese sonderbare Geliebte dem Du einen Grandelkranz zu, mit dem sie höhnisch sein Liebeswerben und jene gesungene Knochenstabritzung erwidert. „Rotrot, weit hinterm Schamhaar | geharft, in den Höhlen", erscheint sie auch als „Du-Schlucht" mit Fühlwänden über- und apersonal, als ein „Rotwild", sowie, selbst in der Verneinung des Ewigen, überzeitlich: „Ewig, verunewigt bist du, | verewigt, Unewig, du". Solche Allmacht kommt allein dem Tod zu. Es ist ein weiblicher Tod, franz. la mort, mit dem der Sänger sich hier eingelassen hat. Ein Gedicht in ›Fadensonnen‹ (S. 61. GW II 167) spricht denn auch von der „Tödin". Mit ihr scheint im unmittelbar davor stehenden Gedicht der Bund besiegelt: „DU WARST mein Tod: | dich konnte ich halten, | während mir alles entfiel." Obschon die hart neben einem Schüttelreim liegenden Klänge von „Psalmen" und „Spasmen" vordergründig als Späße anmuten, bemerken wir doch auch, daß ein gewisser Sprachzwang noch die kleinsten Partikel wie Silben und Buchstaben um der Genauigkeit willen dreht und wendet. Im schon erwähnten, folgenden Gedicht ist das nicht anders.

DEINE AUGEN IM ARM,
die
auseinandergebrannten,
dich weiterwiegen, im fliegenden Herzschatten, dich.

Wo?

Mach den Ort aus, machs Wort aus.
Lösch. Miß.

Aschen-Helle, Aschen-Elle – ge-
schluckt.

Vermessen, entmessen, verortet, entwortet,

entwo

Aschen-
Schluckauf, deine Augen
im Arm,
immer.

(›Fadensonnen‹, 17. GW II 123)

Vor und nach der leeren Mitte stehen in Vers sieben und neun je zwei nur durch einen Buchstaben unterschiedene Wörter, wobei sich die beiden um einen Buchstaben verringerten Formen zu den beiden anderen in chiastischer Position befinden: „Ort ‹...› Wort" und „Helle ‹...› Elle". Zwar ist die Binnenkomposition dieser mittleren Verse zwischen „Wo?" und „entwo" auffällig, jedoch exzentriert. Denn der Frage voraus steht eine Strophe mit fünf Versen, die entsprechende Schlußstrophe hat dagegen vier Verse. Nach der beobachteten Mitte entwickelt sich insofern eine Gegenbewegung im Gedicht, als auf die vier davor liegenden emphatischen Imperative hier nurmehr Partizipien im Perfekt antworten.

In den Rahmenstrophen wird der erste Vers am Ende in Versbrechung – „deine Augen | im Arm" – wiederholt. „Deine Augen im Arm" sind „die | auseinandergebrannten". Von der heillosen Einwirkung dieses Auseinanderbrennens rühren „Aschen-Helle, Aschen-Elle" und „Aschen- | Schluckauf" her. Darauf ist auch zurückzuführen, daß „deine Augen im Arm" liegen und schließlich in der Versbrechung nochmals „auseinandergebrannt" werden. Auch dieses Gedicht ist „deutscher Gesang", von dem Hölderlins ›Patmos‹-

448

Hymne (1803, v. 276) spricht. „So kam ich unter die Deutschen", schreibt Hölderlins Hyperion (1797–1799) im vorletzten Brief: „Es ist ein hartes Wort und dennoch sag' ichs, weil es Wahrheit ist: ich kann kein Volk mir denken, das zerrißner wäre, wie die Deutschen. ‹...› ist das nicht, wie ein Schlachtfeld, wo Hände und Arme und alle Glieder zerstückelt untereinander liegen, indessen das vergoßne Lebensblut im Sande zerrinnt?" Celans Gedicht bildet das Auseinanderbrennen, von dem es spricht, durch die Art und Weise, in der es davon spricht, auch ab. Neben den sichtbaren Dissoziationen, wie sie in den Worttrennungen „fliegen- | den", „ge- | schluckt", „entwortet || entwo", „Aschen- | Schluckauf", oder in den Versbrechungen zutagetreten, wozu über die Worttrennungen hinaus auch „deine Augen | im Arm" gehört, ist das Gedicht von semantischen Dissoziationen geradezu durchherrscht. Sie oszillieren zwischen Doppel- und Mehrdeutigkeit. So begründet die Sonderstellung das „die" in Vers zwei als Artikel: „die | auseinandergebrannten" Augen sowie als Relativpronomen: Augen, „die ‹...› dich weiterwiegen". Parallel hierzu ist die Flexionsendung von „fliegen- | den" zugleich Artikel zum Akkusativobjekt „den Herzschatten". Die Strophe ringt dem doppelten Kontinuum von Vers und Syntax dadurch auch doppelte Bedeutung ab.

Die mit der Katastrophe einhergekommene Verkehrung des Gewohnten ist nicht zu übersehen. „Deine Augen" liegen nicht nur „im Arm", sondern wiegen das Du weiter. Die Augen haben als auseinandergebrannte ihre „sonnenhafte" Natur verloren und wiegen „dich ‹...› im fliegen- | den Herzschatten, dich". Das an den Rändern der beiden Verse wiederholte „dich" bewahrt im Moment der Zerstückelung das personale Du. Das Herz, Lebenszentrum und Sitz der Liebe, ist herausgerissen in die Peripherie und nurmehr im fliegenden Schatten überhaupt zu erkennen. Die dreimalige Beschwörung des Du im Possessivpronomen „deine" und dem wiederholten „dich" rückt indessen das Andenken des Anderen ganz nahe und hält auch am Schluß daran fest: „deine Augen | im Arm, | immer."

Verständigung jedoch ist in diesem Desaster nur schwer mehr möglich. Auch die vertraute Semantik der Sprache gerät in Mitleidenschaft, wie beispielsweise das auf die Frage „Wo?" antwortende „entwo" schon erkennen läßt. Die dazwischen liegenden Binnenverse erweisen sich in ihrer Mehrdeutigkeit erst recht als eine radikale In-Frage-Stellung. „Mach den Ort aus" heißt soviel wie ihn ausfindig machen, wonach das „Wo?" fragt. Zu solcher Klärung scheint auch der folgende Imperativ „machs Wort aus" aufzufordern. Doch während der Binnenreim „Ort ‹...› Wort" die einander entgegengesetzten Bereiche des quantitativ Materiellen, Vermeßbaren und qualitativ Immateriellen untereinander verbindet, stört das idiomatische Ausmachen in Spannung hierzu diese Verbindung. Zwar lassen sich, das geben griech. topos und lat. locus vor, Worte wie Orte finden und bestimmen. Aber gebräuchlich ist „machs aus" allein im Sinne von: „machs Licht aus", „lösch die Kerze". „Machs Wort aus" heißt demnach soviel wie „sei still", „schweig". Vergleichbar „knipst sich", das wurde schon zitiert, die Hoffnung aus. Die vier Imperative sind chiastisch gestellt. Das Wort soll gelöscht, der Ort gemessen werden. In Verkehrung dieser Vorstellung wiederum ist dann auch an ein Auslöschen von Orten und Messen von Worten zu denken. Die Verkürzung der Befehle intensiviert die Situation dessen, der sie ausspricht. Ihre Steigerung und der Verzicht auf Ausrufezeichen lassen sie auch als immer eindringlichere Bitten verstehen, die nach der letzten plötzlich abbrechen. In dieser Steigerung nehmen sie mit dem „Lösch" nach dem Verswechsel mit einem Mal auch wieder auf das Auseinanderbrennen Bezug, als bestehe noch Hoffnung, daß etwas gelöscht werden könne. Es ist ein verzweiflungsvoller Gedanke, der sogleich in „Aschen-Helle, Aschen-Elle – ge-| schluckt" untergeht. Das fortschreitende Werk der Zerstörung hat in Asche gelegt. In dieser „Aschen-Helle" lassen sich weder Ort und Wort ausfindig machen geschweige denn unterscheiden, noch mit einer „Aschen-Elle" messen. Der Brand hat auch Körper in Asche gelegt, ihre Sprache geendigt. Um so eindringlicher erscheint jetzt die Frage des Gedichtes: „Wo?" In der Unterschiedslosigkeit der Asche gelten Ort und Wort gleichviel, nämlich nichts. Helle und Elle, wiederum Immaterielles und Materielles, sind so wenig auszumachen wie mhd. helle (Hölle), engl. miss (Verlust, Fräulein) oder franz. elle (sie, es). Im Grauen dieser Situation verschlägt es, der Gedankenstrich deutet die „sprachwahre" Pause (›Niemandsrose‹, 63. GW I 265) an, dem Du die Sprache: „ge- | schluckt". Der Vorgang ist abgebildet, ein „Aschen- | Schluckauf" in Entsprechung zur „Atemwende".

Nahezu beliebig erscheint die semantische Dissoziation im elften Vers, der die Präfixe „ver-" und „ent-" mit „-messen", „-orten" und „-worten" verbindet: „Vermessen, entmessen, verortet, entwortet". Zwei dieser Bildungen sind ungewöhnlich, mehrdeutig aber auch jene, die zum vertrauten Wortschatz gehören. In Korrespondenz stehen „Vermessen ‹...› verortet" und „entmessen ‹...› entwortet". Diese Paare sind im Vers dergestalt arrangiert, daß in der vorderen Hälfte das identische „messen", in der hinteren das nicht identische, aber reimende „-ortet | -wortet" dominant ist. Die Komposita mit „-messen" können sowohl Infinitive als auch, wie die beiden übrigen Wörter, Perfektpartizipien sein. „Vermessen" impliziert, daß es sich um eine abgeschlossene Ausmessung oder um eine falsche Messung handelt. Daneben vermag es auf Vermessenheit zu zielen, die Unterscheidungskraft verlangte, jedoch in dieser Aschenwelt verweigert wird. „Verortet" setzt zum einen in Analogie zu „vernetzen" auf Verbindungen von Orten, enthält aber zum anderen zugleich deren Negation. Die Korrespondenz von „entmessen ‹...› entwortet" begegnet jener von „vermessen ‹...› verwortet". Der Dimension des Vermeßbaren und Verortbaren entwächst dieser Bereich, in dem kein Maß mehr gilt und auch kein Wort. Die semantischen sind darum zugleich komplementäre Dissoziationen, die nach dem Muster von „verwirren – entwirren" angeordnet sind. So antwortet auf „vermessen" „entmessen" und auf „verortet" „entwortet". Genauso wie jedoch wiederum die Binnenorganisation diese Bewegung umkehrt, weil hier auf

„entmessen" „verortet" folgt, erwidert jetzt auf „vermessen" auch „entwortet". Im Gedicht breitet sich, wie von Worten entkernt, ein Bereich des Todes aus, aus dem schließlich keine Antwort mehr dringt, auch keine Antwort auf die immer noch unbeantwortete Frage: „Wo?" Dem „Aschen- | Schluckauf" entfährt in diesem transitorischen Augenblick nurmehr ein „entwo". Die jähe Einsicht, was das heißt: „entwortet", verschlägt, nachdem „ge- | schluckt" schon nahe daran gewesen ist, jetzt wirklich die Sprache und gibt, indem die Laute in der Wiederholung nach der zweiten Silbe abbrechen, die absurd erscheinende Antwort: „entwo". Durch sie aber erfahren wir tatsächlich auch die Antwort auf die Wo-Frage. Sie gibt hier und jetzt das Gedicht.

In großer Bild- und Denkgenauigkeit vollzieht das Gedicht den Todesweg von der verlustgeprägten Frage nach dem „Wo?" über das „entwo" ins „immer" nach. Wir erkennen auch in diesem Gedicht die bange Frage, ob sich nach all den Schrecken der Historie der Mensch überhaupt noch an seinem Ort und mit seinem Wort zu behaupten in der Lage zeigt. Abgesehen von dem zahlreichen Gedichten eingeschriebenen „Memento mori" stehen ›Deine Augen im Arm‹ für die Wahrnehmung jeder Katastrophe, auch wenn wir in Verbindung mit dem „Aschen- | Schluckauf" oder dem „Sand aus den Urnen" zuerst an so unterschiedliche Ereignisse wie das Schicksal von Thera, die Verschüttung Pompejis oder die Massenvernichtung von Auschwitz denken. Durch die Vergegenwärtigung des Gedichts wird das Ritual eines Totengedenkens vollzogen. Auch das gedenkende Ich und das bedachte Du sind „die | auseinandergebrannten". In der Ungeheuerlichkeit des „Aschen-Schluckaufs" droht jedoch die Bedeutung unterzugehen, die, wiederum eine Buchstabenvertauschung, ein einziger Laut in der letzten Strophe überlagert. Erst die transitorische Beteiligung an diesem Totengedächtnis vermag den darunter verborgen liegenden Sinn zu entdecken: „Aschen | schlug auf deine Augen | im Arm, | immer."

Der „Helligkeitshunger" (›Atemwende‹, 36. GW II 40) giert nach Wahrheit, die in der Lebendigkeit des Gedichts zu fassen ist. Darin liegt auch Celans Entschiedenheit begründet, Existenznöte des Menschen, wohlgemerkt nicht nur des Dichters, mit sprachlichen Möglichkeiten gestisch umzusetzen. Begegnet Celans Gedicht als Ganzes und Sinneinheit dem Gegebenen, d. i. einem Datum der Geschichte und ihrer Sprache, so impliziert es auch selbst Datierbares, ist selbst ein Datum. Wir benötigen seinen Schatten und seine Erhellungen, sein Wissen um den Tod und um das Leben, um unsere eigene Wirklichkeit kennenzulernen. Der Dichter ist ihr Interpret. In den Diaphanien seines Gedichts suchen wir dem Menschen zu begegnen. Denn Gedicht und Wirklichkeit bedingen einander. Aus ihrer Komplementarität lebt der Binnenraum des Gedichts, dessen Lebhaftigkeit die Prallzonen von Affirmation und Negation bestimmen. In die zahlreichen Sinnbrechungen hinein wird ein Gespräch geborgen, an das anzuknüpfen der Leser aufgefordert ist. Die Richtungsvielfalt unterscheidet Celans Gedichte von aller vergleichbaren Dichtung. Ihr „Gegenwort" tritt in schlechthinnige Opposition zum Gegebenen. Indem die Gedichte um vertraute Motive wie Wort, Auge, Nacht, Welt, Asche kristallisieren, greifen sie durch die Geschichte und ihre Sprache hindurch, knüpfen Gleichartiges und auch in Opposition Stehendes zusammen. Ihre „Flaschenpost" ist so wenig auf ein Programm und so sehr auf den Menschen gerichtet, daß sie prinzipiell zwischen Ich und Du „verhofft" (›Atemwende‹, 46. GW II 50). Sie wartet darauf, so die Bremer Rede (GW III 186), an „Herzland" gespült zu werden. Ihre Richtungsvielfalt resultiert aus ihrer Richtungsoffenheit, ist aber keineswegs Richtungslosigkeit. Celans Gedichte, selbst sprachliche Sinnknoten, schaffen, einem Händedruck gleich, Verbindungen. Solange sie sprechen, vermögen sie auch dem Tod Einhalt zu gebieten.

BIBLIOGRAPHISCHE NOTIZ

Zum Werk Paul Celans

Zitiert wird nach der Ausgabe: Paul Celan. Gesammelte Werke in fünf Bänden (= GW). Hrsg. von Beda Allemann und Stefan Reichert unter Mitwirkung von Rolf Bücher. Frankfurt am Main 1983. Celans früheste Gedichte sind greifbar in der Ausgabe: Paul Celan, Gedichte 1938–1944. Faksimile und Transkription der Handschrift. Mit einem Vorwort von Ruth Kraft. Frankfurt am Main 1985. Eine „Gesamtbibliographie" von Christiane Heuline enthält die ›Zeitschrift für Kulturaustausch‹ 32 (1982): Texte zum frühen Celan. Bukarester Celan-Kolloquium 1981, hrsg. von Uwe Martin. Im Beitrag von Petre Solomon zu diesem Heft steht der Hinweis auf ›Todestango‹, den früheren Titel der ›Todesfuge‹. Die Bibliographie von Christiane Heuline erschien erweitert in der 2. Auflage des Paul Celan gewidmeten Heftes von ›Text + Kritik‹ 53/54 (1984), hrsg. von Heinz Ludwig Arnold. Eine „Auswahlbibliographie der Sekundärliteratur 1984–1985" bietet das ›Celan-Jahrbuch‹ 1 (1987), hrsg. von Hans-Michael Speier, das sie fortzuführen verspricht. Die erwähnten Gedanken von Hans Mayer zur ›Engführung‹ finden sich in: Mayer, H., Zur deutschen Literatur der Zeit. Zusammenhänge, Schriftsteller, Bücher. Reinbek bei Hamburg 1967, S 357–362. Im übrigen sei auf die jüngsten Aufsatzbände hingewiesen: Contre-Jour. Études sur Paul Celan. Colloque de Cerisy, hrsg. von Martine Broda. Les Éditions du cerf, 1986. Argumentum e Silentio. Internationales Paul-Celan-Symposium (Seattle 1984), hrsg. von Amy D. Colin. Berlin, New York 1987. Hierin findet sich der erwähnte Hinweis von Beda Allemann. Psalm und Hawdalah. Zum Werk Paul Celans. Akten des Internationalen Paul Celan-Kolloquiums New York 1985, hrsg. von Joseph P. Strelka: ›Jahrbuch für Internationale Germanistik‹. Reihe A: Kongreßberichte, Band 20. Bern 1987. Datum und Zitat bei Paul Celan. Akten des Internationalen Paul Celan-Colloquiums Haifa 1986, hrsg. von Chaim Shoham und Bernd Witte: ›Jahrbuch für Internationale Germanistik‹, Reihe A: Kongreßberichte, Band 21, Bern 1987. Paul Celan, hrsg. von Werner Hamacher und Winfried Menninghaus (Suhrkamp Taschenbuch Materialien, 2083), Frankfurt am Main 1988.

Man stirbt –
Zum Verständnis des Todes
im dramatischen Werk Ionescos

Fränzi Maierhöfer, Nürnberg

Lieber bei
Dem Toten sein, den, Frieden uns schaffen,
Zum Frieden wir gesandt, als auf der Folter
Der Seel' in ruheloser Qual zu zucken.

(Shakespeare, Macbeth, III, 2)

So klagt Macbeth, nachdem er Duncan, seinen Gast und König, und dann auch den der Mitwisserschaft verdächtigen Banquo ermordet hat, um selbst den Thron zu besteigen und sein verbrecherisches Königtum in vermeintlicher Sicherheit genießen zu können. Seinem Ehrgeiz, seiner Machtgier und schließlich seinem Sicherheitsbedürfnis opfert er sein „unsterblich Kleinod" (III, 1), seine Seele. Der kinderlose Macbeth setzte das ewige Leben seiner Seele im Jenseits – woran er unerschütterlich glaubt – gegen eine knappe Frist der Herrscherherrlichkeit im Diesseits. Aber er kann die Gewissensqualen, die ihn nun pausenlos foltern, nicht ertragen. Ohne wohltuende Unterbrechung durch den Schlaf, „den Tod von jedem Lebenstag" (II, 1), martert ihn das Bewußtsein der Schändlichkeit und der verderblichen Folgen seines Tuns. Er leidet an Schlaflosigkeit, einer „großen Zerrüttung der Natur", und sehnt sich nach der Ruhe des Vergessenkönnens, die er im Tod zu finden glaubt. Als er schließlich seine Machtstellung, den Preis für die Hoffnung auf ein ewiges Leben und Frieden der Seele, verliert, versteht er rückwirkend sein Leben und sein Verbrechen als ein „Märchen ..., erzählt von einem Dummkopf, voller Klang und Wut, das nichts bedeutet" (V, 5).

Shakespeares Macbeth war sich seiner Schuld bewußt und bereit, dafür mit dem Verlust seines Lebens nach dem Tode zu bezahlen. Anders die charakterlosen Figuren in Ionescos redseliger Version dieses Themas, in dem Stück „Macbett". Die darin agierenden Gestalten sind zu Taten aus eigenem Antrieb und auf eigene Verantwortung gar nicht fähig. Vorzugsweise handeln sie auf Befehl. Ihr zwanghaftes und wehleidiges Schuldbewußtsein resultiert keinesfalls aus der Einsicht in die verbrecherische Verantwortungslosigkeit ihres Tuns, sondern sind Ausdruck ihrer Lebensangst. Angst ist auch die Triebkraft der Gier nach einem Herrscheramt, das dann doch enttäuscht. Es vermag die

Angst nicht zu bewältigen, nicht einmal zu verdrängen, ja, es intensiviert sie sogar. Angst veranlaßt sie, sich von den Ereignissen, die sie ausgelöst haben, beherrschen zu lassen und sich darob zu bemitleiden. Ob Herrscher oder Beherrschte, Ionescos halb schlafwandelnde Figuren sind stets „zerrissen zwischen dem Grauen vor dem Leben und dem Grauen vor dem Tode" (T 100)[1].

Zeit und Alter

In dem Zwiespalt, weder leben noch sterben zu können, ja weder das eine noch das andere überhaupt zu wollen, sind Ionescos zeitgemäße Jedermann-Figuren befangen. Lustlos und etwas larmoyant vegetieren sie in müder Langeweile dahin. Allein daraus beziehen sie ein gewisses Solidaritätsgefühl, aus dem Selbstmitleid. Es sind keine Neuauflagen der (nur innerhalb eines geschlossenen Weltbilds möglichen) allgemein-verbindlichen Allegorie des mittelalterlichen Jedermann, den Hugo von Hofmannsthal in seinem Mysterienspiel 1911 wieder aufleben ließ. Ionescos identitätslose und daher weithin austauschbare Figuren sind Typisierungen des unpersönlichen „Man"[2]. Vage fühlen sie sich anders als die andern, von denen sie sich kaum unterscheiden, von denen sie sich aber bedrängt, bedroht, zu irgend etwas aufgefordert zu sein glauben. Ihr undefinierbares Anderssein ängstigt sie, weil es Vereinzelung bedeutet, und veranlaßt sie, im Kollektiv ebenso unbestimmt Gleichempfindender aufzugehen, um der Mühsal der Selbstwerdung zu entschlüpfen. So wehrt sich Behringer in den „Nashörnern" verzweifelt dagegen, sich in ein Nashorn zu verwandeln, und stöhnt schließlich doch, von häßlichen Nashörnern umstellt: „Ich hatte unrecht! Oh, wie gerne wäre ich wie die!" (II, N 343). Da er allein gegen alle steht, erscheint es ihm besser und sicherer, auch wie alle zu sein. Menschen, die nicht sie selber sind, könnten nur die anderen sein, zur Welt des Unpersönlichen gehören, vertauschbar sein, äußerte Ionesco einmal (VI, AA 185). Auch Teilhabe, Mitleid und Furcht seitens des Publikums erwartet Ionesco auf der Ebene des (noch) Unbewußten, Ungestalteten, also Unpersönlichen. „Die

---

[1] Zitiert wurde nach: Eugène Ionesco, Werke (Bertelsmann, München 1985). Die römische Zahl vor den verwendeten Kürzeln verweist auf den jeweiligen Band (Theaterstücke: Am = Amédée oder Wie wird man ihn los, GM = Das große Massakerspiel, HD = Hunger und Durst, K = Der König stirbt, MB = Mörder ohne Bezahlung, N = Die Nashörner, R = Reise zu den Toten. Theoretische Schriften: AA = Argumente und Argumente, W = Warum ich schreibe). Das Tagebuch (T) wird nach der alten deutschen Ausgabe zitiert, da die Herausgeber, François Bondy und Irène Kuhn, bei der neuen kürzten: Eugène Ionesco, heute und gestern – gestern und heute, Tagebuch (Luchterhand, Neuwied und Berlin 1969)

[2] Choubert in „Opfer der Pflicht" und Behringer, der in vier Stücken auftritt („Mörder ohne Bezahlung", „Die Nashörner", „Der König stirbt", „Fußgänger der Luft"), zeigen gewisse Ansätze zur Persönlichkeitsentwicklung. Diese Nuancen sind jedoch für die vorliegende Untersuchung nicht von Bedeutung

454

Hölle, das sind die andern.[3] Das ist der berühmte Satz eines zeitgenössischen Dichters und Philosophen. Die andern, das sind wir selber, kann man entgegnen" (VI, W 496)[4].

In der Welt von Ionescos Man-Typen herrscht – scheinbare! – Zeitlosigkeit. Denn all diese Figuren haben keine oder fast keine Geschichte, keine Entwicklung, blicken auf keine bewußt durchlebte und gestaltete Zeitspanne zurück. Ihr Ausweichen vor einem konkreten Verhältnis zur erlebbaren Zeit, ihre krampfhafte Fixierung auf die „chronometrierbare" Uhrzeit (Ionesco) ist der Schlüssel zum Verständnis ihrer abwehrenden Haltung dem Leben gegenüber. Beispielsweise weiß Behringer in „Mörder ohne Bezahlung" gar nicht, wie alt er ist. Der „Mann" in der tragischen Farce „Die Stühle" glaubt sich seit 75 Jahren verheiratet und hält es durchaus für möglich, schon zur Zeit Franz' I. von Frankreich (1515–1547) existiert zu haben. „Ich war vierundsiebzig, als ich starb, und ich starb, wie du weißt, vor dreißig Jahren", sagt in der „Reise zu den Toten" der bettlägerige Greis zu seinem Enkel (IV, R 307). Seine Frau war vor Jahren „als Witwe" verstorben.

Wie die meisten Protagonisten des absurden Theaters sind auch die Ionescos zugleich kindisch-unreif und uralt. Alter ist hier nicht etwa zu verstehen als Summe biologischer Abnützungserscheinungen, sondern als Lebenshaltung: Gleich welchen Geburtsdatums leiden diese Gestalten am Un-Glück, geboren worden zu sein und sterben lebenslänglich am Tode, nicht an irgendeiner Krankheit. Ihre Krankheit am Tode ist medizinisch nicht behandelbar. Der stets drohend gegenwärtige Tod bedeutet ihnen das Ende eines widerwillig ertragenen Lebens und bestätigt durch sein unleugbares Vorhandensein dessen Absurdität. Altsein heißt in diesen Texten also, Zeit und Vergänglichkeit zu leugnen und gerade deshalb ohne Zukunft zu leben. Die Wahlmöglichkeit des Hofmannsthalschen Jedermann, „zu sterben, doch ärger noch auf ewig zu verderben", kennen Ionescos Figuren nicht. Auch der etwaige Verlust ihres „unsterblich Kleinods" quält sie nicht, existieren sie doch, auch ohne solch hohen Einsatz zu riskieren und zu verlieren, in dem „Märchen, erzählt von einem Dummkopf", in dem Macbeth mitzuspielen meint, als seine Rechnung nicht aufging. Ionescos Figuren fühlen sich ohnehin „als Genarrte geboren" (T 111), als „Opfer eines schlechten Witzes" (T 99) und als unfreiwillige Mitwirkende in einem dumpfen, blutigen Alptraum unbekannten Ursprungs. Um dem unausweichlichen Tod auszuweichen, d. h. um der Vergänglichkeit nicht anheimzufallen, stellen sie sich bei Lebzeiten tot. „Die Toten altern schneller als die Lebenden ... Das ist bekannt" (I, Am 270).

---

[3] Eugène Ionesco, zitiert nach Esslin, M., Das Theater des Absurden. Reinbek 1965. S 147
[4] Anspielung auf folgendes Zitat: „Ach, ein Witz! Kein Rost erforderlich, die Hölle, das sind die anderen", aus: Jean-Paul Sartre, „Bei geschlossenen Türen" (Huis clos), in: Bei geschlossenen Türen / Tote ohne Begräbnis / Die ehrbare Dirne. Reinbek 1965, S 42

Der scheinbar paradoxe Satz aus der Komödie „Amédée oder Wie wird man ihn los" und der Leichnam, auf den er sich bezieht, illustrieren und symbolisieren das widersprüchliche Zeitempfinden der Figuren Ionescos wie der des absurden Theaters überhaupt. Der im Nebenzimmer aufgebahrte Leichnam, das Ergebnis des fruchtlosen und daher für beide Partner tödlichen Zusammenlebens, hat eine „ungeheure passive Kraft" (I, Am 322). In geometrischer Progression wächst er durch das Wohn-Schlafzimmer, in dem Amédée und Madeleine ihr nichtsnutziges Dasein verjammern und verdämmern. Der Leichnam lebt, er wächst und wirkt, hinterläßt Spuren, während Amédée und Madeleine erschöpft und ausgelaugt vom Warten darauf, daß der andre etwas unternehme, gedemütigt von gegenseitigen Vorwürfen, nichts tun als sich mit Scheinaktivitäten die Zeit zu vertreiben. Deshalb ist ihre (Lebens-)Zeit aus den Fugen. Nicht einmal der mechanische Zeitmesser, die Uhr („Man muß auf die Uhr schauen, um zu sehen, ob es Zeit ist"), kann sie anzeigen. Schließlich schlägt die Uhr, was sie will.

An dieser Komödie, in der ein wachsender Leichnam die Hauptrolle spielt, wird ein zweiter Aspekt des Alters ersichtlich. Altsein heißt hier auch, kraftlos und lustlos danebenstehen, sich überflüssig fühlen und daher Überdruß am eigenen Unvermögen empfinden, heißt, eine gegebene Aufgabe weder wahr- noch annehmen zu können. „Ich habe keine Kräfte, keinen Willen mehr", klagt Amédée, der sich ständig müde fühlt (I, Am 291).

Ionescos Figuren sind also nicht alt, weil sie eine hohe Zahl an Jahren verlebten und weil ihr Körper und Geist sich in einem dementsprechenden Zustand befinden. Amédée z. B. ist gerade 45 Jahre alt. Sie fühlen sich alt und müde, gerade weil sie auf keine Lebensgeschichte zurückblicken können, bestenfalls auf vage, wirkungslose Erinnerungen. So glaubt Behringer in „Mörder ohne Bezahlung", sich daran zu erinnern, daß er früher einmal voll von Lebensfreude und Wärme war, sich eins mit dem Universum und daher unsterblich fühlte: „Es muß vor Jahrhunderten gewesen sein ... oder vielleicht bloß vor einigen Jahren, oder vielleicht war es gestern ..." (II, MB 107).

Nun ist er, wie die andren Ionesco-Figuren auch, erloschen und zerbrochen, auf einmal konnte er „nicht mehr leben und nicht sterben" (II, MB 106). Der plötzliche Wechsel in der Lebenshaltung wird nicht begründet, nur, rückblickend, festgestellt. Es ist dieser von den Figuren selbst nur wenig reflektierte, doch von fast allen registrierte Einbruch, ein unvermittelter Spannungsabfall, der ihre angstvolle Hoffnungslosigkeit, ihre Langeweile und ihren Überdruß verursacht. Irgendwann einmal haben diese Figuren aufgehört zu leben und angefangen zu warten, nichts mehr zu er-warten, was Ausgerichtetsein auf ein Ziel bedeuten würde. Der Verlust der Spannung macht sie alt, ohne Rücksicht auf die Zahl ihrer Lebensjahre. So will Hans in „Hunger und Durst" zwar fort, will das „Haus der Gewohnheit" verlassen, aber er fühlt sich zu alt und zu matt, zu ängstlich, um diesen Schritt zu tun. „Man stirbt am Überdruß und man stirbt an der Angst", stellt er fest (III, HD 202).

Angst und Tod

Der genannte Hans will, lebenslänglich, vergessen, daß er lebt. Er kann sein Dasein, das für ihn gleichbedeutend ist mit dauernder Angst, nicht ertragen. Deshalb beruhigt er sich mit Wunschträumen von einem „hygienischen Land", in dem niemand stirbt. „Ein Land, wo es gesetzlich verboten ist, zu sterben. Wenn man das Land betritt, muß man eine Erklärung unterzeichnen. Man verspricht, nicht zu sterben und man unterschreibt. Sterben verboten. Falls man es versucht, zahlt man Strafe und kommt ins Gefängnis. Auf diese Weise ist man gezwungen zu existieren" (III, HD 204).

Auch Behringer in „Mörder ohne Bezahlung" macht sich jünger, um sich vorzugaukeln, sein Tod sei noch weit entfernt. Für Ionescos Figuren, die das Leben verabscheuen und aus einem nicht definierten und vielleicht nicht definierbaren Unvermögen heraus nicht bestehen können, ist der Tod nicht willkommene Erlösung, sondern der „Mörder ohne Bezahlung". In seinem Tagebuch notierte Ionesco einmal: „Diese Todesangst, die immerwährende, schnürt mir die Kehle zu. Warum habe ich immer noch Furcht vor dem Tode, wie kommt es, daß ich ihn nicht glühend herbeiwünsche?" (T 48)

Gewaltsame und bizarre Todesarten sind häufig in Ionescos dramatischem Werk. Tante Adelaide in „Hunger und Durst", die schon beerdigt war, glaubt nicht, daß sie ein Gespenst ist und spaltet sich, um zu beweisen, daß sie tot ist, auf offener Bühne ohne Blutvergießen selber den Schädel. Die Schülerin in „Die Unterrichtsstunde" wird, genau wie ihre vierzig Vorgängerinnen, vom Professor zuerst vergewaltigt und dann umgebracht. Mann und Frau in den „Stühlen" begehen zum Schluß des Stücks Selbstmord, jeder für sich. „Der neue Mieter" läßt sich (in dem gleichnamigen Stück) von den Möbelpackern aus Möbeln seine eigene Gruft arrangieren. Ebenso auffällig wie die unnatürlichen Todesarten, bei denen der Intention nach Mord und Selbstmord kaum zu unterscheiden sind, ist die Angst der von Lebensangst Geplagten vor ihrem Mörder, der, wie Ionesco meint, den Tod verbirgt.

Der „Mörder ohne Bezahlung" tötet ohne ersichtlichen Grund. Behringer, der seinen Mörder noch mehr fürchtet als sein ungeliebtes Leben, hat keinen Grund zu leben. „Der Haß mag Vorwände haben, er hat keine Gründe", schreibt Ionesco. „Der Mörder tötet, weil er nicht anders kann, ohne Motiv, gewissermaßen rein und einfältig. Indem wir andere töten, töten wir uns selbst (VI, W 493). Die Angst, die das potentielle Mordopfer Behringer empfindet, erweist sich als objektlose Furcht, verbunden mit dem ohnmächtigen Gefühl der Unfähigkeit, sich selbst zu helfen. „Mein Gott, man kann nichts machen" (II, MB 213), sagt Behringer schließlich, ergibt sich in sein Schicksal und läßt sich abschlachten. Die kalte und sinnlose Entschlossenheit des Mörders siegt über Behringers nur animalisch-instinktive, aber ebenfalls sinnleere, unpersönliche Abwehrreaktion.

Auch die von der Rhinozeritis befallenen Figuren in den „Nashörnern" „sterben", d. h. ihr menschliches, bewußtes Leben findet in der Verwandlung zu Nashörnern sein Ende. Es ist die Angst vor dem Alleinsein, die Angst davor, sich als Mensch allein unter Nashörnern behaupten zu müssen, die sie zur Kapitulation vor der Macht des Unpersönlichen treibt. Der Sog der Anonymität ist stärker als ihr kaum keimhaft entwickeltes Selbstwertgefühl.

Brutal verdeutlicht Ionesco seine Auffassung des Todes, des Endes wenn auch nur andeutungsweise vorhandenen, bewußten menschlichen Lebens in einem seiner jüngeren Werke, dem „Großen Massakerspiel". Darin greift er zurück auf die überlieferte mittelalterliche Allegorie vom Tod als Knochengerippe in schwarzer Mönchskutte, eine Sense in der skelettierten Hand. Die Anspielung auf das bekannte Totentanzmotiv[5] ist klar und gezielt. Aufschlußreich für Ionescos Todesauffassung ist nicht allein die Wiederbelebung einer scheinbar überlebten Figur, sondern der Gebrauch der Sense beim großen „Massaker". Eine Sense ist zunächst ein Hilfsmittel, um Ernte einzubringen, kein Mordinstrument. Ionescos Knochenmann aber erntet nichts. Blindwütig und planlos mäht er nieder, was ihm vor die Sense kommt. Die Bürger der Stadt, in welcher der sensenbewaffnete Knochenmann sein Unwesen treibt, begreifen nicht, was bei ihnen geschieht[6]. Sie „sind überwältigt von diesem Sterben ohne erkennbare Ursache" (III, GM 350). Die Krankheit, die in der Stadt zu wüten scheint, wird nicht näher bezeichnet. Es ist eben „die Krankheit, die tötet" (III, GM 369), ein „Übel ohne Ursache" (vgl. III, GM 378). Die zwanzig Bilder dieses Stücks zeigen zwanzig angstvolle und groteske Versuche der Bürger der befallenen Stadt, den unter ihnen sichtbar anwesenden Tod zu verleugnen. Besonders eindrucksvoll ist Szene 16, in der sechs Ärzte, angetan mit weißen Kitteln, den Tod, und zwar ihren eigenen Tod, mit Hilfe „fortschrittlicher" wissenschaftlicher Theorien wegdiskutieren wollen, während einer nach dem andern tot umfällt. Arzt Nr. 3 meint beispielsweise: „Theoretisch sterben nur solche Leute, die nicht achtgeben. Sie sterben, ohne es zu wissen, ja, ohne es zu merken" (III, GM 413). Er möchte alle hinrichten lassen, welche die hygienischen Vorschriften nicht beachten und die „mehr an den Tod als an das Leben glauben" (III, GM 415). Als Arzt Nr. 4 einwendet, wir würden alle sterben, denn wir seien nur „Tote auf Bewährung", fordert Arzt Nr. 5: „Beweisen Sie das!" (III, GM 415).

Die Verbindung von Tod und Angst in Ionescos Werk ist offensichtlich. Es lassen sich zwei Aspekte dieses Zusammenhangs nachweisen. Etymologisch leitet sich das Wort „Angst" von ahd. „angust" ab, das seinerseits zurückgeht auf das idg. *„angh", das „eng" bedeutet und mit den heutigen Wörtern „bange" und „eng" verwandt ist. In der Tat sind Ionescos Figuren eingeengt, ein-

---

[5] Vgl. Maierhöfer, F., Moderne Totentänze. Stimmen der Zeit 3. 1974, S 181–191

[6] Ionesco geht auf „dieselbe Quelle der Inspiration" zurück wie Albert Camus mit dem Roman „Die Pest" und dem Theaterstück „Belagerungszustand", nämlich auf Daniel Defoes "Journal of the Plague Year" (1722)

gesperrt, eingeschlossen – in der Ehe, in der Pflicht, in scheinbar ausweglosen sozialen Bedingtheiten. Ähnlich wie die Gestalten Kafkas sind auch sie zur Kommunikation mit der Außenwelt weder in der Lage noch willens, sind nicht fähig, die Schwelle nach draußen zu überschreiten, ja nicht einmal dazu, ein Fenster zu öffnen. In der Farce „Die Stühle" z. B. öffnen Mann und Frau, lebenslänglich eingeschlossen in einer strindbergischen, inselähnlichen Ehefestung, schließlich zwei verschiedene Fenster, um durch einen selbstmörderischen Sprung ins Freie der Beengung zu entfliehen. In „Amédée" ist es der wachsende Leichnam, der Fenster und Türen aufstößt, der die Enge sprengt.

In allen Fällen versprechen sich die aus der Enge Flüchtenden den Frieden und die Ruhe des Vergessens im Schlafe des Todes, nach dem Macbeth sich sehnt (vgl. Einleitung). Ihre Sehnsucht ist nicht zukunftsorientiert, sondern rückwärtsgerichtet, verlangt nach einem jungfräulich-paradiesischen, kindlich-bewußtlosen Zustand, in dem sich niemand mit irgend jemandem oder irgend etwas auseinanderzusetzen braucht. Der Ausbruch der Angst zeigt sich als gleichbedeutend mit dem Ende reflektionsloser Naivität, identisch mit dem Bewußtsein drohender Verantwortung für sich und die Welt. Kierkegaards Definition der Angst als „die Wirklichkeit der Freiheit für die Möglichkeit" wird von Ionescos Figuren eindringlich verbildlicht. Auch Kierkegaards Behauptung, Tiere hätten keine Angst, sondern Furcht vor etwas sie konkret Bedrohendem, bestätigt Ionesco, wenn er schreibt: „‚Warum fürchtest du dich vor dem Tod?' fragt mich B. ‚Das ist ein individualistisches und kleinliches Problem.' Und in der Tat, der Mensch ist kleinlich: Das Problem des Todes ist ein menschliches Problem. Die Kuh denkt nicht an den Tod. Die Kuh ist nicht kleinlich" (T 67).

Die „kleinliche" menschliche Verhaltensweise, den individuellen Tod zu fürchten, auch ohne sich der Mühe der Persönlichkeitsentwicklung unterzogen zu haben, bedingt den Blickwinkel, aus dem hier der zweite Aspekt der Angst gesehen werden muß. Zwar ängstigt die Enge, in der Ionescos Figuren befangen sind, doch verursacht ihnen die Möglichkeit der Freiheit, diese Enge verlassen, sich anders verhalten, überhaupt anders handeln zu können, weitaus intensivere Angst. Sie ist vergleichbar mit einem wilden Schwindelgefühl, dem die hilflosen Typen, weder ihrer selbst noch eines Ziels ihres möglichen Handelns sicher, nur zu entkommen vermeinen, wenn sie in der Enge verbleiben, sich darin verkriechen. Dort ist es sicherer. Beispiele für teils widerwillig vollzogene, teils insgeheim ersehnte Unterwerfungs- und Anpassungsvorgänge, für das Aufgehen der nunmehr scheinbar der Verantwortung entzogenen Person in der Geborgenheit verheißenden Masse, im Kollektiv, bietet Ionescos dramatisches Werk genug. Allein manche Titel sind aufschlußreich: „Opfer der Pflicht", „Jakob oder der Gehorsam."

Auch Ionescos bevorzugte Man-Typisierung Behringer, der in dem Stück „Der König stirbt" zum heruntergekommenen Herrscher erhoben wird, endet, indem er in einem nirwana-ähnlichen grauen Nebel entschwindet. Behringer wird König, „weil der Mensch König ist, der König eines Universums [7].“ König Behringer aber „stirbt“ nicht, er hört nur auf zu existieren. „Es lohnt sich nicht mehr zu atmen“ (III, K 175). In narzißtischer und kindischer Verkennung seiner königlichen Stellung im Universum hat er sein Amt dazu mißbraucht, sein Versagen zu bemänteln. Seine Angst vor dem Tode zu verbergen, gelang ihm nicht einmal vor sich selbst. Diese Todesangst, und d. h. in Ionescos Texten stets die Angst vor der Möglichkeit eines Übertritts in ein „unentdecktes Land“ (Hamlet), hat sein Leben vernichtet, die hoffnungslose Enge nichttranszendierbaren Lebens seinen Tod annulliert.

Tod oder Ende?

Auf Wunsch des Autors wurde „Das große Massakerspiel“ für die Buchausgabe mit einem zusätzlichen Titel versehen: „Triumph des Todes“. Den zum Schluß des vorigen Kapitels erwähnten Einakter „Der König stirbt“ nannte Ionesco einen Versuch, das Sterben zu lernen. Im Werk des rumänischen Dichters ist der Tod allgegenwärtig. Mit den meisten Autoren des sogenannten „absurden“ Theaters teilt er das geschärfte Empfinden für die Vergänglichkeit des menschlichen Lebens und das Erschrecken über das stumpfsinnige Sich-Beschränken des Durchschnittsbürgers auf vordergründige, nur-materielle Probleme (wozu er auch die Politik zählt). Seiner Meinung nach ist unser Bewußtsein erst in der gegenwärtigen Zeit für ein neues Verständnis des Todes wach und reif geworden. Erst gegen 1945 habe der Tod begonnen, sich zu „verinnerlichen“, erst seit dieser Zeit sei er zu einer „unversöhnlichen“, wesentlichen und nicht zufälligen Gewißheit geworden. „... das Bewußtsein vom Tode und auch vom Ende der Geschichte und dem Ende der Menschheit haben uns gewaltsam durchdrungen und sind wieder zu dem geworden, was sie sind, die wirklichen und wesentlichen Dinge“ [8].

In seinen zahlreichen, oft widersprüchlichen Äußerungen über seine Stücke und in seinen vielfältigen Aufzeichnungen kommt Ionesco immer wieder auf die seelische Entwurzelung des modernen Menschen zurück: „Wir sind metaphysisch entfremdet“ (VI, W 491). Ohne die Fähigkeit – er nennt es Gnade –, bewußt oder auch nur halbbewußt eine das Universum durchdringende und tragende metaphysische Wirklichkeit wahrzunehmen, sei die Welt für die entfremdeten, also entwurzelten und heimatlosen Menschenwesen nur flüchtig, nicht sinnlich und nicht leibhaftig, sondern unbegreiflich irreal, so, wie sie selbst sich empfinden. „Dieses Gefühl der Unwirklichkeit, die Suche nach einer wesentlichen, vergessenen, unbenannten Realität, außerhalb derselben ich nicht zu sein glaube, wollte ich ausdrücken – mittels meiner Gestalten, die im Unzusammenhängenden umherirren und die nichts ihr eigen nennen, außer ih-

---

[7] Eugène Ionesco, zitiert nach Esslin, M., a.a.O., S 147
[8] Eugène Ionesco, In Angst versinken. In: FAZ vom 6. 6. 1978

rer Angst, ihrer Reue, ihrem Versagen, der Leere ihres Lebens", schreibt Ionesco in dem schon oft zitierten Vorwort zu den „Stühlen". Er fährt fort: „Wesen, die in ein Etwas hinausgestoßen sind, dem jeglicher Sinn fehlt, können nur grotesk erscheinen, und ihr Leiden ist nichts als tragischer Spott"[9].

Und was ist ihr Tod? Wesen, die ihr Dasein als unwirkliche Zumutung empfinden müssen, die ihre Lebensfrist spannungslos durchwarten, brauchen nicht mehr zu „sterben". Der leibliche Tod als datierbarer und naturwissenschaftlich definierbarer, zumindest diskutierbarer Endpunkt des Lebens interessiert in diesen Texten nicht. Der „Tod" der Protagonisten Ionescos, wie der des absurden Theaters überhaupt, ist ein langwieriger, oft lebenslanger Prozeß, der sich im Nicht-Vollzug des Lebens vollzieht, in einem unaufhaltsamen Selbstzerstörungsvorgang, der durch gestörte Wahrnehmung der Welt in Gang gesetzt worden ist. Alle diese Figuren sterben vor „Nicht-Sterben-Können" (Arrabal). Denn ein Prozeß, der einmal seinen Anfang genommen hat, wie das Leben durch die Geburt, braucht seiner Natur nach eine Zielvorstellung und ein konkretes Ziel, um als sinnvoll angenommen zu werden. Andernfalls muß er als grotesker Leerlauf erscheinen. Den wider Willen daran Beteiligten bleibt nur die resignierte Beobachtung des eigenen Verfalls, eines Auflösungsprozesses, der nach den geltenden Naturgesetzen einmal sein Ende finden muß.

Am krassesten wohl zeigt sich die angesprochene Thematik der Verlagerung des „Todes" von einem einzigen, entscheidenden Zeitpunkt des Übertritts vom Leben zum Tode auf einen mit jedem Atemzug vollzogenen Vorgang des „Endens" im Werk des irischen Nobelpreisträgers Samuel Beckett. In seinen Stücken kommen Todesfälle als empirisch registrierbare, irreversible Zustandsänderungen auf offener Bühne nicht vor. Wohl aber ist des öfteren die Rede von Opfern unterlassener Hilfeleistung oder kaltherziger Fahrlässigkeit der Protagonisten. In diesem „Panoptikum lebender Leichen" (Beckett) sind Totenscheine jedenfalls überflüssig. Die beiden Landstreicher, die auf „Godot" warten, können das so lange tun, bis sie tot umfallen. Ebenso kann sich der 69jährige Krapp im „Letzten Band" bis an sein physisches Ende mit seinen Erinnerungskonserven, den Tonbändern, die Zeit vertreiben. Das Ende der etwa 50jährigen Winnie in dem Zweiakter „Glückliche Tage" ist abzusehen. Versinkt sie doch zusehends in einem Hügel, der den Haufen sinnlos vertaner Momente symbolisiert. Konsequenter noch spielt der blinde, gelähmte und fast taube Hamm im „Endspiel" die Folgen radikaler Lebensverweigerung vor. Er möchte weder das Leben noch den Tod, er möchte niemals gewesen sein, möchte die Schöpfung nicht wahrhaben. Mit seinem riskanten, von vorneherein verlorenen Spiel gegen Schöpfer und Schöpfung – wozu Ionescos Protagonisten der Mut fehlt – hat Hamm sich selbst schachmatt gesetzt. Das „Ende" kommt nicht, nur das Ende des Spiels um das Ende. Seinen Tod hat Hamm durch seine Ablehnung des Lebens schon vorweggenommen.

---

[9] Eugène Ionesco, zitiert nach: Die Stühle. Der neue Mieter. Reclam, Stuttgart 1976, S 3

Sterbeszene im 17. und 20. Jahrhundert: Abraham Bosse (1602–1676) „La Mort du maivais Riche", Kupferstich (oben); Alfred Hrdlicka „Verflechtungen am Sterbebett" 1970, Aquatintaradierung (unten)

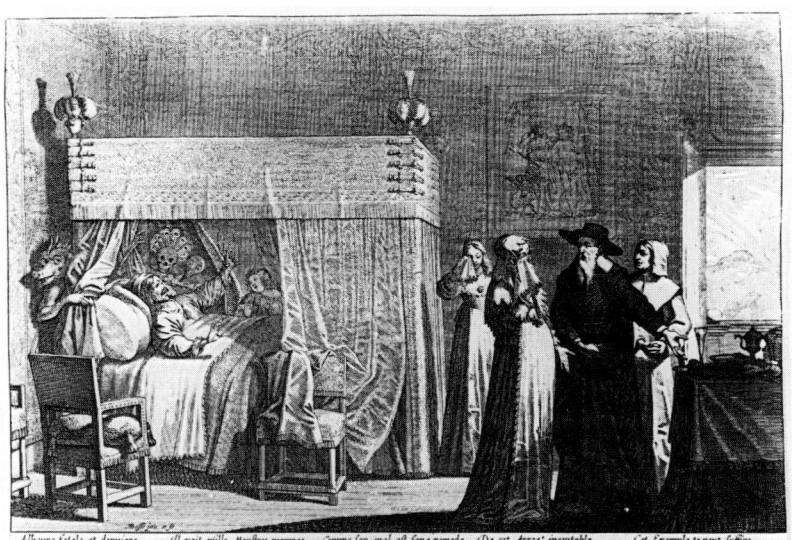

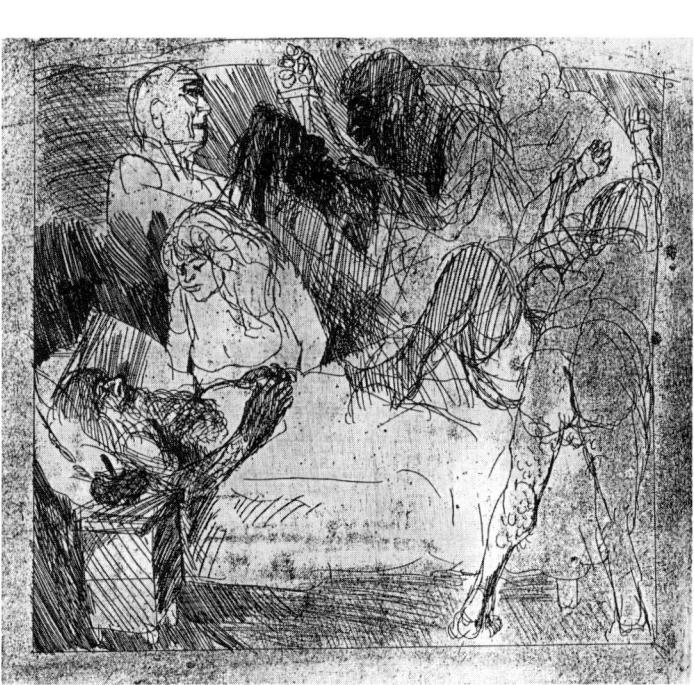

Weder Hoffnung noch Vernichtung
Zur Todesverstörung
bei Thomas Bernhard

Rolf Kühn, Singen

Ein-„Stimmung" statt „Bio"-Graphie

Verstörung benennt einen Zustand, dessen Gegenteil die Stimmigkeit ist. Nach Kant, der noch immer als der deutsche Philosoph schlechthin gelten darf, betrifft Stimmigkeit als objektive Wahrheit nur Verstand und Vernunft des Subjekts; mit „Stimmungen" hat sie nichts zu tun. Diese wurden aus dem Herrschaftsbereich der sittlichen Autonomie verbannt, zumal als sinnliche „Verstimmung" oder als „schmelzende Vereinigung" mit einem mystifizierten Göttlichen,[1] dessen Platz seit der Romantik weitgehend die Todessehnsucht besetzte.[2]

In unserer Zeit müssen deshalb „Verstörungen" diesseits aller Jenseitigkeit als ethische Herausforderungen ohne Trost gelebt werden. In der Tat, nach Thomas Bernhard (geb. 1931) ist Kant der einzige Denker, der eine wirkliche Horizontwende eingeleitet hat, welche er – der Dichter und Schriftsteller – weiterschreibend nachvollziehen und vertiefen will: „In Wahrheit ist es seit Kant keinem einzigen mehr gelungen, das Museum (der Philosophie) zu lüften, keinem einzigen, das versichere ich Ihnen! Seit Kant ist die Welt eine ungelüftete Welt!"[3]

Bernhards Romanwerk beschreibt die grundlegende „Verstörung" heute als Verlust jeder Metaphysik eines (Noch-)Darüber-Hinweg-Redens, um zu erkennen: das Leben ist stets und allerorten unstimmig. Das Leben selbst weiß nur von einem zu berichten: vom allgegenwärtigen Tode. Anders gesagt: es stirbt sich selbst, insofern es das Leben ist. Diesen Interpretationsansatz, daß Denken und Leben sich nur „illusionshaft" oder auf „lächerliche" Weise zu

---

[1] Vgl. Immanuel Kant. Von einem neuerdings erhobenen vornehmen Ton in der Philosophie (1796); dazu seine bekannten Kritiken

[2] In Fortführung der Arbeiten von Rehm und Unger zum Todesproblem hat dies E. Blattmann in seinem Beitrag „Zu einigen Grundlagen von Reinhold Schneiders Thanatologie" belegt. In: Ders. (Hrsg) Reinhold Schneider – Ich, Tod, Gott (Reinhold Schneider-Jahrbuch 1). Frankfurt/M 1985, S 17–78

[3] Thomas Bernhard. Verstörung (1967); hier: Bibliothek Suhrkamp, Frankfurt/M 1979, S 164 (alle Seitenzahlen im Text beziehen sich auf diese Textausgabe)

einem erträglichen Sinn verdichten lassen, hat Bernhard selbst in einem Aufsatz über seine Kindheit mitgeteilt: „Ich bin verstört, aber ich lebe."[4] Die Kindertage, ihre Landschaft, die einzig geliebten Großeltern sind tot, so wie alles andere tot ist. Und auf der Suche nach dem „Zentrum seiner Erschütterung" in Jugend-, Bauerlehr- wie Studienjahren und Kriegszeiten erinnert er sich nur einer „Obhut": jener eines Montaigne, Pascal, Novalis und Schopenhauer, wie sein Großvater sie ihm nahebrachte. Dieser war die einzige Sicherheit gewesen, und zwar als „Philosoph, der mich entdeckt hat, der mich aufklärt".

Das Existieren bleibt daher für Thomas Bernhard ein früh geübtes Verknüpfen, Wiederfallenlassen und Neuaufgreifen von Gedanken, die unablässig aus Erinnerung, Lektüre und Gegenwartserfahrungen aufsteigen, um nur noch eines zu umkreisen: das „Aber-ich-lebe" trotz aller todesgestimmten „Verstörung". Anders gesagt, was diesen österreichischen Autor holländischer Abstammung bewegt, ist das An-Denken gegen den Tod, den er weder vergessen, bejahen noch verneinen kann. So greifen alle Kritiker-„Ismen" zu kurz; Thomas Bernhard ist kein pessimistischer Nihilist im klassischen Sinne, kein modischer Sein-zum-Tode-Existentialist, aber auch kein morbider Psychopath.[5] Diese Lebens- und/oder Todesklassifizierungen sind ihm, dem Schreibenden wider den Tod, nur Material, Reflexionsmaterie, aufgehäuft aus der Vergangenheit, um das Gegenwärtige mit einem Thanatologieerbe zu konfrontieren, welches die Frage des Totseins im Lebendigen selbst kaum stellt. Der Tod gelangt an kein Ende, und folglich ist auch die Auseinandersetzung mit ihm endlos, nicht abschließbar, am wenigsten in eine Formel zu gießen. Was dem Erzählerwort als Wider-Sprechen gegen den „omnipräsenten Tod" bleibt,[6] entspringt für Thomas Bernhard daher weder einer neuen Ich-Kul-

---

[4] Thomas Bernhard. Unsterblichkeit ist unmöglich. Landschaft der Kindheit. In: Neues Forum XV/169–170 (Jan.–Febr. 1968) S 95–97; hier S 97. Vgl. Bugmann U. Bewältigungsversuch. Thomas Bernhards autobiographische Schriften. Frankfurt/M 1981

[5] Die entsprechenden Reaktionen und Rezeptionen finden sich bei Blöcker, G., Rede auf den Preisträger. In: Deutsche Akademie für Sprache und Dichtung (Jahrbuch 1970), Heidelberg 1971, S 74–82 (zuvor schon Ders. Wie Existenznot durch Sprachnot glaubwürdig wird. In: Merkur 12 (1970); Eisenreich, H., Irrsinn im Alpenland. In: Der Spiegel (1. 5. 1967); Reich-Ranicki, M., Konfessionen eines Besessenen. Thomas Bernhards neuer Roman „Verstörung". In: Die Zeit (28. 4. 1967). – Der Darmstädter Psychiater Dr. Klaus Schuchardt äußert sich in einem Briefe vom 20. 1. 1987: „Bernhard beschreibt keine Pathographie im medizinischen Sinn. Es ist die Geschichte und das Erleben eines Ver-rückten, der zum eigenen Besinnen und Reflektieren zwingt. Die klassische Psychiatrie würde von paranoid-halluzinatorischer Schizophrenie auf genetischer Grundlage sprechen. Griesinger und Kraepelin bezeichneten den Fürsten und seinen Vater bzw. das Verhalten als „primäre Verrücktheit" bzw. als „Wahnsinn" im Gegensatz zu dem Begriff „Blödsinn" als Folge einer organischen Hirnerkrankung

[6] Dieses Thema greift wiederholt die instruktive Studie zur Erzählprosa der 70er Jahre auf: Steinert, H., Das Schreiben über den Tod (Forschungen zur Literatur- und Kulturgeschichte 4) Frankfurt/M 1984, S 19 ff

tur,[7] noch einem sozialen Engagement gegen das Sterben des Anderen,[8] noch einer Selbstauslöschung im Schweigen oder Werkabbruch[9] – sondern sein Aufbegehren drückt sich aus im immer neuen Hervorbringen von Sätzen als Gedankenmonologen.

Der Satz-Gegen-Stand wird da zu einer nur vorübergehenden Zuflucht, wo keine „ars moriendi" kulturell, wissenschaftlich-medizinisch oder religiös-therapeutisch mehr lehrbar ist,[10] ohne dem Verdacht altvertrauter oder neu gewebter Täuschungen zu verfallen. Der Begriff „Reflexionsprosa" für solches Erzählen, wo eigentlich nichts geschieht – wie sonst im Roman, auch noch im modernen, und sei es bloß die innere Ichentwicklung oder -infragestellung[11] – erweist sich als interpretatorische Krücke. Denn Prosa wie Reflexion zielen auf Gehalte wie Inhalte ab, auf fiktionale Formung von Leben. Bei Thomas Bernhard erweist sich aber gerade das Erzählen als Fiktion wiederum tödlich, da es in die Einsamkeit treibt und damit in Suizidvorstellungen, das heißt in jene Todesrotation hinein, der es sich eigentlich entgegenstellt. So bringt in einem letzten Paradoxon das Schreiben wider den Tod seinen Gegenstand, welcher schon wie ein Allkrebs an jeglichem Ort präsent ist, nochmals hervor, um sich gleichzeitig daran zu „halten" – im doppelten Sinne des Wortes: „Wir haben jetzt, in der Mitte des Jahrhunderts, kein anderes Thema mehr in die Höhe entwickeln können als den Selbstmord. Alles ist Selbstmord. Was wir leben, was wir lesen, was wir denken: Anleitungen zum Selbstmord" (S 142 f).

„Verstörung" als Gestimmtheit der existentiellen, spekulativen wie rhetorischen Unstimmigkeit muß deshalb alle Lebensformen und -äußerungen berühren: die Räumlichkeiten wie die Zeit, die Personen und vor allem die Sprache, ihre Regeln, Motive und Bilder, welche an sich – das heißt traditionellerweise

---

[7] Sie zeichnet sich als Rückkehr zur „Subjektivität" für die Schriftstellergeneration nach den Studentenrevolten ab; vgl. Roberts, D., Tendenzwenden. Die 60er und 70er Jahre in literaturhistorischer Perspektive. In: Deutsche Vierteljahresschrift für Literaturwissenschaft und Geistesgeschichte LVI (1982) S 290–313

[8] Vgl. Jooß, E., Aspekte der Beziehungslosigkeit. Drei Studien zum Monolog des Fürsten Saurau in Thomas Bernhards Roman „Verstörung". Selb 1976

[9] Vertreten sind diese Themen bei Ingeborg Bachmann; deshalb ist ihre Stellungnahme besonders interessant: Bachmann, I., Thomas Bernhard. Ein Versuch. Entwurf. Werke Bd. 4, hrsg. von Chr. Koschel, I. von Weidenbaum, Cl. Münster. München 1978, S 361–364

[10] Zur zunehmenden Diskussionsliteratur in den genannten Bereichen vgl. exemplarisch Condrau, G., Der Mensch und sein Tod. Certa moriendi condicio. Einsiedeln 1984; Potthoff, P., Der Tod im medizinischen Denken. Die Entwicklung kognitiver und emotionaler Dimensionen der Todesbedeutung (Klinische Psychologie und Psychopathologie, 11). Stuttgart 1985; Winau, R. (Hrsg), Tod und Sterben. Berlin 1984; Luyten, N. A. (Hrsg), Tod – Preis des Lebens? (Grenzfragen 9). Freiburg i. Br. 1980

[11] Zum Beispiel reflektiert Peter Handke in seiner Erzählung „Langsame Heimkehr" den geschichtlichen Weg zum Niemand aus einer perspektivischen Ortsbestimmung heraus; umso interessanter ist seine Beeindruckung, die er durch Thomas Bernhard erfuhr. Vgl. Handke, P., Als ich „Verstörung" von Thomas Bernhard las. In: Über Thomas Bernhard. Hrsg. von A. Botond. Frankfurt/M 1970, S 100–106

– angelegt sind auf Stimmigkeit. Thomas Bernhard hat eine Rede gehalten, bei der nichts „stimmt", weder streng logisch, noch gefühlsmäßig weihevoll, noch konventionell erwartet. Es war dies seine Dank-An-„Sprache" zur Österreichischen-Staatspreis-Verleihung „Literatur 1967" mit dem Titel „Der Wahrheit und dem Tod auf der Spur".[12] Darin lautet eine typische, Sprachkaskaden produzierende Passage: „Ich deute das Leben an und spreche vom Tode ... ich spreche nicht von der Geistesgeschichte, sondern vom Tode, nicht von den physiologischen, psychologischen Approximationen, sondern vom Tode ... (...) ich müßte hier doch von allem reden, von allem gleichzeitig reden, aber von allem gleichzeitig zu reden, ist unmöglich, es ist unsinnig, also kann ich Ihnen nur sagen, von was allem ich heute und hier reden könnte, andeuten, was ich in Wahrheit verschweige, weil ich darüber gar nicht reden kann, über das Philosophische zum Beispiel, das Politische, über Unwissenheit und Schande, ich deute nur an (...) tatsächlich spreche ich hier ja auch über nichts, weil ich ja nur über den Tod spreche ..." Auf vergleichbare Weise spricht der Fürst im zweiten Teil des Romans „Verstörung", sich auf seinem berggelagerten Hochsitz in einen karussellhaften Monolog versteigend, nachdem die diagnostischen Krankheits- und Todesbegegnungen, die unmöglichen und routinehaften, im Tal vor dem Leser ausgebreitet wurden.

Beansprucht nun der Dichter das „Oben", zugleich Festung und Seelenburg wie Hochwarte des Überblicks über die endlose Todesproliferation des Vitalen und Moribunden in den „Niederungen"? Ist der Sprachmächtige, das heißt jeder, der mit Wort und Rede hantiert und manipuliert, der „fürstlich" Abgeschirmte? Oder ist gar der Fürst – in sanatologischer Perspektive[13] – der Tod selbst, welcher in jedes Schloß des Erhabenseins eindringt, so wie die Pest in Edgar Allen Poes Erzählung, um sich selbst als der letzte Gefangene zu erweisen, weil er alle gefangen hält – als Tote, und nicht als Lebende?

Bewußtwerdung und Aufstieg

Offensichtlich beinhaltet das Erzählwerk „Verstörung" formal wie inhaltlich eine Scheidung und Hierarchisierung, einen Auf- und Weiterstieg trotz der immer wieder um sich selbst kreisenden Todesfrage. Ein Landarzt im Steiermärkischen nimmt seinen Sohn für einen Tag zur Krankenvisite mit. Was dieser junge Mann, Student der Montanwissenschaft, dem Leser von jenem Tag mit-

---

[12] In: Neues Forum XV/173(Mai 1968) S 347–351, folg. Zitat S 348

[13] Im Zusammenhang mit den manifesten grotesken Elementen in diesem Roman, die immer auch ein Versuch sind, das „Unheimliche" zu bannen; vgl. R. Endres. Am Ende angekommen. Dargestellt am wahnhaften Dunkel der Männerporträts bei Thomas Bernhard. Frankfurt/M 1980. – Im Barock ist der Fürst nach Walter Benjamin „Paradigma des Melancholischen"; vgl. Ursprung des deutschen Trauerspiels. Gesammelte Schriften I,1. Franfurt/M 1974, S 203 ff

teilt, sind Anhäufungen und Ungeheuerlichkeiten und Verformungen physischer und psychischer Art. Diese beschränken sich nicht allein auf die Leiden der Patienten, sondern auch Tierwelt und Naturwuchs sind angefressen, so daß die medizinisch festgestellten Dystonien nicht einmal mehr durch den Topos der Syntonie mit einer an sich versöhnenden Berg- und Hügellandschaft ausgeglichen werden. Sogar den ansonsten gelassenen Arzt überfällt beim Bergaufstieg eine „mit der in der Schlucht herrschenden Finsternis vollkommen übereinstimmende Depression" (S 68).

Obwohl physiologisch und pathologisch exakt dargestellt, verstören die Einzelgeschichten von gesottenen Kindern, Geistesschwachen, Zuckerkranken, motivlosen Mördern, schlaflos-irr Philosophierenden, willenlos Sterbenden und Suizidalen im ersten Teil des Romans den Leser, da seine alltägliche Daseinsperspektive auf eine solch ungewöhnliche Abfolge nicht eingestellt ist. Trotzdem will Thomas Bernhard keine Horrorgeschichte erzählen oder ein Wahnsinnsgespinst weben, das sich selbst genügte, um ausschließlich zu erschrecken, womit das scheinbar Irrationale schon gebannt wäre.[14] Nein, diese Instruktionsfahrt durch ein „verhältnismäßig großes und außerdem schwieriges Gebiet" (S 7) zielt auf eine andere Ebene ab. Die Verstörung ist subtiler: Der Sohn lernt auf dieser medizinischen Begleitfahrt ebenso wenig etwas für sich, für seine eigene Lebensorientierung, wie der Berufsarzt den ihm Anvertrauten wirklich helfen kann. Er verordnet und vergibt Rezepte, so wie immer, bis er das nächste Mal wiederkommen wird. Solches „Ver-schreiben" von Medizin als „Heil-Kunst" ist nicht allein ironische Überzeichnung, sondern dokumentiert die absurde Machtlosigkeit menschlichen Tuns, weil es den Kern nicht trifft, das wesenseigene Tot- und Kranksein eines jeden. Die Handlungslähmung, die aus solcher „Praxis" für den gesamten Roman erwächst, paart sich deshalb mit der „Lächerlichkeit", welche den Willen zur Veränderung überhaupt kennzeichnet. Denn wie sollten ein paar Medikamente, einige konventionell hingesagte Genesungsworte etwas ausrichten gegen ein derartiges „Leben" von erdteilhaft aufgetürmten „Sterbenskontingenten"?: „Wohin ich schaue, nur Sterbende, Abtreibende, die zurückschauen. Die Menschen sind nichts anderes als eine in die Millionen gehende ungeheure auf die fünf Kontinente verteilte Sterbensgemeinschaft" (S 136; vgl. S 149 f).

Doch eigentlich resigniert der Arzt nicht; er weiß, daß es unterschiedliche Formen der Medizin gibt: „Die meisten Ärzte treiben auch heute noch keine Ursachenforschung", sagte mein Vater, „gehen ganz auf in den primitivsten Behandlungsschemata." (...) Sie wichen überhaupt der Beschäftigung, dem Studium des Seelischen der Menschen, die sich ihnen aus einer unheilvollen Tradition heraus in ihrer Hilflosigkeit vollkommen anvertrauen, aus" (S 53). Deshalb holt der Bernhardsche Landarzt bei einem Kranken, dem Makler

---

[14] In dieser Hinsicht setzt sich in der jüngeren Rezeptionsphase eine gewisse Einsicht durch; vgl. Arnold, H. L. (Hrsg), Thomas Bernhard (Text und Kritik 43). München 1974

Bloch, statt Medikamenten die bereits erwarteten Bücher aus seiner Tasche: Kant und Marx, wofür er im Gegenzug Nietzsche, Diderot und Pascal erhält. Indem er über das erwähnte psychologische Krankheitsinteresse hinaus damit noch ein besonderes philosophisches dokumentiert, kann er sich schließlich, wort- und handlungslos, dem 140 Seiten umfassenden Monolog seines fürstlichen Patienten auf dessen Burg Hochgobernitz stellen. Die Lektüre bringt zwar ebenfalls keine tiefgreifende Heilung, aber doch eine Art Nahrung, die mehr ist als „Rohstoff vom Schnürboden der Welt" (S 142); und der Fürst Saurau klärt darüber auf, daß Krankheit und Wahnsinn nichts Objektives an sich sind, sondern daß es darauf ankommt, wer sie zum Ausdruck bringt: „Kälte. Abgeschlossenheit. Irresein. Tödliche Selbstgesprächigkeit. Wahnsinn durch sich selbst als Wahnsinn in der Welt, der Natur" (S 152).

Die Kranken im zuvor besuchten Tal sind in ihrer Vitalität unwiderbringlich und tödlich getroffen, in ihren Wahnsinn endgültig eingeschlossen. In gewisser Weise schreibt ihnen Bernhard eine animalische Lebensweise zu, wenn er etwa die Figur des Krainer-Krüppel mit einem „riesigen Insekt" vergleicht (S 61). Da es bei diesen Tal-Kranken kein Gegenmittel gibt, keinerlei Transfer in einen Genial-Sinn hinein, wie individuell und sozial (ir)relevant er auch sein mag, entlädt sich ihr Siechtum zumeist in „rohe-brutale" Ersatzhandlungen (S 16, 112) hinein. Es kommt zu einem mörderischen Sich-Auslassen an Mensch und Tier, wobei die Vogelkäfigszene einen Höhepunkt darstellt: Den Vögeln werden nicht die „Köpfe abgehackt", sondern sie werden „präpariert und ausgestopft", so daß aus dem Vogelkäfig der Fochlermühle ein „verrücktes Vogelmuseum" entsteht (S 58 ff). Gefangensein und Getötetwerden, unter dem Schleier der Mumifizierung, erscheint als das „natürliche" Los aller Kreatur in einem Universum, das schon bei Jean Paul als „Leichengruft" qualifiziert ist. Nur liegt die Absicht des Autors darin, alle verharmloste Todes-„Natürlichkeit" als bloßes „Verscheiden" aufzudecken mittels einer Erzählweise, die das Gegensätzlichste und Extremste nicht scheut. Wichtiger als Reminiszenzen an seine frühe Kinderarbeitswelt in solch vital-tödlich umschlossenen Orten wie „Schlachtverließen und Schweinebarren", ans Aufwachsen „mit Pferden, mit Kühen und Schweinen",[15] erscheint daher das Pascal-Zitat, welches dem gesamten Roman vorangestellt ist: „Das Schweigen dieser unendlichen Räume macht mich schaudern."

Das heißt die „Verstörung" an bestimmten Orten, letzlich überall, aufgrund von Zerfressenwerden und brutaler Ausmerzung, führt zu einem Isolationsgefühl auch des Lesers, welches aber erst als „Nichtigkeit" im Pascalschen Sinne (néant) gedacht werden kann, wenn die Einsamkeit vor und in allen Räumen existentiell angenommen wird. Es muß zu einem „Erschaudern" kommen, und diese Erfahrung gemäß dem bekannten Pascal-Fragment hat der Fürst Saurau gemacht, denn er zitiert die Stelle in seinem Monolog, womit eine Brücke zwischen beiden Romanteilen hergestellt ist. Thomas Bernhard

[15] Unsterblichkeit ist unmöglich (wie Anm. 4), S 96

arbeitet so sichtbarerweise mit tiefenstrukturellen Assoziationstechniken im Textgefüge, die an dessen Oberfläche jedoch kaum zu Tage treten, was durch weitere Motivanalysen noch zu erhärten ist.

Der Verlust der naturverbundenen, gesellschaftlichen und personalen Lebenseinbettungen im ersten Romanteil bereitet auf eine Bewußtwerdung vor, die der Leser mitvollziehen kann, wenn er es will. Er muß, gleich dem Fürsten, alle räumliche Behausung gefühlsmäßig und geistig verlassen, um sich dem „bißchen Raum" anzuvertrauen, „das ich in diesem verschwindenden Augenblick einnehme". So lautet zumindest die von Thomas Bernhard verschwiegene Weiterführung des Pascal-Gedankens in dessen Originalkontext.[16] Zu vermuten bleibt daher, daß diese vom Leser zu vollziehende Ergänzung des abgekürzten Zitates identisch ist mit dem Fortgang des Romans im Sinne eines inneren „Aufstiegs". Der Fürst hat eine Burg bezogen, die sein „Innenraum" selbst ist, seine Immanenz als subjektiv absolute Monade, und sein Monolog – bestehend aus Halbsätzen, abgebrochenen Gedankensplittern, Lücken wie verfremdeten Bildern – spiegelt diese Innenwelt als Verstörung dessen, was sicheres Bewußtsein bislang in der Wirklichkeit auszumachen glaubte. Hochgobernitz muß gesehen werden als „locus intellectualis",[17] dem alle „Offenbarungs"-Berge und „hoch gelegenen Orte" kontrapunktisch entgegenzustellen sind, welche der Leser aus literarisch-geistesgeschichtlichem sowie eigenem intuitiven Wissen seinerseits einbringen kann. Auf dem Sinai empfängt Moses die unverbrüchliche Weisung der Thora als „Gesetz", auf dem Tabor wird Jesus über die „Propheten" hinaus „verklärt", in der Gralsburg gelangt Parzival zur heilenden Erkenntnis, in Gipfelhöhlen kommt Zarathustras Geist zu sich selbst als „Über-Mensch", mit dem „Zauberberg" steigert Thomas Mann die klassische Schnee- und Bergmetapher zum Sinnbild der todestranszendenten Selbstergreifung als Anruf an die Neuzeit zur „Güte" der Lebensbejahung.

Auf Sauraus Burg jedoch ragt die Spitze des noch Wahrnehm- und Mitteilbaren aus dem monadologischen Innenbereich hinein in die Grenzenlosigkeit, Riesenhaftigkeit und Ungeheuerlichkeit des Universums. Durch diese Verschränkung von Innen- und Außenwelt läßt sich Thomas Bernhards philosophische wie erzählerische Kompositionsstruktur als Wille zum Umfassenden verstehen, welcher sich allerdings durch seine stetige „sur"-realistische Ironie selbst wiederum in Frage stellt (S 54).

Wenn also der Fürst sagt, daß die „wunderbare Ordnung" in seinem Gehirn oder Bewußtsein zu einem „entsetzlichen Chaos" geworden ist[18], bedeutet

---

[16] Vgl. Fragment 206 (Ed. Brunschvicg)

[17] Vgl. Fröhlich, H.-J., Verstörung unten und oben. Der Fürst in Thomas Bernhards zweitem Roman und ein Seitenblick auf Macchiavellis Il Principe (Eine metaliterarische Marginalie). In: Neues Forum XV/173 (Mai 1968) S 351–356

[18] Vgl. Donnenberg, J., Gehirnfähigkeit und Unfähigkeit der Natur. Zur Sprache, Struktur und Thematik von Thomas Bernhards Roman „Verstörung". In: Peripherie und Zentrum. Studien zur österreichischen Literatur. Hrsg. von G. Weiss, K. Zelewitz. Salzburg 1971, S 13–42

dies dann eine Antimetaphysik zu aller bisherigen Metaphysik? Ist er der Wissende, der zu verkünden imstande ist, daß die mikrokosmische „Verstörung" ihre makrokosmische Korrespondenz in einem chaotisch-zerstörenden Weltall besitzt? Zumindest eines ist sicher: Der Aufstieg wie das Verweilen auf dieser Burg ist Auseinandersetzung mit der „Illusion", mit dem Denken als „Torheit".[19] Damit geschieht ein Stück (Selbst-)Aufklärung, allerdings ohne jeden Verbesserungs- und Fortschrittspathos, wie ihn das „siècle des lumières" bis hinein in unsere Postmoderne noch auszeichnete. Entsprechend argumentiert der Fürst: „Über die Dummheiten aller Redensarten denke ich nach, Doktor, über die Dummheit, in welcher der Mensch lebt und denkt, denkt und lebt, über die Dummheit ... (...) Die Dummheit einer aus Vorteil und aus Nachteil und aus sonst nichts bestehenden Welt" (S 99).

Tödliche Einbildungskraft und traditionelle Todessinnmotive

Mittels der Einbildungskraft – „der einzigen Kraft, die es gibt" (S 44) – erstellt jedes Denken Beziehungen und Zusammenhänge, die nicht der tatsächlichen Artikulation des Lebendigen entsprechen, sondern eher chirurgischen Eingriffen gleichen. In dieser Hinsicht wären die substantivischen Wortbildungen genauer zu analysieren, welche die Saurauschen Wortmontagen charakterisieren, wie beispielsweise „Antikörpernaturbegriff, Gesellschaftsabsurdität" oder „Geschlechterkünstlichkeit" (S 114, 131). Durch das beschreibende oder definierende Wort ist alles Objektive bereits gewaltsamer Einschnitt in lebendiges Gewebe, und der vorübergehende Gewinn einer gesicherten Erkenntnis vermag nicht zu verhindern, daß sich dieselben Bedeutungen – in anderer Konstellation – als tödliche herausstellen. Sie tragen dann entweder nicht mehr den individuellen Lebenssinn oder erweisen sich als übermächtig erdrückend, wenn kollektive Bewußtseinsgehalte den Wirklichkeitszugang ganz in Besitz genommen zu haben scheinen: „Wir werden in ein Zahlensystem hineingeboren und eines Tages von ihm herausgeschleudert, aufs Universum zu, ins Nichts (...), so erschrecken wir, weil wir feststellen, daß wir mit einer Rechenmaschine sprechen. Die Welt ist mehr und mehr nur noch ein Computer" (S 161).

Dies erklärt, warum Thomas Bernhard nicht nur thanatologische Lebensverzerrungen, das Sterben in den unterschiedlichsten Todesweisen einschließlich ihren vorwegnehmenden Suizidobsessionen ins Unermeßliche variiert und steigert, sondern wie das äußerlich Beziehungsloseste durch die „Verstörungs"-Klammer plötzlich in eine abrupte gemeinsame Perspektive gerückt

---

[19] Vgl. auch „Unsterblichkeit ist unmöglich" (wie Anm. 4), S 96. – In diesem Zusammenhang ließe sich sein neueres Werk „Elisabeth II. Keine Kömodie" (Frankfurt/M 1988) als Auseinandersetzung mit der – u. a. gesellschaftlichen – Welt als „einem abstoßenden Beispiel" einordnen

wird. Neben der Krankheit von Mensch und Natur steht scheinbar unlogisch eine Aussage über Staat und Politik, Volksgesundheit und Revolution, so daß alle Daseinsaussagen sowohl „qualvolle" wie „komische" Züge tragen (S 169). In diesem Gedankenlabyrinth ein unmittelbar stringentes Nacheinander entdecken zu wollen, ist verfehlt, weil alles mit allem verbunden ist durch eine Erzähltechnik, die Chiffrenverweis, Übermetaphorisierung und Sinnkritik zur „wahn-sinnigen" Nachahmung der nicht rationalisierbaren Einbildung benutzt. Schon der Arzt spielt auf diese ständigen Verwechslungen zu Beginn an: „Auch wenn diese Welt vorgebe, vortäusche, eine gesunde zu sein, sei sie doch immer eine kranke und die Menschen, Individuen, auch die sogenannten Gesunden, immer krank. Er sei daran gewöhnt, mich könne das aber möglicherweise verstören, mich auf eine mir schädliche Weise nachdenklich machen" (S 14).

Somit ist es nach diesem Roman dasselbe zu sagen, daß alles Existierende, da es unter dem Todesbann lebt, austauschbar ist oder aber zu erkennen, daß unsere Welt sich über ein Netz von Begriffen aufbaut, welche illusionäre Elemente eines unmöglichen Ordnungssinnes für das Ganze darstellen. Vom Leben, dem individuellen, gemeinschaftlichen wie kosmischen als dem Tode schlechthin zu reden, bewirkt dann, daß Thomas Bernhard eine transdimensionale Perspektive einzunehmen versucht, in der die möglichen Bewußtseinsebenen gleichzeitig nebeneinander existieren, um sich so besser überlagern zu können. Die daraus resultierende „Verstörung" – weil dergestalt Außer- wie Ungewöhnliches aneinandergerät, ohne durch anderes denn die Todeskonstante vermittelt zu sein – wirkt als Suggestion, sich auf diesen Blick probeweise einzulassen. Als fiktives Sprachwerk fällt ja auch dieser exzentrische Roman nicht aus dem sprachlichen Kommunikationszusammenhang mit dem grundsätzlichen Anspruch von je verstehbarer Rede heraus. Nur sind die Einbildungsparameter vertauscht und verborgen; sie wirken „tödlich" durch das Setzen von anderen Vorzeichen vor allzu vertraut überlieferten Arrangements mit der Todesrealität: „Alles mündet in die Unerträglichkeit. Man erträgt es nicht, man ist tot. Es ist ganz einfach: man kann es nicht aushalten, und so hat es ein Ende. Alles. (...) Alles ist eingebildet. Einbilden aber ist anstrengend, ist tödlich" (S 162).

Daß Thomas Bernhard das Pascal-Zitat nur verkürzt wiedergibt, gehört zu dieser kryptischen Chiffriertechnik, denn der Autor der „Pensées" spricht nicht allein vom „Erschaudern", sondern auch vom „Staunen". Letzteres war als „thaumazein" seit der Antike in der philosophischen Tradition die sinnliche Begründung von Metaphysik bis hinein in die ungetrübte Schau (theoria) des Wahren. Wo aber die Einbildung aus dieser Klammer herausgelöst wird, verfallen ihre Produkte notgedrungen dem ihr eigenen „freien" Spiel tödlicher Assoziationen, welches im Roman als antimetaphysische Motivkritik hervortritt. Die Namen der Bernhardschen Kindheitsphilosophen sind uns schon bekannt; was hält er ihnen entgegen?

Schopenhauers Pessimismus gründet beispielsweise auf einer schlechten, unveränderbaren Verfassung der Welt, welche keine Kreatur von der Leidverfallenheit ausnimmt. Einen lebbaren Zugang zu einem entsprechend mitleidenden Weltsinn findet nur derjenige, dessen „metaphysisches Bedürfnis" in der Lage ist, sich im subjektiven Inneren durch „Wille und Vorstellung" ein All so aufzubauen, daß „nichts mehr übrig bleibt".[20] Für den monologisierenden Fürsten bedeutet eine solche totale, transzendental geordnete Welt eine Vorstellungsanmaßung, da bereits der erkenntniskritische Anspruch nach Wahrnehmungsobjektivität von der Schopenhauerschen Prämisse her in Zweifel steht: „Meine Umgebung – und ich schließe immer von mir, von meinem Gehirn aus, wie von einem geistigen Hochgobernitz aus sozusagen, von meiner unmittelbaren und unmittelbarsten Umgebung auf das Ganze, auf die ganze Welt usf. ... in der immer auf alle Fälle", sagte der Saurau, „die ganze komplette Menschheit Platz hat – ist von einer geradezu lebenslähmenden Wahrnehmungsfähigkeit, Registrierunfähigkeit, Aufnahmeunfähigkeit ..." (S 116).

Neben diesem überspitzten Drang nach Weltbesitzergreifung, der von Bernhards in dieser Hinsicht noch verschärften „Reflexions"-Prosa im Munde des Fürsten parodiert wird, läßt sich Kritik am existentialistischen Eigentlichkeitssein im weitesten Sinne ausmachen. Authentizität des Ich soll nach Nietzsche, Kierkegaard, Rilke, Heidegger u. a. darin bestehen, den „omnipräsenten" Tod zu seinem je eigenen zu machen, zu einem Akt unverwechselbarer Freiheit oder heroischer Subjektivität, die aus der Gattung im Feuerbach-Marxschen Sinne heraushebt.[21] Was in solcher Überindividualisierung an romantischem Erbe mitschwingt, ist oft untersucht worden, so daß Bernhards diesbezügliche Skepsis[22] als eine Radikalisierung jeglicher Verneinung von poetisierter Todesverherrlichung aufgefaßt werden darf: „Es ist ein stinkendes Museum, in das wir von den Philosophen, sobald wir uns mit ihren Philosophien beschäftigen, hineingeführt werden. Von allen Philosophen wird immer behauptet, daß sie Fenster aufmachen und Luft in das Museum hineinströmen ließen, frische Luft, frische Luft, Doktor" (S 164). Bei aller virulenten Kritik an der philisterhaften Modernität und deren eindimensionaler Wirklichkeitsanerkennung mittels technischer Standardisierung haben die Philosophen nach Thomas Bernhard es nicht vermocht, gegenüber der Todesperspektive in allem Sein eine lebensgemäße Alternative aufzuweisen. Die Rückbindung an die Selbstverantwort-

---

[20] Vgl. das entsprechende Hauptwerk Schopenhauers „Die Welt als Wille und Vorstellung" (1819), wie es u. a. folgende Studie fruchtbar macht: Jurdzinski, G., Leiden an der „Natur". Thomas Bernhards metaphysische Weltdeutung im Spiegel der Philosophie Schopenhauers (Deutsche Sprache und Literatur, Bd. 761). Frankfurt/M 1984

[21] Aus der philosophischen Literatur zu diesem Thema sei erinnert an Ebeling, H. (Hrsg), Der Tod in der Moderne (Neue wissenschaftliche Bibliothek 91) Hanstein 1979; Reisinger, F., Der Tod im marxistischen Denken heute. München 1977

[22] Vgl. u. a. Buchka, P., Die Schreibweise des Schweigens. Ein Strukturvergleich romantischer und zeitgenössischer Literatur. München 1974; sowie Anm. 2

lichkeit bleibt zwar auch in diesem Roman ein wesentlicher Antrieb, „der Wahrheit und dem Tod auf die Spur zu kommen", aber Wahrheit und Tod bilden keine bewußtseinsgültige Einheit mehr im Sinne einer sisyphusfreudigen oder transzendentalen Selbsterlösung.

Letzteres verweist u. a. auf Novalis als philosophisch-poetischen Autor, dem Bernhard insofern noch nahesteht, als er aus dessen „individualisiertem" Krankheitsverständnis zumindest eine Autonomie hinsichtlich der je eigenen Krankheitsbedeutung ableitet, die als Infragestellung stimulierend wirkt.[23] Aber nicht nur die Individualisierung von Kranksein und Sterbenslos als gepriesener „Selbstfindung" noch heute verfallen dem schon erwähnten Verdacht, daß geschärfte Wahrnehmung auch mehr innere Souveränität impliziere, sondern es fehlt vor allem die Transzendenzüberzeugung vom Kranksein als all-sympathischem oder kosmo-erotischem Lebensbezug. Damit gestaltet sich das Zurückgeworfensein des Menschen auf sich selbst als ein ausschließliches: Sowohl Rettung wie Flucht ins Innere als auch ins Äußere – sei es ein Jenseits oder eine revolutionär-futurische Utopie – sind ihm genommen. Im selben Atemzug leugnet Bernhard damit auch die Funktion des „Poeten" als „Arzt". Dieser vermag nicht zu übernehmen, was Tradition und Gesellschaft einer (manchmal) dekorierten Marginalfigur ihr schlechten Gewissens zuschreiben – nämlich letzten Sinn zu vermitteln im ästhetischen Schein.[24]

Lebensqual ohne „ars moriendi"

Daß unter solchen Bedingungen einer rahmenlos gewordenen Einbildungskraft die Todesverfallenheit keiner Gottes-„Offenbarung" mehr zuzustimmen vermag – als Trost, als Halt oder als Reflexions-„Überschuß" im Hegelschen Sinne – versteht sich fast von selbst. Thomas Bernhard bemüht hierzu nicht einmal eine überlebte (A-)Theismuskritik des 19. Jahrhunderts. Er übergeht den Gottesgedanken entweder schlichtweg oder begnügt sich mit der Feststellung im Munde des Fürsten, Gott verwende die „gleichen ordinären Wörter" oder „die selben unbeholfenen Sätze" wie der Mensch (S 136).

Die Möglichkeit, das Todesproblem mit Hilfe eines Glaubens zu integrieren, scheitert also weniger an einer nicht mehr aufrechtzuerhaltenden Harmonievorstellung bestimmter Theodizeen oder Schöpfungstheologien – dazu sind Geschichte und Lebenswelt dem modernen Menschen schon allzu sehr „Hölle" geworden. Nein, der heutige Mensch ist in seinem Sprachsein, in seinem Sprechenkönnen als durchschauter Einbildungsproduktion selbst zu tief erschüttert, um „Worte" (logos) noch für glaubenstragfähig halten zu können.

---

[23] Zur Novalis-Einwirkung vgl. bereits Zelinsky, H., Thomas Bernhards „Amras" und Novalis. In: A. Botond (wie Anm. 11) S 24–33

[24] Vgl. Neumeister, S., Der Dichter als Dandy. Kafka, Baudelaire, Thomas Bernhard. München 1973

Und „Gott" ist ein Begriff, der nur im Kontext mit anderen menschlichen Worten seine Bedeutung besitzt, ohne ein mögliches, absolut selbstevidentes Darüberhinaus. Deshalb ist auch im Gefolge dieser Gottesferne als Wortkälte die Welt „eine völlig lieblose. Liebe ist ein Absurdum und in der Natur überhaupt nicht enthalten" (S 151).

Ein solcher „semantischer Tod" Gottes und seines Hauptattributes, der Agape, darf folglich für die Bernhardsche „Verstörung" auch nicht als geheime Glaubenssehnsucht in Anspruch genommen werden, etwa im Sinne des Wittgensteinschen Diktums, das letzte Schweigen grenze eben an Mystik.[25] Des Österreichers Schreiben bleibt Monolog und findet zu keinem Dialog oder „Gebet", welche gläubig geortete Existenz auszeichnen. Weltsein insgesamt bleibt für ihn eine „Geometrie der Zerwürfnisse, Zweifel, Leiden, schließlich der Qual", wie der Fürst bekennt (S 178). Was aber ist jene äußerste Qual, wenn sie nicht vom fehlenden Wort „Gott(es)" herrührt, welches noch andere moderne Autoren wie Kafka, Beckett und Bachmann teilweise zur literarischen Produktion bewegte?[26]

Für Thomas Bernhard besteht die immer wieder neu aufbrechende Qual in der fehlenden Ars moriendi. Der Übergang vom Leben zum Tod ist ihm als Faktum zu gewiß, als daß Spekulation, Poetik und Metaphysik diese grundlegende Konstatierung erhellend zu umkleiden vermöchten. Und da diese Übersinndeutungen philosophischer, schriftstellerischer wie theologischer Art fortfallen, verharrt der Weg vom Leben zum Tod ohne jedes wirklich begleitende Wort. Mit einer zentralen Monologstelle des Fürsten ausgedrückt heißt dies: In der Heutezeit müssen wir sterben, ohne dieses Sterben gelernt zu haben im Sinne einer Einweisung oder Initiation. Das Einzige, was auf der Weltbühne „geprobt" wird, sei das „Totseinlernen": „Jeder von uns lernt ununterbrochen eine (seine) oder mehrere oder alle nur denkbaren Rollen, ohne zu wissen, wofür (oder für wen) er sie lernt. (...) Wenn der Vorhang aufgeht, ist alles zu Ende" (S 136 f). Wo Literatur dieses Defizit dem gesellschaftlichen oder personalen Verfall der Identität anlastet, greift sie zu kurz, da solches Sterbenlernen eben einen Grundkonsens voraussetzt, der mit dem Verlöschen aller transzendenten Bilder und Symbole nicht mehr gegeben sein kann. So führt das Todes-

---

[25] Eine Auslegung der Bernhardschen Todessehnsucht als letztlich „metaphysische" Liebessehnsucht versucht z. B. Laemmle, P., Stimmt die „partielle Wahrheit" noch? Notizen eines abtrünnigen Thomas-Bernhard-Lesers. In: Arnold, H. L. (wie Anm. 14), S 45–49 – Zu einer „Mystik", welche vom „Sprachtod" Gottes in neue Dimensionen hinein verwiesen wird, vgl. unseren Beitrag „Ontagonische Paradoxo-Logie". In: Blattmann, E. (wie Anm. 2), S 403–460

[26] Vgl. u. a. „Tod und Sterben: Deutungsversuche" (Redaktion H. G. Pöhlmann). Gütersloh 1978; hier bes. S 17–42. – Auf diesem Hintergrund bliebe das Gedicht „In hora mortis" des Siebenundzwanzigjährigen zu lesen, worin der Anruf „mein Gott" immerhin noch vorkommt – bis hin zum Flehen: „Herr gib Brot und Wein und laß mich sterben jetzt und wehn im Wind." Vgl. die Neuausgabe: Thomas Bernhard. In hora mortis (Insel-Bücherei 1035). Frankfurt/M 1987

bedenken auf die Spur dieser bitteren Wahrheit: Was ihn, den Beschreibenden der „Verstörung", am meisten betreffe, was ihn überall als stummes oder törichtes (Un-)Wissen umgebe, sei gerade das Sterben als unvorbereitbarer Vollzug[27], nicht jedoch die „Lebens-Schule" als „Todes-Lehre". Diese erscheint nur allzu gewiß: „Millionen und Abermillionen Schüler und Lehrer bevölkern sie. Die Welt (ist) die Schule des Todes" (S 137).

Daß der Mensch auf dem Gang vom Leben zum Tod, ohne eigentlich zu erkennen, wie er in den Tod gehen soll, immer erneut in einen unendlichen Teufelskreislauf tödlicher Einbildungen hineingeschickt wird, drückt der Fürst auf zweierlei Weise aus. Zum einen „ist er in Wirklichkeit schon gar nicht mehr da, ist tot", und andererseits heißt es: „Die Tragödie ist ja, lieber Doktor, daß nichts niemals wirklich tot ist" (S 157). Das Subjektive und Objektive läßt sich bei solchem Widerspruch nicht mehr mittels des Begriffs einer – analog oder dialektisch gedachten – Verwirklichung oder Vermittlung fassen, welche die Grundlagen einer jeden Lebens-, Liebes- oder Sterbenskunst sind. Deshalb kehrt Thomas Bernhard das Ars-moriendi-Motiv in sein Gegenteil um, wobei sowohl die Geschichte des Idealismus wie des Materialismus in seinem Blickfeld liegt: „Ich bin in einem ununterbrochenen Qualzustand, lieber Doktor", bekennt der Fürst. „Sind das, ist nicht alles an mir Anzeichen einer brutalen Todesverwirklichung?" (S 140).

Die „Kunst", sofern dieser Ausdruck noch gestattet ist, liegt mithin ganz auf Seiten des Todes, in dessen Lebensimmanenz, der mit keinem Salto mortale, welcher Art auch immer, zu entkommen ist: „Das Leben ist genau so lang als Vorbereitung auf den Tod, wie erforderlich" (S 175). Das heißt, wie im abschließenden Teil noch zu zeigen sein wird, daß das Leben selbst, als unmögliche Ausflucht vor sich selbst, immer schon Tod ist. Wenn sich der Fürst nun in diese Lebensgegenwärtigkeit des Todes über den Monolog als Form dichterischer „Kunst" hineingräbt, dann signalisiert dies zugleich – wie es das bloße Dasein des Arztes und seines Sohnes ohne eigentliche Handlungsspielräume schon ankündigte, daß die Welt sich nicht als Lernprozeß evolutiv gestalten läßt. Vor allem nicht als institutionalisierte Einweisung in das „Lebensziel" Sterben, und schon aus diesem Grund dürfte auch der Fürst nicht als eine Art pädagogischer „Vergil" wie in Brochs Todesroman dastehen. Des Bergeinsamen Monologe sind zu überreal, zu grotesk, zu „karnevalistisch", wie er selbst sagt (S 142), oder zu manieristisch und selbstfasziniert[28], um dem Anspruch der – irgendwie zu „ritualisierenden" – Sterbeinitiation für andere direkt oder mittels Nachahmung entsprechen zu können. Was der Leser einzig zu leisten vermag, ist, sich der fehlenden vermittelnden Erzählfigur zu substituieren und

---

[27] Vgl. König, J., „Nichts als ein Totenmaskenball". Studien zum Verständnis der ästhetischen Intentionen im Werk Thomas Bernhards. Frankfurt/M 1983 – Zum näheren Thema von Versuchen in der „Thanato-Psychologie" vgl. den entsprechenden Tagungsbericht: Howe, J. (Hrsg), „Tod, Sterben, Trauer" (4.–6.11.1982 in Vechta). Frankfurt/M 1984
[28] Vgl. Fröhlich, H.-J. (wie Anm. 17), S 353f

dergestalt Thomas Bernhards versteckte eigene Comedia mortis für sich zu rezipieren und zu kommentieren.

Leben aus der Todesimmanenz

Daß die kommentierende und memorierende Leserreaktion offener Bestandteil des Romans selbst ist, zeigt sich schon daran, daß die „Verstörung" des Fürsten untergründig auch mit einem andeutungsweisen Zitatennetz wie Motivgeflecht arbeitet. So bemerkt der Saurauer zu seinem eigenen Weltdiskurs: „Wir sind eingeschlossen in eine fortwährend alles zitierende Welt, in ein fortwährendes Zitieren, daß die Welt ist" (S 140). In dieser Perspektive entfällt nochmals die Gläubigkeit an eine Instanz möglicher letzter Sinngebung, nämlich an die des Ich-Erzählers, um der Sprache als Lebensäußerung an sich noch eine gewisse Wahrheit gegen den Tod – und vielleicht „über" den Tod – abzugewinnen.[29] Der Sprach- und Einbildungszweifel führte zuvor schon zur Illusionskritik einer zu linearen Verbindung von Bedeutung und Realität, da nicht allen Daseinsbeziehungen gleichzeitig Rechnung im Wort getragen werden kann. Im Selbstgespräch des Fürsten offenbart sich nun eine gewisse Autarkie, die manomanisch erscheint, aber nichtsdestoweniger auch Teilsinnhaftigkeit impliziert: „Selbstgespräche sind genauso sinnlos wie Gespräche", sagte der Fürst, „wenn auch viel weniger sinnlos." Sowie: „Jeder spreche immer eine Sprache, die er selbst nicht versteht, die aber ab und zu verstanden wird. Dadurch könnte man existieren und also wenigstens mißverstanden werden. (...) Gäbe es eine Sprache, die verstanden wird", sagte der Saurau, „erübrigte sich alles" (S 139 f).

Daß Mißverstehen und keinesfalls Verstehen das Proprium der Sprache sei, ist ein alter skeptischer Topos, wie schon bei Protagoras oder Descartes, nach denen aller Irrtum sich von einem zu eilfertigen oder ungenauen Gebrauch der Begriffe herleitet. Demzufolge arbeitet auch Thomas Bernhard keineswegs mit einer bloß ironisch- oder paradox-distanzierenden Sprachtheorie gegen einen zu naiven Sprachrealismus im Denken und in der Literatur. Was er mit dem betonten Mißverständnis als Existierenkönnen beansprucht, ist das Durchbrechen des Sich-Abschirmens durch Schweigen oder hinter Illusionen, von dem jede Todesangst wie alle Todesmythologien leben, sofern sie davon ausgehen, der Tod mache sprachlos oder aber pathetisch sprachgewaltig. Gegen solche Trivialität bzw. deren metaphysische Aufspreizung erhebt sich der Wahnsinns-

---

[29] Zur Frage des Erzähler-„Rückzuges" und jeglicher Textkonstituierung als „Zitat" vgl. Batt, K., Die Exekution des Erzählers. Westdeutsche Romane zwischen 1968 und 1972. Frankfurt/M 1974; Schweikert, U., „Im Grunde ist alles, was gesagt wird, zitiert". Zum Problem von Identifikation und Distanz in der Rollenprosa Thomas Bernhards. In: Arnold, H. L. (wie Anm. 14), S 1–18. – Zu einer weiterführenden Einbettung dieses literaturhistorischen wie -theoretischen Problems vgl. in werkgenetischer Hinsicht Gössling, A., Thomas Bernhards frühe Prosakunst. Entfaltung und Zerfall seines ästhetischen Verfahrens in den Romanen „Frost" – „Verstörung" – „Korrektur". Berlin 1987

monolog des Fürsten, obwohl er weiß, daß auch ihm praktisch die Hände gebunden sind, was die grundlegende Änderung des Sterbens als Conditio humana anbelangt.

Das Sprechen über und wider den Tod im ausgegrenzten Bereich jenseits von Wortlosigkeit und diesseits von (göttlicher) Offenbarungsfülle läßt die Sprache selbst teilweise zum Todesmedium werden. Todesvorstellungen über das Leben, geboren aus Einbildungsillusionen, müssen, wie zuvor aufgezeigt wurde, zugleich desartikuliert werden, damit die „Wahrheit des Todes" realiter in allem Sein und Geschehen bewußt bleibe. Denn indem so gesprochen und gedacht wird, setzt sich antithetisch auch das Interesse für das Leben wieder durch – allerdings ohne daß ein „anderes" Leben als das tödlich beschriebene Gestalt gewonnen hätte. Extrem wird dies dadurch formuliert, daß einem „das Leben nicht geschenkt wird", sondern jede Geburt einen neuen Menschen ins „Leichenschauhaus" hineinversetze (S 138). Der Fürst, welcher in seinem Monolog über die unausweichliche Sterbensrealität deren inkarniertes Wesen als Todesspruch über alles Leben selbst darstellt, tritt zugleich als Diskursmächtiger auf, dem an solcher Sprachgestaltung als Lebensausdruck liegt.

Des Fürsten Natur ist damit janusköpfig und keiner existierenden Person unserer Lebenswelt oder der bekannten Motivgeschichte direkt vergleichbar. Er ist weder bloß ein Fürst des naturhaft-historischen (Todes-)Herrschens wie bei Macchiavelli,[30] noch ein anachronistischer Aristokrat,[31] noch der „Fürst dieser Welt" von Anbeginn an, wie ihn die orientalisch-biblische Sprachbildtradition als den „Durcheinanderwirbler" (diabolos) kennt.[32] In ihm bloß einen „Sprachritualisten" zu sehen, der „das Todesproblem wenn schon nicht bezwingen, so doch wenigstens ertragen läßt",[33] genügt deshalb nicht, weil ja

---

[30] Wie es H.-J. Fröhlich in seinem Beitrag (vgl. Anm. 17) nahelegt

[31] So Magris, C., Geometrie und Finsternis. Zu Thomas Bernhards „Verstörung". In: Etudes Germaniques 3, 1978, S 282–297

[32] Vgl. Johannes 12,31; 16,11; als „Gewalt über den Tod" erscheint er im Brief an die Hebräer 2,14. Daß der Fürst Myschkin bei Dostojewski als Idiot auftritt, ist gerade durch diese dämonologische Sicht auch des Gesellschaft-Weltlichen bedingt, welcher er entgegenwirkt. Da bei Thomas Bernhard jede „Heilsperspektive" fehlt, verbindet den Saurau mit Myschkin wohl nur das Moment der „Verfremdung" gegenüber der gewöhnlichen Wahrnehmungswelt

[33] Zu diesem Schluß kommt die sonst so aufschlußreiche Darstellung von H. Steinert (wie Anm. 6) S 85, wo die Sprachproblematik nicht als bio-transzendentes „Lebens"-Bewußtsein vertieft ist, wie es die folgenden Überlegungen versuchen. – Gestützt werden sie durch das jüngste Gespräch Asta Scheibs mit Thomas Bernhard „Von einer Katastrophe in die andere. Ansichten eines Dichters". In: Süddeutsche Zeitung (17.–18. Jan. 1987): „Im Grunde genommen, lebt ja jeder Mensch gern. So schlimm kann das Leben gar nicht sein, daß man nicht doch dranhängt. Die Triebfeder ist die Neugierde. Man will wissen: Was ist noch? (...) Das Leben ist wunderbar. Doch der schönste Gedanke ist, daß es endgültig endet. Das ist der größte Trost, den ich überhaupt in der Tasche hab'. Aber ich habe eine große Lust zu leben." Die Neugierde erscheint hier als die spätere Umschreibung der Lebens-Ursprünglichkeit schlechthin, die gerade auch in der „tödlichen" Lebensaffektion nicht aufgehoben wird

solche Sprachbeschwörung dialektisch unmittelbar die Unerträglichkeit am Leben wieder steigert. Leben aber ist nicht definierbar, so daß die Sprache selbst, als dessen ursprünglichster Ausdruck mit, nur als solches originäres Leben wieder erfaßbar ist.

„Fürst" kann folglich der Saurau im umgreifenden Sinne von Leben und Tod nur sein, sofern er der *einen* Wahrheit beider „auf der Spur ist" und mit derselben Wirklichkeit sich und den Leser konfrontiert. Gewiß, solche „Wahrheit" fällt in keine Vorstellung und in kein Schweigen hinein; sie geht weder ganz in die solipsistische Einsamkeit noch ganz in den andenkenden Protest des Dichters auf – sie bleibt gegeben mit dem „fürchterlich" unverrückbaren „Aber-ich-lebe": „Die Tatsache, daß es so ist, wie es ist, ist nicht erschütternd, nur daß ich allein derjenige bin, welcher das dadurch Fürchterliche registrieren muß! (...) Diese Tatsache ist für mich tödlich, das ist eine für mich tödliche Tatsache, nämlich, daß ich in dieser Tatsache allein bin in dieser Tatsache" (S 116).

Dieses Alleinsein ist eben kein Abgeschlossensein der idyllischen oder pathetischen Einsamkeit,[34] wenn letzteres auch zur Bewußtwerdung zunächst notwendig war: „Die Vereinsamung ist der Weg des Menschen in die Unappetitlichkeit hinein", wie der Fürst erkennen muß (S 151). Denn dieses angesprochene Alleinsein nimmt registrierend in mir etwas wahr, was weder „Tod" noch „Leben" ist, sofern diese sich gewohnheitsgemäß als nur biologische Ereignisse abgrenzen. Unabgrenzbar sind Tod und Leben aber gerade als „Verstörung", indem ich als Subjekt jetzt, sowie in jedem weiteren Augenblick, immer schon daran teilhabe, und nicht erst in einem bewußtgewordenen Existieren-auf-den-Tod-hin.[35] In solcher „Verstörung" konstituiert sich das Subjekt überhaupt erst, und dabei stehen das Leben als Tod und der Tod als Leben zur Entscheidung an. Auf diesem Hintergrund ist das obige Zitat zurückzubeziehen auf den Romanbeginn, wo der Arzt eine wegweisende Stellungnahme zur Tod-Lebens-Verschränkung als Subjektimmanenz abgibt: „Es sei aber falsch, meinte er, sich der Tatsache, daß alles krank und traurig sei, (...) zu verschließen, und aus dem Grund sei er immer wieder in längeren oder in kürzeren Abständen ‚dazu verführt', mich oder meine Schwester auf die Krankenbesuche mitzunehmen!" (S 14).

Die Bernhardsche „tödliche Tatsache" des „In-dieser-Tatsache-seins" – bzw. zu deren Erkundung „verführend" mitgenommen zu werden – ist das Sich-Erfahren des Lebens ohne jegliche Ausfluchtmöglichkeit. Denn dieser Eindruck am Leben in mir oder an meiner immanenten Subjektivität als sol-

---

[34] Vgl. Tismar, J., Gestörte Idyllen. Über Jean Paul, Adalbert Stifter, Robert Walser und Thomas Bernhard. München 1973

[35] Daß dieses Lebensgefühl, „vor" allem Bewußtsein im reflektierten Sinne, die mögliche Lebens-„Freude" in der Verstörung selbst nicht aufhebt, sagt Thomas Bernhard deutlicher in dem bereits zuvor erwähnten Gespräch (vgl. Anm. 33): „Einmal am Tag freut man sich, daß man am Leben ist und noch nicht tot. Das ist ein unwahrscheinliches Kapital"

chem Leben fällt zusammen mit dem Todeseindruck. Wo kein Ausweichen möglich ist, wird der *lebendige* Todesgedanke Realität, und zwar unverrückbar mit der erkannten Selbstsetzung des Lebens in mir, das sich sprachlich als „Ich" artikuliert. Deshalb ist die Sprache zugleich immer Ausdruck des Lebens und des Todes in ein und demselben Atemzug. Oder wie es in einem zentralen Gedanken des Fürsten lautet: alles geschieht „im" Tode (S 149), gefolgt von dem Paradox bezüglich dieser Todesimmanenz als Leben: „Ich sage mir immer, daß ich weiß, daß alles tödlich ist, handle aber entgegengesetzt" (S 183). Solches Handeln, welches immer Leben voraussetzt, kann die Sprache sein; und sie bleibt es selbst dort, wo sie vom Tode als ihrem eigenen Grund spricht.

Diese Lesart der Bernhardschen „Verstörung" beinhaltet deshalb zuletzt, daß jeder „Fürst" ist, wenn er sich seiner eigenen „verstörenden" Tatsache, die *er* ist, reflexiv stellt. Nach Kant, dem bevorzugten Philosophen auch in diesem Roman, bleibt es die Würde des Menschen, nicht ins Naturfaktische aufzugehen. „Bloßes" Leben und Sterben verharren dagegen im phänomenalen Vollzugsbereich des Existierens, wenn das „Wissen" um ihre Ursprungs- und Ipseitätserfahrung nicht vorausgeht, die das Subjekt als ganzes affizieren. Auf diesem eigentlichen Grund erst werden die Sätze verstehbar, das Erzeugen sei der größte „Ursprungsstumpfsinn" (S 84), denn kein Lebender vermag das Leben eines anderen zu rechtfertigen, wenn dieser es nicht selbst tut. Die „verweigerte Fortpflanzung" als „philosophischen Gedanken" auch Thomas Bernhards hinzustellen,[36] greift also zu kurz, weil das gezeugte Leben nicht schon jenes darstellt, welches sich als „tödliches" erfährt. Und genau diese Erfahrung kann der Autor gerade nicht missen, um zu leben – jenseits vom Entweder-Oder eines „Sinnes", der immer äußerlich bleibt, dafür jedoch im Aber, welches das unbenennbare Leben selbst ist mit seiner Todespräsenz.

Wenn keinerlei Ausflucht vor dem Leben in mir möglich ist, dann bedeutet auch Sprache letztlich keinen Aufschub vor dem Tode. Der Dichter ist kein mit gesichertem Wissen ausgestatteter Sinnrepräsentant, sondern er weiß nur intimer als andere um die Sprache als jenes Gespinst, worin sich allzu leicht Vorstellungen über die Fluchtmöglichkeiten vor dem Leben als Todesimmanenz ablagern. Was er mithin sprachlich zu „leisten" hat, ist insofern gegen den „Tod" anzudenken, solange dieser noch nicht zur Lebensaffektion eines jeden

---

[36] Zumindest in absolut manichäistischer Hinsicht der Lebensverweigerung; als Gedankenmodell, um die Todesgrenzen auszumessen, steht die Fortpflanzungsverweigerung in einer Tradition, die ebenso religiös, staats- und gesellschaftskritisch wie literarisch ist. Vgl. den Hinweis auf den rumänischen Celan-Übersetzer E. M. Cioran bei H. Steinert (wie Anm. 6) S 35. Thomas Bernhard bemerkt zu diesem Problem biographisch (Von einer Katastrophe in die andere; wie Anm. 33): „Ich war immer nur froh zu überleben. An die Gründung einer Familie konnte ich gar nicht denken. Ich war nicht gesund, ich hatte daher auch keine Lust zu diesen Sachen. Es ist mir nichts anderes übriggeblieben, als mich in meinen Verstand zu flüchten und mit dem irgend etwas anzufangen, weil das Körperliche nichts hergegeben hat"

geworden ist. Daß jegliche Satzgegenständlichkeit bei Thomas Bernhard also manifeste Konfrontation mit der beanspruchten „tödlichen Lebensfundierung" bleibt, schließt so lange „Mißverständnisse" ein, wie nicht dieses unverwechselbare Vor-das-Leben-gestellt-Sein eines jeden zutiefst akzeptiert ist. In der Vorstellung gibt es nur Objekte und keineswegs originäre Tod-/Lebens-Erfahrung, die an keinem äußeren Sein abgelesen werden kann. Einfach deshalb schon besitzt auch die Erinnerung kein Anrecht, irgendein Vergangenes „unendlich" zu machen: „Jahrelang hat es genügt, daß ich an meinen Sohn gedacht habe, an meine eigene Jugend (...). Früher bin ich von der Nähe der Unendlichkeit überzeugt gewesen. Heute? Alles ist sehr weit weg heute" (S 183).

Der Sohn des Saurau muß – gemäß einer Traummitteilung (S 102 ff) – seines Vaters Burg vernichten, und zwar nicht aus Verneinung aller morschen Besitzverhältnisse oder dem Verfallensein aller Dinge heraus, sondern weil Thomas Bernhard seiner eigenen Logik zufolge die zuinnerst gemachte Erfahrung des ausfluchtlosen Lebens auf keinen anderen übertragen darf. Ein Erbe auf Hochgobernitz wäre ein gattungsgeschichtlich fortgezeugtes Leben; biologisch-„natürlich" dem Tode geweiht – aber es wäre kein entgegengenommenes Leben aus dem unverrückbaren Leben selbst, welches aus der tödlichen Tatsache der Ausfluchtlosigkeit vor sich selbst geboren ist. Aus demselben Sinn kann auch das geplante Gespräch zwischen Vater und Sohn im ersten Romanteil nicht zustandekommen und die „fürchterliche Schwermut" (S 97) der sechzehnjährigen Schwester aufgehoben werden, eine Schwermut, welche mit ständiger Angst seit dem Tod ihrer Mutter über sie kommt.

Wenn Thomas Bernhard den Tod nicht als existentialistische Eigentlichkeit und selbstbewußte Freiheit zelebriert, aber ebensowenig die Welt ohne weiteres der nihilistischen Hoffnungslosigkeit ganz preisgibt, so erlegt er unserer Zeit ein neu zu Bedenkendes auf: Wie kündigt sich das „Tod-Leben" vor aller Vorstellungsvergeblichkeit an? Die von ihm bereitgestellte Kategorie der „Verstörung" verweist auf eine Manifestation des Lebens, welches sich selbst „zur Sprache" bringt, noch bevor diese umschlägt in allzu rasche, programmierte Lebens- und Todesphilosophien.

Somit birgt das „Verstörungs"-Denken eine noch zu erlernende Selbstaufklärung in Zeiten „operationalisierter" Strategien zur „Lebensbewältigung" mit parallel sie begleitenden Wort-„Verdächtigungen". Mühelos jedoch ist solches Lernen sicher nicht, gilt es doch zu erwerben, was überall schon scheinbar angeboten wird: zu „leben" aus der Lebens-„Aufklärung" heraus. Im Diesseits und Jenseits stehen ausreichend Legitimierungen zur Lebensidentifikation bereit; Thomas Bernhard demonstriert ein „verstörtes" *Dazwischen*, nämlich ein Leben als „Verstörung"; das heißt ein Leben, welches „stört" bis zum Tode, weil es ohne diese „Störung" nicht es selbst wäre: eben das meinige, und kein anderes.

Dadurch vermag sich die Bernhardsche Paradoxie gegen sich selbst zu wenden und gegen ihre Vorliebe für das „Lächerliche", ohne es aufzuheben: „Ich habe noch nie einen lächerlichen Menschen gesehen, obwohl an den meisten Menschen alles lächerlich ist" (S 174). In diesem Raum zwischen Respekt und Ironie [37] zu leben, bedeutet nie endende „Verstörung", da sie sich an jeder Lebensäußerung als Todesverweisung neu entzündet. Sie kann es, weil sie zugleich Lebens-„Neugierde" ist.

---

[37] Daß die „Wahn-Sinns"-Beschreibungen bei Thomas Bernhard zugleich (selbst-)therapeutische Humorfunktion haben, wird von den meisten der zitierten Interpreten und Kritiker gesehen und anerkannt. In seinem letzten Roman „Auslöschung", was in gewisser Weise noch eine Steigerung der „Verstörung" darstellt, äußert sich diese ironische Konstante darin, man habe sich mit vierzig Jahren zum „Altersnarren" ausrufen zu lassen. In dieser Hinsicht ist sein Werk symptomatisch für eine Epoche, wo die Todesthematik zugleich wiederentdeckt wird mit der „heilenden" Funktion „weisheitlicher" Distanzierung: die „Ver-rücktheit" rückt ein überrationalisiertes Normalitätsprinzip zurecht; vgl. hierzu u. a. Titze, M., Heilkraft des Humors. Therapeutische Erfahrungen mit Lachen. Freiburg/Br. 1985 (mit Bibliographie) – Daß alle Fürstenhöfe ihren Hofnarren hatten, heißt heute – nach Thomas Bernhard: Jeder hat beide Rollen selbst zu spielen! Damit ist er sein Lebens-„Prinzip", d. h. „Il Principe" und „Idiot" in ein und derselben Person. Diese Motivverbindung läßt sich bis Nikolaus von Kues, an der Wende vom Mittelalter zur Neuzeit, zurückverfolgen mit seinen Schriften wie „Idiota de sapientia", „Idiota de mente" oder „De docta ignorantia". Derselbe Autor rehabilitierte das Recht der „theoretischen Neugierde" (vgl. Blumenberg, H., Die Legitimität der Neuzeit II. Frankfurt/M 1973–1976), womit nur aufgezeigt sein soll, daß Thomas Bernhard über die Todes-Befragung zu allen großen Fragen der abendländischen Tradition zurückführt, um ihnen eine neue Stimulanz zu verleihen

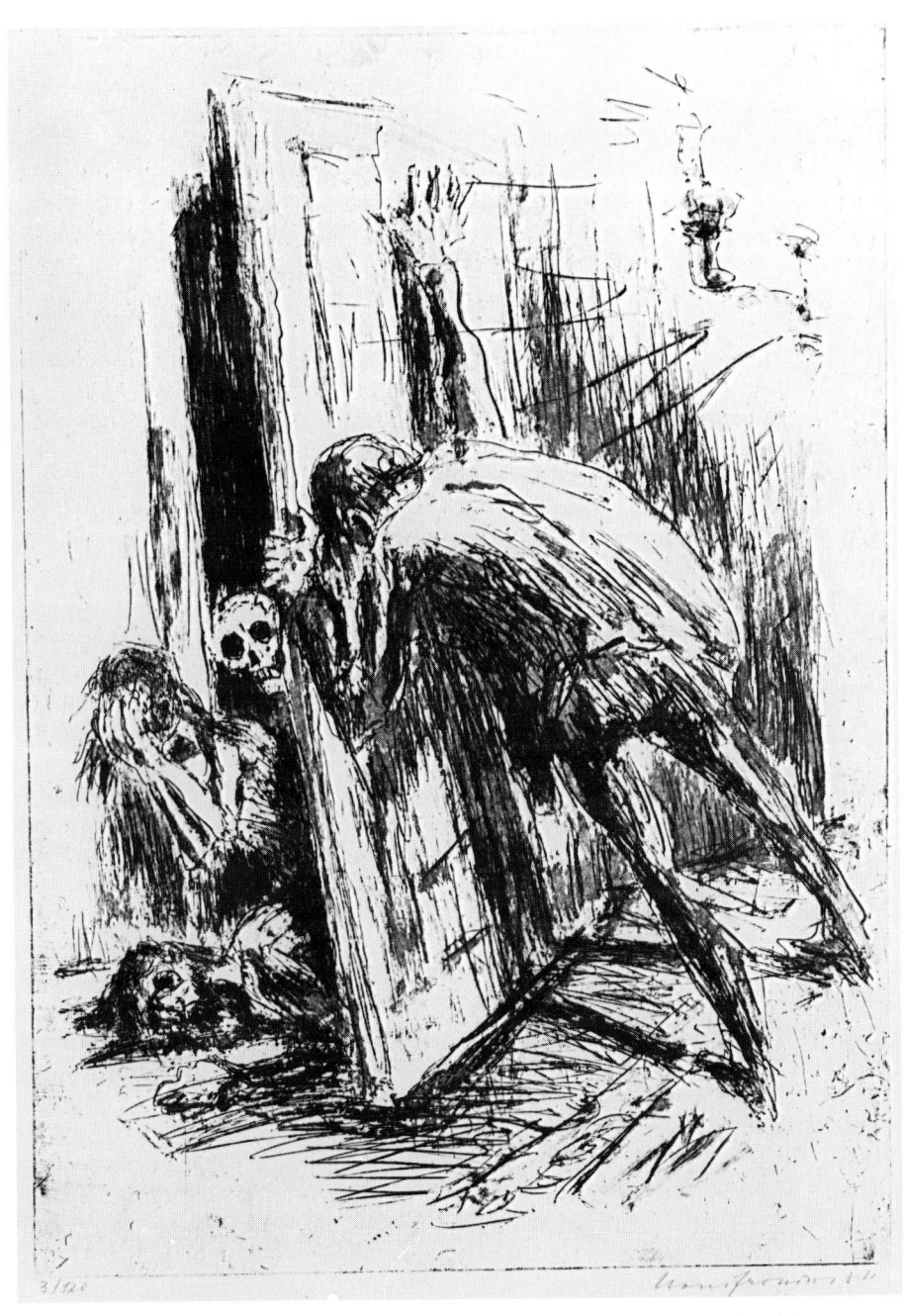

3/120

Hans Fronius „Bedrängnis", 1984, Radierung, Aussprengtechnik und Kaltnadel

Der Mensch vor dem Tod in ausgewählten Werken der Gegenwartsliteratur

Magda Motté, Aachen

Die Allgegenwart des Todes im Leben und in der Literatur

Der Tod kommt gefahren geflogen gegangen
Der Tod ist im Brot in der Frucht im Verlangen
Der Tod in der Freundschaft der Tod in Gewehren
Der Tod ohne Hoffnung der Tod ohne Ehren
Der Tod überall
Und wo ist das Leben wo [1]

In diesem Gedicht von H. Wohlgemuth kommt sowohl die Allgegenwärtigkeit des Todes als auch die enge Verbindung zwischen Leben und Tod zum Ausdruck. Eins ist nicht ohne das andere zu denken. Die Frage nach dem Sinn des Lebens ist gleichbedeutend mit der nach dem Sinn des Sterbens. Die Auffassung vom Tod sowie der Glaube an ein Sein oder Nichtsein danach wirkt sich auf die Sinngebung des Lebens und den persönlichen Lebensentwurf aus. Gerade im Blick auf den Tod erfährt der Mensch die Grenze und Rätselhaftigkeit seines Daseins. Er wehrt sich gegen den langsamen, aber stetig fortschreitenden Prozeß des körperlichen Verfalls oder gegen ein plötzliches Ausgelöschtwerden seines Lebens; denn er fürchtet vor allem den Untergang seiner Person im Tod. Nichts kann ihm diese Angst nehmen. Obwohl der Mensch am Ende des 20. Jahrhunderts in einem größeren individuellen Freiraum lebt, Erkenntnisse und Leistungen in Technik, Medizin und Hygiene sein Leben verlängern, kann er dem Tod nicht entgehen, auch dann nicht, wenn er, wie dies Marie Luise Kaschnitz in „Ohne Tod" entwirft, den Tod aus seinem Sprachschatz zu verbannen sucht:

Wenn einer sich vornähme, das Wort Tod nicht mehr zu benützen, auch kein anderes, das mit dem Tod zusammenhängt, mit dem Menschentod oder mit dem Sterben der Natur. Ein ganzes Buch würde er schreiben, ein Buch ohne Tod, ohne Angst vor dem Sterben, ohne Vermissen der Toten, die natürlich auch nicht vorkommen dürften, ebensowenig wie Friedhöfe, sterbende Häuser, tödliche Waffen, Autounfälle, Mord. Er hätte es nicht leicht, dieser Schreibende, jeden Augen-

---

[1] Hildegard Wohlgemuth, Wem soll ich noch Rosen schicken? Wuppertal 1971, S 100

blick müßte er sich zur Ordnung rufen, etwas, das sich eingeschlichen hat, wieder austilgen, schon der Sonnenuntergang wäre gefährlich, schon ein Abschied, und das braune Blatt, das herabweht, erschrocken streicht er das braune Blatt. Nur wachsende Tage, nur Kinder und junge Leute, nur rasche Schritte, Hoffnung und Zukunft, ein schönes Buch, ein paradiesisches Buch.[2]

Ein solches Buch wäre zwar „paradiesisch schön", hätte aber mit dem Leben nichts mehr zu tun und hülfe dem Menschen nicht in seiner Todesangst. Die kann er nur bewältigen, wenn er sich ihr stellt, sie bewußt annimmt oder sie im Glauben an ein wie immer geartetes Fortleben nach dem Tod überwindet.

Von jeher durchzieht die Trias Liebe – Macht – Tod die Werke der Weltliteratur (1–16). Ob im Helden-, Sühne- oder Opfertod, ob im gewaltsamen oder natürlichen Tod, ob im langsamen Verlöschen oder im Abbruch des Lebens – immer wird in der Darstellung des Todes die Andersartigkeit des Menschen gegenüber den übrigen Kreaturen betont. Je nach weltanschaulichem Standort kommt in solchen Versuchen des Menschen Erbärmlichkeit oder seine Würde zum Ausdruck, so z. B. bei Erich Fried in „Definition"

Ein Hund	*und der sagen kann*
der stirbt	*daß er weiß*
und der weiß	*daß er stirbt*
daß er stirbt	*wie ein Hund*
wie ein Hund	*ist ein Mensch*[3]

In äußerster Reduktion des Wortmaterials und in raffinierter Anordnung der Attribut- und Objektsätze verblüfft der Sprecher den Leser mit der Aussage: „Ein Hund [...] ist ein Mensch". Die Aussage über den Menschen ist vernichtend: Sein Leben wird mit dem eines Hundes gleichgesetzt, allerdings fehlt ihm dessen Unbekümmertheit, denn er weiß, daß er sterben muß und kann dies aussprechen. – Also: Der Mensch ein armer Hund!

Anders der Tenor bei Joseph Kopf in:

Gebet

laß mich nicht sterben	*laß mich nicht erlöschen*
o gott	*o gott*
den schrecklichen	*wie eine blume*
tod des menschen	*in deiner einfalt*
laß mich erlöschen	*laß mich sterben*
wie eine blume	*den schrecklichen*
in deiner einfalt	*tod des menschen*[4]

---

[2] Marie Luise Kaschnitz, Steht noch dahin. Frankfurt 1972, S 21
[3] Erich Fried, Warngedichte. München 1964, S 120
[4] Kurt Marti (Hrsg), Stimmen vor Tag. Gedichte aus diesem Jahrhundert. München 1965, S 128

Bei Fried bleibt der Versuch einer wissenschaftlichen „Definition" ganz im
innerweltlichen Bereich – hier wird in einem „Gebet" das irdische Leben des
Menschen auf ein Sein über den Tod hinaus, auf „gott" ausgerichtet. Die zwei
spiegelbildlich gebauten Strophen veranschaulichen einen Reflexionsprozeß:
In Angst vor dem Sterben bittet der Betende Gott um einen sanften natürlichen Tod; dann aber wird ihm bewußt, daß der Mensch anders, mehr ist als
eine Blume, daß im bewußten Sterben seine Würde liegt, und so nimmt er „den
schrecklichen tod des menschen" an. Ähnlich wie diese Gedichte geben auch
zahllose Romane, Erzählungen und Dramen zum Thema Sterben und Tod
Aufschluß über die unterschiedlichsten Auffassungen vom Sinn des Lebens
und des Sterbens.

Die Bedeutung des Schreibens über Sterben und Tod
für den Autor und für den Leser

Die Flut zeitgenössischer Werke, die den Tod thematisieren, ist uferlos. Trotz
der viel kritisierten Verdrängung des Todesgedankens und der Hospitalisie-
rung des Sterbens bewegt das Thema die Schriftsteller unserer Tage sehr stark,
vielleicht mehr als in Zeiten allgemeinen Seinsvertrauens und christlicher
Glaubensgewißheit. In der Literatur – das gilt auch für die moderne Kunst –
ist das Thema Tod nicht mehr tabu. Es scheint, als wollten die Autoren durch
anrührende Darstellungen von Einzelfällen ein Gegengewicht zu den sachlichen Meldungen vom Massentod schaffen, die den Leser/Hörer/Zuschauer
tagtäglich in den Medien überfallen. Dabei entfalten die Autoren das Thema
heute meist so, daß nichts mehr von Todesschwärmerei oder verklärender Todessehnsucht vergangener Epochen zu spüren ist, sondern die ganze Grausamkeit und Verlassenheit beim Sterben zur Sprache kommt. Mit besonderer
Akribie stellen einige Autoren z. B. Krankheitsgeschichten und Sterbeprozesse
dar, wie Thomas Hürlimann in „Die Tessinerin" (1981) oder Paul Kersten in
„Der alltägliche Tod meines Vaters" (1978); andere gestalten den Weg in den
Selbstmord als ein sozial-politisches oder psychologisches Phänomen, so Peter
Handke in „Wunschloses Unglück" (1972), Christoph Hein in „Horns Ende"
(1985), Gert Hofmann in „Veilchenfeld" (1986); wieder andere erzählen von
Mord oder Selbstmord, getarnt als Unfall, zur „Lösung" von Konflikten, wie
Ingeborg Bachmann in „Der Fall Franza" (1979), Marlen Haushofer in „Wir
töten Stella" (1985), Gert Hofmann in „Auf dem Turm" (1982) oder Christoph
Meckel in „Licht" (1978). Doch nicht nur der fremde Tod bewegt viele Autoren, sie scheuen sich auch nicht, Alter und Sterben in ihrem eigenen Leben in
den Blick zu nehmen. So schreibt Max Frisch in „Montauk":
Ich bin jetzt 61, 62, 63. Wie wenn man auf die Uhr blickt und sieht: So spät ist
es schon! ... Es wird Zeit, nicht bloß an den Tod zu denken, sondern auch davon
zu reden. Weder feierlich noch witzig. Nicht vom Tod allgemein, sondern vom ei-
genen Tod.[5]

---

[5] Max Frisch, Montauk. Eine Erzählung. Frankfurt 1975, S 202 f

Diesen Vorsatz haben bereits einige Autoren in die Tat umgesetzt, wie Walter Matthias Diggelmann in „Schatten" (1979) bzw. „Spaziergänge auf der Magareteninsel" (1980), Ernst Ginsberg in „Abschied" (1965), Maxie Wander in „Leben wär' eine prima Alternative" (1980) oder Fritz Zorn in „Mars" (1977).

Allgemein aber gilt, daß der Schriftsteller Sterben und Tod nur aus Distanz beim Hinscheiden ihm nahestehender Menschen erfährt und er deshalb „nur" aus teilnehmender Beobachtung offen oder chiffriert darüber schreiben kann, wie z. B. Peter Handke über den Lebensweg seiner Mutter bis zum Selbstmord in „Wunschloses Unglück" (1972), Thomas Hürlimann über das qualvolle Sterben seines jungen Bruders an Krebs in „Die Tessinerin" (1981) oder Paul Kersten über das Siechtum seines Vaters in „Der alltägliche Tod meines Vaters" (1979). Meistens jedoch erfindet der Autor Figuren, denen er seine Vorstellungen und Einstellungen andichtet. Sie sind Kunstprodukte und nur in Sprache existent.[6] Das gilt letztlich auch für reale Personen, die ein unmittelbares Vorbild in der Wirklichkeit haben, etwa für die Mutter in Handkes „Wunschloses Unglück" oder für Franz Liszt und Magda Goebbels in Hartmut Langes „Waldsteinsonate". Da diese Kunstfiguren als poetischer Entwurf meist viel dichter auf das Thema zugespitzt konzipiert sind als lebende Personen, gewinnt der Leser auch mehr an Einsicht über das Phänomen des Sterbens und des Todes als durch Beobachtung realer Verhältnisse. Nur die wenigsten haben die Möglichkeit, Fremderfahrungen von solch subtiler Art zu machen, wie sie ein Schriftsteller darstellen kann. Andere sind nicht in der Lage, die Wirklichkeit in ihrer Komplexität zu segmentieren und Einzelprobleme zu reflektieren. Sie brauchen den pointierten Auszug, wie ihn die Literatur bietet, und die Anleitung zur Reflexion, wie sie der Autor in Gang setzt. Auch was sich einzelnen in Gesprächen offenbart, kommt nur selten an die literarischen Zeugnisse heran, da kaum jemand die ihn bewegenden Vorgänge im psychischen Bereich so in Sprache fassen kann, wie es der Autor kraft seiner Ausdruckskompetenz am Modellfall vermag. Als besonders wacher und hellhöriger Zeitgenosse sucht dieser sein Erleben des Alterns, seine Erfahrungen mit dem Sterben und seine Reflexionen über den Tod zu verarbeiten. „Schriftsteller sein heißt Sprache haben über den Tod hinaus", formuliert Hermann Burger in „Der Schuß auf die Kanzel"[7]. Aufgrund seiner besonderen Sensibilität und Sprachbegabung ist er in der Lage, Stimmungen, Gefühle, Erlebnisse, Beobachtungen und Reflexionen ins Wort zu bringen, die der gewöhnliche Mensch nur diffus in sich wahrnimmt und die er lesend in sich ordnet.

Zunächst mag der Leser durch die spannende Geschichte gefesselt sein. Der Tod als äußerste Grenze des Lebens ist als Erzählhöhepunkt durch kein ande-

---

[6] Vgl. Binder, W., Das Bild des Menschen in der modernen Literatur. Zürich 1968
[7] Hermann Burger. Der Schuß auf die Kanzel. Eine Erzählung. Zürich 1988, S 187

res Ereignis im menschlichen Leben zu überbieten[8]. Doch während sein Interesse an Meldungen der Massenmedien über Katastrophe und Tod eher der Sensationsgier entspringt, wird das an Literatur meist von echter Neugier und aufrichtiger Anteilnahme gesteuert. Es interessiert den Leser, was im Inneren der dargestellten Figuren vor sich geht, ob sie nun sterbenskrank dem Tod bewußt ins Auge sehen (wie die „Tessinerin" in Hürlimanns gleichnamiger Erzählung) oder ihn verdrängen bzw. verschweigen (wie Claudia in „Sterbetage" von Hans Werner Kettenbach), ob sie ahnungslos von einem plötzlichen Tod durch Unfall oder Mord überrascht werden (wie Dole in „Licht" von Christoph Meckel, Santiago Nasar in „Chronik eines angekündigten Todes" von Gabriel García Márquez) oder sich lebensmüde dem Tod ausliefern (wie Franza in dem Romanfragment von Ingeborg Bachmann, Stella in „Wir töten Stella" von Marlen Haushofer, Horn in „Horns Ende" von Christoph Hein). Zudem gewinnt er Aufschluß über das Verhalten der Umstehenden (wie in Gerhard Roths „Dorfchronik zum ‚landläufigen Tod'", Christoph Heins „Horns Ende", Anne Philipes „Nur einen Seufzer lang"), die als Mitleidende, Distanzierte, Ahnungslose, Gleichgültige oder gar als „Henker" gezeigt werden. Nicht zuletzt fasziniert den Leser neben diesen inhaltlichen Aspekten auch die Art der Darstellung, das heißt die Weise, wie auf den Tod hin erzählt wird, wie er in Vorausdeutungen durch Episoden, Tageszeit- und Jahreszeitangaben, Ortsbeschreibungen, Gegenstände und nicht zuletzt durch Wortanspielungen offen oder verhüllt von Anfang an gegenwärtig ist.

Wie bei kaum einem anderen Thema liegt die größte Faszination für den Leser hier im „Spiel mit dem Tod". Er ist dabei, aber nicht gemeint, er nimmt erschüttert Anteil in der Sicherheit des Noch-Nicht. Da er den Sterbenden im Buch als Lebender überlegen ist, regt sich in ihm unbewußt eine Art Lebenslust und Daseinsfreude. Darüber hinaus kann dem Leser die Lektüre solcher Bücher aber auch Lebenshilfe sein: Indem er sich beim Lesen nämlich mit einer Figur der Erzählung, einer Person des Dramas oder dem Sprecher des Gedichts identifiziert und das dargestellte Geschehen als Modellfall interpretiert, gelingt es ihm vielleicht auch, seine Situation besser zu durchschauen, tiefer zu erfassen und möglicherweise leichter zu meistern, das heißt, dem eigenen Tod bewußt entgegenzusehen.

Die Rätselhaftigkeit von Leben und Tod (Beispiele)

Aus der Fülle der Werke werden hier nur einige der letzten 25 Jahre vorgestellt, in denen der Tod eine zentrale Stellung einnimmt.

Neben einer Gruppierung der Texte nach thematischen Gesichtspunkten, also „natürlicher Tod" (Krankheit, Altersschwäche) oder „gewaltsamer Tod"

---

[8] Daher rührt auch das Interesse vieler Leser an Detektivromanen und Kriminalserien, in denen das Kapitalverbrechen „Mord" mit Abstand am häufigsten vorkommt

(Suizid, Unfall, Mord, Terror, Krieg), ließe sich auch eine Einteilung unter interpretatorischen Kriterien vornehmen, etwa Tod als Opfer, Sühne, Heldentat; als Schicksal, Vollendung, Erlösung; als Protest, Abrechnung, Verzweiflungstat; als Unfall, Panne, Sensation; als Traum, Spiel, Farce ...

Hier soll die Darstellung des Sterbens bzw. des Todes unter strukturellen und poetologischen Aspekten betrachtet werden.

Der Tod als Motor für das Erzählen

In zahlreichen Erzählungen, Romanen und Theaterstücken wird von Beginn an konsequent auf den Tod hin erzählt. Dieser ist durch offene Hinweise oder versteckte Andeutungen stets gegenwärtig und konstituiert sozusagen den Aufbau des Textes, z. B. durch reflektierende Auseinandersetzung mit einer Krankheit, durch die Entwicklung eines Lebenslaufes, der sich vom Ende her erhellt, durch die Darstellung eines Geschehens, das sich durch den Tod klärt.[9] Hinzu kommen Dingsymbole, Zitate, Raumgestaltungen, die als zukunftsweisende Zeichen zu interpretieren sind. Aus der Fülle der Beispiele sei auf einige markante kurz hingewiesen.

In dem Roman „Auf dem Turm" entwirft Gert Hofmann eine Welt totaler Todesverfallenheit. Schon die ersten Sätze führen den Leser in die trostlose Atmosphäre von Landschaft und Seelenleben: Ein Ehepaar wird auf der Suche nach einer Autowerkstatt in die „zona morta" im Inneren von Sizilien verschlagen.

Und mir ist, nach dem Aussteigen ... sofort aufgefallen ..., daß der Aasgeruch, der über der ganzen Insel liegt, hier womöglich noch süßer, noch stärker, noch widerwärtiger ist. Gut, ich steige also aus. Und ahne nicht, daß damit unser Geschick eigentlich schon besiegelt ist. Unsere Trennung ... ist sozusagen schon vollzogen, die Ortsbesichtigung schon angetreten, der Turm schon ins Auge gefaßt, die Leiche auf den Rücken gewendet. Entsetzt beugen wir uns über sie, um nach der Todesursache zu suchen.[10]

Der Roman, als Ich-Erzählung aus der Perspektive des Ehemannes konzipiert, berichtet über Ereignisse, die allesamt auf Sex, Mord, Tod hindeuten. Die Darstellung des morbiden fiktionalen Raumes, eines dem Verfall preisgegebenen Dorfes, ist ein konsequenter Ausdruck der seelischen Verfassung des Ich-Erzählers und der beteiligten Personen. Besonders deutlich wird dies, wenn er seine erschöpfte Frau durch den ruinösen Ort schleift, um dadurch einen Abortus zu erzwingen. Sein Ziel ist die am Turm anberaumte Veranstaltung. Sie besteht darin, daß ein Hungerzug der ärmsten Dorfbewohner zum

---

[9] Vgl. Art. „Tod" in: Daemmrich, H.S. und I., Themen und Motive in der Literatur. Tübingen 1987, S 314–318

[10] Gert Hofmann, Auf dem Turm. Roman. Darmstadt und Neuwied 1982, S 5

Café am Turm zieht und ein junger Sizilianer sich vom Turm stürzt. All das geschieht, um Touristen in das Dorf zu locken und deren Sensationslust zu befriedigen. Jedes geschilderte Detail beim Gang durch das Dorf und am Turm ist von zeichenhafter Qualität, ist offen oder verhüllt auf Blut und Tod ausgerichtet. Angesichts des Todessprungs des jungen Mannes wird der Erzähler jedoch in seiner Selbstgerechtigkeit erschüttert. Er fühlt sich mitschuldig an dessen Tod, da er ihn nicht verhindert hat. Zudem lernt er die Verflechtung von Armut, Schuld und Tod durchschauen. Das Spiel mit dem Tod aus Sensationsgier in dieser dem Tod verfallenen Umgebung bringt den Erzähler zur Besinnung: „Vielleicht sollten wir uns nicht immer so viel mit uns selber beschäftigen" [11] – diese Erkenntnis, der Schlüsselsatz des Romans, führt die entfremdeten Eheleute wieder zusammen.

Sind bei Hofmann Sex und Tod motivisch locker miteinander verknüpft, so ergibt sich in zahlreichen Werken die Tragik des Geschehens vollends aus der Verbindung von Liebe und Tod. Von jeher werden diese beiden Mächte in Beziehung gesetzt, sei es, daß der Schmerz über den Verlust eines geliebten Partners den anderen an den Rand der Existenz führt; sei es, daß die einem Liebenden zugefügten Verwundungen denen des Todes gleichen („partir c'est mourir un peu"); oder sei es, daß die Grenzüberschreitung im Liebesakt nur mit der im Tod zu vergleichen ist. [12]

In Christoph Meckels poetischer Erzählung „Licht" geht es um das Zerbrechen einer innigen Liebesbeziehung, die mit dem Tod der jungen Frau endet. Der Ich-Erzähler Gil findet an einem Herbsttag, als sich die gemeinsam verbrachten Ferien wieder einmal ihrem Ende nähern, auf der Terrasse im abgewehten Laub einen Liebesbrief seiner Freundin Dole an einen anderen Mann. Er stellt Dole aber nicht zur Rede, sondern beginnt, sie zu beobachten, und auch sie, nicht ahnend, daß Gil von der anderen Beziehung etwas weiß, schweigt. Aus Gils rückblickender Erzählung erfährt der Leser von einer glücklichen Liebesbeziehung, die – ausschließlich an Wochenenden und in Ferien gelebt – für die Liebenden eine Zeit schwereloses Glücks war. Sie gestanden einander die größtmögliche Freiheit zu, die für Dole zum Verhängnis wird. Ihr tödlicher Unfall in einer dunklen, regnerischen Dezembernacht, als sie vergeblich auf den anderen wartet, steht in scheinbarem Kontrast zum Titel der Erzählung. Schon auf den ersten Seiten wird das düstere Ende angedeutet: Liebesbrief im Papierkorb, abgewehtes Laub, Herbst. Es fallen die Wörter „Tod" und „Unfall". Meckels Erzählung ist eine Todesgeschichte. Vom Ende her versteht der Leser die zahlreichen Andeutungen: Dunkelheit, Nacht und Liebe werden mehrfach in Beziehung gesetzt („Alles Schöne machen wir in der Nacht" [13]); Zwielicht, Dämmerung, Regen sind ständige Kulisse; Gil und Dole

---

[11] Ebd., S 187
[12] Aus der Fülle der Literatur zu diesem Aspekt sei auf die Zeitschrift Kunst und Kirche 2, 1987 „Eros und Tod" hingewiesen
[13] Christoph Meckel, Licht. Erzählung. München 1978, S 31

besuchen häufig Friedhöfe; Doles schwarzer Handschuh wird im Sinne eines Dingsymbols gegen Ende immer häufiger erwähnt. Die Wahl des Frauennamens Dole erinnert an „dolus" – Betrug, List, Täuschung, aber auch an „dolor" – Kummer, Kränkung, Schmerz; zudem weckt der Klang des Namens im Deutschen die Assoziation mit dem Rabenvogel (= Unglücksvogel) Dohle. Hinzu kommen noch viele verbale Hinweise auf Aufbruch und Abschied, wie der Ausspruch „Ende des Sommers", den man seit Günter Eichs Gedicht kaum mehr lesen kann, ohne an den Tod zu denken:

Wer möchte leben ohne den Trost der Bäume!
Wie gut, daß sie am Sterben teilhaben! [14]

Eine Liebesgeschichte ganz eigener Art gestaltet Hans Werner Kettenbach in „Sterbetage". In einer kalten Winternacht trifft der arbeitslose 60jährige Heinz Kamp, als er wieder einmal nicht schlafen kann und in Richtung Friedhof spazieren geht, auf ein verstörtes junges Mädchen, das er voll Mitleid mit in seine Wohnung nimmt.

Nun bedrückt ihn die Ahnung, daß er sich auf eine Situation eingelassen hat, die Verwicklungen hervorbringen und ihm zu schaffen machen wird. [15]

Von diesen Verwicklungen erzählt der Roman, ganz aus der Perspektive des alternden Menschen, der einsam und resignativ auf den Tod hinlebt. Es entwickelt sich nämlich ganz behutsam eine Liebesbeziehung zwischen dem ungleichen Paar, die für beide zu einer Kraftquelle wird.

Irgendwann wird dieses Mädchen wieder etwas sagen, vielleicht eine Frage stellen oder nur ein Wort fallen lassen, es wird ihn anrühren wie eine Hand, und er wird antworten, es wird sein, wie wenn zwei Hände ineinander greifen. [16]

Es geschieht kaum etwas zwischen den beiden. Sie treffen sich sporadisch. Neugierig sucht er sie in ihrem Lebenskreis auf. Gelegentlich sprechen sie auf Claudias Anregung hin über das Leben vor der Geburt, über das Altern und über den Tod. Von Anfang an entdeckt der Leser, abgesehen vom Titel, eine Fülle von Andeutungen auf das Sterben, besonders im ersten Kapitel (Nacht, Winter, Kälte, Schnee, schwarzes Wasser, Weg zum Friedhof, „Stille [die] bei lebendigem Leib begräbt", „Sie wird/Sie werden sich den Tod holen"). Zunächst bleibt er jedoch im Unklaren darüber, wer von den beiden sterben wird, dann häufen sich die Anzeichen dafür, daß Claudia krank ist. Während Kamp durch die Liebesbeziehung mehr und mehr Alterseinsamkeit und Todesahnung überwindet, also handelnd ins Leben zurückkehrt, gleitet Claudia langsam aus dem Leben hinaus. Wenn sie auch schließlich im Krankenhaus stirbt, so erinnert ihr Anlehnungsbedürfnis doch an die Suche nach einem Ort letzter

[14] Günter Eich, Ende eines Sommers. In: Botschaften des Regens. Frankfurt 1961, S 7
[15] Hans Werner Kettenbach, Sterbetage. Roman. Zürich 1986, S 14
[16] Ebd., S 20

494

Geborgenheit, wo sie – wie ein verletztes Tier – in Frieden sterben kann. Einen solchen Ort hat sie bei dem alten Kamp gefunden.

Viele Liebesgeschichten thematisieren die Angst vor dem Tod des Partners oder der Partnerin. Botho Strauß erzählt in „Paare, Passanten" von einem alten, Philemon und Baucis nachempfundenen Ehepaar, das – dem Ableben der Frau zuvorkommend – im Einverständnis gemeinsam in den Tod geht. Bis zuletzt helfen sich die Partner gegenseitig, die Schmerzen zu ertragen:

Sie hatten beide Gift genommen und lagen noch so wie sie gewartet hatten, Hand in Hand auf dem Rücken. Die kurzen schweren Krämpfe hatten sie ganz in der Mitte ihrer geflochtenen, beinah brechenden Finger ausgehalten.[17]

Das Bild dieser unverbrüchlichen Treue ist anrührend und erschütternd zugleich. Treue bis in den Tod wird hier als der absolut letzte Wert verstanden und damit der Liebe übergeordnet. Die Partner gehen in der Gemeinsamkeit so vollständig auf, daß sie ihre Individualität verloren haben. Einer kann oder will nicht mehr ohne den anderen sein. Es ist eine Liebe zum Tode. Liebe aber läßt den anderen frei, bestätigt seinen Eigenwert und seine Freiheit: Ich freue mich, daß du lebst – nicht nur um meinetwillen. Das Bild der im Tod verkrampften Hände – hier rührendes Zeichen der Einheit – ist auch ein Bild für die besitzergreifende, verkrampfte Partnerschaft.

In der Gegenwartsliteratur mehren sich – wie oben angedeutet – die Werke, die die letzten Monate, Tage, Stunden Schwerkranker darstellen. Dabei geht es meist nicht um medizinisch exakte Krankheitsberichte, sondern um die psychologische Erfassung der Vorgänge im Innern der beteiligten Personen als Leidende oder Mitleidende oder Unbeteiligte. Mittels Perspektivenwechsel und Verschiebungen von Realitäts- und Traumphasen entstehen oft Gebilde von hoher Komplexität. Bereits 1968 hat Christa Wolf in „Nachdenken über Christa T." den Prozeß des individuellen Zusichselbstkommens einer berufstätigen Frau im Angesicht des Todes gestaltet. Sie hat viele Nachahmer (besonders in der DDR-Literatur) gefunden. Auch Ingeborg Bachmann hat bereits in den 60er Jahren an einem mehrbändigen Frauenroman „Todesarten" gearbeitet. In dem unvollendeten Roman „Der Fall Franza" entwirft sie eine Frauengestalt, die von ihrem Mann unter dem Vorwand, sie sei krank, systematisch zugrundegerichtet wird, bis sie schließlich zusammenbricht.

Thomas Hürlimann erzählt in „Die Tessinerin" in Auseinandersetzung mit dem Tod des eigenen Bruders Matthias („worüber ich schreiben wollte und nicht schreiben kann"[18]) vom Sterben einer Lehrersfrau in einem öden, dunklen Alpendorf. Die Frau stirbt qualvoll an Knochenkrebs. Der Leser aber ahnt, daß sie in Wahrheit an innerer Auszehrung leidet. Der Lehrer hat das junge Mädchen aus „der Sonnenstube" und dem interpopulären Leben des Tessins in das düstere Bergdorf gebracht, „eine finstere Ortschaft – ein Loch,

---

[17] Botho Strauß, Paare, Passanten. München/Wien 1981, S 30–32
[18] Thomas Hürlimann, Die Tessinerin. Geschichten. Zürich 1981, S 110

wie man sagt"[19], und sie ist hier eine Fremde geblieben. Erst bei ihrem Sterben bringen die Bewohner „der Lehrersfrau" einiges Interesse entgegen, kehren aber bald nach ihrem Tod wieder zur Tagesordnung (vgl. Kartenspiel) zurück. Auch die Beziehung zwischen den Eheleuten ist, obwohl sie sich umeinander bemühen, vom Schweigen bestimmt. Selbst angesichts des Todes finden sie nicht das überbrückende Wort. Er verharrt schweigend, abgewandt am Fenster und wartet „auf ein Wort seiner Frau"[20]. Sie schreibt „endlos lange Briefe in die Luft"[21], die er nicht versteht. Als sie endlich redet, spricht sie im Fieberwahn ihn wie einen Fremden auf Italienisch an. Sie stirbt schließlich wie ein Vogel, dem man die Flügel gebrochen hat: „Langsam rutschten die Arme, die dünn wie Stecken geworden waren, vom Deckbett, und ihre Hand hing über den Matratzenrand hinaus – ein gebrochener Flügel stand in der Luft."[22] Selbst der Trost der Religion ist ihr versagt. Zwar gelingt es ihr, „den Schrei zu ersticken", indem sie „ihre Missale zwischen die Zähne"[23] schiebt, aber die Kirche des Dorfes läßt sie erschaudern; denn sie ist noch feuchter und kühler als die Luft draußen: „nach Gruft roch's, nach Tod"[24]. In diese Erzählung vom Sterben der Lehrersfrau hat Hürlimann den Auszehrungsprozeß, die Agonie des Dorfes verwoben: Die Jüngeren sind längst fortgezogen, die Primarschule soll in den Nachbarort verlegt werden, der Versuch, das Dorf dem Tourismus zu erschließen, ist gescheitert. Auf diese Weise verwandelt sich die allerpersönlichste Intention des Autors (s. o.) über die Gestaltung eines exemplarischen Falls zum sozialpolitischen Gleichnis.[25]

Der Tod als Auslöser für das Erzählen

Viele Werke beginnen mit der Darstellung oder Nennung des Todes einer Figur und fügen aus der Rückschau Ereignisse zusammen, die den Tod erklären oder deuten. Alle Spannungsbögen solcher Erzählungen laufen in den Augenblick des Todes zusammen. Er verbindet alle Elemente; es wird nur erzählt, was im Hinblick auf den Tod von Bedeutung ist. Die geschilderten Ereignisse

---

[19] Ebd., S 97
[20] Ebd., S 129
[21] Ebd., S 107
[22] Ebd., S 122, vgl. auch S 100
[23] Ebd., S 96
[24] Ebd., S 98
[25] In diesen Zusammenhang gehören u. a. auch Ingeborg Bachmann, Der Fall Franza. Unvollendeter Roman. München 1979; Thomas Bernhard, Die Jagdgesellschaft. Frankfurt 1974; Walter Matthias Diggelmann, Schatten. Zürich 1979; und ders., Spaziergänge auf der Margareteninsel. Zürich 1980; Friedrich Dürrenmatt, Play Strindberg. Totentanz nach August Strindberg. Zürich 1969; Adolf Muschg, Ihr Herr Bruder. In: Leib und Leben. Frankfurt 1982; Peter Noll, Diktate über Sterben und Tod. Zürich 1984; Christa Wolf, Kassandra. Darmstadt und Neuwied 1983; Fritz Zorn, Mars. München 1977

erhalten „durch den Filter der Todesnähe einen betonten Anspruch"[26] auf Wahrheitsgehalt. „Die Gegenwärtigkeit des Todes bildet außerdem einen festen Rahmen, in dem Erinnerungen, Lebenserfahrungen, individuelle Neigungen und die unterschiedlichsten Empfindungen anderer Figuren zu Wort kommen".[27] Ist der Leser bei den Texten der ersten Gruppe als Unwissender in das Spiel mit den Anspielungen eingebunden, so kann er hier von Anfang an als Wissender urteilen. Zu diesen Beispielen gehören die meisten Väter-Bücher des letzten Jahrzehnts, in denen Schriftsteller der Nachkriegszeit angesichts des Todes ihrer Väter sich Rechenschaft über ihr Verhältnis zum Vater geben und dessen politischen Standort zu verstehen suchen.

Aus dieser Gruppe sticht Sigfrid Gauchs Erzählung „Vaterspuren" aufgrund ihrer politischen Brisanz und interessanten Struktur hervor. Vom Tod des Vaters ausgehend, sucht der Ich-Erzähler das Leben dieses Mannes und seinen Einfluß auf ihn, den Sohn, zu ergründen. „Vaterspuren" meint: „Aufspüren der Situationen und Motivationen seines Lebens, aber auch Spuren und Narben, die der Vater im Leben seines Sohnes hinterlassen hat".[28] Vor allem belastet den Sohn die Diskrepanz zwischen Kindesliebe und Verachtung dessen, was der Vater als aktiver Nazi, Adjutant H. Himmlers, als geistiger Urheber der Judenvernichtung (so die Anklage im Eichmann-Prozeß), getan hat. Die Erzählung umfaßt in zehn Kapiteln die Zeit (3 Tage) vom Tod des Vaters bis zu dessen Begräbnis, alles erzählt im Präsens. Während der Vorbereitung der Beerdigung werden einzelne Gegenstände für den Erzähler zu Erinnerungsverweisen und lösen Reflexionsprozesse aus. In Rückblenden (im Präteritum) erzählt der Sohn Passagen aus seiner Kindheit und aus dem Leben des Vaters, die für die Beziehung zwischen ihnen von Bedeutung waren. Am Ende des gesamten Reflexionsprozesses gelingt ihm ein emotionsloser Abschied von diesem Vater „Deshalb schlafe ich in dieser Nacht in Vaters Bett"[29].

In Marlen Haushofers Novelle „Wir töten Stella" löst der tödliche Unfall eines jungen Mädchens in der Erzählerin Anna die Frage nach der Schuld an diesem Tod aus. Die 19jährige Stella lebt als geduldeter Gast in einer bürgerlich konventionellen Familie, deren Eheleute, Anna und Richard, nur um der Kinder willen den äußeren Schein wahren. Richard macht das junge Mädchen für kurze Zeit zu seiner Geliebten. Als er, ihrer überdrüssig, sich wieder einer anderen zuwendet, ist Stella dem nicht gewachsen. Sie verfällt innerlich, versteinert und wirft sich eines Tages vor einen Lastwagen.

Stella wollte tot sein, und mit der gleichen besinnungslosen Selbstaufgabe, mit der sie sich ins Leben hatte fallen lassen, fiel sie aus dem Leben, das vergessen hatte, sie festzuhalten mit ein wenig Liebe, Güte und Geduld.[30]

[26] Daemmrich, a.a.O., S 317
[27] Ebd., S 317
[28] Sigfrid Gauch, Vaterspuren. Frankfurt 1979 (Klappentext)
[29] Ebd., S 142
[30] Marlen Haushofer, Wir töten Stella. Novelle. Düsseldorf 1985, S 14

Diesen Kommentar gib die Erzählerin Anna, als sie in einem Rückblick, einer Art Beichte, die Umstände und Geschehnisse Revue passieren läßt, die zu Stellas Tod geführt haben: Heimatlosigkeit und Einsamkeit dieses ungeliebten Kindes, deren Sehnsucht nach Zuneigung und Unerfahrenheit im Umgang mit Männern, die Verführungskünste und die Triebhaftigkeit ihres Mannes Richard, ihr eigenes Verstummen und ihre Versteinerung aufgrund zahlreicher Kränkungen durch den Ehemann, ihr selbstsüchtiges Schweigen aus Angst vor Richards Rache und Auflösung der Familie. Stella wird das Opfer dieser gestörten Verhältnisse. Während Richard, das „Ungeheuer"[31], seine Schuld durch Hinweis auf den Autounfall verdrängt, erkennt Anna ihre Mitschuld und klagt sich an:

Während Stella, untätig, ihr eigenes großes Gefühl zu verbergen, unaufhaltsam in ihr Unglück glitt ..., bemühte ich mich, nichts zu sehen und zu hören. ... Nun, es war mir nicht der Mühe wert, aber es hätte mir der Mühe wert sein müssen, denn Stella war das junge Leben, und ich ließ es in eine dieser mordenden Blechmaschinen laufen.[32]

Die Novelle beginnt mit dem Bild eines aus dem Nest gefallenen Vogels, das das tragische Geschehen und die Handlungsweise der Beteiligten in nuce birgt. Die Erzählerin beobachtet distanziert, hinter der Glaswand ihres Fensters stehend, den verzweifelten Überlebensversuch des hilflosen Tieres, ist aber nicht in der Lage, rettend ins Leben einzugreifen.

Einen besonderen Höhepunkt im Romanschaffen der Gegenwart stellt das Buch des DDR-Autors Christoph Hein „Horns Ende" dar. In Form von Rollenprosa läßt er fünf Personen aus ihrer jeweiligen Perspektive und der Distanz von 30 Jahren die Ereignisse in einer mitteldeutschen Kleinstadt wertend wiedergeben. Dabei geben sie sowohl Auskunft über ihr eigenes Geschick und ihr politisch opportunes kleinbürgerliches Verhalten als auch über Horns Schicksal, seine „Strafversetzung", die Denunziation und seinen Selbstmord. Diese Erinnerungsprotokolle beginnen mit der Konstatierung äußerer Begebenheiten und bohren sich im Laufe des Romans immer tiefer in die Beschreibung der seelischen Verfassung der Personen hinein, so daß auch der Leser immer intensiver in den Sog der Wahrheitsfindung hineingezogen wird. Horns Selbstmord – in jeder Erzählpassage gegenwärtig – entlarvt die Verlogenheit des gesellschaftlichen Gefüges. Obwohl die Bürger vorgeben, den Faschismus überwunden bzw. ausgerottet zu haben, bringt der Tod des Museumsdirektors die faschistischen Triebe und Gedanken, die unter der Oberfläche bürgerlicher Wohlanständigkeit schwelen, an den Tag. Thomas, damals Schüler und freiwilliger Helfer im Museum, wird vom Geist des verstorbenen Horn immer wieder eindringlich aufgefordert, sich zu erinnern, um so mitzuhelfen, die Schuld aufzuarbeiten (vgl. zwischengeschaltete Dialogpassagen). Die „anständigen"

---

[31] Ebd., S 25
[32] Ebd., S 11

498

Bürger dieser Stadt haben nämlich nicht nur Horn in den Tod getrieben, sondern etwa zwölf Jahre vorher auch die Mutter der schwachsinnigen Marlene. Vergeblich hatten die Eltern versucht, ihr krankes Kind vor den Nazischergen zu verstecken. Sie wurden verraten, und Marlene wurde abgeholt. Doch ging nicht diese in den Tod, sondern die Mutter, die sich an ihrer Stelle hatte abführen lassen. Die Bürger waren damals entsetzt und erschüttert, haben aber aus den Vorgängen kaum gelernt, wie die Verhetzung von Horn und der im Sommer auf städtischem Gelände kampierenden Zigeunern zeigt. Der Arzt Dr. Spodeck erkennt dies:

Ich habe gesehen, wie sich diese Stadt dem alltäglichen Verbrechen öffnete, bereit und willig, und der Heißhunger auf Verrat und Bestialität offenbarte den lange brachgelegenen Blutdurst. Die Denunzianten und Mörder kamen nicht von irgendwo, um dieser Stadt das Gesetz ihres Todes und der Verachtung aufzuzwingen, sie hatten mit uns gelebt ..., sie sind aus unseren Wohnungen hervorgekrochen, unter unserer Haut.[33]

Mit diesen Worten macht Hein auch seine Intention deutlich: Er will den unausrottbaren alltäglichen Faschismus offenlegen, der in jedem System sein Unwesen treibt. – Es geht in diesem Roman um den Tod durch Gewalt, durch Verrat und Verfolgung, aber auch darum, zu zeigen, wie die Mörder mit der Tat leben. Heins Roman zielt darauf ab – das beweisen die Gesamtanlage sowie einzelne Stellen –, daß der Einzelne seine Schuld erkennt und vor einem höherem Gericht, vor Gott, bekennt: Indem er etwa den Pfarrer Geßling mit dem verzweifelten Horn das Dies irae, die große liturgische Totenklage, beten läßt, stellt er Schuld und Tod in einen größeren, heilsgeschichtlichen Zusammenhang.[34]

Aus diesen wenigen Beispielen mag deutlich geworden sein, in welcher Weise und mit welcher Intensität Autoren der Gegenwart Leben und Tod miteinander verweben. Unverkennbar aber ist der Wunsch nach Leben:

Warte noch mein Tod   *warte*
noch eine kleine Weile   *solange der Mohn*
was sind zehn Jahre Herzschlag   *rote Schatten wirft*
für dich   *...*[35]
ein paar Augenblicke Wind
etwas Zärtlichkeit

---

[33] Christoph Hein, Horns Ende. Roman. Darmstadt und Neuwied 1985, S 134
[34] Auch zu diesem Aspekt sei auf weitere Werke verwiesen: Peter Handke, Wunschloses Unglück. Erzählung. Salzburg 1972; Christoph Hein, Drachenblut. Novelle. Darmstadt und Neuwied 1983; Gert Hofmann, Veilchenfeld. Erzählung. Darmstadt und Neuwied 1986; Paul Kersten, Der alltägliche Tod meines Vaters. Erzählung. Köln 1978; Hartmut Lange, Die Ermüdung. Zürich 1988; Gerhard Roth, Landläufiger Tod und Chronik zum „Landläufigen Tod". Frankfurt 1984; Jutta Schutting, Der Vater. Salzburg 1980
[35] Ilse Tielsch-Felzmann, Regenzeit. Gedichte. München 1975, S 36

Abschließend sei noch kurz auf einige vornehmlich dramatische Werke hingewiesen, die sich mit dem Phänomen des Todes auf allegorische (Personifikation des Todes) oder surreale Weise (Dasein der Toten) auseinandersetzen.

Lotte Ingrisch hat z. B. in der Nachfolge des alten Wiener Volkstheaters einen „Wiener Totentanz" verfaßt. In einer lockeren Szenenfolge – nach Art eines Ringelspiels – tritt eine Vielzahl von Figuren auf, die vom Tod in der Maske des Kasperl geholt werden. Die zehn Szenen gipfeln in der hochzeitlichen Vereinigung von Kasperl/Tod und Greterl im Spital. Auch in der sehr umstrittenen Oper „Jesu Hochzeit" verwendet die Autorin dieses alte Motiv vom Tod als Bräutigam bzw. Braut, wenn nach ihrer Regieanweisung Jesus sich im Opfer theatralisch der Tödin hingibt. B. Strauß greift in „Der Park" ebenfalls dieses Motiv auf: Der „Mann in Schwarz" nähert sich Helen, die ihn allerdings überwältigt, indem sie ihm die Augen verbindet. Strauß verfolgt hier konsequent seine Intention zu zeigen, daß nichts, nicht einmal der Tod, in den Menschen Lust erzeugt. Anders wiederum George Tabori. Er läßt in der Farce „Mein Kampf" Frau Tod auftreten. Sie kommt, um einen „Herrn Hotler oder Hutler, nein Hitler"[36] zu suchen. Das Sprachspiel um den Namen ist ein Zeichen dafür, wie unbekannt und unbedeutend dieser größte Henker aller Zeiten begonnen hat. Schlomo Herzl, der jüdische Asylgenosse, will Hitler vor Frau Tod verstecken. Nach einem grotesken Dialog über Gesundheitsrisiken, Todesarten und Gott entdeckt diese ihm ihre wahre Absicht mit Hitler:

Armer Schlomo, daß Sie das immer noch nicht kapiert haben, daß Ihr Freund mich als Leiche überhaupt nicht interessiert. Als Leiche, als Opfer ist er doch absolut mittelmäßig. Aber als Täter, als Sensenknabe, als Würgeengel – ein Naturtalent.[37]

Sie holt ihn schließlich mit dem Wort „Der Anfang einer wundervollen Freundschaft", worauf Hitler vieldeutig antwortet „Ich bin sicher, gnädige Frau, ich werde Sie nicht enttäuschen."[38] – Den wissenden Zuschauer schaudert es.[39]

In diesem Zusammenhang ist auch die erschütternde Personifikation des Todes von Peter Kien/Viktor Ullmann in der Oper „Der Kaiser von Atlantis oder Der Tod dankt ab" zu erwähnen; sie ist in Theresienstadt entstanden und wurde sogleich nach der Uraufführung durch die SS verboten, zu deutlich waren die Bezüge dieser Legende zur Gegenwart. Die Vernichtungsmaschinerie

---

[36] George Tabori, Mein Kampf. Wien 1987, S 73
[37] Ebd., S 81
[38] Ebd., S 92
[39] Vom Erhabenen zum Lächerlichen ist oft nur ein kleiner Schritt, in die Nähe der Farce rückt das Thema Sterben und Tod etwa in: Friedrich Dürrenmatt, Der Meteor. Zürich 1966; Peter Schlattmann, Der Erzbischof ist da. Frankfurt 1980

des Kaisers – gemeint ist Hitler – entsetzt den Tod derart, daß er nicht mehr mitmacht. Aber dies ist keine Lösung, sondern steigert die Zustände nur ins Chaotische; Kranke, Verwundete, Verzweifelte, Gefolterte sehnen sich nach dem Tod. Die alte Wahrheit vom Tod als Erlöser klingt an, wie sie auch Paul Osborn in „Der Tod im Apfelbaum" dargestellt hat. Auf ältere Werke, wie „Interview mit dem Tode" von Hans Erich Nossack sei nur hingewiesen.

Neben diesen allegorischen Darstellungen des Todes gibt es Werke surrealen Charakters. Sie thematisieren die Vorstellung einzelner Autoren von einem Leben nach dem Tod bzw. von einer Verbindung zwischen Lebenden und Verstorbenen.

So läßt z. B. Max Frisch in „Die Chinesische Mauer" längst Verstorbene agieren, Gerold Späth in „Commedia" Tote aus ihrem Leben berichten, Hartmut Lange in „Die Heiterkeit des Todes" Opfer und Henker aufeinander zugehen bzw. in „Die Waldsteinsonate" den toten Liszt ins Leben eingreifen.

In „Triptychon" führt Max Frisch mehrere Aspekte vor: Im ersten Bild konfrontiert er den Zuschauer mit der verlegenen Reaktion einer Trauergemeinde bei einer Begräbnisfeier. Die Szene mündet in einen Dialog der Witwe mit dem Verstorbenen, der als Toter – für die Personen im Stück unsichtbar – auf der Bühne sitzt. Das zweite Bild zeigt nach Art eines Totentanzes („Wir gehen im Kreis herum"[40]) die Begegnung einer Reihe von Toten am Styx, die im Leben in den verschiedensten Beziehungen zueinander standen. Die Gespräche, kurze Sätze, deren Zusammenhang wieder unterbrochen ist, kreisen ausschließlich um Gewesenes, wiederholen mit tödlicher Langeweile im Leben abgelaufene Vorgänge („es kommt nichts dazu"[41]). Das dritte Bild bringt ein Gespräch zwischen zwei ehemals Liebenden: sie als Tote im jugendlichen Alter bleibt fixiert auf das, was sie im Leben erfuhr; er als Lebender versucht zu seiner Rechtfertigung, immer Neues vorzubringen. Die Verständigung zwischen beiden ist jedoch unmöglich.

Mit Frischs „Triptychon" schließt sich der Kreis zum Beginn dieser Ausführungen. Obwohl es sich vornehmlich mit dem Dasein der Toten befaßt, sagt es sehr viel über das Leben aus. Wenn es nämlich im Jenseits nur die unendliche Wiederholung des Gewesenen gibt („wo die Repitition kommt, ist der Tod"[42]), die tödliche Langeweile („Die Ewigkeit ist banal"[43]), dann provoziert eine solche Aussage eine spontane, vehemente Zuwendung zum Leben.

Zuwendung zum Leben – das dürfte auch das wichtigste Ergebnis einer Beschäftigung mit dem Thema „Sterben und Tod" in der Literatur sein.

---

[40] Max Frisch, Triptychon. Drei szenische Bilder. Frankfurt 1978, S 78. Anklänge an „Das Spiel ist aus" und „Die Eingeschlossenen" von Paul Satre sind deutlich

[41] Ebd., S 85

[42] Peter Rüedi im Gespräch mit Max Frisch, Abschied von der Biografie. In: Die Weltwoche 16 vom 19. 4. 1978

[43] Max Frisch, Triptychon. A.a.O., S 100

Literatur

1. Améry, J., Hand an sich legen. Diskurs über den Freitod. Stuttgart 1983
2. Angermeier, H., Die Begegnung mit Sterben und Tod in der Literatur der Gegenwart. In: Der Tod – ungelöstes Rätsel oder überwundener Feind? Herausgegeben von August Strobel. Stuttgart 1974, S 9 ff
3. Anz, Th., Der schöne und der häßliche Tod. In: Klassik und Moderne. Herausgegeben von K. Richter und J. Schönert. Stuttgart 1983
4. Baden, H.-J., Literatur und Selbstmord. Stuttgart 1965
5. Ders., Ist der Mensch sterblich? Das Todesbild in der zeitgenössischen Literatur. In: Poesie und Theologie. Hamburg 1971
6. Beckmann, H., Tiefe, Traurigkeit und Agonie. Die Karriere des Todes in der modernen Literatur. In: Luth. Monatshefte 12/1973, S 429 ff
7. Berger, R., Stephan, I. (Hrsg), Wirklichkeit und Tod in der Literatur. Wien 1988
8. Condrau, G., Der Mensch und sein Tod – certa moriendi conditio. Zürich 1984, bes. Teil IV: Sterben und Tod in Literatur und Kunst
9. Dirschauer, K., Der totgeschwiegene Tod. Bremen 1973
10. Eros und Tod. Zeitschrift „Kunst und Kirche" (Linz) 2/87
11. Klatt, H. G., Wenn die Zeit uns verläßt. Erfahrungen – Betrachtungen – Stimmen der Dichter. Göttingen 1980
12. Koch, W., Der Tod. Eine vorzeitige Betrachtung. In: Vom Tod. Frankfurt 1987, S 257–265
13. Müller-Schwefe, H.-R., Tod und Leben in der modernen Dichtung. In: Leben angesichts des Todes. Festschrift für Helmut Thielicke. Tübingen 1968
14. Raddatz, F. J., Eros und Tod. Literarische Portraits. Hamburg 1980
15. Rhode, E., Der Tod in der Literatur des 20. Jahrhunderts. In: Vor der Linie. Frankfurt 1970, S 221–246
16. Schäfer, A., Die Einstellung der Menschen zum Sterben und zum Tod in der neuen Literatur. In: Diakonia, 3. Jg 1972, S 317–328
17. Sternberger, D., Über den Tod. Frankfurt 1977

HORST JANSSEN
Wiedensahler Totentänzchen u. a.

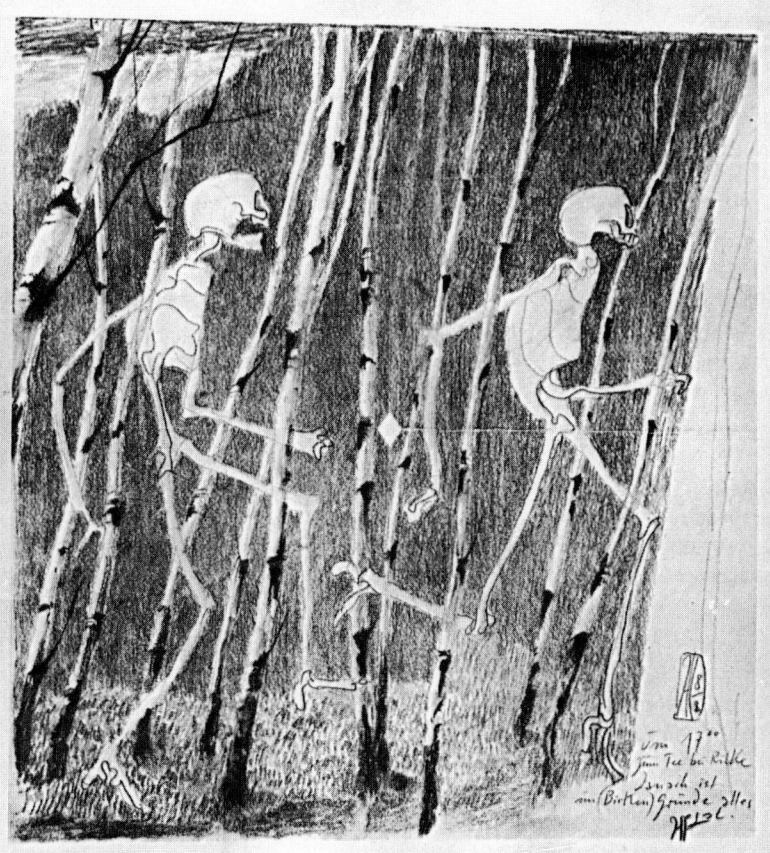

WILHELM-BUSCH-MUSEUM
21. Februar - 21. März 1982 · Täglich 10-16 Uhr · Montags geschlossen

Horst Janssen „Um 17 Uhr zum Tee bei Rilke. Danach ist im (Birken) Grunde alles egal",
signiertes Plakat

503

Philosophie des Todes und moderne Rationalität

Georg Scherer, Essen

1.

Franz Rosenzweig beginnt sein Hauptwerk „Der Stern der Erlösung" mit den Sätzen: „Vom Tode, von der Furcht des Todes, hebt alles Erkennen des Alls an. Die Angst des Irdischen abzuwerfen, dem Tod seinen Giftstachel, dem Hades seinen Pesthauch zu nehmen, das vermißt sich die Philosophie." In der Tat kann auch die Frage nach dem Tode nicht als der einzige Ursprung der Philosophie angesehen werden, so stellt er ihr doch ein zentrales Thema. Denn keine der anderen beherrschenden Fragen nach dem Sein, dem Glück oder der Bestimmung des Menschen, nach der Tugend und der menschlichen Gesellschaft kann bedacht werden, ohne den Tod gegenwärtig zu halten. Er mischt sich sozusagen mit seinem mächtigen Gewicht in alles andere ein, ähnlich wie Gott, wenn das Denken einmal auf seine Spur geraten ist. Das gilt unabhängig von der Antwort, die jeweils auf die Frage gefunden wird. Daß es so weit ist, zeigt sich an den Ursprüngen der Philosophie, etwa bei Heraklit und Parmenides, nicht anders als bei Platon oder Aristoteles, Augustinus und Thomas von Aquin, Kant, den Denkern des deutschen Idealismus, Nietzsche oder den Existenzdenkern von Kierkegaard bis Jaspers und auch noch in Adornos „Negativer Dialektik".

Im Denken des 20. Jahrhunderts hat vor allem Martin Heidegger die Frage nach dem Sein so formuliert, daß sie ihre Spitze im Blick auf die Sterblichkeit des Menschen findet. Für Heidegger hängt das Schicksal der Menschheit in der Zukunft davon ab, daß eine Verwandlung im Wesen des Menschen stattfindet. Sie soll ihn von seinem Selbstverständnis als Subjekt, welches er in der neuzeitlichen Theorie und Praxis einnimmt, wegführen. Ihm gemäß versichert sich der Mensch alles Übrigen, schließlich auch seiner selbst, als eines Objektes, um es, vom Willen zur Macht geleitet, zum bloßen Bestand seines Herstellens und Verfügens zu machen. Von dieser Subjektposition soll der Mensch sich wegbewegen, um zum „Hirten des Seins" zu werden [1]. In den Bezug zum Sein gelangt er aber nur, wenn er sich zum Sterblichen wandelt. „Sterbliche" heißen die Menschen, wenn sie „den Tod als Tod vermögen", d. h. sich in ein freies Verhältnis zum Tod begeben und es als ihr „Seinkönnen" realisieren, indem sie ihr

---

[1] Brief über den Humanismus. Gesamtausgabe Bd. 9, Frankfurt a. M. 1976, S 313–364

Dasein von ihm her verstehen und aus ihrer jeweiligen Gegenwart in den Tod als ihre Zukunft vorlaufen. Stellen sie sich ihm so, dann zeigt sich im Tode „die Unmöglichkeit jeglichen Verhaltens" zu einem bestimmten Seienden. Denn dem Menschen enthüllt sich dann eine Maßlosigkeit, „die überhaupt kein Maß, kein Mehr oder Minder kennt, sondern die Möglichkeit der maßlosen Unmöglichkeit der Existenz bedeutet"[2]. Was ist diese Maßlosigkeit? Das Nichts, in das wir im Tode stürzen? Ja, wenn wir es als das verstehen, „was in aller Hinsicht niemals etwas bloß Seiendes ist, was aber gleichwohl west, sogar als das Geheimnis des Seins selbst." Im „Vorlaufen" in den Tod überschwingen die Menschen gleichsam alles Begrenzte, alle Gegenstände und alle Möglichkeiten des Umgangs mit Dingen und Menschen in der Welt. Halten wir es aber bei diesem „Nichts" aus, zeigt es sich nicht mehr als die angsterweckende Nichtigkeit. Vielmehr gelangen wir in ihm in „das wesende Verhältnis zum Sein"[3]. Die Angst, mit der uns das Nichts zunächst betroffen machte, „verschenkt" dann eine „Erfahrung des Seins als des Anderen zu allem Seienden, die uns in den Schrecken des Abgrunds stimmt." Dieser erinnert an den Gottesschrecken im Alten Testament oder an das Erlebnis des Numinosen, wie es Rudolf Otto als die Einheit des erschreckenden und zugleich faszinierenden Mysteriums beschrieben hat. Das Nichts, um das es beim Vorlaufen in den Tod geht, ist also nicht das Nichtige des Nihilismus, der sagt, „alles sei sinnlos, so daß es sich nicht lohne, weder zu leben noch zu sterben"[4]. Der Tod zeigt sich dann vielmehr als „der Schrein des Nichts, dessen nämlich, was in aller Hinsicht niemals etwas bloß Seiendes ist, was aber gleichwohl west, sogar als das Geheimnis des Seins selbst."[5] Hat der Mensch in diese Dimension hineingeblickt, so geht ihm auf, daß die Seienden aus dem Sein Maß und Gestalt empfangen und von ihm her sich als das zeigen, was sie jeweils sind. Er vollzieht die „ontologische Differenz", den Unterschied des Seins von den Seienden, und vermag, vom Sein überkommen, dessen verborgene Anwesenheit zu erfahren.

Die Einheit der Frage nach dem Wesen des Todes, dem Sein und der Bestimmung des Menschen wird in diesen tragenden Impulsen des Denkens Heideggers sichtbar. Das philosophische Denken hat aber immer wieder auch nach Argumenten gefragt, die auf eine Existenz des Menschen jenseits der Todesgrenze verweisen. Für die herkömmliche Metaphysik gehört zur Frage nach dem Tod die nach einer möglichen Unsterblichkeit des Menschen. Der Mensch erscheint ihr nicht nur als der Sterbliche, sondern in seiner Verwandtschaft mit den Göttern oder dem einen Gott als Teilhaber an deren Unsterblichkeit. Heidegger will hinter die Metaphysik zurück, weil er der – wohl einseitigen – Überzeugung ist, die Metaphysik frage nur nach dem Seienden und einem

---

[2] Sein und Zeit § 53
[3] Vorträge und Aufsätze. Pfullingen 1954, S 177
[4] Nachwort zu: Was ist Metaphysik? Gesamtausgabe, a.a.O., S 306 f
[5] Vorträge und Aufsätze, a.a.O., S 1

höchsten Seienden, aus dem sie alles übrige ableitet, nicht aber nach dem Sein selbst. Dennoch läßt er die Frage nach dem Schicksal des Menschen jenseits der Todesgrenze offen. Führt uns der Tod über alles Vorstellen und alles begrifflich Faßbare hinaus, dann entzieht sich das, was im Tode mit dem Menschen geschieht, einem Denken und Sprechen, welches am Seienden orientiert ist. Es bleibt uns verhüllt und unbekannt. Angesichts des Todes können wir mit nichts mehr „rechnen". Daher bezieht Heidegger sich auf Mozart, der ein „Vierteljahr vor seinem Tode" gesagt hat: „Der Unbekannte spricht zu mir". Indem der Mensch sich diesem Unbekannten anheimstellt und sich darin fügt, gibt er sich in die Verhülltheit [6], wie Karl Rahner sie als ein grundlegendes Existenzial bezeichnet hat, die von der Verhülltheit des Todes her über unserem ganzen Dasein liegt.

Gegenwärtig ist die Frage nach Tod und Unsterblichkeit aus den philosophischen Auseinandersetzungen weithin verschwunden. Darin werden Nachwirkungen der Kritik Kants an den Argumenten für die Unsterblichkeit der Seele faßbar. Die angebliche Entlarvung des Glaubens an ein Jenseits als Veruntreuung der geschichtlichen Möglichkeiten des Menschen und die Behauptung, dieser Glaube habe seinen Ursprung in der sozialen Misere von um ihr irdisches Glück gebrachten Klassen sowie der Verdacht illusionären Wunschdenkens haben ein Klima erzeugt, in welchem die Frage nach einer möglichen Unsterblichkeit für ein aufgeklärtes Denken als erledigt erscheint. In dieselbe Richtung wirkt die Beschränkung vieler Philosophen auf Fragen der Wissenschaftstheorie, der Sprachanalyse oder formalen Logik. Vor allem ist an die weit verbreitete These vom Ende der Metaphysik zu denken, von der es heißt, sie verbinde sich im zeitgenössischen Bewußtsein mit einem Verlust der christlichen Glaubenstradition in breiten Schichten der Gesellschaft. Was die Philosophie angeht, so koinzidiert das Überschweigen der Frage nach Tod und Unsterblichkeit mit einer Verarmung des Problembewußtseins hinsichtlich der oben erwähnten Grundfragen der Philosophie überhaupt. Allerdings läßt sich die Frage nach dem Tod und dem Schicksal des Menschen in ihm nicht ganz verdrängen. Seit einigen Jahren zeigt sich ein neu aufgekommenes Interesse an Tod, Sterben und einem möglichen Leben jenseits der Todesgrenze. Es bezieht sich zunächst auf die Situation des Sterbenden in den technisierten Kliniken, auf seine Trennung von den Angehörigen, die Hilflosigkeit der Ärzte, des übrigen medizinischen Personals sowie des heutigen Menschen überhaupt angesichts des Todes. Im Vordergrund steht die Frage nach der Hilfe, die wir dem Sterbenden zuteil werden lassen können, aber auch die, in welchen Phasen seiner Auseinandersetzung mit dem bevorstehenden Tod verläuft, falls er um seine Nähe weiß. Sodann spielt die publikumswirksame Darstellung der Erlebnis-

---

[6] Heidegger, M., Fink, E. Heraklit. Frankfurt a. M. 1970, S 242 ff. Der Terminus „Verhülltheit" findet sich bei Rahner, K., Zur Theologie des Todes. Quaestiones disputatae II. Freiburg 1958, S 38 f

se von Reanimierten eine große Rolle, jenen Menschen, die durch die Kunst der heutigen Medizin aus einem Zustand in das Leben zurückgeholt werden konnten, den man früher als den des Todes bezeichnet hätte. Von Berichten über solche Erlebnisse erhoffen sich manche empirische Beweise für ein Leben nach dem Tode[7]. Außerdem hat die alte, dem mythischen Bewußtsein wie auch der Philosophie der Antike bekannte, vor allem aber in den Religionen und den Weisheitslehren Indiens zentral bedeutsame Überzeugung von der Wiedergeburt des Menschen in einer langen Reihe von Verkörperungen im Westen ein breites Echo gefunden. Während die europäischen Traditionen hinsichtlich ihrer Aussagen über das, was im Tode auf den Menschen zukommt, für viele fragwürdig oder uninteressant werden, übt der Gedanke der Reinkarnation eine starke Anziehungskraft aus.

Dieser Sachverhalt sollte auch das Interesse der Philosophen beanspruchen, meldet sich darin doch ein für das Selbstverständnis des Menschen wesentliches Phänomen zu Wort: Nach der heute vorherrschenden Überzeugung muß jedes menschliche Leben als einmalige Geschichte verstanden werden, die sich in der kurzen Zeitspanne zwischen Geburt und Tod vollzieht. Diese Überzeugung wurzelt im christlichen Glauben. Denn für ihn fällt in dieser einmaligen Zeitlichkeit unseres Daseins eine Entscheidung endgültiger Art. Dem Glauben erscheint auch ein „noch so langes Leben nur als eine einzige kurze Explosion unserer Freiheit ..., in der sich Frage in Antwort, Möglichkeit in Wirklichkeit, Zeit in Ewigkeit, angebotene in getane Freiheit" umsetzt. „Für jeden ... ist die Lebenszeit, die ihm zugemessen ist, der kurze Augenblick, in dem wird, was sein soll". Das gilt unter der Voraussetzung, daß sich uns im Tode „in einem ungeheuren Schrecken eines unsagbaren Jubels zeigt, daß diese ungeheure schweigende Leere, die wir als Tod empfinden, in Wahrheit erfüllt ist von dem Urgeheimnis, das wir Gott nennen, von seinem reinen Licht und seiner alles nehmenden und alles schenkenden Liebe"[8]. Diese Überzeugung, daß menschliches Dasein auf ein endgültiges Ziel ausgerichtet ist, nämlich auf ein Einmünden der Geschichte unseres Lebens mit unserer Welt in Gott, wird heute von immer mehr Menschen aus den verschiedensten Gründen aufgegeben oder gar nicht erst zur Kenntnis genommen. Verliert sich auch der Glaube an Gottes rettende Tat im Tode, die wir auch Auferweckung nennen, so bleibt doch zunächst die Vorstellung vom menschlichen Dasein als einmaligem Ereignis zwischen Geburt und Tod erhalten. Dann gerät dieses Dasein jedoch unter den Druck einer uneinlösbaren Erwartung. Alles, was der Mensch an Sinn, Glück und Zukunft zu erwarten hat, muß sich in der kurzen Spanne seiner Lebenszeit erfüllen. Jeder nicht bewußt gelebte Augenblick, jede vertane Möglichkeit, je-

---

[7] Siehe dazu besonders Osis, K., Haraldsson, E., Der Tod – ein neuer Anfang. Freiburg 1978

[8] Rahner, K., Erfahrungen eines katholischen Theologen. In: Vor dem Geheimnis Gottes den Menschen verstehen. Herausgegeben von K. Lehmann. München, Zürich 1984, S 119

508

de Erfahrung des Unglücks, Scheiterns, ja des Unwohlseins und der schlechten Stimmung, jeder Mangel muß als ein endgültiger Verlust betrachtet werden. „Wir haben nur dieses eine Leben", sagt man dann. Aus dieser Bewußtseinslage erwächst entweder eine ständige Unzufriedenheit mit der faktischen Situation oder eine weitverbreitete Resignation, nach der eben nicht allzuviel „drin" ist in unserem kurzen Leben.

In dieser Situation bietet sich die Lehre von der Wiedergeburt als Ausweg an. Leben wir nicht nur einmal, sondern viele Male, so haben wir Zeit. Alles kann nachgeholt werden, nichts ist endgültig, wir gewinnen ein Mehr an Möglichkeiten der Erfahrung, des Besserwerdens und des Lernens. Die alte Klage über die Kürze des Lebens, über welche schon die stoischen Philosophen nachdachten wäre dann aufgelöst. So bietet sich die Reinkarnationslehre als Befreiung aus der Enge an, in welche das in der Bibel wurzelnde Geschichtsbewußtsein gerät, wenn es das übergeschichtliche Ziel des einzelnen Menschen wie auch der Menschheit aus dem Auge verliert. Daß Reinkarnation auch bedeutet, immer wieder in Leiden und Tod zurückzukehren, wird weniger beachtet. Darin unterscheidet sich die heutige westliche Rezeption des Gedankens von der Wiedergeburt auf weite Strecken deutlich von ihrem Verständnis im Buddhismus oder auch bei Platon. Die Frage nach Tod und Unsterblichkeit wird heute von drei Richtungen her bestimmt: dem Bemühen um die Fortsetzung der christlich-metaphysischen Tradition – einschließlich der ihr geschichtlich zugewachsenen Problematik des Verhältnisses von Glauben an die Auferweckung und philosophischer Theorie der Unsterblichkeit der Seele – der Reinkarnationslehre und der heute am meisten akzeptierten Meinung, der Tod bedeute das Ende des menschlichen Daseins schlechthin.

2.

Die letztgenannte Auffassung hat den Augenschein für sich, nämlich die Leblosigkeit der Leiche. Deren Anblick scheint uns unwiderlegbar zu sagen: Mit dem da ist es aus. Blicklos, der Sprache beraubt, zu keiner Bewegung fähig, reaktionslos liegt er da. Er kann in keiner Weise mehr über sich verfügen. Vielmehr wird über ihn als einen toten Gegenstand verfügt: Er wird weggetragen, begraben oder verbrannt, zu wissenschaftlichen Zwecken untersucht usw. Solche empirischen Beobachtungen finden heute ihre Stütze in einer „wissenschaftlichen" Auffassung des Todes, die ihn ausschließlich als ein biologisches Ereignis versteht. Sie wird häufig durch den Begriff des „natürlichen" Todes bezeichnet. Danach tritt der Tod beim menschlichen Organismus genau wie bei jedem anderen normalerweise als letztes Ergebnis des Alterungsprozesses ein.[9] Er ist nichts anderes als das Ende eines biologischen Systems, welches diesem mit natürlicher Notwendigkeit zugeordnet werden muß. Wird so der „na-

---

[9] Siehe auch den Beitrag von W. Doerr in diesem Band, S 1–13

türliche Tod" als Alterstod verstanden, muß er vom vorzeitigen, durch Unfall, Krankheit, Krieg, Mord oder durch gesellschaftliche Mißstände verursachten Tod abgegrenzt werden. Weil heute noch viele Menschen dieses unnatürlichen Todes sterben, enthält der Begriff des natürlichen Todes auch eine sozialkritische Polemik. Die Mediziner sind aufgefordert, den Menschen bis an die natürliche Altersgrenze am Leben zu erhalten. Der Gesellschaft wird angelastet, sie habe einen Zustand zu verantworten, „der dem Einzelnen das volle Ausleben seines Daseins unmöglich" macht; „sie habe es zu verantworten, wenn sich auch die Investitionen nicht auszahlen, die als gesellschaftliche Kosten für die Rentabilität eines Lebens aufgewendet"[10] werden. Die Formel vom natürlichen Tod wird mit dem Anspruch vorgetragen, die für ein wissenschaftliches Denken einzig vertretbare Antwort auf die Frage nach dem Tode vorzustellen. Sie schließt daher eine radikale Absage an jede metaphysische Idee von Unsterblichkeit oder gar den christlichen Auferstehungsglauben ein.

Die Tendenz, den Tod als ein natürliches, rein biologisches Geschehen zu interpretieren, reicht heute bis in die spärlichen Zeugnisse philosophischer Aussagen über den Tod hinein. Stellvertretend dafür sei auf den Beitrag von W. Schulz mit dem Titel „Wandlungen der Einstellung zum Tode"[11] hingewiesen, der hier deshalb von besonderer Bedeutung ist, weil der Autor erklärt, der Begriff des natürlichen Todes gehöre in den Bereich der Ablösung der Metaphysik durch die exakte Naturwissenschaft. Nach deren Erkenntnisideal ist „die Welt der Natur, die mechanisch, physiologisch und biologisch erforscht werden kann ... die wahre Welt. Von diesem Ansatz her ist klar: der Tod ist der natürliche Tod des Ablebens – nicht mehr und nicht weniger". Da sich die Überzeugung durchsetzt, „daß der Mensch in der Natur, bei aller Beachtung der Unterschiede von Mensch und Tier, keine Sonderstellung einnimmt", muß auch der Tod „als rein natürlicher Vorgang betrachtet werden". Wird die „biologische Deutung des Menschen ... als wissenschaftlich gesicherte Grundlage" angesehen, so können wir uns nicht mehr der Einsicht „in den sogenannten natürlichen Tod, d. h. das biologisch bedingte Verenden" entziehen. Schulz stellt fest, nachdem die Philosophie lange Zeit „vieles über den Tod zu sagen" gewußt habe, „und zwar wesentlich vom Aspekt der Unsterblichkeit her", sei das heute anders geworden, weil das Thema Unsterblichkeit „für die gegenwärtige Philosophie" nicht mehr aktuell sei. Da „philosophische Aussagen über den Tod ... nicht gegen oder unabhängig von den Einsichten der Wissenschaften aufgestellt werden" dürften, müsse auch der Philosoph von den durch die Wissenschaft bestimmten Vorstellungen des Todes ausgehen. Das besagt: „Der Tod ist ein absolutes Ende des Lebens. Es wäre philosophisch nicht legitim, dieser Aussage ausweichen zu wollen, indem man erklärt, daß wir über den Tod nichts wissen können und alles offen sei". Zu diesen Aussagen kommt

---

[10] Auer, A., Das Recht des Menschen auf einen „natürlichen" Tod. In: Der Mensch und sein Tod. Herausgegeben von A. Auer, Göttingen 1976, S 73 f

[11] Zitate a.a.O., S 103 f, a.a.O. S 94–107

Schulz, weil er ein bestimmtes Verständnis von Geschichte mit der Forderung nach „Wissenschaftsnähe" der Philosophie verbindet. Er meint, das eigentlich Philosophische an der Philosophie sei ein methodisches „Spiel von abstrakter Aussage und möglichen Erfahrungen". Dabei ist unter Erfahrung nicht nur „die subjektive Erfahrung des Einzelnen zu verstehen, sondern auch die geschichtliche Erfahrung, durch die eine Epoche jeweilig im vorhinein und im Ganzen bestimmt ist". Das bedeutet für die Frage nach dem Tod: „Die Metaphysik mit ihren Vorstellungen von Fortleben und persönlicher Unsterblichkeit liegt hinter uns". Dies gelte, weil für uns – und nun tritt Schulz' Orientierung am Leitbild des natürlichen Todes deutlich hervor – „die biologisch orientierte Vorstellung vom Tod grundlegend" sei. Die Epoche der Wissenschaft habe die der Metaphysik endgültig beendet. Deswegen müßten wir lernen, die „einfache Tatsache der Vergänglichkeit anzuerkennen". Die biologisch orientierte Vorstellung vom Tod soll nach den Intentionen von Schulz allerdings nicht so ausgelegt werden, daß der Mensch ausschließlich „als ein naturhaftes Exemplar einer Gattung" betrachtet wird, denn er ist „ein Wesen, das sich zu sich selbst verhalten kann". Darum ist er auch der Todesangst ausgesetzt. Sie gründet „in einer widersinnigen oder – um ein Fremdwort zu gebrauchen – in seiner paradoxen Struktur". Diese „Mißlichkeit" bedeutet, daß der Mensch „um seinen Tod weiß und daß dieses Wissen eine Belastung darstellt, von der ihn weder die Metaphysik des Geistes noch die Erkenntnis seiner Natürlichkeit befreit. Das ist der entscheidende Sachverhalt." [12]

Gegen die Position von Schulz wird sich die Frage kaum unterdrücken lassen, warum hier ein Philosoph entscheidende Aussagen über den Menschen so einseitig den wirklichen oder den vermeintlichen Ergebnissen der Naturwissenschaft überläßt. Denn es ist mittlerweile überdeutlich geworden, daß die technisch-wissenschaftliche Rationalität mit ihren einschneidenden Folgen für Mensch und Natur verantwortet werden muß; selbst kann sie dafür keine Regeln angeben, da sie unfähig ist, aus sich heraus Entwürfe einer sinnhaften Daseinsgestaltung für den Einzelnen und die Gesellschaft zu begründen. Diese sind jedoch notwendig, wenn die Rationalität hinsichtlich ihrer für den Menschen erstrebenswerten oder schädlichen Auswirkungen beurteilt werden soll. Daher muß der Horizont, innerhalb dessen die Wissenschaften, vor allem die Naturwissenschaften, die Wirklichkeit erforschen, überschritten werden.

Die Naturwissenschaft stellt nur eine der möglichen Perspektiven dar, in denen die menschliche Vernunft sich der Wirklichkeit anzunähern vermag; ist sie doch selbst ein Ereignis innerhalb der Geschichte des menschlichen Geistes. Die Fragen nach ihrem Ursprung und ihrem Sinn setzen daher ein Wesen voraus, welches über seine materiellen und biologischen Dimensionen hinausfragen kann, eben den die Wissenschaft betreibenden Menschen. Dabei darf nicht vergessen werden: Die meisten Theorien heutiger Wissenschaft sind vom Interesse des Menschen an der Herrschaft über die Natur bestimmt. Von daher ist

---

[12] Zitate a.a.O., S 103f

511

sowohl der Begriff möglicher Gegenständlichkeit in diesen Wissenschaften als auch ihr Verständnis von Raum und Zeit festgelegt. Dieser Vorgriff zielt auf Erklärungen, welche Prognosen möglich machen, da nur durch sie die Wirklichkeit für den Menschen verfügbar gehalten werden kann. Dies ist eine Beschränkung unserer Auffassung der Wirklichkeit. Sie hat der Menschheit viel Nutzen gebracht, auf den niemand im Ernst mehr verzichten will. Das berechtigt aber keineswegs, diese Grundeinstellung als auf einer epochalen Erfahrung beruhend darzustellen, die uns Heutige allein bestimme und bestimmen solle, wie Schulz meint. Die Einseitigkeit dieser Perspektive der Wahrnehmung der Wirklichkeit und des Umgangs mit ihr hat nämlich eine Ausblendung anderer Erfahrungen zur Folge, so daß uns wichtige Aspekte unserer selbst und der Welt, in welcher wir leben, verborgen bleiben. Diese Verkürzung macht den Kern der schwerwiegenden Probleme der Gegenwart aus. Wir dürfen uns nicht dem nach Auffassung von Schulz heute einzig möglichen epochalen Stil des Erfahrens ausliefern, welcher in der Wissenschaft sichtbar wird. Das hieße, sich unfähig zu machen, die Gefahren abzuwenden, welche uns bedrohen. Die Wissenschaft alleine trägt uns nicht. Dabei ist zu bedenken, daß Schulz die Frage nach der Wahrheit des wissenschaftlichen Weltbildes nicht stellt, sofern sie über dessen historisch-epochale Faktizität hinausgeht. Nach Schulz hat die moderne Rationalität einfach darum das Sagen, weil sie geschichtlich unser Bewußtsein bestimmt. Damit wird ein weitverbreitetes Meinen, ein Historisch-Faktisches zur letzten Instanz hochstilisiert. An diesem Punkt scheint heute allerdings eine Neubesinnung einzusetzen. Wir beginnen einzusehen, „die wissenschaftliche Erfahrung kann nicht für sich in Anspruch nehmen, die allein mögliche zu sein"[13]. Die notwendige Integration der modernen Rationalität in ein umfassendes kulturelles Gefüge kann nur geleistet werden, wenn auch andere Grundeinstellungen und Erfahrungen in dieses Gefüge eingehen können. Sie müssen Interessen entstammen, die nicht auf Bemächtigen, Bewältigen, Verfügen und Herstellen gerichtet sind: Es sind ästhetische, ethische, metaphysische und religiöse Perspektiven, welche ihre eigene Wahrheit besitzen. Schulz hat recht: Die Philosophie kann in der Tat nicht an geprüften Ergebnissen der modernen Wissenschaft vorbeigehen. Sie muß sich ihr gegenüber aber auch kritisch verhalten und darauf dringen, daß Verstehenshorizonte in unserem Bewußtsein gegenwärtig werden, die wir verloren haben und uns, zum Teil im Rückgriff auf die religiösen und philosophischen Traditionen der Menschheit, wieder aneignen müssen.

Das alles bedeutet: Auch das Verständnis des Todes kann nicht ausschließlich der Biologie entnommen werden. Schulz selbst stößt auf ein biologisch nicht ableitbares Phänomen im Sein des Menschen, auf die Notwendigkeit des Verhaltens zu sich selbst. Dabei ist auch für ihn das Wissen um den Tod als ein spezifisch menschliches Phänomen in diesem Verhalten anwesend. Daß

---

[13] Hübner, K., Die Wahrheit des Mythos. München 1985, S 340

dieses Wissen nicht, wie Schulz verlangt, als eine unauflösbare Mißlichkeit hingenommen werden muß, zeigt sich, sobald andere Möglichkeiten des Erfahrens und Verstehens auch Sterben und Tod in einem anderen Licht erscheinen lassen. Die phänomenologisch-existential ontologische Hermeneutik des Todes bei Heidegger, von der oben die Rede war, ist ein Beispiel dafür. Mit verengten Perspektiven hängt es auch zusammen, wenn heute die meisten Menschen meinen, es gebe keine Möglichkeiten für Argumente, die eine über die Todesgrenze hinausführende Hoffnung nähren könnten. Ob diese Argumente möglich sind oder nicht, ist kein bloß logisch-erkenntnistheoretisches Problem. Beim Ausfall bestimmter Erfahrungen erscheint nämlich eine Zukunft jenseits des Todes nicht nur als unmöglich, sondern auch als nicht wünschenswert.

3.

Wir versuchen zunächst zu zeigen, daß der Tod des Menschen ein Phänomen ist, das die Grenzen des biologisch Erkennbaren durchaus sprengt. Eine kurze Zusammenfassung des an anderer Stelle ausführlicher vorgelegten Versuchs einer Phänomenologie des Todes soll die wichtigsten Argumente vorstellen [14].

Zunächst sei auf die mit dem Tode verbundene Verdinglichung hingewiesen. Damit ist folgendes gemeint: In der alltäglichen Lebenswelt verstehen die Menschen einander als leiblich-geistige Wesen, erfahren sich vor allen philosophischen Reflexionen als aus Intentionen sich bewegender Leib, als Sprache, als im Leib anwesender Ursprung des Redens und Handelns. So ist uns der lebendige Leib des Menschen Erscheinung von Freiheit. Wenn wir vor dem Anblick einer Leiche erschrecken, dann auch deshalb, weil sie uns das Ende des freien Sich-Verhaltens des Menschen sinnlich erfahren läßt. Die Leiche ist gleichsam ein Sieg des Zwanges der Natur über die Freiheit. Ihre Möglichkeiten sind im Tod untergegangen. Darum müssen wir sagen: ist der Tod das unüberholbare Letzte unseres Daseins, dann steht er im radikalen Widerspruch zu allem Willen des Menschen, frei zu sein. Was dann von ihm bleibt, ist eine tote Sache.

Das zweite Moment hängt mit dem ersten eng zusammen: Es ist die Verhältnislosigkeit, in welche der Mensch im Tode stürzt. Weil er seiner Freiheit beraubt ist, vermag sich der Mensch nicht mehr zu verhalten; damit zerbricht aber sein eigentliches Leben. Im Alten Testament heißt „leben" geradezu, in Verhältnissen zu stehen, im Verhältnis zu Gott, zum Nächsten, zum Volk, zu

---

[14] Mit den Ausführungen von W. Schulz verwandt sind die von W. Kamlah in Meditatio mortis, Stuttgart 1977, vorgetragenen Gedanken. Dazu und zur philosophischen Vorgeschichte des Begriffes des natürlichen Todes Scherer, G., Das Problem des Todes in der Philosophie. 2. Aufl., Darmstadt 1988

sich selbst. Die Leiche hat jede Möglichkeit der Kommunikation, der Aufnahme von Kontakten, der Beziehung verloren; sie ist die Erstarrung in der Beziehungslosigkeit. Leichen sind stumm und blicklos. Diese verhältnislose Freiheit kann für die Hinterbliebenen von einer erschütternden Wucht sein. Das Ausscheiden des Verstorbenen aus dem Kreis derer, die in Beziehungen zueinander stehen, wird von denen, die ihn liebten, als Katastrophe erfahren. Er ist aus seiner lebendigen Gegenwart für die anderen entrückt. Wie er sie nicht mehr anblickt, so werden sie ihn, sobald er begraben oder verbrannt ist, nicht mehr sehen.

Der dritte Aspekt unserer Phänomenologie des Todes ist der Entzug des Seins. Wir Menschen wissen um das Sein; wir sind und wollen sein. Wir wissen aber auch, daß wir einmal noch nicht waren. In unserem Wissen um das Sein ist immer ein Wissen um unser mögliches persönliches Nichtsein anwesend. Die Vorstellung, daß wir im Tode endgültig auslöschen könnten und dann schlechthin nicht mehr sind, erweckt Angst. Sie birgt ein ontisches und ein ontologisches Moment. Das Ontische bezeichnet die Auflösung des einen Seienden, welches je ein Mensch ist, seinen Übergang von Sein zu Nichtsein. Das ontologische Moment meint das Ende unseres Seinsverständnisses. Dieses Verständnis läßt uns wissen: Ich bin, und ich bin ich; in ihm wissen wir aber auch um alles andere. Denn nur was ist, vermag unserem Denken und Verstehen Gehalt und Gestalt, Wesen, Qualität, Beziehung usw. entgegenzuhalten. Das Sein ist das Erstbekannte, und im Sein hält sich all unser Fragen, Behaupten, Meinen und Wissen. Sollte der Tod das Ende schlechthin für uns bringen, so ist er das Ende des Seienden, das nicht nur in der philosophischen Reflexion auf das Sein zurückkommen kann, sondern auch in seinem alltäglichen Verhalten von einem Verständnis des Seins geleitet ist. Da unser Geist in diesem Verständnis so bei sich selbst ist, daß er zu sich „ich" sagen kann, und ihm in diesem Seinsverständnis zugleich die Welt erschlossen ist, verlieren wir, wenn uns das Licht des Seins untergeht, uns selbst und alles andere, unsere Identität und unseren Weltbezug. Der Tod ist dann für uns Weltuntergang. Das bedeutet nicht nur, daß wir unsere Gegenwart auf der Erde und im Weltall verlieren. Wir bezeichnen vielmehr die Welt auch als den Horizont, in welchem ein Mensch versteht, was die Dinge jeweils bedeuten, wie sie geordnet sind, ihren Wert und Unwert, ihren Anfang und ihr Ende. In der Welt stehen die Dinge in Zusammenhängen von Bewandtnis, wie Heidegger gezeigt hat. Als solche sind sie auf das Seinsverständnis des Menschen bezogen. In ihm geht es dem Menschen um sein eigenes Sein. Er vermag dieses aber nur im Blick auf die Natur, die Geschichte und die Mitmenschen zu verwirklichen. So ist das Sein auch der anderen Seienden in der Welt des Menschen erschlossen. Alles Seiende kommt aber im Sein überein, so daß wir uns im Umgang mit dem Seienden das Sein erschließen und uns umgekehrt alles Seiende im Licht des einen Seins erscheint. Es leitet die gesamte Lebenspraxis des Menschen als Gefüge, in welchem die Seienden ihren Ort und ihre Zeit einnehmen. Zur Welt eines Menschen gehört ein von ihm durchwohntes Feld von Gegenständen – Werkzeuge, Kleider, Möbel und Wohnung –, in denen und mit denen er lebt. Zu seiner Welt gehören auch die Landschaft, in der sich sein Leben ereignet, seine Beziehung zu Pflanzen und Tieren, aber auch eine zeitliche Dimension im Bewußtsein von Geschichte oder in der Weise, wie er die Zukunft plant und erwartet. Vor allem ist er in seiner Welt mit anderen Menschen verbunden, sie gehören zu seiner Welt wie er selbst in die ihre. Die Welt eines Menschen ist so lange existent, wie er leiblich in ihr gegenwärtig ist und die Beziehungen vollzieht, aus denen sie sich aufbaut. Der Tod hebt diese Gegenwart auf. Damit tritt an die Seite der Leiche als eines ausgezeichneten Todesphänomens der ihr analoge Zerfall der Welt eines Menschen. Wie die Leiche verwest und sich auflöst, so verliert auch die Welt eines Menschen ihre Einheit und Ganzheit, wenn er gestorben ist. Es bleiben nur noch voneinander isolierte Dinge zurück, die sich nicht mehr in die Einheit seines Lebenszusammenhangs einfügen. Sie stehen und liegen nur noch beziehungslos herum. Der Raum, den der Mensch einst mit seiner Gegenwart erfüllte, erscheint leer und leblos. Schließlich wird man seinen Haushalt auflösen und sein Erbe verteilen, so daß die Dinge, die einmal mit seinem Leben verbunden waren, in ganz andere Beziehungsgefüge eingehen.

Wie der Weltzerfall mit dem Verlust des Seins im ontischen und ontologischen Sinne zusammenhängt, so auch das Ende des Sinnes. Diese drei Phänomene gehören gleichursprünglich zusammen. Der Mensch will sein, aber nicht unter allen Bedingungen. Das Dasein soll sich lohnen, Gehalte in sich tragen, die es erfüllen und mit ihrer Macht des Gültigen und Überzeugenden durchdringen. Solches sinnerfülltes Leben soll sein. Sinn und Sein gehören zusammen: Nur der Sinn, der verwirklicht wird, verdient es, Sinn genannt zu werden, und es ist das sinnerfüllte Sein, um das es uns in unserer Existenz geht. Sinn soll sein, Un- und Widersinn sollen dagegen nicht sein. Das ist ein oberstes Postulat, das sich aus der Natur unseres Geistes ergibt. In ihm zeigt sich dessen „apriorische Tiefendimension" (Peter Wust), der sich niemand entziehen kann. Wenn es wahr ist, daß Sinn sein soll und nicht nicht sein, dann bringt der Tod einen Widerspruch in unser Dasein, falls in ihm Sinn realisiert worden ist. Daß er als Sinn Wirklichkeit ist und dennoch vergeht, macht den Stachel des Todes aus. Dieser Widerspruch vor allem ist es, der uns unser Dasein zur Frage werden läßt. Weil es tatsächlich Sinn gibt, sollten wir nicht endgültig von ihm geschieden sein. Nun kommt der Tod nicht irgendwann am Ende unseres Lebens, sondern ist offen oder verdeckt immer in ihm mit anwesend. Darum muß die Frage erhoben werden, ob nicht jeder Sinngehalt, wenn wir dem Tod anheimfallen, schon in seinem Auftauchen in unserem Leben genichtet ist und zuletzt leerer Schein bleibt. Allerdings ist festzuhalten, daß die Sinnrealisierungen, die wir vollziehen, solche sind und bleiben, auch wenn der Tod sie ans Ende bringt. Die Qualität des Sinnes ist ihnen auch durch den Tod nicht zu nehmen, er wirft sie jedoch in eine unwiederbringliche Vergangenheit. Daher fragt Tolstoi in seinem Tagebuch: „Ist in meinem Leben ein Sinn, der nicht zunichte würde durch den unvermeidlich meiner harrenden Tod?" Von dieser Frage kann eine blockierende Lähmung ausgehen. Ionesco schreibt, von der „Binsenwahrheit" überfallen, daß „wir leben um zu sterben ... es ist, als hätte ich nichts mehr vor mir, als läge alles schon hinter mir. Vor mir habe ich nichts mehr, ... alles ist verflogen"[15]. Diese Nichtung des Sinnes durch den Tod kommt uns besonders scharf zu Bewußtsein, wenn wir bedenken, daß der Tod nicht nur alle biologischen und sozialen Unterschiede zwischen den Menschen gleichmacht. In seiner gleichgültigen Leere gilt auch der Widerspruch zwischen Wahrheit und Lüge nichts. Ob jemand geliebt oder gehaßt hat, ob er Mörder oder Opfer war, spielt keine Rolle mehr. Das Maß von Glück und Leiden, an dem wir, so lange wir leben, unser Dasein messen, gilt dann ebenfalls für nichts. Die tiefsten Einsichten, die jemand gehabt haben mag, die lauterste Gesinnung, alles Engagement für andere, alle Freude am anderen Menschen oder an der Natur kommen genauso an ein definitives Ende und werden ausgelöscht wie alle Erfahrungen der Absurdität. Geht es mit dem Menschen in das unüberholbare Aus, so verschwinden auch jeder Bezug zu einer absoluten Transzendenz und der Glaube an das, was der Mensch „Gott" genannt hat, im Nichts der Gleichgültigkeit. Falls es einen Gott gibt, verläßt er, wenn der Tod das letzte Wort hat, den Menschen derart, daß nicht einmal mehr ein von Gott Verlassener übrig bleibt.

Alle diese Todesphänomene[16] überschreiten den Bereich des Biologischen: Sie hängen mit der Freiheit des Menschen zusammen, seiner Weltoffenheit, mit seiner universalen Beziehungsfähigkeit, seiner Liebespotenz, die jemand oder etwas um ihrer selbst willen zu bejahen vermag, mit seinem Seinsverständnis und der Verwiesenheit auf Sinn, insofern sich der Tod als deren Negation darstellt. So erscheint der Tod als eine Bedrohung, die zwar im Biologischen wurzelt, den Menschen aber in eine Situation bringt, deren Fragen und Ängste nur aus einer Anthropologie verstanden werden können, die den Menschen in seiner geistig-leiblichen Einheit und Ganzheit wahrzunehmen vermag.

4.

Oben war von der Verhülltheit des Todes die Rede: Wir haben, solange wir leben, keine Erfahrung von unserem letzten Schicksal. Darum hat die Phänomenologie des Todes vielleicht nur vorläufigen Charakter. Es könnte sein, daß sie

---

[15] Tagebuch. Neuwied, Berlin 1967, S 39
[16] Genaueres zur Phänomenologie des Todes. In: Scherer, G., Sinnerfahrung und Unsterblichkeit. Darmstadt 1985, S 47–87. Dort werden die in diesem Text benannten Todesphänomene im Kontext des Leib-Seele-Problems behandelt

uns das Bild des Todes zeigt, der uns ängstigt, ohne uns damit seine ganze Wirklichkeit vor Augen zu führen. Wir müssen uns nämlich darüber klar sein, daß es keine empirisch begründeten Aussagen über Tod und Todesursache geben kann, welche eine sinnvolle Auskunft darüber enthalten, was jenseits der Todesgrenze ist oder nicht ist. Freilich liegt es uns immer wieder nahe zu meinen, in der Totenstarre einer Leiche die Unmöglichkeit ihrer Weiterexistenz geradezu vor Augen zu haben. Dennoch kann man nicht behaupten, weil jemand gestorben ist, könne er nicht in einer anderen Dimension der Wirklichkeit leben, obwohl er in der uns zugänglichen gestorben ist. Ein solches Urteil ist im Blick auf empirische Fakten unmöglich. Wenn aber jemand behauptet, der Bereich des uns durch empirische Forschung Zugänglichen sei mit der Wirklichkeit im Ganzen gleichzusetzen, weil es darüber hinaus nichts gebe, kann er eine solche Totalaussage selbst nicht empirisch begründen und gerät darum in Widerspruch zu seinen Voraussetzungen. Daraus ergibt sich, daß wir auch hinsichtlich der Frage nach der Möglichkeit einer postmortalen Existenz des Menschen zunächst die Sperren durchbrechen müssen, die ein dogmatischer Empirismus als eine der Grundlagen der modernen wissenschaftlich-technischen Rationalität aufgerichtet hat.

Wenn uns aber der Blick ins Jenseits verhüllt ist, woher nimmt dann eine Hoffnung auf eine Existenz des Menschen nach dem Tode in einer anderen Dimension der Wirklichkeit ihre Argumente? Auf diese Frage ist nur eine Antwort möglich: aus unserem Leben. Wie wir nur als Lebende um unser Todeslos wissen, so sind auch die Argumente der Hoffnung allein aus dem Leben zu entnehmen, nämlich aus den Erfahrungen des Sinnes. Aus ihnen vermag die Hoffnung ihre Kraft zu ziehen. Weil sie in solchen Erfahrungen gründet, kann diese Hoffnung durch den Verdacht der neuzeitlichen Religionskritik nicht erschüttert werden, sie sei eine Illusion, die sich der aufgeklärte Mensch nicht mehr gestatten dürfe (Freud). Da sie von einer im diesseitigen Dasein sich zeigenden Positivität ausgeht, kann sie kein Verrat am Diesseits um des Jenseits willen sein (Feuerbach) und ebensowenig eine Widerspiegelung der gesellschaftlichen Misere (Marx). Die Sinnerfahrungen ermöglichen ein Verständnis der Wirklichkeit, welches die technisch-rationale Perspektive des Verhältnisses zur Wirklichkeit ergänzt, aus ihrer Einseitigkeit befreit und die Möglichkeit einer anderen Logik eröffnet: die Logik der Hoffnung.

5.

Im folgenden sei in einer kurzen Zusammenfassung auf einige Strukturmomente der Sinnerfahrung hingewiesen [17]. Sinnerfahrungen haben Augenblickscharakter, sie überkommen uns plötzlich. Dieser Ereignischarakter der Sinnerfahrung ist in Dichtung, Philosophie und Religion, besonders in Zeug-

---

[17] Ausführliche Darstellung in: Sinnerfahrung und Unsterblichkeit, a.a.O.

nissen von mystischen Erfahrungen, immer wieder beschrieben worden. Wir finden solche Darstellungen im Alten und Neuen Testament, in buddhistischen Quellen, bei Platon, Plotin, Augustinus, Thomas von Aquin, in der deutschen Mystik, bei Goethe, Kierkegaard, Nietzsche, Marcel Proust, Heidegger, den Romantikern, in der Literatur des 20. Jahrhunderts usw. Normalerweise ist die Zeit unseres Lebens ein haltloses Verschwinden: Gegenwart erweist sich als bloßer Übergang von Zukunft in Vergangenheit. Die Zeit scheint in eine leere Gleichgültigkeit abzuströmen. In der Sinnerfahrung erfaßt uns aber eine „mächtigere Gegenwart" (Plotin), zeigt sich uns, worin zu verweilen sich lohnt. Die Spannung unseres Daseins, die in Erwartung und Planen auf die Zukunft ausgerichtet ist, löst sich; wir sind für einen Augenblick lang wie am Ziel. Denn in der Sinnerfahrung gelangen wir, wie Diotima dem Sokrates im platonischen Symposion erklärt, an den „Punkt des Lebens, wo dem Menschen, wenn überhaupt irgendwo, das Leben erst lebenswert wird". Der Sinn aller Anstrengungen zeigt sich nun, denn wir werden in die Gegenwart dessen versetzt, was das am „meisten Entrückende, das Leuchtendste und Liebenswürdigste ist" [18].

Solchen Erfahrungen ist eine eigentümliche Gestimmtheit zugehörig. Wir fühlen uns in Übereinstimmung mit allem, was ist. Sie geschehen immer in der Begegnung mit innerweltlich Seiendem: Menschen, Kunstwerken, Landschaften, einzelnen Gebilden der Natur, geschichtlichen Ereignissen oder auch in der Entdeckung der Tiefe der eigenen Person. Auch ganz alltägliche Ereignisse wie Essen und Trinken, das Gefühl der Gesundheit, daß etwas gelingt, geht oder funktioniert, können uns zur Sinnerfahrung werden. Daher ist ihr Feld universal. Sie hat keinen besonderen, abgegrenzten Bezirk, etwa als Natur-, Kunst- oder zwischenmenschliche Erfahrung, sondern vermag sich in jedem möglichen Erfahrungsbereich zu ereignen. Es geht in ihr also nicht um das Außerordentliche im Sinne des vom Alltäglichen Abgehobenen. Ihr Wesen ist es vielmehr, alles Alltägliche in ein Bedeutungsvolles zu verwandeln und in eine Verwandtschaft zu dem Außerordentlichen eines überragenden Kunstwerkes oder einer bezaubernden Landschaft zu rücken.

Wo und wann immer sich eine solche Erfahrung ereignet, in ihr bleibt dem Menschen die Wirklichkeit nicht stumm. Sie erweist sich als auf seine Erkenntnis- und Willenspotenzen hingeordnet, da sich in ihr ein Wissen um das begegnende Seiende und eine Zustimmung zu ihm vollzieht. Wir sind in solchen Erfahrungen eingestimmt in eine Entsprechung unserer selbst und des anderen, das nicht wir selbst sind. Der Mensch und das Seiende stehen sich dann nicht mehr fremd gegenüber, vielmehr entdeckt er nun beider gegenseitige Hinordnung aufeinander. Sie besteht darin, daß der Mensch bestimmt ist, übereinzukommen mit allem Seienden (Aristoteles, Thomas von Aquin) und umgekehrt alles Seiende dazu bestimmt ist, mit dem Menschen übereinzukommen (Thomas von Aquin). So ist die Sinnerfahrung Konvenienzerfahrung, wenn wir un-

---

[18] Platon. Phaidros 250 d

sere Begrifflichkeit an den Terminus technicus für diese Übereinstimmung bei Thomas von Aquin anlehnen wollen.

In der Sinnerfahrung ist aber auch eine absolute Transzendenz anwesend, die allerdings nicht immer zu einem ausdrücklichen Bewußtsein im erfahrenden Menschen kommt. Dennoch bestimmt sie die Sinnerfahrung in ihrem Wesen formal entscheidend mit. Wo immer wir nämlich eine Sinnerfahrung machen, sind wir nicht nur bei dem einzelnen, konkreten Seienden, im Blick auf das wir sie machen. Vielmehr verwandelt sich uns dann die Wirklichkeit im Ganzen. Weil es diese Erfahrung gibt, stimmen wir unserem Dasein überhaupt zu. Wir sagen unter dem Eindruck dieser Erfahrung etwa: „Es ist doch gut, da zu sein – das Leben lohnt sich". Von daher wagen wir es dann mit unserem Dasein aufs Neue und vermögen Hoffnungslosigkeit, Angst und drohende Verzweiflung, wenigstens auf Zeit, zu überwinden. In Sinnerfahrungen spricht offenbar eine Macht – jene machtvolle Gegenwart, von der die Rede war – zu uns, welche alles in ein neues Licht rückt. Das vermag sie nur, wenn sie jedes einzelne Seiende als solches und den Zusammenhang von Mensch und Welt im Ganzen bestimmen und durchdringen kann. Was aber alles Einzelne bestimmt, um es in die Einheit eines alles umgreifenden Sinnes zu fügen, kann selber kein einzelnes Seiendes mehr sein. Wir müssen es vielmehr als die alles umgreifende, in allem anwesende und darin alles Einzelne übersteigende Transzendenz bezeichnen, als den absoluten und grenzenlosen Sinn. Dessen universeller Bestimmungsmacht entspricht es, daß sich der Sinn in allen Bereichen unseres Daseins und in der Begegnung mit allem Seienden zu zeigen vermag. Daß dieser transzendente Sinn in der Sinnerfahrung immer mitspielt, erweist auch der phänomenale Bestand der Sinnerfahrung selbst. Denn in ihr wird in dem oder den begegnenden Seienden jene mächtigere Gegenwart, jenes Liebenswerteste als das in allem Erscheinendste selber erfahren. Das geschieht freilich nicht in der Weise, in der wir die Seienden erfahren. Vielmehr wird es in ihnen anwesend, sofern sie von seinem Glanz überkommen sind, mit ihnen, insofern dieser Glanz niemals ohne die innerweltlich Seienden für uns aufscheint und über ihnen, insofern es sich im Erscheinen zugleich von allem anderen distanziert und sich, indem es sich mitteilt, zugleich in seine verborgene Unsichtbarkeit zurückzieht. So ist in der Sinnerfahrung das gesamte Beziehungsgefüge anwesend, in dem sich die Wirklichkeit überhaupt konstituiert: der Mensch, das Seiende und dasjenige, worin sie einander begegnen, indem es sie überstrahlt. Wir können auch sagen: In der Sinnerfahrung treten diese drei Urphänomene in ein erfülltes Verhältnis zueinander. Ich denke, daß diese Erfahrung des erfüllten Grundverhältnisses die Grundgestalt integraler menschlicher Erfahrung darstellt. Sie wird von Mythos und Religion – beide können nur teilweise miteinander identifiziert werden – und jeder ernstzunehmenden Kunst zur Sprache gebracht. Die ursprüngliche Aufgabe der Philosophie ist es, die Bedingungen für die Möglichkeit dieser Erfahrung zu reflektieren und der Vernunft zugänglich zu machen.

Sinnerfahrungen, so sagten wir, ereignen sich im Augenblick. In ihnen geschieht so sehr erfüllte Gegenwart, daß man hat sagen können, dieser Augenblick sei eine Berührung der Zeit durch die reine Gegenwart, welche wir Ewigkeit nennen. Dem entspricht es, wenn aus der Sinnerfahrung „erfüllte Zeit" entspringt. In ihr geraten, von der Gegenwart her, die drei Dimensionen der Zeit in ein erfülltes Verhältnis. Denn nun fließt Zeit nicht einfach ins Wesenlose ab. Vielmehr entspringt in ihr Herkunft als wahre Vergangenheit. Denn in ihr entdecken wir, wie es schon das Platon-Zitat aus dem Symposion andeutet, die Wurzeln unseres innersten Wollens und damit das Woher all unseres Strebens und Handelns in ihr. Aus dieser Gegenwart empfängt unser Dasein aber auch eine Richtung, ein Maß, von dem her es sich verhalten kann. Zugleich finden wir ein tief Vertrautes und doch Verlorenes, so daß man im Blick auf die Sinnerfahrung auch das Bild von der Rückkehr ins Paradies zur Sprache bringen kann: Denn in ihr geschieht ein Wiederfinden der verlorenen Zeit (M. Proust). Aus der Sinnerfahrung entspringt aber auch Zukunft. Es ist eine Zukunft, die das wesenlose Nichts des Todes von der mächtigen Gegenwart her infrage stellt, welche sich in den Sinnerfahrungen zeigt. Was sollte uns veranlassen, dem leeren Verrinnen der Zeit, welches im Tode gipfelt, also der Zukunftslosigkeit schlechthin, mehr ontologisches Gewicht zuzuerkennen als der Verfassung von Mensch und Welt, die sich in der Sinnerfahrung als reine Positivität zeigt?

Diese in der Sinnerfahrung aufkeimende Hoffnung, welche aus der Berührung des in sich Totlosen erwächst, muß über das bisher Gesagte hinaus als Freiheitsgeschehen bezeichnet werden. Damit ist Folgendes gemeint: Sinnerfahrungen überkommen uns, wir können sie nicht machen. Sie finden uns allerdings nicht, wenn wir sie nicht an uns herankommen lassen. Sie geschehen nicht, wenn wir sie uns nicht widerfahren lassen. Daher beanspruchen sie unsere Freiheit. Außerdem gilt: Sinnerfahrungen sind kontingente Ereignisse, d. h. sie sind nicht notwendig und lassen sich nicht so aus irgendwelchen Ursachen ableiten, daß sie eintreten müssen. Aber sie sind, und sie sind als Erfüllende. Wir kennen aus unserer menschlichen Erfahrung nur eine einzige Weise des Zufälligen, die wir als auf unsere Erfüllung gerichtet erleben: die freie Gabe. Sie entspringt ihrem eigenen Ursprung, dessen Tat wir nur hinnehmen können. Dabei anerkennt sie uns, will unsere Freude, unsere Zukunft und hat unsere Sinnerfüllung im Auge. Entweder gilt, Sinnerfahrungen sind ein Zufallstreffer in einer an sich sinnblinden Welt, oder sie sind die Gabe einer unendlichen Freiheit, die selbst der Sinn ist und so über ihn verfügen kann, daß wir Menschen Sinn erfahren. Im ersten Fall ist selbst der Sinn noch einem sinnblinden Fatum unterworfen, so daß er sich in ein Nichts auflöst. Im zweiten Fall gibt es keinen Grund für die Annahme, daß uns die sinngebende Freiheit, die wir in den Sinnerfahrungen unseres diesseitigen Lebens schon kennengelernt haben, an der Schwelle des Todes verläßt. Das ist zwar kein „Beweis" für unsere Unsterblichkeit, wohl aber ein in der Erfahrung unseres Daseins verwurzeltes Argument für Hoffnung, das den Vorteil hat, auch noch die Verhülltheit des Todes verstehen zu können: Wenn wir von unendlicher Freiheit abhängen, wissen wir nichts über unser letztes Geschick, bevor sie nicht ihren für uns endgültigen Entschluß verwirklicht hat. Aber auf Grund der Sinnerfahrungen dürfen wir auf sie hoffen. Im Spannungsgefüge von Sinnerfahrung und Freiheit ergibt sich so der Ansatz zu einer Logik der Hoffnung.

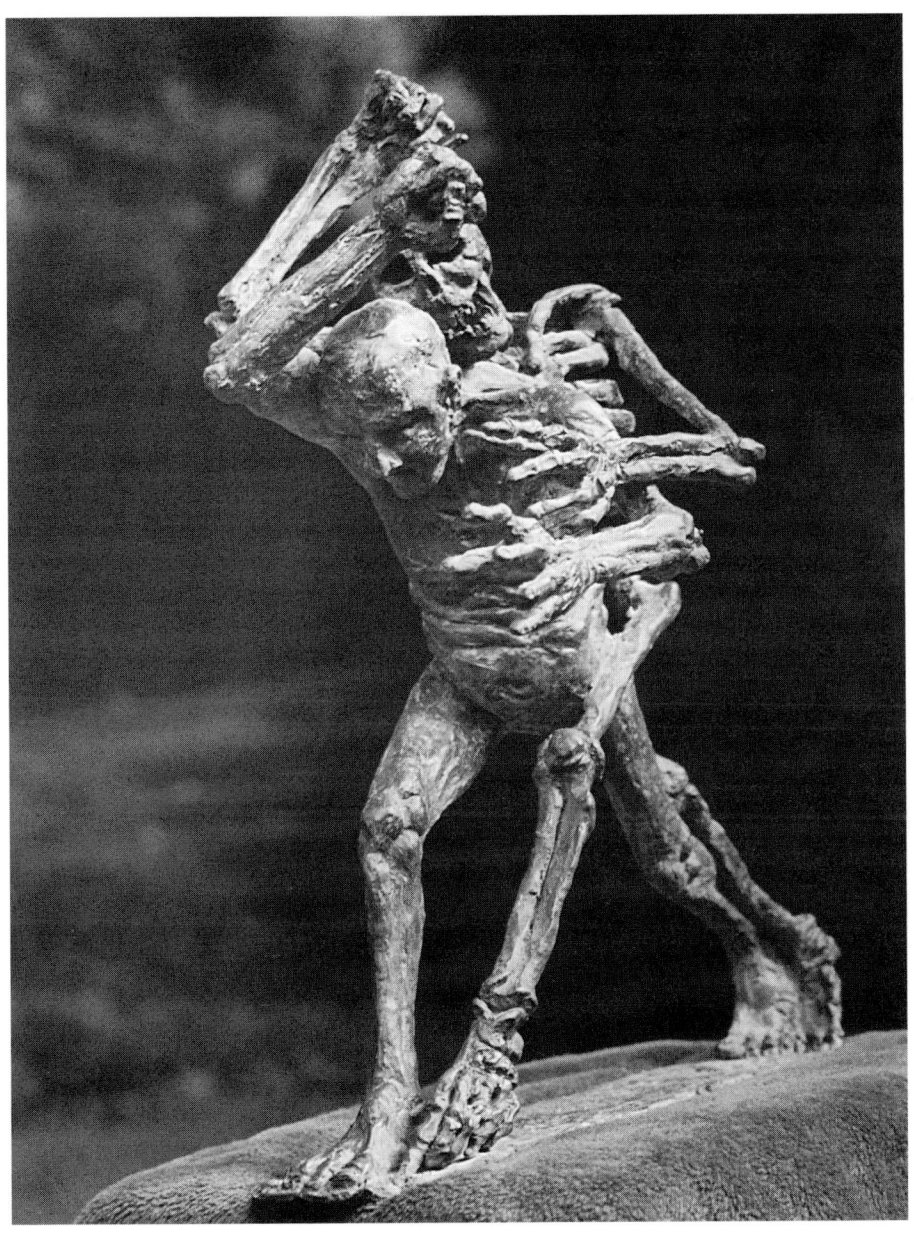

Titus D. Lerner, „Im gleichen Schritt" 1984, Bronze, 60×65 cm (Foto Renate Gruber, Darmstadt)

Die letzten Stunden

Bruno Müller-Linow, Darmstadt

Die letzten Stunden meiner Mutter wurden zu einem Begegnen mit den vielen Zeichnungen und Bildnissen von ihr, die im Laufe meines Malerlebens entstanden. Der Tod wird dann zu einem heimlichen Regisseur des Betroffenseins durchlebter Bilder und ihrer so menschlichen Umstände. Wenn man aber nur an die geschriebene Schrift der persönlichsten Bilder der letzten Stunden im Leben eines geliebten Menschen denkt, dann tauchen vor mir die Bilder Hodlers auf, die er in so beherrschter Konzentration von Valentine Godé-Darel geschaffen hat. Hier liegt in der europäischen Kunstgeschichte ein unvergleichbares Dokument vor, das wie ein Zyklus die Intensivstation der letzten Stunden eines geliebten Menschen künstlerisch beurteilt. Die Tage und der Tag um den 15. Januar sind da zu einem Hohelied von Liebe und Tod geworden, das uns noch heute still werden läßt – vor der Gewalt und Macht des Todes, dem dieses Buch gewidmet ist (1). Max Kaus, der so liebenswerte Berliner Expressionist und Realist, hat in schmerzlichen Bildnissen, in deren Betrachtung unser Gepacktsein das Bedrückende überstrahlt, uns das Bildnis seiner Frau Turu hinterlassen (2).

Als mein Vater im Jahre 1948 im löchrigen Kiefernsarg vor den Öfen des Krematoriums auf dem Wedding in Berlin lag, nahm ich ihm die durchnäßte Papierserviette unter seinem Kopf weg, den ich soeben, ergriffen von der Schönheit des Antlitzes im Tode, gezeichnet hatte. Am Tage darauf, als die Totenfeier in der engen Kapelle begann, legte ich ein mit dem Monogramm der Mutter besticktes Damasttuch unter seinen Schädel hin. Ein leiser Glanz von Würde und Bürgerlichkeit sollte wenigstens um ihn sein, wenn der Organist zum Schluß den geliebten Hohenfriedberger intonierte. Meine Mutter aber war davon nicht erbaut – sie gab das gute Stück ungern heraus. Sie war sparsam, pommersch und protestantisch, als sie mir sagte: „Was soll das? Das ist doch nicht nötig. Das verbrennt doch nur." Sie übersah auch meine schönen Zeichnungen vom toten Vater, ihre Augen meinten: „Wie kann man jetzt und dann so etwas überhaupt zeichnen?"

Ich habe sie zeitlebens gezeichnet. Als junger Maler tat ich es in der von Oskar Fischel empfohlenen Art, das Sfumato mit dem Silberstift zu machen. Diese Art auf präpariertem Papier den Kopf mit seinen weichen Übergängen zu modellieren, habe ich auch beibehalten, als ich die Mutter oft mit dem Kugelschreiber zeichnete. Sensibel legten sich die Strichlagen übereinander. So knüpft der älter werdende Maler wieder an die Berliner Jahre am Ende der

525

Zwanziger an. Der Kopf meiner Mutter war wuchtig durchmodelliert, mit „wohlgeformt" hätte man es in alten Texten beschrieben. Die Jochbeinbögen, die knubblige Nase, die uns beim Zeichnen immer Schwierigkeiten macht, ihr von der Natur nicht sehr bedächtig ausgestattetes Ohr– das lag wohlgeordnet in einer Geraden. Ihre Augen dafür waren besonders gut weggekommen. Sie mußten das bei ihr so schwache Hören mitschaffen, sie wurden größer und glänzten. Vom Nichthörenkönnen ihres eigenen Sprechens ist der einst so schön gezeichnete Mund schmal geworden und in den letzten Jahren ihrer Taubheit wie ein Strich. Vier Jahre später, als die Krankheit mächtiger wurde, sah sie genauso aus, als sie mich in den letzten Stunden lange und prüfend ansah (Abb. 1).

Als der Vater starb, trug sie lange Zeit das einfache schwarze Gewand, das mein 1950 gemaltes Mutterbildnis beherrscht. Ich malte sie damals in meinem dunklen Atelier in Viewegs Garten in Braunschweig, wo ich eine Malklasse hatte. Die Hände waren so gefaltet, wie sie es immer handhabe, wenn es ernst und schwer um sie herum war. Ihre Hände waren ausdrucksstark und falteten sich wie in den letzten Stunden im Gebet. Beim Betrachten dieses Bildes erstehen die Jahre von damals wieder vor mir, die noch stärker als ein Film vor mir abliefen, als ich an ihrem Sterbelager saß und sie radierte. Beckmann und Rouault betraten das große Bühnenbild der Malerei der fünfziger Jahre. Meine Farben wurden pastoser, und Trauer und Melancholie flossen unmerklich beim Malen aus der Palette auf die Leinwand, die der Zöllner an der Bornholmer Straße, am Grenzübergang, unkontrolliert durchgehen ließ. Ich merkte damals stark ihr Alleinsein und das Fehlen der schützenden Hand vom Vater, der so früh von ihr ging. So ähnlich reckte sie sich auf, als sie in den letzten Stunden noch bei Besinnung war und wußte, daß auf dem Stuhl neben dem Bett der große Andere saß (Abb. 2).

Als dann die Mauer stand, wurden meine Formate der vielen nach ihr gemachten Zeichnungen und Bildnisse kleiner. Man machte mir beim Zoll Schwierigkeiten. Als ich dann im November des Jahres 1969 die Grenze passierte, übersah man die drei in den letzten Stunden ihres Lebens radierten Zinkplatten.

Es war so weit. Die Mutter war sehr alt und hatte das 86. Lebensjahr erreicht. Darmkrebs machte ihr schwer zu schaffen. Das Telegramm der Schwester kam rechtzeitig. Nicht wie damals, als der Vater plötzlich starb und ich zwei Tage drüben beim illegalen Überschreiten der Grenze im Gefängnis saß. Ich traf den Vater nur noch danach an. Bei der Mutter klappte es – trotz der Mauer, der vielen Kontrollen und des Novembernebels auf dem Frankfurter und Berliner Flugplatz (Abb. 3). Der alte Stuhl wackelte in seiner nicht durchstandenen Jugendstilverwirrung. Das Sterbezimmer ähnelte den Räumen, die uns Edvard Munch bei ähnlichen Begebenheiten schilderte. Der Fleck an der Decke war größer geworden. Die Mutter sagte immer in diesen mageren Jahren im Osten Berlins: „Die Handwerker waren immer noch nicht da". Jetzt

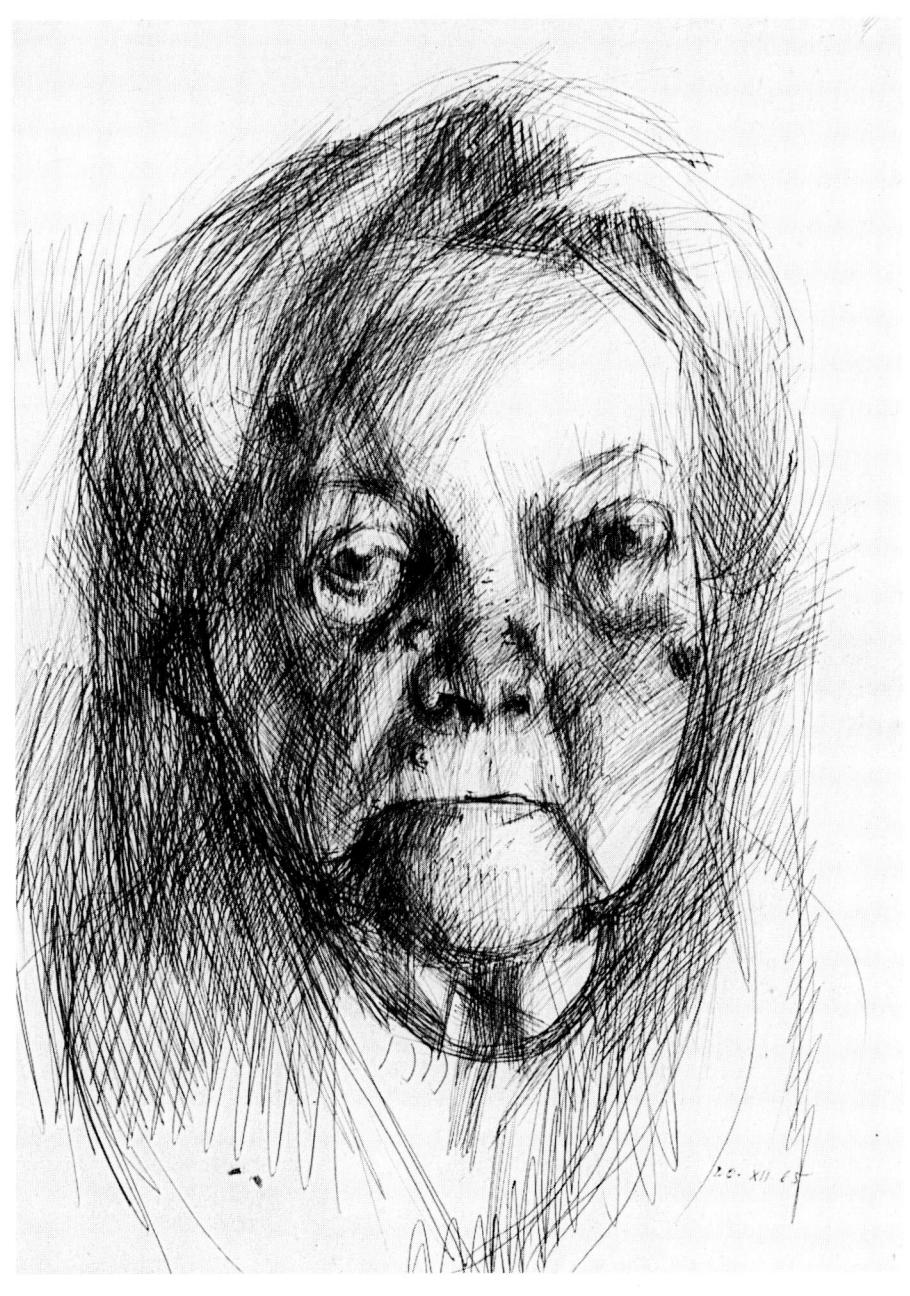

Abb. 1. Mutterbildnis 1965, Kugelschreiberzeichnung, Privatbesitz

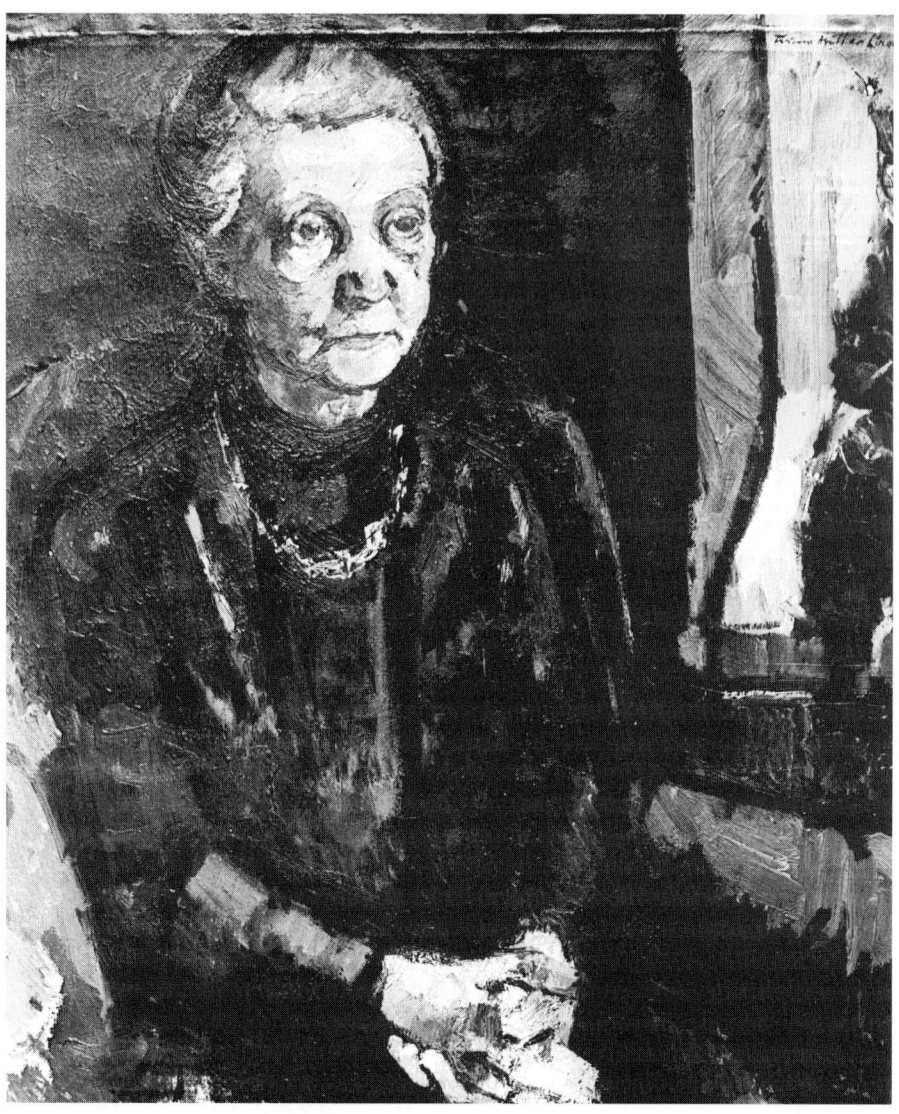

Abb. 2. Mutterbildnis 1950, Ölbild, Privatbesitz, Repr. in Hans Jürgen Imiela „Aquarelle und Zeichnungen von Bruno Müller-Linow", Peter-Presse 1972, Darmstadt, Ausgestellt Braunschweig, Berlin, München

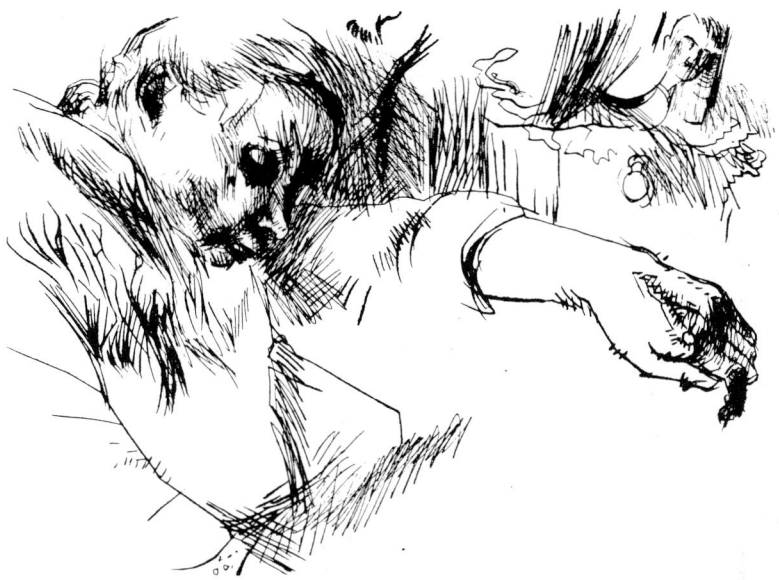

Abb. 3. Die letzten Stunden I, Kaltnadelradierung, Graph. Slg. Pommernstiftung Kiel, Ost-
deutsche Galerie, Regensburg Ausgestellt Gr. Münchener u. a.

glotzte dieser nasse und dunkle große Fleck an der Stubendecke auf ihr Lager.

   Das Bett hatte die Schwester wegen des Praktischen bei der Pflege mitten
ins Zimmer gestellt. Die schützende und tröstende Wand war durch das große
Kopfende verstellt. Auf dem nach vorn gerückten Nachttisch stand das Nacht-
tischlämpchen, das auf meinem letzten radierten Blatt wichtig wird. Kissen
müssen die tröstende Wand ersetzen, kühlende, große Kissen, die uns trösten,
wenn der Schlaf nicht kommen will (Abb. 4). Aus dem Abstand der Jahre heraus scheint mir die Szene des Abwendens zu fehlen, die wie ein Zeichen des Todes sichtbar wird, wenn der Schmerz und das Weggetretensein endgültig ist.
Sie schien zu schlafen. Das Gesicht war durch Medikamente und Schmerzen
gerötet. Die Schwester gab ihr den Cognac nicht, nach dem sie murmelnd verlangte. Ihre Hände formten sich wieder zum Gebet und verkrampften sich in
den großen Kissen. Wie oft haben wir Kinder uns über die viel zu großen Pa-
radekissen der Eltern mokiert. Plötzlich wird in der Todesstunde das Parade-
kissen mit seiner Stickerei zu einer Art Gloriole um das abgesunkene Haupt.
Als der Pfarrer kam, nahm sie ihn nicht mehr wahr. Ihr Kopf wurde faltenlo-
ser, und die Haut straffte sich glänzend und die schöne Form betonend. So war
es immer bei Brancusi, wenn er seinen Köpfen die Zeichen setzte, die Anfang,
Beginnen und Frühe vereinten. So spürte Manzu beim Kopfmodellieren der

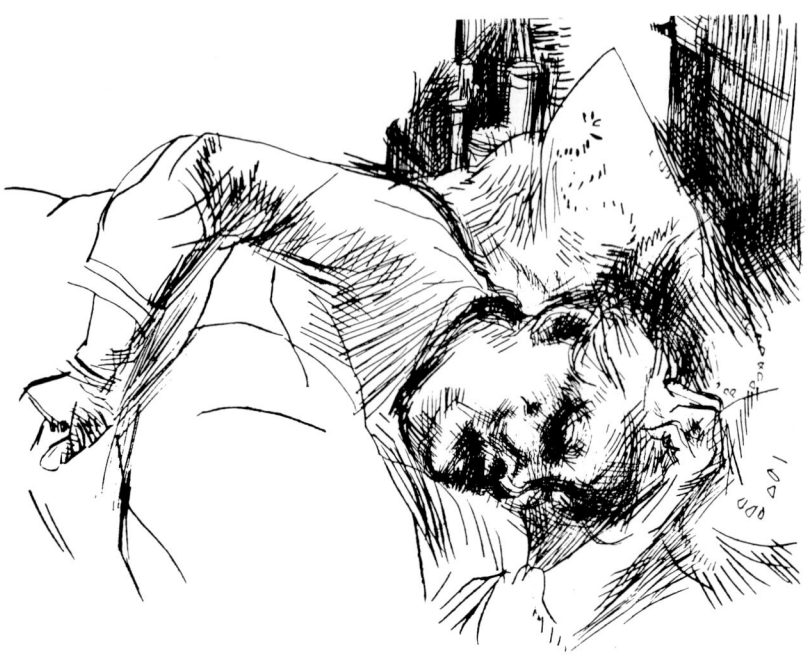

Abb. 4. Die letzten Stunden II, Kaltnadelradierung, Graph. Slg. Pommernstiftung Kiel, Ost-deutsche Galerie, Regensburg Ausgestellt Gr. Münchener u. a.

geheimen Geometrie nach, die uns in den letzten Stunden des Todes plötzlich so stark in ihrer optischen Intensität überfällt. Die große Stunde des Sichtbar-machens naht. Wie ein Engel schwebt dieser Zustand durch das Sterbezimmer, und der Kopf der Mutter wird engelgleich. Wer die Maske des Todes abzuneh-men versteht, in den ersten Stunden nach dem Tode, vermag oft noch einen Hauch dieser begnadeten Macht der endgültigen Stille zu bannen.

Die Zinkspäne stieben auf die durchwühlten Kissen. Am Sterbebett der Mutter sitzt da nun der Sohn, kaltschnäuzig mit dem Diamanten und Widia-stahl an seiner Radierplatte beschäftigt. Beim Kratzen kommen die Erzählun-gen von der Jugend der Mutter auf. Sie stand da, auf einem alten Foto auffind-bar, in ihrem selbstgeschneiderten Staatskleid. Mein Vater, der Wachtmeister im Kürassierregiment wartete draußen, die Regimentskapelle spielte den Ho-henfriedberger. Diese heitere und liebenswerte Gestalt habe ich als Selma für eine suspekte Seefahrergeschichte, die 1977 bei Christians in Hamburg er-schien, benutzt. „Wie kannst du bloß so ein Flegel sein und mich im Hippo-drom reiten lassen?" (Abb. 5).

War ich nicht auch jetzt respektlos, angesichts ihrer letzten Stunden – wie damals beim toten Vater im Sarg auf dem Wedding. Jetzt sackt ihr Körper im-

530

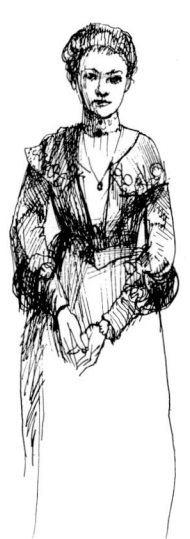

Abb. 5. Selma, Kugelschreiberzeichnung, Illustration zu „Heckwasser und Bugwelle" von L.H. Lorenz, Verlag Christian Hamburg, Slg. Tamm, Darmstadt

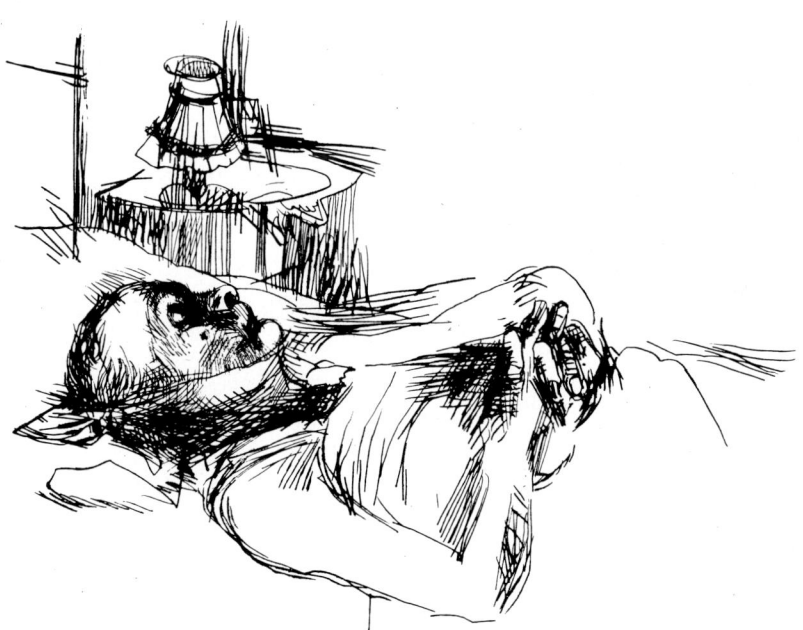

Abb. 6. Die tote Mutter, Kaltnadelradierung 1969, s. o. u. a. Sammlung Prof. Dr. Jansen, Galerie Fach, Frankfurt am Main

531

mer mehr in die Kissen. Sie hat es mit dem Atmen immer schwerer. Kein durchbohrender, abwägender Richterblick mehr wie am Vortage. Dort oben im Norden von Berlin. Unweit vom Schloß in Niederschönhausen, wo Friedrich seine ungeliebte Frau ausquartiert hatte. Der Todesstreifen, die Mauer und das Grab des Vaters waren ganz in der Nähe.

Als ich am Morgen des 11. Novembers 1969 bei meiner Schwester schellte, sagte sie nur: „Heute früh um 6 Uhr". Da lag sie nun (Abb. 6). Klein und zerbrechlich. Wie schmächtig war sie doch, als wir das Linnentuch um sie wickelten. Sie lag da – in ihrer Würde – wunderbar! Auch diese letzte Stunde war für mich ein Lob der Schöpfung. Selbst wenn der Kiefer ihr herunterrutschte und die Binde nicht sitzen wollte. Ich zog sie an und bemerkte zum ersten Male in meinem Leben, wie ihr Schädel hart und unnachgiebig war.

Literatur

1. Brüschweiler, J.(Hrsg), Ein Maler vor Liebe und Tod. Ferdinand Hodler und Valentine Godé-Darel. Ein Werkzyklus 1908–1915. Katalog, Kunsthaus Zürich, Zürich 1976
2. Kaus, M., Turu, Krankheit und Tod, ein Zyklus von 1942–1944. Ausstellung zum Gedenken an den 90. Geburtstag des Künstlers, Brücke-Museum Berlin 1981

Der böse Tod
Menschliche Gewalt und Grausamkeit
in der Kunst und im Leben

Klaus Wolbert, Darmstadt

Eine der sozialgeschichtlich folgenreichsten Grundannahmen der Todesreflektion in der Antike wie im Christentum war der Gedanke, daß das Todesschicksal für alle Menschen, gleich welchen Standes und welchen Verdienstes, in ein und derselben Weise vorgegeben sei. Die Ungleichheit im diesseitigen Leben wird jener Aussage zufolge ausgeglichen durch die Gleichheit vor dem Tode und durch die gleiche Todesverfallenheit: „Pallida mors aequo pulsat pede pauperum tabernas regumque turres" (Der bleiche Tod pocht mit gleichem Gebein an die Hütten der Armen wie an die Türme der Könige) schrieb Horaz und gab damit metaphorisch zum Ausdruck, daß der Tod alles ausgleicht (mors omnia aequat), daß er völlig unterschiedslos jeden Menschen überfällt und entseelt.

Dieser Formulierung des Todesgedankens wurde schon bald widersprochen: Die unabweisliche Tatsache des körperlichen Dahinscheidens und die Erkenntnis der überindividuellen Gemeinsamkeit dieses Vorganges aus medizinischer Sicht war jenen Menschen ein Problem, die mit dem Anspruch absoluter Singularität auftraten und die auch in der Gewißheit des gleichen Todes keine Gewähr dafür sehen wollten, daß alle Menschen gleich seien.

Gegen die gleichmachende Tendenz der Todesinterpretation in den mittelalterlichen Totentänzen wandten sich zuerst die Standesaristokraten und dann die Geistesaristokraten. Diese – historisch zuerst vertreten durch die Humanisten des Renaissancezeitalters – betonten die Ungleichheit der Individuen gerade vor dem gedanklichen Hintergrund des eigenen Absterbens. Jene humanistisch sublime Todesreflektion vertrat beispielhaft Erasmus von Rotterdam (1467–1536). Sein Nachdenken über die Endlichkeit des körperlichen Seins mündete in die exklusive Aussage, daß er zwar als Person sterblich sei, daß er aber in seiner höheren und eigentlichen Existenzform als Intellektueller Unsterblichkeit beanspruchen dürfe. Dementsprechend rangierte auch die materiell gegenwärtige körperliche Erscheinung weit unterhalb der immateriellen Sphäre des Ingeniums, der Leib war lediglich die „theca animi", d. h. vergänglicher Träger des Geistes, dieser, die „imago mentis", repräsentierte die wahre und dauernde Identität der Persönlichkeit.

Zwischen diesen beiden Polen der Todesinterpretation, der Gleichheit vor dem Tode auf der einen Seite und dem Anspruch auf Ungleichheit auch über das gemeinsame Schicksal der Endlichkeit hinaus auf der anderen Seite, steht die Einsicht, daß der Zugriff des Todes für jedes Individuum in gänzlich unterschiedlicher Form eintreten kann. Der Tod verübt sein Werk in wechselnden Masken. Seine jeweilige Mimikri bestimmt die Art seines Zugriffs, ob er den Menschen in versöhnlicher oder strafender, in friedlicher oder aggressiver Weise begegnet. Die Umstände, welche das Kommen des Todes begleiten, sind jeweils anders geartet, die Situation, in der das Sterben sich vollzieht, ist entscheidend dafür, wie das Todesschicksal erlebt wird, ob dieses als unabdingbares Geschehen in ruhiger Erwartung hingenommen wird oder aber ob es erduldet, erlitten, mit angstvollem Schrecken erfahren wird. Der Tod kann als Freund und Gevatter, als vertrauter Gast ins Leben treten, er erscheint als heimtückischer Blender ebenso wie als gerechter Richter: er ist einmal der gütige Erlöser aus dem irdischen Jammertal und ein andermal der unbarmherzige Erwürger und Mörder, er kann sich behutsam und langsam nähern oder unversehens zuschlagen.

Unter all den Masken, in die der Tod sich auch kleiden mag, ist eine, deren Erscheinen panisches Entsetzen, bodenlose Furcht und auswegslose Angst verbreitet. Dies ist jener Tod, der im Gefolge menschlicher Gewaltausübung, Grausamkeit und bestialischen Vernichtungstriebes auftritt. Der schlimmste Tod ist jener, den Menschen durch Menschen erleiden müssen, sei es durch Krieg, Folter, Mord und Sadismus. Die Verkleidungen dieses Todes sind die des teuflischen Generals, des gnadenlosen Folterknechts, der brutalen Soldateska, des mörderischen KZ-Schergen und des mitleidlosen Experimentators, der technokratisch, mit wissenschaftlicher Korrektheit sich menschenverachtend am Leben anderer vergreift. Alle diese Masken zeigen den Tod in seiner entsetzlichsten Gestalt, in der Gestalt des „bösen Todes". Furchtbar sind die Wunden, die dieser Tod schlägt; er peinigt Körper und Seele, Blut und Tränen sind seine Begleiterscheinungen.

Auch für diese inhumane Form des Sterbens haben das Christentum und die christliche Kunst zuerst gültige Formulierungen gefunden: In der Gestalt des geschundenen, ans Kreuz geschlagenen Christus (Abb. 1) wurde in der Religion des Abendlandes ein Sinnbild für menschliches Leiden geschaffen, wie es so in keinem anderen Kulturkreis anzutreffen ist. Diese Erhebung eines qualvoll Gekreuzigten zu höchster sakraler Würde, zu göttlicher Hoheit, gehört zu den eindrucksvollsten und erstaunlichsten Tatsachen der Weltgeschichte, denn die Sakralisierung eines gemarterten und getöteten menschlichen Leibes war zu Beginn keineswegs selbstverständlich. Für die Zeitgenossen der Apostel waren Menschen, die zum Kreuzestod verurteilt worden waren, politische Verbrecher, Mörder oder Sklaven. Die Behauptung, daß ein solcher Herr und Retter für die Menschen sein könne, das erschien ihnen widersinnig. „Paulus nannte den gekreuzigten Christus einen Skandal für die Juden, d. h. eine Ver-

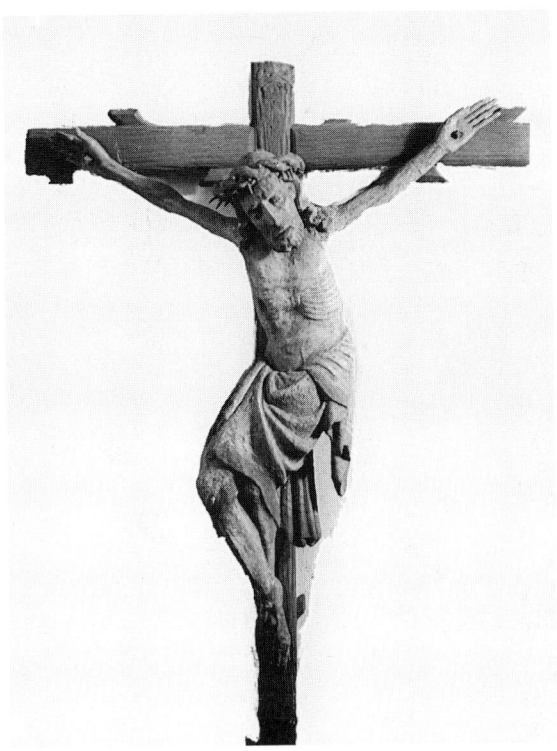

Abb. 1. Christus am Astkreuz, Nordhessen, um 1380, Linden- und Tannenholz, Hess. Landesmuseum Darmstadt

höhnung ihrer messianischen Hoffnungen und eine Torheit für die Griechen (I. Kor. I, 18.23)" (Leipoldt und Grundmann, 13, S 444).

Es dauerte daher noch Jahrhunderte, bis in der christlichen Kunst der Gekreuzigte mit allen Anzeichen der Qual, der Verwundung und des Todes dargestellt wurde. Erst im 12., 13. und 14. Jahrhundert, in den Zeiten einer emphatischen Leidensmystik, entstand das Bild des blutüberströmten, toten Christus am Kreuz mit der Dornenkrone, Seitenwunde und den durchbohrten Händen und Füßen. Für die abendländische Kunst gestaltete sich damit eine entscheidende Aufgabe heraus: Im Bestreben, der „imitatio Christi" (Abb. 2) ein anschauliches Vorbild zu geben, an dessen Anblick sich die „compassio" affektiv entzünden konnte, schufen mittelalterliche Künstler die wohl eindrucksvollsten Darstellungen der Pein und Todesqual. Für die Entwicklung einer Ikonographie des Leidens- und Todesbildes war dies ein wichtiger Schritt. Die Realistik der Zurschaustellung eines von Menschen entsetzlich zugerichteten Körpers erreichte einen ersten Höhepunkt, ein drastischer Objekt- und Erlebnisverismus kennzeichnet das Christusbild des Spätmittelalters.

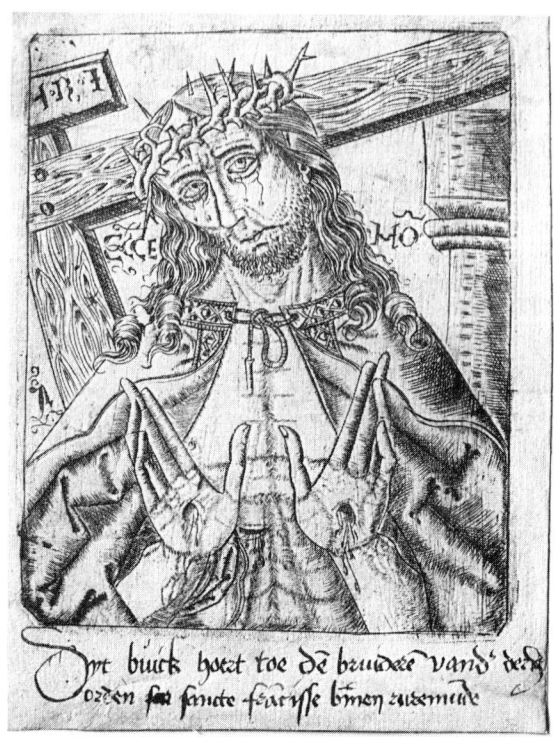

Abb. 2. Monogrannist A, „Gregorianischer Schmerzensmann" (Imago Pietatis), nach einem Kupferstich des Israel von Meckenem, Niederdeutschland um 1500, Kupferstich, Hess. Landesmuseum Darmstadt

In diesem Zusammenhang sind auch die vielfältigen Martyrien der Heiligen zu sehen (Abb. 3). Die Heiligenlegenden sind geradezu eine Chronik des „bösen Todes". Sie vermitteln in schauerlichen Darlegungen Beispiele der satanischen Erfindungsfähigkeit von Menschen, die andere Menschen unter Schmerzen und Qualen zugrunde schinden.

Gewiß waren die christliche Kunst und deren Leidens- und Todesikonographie grundlegende Quellen für die Beschäftigung von bildenden Künstlern mit den Schrecknissen des „bösen Todes". Nur richtete sich in den folgenden Zeitaltern der Kriege, der Revolutionen und der Gewaltherrschaften das künstlerische Augenmerk mehr und mehr auf die innerweltliche Passion. Schon Albrecht Dürers Holzschnitt „Die vier apokalyptischen Reiter" von 1511 (Abb. 4) ist nicht nur als eine Illustration der Apokalypse des Johannes zu betrachten, vielmehr ist er eine bildhafte Vergegenwärtigung irdischer Kriegsverhängnisse.

Die Aktualität eines Krieges und das Wüten einer enthemmten Soldateska hat als einer der ersten der große lothringische Graphiker Jaques Callot (1592–

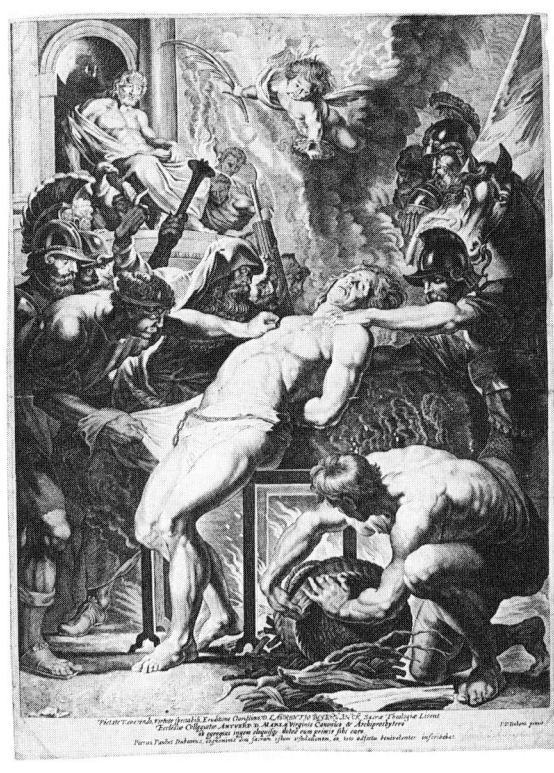

Abb. 3. Lúcas Vorsterman,
Martyrium des Hl. Laurentius
(nach P. P. Rubens), 1. Hälfte
17. Jh., Kupferstich, Hess.
Landesmuseum Darmstadt

1635) künstlerisch umgesetzt (Abb. 5). In zwei Radierfolgen, den „Kleinen Plagen des Krieges" von 1630 und den „Großen Plagen des Krieges" von 1633,
reagierte Callot auf die Auswirkungen von Kriegen, wobei er vor allem in den
„Großen Plagen" kritisch Stellung nahm zu dem kriegerischen Überfall Lud-
wigs XIII. auf Lothringen. Er schuf damit nicht nur großartige künstlerische
Belege für die Auseinandersetzung mit der menschlichen Grausamkeit, sondern zeigte auch, daß ein Graphiker sein Medium als eine Möglichkeit persönlicher kritischer Stellungnahme zu aktuellen Problemen einsetzen kann.

Eine neue Stufe der Betroffenheit eines Künstlers angesichts des Schrecklichen, das Menschen von Menschen zugefügt wird, erreichte Francisco Goya
(1746–1828). Seine „Desastres de la Gúerra" (Abb. 6), eine Folge von 85
druckgraphischen Blättern in Radier-, Aquatinta- und Kaltnadeltechnik vermitteln eine bis dahin nicht gesehene emotionale Teilnahme eines Künstlers an
den Greueln eines Krieges. Zwar kannte Goya mit Sicherheit die „Plagen des
Krieges" von Callot. In manchen Details seiner Auffassung ist dessen Vorbild
zu entdecken; dennoch in der Eindringlichkeit des Mitleidens, in der Emotio-

537

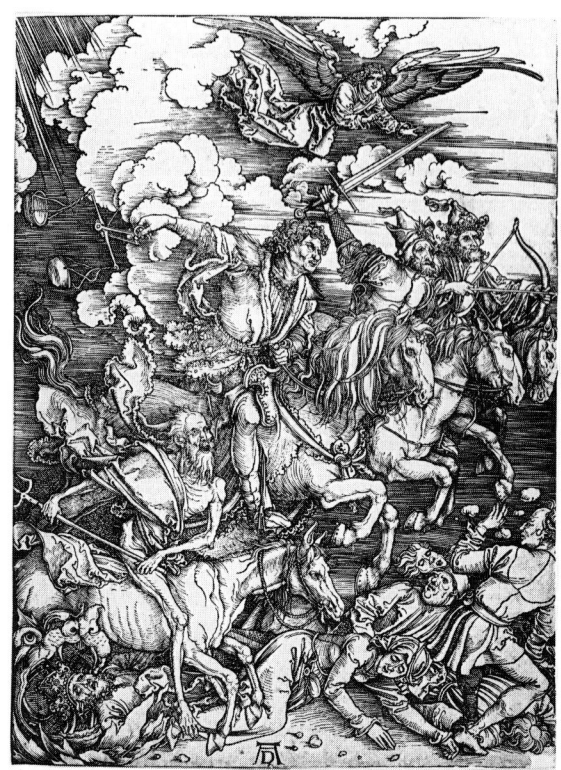

Abb. 4. Albrecht Dürer, Die Apokalyptischen Reiter, 1511, Holzschnitt, Hessisches Landesmuseum Darmstadt

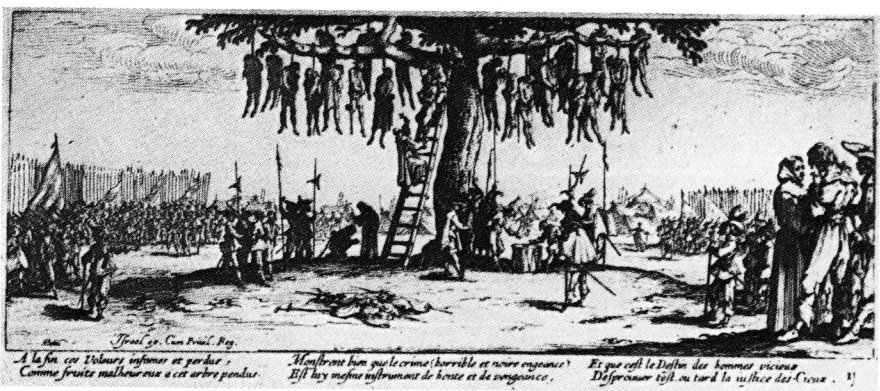

Abb. 5. Jacques Callot, Die Gehenkten, Blatt 11 aus der Folge: Misèrers de la guerre, 1633, Radierung

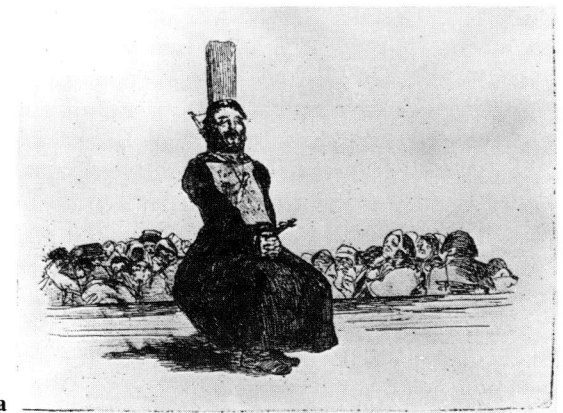

a

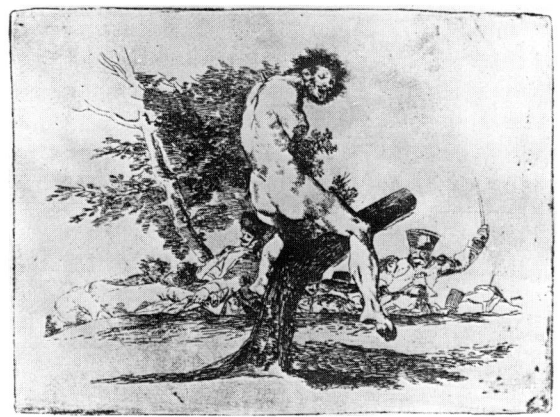

b

Abb. 6. Francisco Goya, a) Por una navaja (Wegen eines Messers), 1810/20, Kaltnadelradierung; b) Esto es peor (Das ist schlimmer), Radierung und Lavis mit Kreide. Beide Blätter: Staatliche Museen. Stiftung preußischer Kulturbesitz. Kupferstichkabinett, Berlin

nalität seiner Anklage, in der drastischen Schockwirkung seiner Szenen und in der expressiven Schilderung unsäglicher Bestialität hat Goya die Möglichkeit der Kritik um eine ganze Skala erweitert. Seine graphischen Darstellungen sind Protokolle der Ereignisse ebenso wie sie aufwühlende, agitatorische Appelle an das Mitgefühl sind.

Die historische Ausgangssituation für die „Desastres" bildete der Krieg zwischen Spanien und Frankreich, der zwischen 1808 und 1813 mit ungewöhnlicher Grausamkeit geführt wurde. Man geht davon aus, daß Goya seine ersten erschütternden Eindrücke auf einer Reise von Madrid nach Zaragoza gewonnen hatte, wohin er 1808 von General Palafox gerufen wurde, damit er die vom Krieg zerstörten Gebäude besichtige und den Mut der Bürger im Kampf gegen Napoleons Truppen in einem Gemälde festhalte. Ein solches Gemälde ist nicht überliefert; statt dessen begann Goya 1810 mit der Arbeit an den „Desastres", die er in einem Zeitraum von etwa zehn Jahren vollendete. Goya durchmaß in dieser Radierfolge das Elend der Menschheit in seiner ganzen Tiefe; kaum zuvor waren Szenen der Vergewaltigung, der Verstümmelung und Tötung, der Hinrichtung und Folterung, der Barbarei und Grausamkeit, der Angst und Trauer in ähnlich packender Form wiedergegeben worden. Die Folge ist zu Lebzeiten Goyas nicht mehr erschienen, erst 1863 wurde sie von der Academia de San Fernando herausgegeben.

Goyas Leistung blieb lange singulär. Kaum ein anderer Künstler des 19. Jahrhunderts, der sich mit dem menschlichen Leiden in Kriegen und Revolutionen auseinandersetzte, gewann eine ähnliche Intensität des Engagements.

Einer bedeutenden Künstlerin gebührt der Ruhm, das Instrumentarium der Druckgraphik erneut für humane Aussagen benutzt zu haben. Käthe Kollwitz (1867–1945), eine Künstlerin, die nicht nur in ihrem Werk, sondern auch ihren Lebensidealen für die Erlösung der Unterdrückten aus irdischer Not und für die Befreiung der sozial Benachteiligten eintrat, versuchte mit den Mitteln ihrer Kunst aufzurütteln und aufzuklären. Die Schülerin von Karl Stauffer-Bern erlernte von diesem virtuosen Graphiker schon früh den sicheren Umgang mit realistischen Techniken der Radierung. Im Verein mit ihrem grundsätzlichen Bekenntnis zum Realismus in der Kunst gelang es ihr, die Druckgraphik zu einem Medium realistischer Erfahrung und persönlicher Bekenntnisse zu machen.

Schon ihre frühen Arbeiten waren dem literarischen Naturalismus und der Solidarität mit den Erniedrigten verpflichtet: Durch eine Aufführung des Schauspiels „Die Weber" von Gerhart Hauptmann, die sie im Februar 1893 in Berlin sah, wurde sie zu einer eigenen Beschäftigung mit dem Schicksal der schlesischen Weber angeregt. In sechs radierten Blättern mit dem Titel „Ein Weberaufstand", die sie zwischen 1893 und 1898 schuf, entwickelte sie eine dramatische Handlung des revolutionären Geschehens vom Juni 1844, wobei sie persönlich eindeutig Stellung bezieht gemäß ihrer Aussage aus dem Tagebuch von 1916: „Nie hab ich eine Arbeit halb gemacht, sondern immer gewissermaßen mit meinem Blut. Das müssen die, die sie sehen, spüren".

Keinen Zweifel aber ließ Käthe Kollwitz daran, daß sie mit der Bearbeitung eines historischen Revolutionsthemas stets auch in ihrer eigenen Zeit „wirken" wollte. Dies gilt auch für den Zyklus „Bauernkrieg", den sie von 1903–1908 radierte und in dem sie Bezug nahm auf die Bauernunruhen von 1525. Angeregt durch die Lektüre der 1844 erschienenen „Geschichte des großen deutschen Bauernkrieges" von Wilhelm Zimmermann, schuf sie zunächst das Blatt „Losbruch", wobei sie die Erzählung von der sogenannten „Schwarzen Anna", einer Bäuerin, die das Bauernheer angeführt hatte, in ein dynamisches Bild umsetzte. Auf dieses Blatt hin erhielt sie von der „Verbindung für historische Kunst" den Auftrag, den Zyklus „Bauernkrieg" zu schaffen. Die Radierfolge besteht aus sieben Blättern. Sie schildert in exemplarischen Szenen

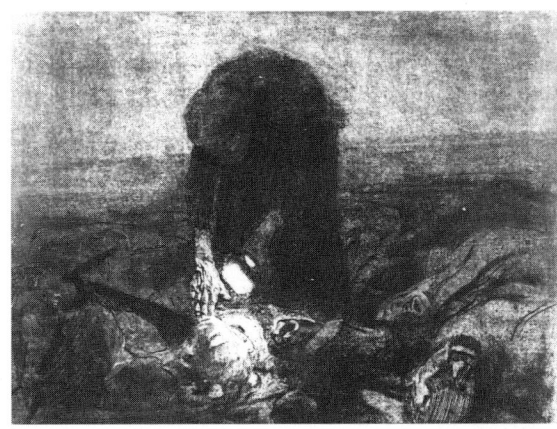

Abb. 7. Käthe Kollwitz,
„Schlachtfeld", 1907, Blatt 6
aus dem Zyklus „Bauernkrieg"

den Ablauf und das Ende des gescheiterten Bauernaufstandes. Wie stets in ihrem Werk geht es Käthe Kollwitz dabei vor allem um das Nachempfinden des unsäglichen Leids der Frauen und Mütter. In dem Blatt „Schlachtfeld" (Abb. 7), das sie 1907 als sechsten Druck der Folge gestaltete, gelang ihr ein Bild stummer Trauer von eindrucksvoller Beklemmung. Eine Frau, schwarzgekleidet und gebeugt von Gram und Alter, sucht unter den Erschlagenen auf einem Schlachtfeld ihren toten Sohn. Dunkel ist es um sie herum, nur der fahle Schein ihrer Laterne beleuchtet das Gesicht des Getöteten und ihre welke Hand, mit der sie das Antlitz ihres Sohnes berührt. Dieser Schmerz braucht nicht die Darstellung von sichtbaren Tränen und Jammergesten. Der klagende Ausdruck unstillbarer Trauer ist eingeschlossen in diese schwarz umflorte Silhouette der Frau.

Von einem gegensätzlichen Standpunkt hat Lovis Corinth (1858–1925) das Thema Revolution und menschliches Schicksal behandelt. Während Käthe Kollwitz stets Partei für die Aufständischen ergreift, sah Corinth in seiner 1894 radierten Szene „Marie Antoinette auf dem Wege zum Schafott" (Abb. 8) das bemitleidenswerte Ende einer einstmaligen Königin und kontrastierte diese mit der hemmungslosen Lust des aufgebrachten Mobs am Töten. Auf Marie Antoinette wartet der „böse Tod" in der Maske des Henkers, der das Fallbeil bedient.

Alle diese Thematisierungen des Todes durch menschliche Gewalt und Grausamkeit sollten jedoch noch übertroffen werden durch das, was die Realität der Geschichte des 20. Jahrhunderts an Greueln brachte. 1914 begann der 1. Weltkrieg. In seinen Grabenkämpfen und Materialschlachten brach ein Inferno hervor, wie es so von Menschen niemals zuvor zu ertragen war. Der Schrecken dieses Krieges, das Ausmaß seiner Vernichtungsenergie, das Unbeschreibliche der Opfer und Martyrien, welche die Soldaten in den Schützengrä-

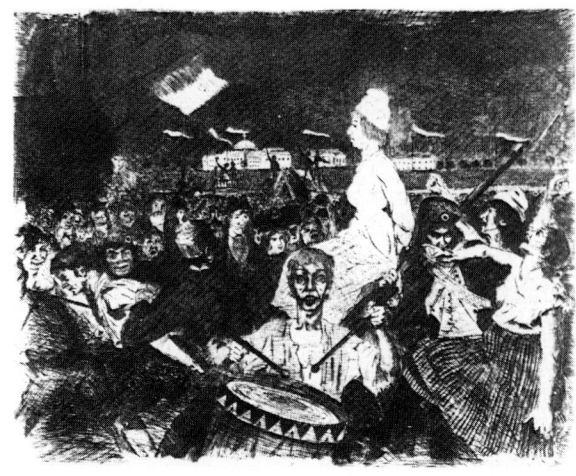

Abb. 8. Lovis Corinth, Marie Antoinette auf dem Wege zum Schafott, 1894, Kaltnadelradierung

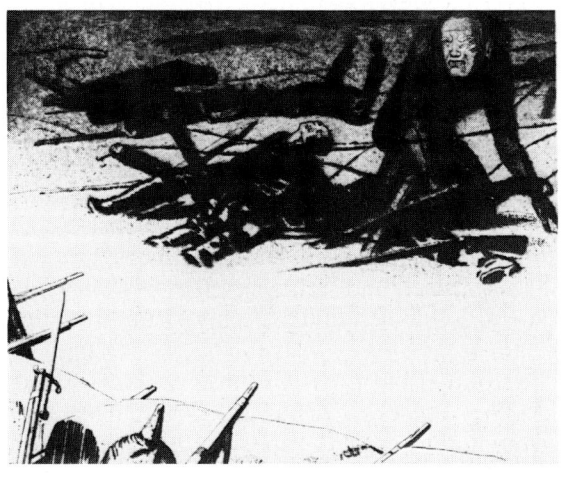

Abb. 9. Erich Erler, Ohnmächtiger Haß, 1915, Lithographie aus der Folge „Krieg"

ben erleiden mußten, dies waren schockhafte, traumatische Erlebnisse für jeden Beteiligten, vor allem aber für Künstler. Kein Krieg zuvor hat sich so in Angstträumen niedergeschlagen wie der 1. Weltkrieg, kein Krieg zuvor wurde jemals so umfassend von einer ganzen Künstlergeneration in Bildern verarbeitet. Die späten Expressionisten der zwanziger Jahre entluden ihre Ängste ebenso in Bildern des Krieges wie die kritischen Realisten. Sie alle schilderten diesen Krieg als ein apokalyptisches Geschehen, das jede menschliche Vorstellungskraft weit übertraf.

„Ohnmächtiger Haß" (Abb. 9) trieb die Gegner an, wie eine Radierung von Erich Erler (1870–1946) aus den Kriegsjahren 1914/18 zeigt, in der alles

542

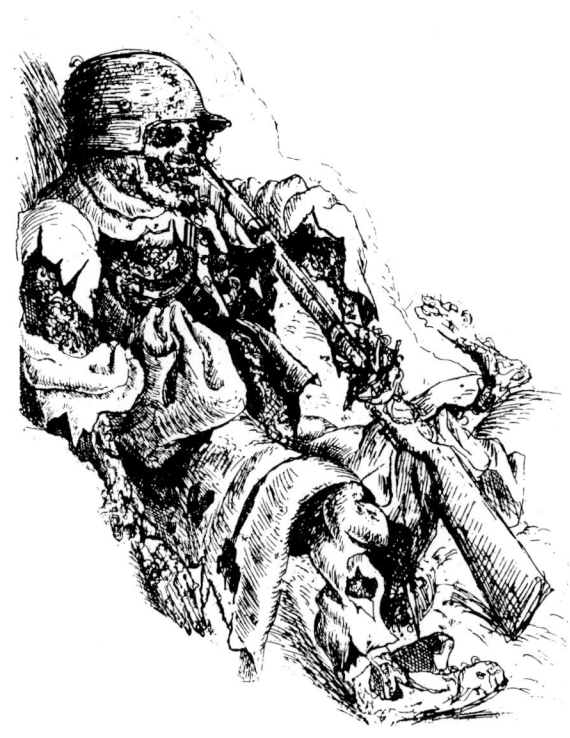

Menschliche negiert wird und allein eine kreatürliche Aggressivität zurückbleibt: In der Szene werden Franktireurs von deutschen Soldaten erschossen (aus der Radierfolge „Krieg", Leipzig 1915).

Kein Chronist des 1. Weltkrieges aber hat mit solchem Entsetzen reagiert wie Otto Dix (1891–1969), der zunächst 1914 wie viele seiner gleichaltrigen Zeitgenossen den Beginn des Krieges als ein befreiendes, aufregendes Ereignis empfand. Nietzsches „Umwertung aller Werte" schien endlich Wirklichkeit zu werden, „das Erlebnis des in Urzustände zurückgefallenen Menschen" (Conzelmann, 2, S 67) stand Dix als ein Abenteuer bevor. Das „Stahlbad" wollte er erleben, den Rausch des Sturmgewitters erfahren. Als nüchterner Beobachter wollte Dix in den Krieg ziehen, Angst kannte er nicht, Empfindsamkeit beim Anblick des Schrecklichen war ihm weitestgehend fremd; „in seiner vitalen Nüchternheit kalkuliert er, auf der Suche nach dem Abgründigen, von Anfang an alles Schreckliche und Scheußliche des Krieges mit ein" (Conzelmann, 2, S 68).

Diese Grundeinstellungen haben Dix befähigt, den Albtraum des Krieges schonungslos in Erscheinung treten zu lassen: Sein protokollarischer Sinn, mit

543

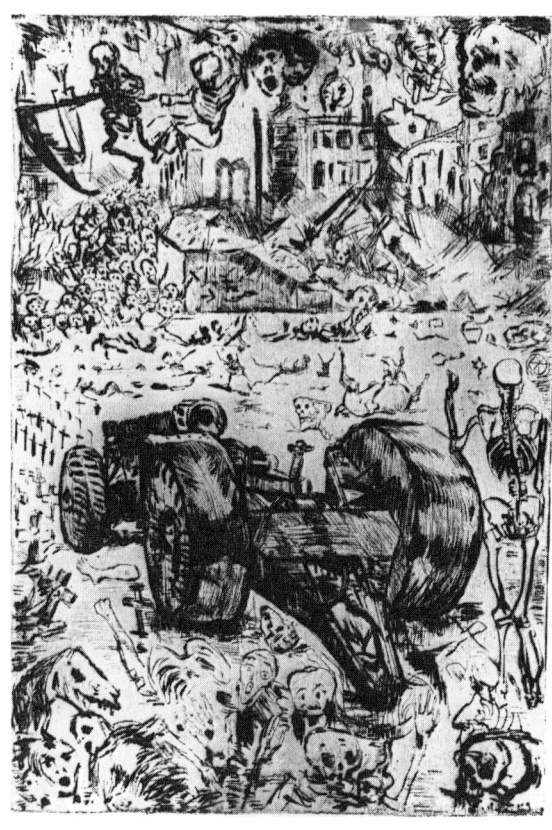

Abb. 11. Ernst Hassebrauk,
Tod auf den Elbwiesen, 1947/
49, Kaltnadelradierung

dem er selbst die widerwärtigsten Eindrücke speicherte, und seine von Nietzsche beeinflußte Lust am Untergang. Das Morbide, Verweste, Verstümmelte,
Zerfetzte waren für Dix Zeichen eines neuen Zeitalters, einer epochalen Katastrophe, einer dramatischen Götterdämmerung.

Die Erinnerungen an diese Erlebnisse aber haben Dix noch jahrelang nach
dem Ende des Krieges beschäftigt; in Gemälden, Aquarellen, Zeichnungen
und Druckgraphiken imaginierte er immer wieder in den schauerlichsten Details das Szenarium des Schreckens. In der Radierung „Toter Sappenposten"
(Abb. 10) hat er ohne symbolische Überhöhung, gleichsam kommentarlos, den
Tod für sich selbst sprechen lassen (aus der Radierfolge „Der Krieg", 1924).

Was der 1. Weltkrieg auch an Schrecken gebracht hatte, 21 Jahre nach seinem Ende stürzte die Menschheit erneut in eine Katastrophe, die in ihrem Ausmaß alles bisherige übertraf. Aus den „Stahlgewittern" der Materialschlachten
ging nun der Bombenhagel hervor, in dem ganze Städte mit großen Teilen der
Bevölkerung untergingen. Das Deutsche Reich, regiert und beherrscht von der
NSDAP und einem menschenverachtenden „Führer", griff die Völker dieser

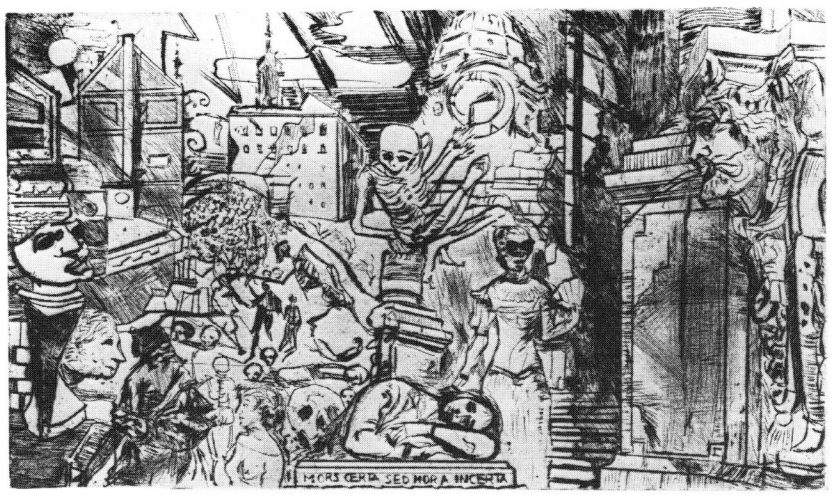
Abb. 12. Ernst Hassebrauk, Mors certa, sed hora incerta, 1947/49, Kaltnadelradierung

Welt mit aggressivem Zerstörungswillen an und wurde schließlich selbst angegriffen und vernichtet. Fürchterlich und maßlos schlug der „böse Tod" in diesem Krieg zu: 5 820 000 Tote forderte er von der deutschen Bevölkerung, 20 300 000 von der russischen, 4 520 000 von der polnischen und mehr als 20 000 000 von den anderen beteiligten Staaten (Haeberli, Sieber, Gruner, 6). Grausam waren die Schläge, die vor allem die Zivilbevölkerung zu erleiden hatte. Besonders schlimm traf es die Städte Hamburg und Dresden. „Ich habe den Untergang Hamburgs als Zuschauer erlebt", so beginnt der klassische Bericht von Erich Nossack über die Zerstörung seiner Heimatstadt Hamburg im November 1943 (16). „Tod im Luftangriff", so heißt der Titel eines Buches des Hamburger Pathologen Professor Dr. Siegfried Gräff (5), in dem er die Ergebnisse pathologisch-anatomischer Untersuchungen anläßlich der Luftangriffe auf Hamburg in den Jahren 1943–1945 niedergelegt hat. Gräff obduzierte die „Kellerleiche", die „Straßenleiche", die „Leiche bei Tod durch Luftstoß" und prägte aufgrund seiner Obduktionsbefunde den Begriff der „Bomben-Brand-Schrumpfleiche". In der letzten Kriegsphase traf es die herrliche Barockstadt Dresden (Irving, 8). Am 13. Februar 1945 warfen alliierte Flugzeuge 800 Spreng- und Brandbomben auf das „Elbflorenz" und machten die Stadt zu einer Trümmerwüste. Ernst Hassebrauck (1905–1974), ein Dresdner Künstler und einer der bedeutenden Realisten des 20. Jahrhunderts, hat seinem „Schmerz über die in Bombennächten geraubte Stadt" (Erhard Göbel zit. nach Hoffmann, 7, S 54) in einer Serie von Radierungen Ausdruck verliehen, die er „Dresdner Visionen" nannte. Die Blätter „Tod auf den Elbwiesen" und „Mors certa sed hora incerta" von 1947/49 sind bedrängende Imaginationen des Infernos von 1945 (Abb. 11 und 12).

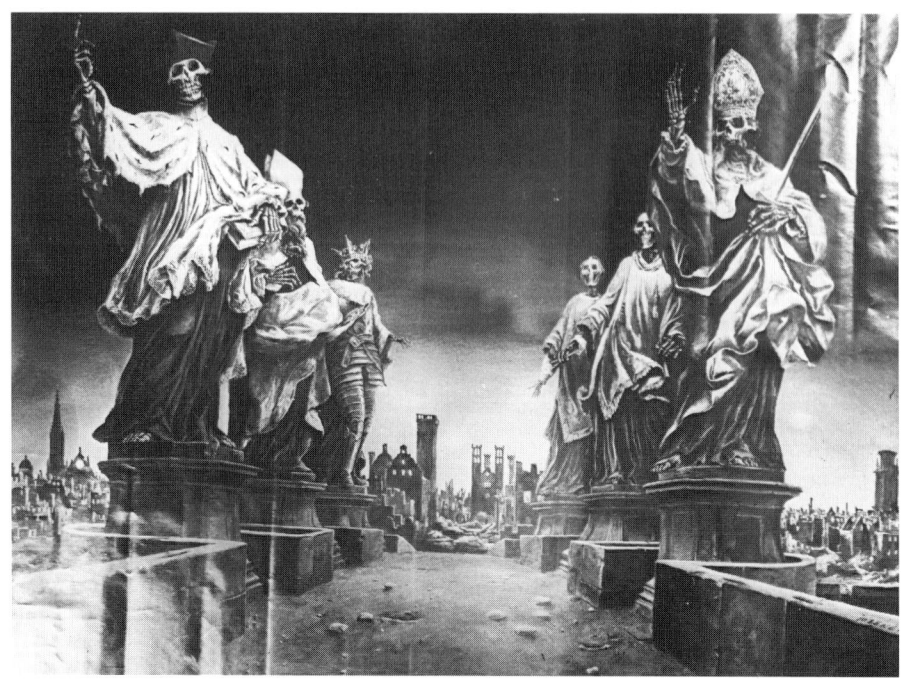

Abb. 13. Wolfgang Lenz, Nie wieder Krieg, 1970, Gemälde (Städtische Galerie Würzburg)

Ähnlich wie Dresden ging es auch anderen einst blühenden Städten in Deutschland. Zu ihnen gehört das traditionsreiche Würzburg: Noch 1970 hat der Würzburger Maler Wolfgang Lenz in einem kleinen Gemälde versucht, den apokalyptischen Schrecken der Zerstörung zu verarbeiten (Abb. 13). Die steinernen Heiligen auf der alten Mainbrücke sind skelettiert. Im Hintergrund ragen die ausgebrannten Ruinen des Domes und des Rathauses. Eine surreale Todesvision war Wirklichkeit geworden.

Das Unfaßbare aber zeigte sich in seiner unmenschlichsten Fratze erst nach Beendigung des 2. Weltkrieges, als die Menschheit sah, daß im NS-Deutschland und in den besetzten Gebieten der wohl größte Massenmord aller Zeiten mit Präzision und Berechnung durchgeführt worden war. Menschen wurden wegen ihrer Rasse systematisch vernichtet, sie wurden vergast, erschossen, mußten verhungern, oder sie wurden entmenschten Wissenschaftlern, Ärzten zumeist, für grausame Experimente ausgeliefert. Die Namen des „bösen Todes" lauten jetzt Eichmann, Mengele, Wirth und Höss, der Kommandant von Auschwitz, um nur einige von vielen zu nennen. Eugen Kogon hat in „Der SS-Staat" (9) zuerst über den grauenhaften kollektiven Tod in den deutschen Konzentrationslagern berichtet.

546

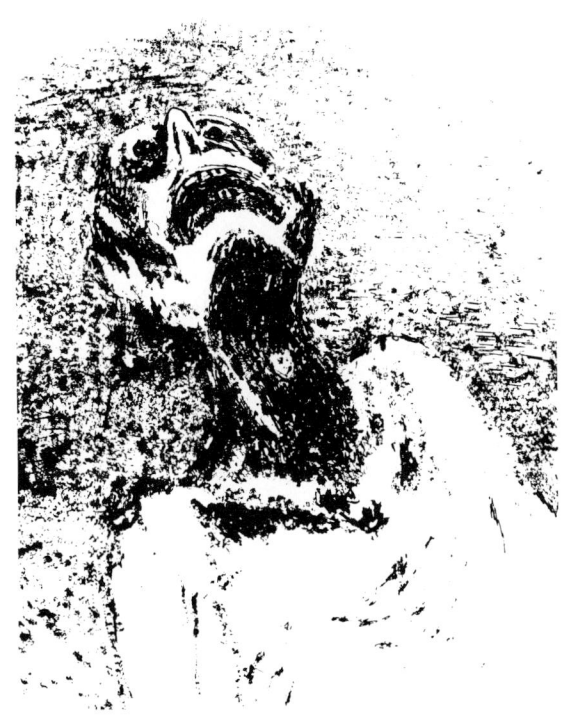

Abb. 14. Zoran Music, „Wir sind nicht die Letzten", 1970, Radierung (Vermis mou)

Eine künstlerische Bewältigung dieser Vorgänge, denen ungefähr 6 Millionen Juden zum Opfer gefallen sind, ist kaum denkbar und angemessen. Adornos Diktum, daß nach Auschwitz kein Gedicht mehr geschrieben werden könne, gilt auch für Bildende Kunst. Dennoch wurde die bildnerische Thematisierung von KZ-Motiven versucht, meist aber nicht von Überlebenden des Holocaust. Dieser Begriff "Holocaust" wird in neuester Zeit für den Nazi-Massenmord an den Juden gebraucht. Er bedeutet in der Heiligen Schrift „Brandopfer".

Zoran Music (1909, lebt in Paris), ein Künstler, der 1945 der Hölle von Dachau entronnen war, gehört zu den wenigen, die ihre Ängste in Darstellungen des Schreckens zu verdrängen suchen. Seine Zeichnungen von Kranken, Sterbenden und Toten sind von kaum zu ertragender Eindringlichkeit. Die Radierung „Wir sind nicht die Letzten" (Abb. 14) aus dem Jahre 1970 mahnt daran, daß das Unheil der Konzentrationslager stets zurückkommen kann.

Zoran Music ist ein Einzelgänger der italienischen Moderne von europäischem Rang (Krimmel, 1977). Das Werk dieses Malers des Todes wurde im Jahre 1977 auf der „Mathildenhöhe" in Darmstadt in einer repräsentativen Ausstellung gezeigt.

547

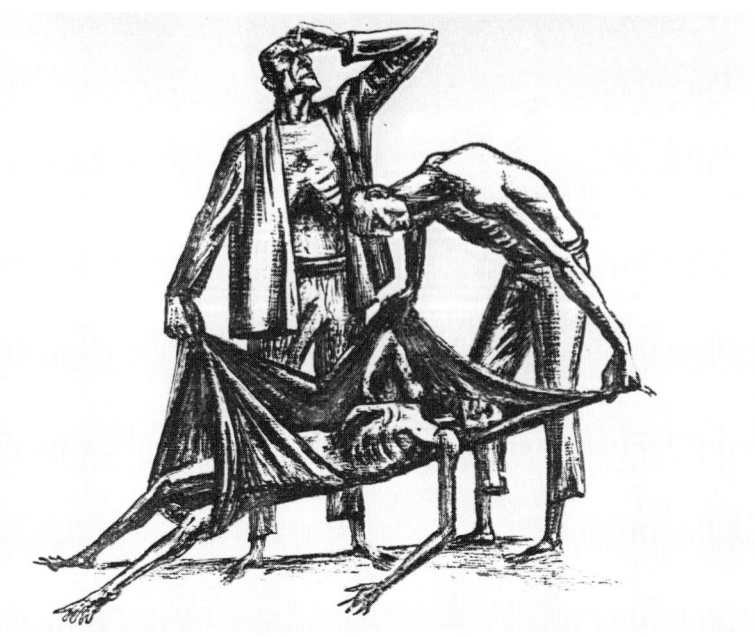

Abb. 15. Waldemar Grzimek „Sachsenhausen", 50er Jahre, Lithographie aus einem KZ-Zyklus, No. 6

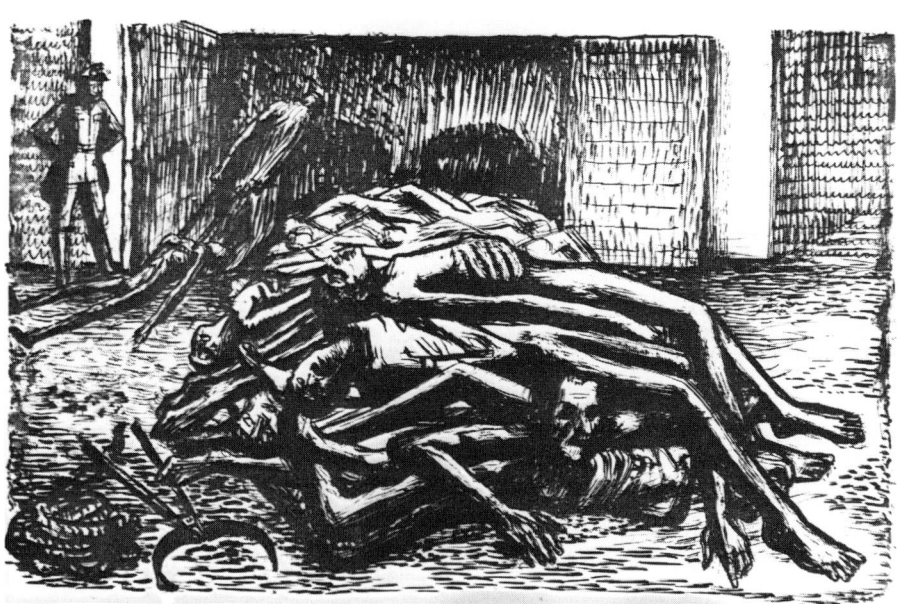

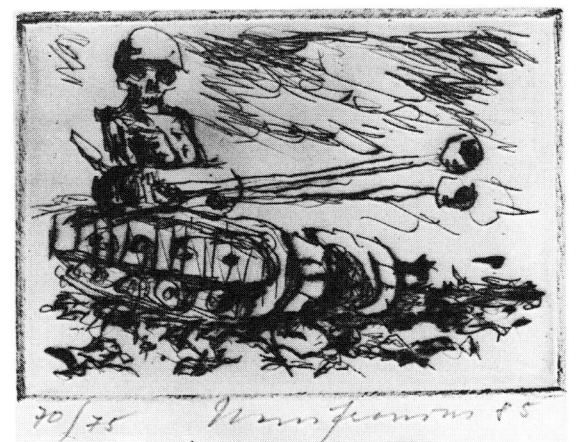

Abb. 17. Hans Fronius, „Tank", 1985, Kaltnadelradierung aus der Folge „Kleiner Totentanz"

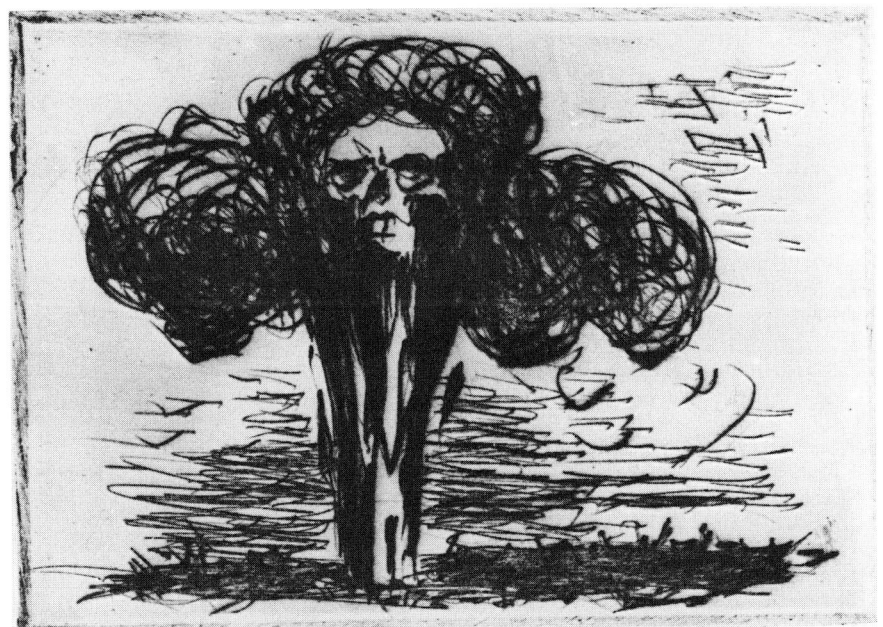

Abb. 18. Hans Fronius, Atombombe, 1985, Kaltnadelradierung aus der Folge „Kleiner Totentanz"

Abb. 16. Waldemar Grzimek, „Totenkammer", 50er Jahre, Lithographie aus einem KZ-Zyklus, No. 3

Die Versuche, in Mahnmälern das Gedenken an die NS-Greuel wachzuhalten, sind meist durch eine ohnmächtige Sprachlosigkeit angesichts des tatsächlichen Grauens gekennzeichnet. Die Studien zu einer Gedenkstätte in Sachsenhausen, die der Bildhauer Waldemar Grzimek (1918–1984) nach 1945 schuf, greifen zurück auf das christliche Motiv der Grablegung, oder aber sie beschwören die beklemmende, höllische Kerkerwelt (Abb. 15, 16). Die Lithographie hat den Titel „Totenkammer". Es ist das dritte Blatt aus einem KZ-Zyklus, welches der Künstler in den 50er Jahren geschaffen hat. Doch der menschliche „Geist" ist in der Lage, selbst diese Schrecken noch zu übertreffen. Hans Fronius (1903–1988), der sich immer wieder mit dem Tod in all seinen Masken (Abb. 17) beschäftigt hat, zeigt auch dessen letzte und endgültige Erscheinung: Der Atompilz, den er in seinen letzten Lebensjahren radierte, zeigt den „bösen Tod", der wie der Geist aus der Flasche zu einem gigantischen Dämon angewachsen ist (Abb. 18). Das Unheil, welches Menschen von Menschen zugefügt wird, ist individuell nicht mehr faßbar, es tritt hervor in einer Vernichtungskatastrophe, die über Individuen wie Völker unterschiedslos hinweggeht.

Literatur

1. Broszat, M. (Hrsg), Kommandant in Auschwitz. Autobiographische Aufzeichnungen des Rudolf Höss. Stuttgart 1963
2. Conzelmann, O., Der andere Dix. Stuttgart 1983
3. Fronius, Hans, (1987) Das druckgraphische Werk 1922–1987. Wien 1987
4. Goya, Francisco, Zeichnungen und Druckgraphik, Katalog Städtische Galerie im Städelschen Kunstinstitut, Frankfurt a. M. 1981
5. Gräff, S., Tod im Luftangriff. 2. Auflage, Hamburg 1955
6. Haeberli, W., Sieber, E., Gruner, E., Weltgeschichte des 20. Jahrhunderts. Zürich 1984 (darin S 162 die Kriegsverluste, Tabelle von Immisch)
7. Hoffmann, D., Ernst Hassebrauck, Leben und Werk. Stuttgart, Zürich 1981
8. Irving, D., Der Untergang Dresdens. Tatsachenbericht. München, Gütersloh, Wien 1977
9. Kogon, E., Der SS-Staat. Berlin 1945
10. Kollwitz, Käthe, Ein Leben in Selbstzeugnissen. Herausgegeben von Hans Kollwitz. Wiesbaden 1979
11. Kollwitz, Käthe, Katalog zur Ausstellung Käthe Kollwitz im Kunstverein Frankfurt, Frankfurt/M 1973
12. Krimmel, B., Zoran Music – ein Maler des Todes. In: Der Tod in Dichtung, Philosophie und Kunst. Herausgegeben von H. H. Jansen, 1. Auflage, Darmstadt 1978, S 144–150
13. Leipold, Grundmann, Umwelt des Urchristentums
14. Löffler, Fr., Ernst Hassebrauk. Staatl. Kunstsammlung Dresden
15. Music, Z., Malerei – Zeichnungen – Graphik. Katalog Mathildenhöhe Darmstadt. Darmstadt 1977
16. Nossack, E., Der Untergang (1943). In: „Dieser Andere". Herausgegeben von C. Schmid. Frankfurt a. M. 1976. Siehe auch die illustrierte Ausgabe mit Fotos von Erich Andres. Hamburg 1981
17. Roters, E., Der Bildhauer Waldemar Grzimek. Berlin 1979
18. Waetzoldt, W., Dürer und seine Zeit. Königsberg 1941

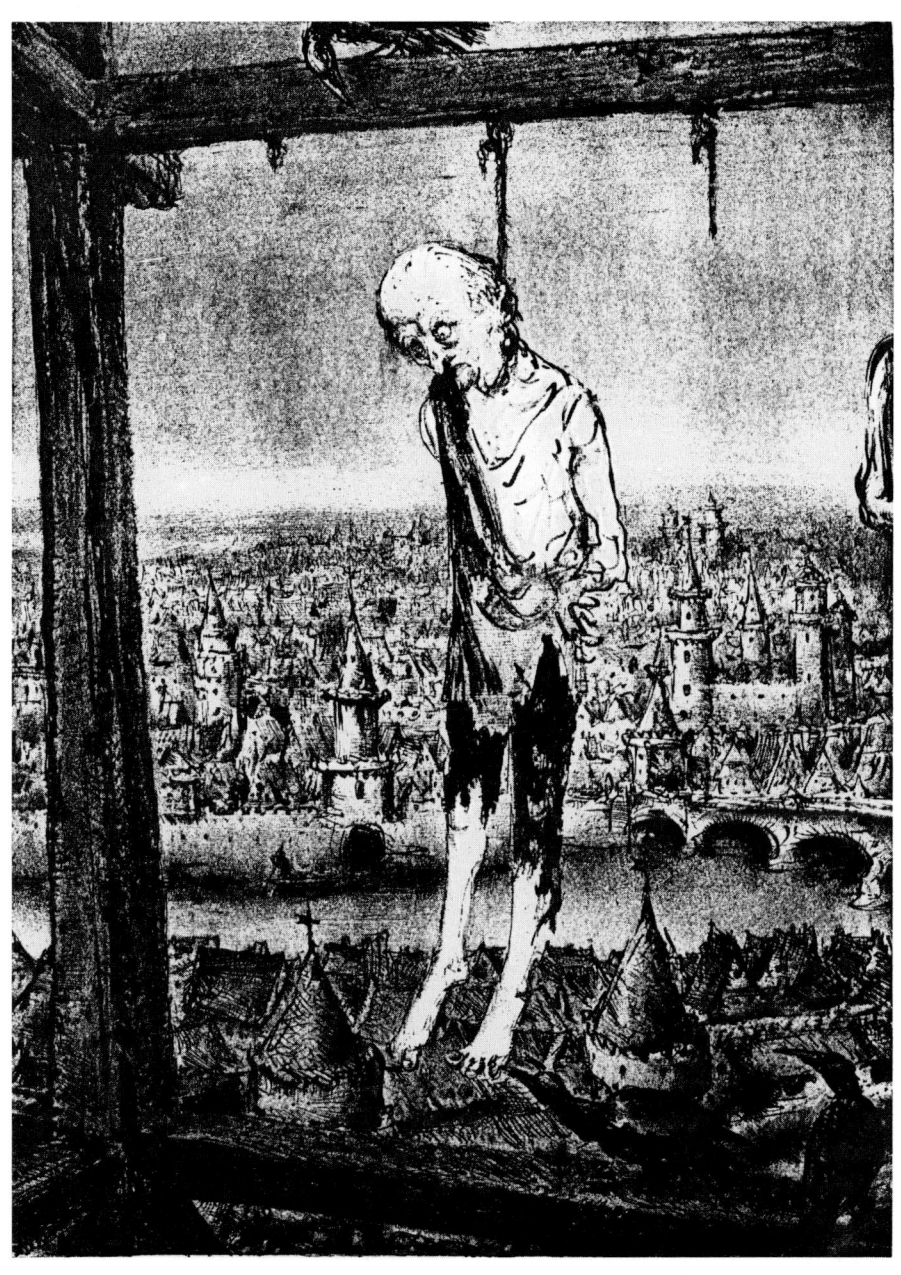

Andreas Paul Weber „Ballade von den Gehängten", 1963, getönte Lithographie

Todesbilder der Gegenwart

Friedrich-Wilhelm Kasten, Mannheim

Stat sua cuique dies.
           Vergil

Die Kunst reflektiert immer den Geist ihrer Zeit. Die Entmaterialisierung des Kunstobjektes in den letzten Jahrzehnten konnte nicht ohne Folgen bleiben. Nach einer Periode ebenso konzeptualistischer wie gegenstandsfreier und illusionsloser Kunst, in der sicherlich auch Momente der Identitätssuche und der Spurensicherung zu finden sind, ist Ende der siebziger Jahre ein Wiedererwachen der Malerei zu beobachten. Das Erzählerische, die Emotion wie das Engagierte sind wieder neuentdeckte Qualitäten einer Kunst, die unbeeindruckt von der Tradition wie auch im unvoreingenommenen Dialog mit ihr die form- und farbentleerte Bildwelt der letzten Jahre in einem gewaltigen Ausbruch von Farbe und Material untergehen ließ. Sicherlich war die Tradition der gegenständlichen Malerei nie ganz abgerissen, und einige wenige Künstlerpersönlichkeiten pflegten, vom öffentlichen Kunstbetrieb eher weniger beachtet, eine voll dem Leben und dem sinnlichen Tun verpflichtete Kunst, in der die traditionelle Metaphorik – wie etwa die vom Leben und vom Tode – im gleichnishaften Bild zeittypischer Erscheinungen weiter Bestand hatte.

Die Betrachtung beschränkt sich auf künstlerische Äußerungen zum Thema „Tod" aus dem Zeitraum der letzten zehn Jahre. Selbst auf die Gefahr hin, daß diese Setzung willkürlich erscheinen mag, läßt die Fülle des Materials kaum mehr als eine schlaglichtartige Hervorhebung einzelner weniger Beispiele zu. Ihre Auswahl ist ebenso subjektiv wie die Art und Weise der hier vorgenommenen Annäherung – die Repräsentanz für das Thema kann daher nur eine bedingte sein. Bestenfalls können Tendenzen der Auseinandersetzungen mit dem Thema „Tod" und seinen vielfältigen bildhaften Umsetzungen in der an unterschiedlichen Erscheinungsformen sicherlich nicht armen Gegenwartskunst aufgezeigt werden.

Mit der vor sechzig Jahren verfaßten Schrift „Das Unbehagen in der Kultur" erläuterte Siegmund Freud seine Einschätzung von Erscheinungen eines Kulturprozesses, dessen Bestrebungen einer Sublimierung der früheren animalischen Existenz durch Tabu, Gesetz und Sitte zu einem unversöhnlichen Antagonismus zwischen den Triebforderungen und den von der Zivilisation auferlegten Einschränkungen führten. Die Bedeutung der mit dem aufrechten Gang neu gewonnenen Lebensform einer Entfernung vom Boden geht einher mit der Vorherrschaft des Gesichtssinnes und einer Entwertung des Geruchssinnes.

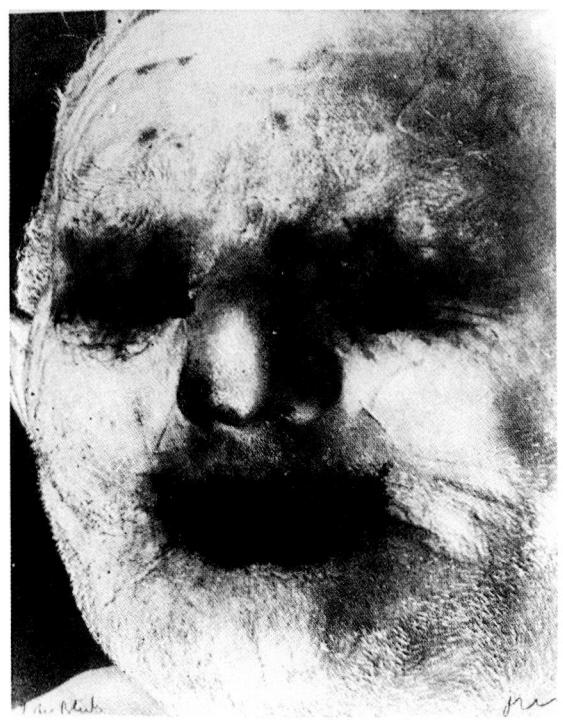

Abb. 1. Arnulf Rainer, Totenmaske, 1978/79, Öl auf Foto,
48,8 × 60,8 cm

Der Entschluß zum aufrechten Gang aber hat eine Abwendung des Menschen
von der Erde, von Unsauberkeit jeder Art zur Folge. Unser ganzes Kulturstre-
ben nach Reinlichkeit, das in seiner hygienischen Rücksicht erst nachträglich
seine Rechtfertigung fand, entspringt einer Änderung von Sinneswahrneh-
mungen. Unangenehm gewordene Bereiche, etwa der Umgang mit Exkremen-
ten, werden tabuisiert. Eine Ausdehnung der sozialen Zensur auf den Bereich
des Todes scheint aus dieser Sicht folgerichtig. Das Sterben, der Tod liegen
heute unterhalb einer Scham- und Peinlichkeitsschwelle, die als Aspekt einer
umfassenden Zivilistionsproblematik unserer Zeit zu begreifen ist. „Niemals
zuvor in der Geschichte der Menschheit wurden Sterbende so hygienisch aus
der Sicht der Lebenden hinter die Kulissen des gesellschaftlichen Lebens fort-
geschafft, niemals zuvor wurden menschliche Leichen so geruchlos und mit
solcher technischen Perfektion aus dem Sterbezimmer ins Grab expediert."[1]
  Künstler, die sich mit dem Sterben, mit dem Tod in ihrer Arbeit beschäftigen, verstoßen gegen die gesellschaftliche Konvention und spüren die durch sie

---

[1] Elias, N., Über die Einsamkeit der Sterbenden in unseren Tagen. In: „tot", werkundzeit
3/1979, S 8

554

gezogenen Grenzen. „Angebrachte oder unangebrachte Pietät machen es auch heute für einen Künstler fast unmöglich (etwa im medizinischen Betrieb), an das wahre Gesicht des Todes heranzukommen", schreibt Arnulf Rainer zu seiner Serie „Totenmasken" (Abb. 1). „Seitdem ich das erfuhr, warte und suche ich, lauere wie eine Hyäne, um überhaupt dem Phänomen des leibhaftigen Todes zu begegnen. Ich kreise um Friedhöfe und Obduktionshallen, sammle Totenfotos, betrachte Sterbephysiognomien, studiere Mortifikationen. Als Person will ich mich diesem Geheimnis nähern, als Verwunderter das Problem nicht mehr beiseite lassen. Als Mensch wie alle anderen ist es auch für mich die große Konfrontation. Als Nichts- und Allesgläubiger will ich hier Religion erfassen. Fassen als Künstler, tabuloser, direkter darstellen als Gestalter." [2]

Arbeiten wie die Serie „Totenmasken" (1978/79) von Arnulf Rainer stehen prototypisch für jene Versuche, das mühevoll Tabuisierte mittels einer Zurückführung in unser Gesichtsfeld neu zu bedenken. Das im Tod anonym werdende menschliche Gesicht und die davon genommene Totenmaske als Dokument letzter menschlicher Expressivität werden von Rainer nicht nur aus Gründen der Tabuberührung, die hier sicherlich eine Rolle spielt, gewählt. Seine Motivation einer Übermalung von Fotos nach Totenmasken und Gesichtern von Verstorbenen gründet in den Erfahrungen seiner expressiven körpersprachlichen Arbeit. Das zur Maske erstarrte Angesicht der Toten bildet einen dialektischen Kontrast zu unserem ausdruckhaften Wesen. Rainer berührte vor allem „die mimisch-physiognomische Sprache dieser Gesichter: das Hinübergeglittene und Gelittene, das Interesse- und Affektlose im Ausdruck. Keine Grimassen, keine psychophysische Anspannung, keine dialogsuchende Zuwendung; kein Beeindruckungsehrgeiz, keinen Verzerrungswillen, keinen Übertreibungsmanierismus gibt es hier. Dafür Gleichgültigkeit als wäre es Formgültigkeit, als wäre es Endgültigkeit." [3]

Rainers künstlerische Aneignung der Vorlagen mittels Überzeichnen bzw. Übermalen verstärkt, verändert oder löscht das Abbild aus. Der Betrachter spürt die starke Emotion, die gefühlsmäßige Rückbindung an das sich im kreativen Prozeß manifestierende Lebendige. Des Abbildes Illusion vom Tod erhält durch den künstlerischen Eingriff eine neue, nicht minder wirksame psychische Realität. Die Betroffenheit, die der Künstler beim Betrachter auslöst, ist weniger ein Provozierenwollen als vielmehr ein Aufzeigen von Defiziten auf dem großen Gebiet der sozialen Beziehungen der Menschen.

Hrdlickas Vorstellung vom Tod in der Skulptur des 1975 ermordeten italienischen Schriftstellers und Regisseurs Pier Paolo Pasolini gehört ebenfalls in die Reihe von Kunstwerken, die in Thematik und Ausführung einem bildungsbürgerlichen Kunstverständnis zuwiderläuft, welches eine auf ästhetische Austauschbarkeit hin angelegte Bilderwelt favorisiert. Seine „Hommage à Pasoli-

---

[2] Ausstellungskatalog Arnulf Rainer, Nationalgalerie Berlin 1981, S 170
[3] Vgl. Anm. 2

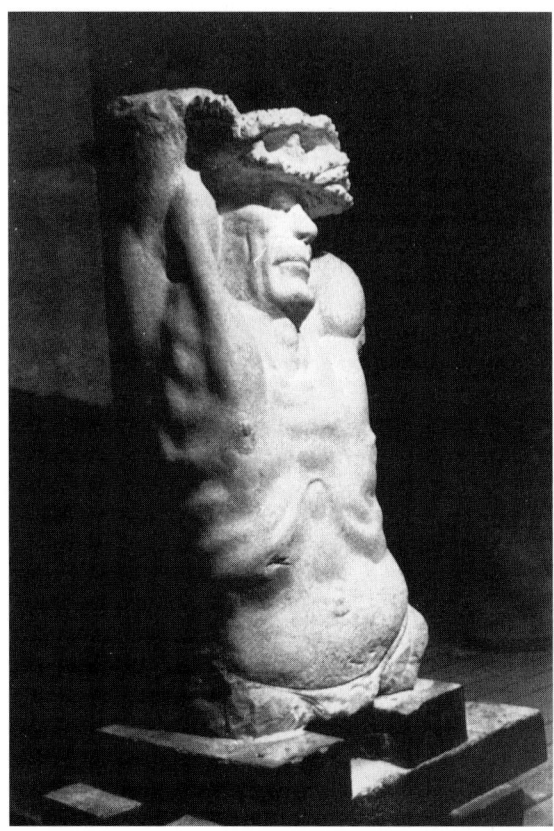

Abb. 2. Alfred Hrdlicka, Hommage à Pasolini, 1983, Carrara-Marmor, 151 × 75 × 40 cm

ni" (Abb. 2) aus dem Jahr 1983 ist Teil eines über mehrere Stationen führenden „Kommentars" des Künstlers zum Leben und tragischen Ende des Filmemachers. Pasolinis Tod am Strand von Ostia, erstochen von einem Strichjungen und anschließend mit dem Wagen überrollt, fokussiert Hrdlicka in der aus Marmor geschlagenen Figur. Drei Elemente bestimmen die emotionale Wirkung auf den Betrachter: die Wahl des Torsomotivs, das auch als Symbol der Vergänglichkeit zu begreifen ist, als gestalterischer Rahmen, die Stichwunde auf der rechten Körperseite unterhalb des Rippenbogens und das Fragment des Reifenabdrucks, das über die Stirn Pasolinis verläuft. Der Kopf des Ermordeten mit seinen im Tod erloschenen Zügen ist tief zwischen den Schultern eingesunken; es entsteht der Eindruck, als sei der ganze Körper in sich zusammengesackt. Die Figur eröffnet in der Art ihrer Attributierung – Seitenwunde und Dornenkrone, denn auch so ist der Profilabdruck zu verstehen – eine weitere Dimension jenseits des Erzählzusammenhangs. Hrdlicka bindet seinen

556

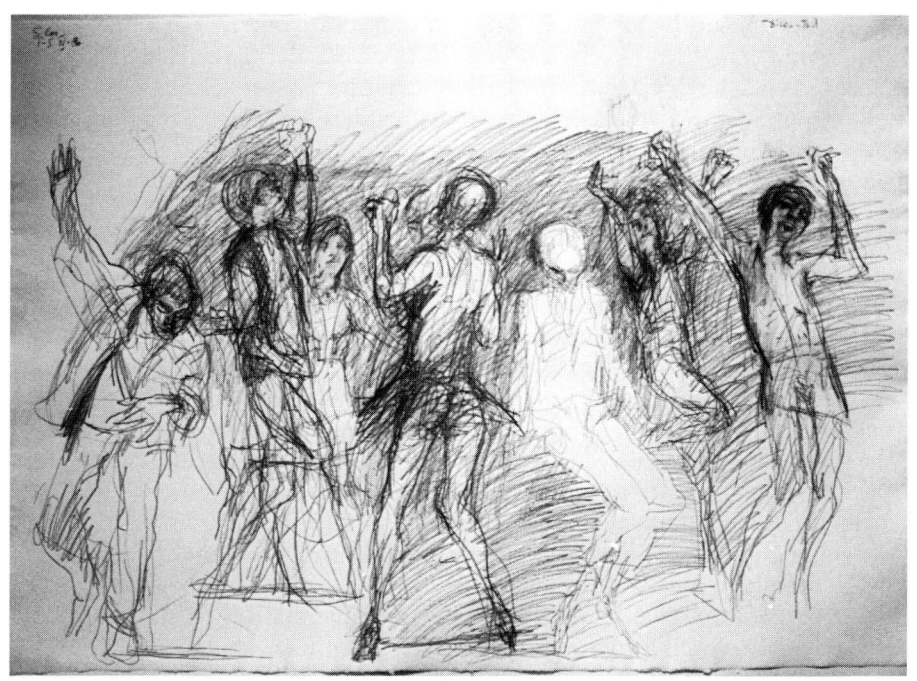

Abb. 3. Georg Eisler, Disco-Tod, 1986, Bleistiftzeichnung, 60 × 80 cm (Privatbesitz)

Pasolini in eine für seine gestalterische Absicht profanierte Bildsprache der christlichen Ikonographie vom geschundenen und ans Kreuz genagelten Gottessohn ein. Er auratisiert die Figur Pasolinis, indem er das Leiden des einzelnen Menschen durch die traditionelle Pathosformel überhöht. Aus dem Besonderen der Situation des Todes erwächst so eine Metapher des Leidens und Sterbens am Kreuz doppelbödiger gesellschaftlicher Moralvorstellungen und Konventionen.

Gerade im Bereich der bildhaften Auseinandersetzung mit dem Tod findet man kulturspezifische Elemente, die sich in einem Fundus von überzeitlichen Darstellungskonventionen zusammengefunden haben. Sicherlich haben viele der Bildformen ihren Ursprung in den allgemeinen Lebenserfahrungen, deren Wandel im Lauf der Zeit zwangsläufig auch eine Modifizierung der Sujets mit sich bringt. Die Kodifizierung ergibt sich aus den Absprachen, die zeitgenössische Interpretation des Sujets birgt die aktuelle Aussage, die Synthese von beiden lenkt den Blick und das Denken des Betrachters auf den eigentlichen Bildsinn. Wenn Georg Eisler in seiner 1986 entstandenen Zeichnung „Disco-Tod" (Abb. 3) unter der Menge im Rhythmus der Musik sich wild bewegenden Menschen als unerkannten Mittänzer den Tod auftreten läßt, so bindet er seine Darstellung in die von einer langen Tradition geprägte Vorstellung vom „Totentanz" ein.[4] Im gleichnishaften Bild der auf der Tanzfläche vereinten Tänzer visualisiert sich die zentrale Vorstellung von der Gleichheit aller im kollektiven Schicksal, ebenso die Anwesenheit des Todes im Leben der Menschen, der unerkannt bis zu dem nicht gekannten Jetztpunkt des Sterbens bleibt, bis er den- oder diejenige zu seinem letzten Tanz auffordert. Die mittelalterliche Vorstellung vom Totentanz hat im Lauf der Jahrhunderte immer wieder aktualisierte Ausformulierungen in den unterschiedlichsten Bildmodi erfahren, ohne jedoch ihren ursprünglichen Sinn einzubüßen. In Eislers Zeichnung ist es das Ambiente der zur High-Tech-Maschinerie pervertierten Diskothekenlandschaft, in der Unterhaltung letztlich zu einem sprachlosen, additiven Nebeneinander von Menschen verkümmert, von denen jeder sein eigener Animateur und sein eigenes Publikum in dem von geräuschvoller Stummheit überwölbten Szenario ist. In seiner Formulierung charakterisiert und mahnt der Künstler den gesellschaftlich einseitigen Verdrängungswettbewerb einer gegenwärtigen Lebenshaltung vom ebenso gewinnbringenden wie werbemäßig höchst ausgefeilten Postulat jugendlicher Aktivität und Agilität an. Eislers Vorstellung vom Totentanz bleibt in der Bildtradition und spricht doch ein aktuelles Memento mori aus.

Die Totentanzvorstellung ist von alters her zuallererst ein Thema der öffentlichen Wandmalerei. Im Lauf der zivilisatorischen Entwicklung, mit ihrer zunehmenden Verdrängung der Todesbilder aus dem öffentlichen Raum, wurde sie sukzessive zu einem seiner Natur nach eher privaten, mehr der kontemplativen Neigung entsprechenden Genre im druckgraphischen Bereich umstilisiert. Rarer schon sind die Beispiele aus dem Bereich der Ölmalerei; in der Plastik, und hier noch im Großformat, haben die Arbeiten Seltenheitswert. Der Berliner Bildhauer Hans Scheib gehört zu den wenigen, die dem Thema eine zeitgenössische Form gegeben haben. Seine Figurengruppe „Totentanz" (Abb. 4) aus dem Jahr 1984 lebt von einem auf den sinnbildhaften Wesenskern der Vorstellung führenden Impetus. Die Gestimmtheit, die sich beim Betrachten der Figurengruppe unwillkürlich einstellt, gründet zum einen sicherlich aus dem Thema und seiner Umsetzung in beinahe lebensgroße Figuren, wobei die zentrale Gestalt des alles überragenden Knochenmannes Überlebensgröße hat. Es ist aber auch die Art und Weise seiner Formulierung, die zum Stimmungsgehalt der Gruppe beiträgt.

Die aus dem Holz gesägten und gestemmten Figuren sind teilweise farbig gefaßt. Die rauhe, die Spuren des Werkprozesses nachvollziehbar lassende Oberfläche entbehrt jener einladenden Haptik, die voll geglätteten Holzskulpturen sonst zu eigen ist. Eine Materialästhetik des „schönen Scheins" ist unerwünscht; das Holz seiner Arbeiten stammt zum Teil von Berliner Abbruchhäusern, wo es generationenlang seinen Dienst als Dachgebälk tat. Scheibs Figu-

---

[4] Siehe auch den Beitrag von M. Bartels in diesem Buch, S 105–121

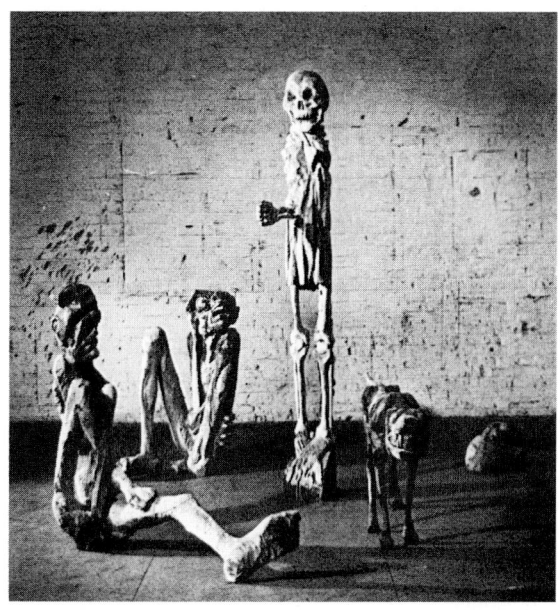

Abb. 4. Hans Scheib, Totentanz, 1984, Holz, farbig, 5figurig, überlebensgroß

rengruppe ist frei von jeglicher sentimentalen Reminiszenz. Der Künstler bietet keinen Erzählzusammenhang, das Thema wird in der Konstellation von Mensch, Tier und Tod auf seinen eigentlichen, immer zeitlos wie aktuell bleibenden Kern gebracht: Alles Lebende ist schon im Moment seines Entstehens dem Tod verfallen. Die Totentanzgruppe von Scheib wird zu einem Kristallisationspunkt, in dem sich die nie enden wollende Auseinandersetzung von Leben und Tod paradigmatisch verdichtet.[5]

Es zeichnet sich eine Form der künstlerischen Strategie ab, die typisch für den zeitgenössischen Umgang mit der traditionellen Bildvorstellung ist. Es mag daher kaum überraschen, daß man heute die Idee des Totentanzes, der hier selbst nur als Exemplum für die Vielzahl möglicher Todesbilder steht, in der graphischen Aufbereitung einer im Vergleich „klassisch" zu nennenden Tuschzeichnungsserie von Helge Leiberg (Abb. 5) neben einem mit elektronischen Mitteln konzipierten Videotape der Schweizer Künstlerin Franziska Megert (Abb. 6) wiederfindet. Beide suchen mit den gestalterischen Mitteln und Möglichkeiten der von ihnen gewählten Medien das Essentielle der Bildidee sichtbar werden zu lassen: Helge Leiberg in der traditionellen Chiffren verpflichteten Gegenüberstellung von Todesfigur und Mensch, deren stummer, sich allein in der Gestik artikulierender Dialog jedem ein unüberhörbares Memento mori verkündet; Franziska Megert in einer mehr die Vanitasvorstel-

---

[5] Siehe auch die Totentanz-Plastik von Titus D. Lerner „Im gleichen Schritt", 1984, in diesem Buch, S 523

559

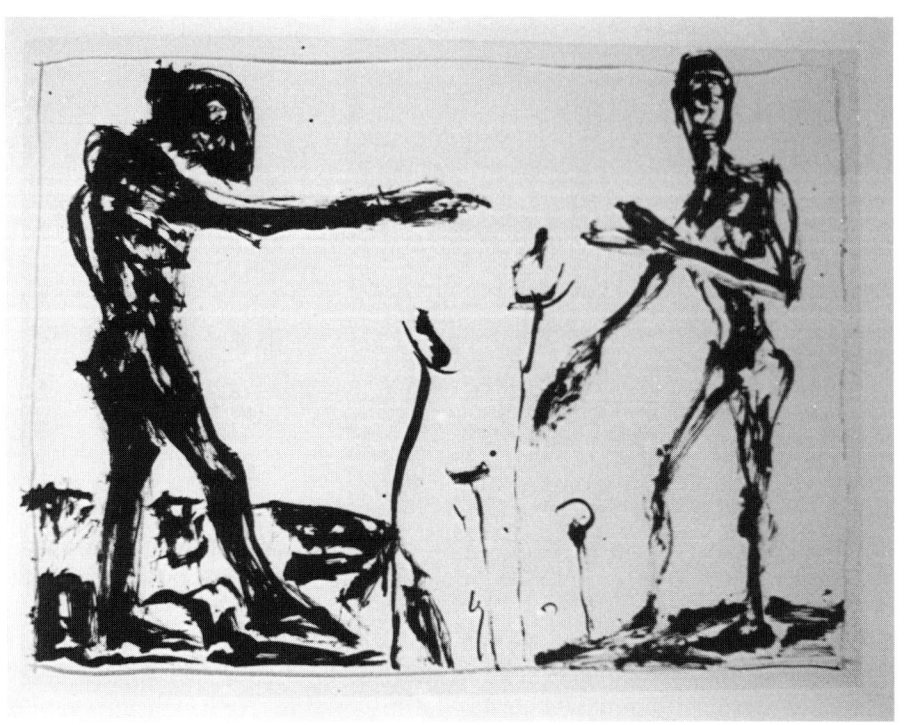

Abb. 5. Helge Leiberg, Aus der Folge Totentanz, 1985, Tusche auf Papier, 60 × 85 cm

lung betonenden Dramaturgie bewegter Bilder. In ihren wechselnden Über-
blendungen von Antlitz und Totenschädel läßt sie die Veränderungen des Lebenden in ein Caput mortuum auf der Ebene einer zeitgemäßen Metaphorik
sichtbar werden.

Die obsessive Vereinnahmung traditioneller Themen und Motive, ihrer Metaphern, Symbole und Allegorien gehört heute zum selbstverständlichen Vokabular der aktuellen Kunst. Das Repertoire der klassischen Kunstgeschichte
erhält die Bedeutung eines kollektiven Gedächtnisses, dessen Inhalte und Bilder längst zu einer massenmedial aufbereiteten Alltagsikonologie geworden
sind.

Zusammen mit den Malerkollegen Angermann und Knap gründete Milan
Kunc im Jahre 1979 in Düsseldorf die Gruppe „Normal". Wie kein anderer
der hier vorgestellten Künstler paraphrasiert und persifliert der gebürtige
Tscheche unsere traditionelle Bildwelt. In seinen Arbeiten allegorisiert Kunc
die Illusionen unserer Konsumgesellschaft mit Bissigkeit und Naivität. Dabei
werden Stilzitate aus bekannten Gemälden der Kunstgeschichte ebenso selbstverständlich bemüht wie zeitgenössische Symbole aus der Welt der Werbung

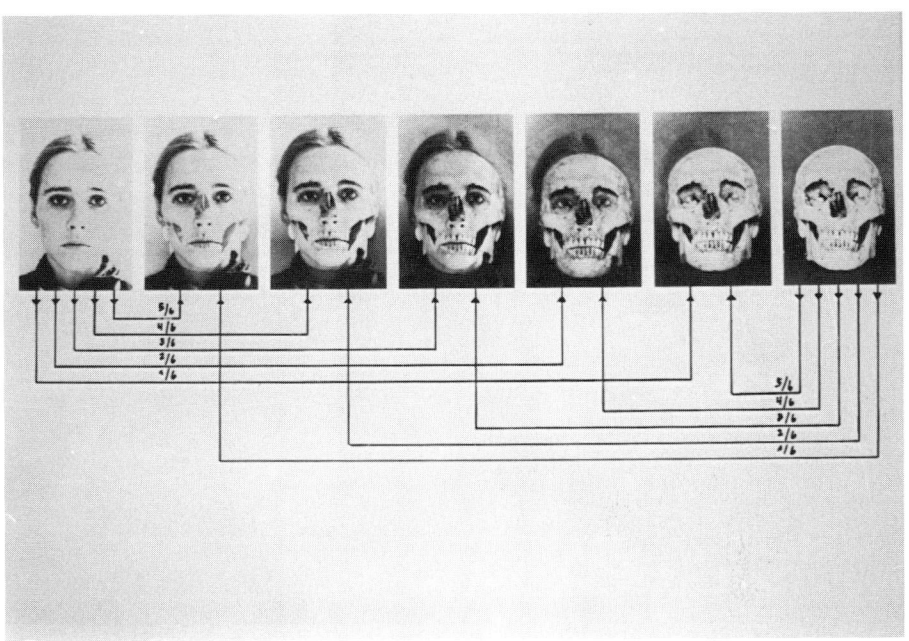

Abb. 6. Franziska Megert, Totentanz, 1982, 7teilige Fotoserie und Videoband

in seine Bilder eingebracht. Seine Formulierungen sind moderne Trivialallegorien, deren Requisiten aus dem Fundus unserer Wunschträume und Ängste entliehen sind. In seinem 1980 entstandenen „Engel des Todes" (Abb. 7) vereint er eine ganze Reihe von bekannten Todesvorstellungen. Vor nächtlich dunklem Himmel schwebt die Personifikation des Todes. Die Sense rechts geschultert, hält der Tod in der Linken ein Tablett, auf dem sich en miniature ein typisches Alltagsdrama abspielt. Beim Waschen seiner Nobelkarosse ereilt den Hausherrn ein Herzinfarkt. Garten und Swimmingpool, das Haus daneben skizzieren nicht nur das Ambiente, sondern sind vielmehr als soziale Indikatoren zu verstehen. Die Szenerie auf dem Tablett erhält den Charakter eines Bildes im Bilde, ist die narrative Erklärung der Todesgestalt in seiner allzeitigen Gegenwart. Die Szene selbst steht in der Tradition der Totentanzvorstellung, sekundiert aber in einem gewissen Sinn nur das Thema seines Bildes. Dem geflügelten Tod begegnet man bereits in der Grabskulptur des frühen 16. Jahrhunderts. Die packendsten Formulierungen findet man allerdings in der italienischen Grabskulptur Mitte des 17. Jahrhunderts, geschaffen von Lorenzo Bernini. Das 1647 vollendete Grabdenkmal Papst Urbans VIII. in St. Peter zeigt zwischen den Personifikationen der Caritas und Fortitudo ein teilweise in Tücher gehülltes, geflügeltes Bronzeskelett, das den Namen des Papstes auf

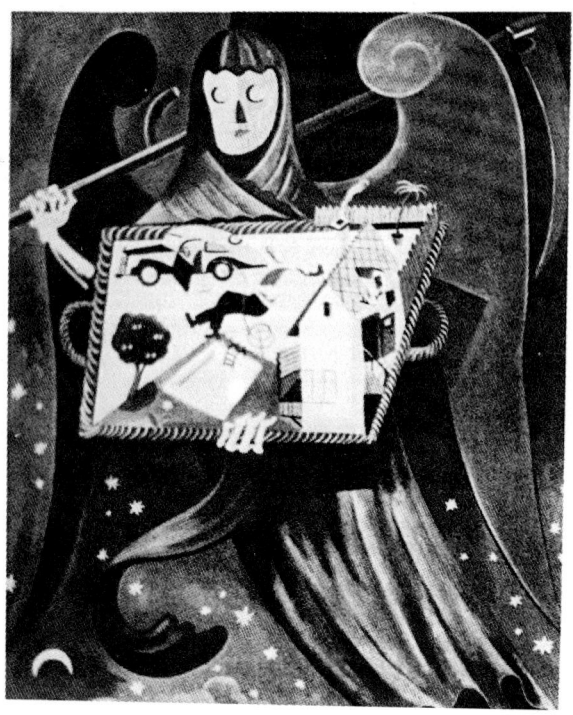

Abb. 7. Milan Kunc, Engel des Todes, 1980, Acryl auf Lwd., 200 × 160 cm

ein dunkles Blatt schreibt. Der Tod im Dienste der „Fama gloria" verkündet die Wahrheit über die Lebensleistung des verstorbenen Papstes. Der Tod verliert den Odem des grausamen Jägers, wie ihn noch das Mittelalter gesehen hatte, er wird zum Erfüllungsgehilfen der auf Unsterblichkeit zielenden Apotheose. In Milan Kuncs Bildnis wird ebenfalls das Resümee einer Lebensleistung vorgeführt. Es sind die Ideale, die Klischees aus den Wunschträumen des Kleinbürgers, die hier mit einer zeitgenössischen Interpretation traditioneller Todesbilder konterkariert werden.

Aus dem Kanon der traditionellen Todesbilder findet man heute jene zuallererst, die in ihrer komprimierten Signalhaftigkeit das Zeichenhafte betonen. Eine der ältesten und in ihrer Rezeptionsgeschichte vielfältig ge- und mißbrauchten Metaphern ist die des Totenschädels. Immer schon antizipierte das Caput mortuum die Endlichkeit des menschlichen Lebens und die Vergänglichkeit aller irdischen Pracht.[6] „Sihe mich an wie du wilt, ich bin dein Ebenbild" ist im 18. Jahrhundert einer der typischen Kommentare auf Kupfern dieser Art. Das längst zum Allgemeingut gewordene Piktogramm des Todes fügt sich nahtlos in unsere visuell kodierte Welt ein.

---

[6] Siehe auch das Vanilas-Stilleben, um 1750, in diesem Buch, S 247

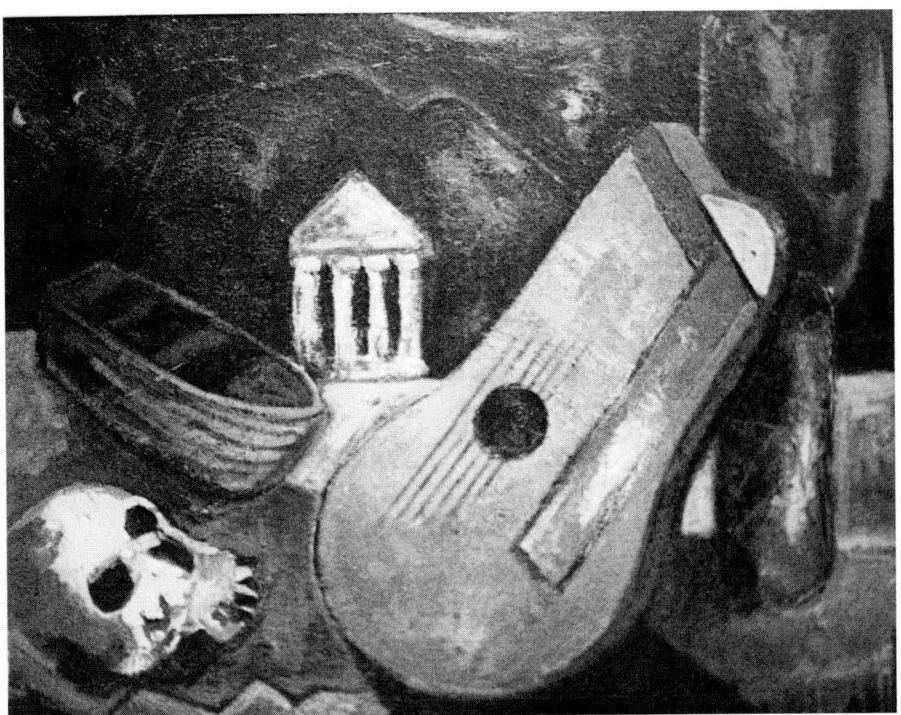

Abb. 8. Peter Chevalier, Ideale Landschaft IV, 1985, Öl auf Lwd., 93 × 114 cm

Peter Chevaliers „Ideale Landschaft" (Abb. 8) nimmt die klassische Tradition einer Bildvorstellung von der klaren, harmonischen Landschaft auf. Seine
Allegorie lebt von Versatzstücken aus dem Fundus einer künstlichen Welt, die
über der Wirklichkeit angesiedelt ist und in der sich die Sehnsüchte nach einer
idealen Konstellation von Leben, Glauben und Natur verlieren. Ebene und
Hügel, Tempel, Boot, die am Baumstumpf angelehnte Leier und der Totenschädel rekapitulieren zwar das bekannte Vokabular und signalisieren seine
Bedeutsamkeit, doch die Balance zwischen ihnen ist eine andere. Ihr allegorischer Gehalt ist der einer Reverenz an ihre eigene Geschichtlichkeit als Zeichen, deren mythologischer Gehalt um seiner selbst willen im Bild existiert.
Die gängige Vanitasvorstellung der Landschaftsbildikonographie des 17. und
18. Jahrhunderts, jenes „Et in Arkadia ego", zitiert Chevalier aus der historischen Distanz. Die im Bild versammelten Chiffren stehen allesamt für die Vergänglichkeit des Lebens und die Allgegenwart des Todes: „Vanitas vanitatum
et omnia vanitas", wie ist alles so nichtig, es ist alles umsonst, könnte man seinem Bild als sinnstiftenden Titel unterlegen. Ebene und Hügel als Sinnbild der

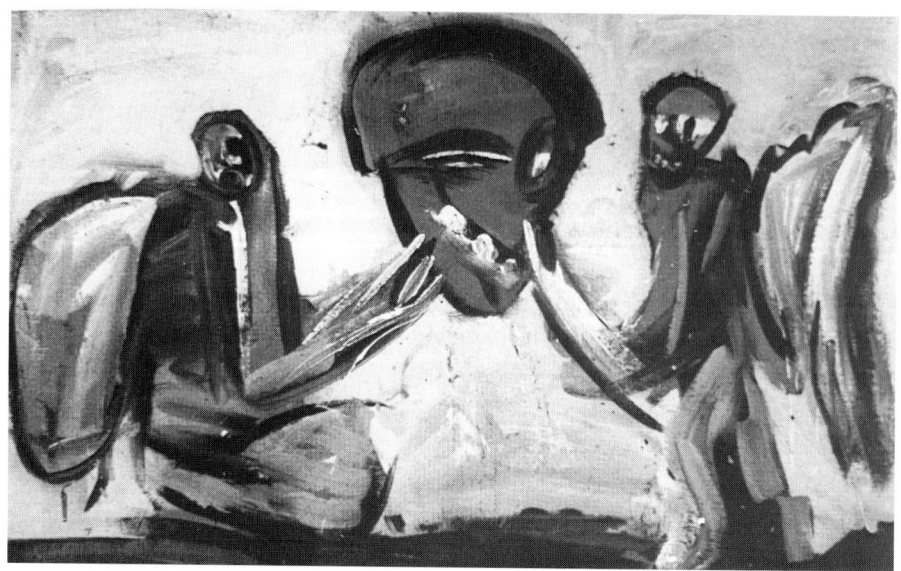

Abb. 9. Siegfried Anzinger, Todesengel/Roter Schädel, 1982, Leimfarbe auf Nessel, 150 × 205 cm

Welt, der Tempel ein Sepulkralmonument, das leere Boot als gleichnishaftes Bild für die zu Ende gegangene Fahrt auf dem Fluß des Lebens. Der abgebrochene, nie wieder Grün und Früchte tragende Baum ist ebenso eine alte Todesmethaper wie das Musikinstrument, dessen flüchtiger Melodienklang auf die Vergänglichkeit alles Irdischen anspielt.

Die bildhafte Bewältigung von Grenzsituationen, Angst, Gewalt, Tod und Sterben nehmen im Werk des Österreichers Siegfried Anzinger einen wesentlichen Rang ein. Seine im Akt des Malens entstehenden Visionen lassen sich nur bedingt in ein Zeichensystem tradierter Todesbilder einordnen, auch wenn die verwendeten Chiffren jenem Repertoire entnommen sind. Sein 1982 entstandenes Bild „Todesengel/Roter Schädel" (Abb. 9) wirkt ganz entscheidend durch seine eindringliche Komposition. In der Bildmitte dominiert, einer Erscheinung gleich, ein großer roter Totenschädel, der links und rechts von zwei Todesengeln gehalten wird. Anzingers Ikone vom Tod versinnbildlicht die Gegenmacht des Lebens; die „Engel der Nacht", jene Sendboten des Todes, führen dem Betrachter das alte Memento-mori-Motiv des Totenschädels vor Augen. Ohne traditionell zu sein, wird hier vom Künstler eine thematische Neubesinnung gewagt, die fern aller symbolhaften Überfrachtung wie eine neuzeitliche Version des „Media vita in morte sumus" anmutet.

564

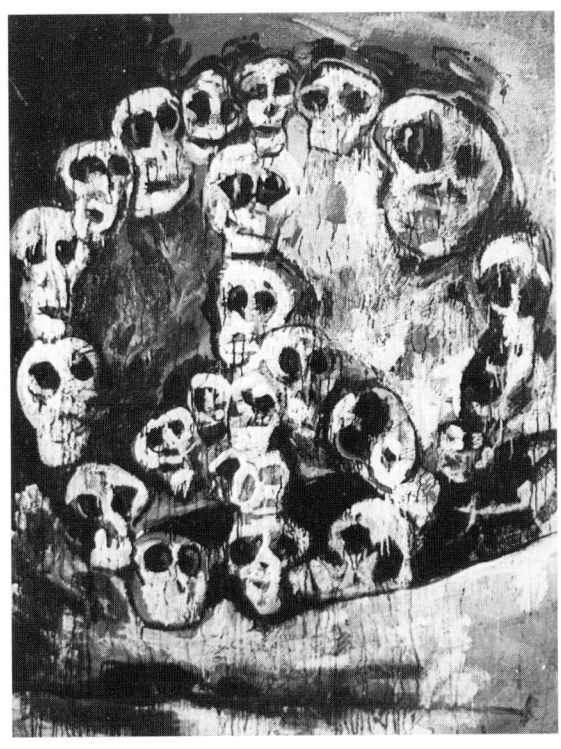

Abb. 10. Walter Dahn, Friedliches Voodoo, 1982, Dispersion auf Nessel, 200 × 150 cm (Privatbesitz)

Die künstlerische Strategie, Motive zu kombinieren, war schon immer eine Möglichkeit, zeitadäquate Bilder zu schaffen. Zu einem der wichtigsten Symbole der Nachkriegszeit avancierte das von Gerald Holtom entworfene Anti-Atomtod-Zeichen von 1958, das auf keinem Ostermarsch und sonstigen Anti-Atomkraft-Veranstaltungen fehlt. Es basiert auf den zusammengesetzten Winkelzeichen des internationalen Signalalphabets für N(uclear) und D(isarmament), wobei die graphische Auflösung in einer Art zweiter Symbolebene durch die Umkehr der Lebensrune ein todesrunenähnliches Aussehen assoziiert. In Walter Dahns Bild „Friedliches Voodoo" von 1982 (Abb. 10) halten oder balancieren zwei ausgestreckte Arme jenes Symbol, das nun nicht mehr aus der graphischen Verschränkung von Zeichen, sondern aus einer Vielzahl von Totenschädeln besteht. Die Verknüpfung von tradierten Zeichen läßt ein neues Vokabular entstehen, durch das sich nicht nur die Vorbehalte gegenüber der eigenen Zeit zum Ausdruck bringen lassen, sondern auch die Sinnhaftigkeit des Zeichens selbst als Symbol befragt wird. Bei der Betrachtung von Dahns Arbeit fühlt man sich auch an jene Andachtsbildchen des 18. und 19. Jahrhunderts erinnert, deren Vorderseite ein Schädelkreis ziert. „Im Todten-

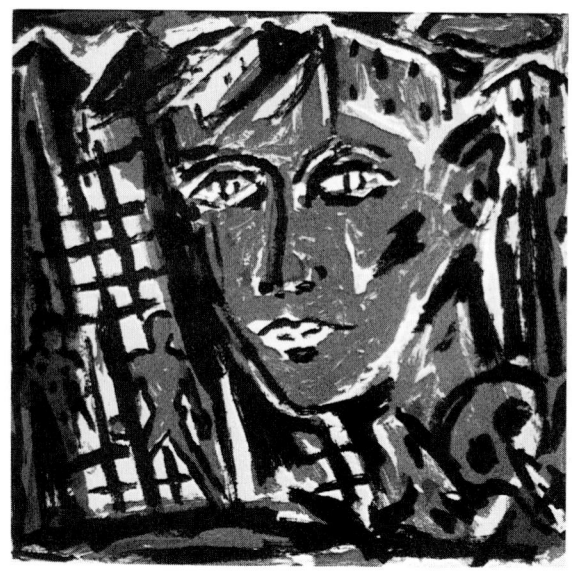

Abb. 11. Helmut Middendorf, Großer Stadtkopf, 1986, Siebdruck, 100 × 100 cm (Privatbesitz)

Reich sind alle gleich" lautet zumeist der beigegebene Spruch dieses drastisch vereinfachten Totentanzkürzels. Selbst wenn jener Vergleich nur einen kulturgeschichtlichen Aphorismus darstellt, die Arbeit von Walter Dahn reiht sich ein in die Bildgeschichte der Vanitas- und Memento-mori-Vorstellung, ohne dabei die kritische Sicht der Gegenwart aufzugeben, die sich in einer existentiellen Grenzsituation befindet.

Überblickt man die Kunst der letzten Jahre, so fällt auf, daß sie neben ihren vielfältigen Erscheinungsformen auch eine Kunst der Zentren, eine Kunst der Metropolen ist. Sind die Grenzen heute auch weniger scharf zu ziehen als zu Beginn unseres Jahrhunderts, in den Städten des Rheinlandes, Köln und Düsseldorf, in Berlin und München, überall dort, wo in wechselseitiger Bereicherung ein potenter Kunstmarkt für die Umsetzung und die Ausbildungsstätten wie Akademien und Kunsthochschulen für novitätsversprechenden Nachwuchs sorgen, findet man eine höchst aktive Szene. So erscheint es fast selbstverständlich, wenn die jungen Künstler unserer Tage sich in ihren Arbeiten auch mit dem ambivalenten Bild der Großstadt zwischen rauschhaftem Leben und bedrohlicher Umwelt beschäftigen, einem Themenkreis, der die ganze Bildkunst unseres Jahrhunderts durchzieht und der nichts von seiner ursprünglichen Faszination eingebüßt zu haben scheint. Zwei typische Beispiele aus dem Motivkreis „Großstadt" sollen denn auch den hier versuchten Überblick beschließen. Helmut Middendorf gehört mit Fetting, Salome und Zimmer zu den Protagonisten der „Heftigen Malerei" in Berlin. Seine Sujets sind die Großstadtlandschaft, die Hinterhöfe Kreuzbergs, der Großstadtmensch als Wilder, die Underground-Szenerie als Synonyme für das ungesicherte Lebensgefühl der gegenwärtigen jungen Generation und für die persönliche Freiheit gewährende Anonymität der Stadtstraßen. Middendorf entwirft visionäre Weltstadtsinfonien in grellen Farben, zumeist emotional aufgeladen durch ein bildbeherrschendes Rot. Sein großformatiger „Großstadtkopf" (Abb. 11), der von einem Stakkato dichtgestaffelt stehender Hochhäuser hinterfangen wird, beherrscht geradezu das Bildfeld. Alle Elemente der Formulierung sind zumeist fragmentarisch angedeutet, durchdringen sich im Montageprinzip teilweise gegenseitig. Die Wirklichkeit zerfällt in Splitter, die Raum- und Zeitebenen verschränken sich fortwährend, die Totalität der Stadtwelt ist im Einzelbild nicht mehr darstellbar. Allein die Anwesenheit des Todes, im Bild durch den Totenschädel unten rechts charakterisiert, scheint im unübersehbaren Chaos Garant für eine gleichbleibende Kontinuität zu sein. In ihm reflektiert sich die Eigengeschichtlichkeit der Stadt, ihrer Menschen, ihrer Vergangenheit, Gegenwart und Zukunft wie in einem Spiegel. Middendorfs Formulierung ist nicht nur von einem pessimistischen Grundtenor durchzogen. Der aus dem Bildfeld gerichtete Blick kehrt sich in eine innere Anschauung, die in diesem Fall an ein Zitat aus Schillers „Wilhelm Tell" denken läßt: „Das Alte stürzt, es ändert sich die Zeit, / Und neues Leben blüht aus den Ruinen".

In der Malerei des in Köln lebenden Stefan Szczesny bilden mitteleuropäische Maltradition, mediterrane Leichtigkeit und orientalische Gestimmtheit Gegensätze ohne Widerspruch, die sich in seinem Schaffen in einzigartiger Weise zu einer sowohl formalen wie inhaltlichen Einheit legieren. Ihrer Mentalität nach ist sie eine heiter zu nennende Kunst, lebendig und voll spürbarer Lust am gestalterischen Prozeß. Dem Lebendigen steht die als Todesmetapher begreifbare Nachtseite paradigmatisch gegenüber. In Szczesnys Bild „Stilleben vor Stadtlandschaft" (Im Schatten der Großstadt) (Abb. 12) wird die linke Seite von einem hellblauen Totenschädel mit davor gekreuzten Knochen dominiert. Das alte Vanitassymbol wird von einer dunklen, silhouettenartigen Wolkenkratzerlinie hinterfangen. Die erleuchteten Fenster der Hochhäuser stehen für die Menschen, die hier ihr Leben führen. Die rechte Bildseite zeigt eine Vase mit zwei Blumen und einen sitzenden Rückenakt, dessen Rückenlinie die konvexe Ausbuchtung der Vase im konkaven Widerhall beantwortet. Wie die Hochhäuser hebt sich auch der ebenfalls in dunklen Farben gehaltene Akt beinahe scherenschnittartig von dem weißgelben Hintergrund ab. Der Totenschädel dominiert die Komposition, die beigeordneten Dinge erhalten den Rang eines metaphorischen Refrains, dessen Kanon das Motiv der Bildfindung auf einer weiteren Ebene der Assoziationen über die Vergänglichkeit aller irdischen Pracht gleich einem in den Straßenschluchten nachhallenden Echo variiert. Anfang des 15. Jahrhunderts findet man die ersten Totenschädel als Metapher für die Todesverfallenheit alles Irdischen in der Stillebenmalerei. Der Totenschädel wird zu einem allegorischen Moralbild, das zu einer christlichen Le-

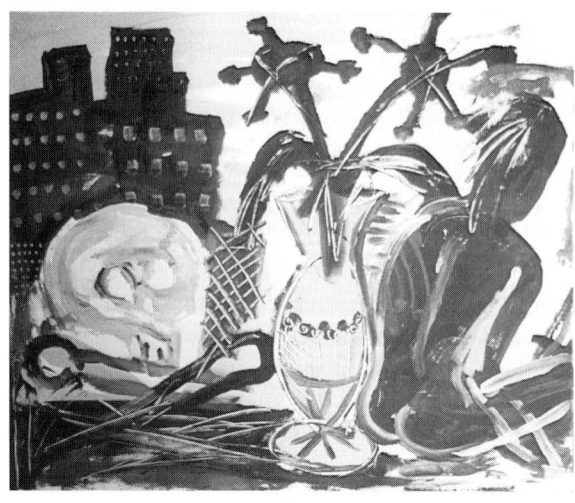

Abb. 12. Stefan Szczesny, Stilleben vor Stadtlandschaft, 1984, Acryl auf Lwd., 120 × 160 cm

bensführung als Voraussetzung für ein seliges Sterben anhalten und an die Nichtigkeit der weltlichen Existenz erinnern will. So wie das Leben selbst, die Schönheit der Jugend verwelken wird wie die Blumen in der Vase, bieten auch die von Menschenhand gebauten Stadtburgen des 20. Jahrhunderts keinen Schutz. Auf einem Vanitasstilleben aus dem späten 16. Jahrhundert von Jan Saenredam steht zu lesen: „Es gibt eben eine Stätte, die gesichert ist gegen alles Andere, jedoch ist keine Burg sicher vor der Gewalt des Todes, ob wir nun ausgezeichnet sind durch Herrschergewalt, oder ob wir die Flure mit dem Spaten durchgraben."

In allen hier vorgestellten Arbeiten begegnet man einem Aspekt aus dem Kanon der urtümlichen Menschheitserfahrungen, der Vorstellung des Todes. Er ist eine Urerfahrung der menschlichen Existenz, die sich trotz zeitbedingter Metamorphosen, entstanden aus dem Wechselspiel von Eingebung des Kollektivgedächtnisses und der auswählenden und formulierenden künstlerischen Intention, als unverkennbares Zeichen vor dem Betrachter ausbreitet. Die Bildkraft der tradierten Symbolsprache hat bis heute nichts von ihrer Ausdrucksfähigkeit eingebüßt. Wie schon in früheren Zeiten ist auch die Bildsprache der zeitgenössischen Kunst physische und psychische Ausdrucksform, deren Diktion im Bild Assoziationen in den Tiefenschichten unseres Bewußtseins auslöst. Über die Bildwelt der Künstler scheint jenes im kulturgeschichtlichen Entwicklungsprozeß verlorengegangene Terrain der Sinneswahrnehmung partiell wieder rückholbar, denn der Vertauschung von Wirklichkeit und Realität wird hier die eine letztlich gültige Wahrheit entgegengehalten: „Der Tod vergißt keinen".

568

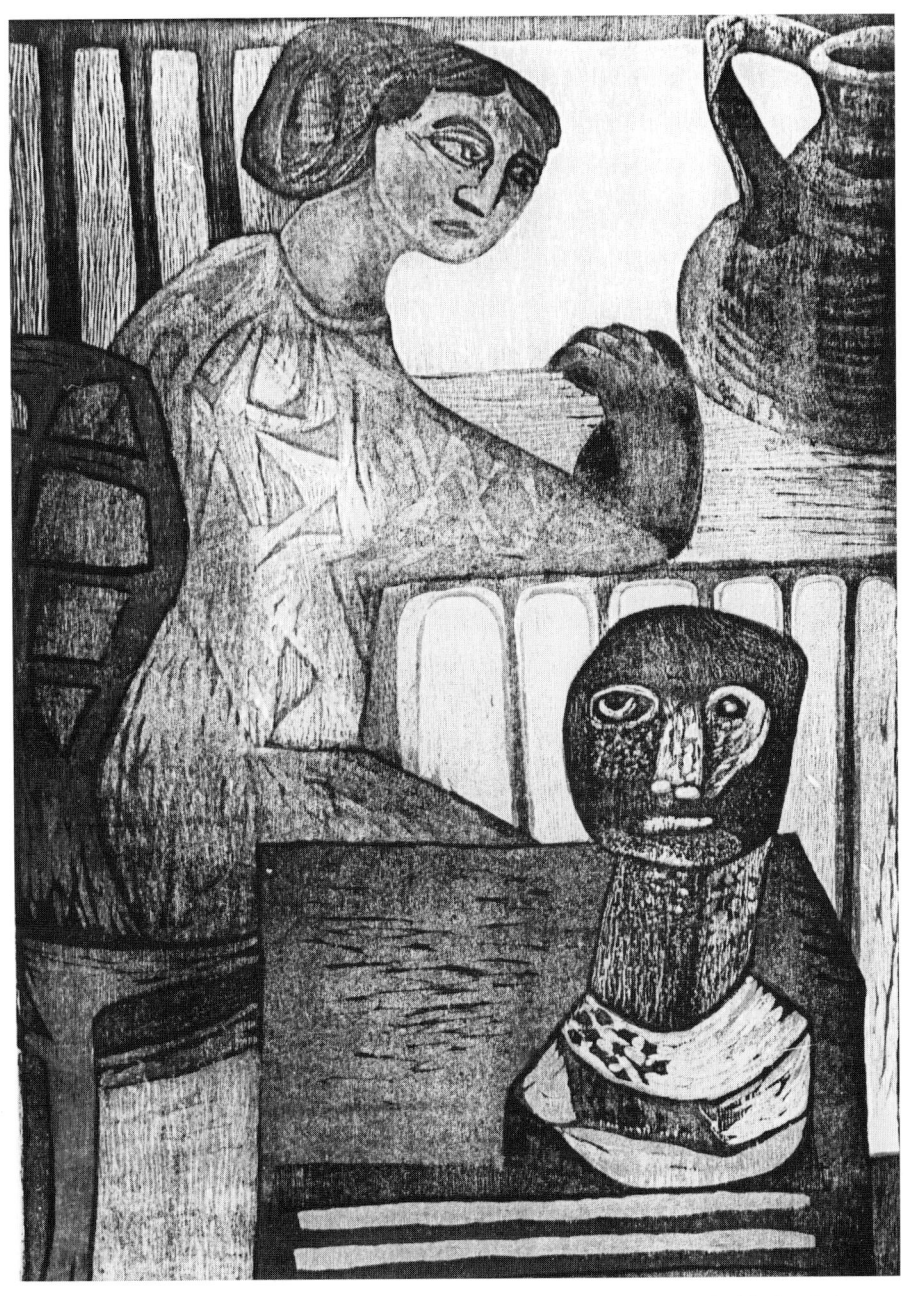

Esteban Fekete „Die Witwe" (mit dem Totem des Gatten) 1970, Farbholzschnitt von 5 Platten (Küfner 293)

Der eigene Tod – ein Tabu?

Alfred J. Gahlmann, Darmstadt

Tod, schleudere mich nicht in dein Feld,
bevor ich ein guter Weizensame geworden bin! ...
Von einem Augenblick zum andern werde ich
von hundert Winden umhergetrieben;
bald bin ich in der Höhe,
bald in der Tiefe des Abgrunds ...
Niemand außer dir allein, o Gott,
erzähle ich diese meine Not ...
Herr, verwandle erst meine Ähre in Brot,
dann mag der Schnitter an mich herantreten.

Isaak von Antiochien (5. Jh.) [1]

Eigentlich müßte er für das Bewußtsein des jungen und alten Menschen allgegenwärtig sein, der „Gevatter Tod" der deutschen Märchen und der
menschlichen Wirklichkeit. Der Totentanz ist doch allgegenwärtig, tausend-
und millionenfach wird er vorgestorben, in Krankenhäusern und Altersheimen, auf Straßen und auf Autobahnen, in Verbrechen und auf Kriegs-
„Schau"-Plätzen, meist abseits, aber doch ungeschminkt dramatisiert und vor-
gezeigt in Tagesschauen und Krimis, in Romanen und Todesannoncen.

Trotzdem aber wird in der inzwischen zur Flut angewachsenen Literatur
und Dokumentation über Tod und Sterben [2] beklagt, daß er, der Tod, eben
eigentlich doch nicht anwesend sei, zumindest nicht im Bewußtsein derer, die
ihn da sehen und von ihm hören. Das Interesse am Krimi betrifft ja eben nicht
Empfindungen, Vorstellungen und Erlebnisse des vom Todesschuß getroffenen und noch zuckenden Opfers, höchstens ein letztes Wort, das er noch hau-
chen könnte – aber nicht etwa ein Stoßgebet, einen letzten Lebensseufzer, sondern einen letzten Tip, den er in Täterrichtung noch gäbe. Verhungernde, zu
Tode Gehetzte werden nicht gefilmt um ihres Sterbens willen, nachahmens-
wert oder schreckenerregend, vielmehr um Mitleid und Wohltätigkeit zu erre-
gen, um anzuprangern, anzuklagen oder zu zeigen, wie tödliche Waffen oder

---

[1] Zitiert nach: Exeler, A., Gott, der uns entgegenkommt. Freiburg 1980
[2] Vgl. die Literaturübersicht bei Lerch, P., Der Glaube sagt: Im Tode wohnt Gott. rhs (Re-
ligionsunterricht an höheren Schulen) 6/74, Patmos 1974; ferner die entsprechenden Angaben in: Finkenzeller, J., Was kommt nach dem Tod? München 1976, sowie: Rabanus-Maurus-Akademie (Hrsg), Stichwort Tod. Eine Anfrage. Frankfurt 1979

soziale Mißstände wirken. Daß dem Bedeutung zukommt, kann nicht bestritten werden. Aber darf sich darin die Botschaft der Sterbenden erschöpfen?

Man kann die Reihe fortsetzen und bedenken, was etwa das verbreitete Interesse an Todesanzeigen und Beerdigungen ausmacht. Wer hier häufiger Miterlebender oder Zuschauer ist, sieht: Der Tod wird nicht erlebt, gesehen, geschmeckt (Mt 16,28 [3]) als Vorhersehen, Vorerleben und Vorgeschmack der eigenen Todesbedrohung und des gemeinmenschlichen Todesgeschicks.

Auch die Diskussionen und Erschütterungen nach Filmen wie "Holocaust" und „Tod eines Schülers" kreisten hauptsächlich um die Ursachenproblematik, um die Vorgeschichte historischer Verbrechen, um Schicksale, um Erklärungsmuster und soziale Konsequenzen, selten um das Sterben dieses und jenes Sterbenden, um sein Fühlen und Denken, beispielhaft für dich und mich und für uns alle.

Der Tod wird also transponiert, wird objektiviert. Er findet gleichsam statt als das Drama eines Unfalls auf der Straße, als Verbrechen an einem Opfer, als Verhängnis am Bahnübergang, als Ende „der langen und mit Geduld ertragenen Krankheit" in der Intensivstation, als „Erlösung" nach langem Leiden. Entsprechend fällt auch das Beklagen der nächsten Angehörigen aus, weil sie doch den „treuen" Verstorbenen verloren haben, den guten Vater, Schwiegervater, Bruder, Schwager etc. – nicht aber deshalb, weil sie dem Tod ins Auge gesehen haben, das Sterben aus nächster Nähe als Beispiel ihres eigenen Todes, als Infragestellung und letzte Herausforderung ihres eigenen Lebens und Lebenssinns kosten und schmecken mußten oder durften.

Der Tod wird schnell in die dritte Person abgedrängt. Der Tote wird mit den schönen Erfindungen der Friedhofsästhetik angehoben und weggehoben. Trauer wird getragen, ertragen und übertragen – nur nicht in bezug auf eigenes Versagen oder Mißlingen, auf das sichere eigene Todeslos, auf den Vorgeschmack eigenen Sterbens, auf die radikale Anfrage an das eigene Leben.

Häufig liest man die Klage über die Tabuierung des Todes in unserer Gesellschaft. Sicher ist das nicht so zu verstehen, als ob „Todesfälle" nicht wahrgenommen würden. Das läßt sich ja nicht vermeiden. Auch umgibt den Todesfall eine merkwürdige Aura der Neugier (auf Begleitumstände, Krankheiten, Hinterlassenschaft, Trauer der Angehörigen). Das Auffallende an dieser Tabuierung ist Verdrängung bei gleichzeitiger Wahrnehmung, was nicht allein durch die Abdrängung des Sterbens in Intensivstationen und Altersheimen zu erklären ist. Der Tod wird wahrgenommen als Ereignis an anderen, aber verdrängt als sicherstes Moment am eigenen Leben.

Der plötzliche Tod wird beliebt. Herzschlag, tot auf der Stelle, Tod im nächtlichen Schlaf (möglichst ohne irgendein Vorzeichen), schnellster Tod bei einem möglichst schmerzlosen, gründlich tötenden Verkehrsunfall („auch wenn es für die Angehörigen so tragisch war"), solcher Tod wird häufiger als

---

[3] In der neuen Einheitsübersetzung zu Mt 16,28 nur noch „erleiden"!

der wünschenswerte, schöne, sterbenswerte Tod gepriesen. So stirbt sich's am besten. Wenn schon – dann ganz lautlos, schmerzlos, vorahnungslos, plötzlich sterben.

Wahrscheinlich ist die Technik des Verdrängens des Überhaupt-Sterben-Müssens schon so alt wie die Menschheit selbst, nachweisbar in der dramatischen Literatur von der Antike bis zur Gegenwart – und eben in der Lebenspraxis der Mitmenschen und von uns selbst. Religion, in welchem Gewande auch immer, stellt aber den Tod vor Augen. In der Allerheiligenlitanei betet die Kirche: Von einem plötzlichen Tode, Herr, befreie uns! Seit Savonarolas (und Alexanders VI.!) Zeiten betet die katholische Christenheit im Ave Maria um Mariens Fürbitte „in der Stunde unseres Todes" (in der Stunde, nicht im Bruchteil einer Sekunde!); in den Orationen des Segens Urbi et Orbi bittet der Papst um ein „spatium" (Zwischenzeit, Zeitraum) für wahre und fruchtbare Reue vor dem Tod.

Es gibt auch gegenläufige Ansätze: In einer Reihe engagierter Sendungen und Reihen in Hörfunk und Fernsehen wird das Sterben des anderen ernstgenommen und angenommen im Sinne einer Aufforderung an den Hörenden, Sehenden, Trauernden, sein eigenes Sterben zu bedenken. Es werden Haltungen, Antworten, Gebete, Gedanken vorgelegt und eingeübt, wie sie in der Zeit des eigenen Sterbens genutzt werden können und wie sie dann ja nicht mehr eingeübt werden können[4]. Ihre Wirksamkeit ist allerdings abhängig von der Voreinstellung und Bereitschaft der Zuhörer und Zuschauer. Eingebettet in das übliche reihende Nebeneinander von Nachrichten, Western, Magazinen und Krimis wird ihre Wirkung bescheiden bleiben, wenn sie nicht schon an Einschaltquoten scheitert. Gleichwohl ist ihr Nutzen für die Aufmerksamkeit nicht hoch genug zu schätzen.

Dank den verdienstvollen Forschungen und dem Engagement von Kübler-Ross sind Schritte zu sinnvollem Sterben zu Verstehen und Zeitnehmen an der Seite des Sterbenden, zu einer neuen Würde des Sterbens gemacht worden. Doch sollte es dabei um mehr als um eine Ästhetisierung des Sterbens gehen oder um die Erarbeitung neuer Verständniskataloge über die „Objekte" Sterbende plus Sterbeklinik plus Sterbeberater, -helfer etc. Die Fremdbeobachtung muß verinnerlicht werden: Dieser Mensch stirbt meinen Tod vor.

Ein Großteil der Literatur über den Tod legt auch den Akzent zu sehr auf das philosophische und theologische Einholen der Sinnfrage an das Leben angesichts des Todes (so bedeutend sie ist!), auf die spekulative Frage nach der Auferstehung und dem Weiterleben, auf eine objektivierend-theologische Fruchtbarmachung des Todesleidens Christi für den glaubenden und hoffenden Menschen. Das alles ist gut und nützlich.

Doch man beschäftigt sich zu wenig mit der „ars bene moriendi" (die Kunst, gut zu sterben), mit der einfachen, notwendigen und ängstigenden Bejahung

---

[4] U.a. „Mut zum Leben", studiowelle saar, 1976; „Warum Christen glauben", SWF 1979 und ZDF 1981; „Das Leben geht weiter", Kontakte-Magazin vom 2.4. 1979/ZDF

des eigenen Todes, mit dem Leben und Sterben auf einen „guten Tod" hin. Ob da nicht auch ein Stück Glaubwürdigkeit christlicher Verkündigung auf dem Spiele steht?

Vielleicht ist es nur eine regionale Beobachtung: Lange habe ich bei Beerdigungen das Gebet „besonders für den aus unserer Mitte, der als erster dem Verstorbenen vor das Angesicht Gottes folgen wird", nicht mehr gehört, obgleich es nach wie vor im Offizium der Liturgie der Grablege enthalten ist.

Ist der Hinweis auf den eigenen Tod zu grausam, angsteinflößend, die Kehle einschnürend, den Lebensoptimismus in Frage stellend, zu persönlich, unzumutbar, schockierend, geschmacklos etc.? Solche Reaktionen jedenfalls habe ich des öfteren erfahren, wenn ich im Sinne des Themas versuchte, die Einsicht in die Todesgewißheit und die ars moriendi zum Thema von Überlegungen und Betrachtungen zu machen, eben die Einübung des guten Sterbens als wichtigste Aufgabe neben dem Glauben und dem Leben aus dem Glauben herauszustellen.

Vielleicht ist die Verlagerung der „Endentscheidung" (Ladislaus Boros) in den Tod hinein, d. h. hinter das Sterben, wirklich dahingehend fragwürdig, daß „die Bedeutung des übrigen Lebens zu wenig sichtbar" wird [5] – im Sinne unseres Themas: Leben im Angesicht des Todes, Besinnung auf den eigenen Tod, Vorbereitung auf das eigene Sterben. Reflexion und Meditation über die eigentliche Nagelprobe unseres Lebens sollten essentieller Bestandteil unseres Bewußtseins sein.

Dabei muß Abgrenzung und kritische Befragung geschehen gegenüber der These von der tod-sicheren Bewährung des Menschen angesichts des Absurden (Camus), gegenüber dem Ansatz eines heroisch-sozial(istisch) engagierten „Prinzips Hoffnung" (Bloch), gegenüber der totalen Resignation und dem Agnostizismus erfahrener Sinnleere, gegenüber allen Verdrängungen, ihren Konsequenzen und ihren letztlich leerlaufenden und enttäuschenden Mechanismen.

Positiv müssen Wege in der Nachfolge Jesu gesucht werden, hier besonders seines erahnten, erlebten und erlittenen Todesleidens. Wir müssen Mut haben zum Gang an der Seite der Todesangst Christi, müssen den Tod annehmen lernen als „Lohn der Sünde" (Röm 6,23), müssen das tägliche Dem-Tod-ins-Auge-Schauen (1 Kor 15,31) einüben, da wir nun wirklich das „Todesleiden Jesu an unserem Leibe" (2 Kor 4,10) immerdar tragen.

Solche Betrachtung ist erstens biblisch: Sie ist, wie die Konkordanz zu den Worten Tod, Sterben, Toter zeigt, reichlich belegbar in allen Büchern der Heiligen Schrift, ein unerschöpfliches Reservoir von exemplarischem Leben angesichts und in der Herausforderung des eigenen Todes, in der Darstellung von Sterbenden, von Angst und Hoffnung. Da wird ein reiches Feld von Menschentypen und Menschenreaktionen, von geglückten und mißglückten, von

---

[5] Finkenzeller, a.a.O., S 63

trostlosen und trostvollen, von suchenden und glaubenden Fällen von Annahme und Verweigerung von Sterben geboten.

Sie ist zweitens theologisch sinnvoll: Sie bringt das entscheidende und unumstrittene Eschaton ins Bewußtsein, stellt sie sich doch an die Seite des Blut schwitzenden und sterbenden Herrn, gibt sie doch Teilnahme am weiterführenden Opfer der seinen Tod verkündigenden Kirche, stellt sie die Frage nach dem Warum des Todes unter das Kreuzessterben des Gottessohnes, belebt sie die Ernsthaftigkeit von Glauben, Hoffen und Lieben, bietet sie die Möglichkeit, die eigentliche religiöse Grundentscheidung des eigenen Lebens zu treffen.

Sie ist drittens aber auch menschlich: Sie kehrt die eigentliche Herausforderung des Menschen nicht unter den Teppich frommer Redensarten, sondern nimmt sie an, stellt sich ihr. Sie nimmt die Bedingtheit und Kontingenz des Lebens nicht nur wahr, sondern auch ernst. Sie macht die Frage nach dem Woher, Wozu und Wohin persönlich erlebbar, sieht die genetischen, biologischen, anthropologischen, psychischen und sozialen Probleme des Neben- und Nacheinanders der Menschenmilliarden und nimmt sie als die eigene im Sterben zu bestehende Lebensaufgabe an.

Wir dürfen uns am Thema eigener Tod, Vorbedenken unseres Sterbens als letzter Konsequenz des eigenen Lebens nicht vorbeimogeln. Der eigene Tod bleibt eine Aufgabe des Erleidens und Glaubens. Das eigene Sterben ist die wesentliche Aufgabe des Lebens. Sterben beschränkt sich nicht auf die Todesstunde.

In unserem Erleben wird der Tod immer nur einen Teil seines „Stachels" (1 Kor 15,55) verlieren können. Doch dürfen wir darauf vertrauen: Im Leben, Glauben und Beten angesichts der Stunde unseres Todes wird neben dem Leiden „auch das Leben Jesu an unserem Leib sichtbar" (2 Kor 4,10).

Sterblich

Karl Krolow, Darmstadt

Sterblich

Sterblich bis auf die Knochen.
Manchmal ist es soweit.
Da kennst auf nichts mehr pochen,
auf keine Ewigkeit:

Die ist vom Himmel richtig
geholt. Und ohne Trost
bist du. Denn gar nichts wichtig
ist dir: es wird verlost,

was bleibt von Haut und Knochen,
was hält von Hand bis Fuß.
Da kommt ans noch geschwochen
das Wort zum Abschiedsgruß.

Karl Krolow

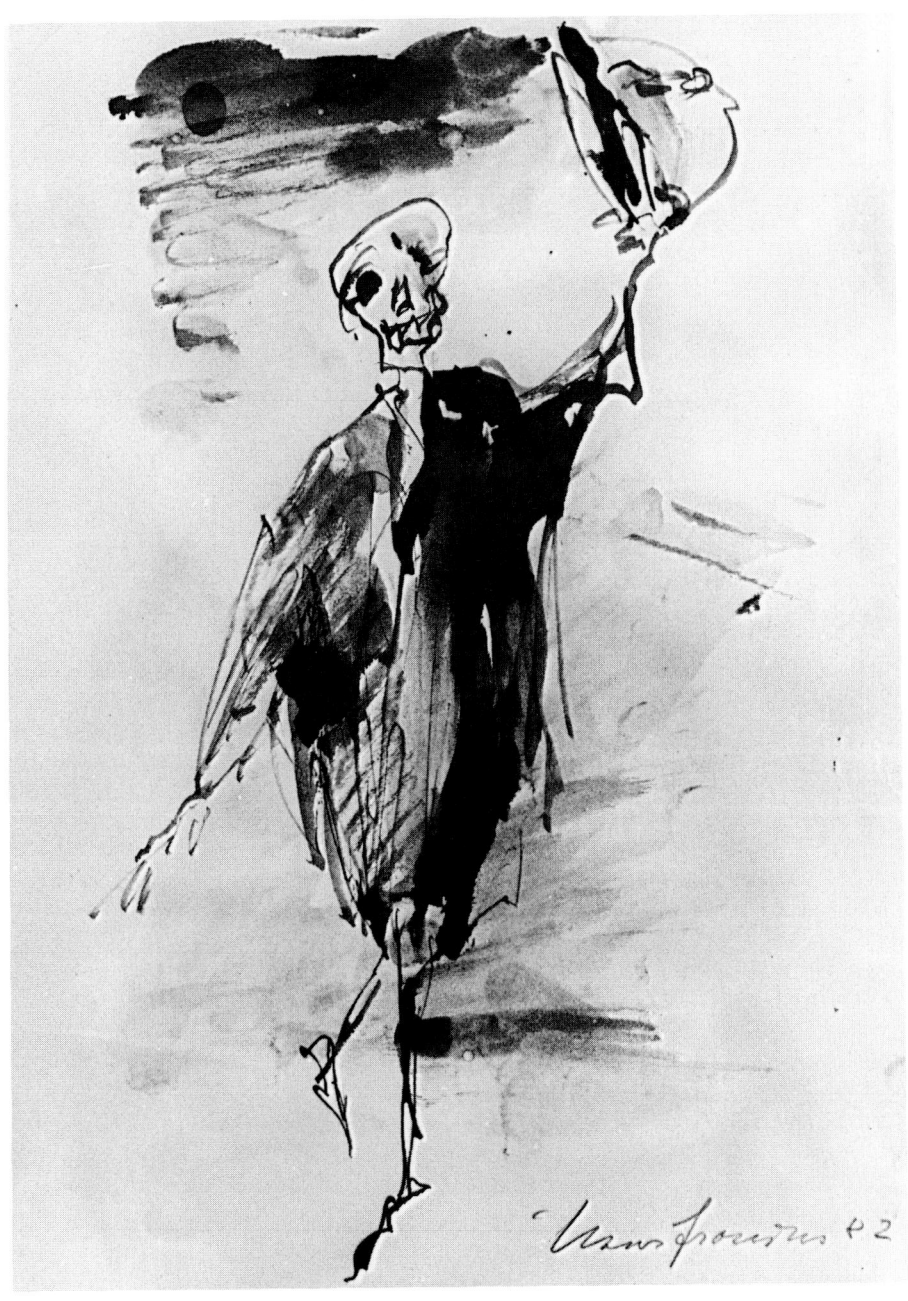

Hans Fronius „Grüßender Tod", 1982, lavierte Federzeichnung in Braun

Weiterführende Literatur in Auswahl

Amery, J., Hand an sich legen, Diskurs über den Freitod. Stuttgart 1976

Ariès, Ph., Geschichte des Todes. München, Wien 1980

Ariès, Ph., Bilder zur Geschichte des Todes. München, Wien 1984

Barbarin, G., Der Tod als Freund. Stuttgart, Berlin o. J.

Becker, E., Dynamik des Todes. Die Überwindung der Todesfurcht – Ursprung der Kultur. Olten und Freiburg im Brsg. 1976

Becker, H., Einig, B., Ullrich, O. (Hrsg), Im Angesicht des Todes. Ein interdisziplinäres Kompendium, Bd. 1 und 2. Erzabtei St. Ottilien 1987

Beeh, W. (Hrsg), Memento mori. Der Tod als Thema der Kunst vom Mittelalter bis zur Gegenwart. Katalog, Hessisches Landes-Museum Darmstadt 1984

Behrens, K. (Hrsg), Abschiedsbriefe. Düsseldorf 1987

Berger, R., Stephan, I. (Hrsg), Weiblichkeit und Tod in der Literatur. Köln 1987

Boehlke, H.-K., Wie die Alten den Tod gebildet, Wandlungen der Sepulkralkultur 1750–1850. Mainz 1979

Boros, L., Mysterium mortis. Der Mensch in der letzten Entscheidung. Olten und Freiburg im Brsg. 1962

Choron, J., Der Tod im abendländischen Denken. Stuttgart 1967

Cohen, K., Metamorphosis of a Death Symbol. University of California Press, Barkeley, Los Angeles, London 1973

Condreau, G., Der Mensch und der Tod, certa moriendi condicio. Zürich-Einsiedeln 1984

Cosacchi, S., Makabertanz. Der Totentanz in Kunst, Poesie und Brauchtum des Mittelalters. Meisenheim am Glan 1965

Fest, J., Der tanzende Tod. Über Ursprung und Formen des Totentanzes vom Mittelalter bis zur Gegenwart, mit 36 Zeichnungen von Horst Janssen. Kunsthaus Lübeck 1986

Fuchs, W., Todesbilder in der modernen Gesellschaft. Frankfurt a. M. 1969

Gercken, G., Schneede, U.M., Todesbilder in der zeitgenössischen Kunst, mit einem Rückblick auf Hodler und Munch. Katalog Kunstverein Hamburg, Hamburg 1983

Hammerstein, R., Tanz und Musik des Todes. Die mittelalterlichen Totentänze und ihr Nachleben. Bern, München 1980

Hay, G., Deutsche Abschiede. Eine Sammlung von Nachrufen. München 1984

Jüngel, E., Tod. 3. Aufl., Stuttgart, Berlin 1973

Kaiser, G., Der tanzende Tod. Mittelalterliche Totentänze. Frankfurt a. M. 1983

Kasten, F. W., Thema Totentanz. Kontinuität und Wandel einer Bildidee vom Mittelalter bis heute. Mannheimer Kunstverein, Mannheim 1986

Kübler-Ross, E., Interview mit Sterbenden. Stuttgart, Berlin 1971

Kübler-Ross, E., Leben bis wir Abschied nehmen. Stuttgart, Berlin 1980

Küng, H., Ewiges Leben? München, Zürich 1982

Lifton, R. J., Der Verlust des Todes. Über die Sterblichkeit des Menschen und die Fortdauer des Lebens. München, Wien 1986

Lotz, J. B., Tod als Vollendung. Von der Kunst und Gnade des Sterbens. Frankfurt a. M. 1974

Maccho, Th.H., Todesmetaphern. Frankfurt a. M. 1987

Melken, S., Die letzte Reise. Sterben, Tod und Trauersitten in Oberbayern. München 1984

Noll, P., Diktate über Sterben und Tod, mit Totenrede von Max Frisch. Zürich 1983

Paus, A. (Hrsg), Grenzerfahrung Tod. Frankfurt a. M. 1978

Picasso, Pablo, Todesbilder. Katalog Kunsthalle Bielefeld 1984

Rosenfeld, H., Der mittelalterliche Totentanz. 3. Aufl., Köln, Wien 1974

Schadewaldt, H., Mensch und Tod. Totentanzsammlung der Universität Düsseldorf, Goethe-Museum, Düsseldorf 1978

Schadewaldt, H., Heilberufe und Totentanz. Grafische Blätter und Zeichnungen von Dürer bis Dali. Katalog Stadtsparkasse Düsseldorf 1986

Scherer, G., Das Problem des Todes in der Philosophie. Darmstadt 1979

Schlemmer, J. (Hrsg), Was ist der Tod? München 1969

Schuchard, J., Boehlke, H.-K., Freund Hein und der Bücherfreund. Exlibris des 20. Jahrhunderts aus der Sammlung des Zentralinstituts für Sepulkralkultur (Katalog). Kassel 1982

Schultz, H.-J. (Hrsg), Letzte Tage. Sterbegeschichten aus zwei Jahrtausenden. Stuttgart, Berlin 1983

Stephenson, G. (Hrsg), Leben und Tod in den Religionen. Symbol und Wirklichkeit. Darmstadt 1980

Sternberger, D., Über den Tod. Frankfurt a. M. 1977

Wentzlaff-Eggebert, F.-W., Friedrich, W., Der triumphierende und der besiegte Tod in der Wort- und Bildkunst des Barock. Berlin, New York 1975

Winau, R., Rosemeier, H. P. (Hrsg), Tod und Sterben. Berlin, New York 1984

Ziegler, J., Die Lebenden und der Tod. Darmstadt, Neuwied 1977